U0668720

本套丛书被国家新闻出版广电总局评为：

向全国推荐优秀古籍整理图书

□明清名医全书大成

周学海医学全书

主　　编　郑洪新　李敬林

副 主 编　傅海燕　易　杰　于　杰

编　　者　（按姓氏笔画为序）

于　杰　卢春玲　刘　劲　李敬林

易　杰　易　铧　郑洪新　郑曙琴

赵鸿君　战佳阳　崔家鹏　傅海燕

中国中医药出版社

·北　京·

图书在版编目（CIP）数据

周学海医学全书 / 郑洪新主编 .—2 版 .—北京：中国中医药出版社，2015.3（2024.3 重印）
（明清名医全书大成）
ISBN 978-7-5132-2333-1

Ⅰ . ①周… Ⅱ . ①郑… Ⅲ . ①中国医药学—古籍—中国—清代
Ⅳ . ① R2-52

中国版本图书馆 CIP 数据核字（2015）第 020648 号

中国中医药出版社出版
北京经济技术开发区科创十三街 31 号院二区 8 号楼
邮政编码 100176
传真 010-64405721
山东临沂新华印刷物流集团有限责任公司印刷
各地新华书店经销

开本 787×1092 1/16 印张 43.25 字数 990 千字
2015 年 3 月第 2 版 2024 年 3 月第 4 次印刷
书号 ISBN 978-7-5132-2333-1

定价 198.00 元
网址 www.cptcm.com

服 务 热 线 010-64405510
购 书 热 线 010-89535836
维 权 打 假 010-64405753

微信服务号 zgzyycbs
微商城网址 https://kdt.im/LIdUGr
官 方 微 博 http://e.weibo.com/cptcm
天猫旗舰店网址 https://zgzyycbs.tmall.com

如有印装质量问题请与本社出版部联系（010-64405510）

明清名医全书大成丛书编委会

陆　拯　陆小左　陈　钢　陈　熠　邵金阶
林慧光　欧阳斌　招萼华　易　杰　罗根海
周玉萍　姜典华　郑　林　郑怀林　郑洪新
项长生　柳长华　胡思源　俞宜年　施仁潮
祝建华　姚昌绶　秦建国　袁红霞　徐　麟
徐又芳　徐春波　高　萍　高尔鑫　高传印
高新民　郭君双　黄英志　曹爱平　盛　良
盛维忠　盛增秀　韩学杰　焦振廉　傅沛藩
傅海燕　薛　军　戴忠俊　魏　平

学术秘书　芮立新

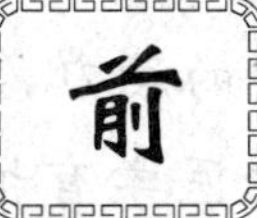 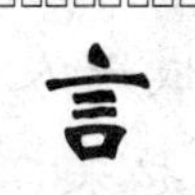

《明清名医全书大成》系列丛书是集明清30位医学名家医学著作而成。中医药学是一个伟大的宝库，其学术源远流长，发展到明清时期，已日臻成熟，在继承前代成就的基础上，并有许多发展，是中医的鼎盛时期。突出表现在：名医辈出，学派林立，在基础学科和临床各科方面取得了很大成就，特别是本草学和临床学尤为突出。同时著书立说很活跃，医学著作大量面世，对继承发扬中医药学起到了巨大的推动作用。

本草学在明代的发展达到了空前的高峰，其著述之多，内容之丰，观点之新，思想之成熟，都是历代难以与之媲美的。尤其是明代李时珍的《本草纲目》被誉为"天下第一药典"。全书52卷、62目，载药1892种，附本草实物考察图谱1110幅，附方万余首。他"奋编摩之志，僭纂述之权"，"书考八百余家"，"剪繁去复，绳谬补遗，析族区类，振纲分目"，在药物分类、鉴定、生药、药性、方剂、炮制、编写体例等许多方面均有很大贡献，其刊行以来，受到国内外医药界的青睐，在中国药学史上起到了继往开来的作用，多种译本流传于世界诸多国家，其成就已远远超出医药学的范围，曾被英国生物学家达尔文誉为"中国的百科全书"。除时珍之卓越贡献之外，还有缪希雍的《神农本草经疏》，是对《神农本草经》的阐发和注释，与其一生药学经验的总结，详明药理及病忌、药忌，为明代本草注疏药理之先。更有清代张璐的《本经逢原》，其药物分类舍弃《神农本草经》三品窠臼，而遵《本草纲目》按自然属性划分，体例以药物性味为先，次以主治、发明，内容广泛，旁征博引，参以个人体会。全书以《神农本草经》为主，引申发明，凡性味效用，诸家治法以及药用真伪优劣的鉴别，都明确而扼要地作了叙述，使"学人左右逢源，不逾炎黄绳墨"而"足以为上工"也。另外，尚有薛己的《本草约言》，汪昂的《本草备要》，徐灵胎之《神农本草经百种录》，陈修园之《神农本草经读》，张志聪之《本草崇原》等，这些书也都各具特点，流传甚广。

明清时期基础理论的研究仍以《内经》以来所形成的自发唯物论和朴素辩

证法理论体系为基础，不断地总结医疗实践经验，有所发明，有所创造，从不同方面丰富和发展了中医学的理论。如明代的张景岳等十分强调命门在人体的重要作用，把命门看成是人体脏腑生理功能的动力，并受朱震亨相火论的影响，把命门、相火联系起来，在临床上对后世医学有相当影响。清代叶天士、吴鞠通、王孟英等对温热病发生、发展规律的探讨，以及对卫气营血辨证和三焦辨证的创立等。关于人体解剖生理的认识：有些医家对脑的功能有新的记述。如李时珍有“脑为元神之府”，汪昂记有“人之记性在脑”，喻嘉言有“脑之上为天门，身中万神集会之所”等记述，对于中医学理论体系的丰富和发展，都作出了很大的贡献。

临床各科在明清时期得到了很大发展，因此时医学十分注意临床观察，临床经验丰富。很多医家都非常重视辨证论治及四诊八纲，如李时珍的《濒湖脉学》，是这一时期重要的脉学著作，该书以歌诀形式叙述介绍了27种脉象，便于学习、理解、诵读和记忆，流传甚广。孙一奎在《赤水玄珠·凡例》中概括地指出：“凡证不拘大小轻重，俱有寒热、虚实、表里、气血八个字。苟能于此八个字认得真切，岂必无古方可循?”张景岳在《景岳全书》中强调以阴阳为总纲，以表里、虚实、寒热为六变。他使中医基础理论和临床实践结合得更加紧密，形成了理、法、方、药的完整理论体系。

内科医著明清时期很多。薛立斋的《内科摘要》一书，首开中医“内科”书名之先河。也正式明确中医内科的概念，使内科病证的诊治有了很大提高。具有代表性的著作有王肯堂的《证治准绳》，张景岳的《景岳全书》等。从学术理论方面，以温补学派的出现和争论为其特点。其主要倡导者有薛立斋、孙一奎、张景岳、李中梓等，主要观点是重视脾肾。薛立斋注重脾肾虚损证，重视肾中水火和脾胃的关系，因而脾肾并举，注重温补。温补派的中坚张景岳的《类经附翼》《景岳全书》，原宗朱震亨说，后转而尊崇张元素和李杲，反对朱说，力倡“阳非有余，阴常不足”。极力主张温补肾阳在养生和临床上的重要性。李中梓则在薛立斋、张景岳的影响下，既重视脾胃，也重滋阴养阳。温补之说，成为明清时期临床医学发展上的一大特点。

温病学派的兴起是明清时期医学的突出成就之一。叶天士的《温热论》，创温病卫气营血由表入里的传变规律，开卫气营血辨证论治法则。吴鞠通的《温病条辨》，乃继承叶氏温病学说，但提出了温病的传变为“三焦由上及下，由浅入深”之说，成为温病三焦辨证的起始。其他如王孟英的《温热经纬》等著作都丰富了温病学说。

骨伤科、外科在明清时期也有了一定的发展。这一时期外科闻名的医家和医学专著空前增多。如薛立斋的《外科枢要》，汪石山的《外科理例》等，记述外科病证，论述外科证治，各有特点。骨伤科有王肯堂的《疡医证治准绳》，是继《普济方》之后对骨伤科方药诊治的进一步系统归纳。

妇产科在明清时期发展很快，成就比较显著。如万密斋的《广嗣纪要》对影响生育的男女生殖器畸形、损伤，以及妊娠等做了记述。薛立斋在《保婴撮要》中强调妇科疾病之养正，记述有烧灼断脐法，以预防脐风；王肯堂的《女科证治准绳》收录和综合前人对妇产科的论述。武之望的《济阴纲目》列述了经、带、胎、产等项，纲目分明，选方实用。

儿科在明清时期内容较前更加充实，专著明显增多。如万密斋的《全幼心鉴》《幼科发挥》《育婴秘诀》《广嗣纪要》《痘疹世医心法》等儿科专著，继承了钱乙之说，强调小儿肝常有余，脾常不足的特点，治疗重视调补脾胃，除药物外，还注意推拿等法。王肯堂的《幼科证治准绳》综合历代儿科知识，采集各家论述，对麻痘、热症等多种小儿疾病论述颇详，流传甚广。

眼、耳鼻咽喉及口腔科在这一时期也有一定的进展。如王肯堂的《证治准绳》论述眼疾171症，详述证治，是对眼病知识的较好汇集。薛立斋的《口齿类要》记述口、齿、舌、唇、喉部的疾患，注重辨证治疗，简明扼要，介绍医方604首，为现存以口齿科为名的最早专书之一。

气功及养生方面，在此期也较为重视，出现了不少有影响、有特色的养生学专著。如万密斋的《养生四要》。张景岳在《类经·摄生》中也阐发了《内经》的有关养生论述，对养神和养形做了精辟论述，富有唯物辩证精神。另如叶天士在《临证指南医案》中记述300例老年病的验案，强调颐养功夫，寒温调摄和戒烟酒等。

清朝末年，西方医学开始传入中国，因此，西医学术对中医学术产生很大影响，在临床上中西医病名相对照，并以此指导临床诊治，中西医汇通学派形成。如其代表人物唐容川，立足中西医汇通，发扬祖国医学，精研中医理论，遵古而不泥古，建立了治疗血证的完整体系。

综上所述，明清时期名医辈出，医学确有辉煌成就，在中医药学发展的长河中占有重要的位置，这就是我们编辑出版《明清名医全书大成》之目的所在。

全书共收录了30位医家，集成30册医学全书，其中明代13位，清代17

位。收录原则为成名于明清时期（1368～1911）的著名医家，其医学著作在两部以上（包括两部）；每位医家医学全书的收书原则：医家的全部医学著作；医家对中医经典著作（《内经》《难经》《神农本草经》《伤寒论》《金匮要略》）的注疏；其弟子或后人整理的医案。整理本着搞清版本源流、校注少而精，做到一文必求其确。整理重点在学术思想研究部分，力求通过学术思想研究达到继承发扬的目的。

本书为新闻出版署“九五”重点图书之一，在论证和编写过程中，得到了马继兴、张灿玾、李今庸、郭霭春、李经纬、余瀛鳌、史常永等审定委员的指导和帮助，在此表示衷心感谢。本书30位主编均为全国文献整理方面有名望的学科带头人，经过几年努力编撰而成。虽几经修改，但因种种原因，如此之宏篇巨著错误之处在所难免，敬请各位同仁指正。

编著者

1999年5月于北京

内容提要

《周学海医学全书》集清·周学海所编著医学著作之大成。周学海，字澄之，生于1856年，卒于1906年，安徽建德人。本书选自《周氏医学丛书》，包括《内经评文》36卷、《伤寒补例》2卷、《读医随笔》6卷、《形色外诊简摩》2卷、《脉义简摩》8卷、《脉简补义》2卷、《辨脉平脉章句》2卷、《重订诊家直诀》2卷。

本书主要内容为系统辑录了周氏对《黄帝内经》的评注，对《伤寒论》的拾遗发挥、对中医诊断学尤其脉学理论的阐述、对中医理论的研究探讨等著作，并专题论述周学海学术思想研究，书末附论文题录。

本书首次系统校注整理周学海所著医书八部，为简化字、横排本。可供中医专业人员以及学习中医、研究中医者阅读。

校注说明

《周学海医学全书》集清·周学海所编著医学著作之大成，体现和代表了周氏的学术思想和临床经验。原著《周氏医学丛书》三集三十二种，本书选择《周氏医学丛书》中周学海所著医学著作以及对中医经典著作的注疏等共8部予以收入，并加以校注。

一、校注选用主要版本

底本采用《周氏医学丛书》1936年福慧双修馆藏版影印本，以《周澄之脉学四种》1896年刊本（《周氏医学丛书》单行本）、《中国医学大成》本（简称《大成》本）为主校本。他校本主要有：

《黄帝内经素问》　人民卫生出版社　1956年影印明·顾从德刻本（简称《素问》）；

《灵枢经》　人民卫生出版社　1956年影印明·赵府居敬堂刊本；

《脉经》　人民卫生出版社　1956年影印元·广勤书堂刊本；

《黄帝内经太素》　人民卫生出版社　1955年影印清·萧延平校刊本（简称《太素》）；

《针灸甲乙经》　人民卫生出版社　1956年影印明·医统正脉本（简称《甲乙经》）。

二、校注具体方法

凡底本与校本有所不同，而文意均通者，一般不出校，均从底本；校本义长者，则出注说明。

全书使用简化字，中医学特殊用字则仍使用底本原字。版式为横排本，文中的方位词“左”、“右”径改为“上”、“下”。《内经评文》中的旁注，均用园括号括出。

文中明显的错别字及常见的异体字、古今字、俗字、通假字，一律予以径改，不出注。

书中引据经文颇多，且参以己意，故凡文意通者，一般不出校，不作改动。引用篇名，则用引号。

对书中难懂、难读的语词等，适当加以注释，以利阅读，但不出书证。

原目录标题下附篇及注文删去；与正文标题略有出入之处则互相补充，有所增删，不出注。

校注者

序

大先兄澄之观察[①]，生而好学，自幼入塾，沉酣经史词章之学，口不绝吟，手不停披，往往寒不思衣，饥不思食。中年以后，积劳多病，时医每至束手，乃发奋专攻医学。取《黄帝内经》日夜研求，豁然贯通，若有神助。继则遍阅历代名医著作，于仲景《伤寒论》、王氏《脉诀》诸书，尤有心得。凡前人有未发明者，或有误解者，皆一一阐明而纠正之。晚年乃举所属稿手订成编，并取古书之最重要者，如《神农本草经》、王叔和《脉经》，精为校刊，以饷后学。盖积三十年之精力，乃得观成，而吾兄之心血亦瘁于斯矣，故未周甲而逝。生平淡于名利，虽承先公贵显之后，而布衣蔬食，其刻苦有非寒士所能及者。乙酉膺拔萃，戊子举于乡，壬辰成进士，就内阁中书。截取同知[②]分南河[③]，历任扬军厅，兼管河务。趋公所至，皆以书簏自随，丹铅满几，寝馈不辍。自僚友以至齐民，遇奇险之症，踵门求诊，无不应手辄验，故一时颂声著于大江南北。民国修清史，采访舆论，为著列传，以表彰之。顾其书卷帙繁重，邮筒不便，是以四方同志每苦无从觅寄。今用影印缩为袖珍本，分赠各省图书馆，并寄南北各书坊发行，以广流传。俾读者知中国医学为数千年神圣相传之精微，迥出寻常技术之上，而吾兄生平阐明医理以饷后学之志，亦可告慰矣。书既印成，爰志其原委于此。

中华二十五年十一月至德周学熙

---

① 观察：道员的尊称。

② 同知：官职。正五品。

③ 南河：清制，漕运总督所治为南河。

清史列传

周学海，字澄[①]之，安徽建德人，总督馥子。光绪十八年进士，内阁中书[②]，官至浙江候补道[③]。潜心医学，论脉尤详。著《脉义简摩》、《脉简补义》、《诊家直诀》、《辨脉平脉章句》，引申旧说，参以实验，多心得之言。博览群籍，实事求是，不取依托附会。慕宋人之善悟，故于史堪、张元素、刘完素、滑寿及近世叶桂诸家书，皆有评注。自言于清一代名医，服膺[④]张璐、叶桂两家，证治每取璐说，盖其学颇与相近。宦游江淮间，时为人疗治常病不异人，遇疑难辄有奇效。刻古医书十二种，所据多宋元旧椠[⑤]、藏家秘籍，校勘精审，世称善本云。

---

① 澄：原作“澂”，澄的异体字。

② 内阁中书：官职。从七品。

③ 道：清代在省级设有主管专职的道，道设道员。

④ 服膺：衷心信服。

⑤ 椠（音堑）：刻本。

全书总目

内经评文

唐太仆令启玄子王冰正次
宋光禄卿林亿重校正
皖南建德周学海评注

郑洪新　傅海燕　崔家鹏　校注

目　录

第六卷

第七卷

第八卷

第九卷

第十卷

第十一卷

第十二卷

自　序

《素问》、《灵枢》，医之祖也，即文之祖也。其义理法度传于邃古，非秦汉诸子之所能臆度也；其精神格力比于六经，非秦汉诸子之所能攀拟也。且夫脏腑、脉络、阴阳、运气，曲折微渺，至难摩绘，而两经英词风发，浩然沛然，析及毫芒，昭于日月，是神于医而雄于文者。秦汉之际，未闻其人，况秦汉文多奇崛，是书宽平正大不动声色，而天地万物已在涵盖之中，糟粕精华尽入微言之内，故常以为此三代[①] 之盛，涵养有道之士之所为作也。古者，医术以口相授，每历一师，必加润色，谓是增润于三代之后可也，谓非出于三代之前不可也。虽然，世之诋其伪者多矣，辩之即累千百言，亦终不能祛其惑，而又何所轻重于圣经。独其文之可法可师，稍知慕古者，莫不知好。向来选家遗而不录，何哉？徒以隶于方伎而薄之。又其语皆实事，非如空谈，名理者之易为讲说也。夫孰知其内益于身心性命，外裨于文章功力，有胜于泛读空文万万者乎！学海不揣固陋，辄仿茅鹿门、储同人[②] 评《左氏传》、《战国策》文例，取两经之文，为之分析腠理，指点起伏，使览者见其脉络，贯通义理，昭著抑扬顿挫，情韵流连，足以发人之神智，而舞蹈于不自觉也，倘亦昌明圣经之一术欤。是书也，得其精微，可以入圣，而广其功用，亦以济人。和阴阳，拯夭札，儒者之责也，而又不背于文事，儒者不能读此，更责谁读之？而乃竞名利，从嗜欲，大道之要，漠不关及，坐使古法失传，荡然无存，迄今之日，天下不乏有志之士，而穷于无所受。每览斯文，未尝不抚膺悼痛也。

光绪二十二年岁次丙申新春人日皖南建德周学海澄之氏书于蠖庐

* 原文自序后有林亿、王冰原序，本书略去。

---

① 三代：夏、商、周三个朝代。

② 茅鹿门、储同人：人名，清代文学家。茅坤，号鹿门；储欣，字同人。

《内经评文素问》

上古天真论篇第一

昔在黄帝，一顿，生而神灵，弱而能言，幼而徇齐，长而敦敏，四句一气读，成而登天(高唱而入，是全书开宗气象)。此句逐字重读、缓读。登天即天位，为天子也，非鼎湖[1]之事。乃问于天师曰(郑重)：余闻上古之人，春秋皆度百岁，而动作不衰。今时之人，年半百而动作皆衰者，时世异耶？人将失之耶(古今双提，平中寓侧)？《千金方》作"将人失之也?"以上提笔总冒通篇。岐伯对曰：上古之人(顶古字起，笔干直立)，其知道者，提出"道"字，为一篇主脑，即全书主脑。造句跌宕，上四字通指，下四字专属。"人其"[2]二字不嫌相碰。若去"人其"二字，文气便疲，可悟造句之法。法于阴阳，和于术数，食饮有节，起居有常，不妄作劳，故能形与神俱，而尽终其天年(词精而炼，笔曲而劲)，度百岁乃去(回应)。今时之人不然也(转势飘逸)，上用直笔起，此用横笔转，若去"不然也"三字，便无生趣。以酒为浆，以妄为常，醉以入房，以欲竭其精，以耗散其真，不知持满，不时御神，务快其心，逆于生乐(生炼)，起居无节，故半百而衰也(回应)。以上为第一节。上用重笔压住，此用轻笔勒住。

夫上古圣人之教下也(掀然大波起)，皆谓之虚邪贼风(以下重发"皆"字)，避之有时(屹立)。"教下"二字是为皆字抉根。上文义似已尽矣，忽开异境，却仍是提笔甲里事。恬惔虚无，真气从之，精神内守，病安从来(用反笔略顿)。是以志闲而少欲(正接有力)，上用反顿正接，方能有力。所谓直而有曲体也。心安而不惧，形劳而不倦(排比以厚其力)，气从以顺，各从其欲，各字为皆字。脑后一针惟不强之使同，故能皆得所愿也。皆得所愿。故美其食(承各字说)，任其服，乐其俗，高下不相慕，其民故曰朴。一顿，是以嗜欲不能劳其目(归到"皆"字)，淫邪不能惑其心，愚智贤不肖("皆"字十分酣足)，不惧于物，故合于道(醒"道"字，回应。笔致顿挫，极俯仰低徊之意)。所以能年皆度百岁，而动作不衰者，以其德全不危也。以上为第二节，当合前为一大节。以上正义已尽矣，下二节一推其原，以明天数；一辨其等，以明道力。

帝曰：人年老而无子者，材力尽邪？将天数然也(句法仍照前提笔，局便整齐)？岐伯曰：女子七岁，肾气盛，齿更发长。二七而天癸至，任脉通，太冲脉盛，月事以时下，故有子(轻点)。三七，肾气平均，故真牙生而长极。四七，筋骨坚，发长极，身体盛壮。五七，阳明脉衰，面始焦，发始堕。六七，三阳脉衰于上，面皆焦，发始白。七七，任脉虚，太冲脉衰少，天癸竭，地道不通，故形坏而无子也(轻点)。丈夫八岁，肾气实，发长齿更。二八，肾气盛，天癸至，精

---

[1] 鼎湖：古代传说黄帝乘龙升天之处。旧时因以指帝王之死。

[2] 人其：原作"人者"，据下文改之。

气溢泻，阴阳和，故能有子（轻点）。三八，肾气平均，筋骨劲强，故真牙生而长极。四八，筋骨隆盛，肌肉满壮。五八，肾气衰，发堕齿槁。六八，阳气衰竭于上，面焦，发鬓颁白。七八，肝气衰，筋不能动，天癸竭，精少，肾脏衰，形体皆极。八八，则齿发去。肾者主水，受五脏六腑之精而藏之（振一笔势便不平，极行文断续之妙），故五脏盛乃能泻。今五脏皆衰，筋骨懈堕，天癸尽矣，故发鬓白，身体重，行步不正，而无子耳（遥接前以"故形坏而无子"一句轻点，而此以纡回唱叹出之，布置有法）。八八，齿发去，下不直接五脏皆衰，而推原肾者，一笔其妙，正如画家水口山势尽处，突起高峰。"今"字遥接八八矣，字一宕耳，字一兜笔力曲屈遒劲[①]。帝曰：有其年已老而有子者，何也（补叙是拶[②] 进一层，带出道者）？岐伯曰：此其天寿过度，气脉常通，而肾气有余也（前路皆缓，应用详笔；此急，应用略笔），此虽有子（曲一笔），男不过尽八八，女不过尽七七，此言常人年老有子者，总不得过男八女七之天数也。旧注未协。而天地之精气皆竭矣。帝曰：夫道者（回绕"道"字，收束完密），年皆百数，能有子乎？岐伯曰：夫道者，能却老而全形（束上即以起下，一笔两用），身年虽寿，能生子也。此言道者年百数而有子，不拘于男八女七之天数也。二语力极遒劲，束本节即通束上节。此节推论天真盛衰之常数，是补足上节之义，下复置身题上而唱叹之。

黄帝曰：余闻上古有真人者（高峰突起），提挈天地（顶道者来分析等），把握阴阳，呼吸精气，独立守神，肌肉若一，始终不改，老有少容。故能寿敝天地（醇厚），无有终时，此其道生（屹立）。言道之所由生也，是开天而立极者也。此句是特笔，涵下三节在内。下三节末句皆是回顾此句。中古之时，有至人者（层递而下，齐若列眉），淳德全道，和于阴阳，调于四时，去世离俗，积精全神，游行天地之间，视听八达之外，此盖益其寿命而强者也（姿态横生），亦归于真人（与后两"亦"字呼应）。其次有圣人者，处天地之和，从八风之理，适嗜欲于世俗之间，无恚嗔之心，行不欲离于世，举不欲观于俗，外不劳形于事，内无思想之患，以恬愉为务，以自得为功，形体不敝，精神不散，亦可以百数。其次有贤人者，法则天地，象似日月，辩列星辰，逆从阴阳，分别四时，将从上古合同于道，亦可使益寿而有极时（勒住遒劲）。前三段末句皆有未了之势，此以"而有极时"一曲作回勒之势，遂使气舒词重而可压住矣，用笔极巧。四项衔接而下，有宣圣中行狂狷[③] 之思，直起直落，阵势奇横。

此全部提纲也，以道字为主，以精气神为注脚，细缊浑穆，涵盖八荒，真太古元气之文。

四气调神大论篇第二

春三月，（直起峭拔）此谓发陈，天地俱生，万物以荣（摩绘天地，大笔如椽），夜卧早起，广步于庭，被发缓形，以使志生，生而勿杀，予而勿夺，赏而勿罚，此春气之应（叫醒），养生之道也。逆之则伤肝（反煞矫健），夏为寒变，奉长者少（屹立）。夏三月，此谓蕃秀，天地气交，万物华实，夜卧早起，无厌于日，使志无怒，使华英成秀，使气得泄，若所爱在外（传神入妙），此夏气之应，养长之道也。逆之则伤心，秋为痎疟，奉收者少，冬至重病（增一句）。秋三月，此谓容

---

① 遒（音囚）劲：刚劲有力。

② 拶（音攒）：原作"桚"，"拶"的异体字。旧时束指之刑，此为束义。下同。

③ 狂狷：气势猛烈。

平，天气以急，地气以明，早卧晚起，与鸡俱兴，使志安宁，以缓秋刑，收敛神气，使秋气平，无外其志，使肺气清，此秋气之应，养收之道也，逆之则伤肺，冬为飧泄，奉藏者少。冬三月，此谓闭藏，水冰地坼，无扰乎阳，早卧晚起，必待日光，使志若伏若匿（传神入妙），若有私意，若已有得，去寒就温，无泄皮肤，使气亟夺（八字当作一句读），此冬气之应，养藏之道也。逆之则伤肾，春为痿厥，奉生者少。

天气，二字高唱重顿。清净（二字略顿）光明者也（突起石破天惊之句），上四大排，以单句陡接，束上领下，是何力量？真是擎[1]天之笔。谓天气以清净而成其光明者也。藏德不止，故不下也。天明则日月不明（申复一笔，以舒其气，反接有力，四句总叙），邪害空窍，阳气者闭塞，地气者冒明（一顿。三段分叙，逐段首句紧承上文），云雾不精，则上应白露不下。交通不表，万物命故不施，不施则名木多死。恶气不发，风雨不节，白露不下，则菀槁不荣。贼风数至，暴雨数起（三排直下，逐节加甚，笔势横绝），天地四时不相保，与道相失，则未央绝灭（应"道"字如神龙露爪，落到圣人，笔力千钧）。唯圣人从之，故身无奇病，万物不失，生气不竭（领下八"气"字）。自天气清净直趋至此，势已落下矣；下复以反笔接之，遂使文势夭矫盘旋空中。"未央灭绝"下，何以不径接四逆？须知四逆，是从圣人心中看出。逆春气，则少阳不生，肝气内变。逆夏气，则太阳不长，心气内洞。逆秋气，则太阴不收，肺气焦满。逆冬气，则少阴不藏，肾气独沉。

夫四时阴阳者（近束上文，遥承篇首），万物之根本也，所以圣人（再合到圣人）春夏养阳（缴"养"字），秋冬养阴，以从其根，故与万物沉浮于生长之门。逆其根，则伐其本，坏其真矣（仍用反笔勒住，缴"逆"字）。故阴阳四时者，万物之终始也，死生之本也（此下笔致疏散，因上文紧密太甚，故用游衍之法）。逆之则灾害生，从之则苛疾不起，是谓得道（缴"道"字作结）。道者，圣人行之，愚者佩之（同"倍"）。从阴阳则生，逆之则死，从之则治，逆之则乱。反顺为逆，是谓内格。是故圣人不治已病治未病，不治已乱治未乱，此之谓也。夫病已成而后药之，乱已成而后治之（收极摇曳，其调已为秦汉诸子所袭用），譬犹渴而穿井，斗而铸锥，不亦晚乎！

以"养"字为主，以"逆"字反证之，而调之义尽矣。起硬用四大排，愈板愈奇，中段一提，以下至篇末，蜿蜒曲屈，欲落不落，可谓行神如空，行气如虹。

生气通天论篇第三

黄帝曰（直起）：自古通天者，生之本，本于阴阳（阴阳并提，笔势峥嵘）。一顿。天地之间，六合之内，其气九州九窍、五脏、十二节（天人夹写，回环有致，清刚之气，逼人眉宇），皆通乎天气。其生五（承醒生气），其气三，数犯此者，则邪气伤人，此寿命之本也。以上为通篇起笔，高唱入云。苍天之气清净（挺接），则志意治，顺之则阳气固，虽有贼邪，弗能害也。故圣人传精神，服天气，而通神明。失之则内闭九窍，外壅肌肉，卫气散解，此谓自伤，气之削也（跌醒"气"字）。以上为第一节，总冒全篇，浑写大意。

阳气者，若天与日，失其所则折寿而不彰，故天运当以日光明（紧跟"气"字，孤峰特起，后面许多"阳气者"皆拱卫者也）。是故阳因而上（叫醒，以起下文），卫外者也。从生气中抽出阳气，用重笔提唱，与篇首峰

---

① 擎：原作"檠"，"擎"的异体字。

势相对，有俯视一切之概。此为本节起笔，涵盖下三段。因于寒（紧承分叙），欲似当作“咳”。如运枢，起居如惊，神气乃浮。因于暑，汗，当有“不出”二字。烦则喘喝，静则多言，体若燔炭，汗出而散。因于湿，首如裹，湿热不攘，大筋软短，小筋弛长，软短为拘，弛长为痿。因于气，为肿，四维相代，阳气乃竭。此本节第一段，言外感也。阳气者，烦劳则张，精绝，辟积于夏，使人煎厥（双峰对起，略急读，使峰势仍合为一，便不支节）。目盲不可以视，耳闭不可以听，溃溃乎若坏都，汩汩乎不可止。阳气者，大怒则形气绝，而血菀于上，使人薄厥。有伤于筋，纵，其若不容。汗出偏沮，使人偏枯。汗出见湿，乃生痤痱。高梁之变，足生大丁，受如持虚。劳汗当风，寒薄为皶，郁乃痤。此本节第二段，言内伤也。阳气者，精则养神，柔则养筋（义精词湛）。开阖不得，寒气从之，乃生大偻。陷脉为瘘，留连肉腠。俞气化薄，传为善畏，及为惊骇。营气不从，逆于肉理，乃生痈肿。魄汗未尽，形弱而气烁，穴俞以闭，发为风疟。故风者，百病之始也（略着议论，以曲其势而活其局）。清静则肉腠闭拒，虽有大风苛毒，弗之能害，此因时之序也。故病久则传化，上下不并，良医弗为。故阳畜积病死，而阳气当隔，隔者当泻，不亟正治（拖到治法，带叙带束，经每用此法），粗乃败之。此本节第三段，言畜结经脉之久病也。

故阳气者，一日而主外（总束上三段，以结前半篇），平旦人气生，日中而阳气隆，日西而阳气已虚，气门乃闭。是故暮而收拒，无扰筋骨，无见雾露（反顿），反此三时（峻峭遒劲），形乃困薄。以上专论阳气，畅发生气之义；下乃平论阴阳以足之。

岐伯曰（另起）：阴者，藏精而起亟也；阳者，卫外而为固也（双起旌旆飞扬，冠冕秀发）。阴不胜其阳（互一笔文体倍厚），则脉流薄疾，并乃狂；阳不胜其阴，则五脏气争，九窍不通。略顿。是以圣人陈阴阳（合到圣人），筋脉和同，骨髓坚固，气血皆从。如是则内外调和，邪不能害，耳目聪明，气立如故（顿如山立）。重顿。以上浑写大意，是后半篇之起笔也。风客淫气（挺接），精乃亡，邪伤肝也。前以“阳因而上卫外者也”唱起，此以“风客淫气”三句唱起，俱用“也”字，如苍鹰盘空而侧翅下击也。因而饱食（分叙），筋脉横解，肠澼为痔。因而大饮，则气逆。因而强力，肾气乃伤，高骨乃坏。凡阴阳之要（申释肾气），阳密乃固。两者不和，若春无秋，若冬无夏，因而和之，是谓圣度（不板列因于露风，文法断续有趣）。故阳强不能密，阴气乃绝，阴平阳秘，精神乃治，阴阳离决，精气乃绝。因于露风，乃生寒热。此本节第一段，与下文似断似续，文有断续乃有组织纵横之妙。读者当于断中求续，续中求断，自得其趣矣。如九窍不通，本可直接风客淫气，乃间以圣人陈阴阳一段；高骨乃坏，本应顺列因于露风，乃忙里偷闲，夹以凡阴阳之要一段。后半篇文妙即在此两处，若删去便索然矣。是以春伤于风，邪气留连，乃为洞泄（即承露风，推广言之，可谓再接再励）。夏伤于暑，秋为痎疟。秋伤于湿，上逆而咳，发为痿厥。冬伤于寒，春必温病。四时之气（轻束），更伤五脏。此本节第二段，与下五过作对待者也。此重阳，下重阴。阴之所生（轻提），本在五味；阴之五宫，伤在五味。是故味过于酸，肝气以津，脾气乃绝（分叙）。味过于咸，大骨气劳，短肌，心气抑。味过于甘，心气喘满，色黑，肾气不衡。味过于苦，脾气不濡，胃气乃厚。味过于辛，筋脉沮弛，精神乃央。是故谨和五味（束本节即带束后半篇，亦即带束全篇），骨正筋柔，气血以流，腠理以密。此本节第三段。如是则骨气以精，谨道如法，长有天命（句句坚卓，收局谨严）。

执定阴阳，为生气注脚。夹叙夹议，切实发挥，中间罗列万象，逐层提掇，若网在纲，有条不紊，气味醇厚，义蕴宏深。文体厚重，直拟曲谟[①]，难以寻常法度测也。岐伯以下并非答词，前后颇似两截，即作两篇读之，亦无不可，不必强为纽合。

金匮真言论篇第四

黄帝问曰：天有八风，经有五风，何谓？当有“也”字。岐伯对曰：八风发邪，以为经风，当再有“风”字，触五脏，邪气发病（不接）。所谓得四时之胜者，春胜长夏，长夏胜冬，冬胜夏，夏胜秋，秋胜春，所谓四时之胜也。东风生于春，病在肝，俞在颈项；南风生于夏，病在心，俞在胸胁；西风生于秋，病在肺，俞在肩背；北风生于冬，病在肾，俞在腰股；中央为土，病在脾，俞在脊。故春气者病在头，夏气者病在脏，秋气者病在肩背，冬气者病在四肢。故春善病鼽衄，仲夏善病胸胁，长夏善病洞泄寒中，秋善病风疟，冬善病痹厥。故冬不按跻，春不鼽衄（不接），春不病颈项，仲夏不病胸胁，长夏不病洞泄寒中，秋不病风疟，冬不病痹厥（不协），飧泄，而汗出也。夫精者，身之本也（数语蜿蜒曲屈，抟捖[②]有力）。故藏于精者，春不病温。夏暑汗不出者，秋成风疟。此平人脉法也（不接）。

故曰（不接）：阴中有阴，阳中有阳（内下笔致妍秀清畅，琅琅可诵）。平旦至日中，天之阳，阳中之阳也；日中至黄昏，天之阳，阳中之阴也；合夜至鸡鸣，天之阴，阴中之阴也；鸡鸣至平旦，天之阴，阴中之阳也。故人亦应之（一句渡下）。夫言人之阴阳，则外为阳，内为阴。言人身之阴阳，则背为阳，腹为阴。言人身之脏腑中阴阳，则脏者为阴，腑者为阳。肝、心、脾、肺、肾，五脏皆为阴；胆、胃、大肠、小肠、膀胱、三焦，六腑皆为阳。所以欲知阴中之阴、阳中之阳者（横插一笔，姿态横生），何也？为冬病在阴，夏病在阳，春病在阴，秋病在阳，皆视其所在，为施针石也。故背为阳，阳中之阳，心也；背为阳，阳中之阴，肺也；腹为阴，阴中之阴，肾也；腹为阴，阴中之阳，肝也；腹为阴，阴中之至阴，脾也。此皆阴阳表里内外雌雄相输应也（一笔锁住，长剑倚天），故以应天之阴阳也（应醒）。

帝曰：五脏应四时（直下一句呼起），各有收受乎？岐伯曰：有。东方青色，入通于肝，开窍于目，藏精于肝，其病发惊骇，其味酸，其类草木，其畜鸡，其谷麦，其应四时，上为岁星，是以春气在头也，其音角，其数八，是以知病之在筋也，其臭臊。南方赤色，入通于心，开窍于耳，藏精于心，故病在五脏，其味苦，其类火，其畜羊，其谷黍，其应四时，上为荧惑星，是以知病之在脉也，其音徵，其数七，其臭焦。中央黄色，入通于脾，开窍于口，藏精于脾，故病在舌本，其味甘，其类土，其畜牛，其谷稷，其应四时，上为镇星，是以知病之在肉也，其音宫，其数五，其臭香。西方白色，入通于肺，开窍于鼻，藏精于肺，故病在背，其味辛，其类金，其畜马，其谷稻，其应四时，上为太白星，是以知病之在皮毛也，其音商，其数九，其臭腥。北方黑色，入通于肾，开窍于二阴，藏精于肾，故病在溪，其味咸，其类水，其畜彘，其谷豆，其应四时，上为辰星，是以知病之在骨也，其音羽，其数六，其臭腐。故善为脉者（收束谨严），谨察五脏六腑，一逆一从，阴阳、表里、雌雄之纪，藏之心意，合心于精，非其人勿教，非其真勿授，是谓得道。

---

① 谟（音谋）：计策，谋略。

② 抟捖（音完）：和调。

一篇清疏鲜妍文字，惜乎脱简。读者但当领其风采，不必求其篇法。

阴阳应象大论篇第五

黄帝曰：阴阳者，天地之道也（一起气吞六合，与题称，与通篇体势称），万物之纲纪，变化之父母，生杀之本始，神明之府也，起笔高瞻远瞩，气象万千。（挺接）治病必求于本。此句为立论本旨，故用特笔。故积阳为天，积阴为地（以体象言）。阴静阳躁（以性情言）。阳生阴长，阳杀阴藏（以功用言）。六句叙无形之阴阳。阳化气，阴成形。二句从无形卸到有形，是中间一纽。寒极生热，热极生寒。寒气生浊，热气生清。四句叙有形之阴阳。清气在下，则生飧泄；浊气在上，则生䐜胀，四句叙阴阳之变，以激起"病"字，此阴阳反作（应"病"字勒住），病之逆从也。此全篇之总冒也，寒热清浊形气等字，一一提明。

故清阳为天，浊阴为地（申释前文，仍从天地说起）；地气上为云，天气下为雨；雨出地气，云出天气。叙天地应天地之道，是探原立论，故起用特提，此亦用特叙，不与下文平列也。故清阳出上窍（接叙人身），浊阴出下窍；清阳发腠理，浊阴走五脏；清阳实四肢，浊阴归六腑。叙人身之清浊。水为阴，火为阳。阳为气，阴为味（接叙物性，四句是纽，亦从无形到有形也）。味归形，形归气，气归精，精归化。精食气，形食味，化生精，气生形。味伤形，气伤精。精化为气，气伤于味。阴味出下窍，阳气出上窍。味厚者为阴，薄为阴之阳。气厚者为阳，薄为阳之阴。味厚则泄，薄则通。气薄则发泄，厚则发热。壮火之气衰，少火之气壮。壮火食气，气食少火；壮火散气，少火生气。气味，辛甘发散为阳，酸苦涌泄为阴。叙物性之气味、人物两段，合应万物之纲纪。水火者，阴阳之征兆也，故举以赅万物名象。阴胜则阳病，阳胜则阴病（遥承"病"字叙病变）。阳胜则热，阴胜则寒。重寒则热，重热则寒。寒伤形，热伤气。气伤痛，形伤肿。故先痛而后肿者（旌旆气扬），气伤形也；先肿而后痛者，形伤气也。风胜则动，热胜则肿，燥胜则干，寒胜则浮，湿胜则濡泻。叙阴阳之变，随手带叙六气，应变化生杀。天有四时五行，以生长收藏，以生寒暑燥湿风（忽用双排作渡，一面缴上，一面起下，文阵奇幻）。人有五脏化五气，以生喜怒悲忧恐。故喜怒伤气，寒暑伤形。暴怒伤阴，暴喜伤阳。厥气上行，满脉去形。脉络膹满则身面胕肿，失去常形。喜怒不节，寒暑过度，生乃不固。故重阴必阳，重阳必阴（归入阴阳作结）。叙七情应神明之府。下文乃借四时之伤，以指点重阴必阳，重阳必阴之象耳。故曰：冬伤于寒，春必温病；春伤于风，夏生飧泄；夏伤于暑，秋必痎疟；秋伤于湿，冬生咳嗽。自"清阳为天"至此，为一大节。申释起笔，以明治病求本之义，是前半篇。

帝曰：余闻上古圣人，论理人形（另起别开生面，一提已包罗万象），列别脏腑，端络经脉，会通六合，各从其经；气穴所发，各有处名；溪谷属骨，皆有所起；分部逆从，各有条理；四时阴阳（从古圣泛论，此乃紧挈下文），尽有经纪；外内之应，皆有表里。其信然乎？岐伯对曰：（分叙）东方生风，风生木，木生酸，酸生肝，肝生筋，筋生心，以上所生。肝主目。其在天为玄，在人为道，在地为化。化生五味，道生智，玄生神。六句非专言肝也，乃推原神字之义，而热湿燥寒义皆如此，特发凡于此耳，故后不复著。神在天为风，在地为木，在体为筋，在脏为肝，在色为苍，在音为角，在声为呼，在变动为握，在窍为目，在味为酸，在志为怒。以上所主。怒伤肝，悲胜怒；风伤筋，燥胜风；酸伤筋，辛胜酸。以上所伤所胜。

南方生热，热生火，火生苦，苦生心，心生血，血生脾，心主舌。其在天为热，在地为火，在体为脉，在脏为心，在色为赤，在音为徵，在声为笑，在变动为忧，在窍为舌，在味为苦，在志为喜。喜伤心，恐胜喜；热伤气，寒胜热；苦伤气，咸胜苦。

中央生湿，湿生土，土生甘，甘生脾，脾生肉，肉生肺，脾主口。其在天为湿，在地为土，在体为肉，在脏为脾，在色为黄，在音为宫，在声为歌，在变动为哕，在窍为口，在味为甘，在志为思。思伤脾，怒胜思；湿伤肉，风胜湿；甘伤肉，酸胜甘。

西方生燥，燥生金，金生辛，辛生肺，肺生皮毛，皮毛生肾，肺主鼻。其在天为燥，在地为金，在体为皮毛，在脏为肺，在色为白，在音为商，在声为哭，在变动为咳，在窍为鼻，在味为辛，在志为忧。忧伤肺，喜胜忧；热伤皮毛，寒胜热；辛伤皮毛，苦胜辛。

北方生寒，寒生水，水生咸，咸生肾，肾生骨髓，髓生肝，肾主耳。其在天为寒，在地为水，在体为骨，在脏为肾，在色为黑，在音为羽，在声为呻，在变动为栗，在窍为耳，在味为咸，在志为恐。恐伤肾，思胜恐；寒伤血，燥胜寒；咸伤血，甘胜咸。五段写象字罗列富有。

故曰：天地者，万物之上下也；阴阳者，血气之男女也；左右者，阴阳之道路也；水火者，阴阳之征兆也（拍到阴阳，回应篇首，兜裹完密，神回气合，刀錾朝宗）；阴阳者（再醒阴阳），万物之能始也。能当作“终”。上下男女等字发挥象字，尤精切无伦。故曰：阴在内，阳之守也；阳在外，阴之使也（互一笔叫醒本题，收束完密）。以上从四时说到人身应四时阴阳，各有纪纲，以下分病能、治法两大节，应内外之应，皆有表里也。本节实发象字，遥应篇首求本。

帝曰：法阴阳奈何（紧顶阴阳起）？岐伯曰：阳胜则身热，腠理闭，喘粗为之俯仰，汗不出而热，齿干以烦冤，腹满，死，能[①]冬不能夏。阴胜则身寒，汗出，身常清，数栗而寒，寒则厥，厥则腹满，死，能夏不能冬。此阴阳更胜之变，病之形能[②]也。以上叙阴阳之变，为本节起段，遥应篇首病字。帝曰：调此二者奈何？岐伯曰：能知七损八益，则二者可调；不知用此，则早衰之节也（四句一正一反，一提一兜）。年四十，而阴气自半也（也字飘逸），起居衰矣；年五十，体重，耳目不聪明矣；年六十，阴痿，气大衰，九窍不利，下虚上实，涕泣俱出矣。故曰：知之则强，不知则老，故同出而名异耳。谓同生而异老也。智者察同，未老而先养，愚者察异，既老始悲，愚者不足，智者有余，有余则耳目聪明，身体轻强，老者复壮，壮者益治。是以圣人为无为之事，乐恬憺之能，从欲快志于虚无之守，故寿命无穷，与天地终，此圣人之治身也。以上叙盛衰之早暮，而以圣人之善调结之，为本节第二段。

天不足西北，故西北方阴也，而人右耳目不如左明也。地不满东南，故东南方阳也，而人左手足不如右强也。帝曰：何以然？岐伯曰：东方阳也，阳者其精并于上，并于上则上明而下虚，故使耳目聪明而手足不便也。西方阴也，阴者其精并于下，并于下则下盛而上虚，故耳目不聪明而手足便也。故俱感于邪（纽合曲折有味），其在上则右甚，在下则左甚，此天地阴阳所不能全也，故邪居之。故天有精，地有形，天有八纪，地有五里，故能为万物之父母。清阳上天，浊阴归地，是故天地之动静，神明为之纲纪，故能以生长收藏，终而复始。惟贤人上配天以养头，下象地以养足，中傍人事

---

① 能：通“耐”。

② 能：通“态”。

以养五脏。天气通于肺，地气通于嗌（紧承配天配地，带发象字），风气通于肝，雷气通于心，谷气通于脾，雨气通于肾。六经为川，肠胃为海，九窍为水注之气。当是“器”字，本经“气”、“器”每通用，如阴器多作阴气。以天地为之阴阳，阳之汗，以天地之雨名之；阳之气，以天地之疾风名之。暴气象雷，逆气象阳。故治不法天之纪（拖出治法，以起下节），不用地之理，则灾害至矣。以上叙有余不足之部位，而以贤人之善调结之，与前段合看，文法错综入妙。收处推到治法，与下节作山断云连之势。此二段重发“调”字，是“治”字前一层。

故邪风之至，疾如风雨，故善治者（紧顶“治”字起）治皮毛，其次治肌肤，其次治筋脉，其次治六腑，其次治五脏。治五脏者，半死半生也。一顿。故天之邪气（申邪风之至），感则害人五脏；水谷之寒热，感则害于六腑；地之湿气，感则害皮肉筋脉。故善用针者（申善治者），从阴引阳，从阳引阴；以右治左，以左治右；以我知彼，以表知里；以观过与不及之理，见微得过，用之不殆。善诊者（补叙诊法），察色按脉，先别阴阳；审清浊，而知部分；视喘息，听音声，而知所苦；观权衡规矩，而知病所主；按尺寸，观浮沉滑涩，而知病所生：以治当有则字。无过，以诊则不失矣。一顿。故曰：病之始起也（振一笔缴上“病”字，开下“治”字），可刺而已；其盛，可待衰而已。故因其轻而扬之（十数句一气赶下，笔阵奇横），因其重而减之，因其衰而彰之。形不足者，温之以气；精不足者，补之以味（回应在有意无意之间）。其高者，因而越之；其下者，引而竭之；中满者，泻之于内；其有邪者，渍形以为汗；其在皮者，汗而发之；其慓悍者，按而收之；其实者，散而泻之。审其阴阳，以别柔刚，阳病治阴（回抱阴阳，顿六句，忽用韵语，奇），阴病治阳，定其血气，各守其乡，血实宜决之，气虚则掣引之。以上叙治法，酣畅淋漓，力破余地，应篇首治字，结束通篇，收局宽博有余。

汪洋浩瀚，茫无涯际，读者有望洋之叹矣，而其实无难也。何者？有题在也！象者，天地、日月、四时、百物、脏腑、经络、四肢、爪发皆是也，皆不离乎阴阳也。篇中句句是阴阳，即句句是应象，中间罗列极富，头绪极繁，却处处以整齐之笔出之，此驭繁之捷法也。前半重发阴阳，分正变两意；后半重发应象，分体用两意。体即象也，用者调治之道也。一大篇中包数小篇，而起伏转折，线索一丝不乱。文有三快：义理透快，笔气雄快，读一篇而全书之纲领条目无不毕具，更为之大快。

阴阳离合论篇第六

黄帝问曰：余闻天为阳（泛起），地为阴，日为阳，月为阴，大小月三百六十日成一岁，人亦应之（提醒“人”字）。今三阴三阳，不应阴阳（扑题），其故何也？岐伯对曰：阴阳者（紧顶总挈全篇），数之可十，推之可百，数之可千，推之可万，万之大，不可胜数，然其要一也（轻勒）。天复地载，（挺接）万物方生，未出地者（本节阴阳专以部位论），命曰阴处，名曰阴中之阴；则出地者，命曰阴中之阳。阳予之正，阴为之主。故生因春，长因夏，收因秋，藏因冬，失常则天地四塞。阴阳之变，其在人者（落到人身，以起下文），亦数之可数。帝曰：愿闻三阴三阳之离合也（一句开下）。

岐伯曰：圣人（耸杰）南面而立，前曰广明，后曰太冲。太冲之地，名曰少阴，少阴之上，名曰太阳，太阳根起于至阴，结于命门，名曰阴中之阳。中身而上（笔笔竖秀），名曰广明。广明之下，名曰太阴，太阴之前，名曰阳明，阳明根起于厉兑，名曰阴中之阳。厥阴之表,名曰少阳,少阳根起于窍阴,名曰阴中之少阳。是故三阳之离合也(文笔至此,亦有开合),太阳为开,阳明为阖,少阳为枢。三经者,不得相失也,搏而勿浮,命曰一阳。帝曰:愿闻三阴。岐伯曰:外者为阳,内者为阴(交代清楚),然则中为阴,其冲在下,名曰太阴,太阴根起于隐白,名曰阴中之阴。太阴之后,名曰少阴,少阴根起于涌泉,名曰阴中之少阴。少阴之前,名曰厥阴,厥阴根起于大敦,阴之绝阳,名曰阴之绝阴。是故三阴之离合也,太阴为开,厥阴为阖,少阴为枢。三经者,不得相失也,搏而勿沉,名曰一阴。阴阳䨴䨴[①](总束),积传为一周,气里形表而为相成也。

前半意境空灵,后半铺陈板实,却尽入空灵涵照之中,以其义皆为前半作指点也。笔力老干扶疏,如龙门之桐,高百尺而无枝。此篇论阴阳名义之无定,人身前后左右之分三阴三阳者,取义于天地四方之部位也,"圣人南面而立"句,是一篇之根。

阴阳别论篇第七

黄帝问曰:人有四经十二从,何谓?当有也字。岐伯对曰:四经应四时(总冒全篇),十二从应十二月,十二月应十二脉。脉有阴阳(点题),知阳者知阴,知阴者知阳。一顿,是全篇起笔。凡阳有五(拖起),五五二十五阳。五脏相和,每脏各有五气故也。所谓阴者,真脏也(叙脉之阴阳),见则为败,败必死也。所谓阳者,胃脘之阳也。别于阳者,知病处也;别于阴者,知死生之期。此言别于脉之阴阳也。三阳在头,三阴在手(叙色之阴阳),所谓一也。别于阳者,知病起[②]时;别于阴者,知死生之期。此言别于色之阴阳,是带叙也。三阳在头,色见于明堂也。三阴在手,脉见于气口也。色以应日,脉以应月,故曰阴阳也。谨熟阴阳(再提阴阳而详叙之),无与众谋。所谓阴阳者,去者为阴,至者为阳;静者为阴,动者为阳;迟者为阴,数者为阳。凡持真脉之脏脉者,肝至悬绝急,十八日死;心至悬绝,九日死;肺至悬绝,十二日死;肾至悬绝,七日死;脾至悬绝,四日死。此言阴阳之正脉,本以脉之去至、动静、迟数分也,以正与败并言,则此皆为阳,而真脏乃为阴也。以上第一节,探脉象阴阳之原也。

曰:二阳之病发心脾(提起叙阴阳之病),有不得隐曲,女子不月;其传为风消,其传为息贲者,死,不治。曰:三阳为病发寒热,下为痈肿,及为痿厥腨肙[③];其传为索泽,其传为颓疝。曰:一阳发病,少气善咳,善泄;其传为心掣,其传为隔。二阳一阴发病,主惊骇背痛,善噫善欠,名曰风厥。二阴一阳发病,善胀心满善气。三阳三阴发病,为偏枯痿易,四肢不举。以上第二节,叙阴阳之病,阴阳以十二经言也。

鼓一阳曰钩(提起叙阴阳诸脉之生死),鼓一阴曰毛,鼓阳胜急曰弦,鼓阳至而绝曰石,阴阳相过曰溜。阴争于内,阳扰于外,魄汗未藏,四逆而起,起则熏肺,使人喘鸣。略顿,此即溜脉之见证也。仲景曰:阴阳相搏名曰动,即溜脉也。阴之所生,和本曰和(夹叙夹议)。是故刚与刚,阳气破散,阴气乃消亡。淖则刚柔不和,经气乃绝。略顿,承上起下,言人身阴之所生,必和于阳,而脉之刚淖乃平。刚淖,脉之强弱也。刚与刚者,起伏俱见强大,即溜与搏之类也,久乃阳散阴亡矣。淖者,阴阳不和,久乃经气竭绝矣,即结与虚之类也。死阴之属,不过三日而死;生阳之属,不过四日而

---

① 䨴䨴(音中):气血运行。

② 起:《素问》作"忌"。

③ 腨肙(音渊):小腿肚痠痛。

死。林亿云:“死”当作“已”。所谓生阳死阴者,肝之心谓之死阴[①],肺之肾谓之重阴,肾之脾谓之辟阴,辟阴谓坚阴也,坚实之义。死,不治。略顿。结阳者,肿四肢。结阴者,便血一升,再结二升,三结三升。阴阳结斜,多阴少阳曰石水,少腹肿。二阳结谓之消,三阳结谓之隔,三阴结谓之水,一阴一阳结谓之喉痹。阴搏阳别谓之有子。阴阳虚肠辟死。辟即澼字。阳加于阴谓之汗。阴虚阳搏谓之崩。略顿。三阴俱搏,二十日夜半死。二阴俱搏,十三日夕时死。一阴俱搏,十日死。三阳俱搏且鼓,三日死。三阴三阳俱搏,心腹满,发尽,尽疑是痓。不得隐曲,五日死。二阳俱搏,其病温,死,不治,不过十日死。以上叙阴阳诸脉之生死也,其阴阳之所以分一二三者,义不可晓,与前篇搏而勿浮,搏而勿沉之词相似,盖已失传矣。旧注以十二经释之,恐非。

笔意高老古厚,与前篇同而拙謷[②]特甚,太古元音难以寻常节奏求之。篇中阴阳之一二三,殊不合于十二经之义,前人皆以十二经者解之,实未协也。其古色古香,真令人爱玩不置。

灵兰秘典论篇第八

黄帝问曰:愿闻十二脏之相使(直起),贵贱何如?岐伯对曰:悉乎哉问也(略顿),请遂言之(分叙)。心者,君主之官也(多“也”字),神明出焉。肺者,相傅之官,治节出焉。肝者,将军之官,谋虑出焉。胆者,中正之官,决断出焉。膻中者,臣使之官,喜乐出焉。脾胃者,仓廪之官,五味出焉。大肠者,传道之官,变化出焉。小肠者,受盛之官,化物出焉。肾者,作强之官,伎巧出焉。三焦者,决渎之官,水道出焉。膀胱者,州都之官,津液藏焉,气化则能出矣。首句多也字,末句多一句。分叙之中,自作起讫,经文极多此格。凡此十二官者,不得相失也。故主明则下安,以此养生则寿(总束,笔底生气勃勃,反正并叙,笔气酣畅),殁世不殆,以为天下则大昌;主不明则十二官危,使道闭塞而不通,形乃大伤,以此养生则殃,以为天下者,其宗大危,戒之戒之!至道在微,变化无穷,孰知其原(挺接句法,俱极修洁)!窘乎哉,消者瞿瞿,孰知其要!闵闵之当,孰者为良!恍惚之数,生于毫厘[③],毫厘之数,起于度量,千之万之,可以益大,推之大之,其形乃制。黄帝曰:善哉,余闻精光之道,大圣之业,而宣明大道,非斋戒择吉日,不敢受也。黄帝乃择吉日良兆,而藏灵兰之室(点题作收),以传保焉。

整饬[④]大方,词简而雅。文笔既坚削,而又腴润局阵,浑然天成,可称神品。

六节藏象论篇第九

黄帝问曰:余闻天以六六之节以成一岁(直起),人以九九制会,人当作“地”。计人亦有三百六十五节以为天地(句法生动),久矣(二字宕得妙),不知其所谓也?岐伯曰:昭乎哉问也,请遂言之。夫六六之节,九九制会者,所以正天之度、气之数也(总挈大意,高唱入云)。天度者,所以制日月之行也(申一笔分领下文,旌旆飞扬);气数者,所以纪化生之用也。以上总冒全篇,是第一节。

天为阳,地为阴(接叙天度);日为阳,月为阴。行有分纪,周有道理,日行一度,

---

① 肝之心谓之死阴:《素问》作“肝之心谓之生阳,心之肺谓之死阴”。

② 拙謷(音敖):指文词古朴艰涩难读。

③ 厘,原作“氂”,厘的异体字。《素问》作“氂”,“氂”的本字。

④ 整饬(音斥):整齐有序。

月行十三度而有奇焉，故大小月三百六十五日而成岁，积气余而盈闰矣。立端于始，表正于中，推余于终，而天度毕矣（应醒）。

帝曰：余已闻天度矣（交代一句），愿闻气数（接叙气数），何以合之？岐伯曰：天以六六为节（仍跟定天度），地以九九制会（以气数必从天度来），天有十日，日六竟而周甲，甲六复而终岁，三百六十日法也。夫自古通天者，生之本，本于阴阳，其气九州九窍，皆通乎天气（就人身说气数，是从里一层最切近处指点，为后半篇安根）。故其生五，其气三，三而成天，三而成地，三而成人，三而三之，合则为九，九分为九野，九野为九脏，故形脏四，神脏五，合为九脏以应之也。

帝曰：余已闻六六九九之会也，夫子言积气盈闰，愿闻何谓气？请夫子发蒙解惑焉（接叙气盈是从气数抽出言之，因上文于气数本义尚未发别，故续叙之此节，乃气数本义也）。岐伯曰：此上帝所秘，先师传之也。帝曰：请遂闻之。岐伯曰：五日谓之候，三候谓之气，六气谓之时，四时谓之岁，而各从其主治焉。五运相袭（造句坚卓，笔干直立），而皆治之，终期之日，周而复始，时立气布，如环无端，候亦同法。故曰：不知年之所加，气之盛衰，虚实之所起（拍到人身，言候人之病，亦同此法。义详下文），不可以为工矣（反束有力）。一顿，是发气数之义，合到人身上，轻轻一束，未及发气盈之义也。帝曰：五运之始，如环无端，其太过不及何如（跟盛衰直下，逼气盈之义）？岐伯曰：五气更立，各有所胜，盛虚之变，此其常也（略顿，故作缓势）。帝曰：平气何如（旁垫一笔）？岐伯曰：无过者也（又略顿）。帝曰：太过不及奈何？岐伯曰：在经有也（又略顿）。帝曰：何谓所胜（至此始逼出正义）？岐伯曰：春胜长夏（“胜”字为“盈”字盬脑[①]），长夏胜冬，冬胜夏，夏胜秋，秋胜春，所谓得五行时之胜，各以气命其脏（处处归到人身）。帝曰：何以知其胜（急下，以下文势如风樯阵马）？岐伯曰：求其至也，皆归始春（所谓候亦同法，是全篇用意之归宿处也），未至而至，此谓太过，则薄所不胜，而乘所胜也，命曰气淫。至而不至，此谓不及，则所胜妄行，而所生受病，所不胜薄之也，命曰气迫。所谓求其至者（申一笔姿态横生），气至之时也。谨候其时，气可与期；失时反候，五治不分，邪僻内生，工不能禁也。帝曰：（直下）有不袭乎？岐伯曰：苍天之气，不得无常也。气之不袭，是谓非常，非常则变矣（笔曲而灵，劲而峭）。帝曰：非常而变奈何？岐伯曰：变至则病，所胜则微，所不胜则甚，因而重感于邪，则死矣。故非其时则微，当其时则甚也。此第四节，天人合写，透发气数之义。

帝曰：善。余闻气合而有形（另起，是从气字推广言之），因变以正名。天地之运，阴阳之化，其于万物（总提人物），孰少孰多，可得闻乎？岐伯曰：悉哉问也，天至广不可度，地至大不可量，大神灵问，请陈其方。草生五色（叙物之气），五色之变，不可胜视；草生五味，五味之美，不可胜极。嗜欲不同，各有所通。天食人以五气（从物递到人上），地食人以五味。五气入鼻，藏于心肺，上使五色修明，音声能彰；五味入口，藏于肠胃，味有所藏，以养五气，气和而生，津液相成，神乃自生。

帝曰：藏象何如（叙人之气）？岐伯曰：心者，生之本，神之变也，其华在面，其充在血脉，为阳中之太阳，通于夏气（复从人挽到天上）。肺者，气之本，魄之处也，其华在毛，其充在皮，为阳中之太阴，当作“少阴”，通于秋气。肾者，主蛰，封藏之本，精之处也，其华在发，其充在骨，为阴中之少阴，当

---

① 盬（音古）脑：吸饮精髓。

作"太阴",通于冬气。肝者,罢极之本,魂之居也,其华在爪,其充在筋,以生血气(多一句),此为阳中之少阳[①],通于春气。脾、胃、大肠、小肠、三焦、膀胱者,仓廪之本,营之居也,名曰器,能化糟粕,转味而入出者也,其华在唇四白,其充在肌,其味甘,其色黄,此至阴之类,通于土气。凡十一脏,取决于胆也(勒住笔力千钧)。

故人迎一盛病在少阳,二盛病在太阳,三盛病在阳明,四盛已上为格阳(突入人迎、气口,其阴阳太少,与上文亦是两橛,疑有脱误)。寸口一盛病在厥阴,二盛病在少阴,三盛病在太阴,四盛已上为关阴。人迎与寸口俱盛四倍已上为关格,关格之脉羸,不能极于天地之精气,则死矣(收笔冷隽)。

通篇以气字为主,劈分两截,前半论数,后半论理,奥蕴毕宣,名言奔赴,落落词高,清超拔俗,骨重神寒天庙器。

五脏生成篇第十

心之合脉也(切定五脏直起),其荣色也,其主肾也。肺之合皮也,其荣毛也,其主心也。肝之合筋也,其荣爪也,其主肺也。脾之合肉也,其荣唇也,其主肝也。肾之合骨也,其荣发也,其主脾也。以上发明五脏本体,是第一节。

是故多食咸(叙五味),则脉凝泣[②]而变色;多食苦,则皮槁而毛拔;多食辛,则筋急而爪枯;多食酸,则肉胝䐢而唇揭;多食甘,则骨痛而发落:此五味之所伤也。故心欲苦,肺欲辛,肝欲酸,脾欲甘,肾欲咸:此五味之所合也。五脏之气,林亿云:《太素》作"此五味之合五脏之气也。"故色见青如草兹者死(叙五色),黄如枳实者死,黑如炲者死,赤如衃血者死,白如枯骨者死。此五色之见死也。青如翠羽者生,赤如鸡冠者生,黄如蟹腹者生,白如豕膏者生,黑如乌羽者生:此五色之见生也。生于心,如以缟裹朱;生于肺,如以缟裹红;生于肝,如以缟裹绀;生于脾,如以缟裹栝楼实;生于肾,如以缟裹紫。此五脏所生之外荣也。色味当五脏(总束本节),白当肺、辛,赤当心、苦,青当肝、酸,黄当脾、甘,黑当肾、咸。故白当皮(句短而劲),赤当脉,青当筋,黄当肉,黑当骨。以上论色味之正变,是第二节。

诸脉者皆属于目(叙经脉,属字为下受血探原),诸髓者皆属于脑,诸筋者皆属于节,诸血者皆属于心,诸气者皆属于肺。此四肢八溪之朝夕也(叫醒表里相属相受之义)。故人卧血归于肝,肝受血而能视,足受血而能步,掌受血而能握,指受血而能摄。卧出而风吹之,血凝于肤者为痹,凝于脉者为泣,凝于足者为厥,此三者,血行而不得反其空,故为痹厥也。人有大谷十二分,小溪三百五十四名,少十二俞,此皆卫气之所留止,邪气之所客也,针石缘而去之(落到治法,山断云连)。以上论表里之相通而为病也,是第三节。正义已尽,忽结出治法以起下。

诊病之始(挺起,叙五脏之病),五决为纪,欲知其始,先建其母。所谓五决者,五脉也。数语承上起下,见善诊者必明五脏之气,而明脏气者正为诊病地步,前后文遂水乳交融,不形支节矣。且此节论病,下节论脉,此处提诊病,即带提五脉,则下节起笔便不嫌突,可谓布置有法。是以头痛巅疾(分叙),下虚上实,过在足少阴、巨阳,甚则入肾。徇蒙招尤,目冥耳聋,下实上虚,过在足少阳、厥阴,甚则入肝。腹满䐜胀,支膈胠胁,下厥上冒,过在足太阴、阳明。咳嗽上气,厥在胸中,过在手阳明、太阴。

① 阳中之少阳:全元起本及《甲乙经》、《太素》作"阴中之少阳"。

② 泣:通涩。

心烦头痛，病在膈中，过在手巨阳、少阴。

夫脉之小大滑涩浮沉（又将脉色纽合笔），可以指别；五脏之象，可以类推；五脏相音，可以意识；五色微诊，可以目察。能合脉色，可以万全。赤脉之至也（分叙），喘而坚，诊曰有积气在中，时害于食，名曰心痹，得之外疾思虑而心虚，故邪从之。白脉之至也，喘而浮，上虚下实，惊，有积气在胸中，喘而虚，名曰肺痹，寒热，得之醉而使内也。青脉之至也，长而左右弹，有积气在心下支胠，名曰肝痹，得之寒湿，与疝同法，腰痛足清头痛。黄脉之至也，大而虚，有积气在腹中，有厥气，名曰厥疝，女子同法，得之疾使四肢汗出当风。黑脉之至也，上坚而大，有积气在小腹与阴，名曰肾痹，得之沐浴清水而卧。

凡相五色之奇脉（抽出"色"字，余波作结，阵势整齐），面黄目青，面黄目赤，面黄目白，面黄目黑者，皆不死也。面青目赤，面赤目白，面青目黑，面黑目白，面赤目青，皆死也。

从五脏正义直入，接论五味、五色，而归重血字，生成大义已尽。随手拖出邪气、针石以起下文，因即分诊病、察脉两大节，浑灏流转，妥帖排奡[①]，中间无数排比，不嫌散漫者，何也？须玩其提掇处、兜裹处、接换处。

五脏别论篇第十一

黄帝问曰：余闻方士，或以脑髓为脏（起势宽散[②]），或以肠胃为脏，或以为腑，敢问更相反，皆自谓是，不知其道，愿闻其说。岐伯对曰：脑、髓、骨、脉、胆、女子胞，此六者（挺接，是缓来急受），地气之所生也，皆藏于阴而象于地，故藏而不泻，名曰奇恒之腑（坚卓）。夫胃、大肠、小肠、三焦、膀胱，此五者，天气之所生也，其气象天（添一"天"字，并下添两句，遂化双为单，是承上文层递而下，非对待矣），故泻而不藏，此受五脏浊气，名曰传化之腑，此不能久留，输泻者也（束一句）。魄门亦为五脏使（补一笔），水谷不得久藏。魄门，直肠也，非仅指肛门。所谓五脏者，藏精气而不泻也，故满而不能实；六腑者（申复前义，理精词湛，一喷一醒），传化物而不藏，故实而不能满也。所以然者，水谷入口，则胃实而肠虚（句句如昆吾[③]切玉）；食下，则肠实而胃虚。故曰实而不满，满而不实也。题义至此，已完下文，颇似不续，盖上言五脏之外，又有六者，故谓之别，是言其体；下言五脏之大，独主寸口，亦可谓之别，是言其气也。帝曰：气口何以独为五脏主？岐伯曰：胃者，水谷之海，六腑之大源也。五味入口，藏于胃以养五脏气，气口亦太阴也，是以五脏六腑之气味（轻轻束一句叫醒），皆出于胃，变见于气口。故五气入鼻（带叙五气），藏于心肺，心肺有病（落出病字），而鼻为之不利也。

凡治病必察其下（接叙治病，余波作结），适其脉，观其志意，与其病也。林亿云：《太素》作"必察其上下，适其脉候，观其志意，与其病能也"。拘于鬼神者，不可与言至德；恶于针石者，不可与言至巧；病不许治者，病必不治，治之无功矣（收句清劲）。

胸中雪亮，腕底风生，文体坚削，音节清扬，是经文小品之极粹者。藏而不泻，泻而不藏；满而不实，实而不满，是绝顶聪明语。

---

① 排奡（音傲）：刚劲有力。

② 起势宽散：原文下有"太原公子杨裘来"字，不解其意，存疑待考。

③ 昆吾：山名。此山出名铜，色如火，以之作刃，切玉如割泥。

异法方宜论篇第十二

黄帝问曰：医之治病也，一病而治各不同，皆愈（一起曲折俱到，运笔荡逸有神），何也？岐伯对曰：地势使然也（一针见血）。故东方之域（分叙紧跟地势），天地之所始生也，鱼盐之地，海滨傍水。其民食鱼而嗜咸，皆安其处，美其食，鱼者使人热中，盐者胜血。故其民皆黑色疏理，其病皆为痈疡，其治宜砭石（分点病字、治字）。故砭石者，亦从东方来（复一句笔逆而峭）。西方者，金玉之域，沙石之处，天地之所收引也。其民陵居而多风，水土刚强，其民不衣而褐荐，其民华食而脂肥。故邪不能伤其形体，其病生于内，其治宜毒药。故毒药者，亦从西方来。北方者，天地所闭藏之域也，其地高陵居，风寒冰冽。其民乐野处而乳食，脏寒生满病，其治宜灸焫。故灸焫者，亦从北方来。南方者，天地所长养，阳之所盛处也，其地下，水土弱，雾露之所聚也，其民嗜酸而食胕。故其民皆致理而赤色，其病挛痹，其治宜微针。故九针者，亦从南方来。中央者，其地平以湿，天地所以生万物也众。其民食杂而不劳。故其病多痿厥寒热，其治宜导引按跻，故导引按跻者，亦从中央出也（添也字，千里来龙，至此结穴）。故圣人杂合以治，各得其所宜。故治所以异而病皆愈者（回应俯仰，唱叹指点传神），得病之情，知治之大体也（叫醒"病"字、"治"字）。

起笔简而曲，以地势二字挈起全篇，收处唱叹有神，中间五大比许多，其字句正如匡庐诸峰，参差秀立，高插天表，读之令人神气俱旺，此经文之极有兴会，极有光焰者。通篇大义，只重在杂合以治，各得其宜上，却不从正面发挥，而极写五方之事，虚者实之，实者虚之，愈征实愈翻空，开后人无限智慧。

移精变气论篇第十三

黄帝问曰：余闻古之治病（古今双提），惟其移精变气，可祝由而已。今世治病，毒药治其内，针石治其外，或愈或不愈，何也？岐伯对曰：往古人居禽兽之间（古今分叙），动作以避寒，阴居以避暑，内无眷慕之累，外无伸宦之形，此恬惔之世（申一笔），邪不能深入也。故毒药不能治其内，针石不能治其外，故可移精祝由而已（应醒）。当今之世不然（折下），忧患缘其内，苦形伤其外，又失四时之从，逆寒暑之宜，贼风数至，虚邪朝夕，内至五脏骨髓，外伤空窍肌肤，所以小病必甚，大病必死，故祝由不能已也（轻轻束住）。

帝曰：善。余欲临病人，观死生，决嫌疑（撇去祝由，归重诊治），欲知其要，如日月光，可得闻乎？岐伯曰：色脉者，上帝之所贵也（高唱入云），先师之所传也。此处本应直接末节，乃复历叙上古、中古、暮世一段，与末节详略互出，错综出没，极离合断续之妙。上古使僦贷季（推开从上古说起），理色脉而通神明，合之金木水火土，四时八风六合，不离其常，变化相移，以观其妙，以知其要。欲知其要（点色脉极响），则色脉是矣。色以应日，脉以应月（将色脉分释一笔），常求其要，则其要也。夫色之变化，以应四时之脉（将色脉串合一笔），此上帝之所贵，以合于神明也，所以远死而近生。生道以长，命曰圣王。中古之治，病至而治之，汤液十日，以去八风五痹之病；十日不已，治以草苏草荄之枝，本末为助，标本已得，邪气乃服。暮世之治病也（落到今世），则不然，治不本四时，不知日月，不审逆从，病形已成，乃欲微针治其外，汤液治其内，粗工凶凶，以为可攻，故病未已，新病复起(悬崖勒马)。

帝曰:愿闻要道。岐伯曰:治之要极,无失色脉(遥承欲知其要,逼出"因"字,归宿作结),用之不惑,治之大则。逆从到(即倒字)行,标本不得,亡神失国。去故就新,乃得真人。帝曰:余闻其要于夫子矣,夫子言不离色脉,此余之所知也。岐伯曰:治之极于一(轻轻一顿,撇上色脉,趋下治因)。帝曰:何谓一?岐伯曰:一者因得之。谓治法至繁而归于一。一者,因人之病而施治法,不执己见也。下文数问其情,即欲因病施治,不执己见之事类也。所谓因其轻而扬之,因其高而越之是也。君子之教,以人治人;王者之治,因民而利,因之为义大矣。帝曰:奈何?岐伯曰:闭户塞牖,系之病者,数问其情,以从其意(即因也),得神者昌,失神者亡。帝曰:善。

首尾一气呵成,浩然沛然,妙在中间一节,极断续离合之致,最擅一篇之胜。

汤液醪醴论篇第十四

黄帝问曰:为五谷汤液及醪醴奈何(直起)?岐伯对曰:必以稻米,炊之稻薪,稻米者完(简峭),稻薪者坚。帝曰:何以然?岐伯曰:此得天地之和,高下之宜,故能至完,伐取得时,故能至坚也。以上言其体。帝曰:上古圣人作汤液醪醴,为而不用,何也?岐伯曰:自古圣人之作汤液醪醴者,以为备耳。夫上古作汤液,故为而弗服也。中古之世,道德稍衰,邪气时至,服之万全。此言其用。帝曰:今之世不必已,何也?岐伯曰:当今之世,必齐毒药攻其中,镵石针艾治其外也(脱卸汤液酒醴,束上起下,官止神行)。

帝曰:形弊血尽而功不立者何(此言攻中治外而仍不效者)?岐伯曰:神不使也。帝曰:何谓神不使?岐伯曰:针石,道也。谓针石不过开导血脉,必其人之神能自运,乃可病愈也。精神不进,志意不治,故病不可愈。今精坏神去,荣卫不可复收,何者?嗜欲无穷,而忧患不止(一喷一醒,慨慷淋漓),精气弛坏,荣泣卫除,故神去之而病不愈也。

帝曰:夫病之始生也,极微极精(推进一层,补足上意,言亦有神未去而不愈者),必先入结于皮肤。今良工皆称曰:病成名曰逆,则针石不能治,良药不能及也。今良工皆得其法,守其数,亲戚兄弟远近,音声日闻于耳,五色日见于目,而病不愈者,亦何暇不早乎?岐伯曰:病为本,工为标,标本不得,邪气不服,此之谓也。

帝曰:其有不从毫毛而生(此言病有必攻中治外而后可愈者),五脏阳以竭也,林亿云:《太素》"阳"作"伤"。津液充郭,其魄独居,精孤于内,气耗于外,形不可与衣相保,此四极急而动中,是气拒于内,而形施于外,治之奈何?岐伯曰:平治于权衡,去菀陈莝,微动四极,温衣,缪刺其处,以复其形。开鬼门,洁净府,精以时服,五阳已布,疏涤五脏,故精自生,形自盛,骨肉相保,巨气乃平(径止,笔力坚卓)。帝曰:善。

此篇分四节,文笔与前篇大同。前[①]两节即从必齐、毒药、镵石、针艾发论,不必拘切题面,而水到渠成,疏畅圆满,可称能品。后两节文义本自对待,乃故变其局,且以病之始生一段,支离其间,令人目眩,经文常有意对文不对、文对意不对者,更有文意俱似对、实俱不对者,错综变化,不可方物,真神圣之笔也。

玉版论要篇第十五

黄帝问曰:余闻揆度奇恒(诠释占义

① 前:原文作"后",据文义改。

起),所指不同,用之奈何?岐伯对曰:揆度者,度病之浅深也;奇恒者,言奇病也。请言道之至数,五色脉变(总提色脉),揆度奇恒,道在于一。神转不回,回则不转,乃失其机,至数之要,迫近以微,著之玉版,命曰合玉机。

容色见上下左右(叙色),各在其要。其色见浅者,汤液主治,十日已。其见深者,必齐主治,二十一日已。其见大深者,醪酒主治,百日已。色夭面脱,不治,百日尽已。脉短气绝死,病温虚甚死。色见上下左右,各在其要。上为逆,下为从。女子右为逆,左为从;男子左为逆,右为从。易,重阳死,重阴死。阴阳反他(叙脉近跟阴阳,远映篇首,山断云连,钩联有法),治在权衡相夺,奇恒事也,揆度事也。搏脉痹躄,寒热之交。脉孤为消气,虚泄为夺血。孤为逆,虚为从。行奇恒之法,以太阴始。行所不胜曰逆,逆则死;行所胜曰从,从则活。八风四时之胜,终而复始,逆行一过,不复可数,论要毕矣。

篇法不完,词意不续,疑有脱简。

诊要经终论篇第十六

黄帝问曰:诊要何如?岐伯对曰:正月二月,天气始方,地气始发,人气在肝(探原立论,人气所在,即诊要也)。三月四月,天气正方,地气定发,人气在脾。五月六月,天气盛,地气高,人气在头。七月八月,阴气始杀,人气在肺。九月十月,阴气始冰,地气始闭,人气在心。十一月十二月,冰复,地气合,人气在肾(一顿)。以上逐月人气所在,即诊要也。故春刺散俞,及与分理(直下),血出而止,甚者传气,间者[①]环也。林亿云:《太素》作"环已"。按:病甚者得刺即流通,其气可渐愈矣。若轻者病旋已也。夏刺络俞,见血而止,尽气闭环,痛病必下。秋刺皮肤,循理,上下同法,神变而止。冬刺俞窍于分理,甚者直下,间者散下。春夏秋冬,各有所刺,法其所在(总一笔回映上节,激起下节)。以上四时刺法。春刺夏分,脉乱气微(反接得势,即失其所在也),入淫骨髓,病不能愈,令人不嗜食,又且少气。春刺秋分,筋挛逆气,环为咳嗽,病不愈,令人时惊,又且哭。春刺冬分,邪气著脏,令人胀,病不愈,又且欲言语。夏刺春分,病不愈,令人解堕。夏刺秋分,病不愈,令人心中欲无言,惕惕如人将捕之。夏刺冬分,病不愈,令人少气,时欲怒。秋刺春分,病不已,令人惕然,欲有所为,起而忘之。秋刺夏分,病不已,令人益嗜卧,又且善梦。秋刺冬分,病不已,令人洒洒时寒。冬刺春分,病不已,令人欲卧不能眠,眠而有见。冬刺夏分,病不愈,气上,发为诸痹。冬刺秋分,病不已,令人善渴。以上四时刺逆。凡刺胸腹者,必避五脏。中心者环死(补叙五脏刺逆,总提一笔,分叙其事),中脾者五日死,中肾者七日死,中肺者五日死,中膈者皆为伤中,其病虽愈,不过一岁必死。刺避五脏者(申释其义),知逆从也。所谓从者,膈与脾肾之处,不知者反之。刺胸腹者,必以布憿著之,乃从单布上刺,刺之不愈,复刺。刺针必肃,刺肿摇针,经刺勿摇,此刺之道也(一笔勒住)。以上五脏刺逆。上节言四时之刺有所避也,此言五脏之必避,有不分四时者也。在前半篇为补叙,而五脏死期,正好引起十二经终,前后连络,在有意无意之间。

帝曰(另起):愿闻十二经脉之终奈何?岐伯曰:太阳之脉其终也(六项平叙文度,

① 间者:病情较轻者。

如垂绅正笏[1]),戴眼反折瘈疭,其色白,绝汗乃出,出则死矣。少阳终者(五项用"者"字,独首项用"也"字,上虽细事,亦有斟酌),耳聋百节皆纵,目睘绝系[2],绝系一日半死,其死也色先青白,乃死矣。阳明终者,口目动作,善惊妄言,色黄,其上下经盛,不仁,则终矣。少阴终者,面黑,齿长而垢,腹胀闭,上下不通而终矣。太阴终者,腹胀闭,不得息,善噫善呕,呕则逆,逆则面赤,不逆则上下不通,不通则面黑,皮毛焦而终矣。厥阴终者,中热嗌干,善溺心烦,甚则舌卷、卵上缩而终矣。此十二经之所败也。与上节收句不必照顾,而自神回气合。

首言人气,次言刺法,次言刺逆,而以经终结之,层次井井,排偶到底,法律整齐,此极冠冕文字。《灵》、《素》皆善于用整,妙于用排,使读者不觉其板,圣神传道之文如是。

脉要精微论篇第十七

黄帝问曰:诊法何如?岐伯对曰:诊法常以平旦(笼照一切,气象万千),阴气未动,阳气未散(义精词湛),饮食未进,经脉未盛,络脉调匀,气血未乱,故乃可诊有过之脉。切脉动静而视精明(数语为前半篇提纲),察五色,观五脏有余不足,六腑强弱,形之盛衰,以此参伍,决死生之分。

夫脉者,血之府也(应切脉动静),长则气治,短则气病,数则烦心,大则病进,上盛则气高,下盛则气胀,代则气衰,细则气少,涩则心痛,浑浑革至如涌泉,病进而色弊,绵绵其去如弦绝,死。夫精明五色者(应五色),气之华也。赤欲如白裹朱,不欲如赭;白欲如鹅羽,不欲如盐;青欲如苍璧之泽,不欲如蓝;黄欲如罗裹雄黄,不欲如黄土;黑欲如重漆色,不欲如地苍。五色精微象见矣,其寿不久也。夫精明者(应视精明),所以视万物,别白黑,审短长。以长为短,以白为黑,如是则精衰矣。五脏者(应五脏六腑),中之守也。中盛脏满,气胜伤恐者,声如从室中言,是中气之湿也。言而微,终日乃复言者,此夺气也。衣被不敛,言语善恶,不避亲疏者,此神明之乱也。仓廪不藏者,是门户不要也。水泉不止者,是膀胱不藏也。得守者生,失守者死。夫五脏者,身之强也(应形之强弱)。头者精明之府,头倾视深,精神将夺矣。背者胸中之府,背曲肩随,府将坏矣。腰者肾之府,转摇不能,肾将惫矣。膝者筋之府,屈伸不能,行则偻附,筋将惫矣。骨者髓之府,不能久立,行则振掉,骨将惫矣。得强则生,失强则死。

岐伯曰:反四时者(另起),有余为精,不足为消。应太过,不足为精;应不足,有余为消。阴阳不相应,病名曰关格。此段论脉,与上不接,疑有脱文。

帝曰:脉其四时动奈何(总挈后半篇)?知病之所在奈何?知病之所变奈何?知病乍在内奈何?知病乍在外奈何?请问此五者,可得闻乎?岐伯曰:请言其与天运转大也(顿一句)。万物之外,六合之内(振起昂头天外),天地之变,阴阳之应,彼春之暖,为夏之暑,彼秋之忿,为冬之怒,四变之动,脉与之上下,以春应中规,夏应中矩,秋应中衡,冬应中权。此段从天说到脉,领起阴阳四时大义。是故冬至四十五日,阳气微上,阴气微下;夏至四十五日,阴气微上,阳气微下。阴阳有时,与脉为期,期而相失,如脉所分,分之有期,故知死时。微妙在脉,不可不察,察之有纪,从阴阳始,始之有

---

① 垂绅正笏(音户):古代臣子朝见君王时,大带下垂手持笏板必恭必敬,不动声气的样子。此处喻指平静地叙述。

② 目睘绝系:目睘,眼睛直视如惊貌;绝系,入属于脑的目系已绝。

经，从五行生，生之有度，四时为宜，补泻勿失，与天地如一，得一之情，以知死生。此段重发脉之阴阳也。是故声合五音，色合五行，脉合阴阳（“合”字跟“一”字说下）。是知阴盛则梦涉大水恐惧（随手带释阴阳），阳盛则梦大火燔灼，阴阳俱盛则梦相杀毁伤；上盛则梦飞，下盛则梦堕；甚饱则梦予，甚饥则梦取；肝气盛则梦怒，肺气盛则梦哭；短虫多则梦聚众，长虫多则梦相击毁伤。此段随带指点阴阳之验，是旁证之文。是故持脉有道（遥承脉合阴阳），虚静为保。保，《甲乙经》作“宝”。春日浮，如鱼之游在波（全经叙四时脉象，以此为最精）；夏日在肤，泛泛乎万物有余；秋日下肤，蛰虫将去；冬日在骨，蛰虫周密，君子居室。故曰：知内者按而纪之，知外者终而始之。此六者，持脉之大法。此段重发四时之脉，本当承阴阳说下，乃隔以叙梦一段，极离合断续之致。林亿曰：此对四时动之事也。逐段分合提掇，动荡有致。

心脉搏坚而长，当病舌卷不能言；其软而散者，当消环自已（从在字直起，六排对待整齐，而每排又自为对待，文阵正大）。肺脉搏坚而长，当病唾血；其软而散者，当病灌汗，至令不复散发也。言汗出多如灌注，久不复元，其因起于散发太过也。肝脉搏坚而长，色不青，当病坠若搏，因血在胁下，令人喘逆；其软而散，色泽者，当病溢饮，溢饮者，渴暴多饮，而易入肌皮肠胃之外也。胃脉搏坚而长，其色赤，当病折髀；其软而散者，当病食痹。脾脉搏坚而长，其色黄，当病少气；其软而散，色不泽者，当病足胻肿，若水状也。肾脉搏坚而长，其色黄而赤者，当病折腰；其软而散者，当病少血，至令不复也。帝曰：诊得心脉而急（再推论心胃二脉，文局便活），此为何病？病形何如？岐伯曰：病名心疝，少腹当有形也。帝曰：何以言之？岐伯曰：心为牡脏，小肠为之使，故曰少腹当有形也。帝曰：诊得胃脉，病形何如？岐伯曰：胃脉实则胀，虚则泄。林亿云：此对知病所在之事也。

帝曰：病成而变何谓（紧跟“病”字，点“变”字直起）？岐伯曰：风成为寒热，瘅成为消中，厥成为巅疾，久风为飧泄，脉风成为疠。病之变化，不可胜数（醒“变”字，略顿）。帝曰：诸痈肿筋挛骨痛，此皆安生？岐伯曰：此寒气之肿，八风之变也。帝曰：治之奈何（以治法轻轻收束）？岐伯曰：此四时之病，以其胜治之愈也。帝曰：有故病五脏发动（又补叙，以极“变”字之义），因伤脉色，各何以知其久暴至之病乎？岐伯曰：悉乎哉问也！征其脉小，色不夺者，新病也；征其脉不夺，其色夺者，此久病也；征其脉与五色俱夺者，此久病也；征其脉与五色俱不夺者，新病也。肝与肾脉并至，其色苍赤，当病毁伤不见血，已见血，湿若中水也。以上叙病变之事。林亿以不可胜数以上为对病变，以下为与提笔不对，非是。

尺内两傍（从内外直起），则季胁也，尺外以候肾，尺里以候腹。中附上（此节内外合发不板，分两项使通篇文局俱活），左外以候肝，内以候膈；右外以候胃，内以候脾。上附上，右外以候肺，内以候胸中；左外以候心，内以候膻中。前以候前，后以候后。上竟上者，胸喉中事也；下竟下者，少腹腰股膝胫足中事也。粗大者，阴不足阳有余，为热中也。来疾去徐，上实下虚，为厥巅疾；来徐去疾，上虚下实，为恶风也。故中恶风者，阳气受也。有脉俱沉细数者，少阴厥也；沉细数散者，寒热也；浮而散者为眴仆。诸浮不躁者皆在阳，则为热；其有躁者在手。诸细而沉者皆在阴，则为骨痛；其有静者在足。数动一代者，病在阳之脉也，泄及便脓血。诸过者切之，涩者阳气有余也，滑者阴气有余也。阳气有余为身热无汗，阴气有余为多汗身寒，阴阳有余则无汗而寒。推而外之,内而不外,有心腹积也;推而内之,外而不内,身有热也。推而上之,上而不下,腰足清也;推而下之,下而不上,头项痛也。按之至骨,脉气少者,腰脊痛而身有痹也。以上叙病乍内乍外之事,文笔忽整忽散,与前叙四时节笔致大同。

前后分两大段,又各分五小段,皆先总提而后分应之。文体忽整忽散,莫测端倪,理达词举,浩然沛然,略无嗫嚅之态。钩深索隐之文以疏畅出之难,委曲繁重之文以闲暇出之更难。其静穆渊懿,无秦汉奇崛之气。熟读《周易》六十四,便知《内经》之理,非圣人不能发;熟读《周官》三百六,便知《内经》之文,非圣人之才不能作也。真所谓天理烂熟之书。

平人气象论篇第十八

黄帝问曰:平人何如(点题直起)?岐伯对曰:人一呼脉再动(叙平),一吸脉亦再动,呼吸定息脉五动,闰以太息,命曰平人。平人者,不病也。常以不病调病人(句法峭,从平递到病,交代极清,句句顶复有致),医不病,故为病人平息以调之为法。人一呼脉一动(叙病),一吸脉一动,曰少气。人一呼脉三动,一吸脉三动而躁,尺热曰病温,尺不热脉滑曰病风,脉涩曰痹。人一呼脉四动以上曰死(叙死),脉绝不至曰死,乍疏乍数曰死。以上为起节,重论动数多少,见迟数是人脉吃紧,平、病、死,先分于此也,病、死是平之反面,通篇带定发挥。

平人之常气禀于胃,胃者,平人之常气也(振衣千仞,实大声洪"胃"字,为平字抉根),人无胃气曰逆,逆者死。"常"字释"平"字,"逆"字反"平"字。数语不独挈下五项,实挈起全篇,高唱入云,而用笔尤觉回环顺逆有致。春胃微弦曰平,弦多胃少曰肝病,但弦无胃曰死(即跟"胃"字发"平"字,并发病、死以反透平字),胃而有毛曰秋病,毛甚曰今病。脏真散于肝,肝藏筋膜之气也(逐段以脏真作束,句法亦挺亦荡)。夏胃微钩曰平,钩多胃少曰心病,但钩无胃曰死,胃而有石曰冬病,石甚曰今病。脏真通于心(散、通、濡、高、下,炼字精切),心藏血脉之气也。长夏胃微软弱曰平,弱多胃少曰脾病,但代无胃曰死,软弱有石曰冬病,弱甚曰今病。脏真濡于脾,脾藏肌肉之气也。秋胃微毛曰平,毛多胃少曰肺病,但毛无胃曰死,毛而有弦曰春病,弦甚曰今病。脏真高于肺,以行荣卫阴阳也。冬胃微石曰平,石多胃少曰肾病,但石无胃曰死,石而有钩曰夏病,钩甚曰今病。脏真下于肾,肾藏骨髓之气也。胃之大络,名曰虚里(推叙胃之络脉,与本节起句照应),贯膈络肺,出于左乳下,其动应【衣】脉,宗气也(唱醒脉字)。"衣"字衍文。其动应脉,谓动数与寸口相应也。盛喘数绝者,则病在中(亦以平、病、死分叙);结而横,有积矣;绝不至曰死。乳之下其动应衣(句法摇曳),宗气泄也。以上提出胃气就四时,上实发平字,可谓笔笔中锋。

欲知寸口太过与不及(突起,从寸口说入,实发脉之主病,以太过不及衬平字),寸口之脉中手短者,曰头痛;寸口脉中手长者,曰足胫痛;寸口脉中手促上击者,曰肩背痛。寸口脉沉而坚者,曰病在中;寸口脉浮而盛者,曰病在外。寸口脉沉而弱,曰寒热及疝瘕少腹痛;寸口脉沉而横,曰胁下有积,腹中有横积痛;寸口脉沉而喘,曰寒热。脉盛滑坚者,曰病在外;脉小实而坚者,病在内。脉小弱以涩,谓之久病;脉滑浮而疾者,谓之新病。脉急者,曰疝瘕少腹痛;脉滑曰风,脉涩曰痹。缓而滑曰热中,盛而紧曰胀。脉从阴阳,病易已;脉逆阴阳,病难已。脉得四时之顺,曰病无他;脉反四时及不间脏,曰难已。中间忽总叙两排作停顿者，以上文专叙脉，下文脉与尺肤兼叙，故略作总括之词，以为言之不尽者，可以此义赅之也。臂多青脉，曰脱血。尺脉缓涩，谓之解㑊。安卧脉盛，谓之脱血。尺涩脉滑，谓之多汗。尺寒脉细，谓之后泄。脉尺粗常热者，谓之热中（以上病脉）。肝见庚辛死，心见壬癸死，脾见甲乙死，肺见丙丁死，肾见戊己死，是谓真脏见皆死（以上死脉）。颈脉动，喘疾咳，曰水；目裹微肿，如卧蚕起之状，曰水。溺黄赤安卧者，黄疸；已食如饥者，胃疸。面肿曰风，足胫肿曰水。目黄者曰黄疸（以上略叙外诊）。妇人手少阴脉动甚者，妊子也（此条叙妇脉）。脉有逆从，四时未有脏形（四字挺接，六字安顿有法），春夏而脉瘦，秋冬而脉浮大，命曰逆四时也（收束整齐，句句是透发平字）。风热而脉静，泄而脱血脉实，病在中脉虚，病在外脉涩坚者，皆难治，命曰反四时也（重门叠锁）。前节叙四时之脉，此节接叙脉之主病，以太过不及起，以逆从收，起讫完密，中间仍跟定病死收笔，是并束前节，与前节起笔隐相呼应也。

人以水谷为本（突起），领下五“本”字，故人绝水谷则死，脉无胃气亦死（以水谷陪起，峰势与第二节起笔参差相对）。所谓无胃气者（逆顶），但得真脏脉，不得胃气也。所谓脉不得胃气者（逆顶），肝不弦，肾不石也（举肝肾以例其余）。此段为本节起笔，与前平人之常气禀于胃相应，力极遒劲。太阳脉至，洪大以长（先叙三阳平脉）；少阳脉至，乍数乍疏，乍短乍长；阳明脉至，浮大而短。三阴脉详《难经》，此脱文也。此以四时阴阳太少之气化言，恰在四时与五脏夹缝之中。夫平心脉来，累累如连珠，如循琅玕，曰心平（叙五脏脉象，全经中以此为最精），夏以胃气为本。病心脉来，喘喘来属，其中微曲，曰心病（仍以病、死作衬）。死心脉来（逐句首尾自相呼应，笔底便有逆势），前曲后居，如操带钩，曰心死。平肺脉来，厌厌聂聂，如落榆荚，曰肺平，秋以胃气为本。病肺脉来，不上不下，如循鸡羽，曰肺病。死肺脉来，如物之浮，如风吹毛，曰肺死。平肝脉来，软弱招招，如揭长竿末梢，曰肝平，春以胃气为本。病肝脉来，盈实而滑，如循长竿，曰肝病。死肝脉来，急益劲，如新张弓弦，曰肝死。平脾脉来，和柔相离，如鸡践地，曰脾平，长夏以胃气为本。病脾脉来，实而盈数，如鸡举足，曰脾病。死脾脉来，锐坚如乌之喙，如鸟之距，如屋之漏，如水之流，曰脾死。平肾脉来，喘喘累累如钩，按之而坚，曰肾平，冬以胃气为本。病肾脉来，如引葛，按之益坚，曰肾病。死肾脉来，发如夺索，辟辟如弹石，曰肾死（径住）。

切定平字，发挥胃字，中间常字、反字、微甚字、多少字、太过不及字、阴阳逆从字，无非衬托平字，起手先从动数领起平字，旋即提出胃气，将平字、胃字纽合一气，通篇精义，全从此出。下面本以四时胃气、五脏胃气两义对发，中间忽插入寸口太过不及一段，又从太过不及中抽出阴阳逆从一段，变幻奇诡，令人目眩。此两段原是申复胃气之义，第不总叙于四时五脏脉后，而夹叙于此，转使五脏脉后，无可再言，截然而止，致五脏不能与四时成对，是篇法之生动也；处处用回环逆顶之笔，一喷一醒，是笔法之生动也。

玉机真脏论篇第十九

黄帝问曰：春脉如弦，何如而弦（四项板列，与“四气调神”同格）？岐伯对曰：春脉者肝也，东方木也，万物之所以始生也。故其气来，软弱轻虚而滑，端直以长，故曰弦，反此者病。帝曰：何如而反？岐伯曰：其气来实而强，此谓太过（每项皆各分两排，文势极厚），病在外；其气来不实而微，此谓不及，病在中。帝曰：春脉太过与不及，其病皆何如？岐伯曰：太过则令人善忘，忽忽眩冒而巅疾；其不及则令人胸痛引背，下则两胁胠满。帝曰：善。夏脉如钩，何如而钩？岐伯曰：夏脉者心也，南方火也，万物之所以盛长也。故其气来盛去衰，故曰钩，反此者病。帝曰：何如而反？岐伯曰：其气来盛去亦盛，此谓太过，病在外；其气来不盛去反盛，此谓不及，病在中。帝曰：夏脉太过与不及，其病皆何如？岐伯曰：太过则令人身热而肤痛，为浸淫；其不及则令人烦心，上见咳唾，下为气泄。帝曰：善。秋脉如浮，何如而浮？岐伯曰：秋脉者肺也，西方金也，万物之所以收成也。故其气来，轻虚以浮，来急去散，故曰浮，反此者病。帝曰：何如而反？岐伯曰：其气来毛而中央坚，两傍虚，此谓太过，病在外；其气来毛而微，此谓不及，病在中。帝曰：秋脉太过与不及，其病皆何如？岐伯曰：太过则令人逆气，而背痛愠愠然[1]；其不及则令人喘，呼吸少气而咳，上气见血，下闻病音。帝曰：善。冬脉如营，何如而营？岐伯曰：冬脉者肾也，北方水也，万物之所以合藏也。故其气来沉以搏，故曰营，反此者病。帝曰：何如而反？岐伯曰：其气来如弹石者，此谓太过，病在外；其去如数者，此谓不及，病在中。帝曰：冬脉太过与不及，其病皆何如？岐伯曰：太过则令人解㑊，脊脉痛而少气不欲言；其不及则令人心悬如病饥，䏚[2]中清，脊中痛，少腹满，小便变。帝曰：善。

帝曰：四时之序，逆从之变异也（变调以活其局），然脾脉独何主（缴上折下）？岐伯曰：脾脉者土也，孤脏以灌四傍者也（提唱本条，仍带上四项，文律极细）。帝曰：然则脾善恶可得见之乎？岐伯曰：善者不可得见，恶者可见（用侧笔卸下，不肯丝毫苟且）。帝曰：恶者何如可见？岐伯曰：其来如水之流者，此谓太过，病在外；如鸟之喙者，此谓不及，病在中。帝曰：夫子言脾为孤脏，中央土以灌四傍，其太过与不及，其病皆何如？岐伯曰：太过则令人四肢不举；其不及，则令人九窍不通，名曰重强。帝瞿然而起，再拜而稽首曰：善。吾得脉之大要，天下至数，五色脉变，揆度奇恒，道在于一。神转不回，回则不转，乃失其机。至数之要，迫近以微，著之玉版，藏之脏腑，每旦读之，名曰“玉机”。

五脏受气于其所生，传之于其所胜，气舍于其所生（点题作束，突起亦与四气调神同调，彼以耸杰胜，此以开展胜），死于其所不胜。病之且死，必先传行（再申一笔，清折有味），至其所不胜，病乃死。此言气之逆行也，故死。肝受气于心，传之于脾（分叙一番），气舍于肾，至肺而死。心受气于脾，传之于肺，气舍于肝，至肾而死。脾受气于肺，传之于肾，气舍于心，至肝而死。肺受气于肾，传之于肝，气舍于脾，至心而死。肾受气于肝，传之于心，气舍于肺，至脾而死。此皆逆死也（应束）。一日一夜五分之（唱醒本段大意），此所以占死生之早暮也。此段叙一日一夜之病传死时也。

黄帝曰：疑衍。五脏相通，移皆有次，五脏有病，则各传其所胜。不治，法三月若六月，若三日若六日，传五脏而当死。[3] 故曰：别于阳者，知病从来；别于阴者，知死生之期。此段叙数日数月之病传死期也，不分叙五脏传次者，与上文详略互见，错综有法。

是故风者百病之长也（特提“风”字，举

---

① 愠愠然：郁闷不舒之貌，愠通“蕴”。

② 䏚（音秒）：指季胁下，挟脊两傍虚软处。

③ 传五脏而当死：《素问》此句下有“是顺传所胜之次”。

一例百)。今风寒客于人(承风说入),使人毫毛毕直,皮肤闭而为热。当是之时,可汗而发也(逐层皆用顿折,便不平疲);或痹不仁肿痛,当是之时,可汤熨及火灸刺而去之。弗治,病入舍于肺,名曰肺痹,发咳上气。弗治,肺即传而行之肝,病名曰肝痹,一名曰厥,胁痛出食,当是之时,可按若刺耳。弗治,肝传之脾,病名曰脾风,发瘅,腹中热,烦心出黄,当此之时,可按可药可浴。弗治,脾传之肾,病名曰疝瘕,少腹冤热而痛,出白,一名曰蛊,当此之时,可按可药。弗治,肾传之心,病筋脉相引而急,病名曰瘛,当此之时,可灸可药。弗治,满十日,法当死。肾因传之心,心即复反传而行之肺,发寒热,法当三岁死,此病之次也(重勒一句)。此段言一岁数岁之病传死期,借风以例其余也。三段本是蝉联而下,而文笔却似各不相顾,使人心迷目眩,真奇文也。

然其卒发者(转下笔力千钧),不必治于传,或其传化有不以次(加二笔起下),传不以次即下文事,与卒发是两事。卒发,即后"急虚身中",譬于堕溺者也。不以次人者,忧恐悲喜怒,令不得以其次,故令人有大病矣。因而喜大虚(因字凭空遥接妙),则肾气乘矣,因字隐隐遥承受气之初病来。"大虚"二字,安顿有法。与"平人气象"四时未有脏形句同。怒则肝气乘矣(笔笔如飞),悲则肺气乘矣,恐则脾气乘矣,忧则心气乘矣,此其道也(轻束一句)。此句与不以次入者紧相呼应,以束本段。此段叙传不以次之事,是推广前义也。故病有五,五五二十五变(总束上四段),及其传化。传,乘之名也。此节为真脏探源。末句以解为收,《孟子·雪宫章》收句有此丰致。

大骨枯槁,大肉陷下,胸中气满,喘息不便,其气动形(紧跟上节末,传、死字,历叙绝证递到真脏,五项直立,与起节同,点题不突),期六月死,真脏脉见,乃予之期日。大骨枯槁,大肉陷下,胸中气满,喘息不便,内痛引肩项,期一月死,真脏见,乃予之期日。大骨枯槁,大肉陷下,胸中气满,喘息不便,内痛引肩项,身热,脱肉破䐃,真脏见,十月之内死。当作"十日"。真脏皆予之期日,不当独脾言月也。大骨枯槁,大肉陷下,肩髓内消,动作益衰,真脏来见,当作"未见"。其一岁死,见其真脏,乃予之期日。大骨枯槁,大肉陷下,胸中气满,腹内痛,心中不便,肩项身热,破䐃脱肉,目眶陷,真脏见,目不见人,立死;其见人者,至其所不胜之时则死。急虚身中卒至,五脏绝闭,脉道不通,气不往来,譬于堕溺,不可为期(变调以活其局,是推广以补前义,与上节补叙传不以次同法,虑周藻密,气合神回)。其脉绝不来,若人一息五六至,其形肉当有"虽"字。不脱,真脏虽不见,犹死也。此节从脱形渐渐引到真脏,连点真脏,愈点愈醒,下节正好直接。

真肝脉至,中外急,如循刀刃责责然,如按琴瑟弦(紧接上用反收,此用正接,便有生气),色青白不泽,毛折,乃死。真心脉至,坚而搏,如循薏苡子累累然(连点真脏,上节点在尾,此点在首,回环有致),色赤黑不泽,毛折,乃死。真肺脉至,大而虚,如以毛羽中人肤,色白赤不泽,毛折,乃死。真肾脉至,搏而绝,如指弹石辟辟然,色黑黄不泽,毛折,乃死。真脾脉至,弱而乍数乍疏,色黄青不泽,毛折,乃死。诸真脏脉见者(总一笔),皆死,不治也。黄帝曰:见真脏曰死,何也(顺下)?岐伯曰:五脏者皆禀气于胃,胃者五脏之本也(蜿蜒起伏,曲折有味,真不厌百回读)。脏气者,不能自致于手太阴,必因于胃气,乃至于手太阴也。故五脏各以其时,自为而至于手太阴也。故邪气胜者,精气衰也。故病甚者,胃气不能与之俱至于手太阴,故真脏之气独见。独见者,病胜脏也,故曰死(应醒)。帝曰:

善。此节实发真脏。妙在上节从脱形卸到真脏,此节从真脏绕回形色,又两节处处以死期缴入第二节,神回气合,以此两节本承第二节说下,以畅其未尽之义也。后半发明胃气,不但收束本节,实以统束前文,下节只是余意。

黄帝曰:凡治病,察其形气色泽,脉之盛衰,病之新故(总括上文,以为起笔,恰是末节文字),乃治之,无后其时。形气相得,谓之可治;色泽以浮,谓之易已;脉从四时,谓之可治(句句是上文申释文字,添出易治难治,便觉别开一境);脉弱以滑,是有胃气,命曰易治,取之以时。形气相失,谓之难治;色夭不泽,谓之难已;脉实以坚,谓之益甚;脉逆四时,为不可治。必察四难,而明告之。所谓逆四时者,春得肺脉,夏得肾脉,秋得心脉,冬得脾脉,其至皆悬绝沉涩者,命曰逆四时。未有脏形,于春夏而脉沉涩,秋冬而脉浮大,名曰逆四时也。病热脉静,泄而脉大,脱血而脉实,病在中脉实坚,病在外脉不实坚者,皆难治。

黄帝曰:余闻虚实以决死生,愿闻其情。岐伯曰:五实死,五虚死。上文大旨已尽,突出虚实二字,若不相续,经文每多如此,其实即回应太过不及耳。通篇笔歌墨舞,本节前半觉衰飒矣,结处忽开异境,不但衬起本节,并振起全篇也。帝曰:愿闻五实五虚。岐伯曰:脉盛、皮热、腹胀、前后不通、闷瞀,此谓五实;脉细、皮寒、气少、泄利前后、饮食不入,此谓五虚。帝曰:其时有生者,何也(文至此,亦生气勃发)?岐伯曰:浆粥入胃,泄注止,则虚者活(字里行间有精悍之色);身汗得后利,则实者活。此其候也。

以太过不及起,以虚实收,中间论外淫,论内伤,而推极于真脏,总是归重胃气,精理名言,络绎奔赴,其布局大阵包小阵,大营包小营,每节自为首尾,诸节互为首尾,通篇合为首尾,妙在处处俱是提空举似指点之神,读此等文,岂可死于句下。头绪繁重极矣,却有清气雄气往来,其间只见烟云离合,风雨纵横,五脏或平发,或串发,或总发,或碎发,横冲直撞,无不如志。

三部九候论篇第二十

黄帝问曰:余闻九针于夫子(远远说入),众多博大,不可胜数。余愿闻要道,以属子孙,传之后世,著之骨髓,藏之肝肺,歃血而受,不敢妄泄,令合天道,必有终始,上应天光星辰历纪,下副四时五行,贵贱更互,冬阴夏阳,以人应之奈何(入题)?愿闻其方。岐伯对曰:妙乎哉问也!此天地之至数。帝曰:愿闻天地之至数(醒题),合于人形血气,通决死生,为之奈何?岐伯曰:天地之至数,始于一,终于九焉(总挈纲口)。一者天,二者地,三者人,因而三之,三三者九,以应九野。故人有三部,部有三候(以凝重之笔收束本节,涵盖全篇),以决死生,以处百病,以调虚实,而除邪疾。

帝曰:何谓三部?岐伯曰:有下部,有中部,有上部(叙三部九候所主,提清本节头绪)。部各有三候,三候者,有天有地有人也。必指而导之,乃以为真。上部天(分叙),两额之动脉;上部地,两颊之动脉;上部人,耳前之动脉。中部天,手太阴也;中部地,手阳明也;中部人,手少阴也。下部天,足厥阴也;下部地,足少阴也;下部人,足太阴也。故下部之天以候肝(随手接叙下部),地以候肾,人以候脾胃之气。帝曰:中部之候奈何(入中上部,略用提掇,以活其局)?岐伯曰:亦有天,亦有地,亦有人。天以候肺,地以候胸中之气,人以候心。帝曰:上部以何候之?岐伯曰:亦有天,亦有地,亦有人。天以候头角之气,地以候口齿之气,人以候耳目之气。三部者(收束上文)，各有天，各有地，各有人。三而成天，三而成地，三而成人。三而三之，合则为九，九分为九野，九野为九脏。故神脏五，形脏四，合为九脏。五脏已败，其色必夭，夭必死矣(落到死字，束上起下，山断云连，叙调虚实)。

帝曰：以候奈何？岐伯曰：必先度其形之肥瘦，以调其气之虚实(前后皆用详叙，此独用浑括之笔，是中渡也)，实则泻之，虚则补之。必先去其血脉而后调之，无问其病，病当作数，以平为期。

帝曰：决死生奈何(叙决死生)？岐伯曰：形盛脉细，少气不足以息者危。形瘦脉大，胸中多气者死。形气相得者生。参伍不调者病。三部九候皆相失者死。上下左右之脉相应如参舂[①] 者病甚。上下左右相失不可数者死。中部之候虽独调，与众脏相失者死。中部之候相减者死。以上诸条即后所谓九候不调者也。目内陷者死。

帝曰：何以知病之所在(叙处百病)？岐伯曰：察九候独小者病，独大者病，独疾者病，独迟者病，独热者病，独寒者病，独陷下者病(此七独法也，是九候诊法之要义)。以左手足上[②]，去踝五寸按之，【庶】右手【足】当踝而弹之(略顿，此诊下部人之指法也，九候指法皆如此用之)，其应过五寸以上，蠕蠕然者不病；其应疾，中手浑浑然者病；中手徐徐然者病；其应上不能至五寸，弹之不应者死。是以脱肉身不去者死。中部乍疏乍数者死。其脉代而钩者，病在络脉。九候之相应也，上下若一，不得相失(略顿，提掇一笔，文势便不平疲)。一候后则病，二候后则病甚，三候后则病危。所谓后者，应不俱也。此亦发九候不调之义也。察其腑脏(领起下节)，以知死生之期，【必先知经脉，然后知病脉，真脏脉见者胜死。足太阳气绝者，其足不可屈伸，死必戴眼】(数句于上下文不续)帝曰：冬阴夏阳奈何(承上叙死生之期)？岐伯曰：九候之脉，皆沉细悬绝者为阴，主冬(阴阳主营卫言)，故以夜半死。盛躁喘数者为阳，主夏，故以日中死。是故寒热病者(肺)，以平旦死。热中及热病者(心)，以日中死。病风者(肝)，以日夕死。病水者(肾)，以夜半死。其脉乍疏乍数乍迟乍疾者(脾)，日乘四季死。以上七死当为七诊，是分叙阴阳五脏之死期也，下乃总写死生大义。形肉已脱，九候虽调，犹死(用开合之笔，文势蜿蜒生动)。七诊虽见，九候皆从者，不死。所言不死者，风气之病及经月之病，似七诊之病而非也(承上文再用开合之笔，曲折摇曳，姿态横生)，故言不死。若有七诊之病，其脉候亦败者死矣，必发哕噫(补一句奇)。七诊旧说，皆以上节七独当之。今详七独，病脉也。而七诊乃死脉也，且词意紧承上文，故知其即七死也，若以为七病则词意不顺矣。再详"诊"即古"证"字。上文七死，虽脉证互言，而词意乃指阴阳五脏之败证也，故得与九候对称之。哕噫，胃诊也。胃为五脏之本，故七诊之败俱必见此。按：《脉经》录此文，即以上七死为七诊也。必审问其所始病，与今之所方病(提掇一笔，收束本节，与上节收局同)，而后各切循其脉，视其经络浮沉，以上下逆从循之，其脉疾者不病，其脉迟者病，脉不往来者死，皮肤著者死。帝曰：其可治者奈何(叙除邪疾)？岐伯曰：经病者治其经，孙络病者治其孙络血，血病身有痛者治其经络。其病者在奇邪，奇邪之脉则缪刺之。留瘦不移，瘦乃痹之讹也，节而刺之。上实下虚，切而从之，索其结络脉，刺出其血，以见通之。【瞳子高者太阳不足，戴眼者太阳已绝，此决死生之要，不

① 参舂：古时用舂捣米。脉如参舂，形容脉搏指如捣米鼓动有力，彼此上下，参差不齐。

② 以左手足上：《素问》在此句下有"上"字。

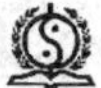

可不察也。手指及手外踝上五指留针】(挂一漏万，于上文不续)。

首节总提，以下逐节分应，井井有条，但中间颇有词意不甚顺接之处，不仅太阳两条也。此三部九候自别是一事，当时既有气口诊法，岂专恃此为诊耶？篇中明有按之弹之，以察其应之文，后人乃以此为古诊法而斥《难经》之说，为蔑古也。又以七诊、七独为气口之事，岂非梦梦？

经脉别论篇第二十一

黄帝问曰：人之居处动静勇怯，脉亦为之变乎？岐伯对曰：凡人之惊恐恚劳动静(提唱)，皆为变也。是以夜行则喘出于肾(紧承分叙)，淫气病肺。有所堕恐，喘出于肝，淫气害脾。有所惊恐，喘出于肺，淫气伤心。度水跌仆，喘出于肾与骨，当是之时(顿一笔)，勇者气行则已，怯者则着而为病也。故曰：诊病之道(锁一笔)，观人勇怯，骨肉皮肤，能知其情，以为诊法也(归到脉上)。故饮食饱甚，汗出于胃(又分叙)；惊而夺精，汗出于心；持重远行，汗出于肾；疾走恐惧，汗出于肝；摇体劳苦，汗出于脾。故春秋冬夏，四时阴阳(又锁一笔，语为养生要旨)，生病起于过用，此为常也。食气入胃，散精于肝(突起，推脉之原)，淫气于筋。此以血液言。食气入胃，浊气归心，淫精于脉。此以动气言。脉气流经，观此可知“经、脉”二字义有不同，经气归于肺，肺朝百脉，输精于皮毛。毛脉合精，行气于府。府精神明，留于四脏，气归于权衡。权衡以平，气口成寸，以决死生。饮入于胃，游溢精气，上输于脾。此以津汁言，脾气散精，上归于肺，通调水道，下输膀胱。水精四布，五经并行，合于四时五脏阴阳(随手总叙，以束上文)，揆度以为常也。点醒“常”字，以束上文，下乃言其变也。太阳脏独至，厥喘虚气逆(反接即阴阳失常也)，是阴不足阳有余也，表里当俱泻，取之下俞。阳明脏独至，是阳气重并也，当泻阳补阴，取之下俞。少阳脏独至，是厥气也，跻前卒大，取之下俞，少阳独至者，一阳之过也。太阴脏搏者，用心省真，五脉气少，胃气不平，三阴也，宜治其下俞，补阳泻阴。一阳独啸，少阳厥也，阳并于上，四脉争张，气归于肾，宜治其经络，泻阳补阴。一阴至，厥阴之治也，真虚痟心，厥气留薄，发为白汗，调食和药，治在下俞(以上叙病证，带叙治法)。帝曰(顺下，以下叙脉象)：太阳脏何象？岐伯曰：象三阳而浮也。帝曰：少阳脏何象？岐伯曰：象一阳也(笔笔飞舞)。一阳脏者，滑而不实也。帝曰：阳明脏何象？岐伯曰：象大浮也。太阴脏搏，言伏鼓也。二阴搏至，肾沉不浮也。

沉思独往直凑单微，训词亦渊懿肃穆。前论喘、汗，中间探原，立论一气直贯篇末，每出一语，均耐人十日思。

脏气法时论篇第二十二

黄帝问曰：合人形以法四时五行而治，何如而从？何如而逆？得失之意，愿闻其事。岐伯对曰：五行者，金木水火土也，更贵更贱，以知死生，以决成败(挈起通篇，后面皆跟定发挥，一丝不走作)，而定五脏之气，间甚之时，死生之期也。帝曰：愿卒闻之。岐伯曰：肝主春(直起分叙)，足厥阴少阳主治，其日甲乙，肝苦急，急食甘以缓之(暗为末节安根)。心主夏，手少阴太阳主治，其日丙丁，心苦缓，急食酸以收之。脾主长夏，足太阴阳明主治，其日戊己，脾苦湿，急食苦以燥之。肺主秋，手太阴阳明主治，其日庚辛，肺苦气上逆，急食苦以泄之。肾主冬，足少阴太阳主治，其日壬癸，肾苦燥，急食辛以润之。开腠理，致津液，通气也(板用五排,此独多二句,便有风致)。此先叙五脏所主之经,所主之时,是无病之本体也。

病在肝,愈于夏,夏不愈,甚于秋,秋不死,持于冬,起于春(顶“病”字起,句句峭拔,承接有反正向背,便不板),禁当风。肝病者,愈在丙丁,丙丁不愈,加于庚辛,庚辛不死,持于壬癸,起于甲乙。此一月之间甚也。肝病者,平旦慧,下晡[1]甚,夜半静。此一日之间甚也。肝欲散,急食辛以散之,用辛补之,酸泻之。板用五排,而每排中又各有三排,读去毫无重滞,笔阵奇横,无逾于此。病在心,愈在长夏,长夏不愈,甚于冬,冬不死,持于春,起于夏,禁温食热衣。心病者,愈在戊己,戊己不愈,加于壬癸,壬癸不死,持于甲乙,起于丙丁。心病者,日中慧,夜半甚,平旦静。心欲软,急食咸以软之,用咸补之,甘泻之。病在脾,愈在秋,秋不愈,甚于春,春不死,持于夏,起于长夏,禁温食饱食湿地濡衣。脾病者,愈在庚辛,庚辛不愈,加于甲乙,甲乙不死,持于丙丁,起于戊己。脾病者,日昳[2]慧,日出甚,下晡静。脾欲缓,急食甘以缓之,用苦泻之,甘补之。病在肺,愈在冬,冬不愈,甚于夏,夏不死,持于长夏,起于秋,禁寒饮食寒衣。肺病者,愈在壬癸,壬癸不愈,加于丙丁,丙丁不死,持于戊己,起于庚辛。肺病者,下晡慧,日中甚,夜半静。肺欲收,急食酸以收之,用酸补之,辛泻之。病在肾,愈在春,春不愈,甚于长夏,长夏不死,持于秋,起于冬,禁犯焠㶼热食温炙衣。肾病者,愈在甲乙,甲乙不愈,甚于戊己,戊己不死,持于庚辛,起于壬癸。肾病者,夜半慧,四季甚,下晡静。肾欲坚,急食苦以坚之,用苦补之,咸泻之。夫邪气之客于身也,以胜相加,至其所生而愈(总束上文,回应篇首,句句如长剑倚天外),至其所不胜而甚,至于所生而持,自得其位而起。必先定五脏之脉,乃可言间甚之时,死生之期也。

肝病者,两胁下痛引少腹(突起仍板用五排),令人善怒;虚则目䀮䀮无所见,耳无所闻,善恐如人将捕之。取其经,厥阴与少阳。气逆则头痛,耳聋不聪,颊肿,取血者。心病者,胸中痛,胁支满,胁下痛,膺背肩甲间痛,两臂内痛;虚则胸腹大,胁下与腰相引而痛。取其经,少阴太阳,舌下血者。其变病,刺郄中血者。脾病者,身重,善肌,肉痿[3],足不收,行善瘈,脚下痛;虚则腹痛[4]肠鸣,飧泄食不化。取其经,太阴阳明少阴血者。肺病者,喘咳逆气,肩背痛,汗也,尻阴股膝髀腨胻足皆痛;虚则少气不能报息,耳聋嗌干。取其经,太阴足太阳之外厥阴内血者。肾病者,腹大胫肿,喘咳身重,寝汗出,憎风;虚则胸中痛,大腹小腹痛,清厥,意不乐。取其经,少阴太阳血者。此节亭亭中立,似于上下文不续,而实为一篇之骨,不然前所谓五脏之病者,果何病也?且通篇笔太剽疾,若不得此凝重以镇之,则未免空滑矣。

肝色青,宜食甘,粳米、牛肉、枣、葵皆甘(突起,遥承前苦欲来)。心色赤,宜食酸,小豆、犬肉、李、韭皆酸。肺色白,宜食苦,麦、羊肉、杏、薤皆苦。脾色黄,宜食咸,大豆、豕肉、栗、藿皆咸。肾色黑,宜食辛,黄黍、鸡肉、桃、葱皆辛。辛散,酸收,甘缓,苦坚,咸软。毒药攻邪,五谷为养,五果为助,五畜为益,五菜为充(上用分叙直叙,此再总叙横叙一番,与上五项作对待,非总束上文),气味合而服之,以补精益气。此五者,有辛酸甘苦咸(此乃总束上文),各有所利,或散或收,或缓或急,或坚或软,四时五

---

① 下晡:黄昏。

② 日昳(音迭):日落。

③ 善肌,肉痿:《甲乙经》作“善饥,肌肉痿”。

④ 腹痛:《素问》作“腹满”。

脏，病随五味所宜也（五字带束前半篇）。一笔收本节，即束通篇，有气吞六合之概。

通篇一气呵成，浑灏流转，无句不排，而不嫌板滞者，气足以举之也。

宣明五气篇第二十三

五味所入：酸入肝（逐条分叙，各为起讫），辛入肝，苦入心，咸入肾，甘入脾，是谓五入。

五气所病（此条运笔甚活）：心为噫，肺为咳，肝为语，脾为吞，肾为欠、为嚏，胃为气逆、为哕、为恐，大肠小肠为泄，下焦溢为水，膀胱不利为癃，不约为遗溺，胆为怒，是谓五病。

五精所并（此条铸词最精）：精气并于心则喜，并于肺则悲，并于肝则忧，并于脾则畏，并于肾则恐，是谓五并，虚而相并者也。

五脏所恶：心恶热，肺恶寒，肝恶风，脾恶湿，肾恶燥，是谓五恶。

五脏化液：心为汗，肺为涕，肝为泪，脾为涎，肾为唾，是谓五液。

五味所禁：辛走气，气病无多食辛；咸走血，血病无多食咸；苦走骨，骨病无多食苦；甘走肉，肉病无多食甘；酸走筋，筋病无多食酸。是谓五禁，无令多食。加此句者，谓非全绝之也。

五病所发：阴病发于骨，阳病发于血，阴病发于肉，阳病发于冬，阴病发于夏，是谓五发。

五邪所乱：邪入于阳则狂，邪入于阴则痹，搏阳则为巅疾，搏阴则为瘖，阳入之阴则静，阴出之阳则怒（二句义精），是谓五乱。

五邪所见：春得秋脉，夏得冬脉，长夏得春脉，秋得夏脉，冬得长夏脉，名曰阴出之阳，病善怒不治，是谓五邪。皆同命，死不治。

五脏所藏：心藏神，肺藏魄，肝藏魂，脾藏意，肾藏志，是谓五脏所藏。

五脏所主：心主脉，肺主皮，肝主筋，脾主肉，肾主骨，是谓五主。

五劳所伤：久视伤血，久卧伤气，久坐伤肉，久立伤骨，久行伤筋，是谓五劳所伤。

五脉应象：肝脉弦，心脉钩，脾脉代，肺脉毛，肾脉石，是谓五脏之脉。

此无篇法可见，但当玩其理。

血气形志篇第二十四

夫人之常数（此亦逐条分叙，但不以五纪数，故别为一篇），太阳常多血少气，少阳常少血多气，阳明常多气多血，少阴常少血多气，厥阴常多血少气，太阴常多气少血，此天之常数。

足太阳与少阴为表里，少阳与厥阴为表里，阳明与太阴为表里，是为足之阴阳也。

手太阳与少阴为表里，少阳与心主为表里，阳明与太阴为表里，是为手之阴阳也。

今知手足阴阳所苦，凡治病必先去其血（此即久病入络治法也），乃去其所苦，伺之所欲，然后泻有余，补不足。欲知背俞，先度其两乳间，中折之，更以他草度去半已，即以两隅相拄也，乃举以度其背，令其一隅居上，齐脊大椎，两隅在下，当其下隅者，肺之俞也。复下一度，心之俞也。复下一度，左角肝之俞也，右角脾之俞也。复下一度，肾之俞也。是谓五脏之俞，灸刺之度也。

形乐志苦，病生于脉，治之以灸刺；形乐志乐，病生于肉，治之以针石；形苦志乐，病生于筋，治之以熨引；形苦志苦，病生于咽嗌，治之以百药；形数惊恐，经络不通，病生于不仁，治之以按摩醪药。是谓五形志也。

刺阳明出血气，刺太阳出血恶气，刺少阳出气恶血，刺太阴出气恶血，刺少阴出气恶血，刺厥阴出血恶气也。

笔致颇生动，而理无发明，篇法亦似未完。

宝命全形论篇第二十五

黄帝问曰：天复地载，万物悉备，莫贵于人。人以天地之气生，四时之法成（从源头说入，是先发“命”字、“形”字，再发“宝”字、“全”字），君王众庶，尽欲全形，形之疾病（提“病”字挈起下半节），莫知其情，留淫日深，著于骨髓，心私虑之。余欲针除其疾病，为之奈何（提“针”字挈起后半篇）？岐伯对曰：夫盐之味咸者，其气令器津泄（接叙病字）；弦绝者，其音嘶败；木敷者，其叶发；病深者，其声哕。人有此三者，是谓坏腑，毒药无治，短针无取，此皆绝皮伤肉，血气争黑。林亿云：详岐伯之对与黄帝所问不相当。别按《太素》云：夫盐之味咸者，其气令器津泄；弦绝者，其音嘶败；木陈者，其叶落；病深者，其声哕。人有此三者，是谓坏腑，毒药无治，短针无取，此皆绝皮伤肉，血气争异。杨上善注云：言欲知病征者，须知其候。盐之在于器中，津液泄于外，见津而知盐之有咸也；声嘶知琴瑟之弦将绝；叶落者，知陈木之已尽。举此三物衰坏之征，以比声哕识病深之候，人有声哕同三譬者，是为腑坏之候。中腑坏者，病之深也，其病既深，故针药不能取，以其皮肉血气各不相得故也。以上为第一节，从初生说到病，即接发病字一段，其“针”字乃随手为后半篇安根，非病针并提而下分应也，收处如悬崖勒马，后数段收笔均用此法。

帝曰：余念其痛，心为之乱惑，反甚其病，不可更代，百姓闻之，以为残贼，为之奈何（以下叙针字，远远说入，细分三段，井井有条，此段叙用针之人）？岐伯曰：夫人生于地，悬命于天，天地合气，命之曰人（点“命”字映篇首）。人能应四时者，天地为之父母。知万物者，谓之天子。天有阴阳，人有十二节（以下接叙能用针之本领也）；天有寒暑，人有虚实。能经天地阴阳之化者，不失四时；知十二节之理者，圣智不能欺也。能存八动之变，五胜更立，能达虚实之数者，独出独入，呿吟[①] 至微，秋毫在目。此后半篇之第一段，叙所以能用針之本領。

帝曰：人生有形，不離陰陽（此段叙針法之功用），天地合氣，别爲九野，分爲四時，月有小大，日有短長，萬物并至，不可勝量，虛實呿吟，敢問其方？岐伯曰：木得金而伐，火得水而滅，土得木而達，金得火而缺，水得土而絶（先提空發五行之相制，謂用針之義，亦不外此也），萬物盡然，不可勝竭。故針有懸布天下者五（接入針字，總提一筆），黔首共余食，莫知之也。一曰治神，二曰知養身，三曰知毒藥爲真，四曰制砭石小大，五曰知腑臟血氣之診。五法俱立（總束一筆），各有所先。今末世之刺也（陪一筆），虛者實之，滿者泄之，此皆衆工所共知也。若夫法天則地，隨應而動，和之者若響，隨之者若影（折入正義，以起下段，筆致曲折生動），道無鬼神，獨來獨往。此第二段叙針法之功用也。

帝曰：願聞其道。岐伯曰：凡刺之真，必先治神（此段叙用針之道），五臟已定，九候已備，后乃存針，衆脉不見，衆凶弗聞，外内相得，無以形先，可玩往來，乃施于人。人有虛實，五虛勿近，五實勿遠，至其當發，間不容瞬[②]。手動若務，針耀而勻，靜意視

---

① 呿（音區）吟：呼吸。呿，口張而不合。吟，呻吟。

② 瞬：原作“瞚”，瞬的异體字，眨眼。

義，觀適之變，是謂冥冥，莫知其形，適乃惚恍須臾之義，謂觀針下之氣出入頃刻之變見也。見其烏烏，見其稷稷，從見其飛，不知其誰，伏如横弩，起如發機（止乎其所，不得不行）。帝曰：何如而虚？何如而實？岐伯曰：刺虚者須其實，刺實者須其虚，經氣已至，慎守勿失，深淺在志，遠近若一（駿馬蹀躞[①]），如臨深淵，手如握虎，神無營于衆物。逐段皆用短句勒住，此獨用長句以舒其氣，以束通篇，此乃天籟，并非有意為之。此第三段叙用針之妙也。

筆法松秀，氣清而腴，與“靈蘭秘典篇”同。此篇雖論針法，而詞義曉暢，足供玩味。

八正神明论篇第二十六

黄帝問曰：用針之服（提明本意起），必有法則焉，今何法何則？岐伯對曰：法天則地（挈起全篇），合以天光。一頓。帝曰：願卒聞之。岐伯曰：凡刺之法，必候日月星辰，四時八正之氣（挈起前半篇），氣定乃刺之。是故天温日明，則人血淖液而衛氣浮（四項直立，筆力堅凝），故血易瀉，氣易行；天寒日陰，則人血凝泣而衛氣沉。月始生，則血氣始精，衛氣始行；月郭滿，則血氣實，肌肉堅；月郭空，則肌肉减，經絡虚，衛氣去，形獨居。是以因天時而調血氣也（頓一句，束上起下）。是以天寒無刺（正接），天温無疑[②]。月生無瀉，月滿無補，月郭空無治，是謂得時而調之。因天之序，盛虚之時，移光定位，正立而待之。故曰：月生而瀉，是謂臟虚；月滿而補，血氣揚溢，絡有留血（反接，一正一反，開合生動），命曰重實；月郭空而治，是謂亂經。陰陽相錯，真邪不别，沉以留止，外虚内亂，淫邪乃起。此段叙日月之候，反復詳明，筆致圓潤。

帝曰：星辰八正何候？岐伯曰：星辰者，所以制日月之行也（旌旆飛揚）；八正者，所以候八風之虚邪，以時至者也；四時者，所以分春秋冬夏之氣所在，以時調之也，八正之虚邪，而避之勿犯也。以身之虚，而逢天之虚，兩虚相感，其氣至骨，入則傷五臟，工候救之，弗能傷也，故曰：天忌不可不知也。此段叙星辰四時八正之候，筆致靈活無比。以上為前半篇，叙針道之法天也。

帝曰：善。其法星辰者，余聞之矣（先繳清上節），願聞法往古者（挈起中半篇）。岐伯曰：法往古者，先知《針經》也（叫醒下義）。驗于來今者（以下即詮《針經》也），先知日之寒温，月之虚盛，以候氣之浮沉，而調之于身，觀其立有驗也。觀于冥冥者，言形氣榮衛之不形于外，而工獨知之，以日之寒温，月之虚盛，四時氣之浮沉，參伍相合而調之，工常先見之，然而不形于外，故曰觀于冥冥焉（一折一頓，曲折有味）。通于無窮者，可以傳于后世也，是故工之所以异也，然而不形見于外，故俱不能見也。視之無形，嘗之無味，故謂冥冥，若神仿佛。虚邪者，八正之虚邪氣也。正邪者，身形若用力，汗出腠理開，逢虚風，其中人也微，故莫知其情，莫見其形。上工救其萌芽，必先見三部九候之氣，盡調不敗而救之，故曰上工。下工救其已成，救其已敗。救其已成者，言不知三部九候之相失，因病而敗之也。知其所在者，知診三部九候之病脉處而治之，故曰守其門户焉，莫知其情而見邪形也。此段詮釋法古大義，略作停頓，却將補瀉另詮，筆致斷續，自然生情。

帝曰：余聞補瀉，未得其意。岐伯曰：瀉必用方，方者，以氣方盛也（一噴一醒），以月方滿也，以日方温也，以身方定也，以

① 蹀躞（音蝶屑）：小步貌。

② 疑：《甲乙经》作“凝”。

息方吸而内鍼，乃復候其方吸而轉鍼，乃復候其方呼而徐引鍼，故曰瀉必用方，其氣而行焉。補必用員，員者行也，行者移也，刺必中其榮，復以吸排鍼也。故員與方，非鍼也。故養神者，必知形之肥瘦，榮衛血氣之盛衰。血氣者，人之神，不可不謹養。此段詮補瀉之義。以上為中半篇詮《鍼經》之要旨，亦在合于天光也。

帝曰：妙乎哉論也（繳清上文，每節脱卸，皆有斗筍[①]，山断云连，从容大雅）！合人形于阴阳四时，虚实之应，冥冥之期，其非夫子孰能通之。然夫子数言形与神（起下），何谓形？何谓神？愿卒闻之。岐伯曰：请言形，形乎形，目冥冥，问其所病，索之于经，慧然在前，按之不得，不知其情，故曰形。帝曰：何谓神？岐伯曰：请言神，神乎神，耳不闻，目明心开而志先，慧然独悟，口弗能言，俱视独见，适若昏，昭然独明，若风吹云，故曰神。三部九候为之原，九针之论，不必存也（应起笔作收）。此为后半篇，是补叙形神之义也。本上文中里文字，而抽出以申明之。

笔致秀腴，与前篇同。

离合真邪论篇第二十七

黄帝问曰：余闻九针九篇（远远说来），夫子乃因而九之，九九八十一篇，余尽通其意矣。经言气之盛衰，左右倾移，以上调下，以左调右，有余不足，补泻于荥输，余知之矣。此皆荣卫之倾移，虚实之所生，非邪气从外入于经也（撇上即带领下）。余愿闻邪气之在经也（领邪字），其病人何如？取之奈何？

岐伯对曰：夫圣人之起度数，必应于天地（从天地说），故天有宿度，地有经水，人有经脉。天地温和，则经水安静；天寒地冻，则经水凝泣；天暑地热，则经水沸溢；卒风暴起，则经水波涌而陇起。夫邪之入于脉也（接到人身，用提振之笔，文气便开展），用单笔承上领下。寒则血凝泣，暑则气淖泽，虚邪因而入客（应邪字），亦如经水之得风也。经之动脉（可见动脉，非即经脉矣），其至也亦时陇起，其行于脉中循循然（此句承经脉），其至寸口中手也（此承动脉），时大时小，大则邪至，小则平，其行无常处（总一笔），在阴与阳，不可为度，从而察之，三部九候（入治法引到"泻"字），卒然逢之，早遏其路。吸则内针，无令气忤；静以久留，无令邪布；吸则转针，以得气为故；候呼引针，呼尽乃去；大气皆出，故命曰泻（叫醒泻字）。帝曰：不足者补之奈何（接叙"补"字，是泻中之补，非正补也，不与"泻"字对待，是承上文说下的口气）？岐伯曰：必先扪而循之，切而散之，推而按之，弹而怒之，抓而下之，通而取之，外引其门，以闭其神。呼尽内针，静以久留，以气至为故，如待所贵（语妙天下），不知日暮，其气以至（炼字极精），适而自护，适义详"宝命全形篇"。候吸引针，气不得出，各在其处，推阖其门，令神气存，大气留止，故命曰补。以上第一节，论病论治已备矣。下二节，一申前义，一推论余义也。

帝曰：候气奈何？岐伯曰：夫邪去络入于经也（中论新邪之气机诊法），舍于血脉之中，其寒温未相得，如涌波之起也，时来时去，故不常在。故曰方其来也，必按而止之，止而取之，无逢其冲而泻之。真气者，经气也，经气大[②]虚，故曰其来不可逢，此之谓也。故曰候邪不审，大气已过，泻之则真气脱，脱则不复，邪气复至，而病益蓄，故曰其往不可追，此之谓也。不可挂以发者，待邪之至时而发针泻矣，若先若后者，血气

---

① 斗筍：连接与拼和处。

② 大：《素问》作"太"。

已尽，其病不可下，故曰知其可取如发机，不知其取如扣椎，故曰知机道者不可挂以发，不知机者扣之不发，此之谓也。帝曰：补泻奈何？岐伯曰：此攻邪也，疾出以去盛血，而复其真气，此邪新客，溶溶未有定处也，推之则前，引之则止，逆而刺之，温血也。刺出其血，其病立已。

帝曰：善。然真邪以合，波陇不起（跟上叙起），候之奈何（此叙久病之诊法）？岐伯曰：审扪循三部九候之盛虚而调之，察其左右上下相失及相减者，审其病脏以期之。不知三部者，阴阳不别，天地不分。地以候地，天以候天，人以候人，调之中府，以定三部，故曰刺不知三部九候病脉之处，虽有大过且至，工不能禁也。诛罚无过，命曰大惑，反乱大经，真不可复，用实为虚，以邪为真，用针无义，反为气贼，夺人正气，以从为逆，荣卫散乱，真气已失，邪独内著，绝人长命，予人天殃，不知三部九候，故不能久长。因不知合之四时五行，因加相胜，释邪攻正，绝人长命（束住）。邪之新客来也，未有定处，推之则前，引之则止，逢而泻之，其病立已（上文已住，数语疑衍）。

发挥针妙，虽不及《灵枢·小针解》之密，而疏达晓畅则过之，惜其法失传，读之无益耳。前半篇纯用正叙，后两节一反一正，笔法、篇法俱觉生动。

通评虚实论篇第二十八

黄帝问曰：何谓虚实（开门见山）？岐伯对曰：邪气盛则实，精气夺则虚（双柱擎天）。帝曰：虚实何如（紧承）？岐伯曰：气虚者肺虚也（虚），气逆者足寒也（实），非其时则生，当其时则死。余脏皆如此（点“脏”字顿住）。此言五脏之虚实，即肺以例余也。下言表里经络之虚实。帝曰：何谓重实？岐伯曰：所谓重实者（与后“重虚”遥对），言大热病，气热脉满，是谓重实。帝曰：经络俱实何如？何以治之？岐伯曰：经络皆实，是寸脉急而尺缓也，王冰云：脉急谓脉口也，则寸字疑是后人妄加。皆当治之，故曰滑则从，涩则逆也。夫虚实者，皆从其物类始（申虚实一笔，奕奕有神），故五脏骨肉滑利，可以长久也。帝曰：络气不足，经气有余（两项对发），何如？岐伯曰：络气不足，经气有余者，脉口热而尺寒也，秋冬为逆，春夏为从，治主病者。帝曰：经虚络满何如？岐伯曰：经虚络满者，尺热满，脉口寒涩也，此春夏死、秋冬生也。帝曰：治此者奈何？岐伯曰：络满经虚，灸阴刺阳；经满络虚，刺阴灸阳。帝曰：何谓重虚？岐伯曰：脉气上虚尺虚，是谓重虚（与前“重实”遥对，俗所谓蝴蝶格也）。帝曰：何以治之？岐伯曰：所谓气虚者，言无常也。尺虚者，行步恇然。脉虚者，不象阴也。如此者，滑则生，涩则死也。以上发虚实大体，为第一节，下乃分病言之也。先言五脏虚实大意，次言重虚重实，是表里俱虚俱实也。经络虚实，是专就表分之浅深测之也。意本板实，而前后支对参差，便觉生动。

帝曰：寒气暴上，脉满而实何如？岐伯曰：实而滑则生，实而逆则死（分叙各病虚实、滑涩、寒热等字，皆虚实注脚）。帝曰：脉实满，手足寒，头热，何如？岐伯曰：春秋则生，冬夏则死。脉浮而涩，涩而身有热者死。帝曰：其形尽满何如？岐伯曰：其形尽满者，脉急大坚，尺涩而不应也，如是者，故从则生，逆则死。帝曰：何谓从则生，逆则死？岐伯曰：所谓从者，手足温也（笔致生动）；所谓逆者，手足寒也。帝曰：乳子而病热，脉悬小者何如？岐伯曰：手足温则生，寒则死。帝曰：乳子中风热，喘鸣肩息者，脉何如？岐伯曰：喘鸣肩息者，脉实大也，缓则生，急则死。帝曰：肠澼便血何如？岐伯曰：身热则死，寒则生。帝曰：肠澼下白沫何如？岐伯曰：脉沉则生，脉浮则死。帝曰：肠澼下脓血何如？岐伯曰：脉悬绝则死，滑大则生。帝曰：肠澼之属，身不热，脉不悬绝何如？岐伯曰：滑大者曰生，悬涩者曰死，以脏期之。帝曰：癫疾何如？岐伯曰：脉搏大滑，久自已；脉小坚急，死不治。帝曰：癫疾之脉，虚实何如？岐伯曰：虚则可治，实则死。帝曰：消瘅虚实何如？岐伯曰：脉实大，病久可治；脉悬小坚，病久不可治。以上分叙各病之虚实，为第二节。

帝曰：形度、骨度、脉度、筋度，何以知其度也？王冰云：错简。帝曰：春亟治经络（承治法逆入得势），夏亟治经俞，秋亟治六腑，冬则闭塞。闭塞者，用药而少针石也。所谓少针石者，非痈疽之谓也（用撇笔递下，曲折有力，一句领下），痈疽不得顷时回。痈不知所，按之不应[1]，乍来乍已，刺手太阴傍三痏与缨脉各二。掖痈大热，刺足少阳五，刺而热不止，刺手心主三，刺手太阴经络者，人骨之会各三。暴痈筋软，随分而痛，魄汗不尽，胞气不足，治在经俞。腹暴满，按之不下，取手太阳经络者，胃之募也，少阴俞去脊椎三寸傍五，用员利针。霍乱，刺俞傍五，足阳明及上傍三。刺痫惊脉五，针手太阴各五，刺经太阳五，刺手少阴经络傍者一，足阳明一，上踝五寸刺三针。以上分叙各病刺法，为第三节。

凡治消瘅、仆击、偏枯、痿厥，气满发逆，肥贵人，则高梁之疾也（叙病因作收，回映虚实，笔笔飞舞，皆虚实注脚，是叙虚实夹杂之病也）。隔塞闭绝，上下不通，则暴忧之病也。暴厥而聋，偏塞闭不通，内气暴薄也。不从内，外中风之病，故瘦痹之讹也。留着也。蹠跛，寒风湿之病也。黄帝曰：三字衍。黄疸暴痛，癫疾厥狂，久逆之所生也。五脏不平，六腑闭塞之所生也。头痛耳鸣，九窍不利，肠胃之所生也。

以虚实为主，而滑涩、逆从、寒温、缓急、大小皆其注脚也。分四节读，一节论虚实大旨，二节论病证，三节论治法，四节论病源。井井有条，而气静神恬，渊然粹然，缓带轻裘，有此风度。逐条分叙，不用关束，满地散钱，而不嫌散者，何也？

太阴阳明论篇第二十九

黄帝问曰：太阴阳明为表里，脾胃脉也，生病而异者何也（点醒主意）？岐伯对曰：阴阳异位（总挈大旨），更虚更实，更逆更从，可从内，或从外，所从不同（笔有顿挫），故病异名也（应醒，顿住）。帝曰：愿闻其异状也（直下）。岐伯曰：阳者，天气也，主外（紧顶）；阴者，地气也，主内。故阳道实，阴道虚。故犯贼风虚邪者，阳受之；食饮不节，起居不时者，阴受之。阳受之则入六腑，阴受之则入五脏。入六腑，则身热不时卧，上为喘呼；入五脏，则䐜满闭塞，下为飧泄，久为肠澼。故喉主天气，咽主地气（略顿，又遥承天地说），故阳受风气，阴受湿气。故阴气从足上行至头（上段分叙，此交互叙之），而下行循臂至指端；阳气从手上行至头，而下行至足。故曰阳病者上行极而下，阴病者下行极而上。故伤于风者，上先受之；伤于湿者，下先受之（“极”字、“先”字相映炼得好）。此节实发“异”字，叙阴阳之内外分主，而上下互行也。

帝曰：脾病而四肢不用何也（崛起，发挥表里之义）？岐伯曰：四肢皆禀气于胃，而不得至经，必因于脾，乃得禀也（一喷一醒）。今脾病（三字顿），不能为胃行其津液（笔力曲折有味），四肢不得禀水谷气，气日以衰，脉道不利，筋骨肌肉，皆无气以生，故不用焉。帝曰：脾不主时何也（旁敲一笔，

---

① 按之不应：《素问》此句下有“手”字。

以语脾主四肢之故)？岐伯曰：脾者土也，治中央，常以四时长四脏，各十八日寄治，不得独主于时也。脾脏者常著胃土之精也，谓常宣布显著胃土之精也，即行津液之事也。土者生万物而法天地，故上下至头足，不得主时也。帝曰：脾与胃以膜相连耳，而能为之行其津液何也(承上两段，实发表里之义，用笔如苍鹰侧翅)？岐伯曰：足太阴者，三阴也，其脉贯胃属脾络嗌，故太阴为之行气于三阴(回映阴阳)。阳明者表也，五脏六腑之海也，亦为之行气于三阳。脏腑各因其经而受气于阳明，故为胃行其津液。四肢不得禀水谷气，日以益衰，阴道不利，筋骨肌肉无气以生，故不用焉(收笔稍懈)。此节三段蝉联而下，以明脾胃之相需，亦异字中应有之文也，言脾为胃行津液于四脏，故主四肢也。其不主时，非无主也，乃无时不主也，故脏腑禀气于胃，而脾实为之枢矣。

此篇作两节读，前半阴阳分论，重在生病而异；后半阴阳合论，重在脾为胃行其津液。起处以表里影起，遂无两橛[①]之病，义理透辟，百世而下，讲脾胃者无能越其范围。而用笔润而有骨，切响坚光，方圭圆璧，真名贵之品也。

阳明脉解篇第三十

黄帝问曰：足阳明之脉病，恶人与火，闻木音则惕然而惊，钟鼓不为动(曲一笔)，闻木音而惊何也？愿闻其故。岐伯对曰：阳明者胃脉也，胃者土也，故闻木音而惊者，土恶木也。帝曰：善。其恶火何也？岐伯曰：阳明主肉，其脉血气盛，邪客之则热，热甚则恶火。帝曰：其恶人何也？岐伯曰：阳明厥则喘而惋[②]，惋则恶人。帝曰：或喘而死者，或喘而生者，何也？岐伯曰：厥逆连脏则死，连经则生。

帝曰：善。病甚则弃衣而走，登高而歌，或至不食数日，逾垣上屋，所上之处，皆非其素所能也(荡一笔)，病反能者何也？岐伯曰：四肢者，诸阳之本也，阳盛则四肢实，实则能登高也。帝曰：其弃衣而走者何也？岐伯曰：热盛于身，故弃衣欲走也。帝曰：其妄言骂詈，不避亲疏而歌者何也？岐伯曰：阳盛则使人妄言骂詈，不避亲疏而不欲食，不欲食故妄走也。

通篇分两段，大义只是阳气太盛，而发挥未见透澈，用笔亦嫌直致。

热论篇第三十一

黄帝问曰：今夫热病者，皆伤寒之类也(杰起高唱入云)，或愈，或死(分提)，其死皆以六七日之间，其愈皆以十日以上者何也？不知其解，愿闻其故。一起总冒全篇。岐伯对曰：巨阳者，诸阳之属也(先承首句，发挥大义)，其脉连于风府，故为诸阳主气也。人之伤于寒也，则为病热，热虽甚不死(曲一笔，操纵有力)；其两感于寒而病者(增出一层，挈后半篇)，必不免于死。承首句发挥寒热之义，并分析死愈之根，以挈起末节。

帝曰：愿闻其状。岐伯曰：伤寒一日，巨阳受之，故头项痛腰脊强(以下承其死在六七日之间)；二日阳明受之，阳明主肉，其脉侠鼻络于目，故身热目疼而鼻干，不得卧也；三日少阳受之，少阳主胆，其脉循胁络于耳，故胸胁痛而耳聋。三阳经络皆受其病(轻束一笔，顿挫有姿)，而未入于脏者，故可汗而已。四日太阴受之，太阴脉布胃中络于嗌，故腹满而嗌干；五日少阴受之，少阴脉贯肾络于肺，系舌本，故口燥舌干而

① 橛(音决)：文章段落。

② 惋(音晚)：郁闷。

渴；六日厥阴受之，厥阴脉循阴器而络于肝，故烦满而囊缩。三阴三阳，五脏六腑皆受病，荣卫不行，五脏不通，则死矣（应死六七日）。

其不两感于寒者（预从对面映一笔，钩连有致），七日巨阳病衰，头痛少愈；八日阳明病衰，身热少愈；九日少阳病衰，耳聋微闻；十日太阴病衰，腹减如故，则思饮食；十一日少阴病衰，渴止不满，舌干已而嚏；十二日厥阴病衰，囊纵少腹微下，大气皆去，病日已矣（应愈在十日以上）。帝曰：治之奈何？岐伯曰：治之各通其脏脉，病日衰已矣。其未满三日者，可汗而已；其满三日者，可泄而已（总束上文）。以上承明首节大义已尽矣，以下二节一发余意，一阐正义也。

帝曰：热病已愈（从愈字推出），时有所遗者何也？岐伯曰：诸遗者，热甚而强食之，故有所遗也（此是遗，谓热不清也）。若此者，皆病已衰而热有所藏，因其谷气相薄，两热相合，故有所遗也（此乃食复，谓热已清而复发也）。帝曰：善。治遗奈何？岐伯曰：视其虚实，调其逆从，可使必已矣。帝曰：病热当何禁之？岐伯曰：病热少愈，食肉则复，多食则遗，此其禁也。此叙遗与复，是病之余气，亦文之余意也。

帝曰：其病两感于寒者（遥承），其脉应与其病形何如？岐伯曰：两感于寒者，病一日则巨阳与少阴俱病，则头痛口干而烦满；二日则阳明与太阴俱病，则腹满身热，不欲食，谵言；三日则少阳与厥阴俱病，则耳聋囊缩而厥，水浆不入，不知人，六日死。帝曰：五脏已伤，六腑不通，荣卫不行（此处曲折浩瀚，酣畅有神），如是之后，三日乃死何也？岐伯曰：阳明者，十二经脉之长也，其血气盛，故不知人，三日其气乃尽，故死矣。此申叙六七日而死者，更有不循三阳经络，无可汗泄者也，虽亦六七日死，而其机不同，故前用另提，此用另叙，此乃初起即是死证，但待期而绝耳。起处单提巨阳为外邪入路，收处单提阳明为生机绝处。

凡病伤寒而成温者，先夏至日者为病温，后夏至日者为病暑，暑当与汗皆出，勿止（以余意作收，笔力峭拔）。

一起一承，正义已赅括无遗。随即以两感、不两感分二层洗发，而推出温、暑以结之，是本题应有之去路也。层次井井，有条不紊，笔意清健，故语语实叙而毫无板重之累，可谓超超元箸[①]。玩通篇大旨，是谓不两感者，三阳可汗，三阴可泄。治不得法，由阴入死；治之得法，由阴转愈。若两感者，汗泄难施，其死可必也，确是仲景作论张本，乃有斥叔和不当引此文入《伤寒例》者，以为《内经》之旨与仲景异也，何好立异之甚耶？又《灵枢·邪气脏腑病形篇》当参看，若“刺热篇”及《灵枢·热病篇》乃真别一义耳。

刺热篇第三十二

肝热病者，小便先黄（直起突兀叙证象），玩“先”字义，显系从里而发之热病矣。腹痛多卧身热，热争则狂言及惊，胁满痛，手足躁，不得安卧，庚辛甚，甲乙大汗，气逆则庚辛死（叙愈期、死期）。刺足厥阴少阳（叙治法），其逆则头痛员员，脉引冲头也（叙变证）。心热病者，先不乐（逐段俱叙“先”字一层），数日乃热，热争则卒心痛，烦闷善呕，头痛面赤无汗，壬癸甚，丙丁大汗，气逆则壬癸死。刺手少阴太阳。脾热病者，先头重颊痛，烦心颜青，欲呕身热，热争则腰痛不可用俯仰，腹满泄，两颔痛，甲乙甚，戊己大汗，气逆则甲乙死。刺足太阴阳明。肺热病者，先淅然厥，起毫毛，恶风寒，

---

① 元箸：玄妙的言论。

舌上黄,身热。热争则喘咳,痛走胸膺背,不得太息,头痛不堪,汗出而寒,丙丁甚,庚辛大汗,气逆则丙丁死。刺手太阴阳明,出血如大豆,立已。肾热病者,先腰痛胻痠,苦渴数饮,身热,热争则项痛而强,胻寒且痠,足下热,不欲言,其逆则项痛员员澹澹然,戊己甚,壬癸大汗,气逆则戊己死。刺足少阴太阳。诸汗者(总束一句),至其所胜日汗出也。肝热病者左颊先赤(又详叙"先"字),心热病者颜先赤,脾热病者鼻先赤,肺热病者右颊先赤,肾热病者颐先赤,病虽未发,见赤色者刺之,名曰治未病(又总一笔,"未"字为"先"字豎脑)。热病从部所起者,至期而已;其刺之反者,三周而已;重逆则死①。诸治热病,以饮之寒水,乃刺之,必寒衣之,居止寒处,身寒而止也(申叙调治大旨,重束上文,迭点寒字与热字针对)。以上第一节,从五脏见证说入面色,而以调治之法束之。

热病先胸胁痛,手足躁(处处不离"先"字,又分叙),刺足少阳,补足太阴,病甚者为五十九刺。热病始手臂痛者,刺手阳明、太阴而汗出止。热病始于头首者,刺项太阳而汗出止。热病始于足胫者,刺足阳明而汗出止。热病先身重骨痛,耳聋好瞑,刺足少阴,病甚为五十九刺。热病先眩冒而热,胸胁满,刺足少阴、少阳。太阳之脉(又总叙),色荣颧骨,热病也,荣未交,曰今且得汗,待时而已(又点"未"字、"今"字、"待"字,俱眼目)。与厥阴脉争见者,死期不过三日,其热病内连肾,少阳之脉色也。少阳之脉,色荣颊前,热病也,荣未交,曰今且得汗,待时而已,与少阴脉争见者,死期不过三日。以上为第二节,从身部见证说入面色之部,而以汗、死之期结之,与前节直作两大比对待文字。下文叙气穴,叙面部,是补遗之词耳。

热病气穴:三椎下间主胸中热,四椎下间主膈中热,五椎下间主肝热,六椎下间主脾热,七椎下间主肾热、荣在骶也。项上三椎陷者中也(遥释三椎下间)。此段叙背俞气穴所主,遥束诸刺字也。

颊下逆颧为大瘕,下牙车为腹满,颧后为胁痛,颊上者膈上也。此段叙面色部位所主,遥结诸色字也。

格局本经习见矣,但头绪繁重,作者苦心驾驭,正不得等闲读过传道之文,贵平实不贵变幻,此则寓变幻于平实,忽断忽续,忽散忽整,作两节读可也,作三节读可也,作五节读可也。鄙意则以劈分两大对局阵,较为清晰,庶便初学耳。

评热病论篇第三十三

黄帝问曰:有病温者,汗出辄复热,而脉躁疾不为汗衰,狂言不能食,病名为何?岐伯对曰:病名阴阳交,交者死也。帝曰:愿闻其说。岐伯曰:人所以汗出者,皆生于谷,谷生于精,今邪气交争于骨肉而得汗者(提空从背后反击一笔),是邪却而精胜也。精胜,则当能食而不复热。复热者邪气也,汗者精气也,今汗出而辄复热者,是邪胜也;不能食者,精无俾也;病而留者,其寿可立而倾也。且夫"热论"曰:汗出而脉尚躁盛者死。今脉不与汗相应,此不胜其病也,其死明矣。狂言者是失志,失志者死。今见三死,不见一生,虽愈必死也。

帝曰:有病身热汗出烦满,烦满不为汗解,此为何病?岐伯曰:汗出而身热者,风也;汗出而烦满不解者,厥也,病名曰风厥(即外感夹内伤之名)。帝曰:愿卒闻之。岐伯曰:巨阳主气,故先受邪,少阴与其为表里也(显系外感夹内伤矣),得热则上从

① 重逆则死:《素问》此句下有"诸当汗者,至其所胜日,汗大出也"一段。

之，从之则厥也。帝曰：治之奈何？岐伯曰：表里刺之，饮之服汤。

帝曰：劳风为病何如？岐伯曰：劳风法在肺下，其为病也，使人强上冥视，唾出若涕，恶风而振寒，此为劳风之病。帝曰：治之奈何？岐伯曰：以救俯仰。巨阳引，精者三日，中年者五日，不精者七日，咳出青黄涕，其状如脓，大如弹丸，从口中若鼻中出，不出则伤肺，伤肺则死也。

帝曰：有病肾风者，面胕痝然壅，害于言，可刺不？岐伯曰：虚不当刺，不当刺而刺，后五日其气必至。帝曰：其至何如？岐伯曰：至必少气时热，时热从胸背上至头，汗出手热，口干苦渴，小便黄，目下肿，腹中鸣，身重难以行，月事不来，烦而不能食，不能正偃，正偃则咳，病名曰风水，论在"刺法"中。帝曰：愿闻其说。岐伯曰：邪之所凑，其气必虚（一篇主脑，带点于此），阴虚者阳必凑之，故少气时热而汗出也。小便黄者，少腹中有热也。不能正偃者，胃中不和也。正偃则咳，上迫肺也。诸有水气者，微肿先见于目下也。帝曰：何以言？岐伯曰：水者阴也，目下亦阴也，腹者至阴之所居，故水在腹者，必使目下肿也。真气上逆，故口苦舌干，卧不得正偃，正偃则咳出清水也。诸水病者，故不得卧，卧则惊，惊则咳甚也。腹中鸣者，病本于胃也。薄脾则烦不能食，食不下者，胃脘隔也。身重难以行者，胃脉在足也。月事不来者，胞脉闭也，胞脉者属心而络于胞中（义精词湛），今气上迫肺，心气不得下通，故月事不来也。帝曰：善。

截分四段，论热、论风，皆外感夹内伤之病也。义理未见明透，而笔法却自生动，篇末数语独精，月病源流治法毕赅矣。

逆调论篇第三十四

黄帝问曰：人身非常温也，非常热也（用撇笔起，笔致俊逸），为之热而烦满者何也？岐伯对曰：阴气少而阳气胜，故热而烦满也。帝曰：人身非衣寒也，中非有寒气也，寒从中生者何？岐伯曰：是人多痹气也，阳气少，阴气多，故身寒如从水中出。

帝曰：人有四肢热，逢风寒如炙于火者何也？岐伯曰：是人者，阴气虚，阳气盛，四肢者阳也，两阳相得而阴气虚少，少水不能灭盛火，而阳独治，独治者不能生长也（申一笔），独胜而止耳，逢风而如炙于火者，是人当肉烁也。

帝曰：人有身寒，汤火不能热，厚衣不能温，然不冻栗，是为何病？岐伯曰：是人者，素肾气胜，以水为事，太阳气衰，肾脂枯不长（句奇），是阳气陷而阴精虚。一水不能胜两火，七字疑衍。肾者水也（振一笔），而生于骨，肾不生则髓不能满，故寒甚至骨也。所以不能冻栗者，肝一阳也，心二阳也，肾孤脏也，一水不能胜二火，故不能冻栗，病名曰骨痹，是人当挛节也。

帝曰：人之肉苛者，虽近衣絮，犹尚苛也，是谓何疾？苛，麻木也。岐伯曰：荣气虚，卫气实也，荣气虚则不仁，卫气虚则不用，荣卫俱虚，则不仁且不用，肉如故也（垫一笔），人身与志不相有，曰死。

帝曰：人有逆气不得卧而息有音者，有不得卧而息无音者，有起居如故而息有音者，有得卧行而喘者，有不得卧不能行而喘者，有不得卧，卧而喘者，皆何脏使然？愿闻其故。岐伯曰：不得卧而息有音者，是阳明之逆也，足三阳者下行（托一笔），今逆而上行，故息有音也。阳明者胃脉也，胃者六腑之海，其气亦下行（又托一笔），阳明逆不得从其道，故不得卧也。《下经》曰：胃不和则卧不安。此之谓也。夫起居如故而息有音者,此肺之络脉逆也,络脉不得随经上下,故留经而不行,络脉之病人也微,故起居如故而息有音也。夫不得卧,卧则喘者,是水气之客也,夫水者循津液而流也,肾者水脏,主津液,主卧与喘也。帝曰:善。

此与前篇同调,义理尤少发明,且前半所论皆奇病之类,语意太囫囵,令人不知为何等病。按:《本草纲目》钟乳条,夏英公证与篇中身寒一条相类。

疟论篇第三十五

黄帝问曰:夫痎疟皆生于风,其蓄作有时者何也(先探病因逆入,提唱有势)?岐伯对曰:疟之始发也,先起于毫毛,伸欠乃作,寒栗鼓颔,腰脊俱痛,寒去则内外皆热(叙病形是发"疟"字,正面提出"寒热"二字,以领起下文),头痛如破,渴欲冷饮(一顿)。帝曰:何气使然?愿闻其道("时"字、"气"字,皆一篇之骨)。岐伯曰:阴阳上下交争,虚实更作(挈起全篇,笼罩一切),阴阳相移也。通篇皆重发"气"字,带定"时"字,时字之义亦从气字中发出也。阳并于阴(紧顶),则阴实而阳虚(叙寒),阳明虚则寒栗鼓颔也;巨阳虚则腰背头项痛;三阳俱虚则阴气胜,阴气胜则骨寒而痛;寒生于内,故中外皆寒;阳盛则外热(叙热),阴虚则内热,外内皆热则喘而渴,故欲冷饮也。此皆得之夏伤于暑(总叙病因,笔致蜿蜒起伏,浩瀚汪洋),热气盛,藏于皮肤之内,肠胃之外,此荣气之所舍也(横唱一句)。此令人汗空疏,腠理开(紧接),因得秋气,汗出遇风,及得之以浴,水气舍于皮肤之内,与卫气并居。卫气者,昼日行于阳,夜行于阴(又插一笔),此气得阳而外出(紧接),得阴而内薄,内外相薄(劲峭),是以日作(重顿)。此第一节,实发病机,透发气字源流,应时字顿住,正义已晰。下二节乃分诠"时"字、"气"字以足之。

帝曰:其间日而作者何也(紧跟"时"字,分叙各种变候)?岐伯曰:其气之舍深(带定"气"字),内薄于阴,阳气独发,阴邪内著,阴与阳争不得出,是以间日而作也(一顿)。帝曰:善。其作日晏与其日早者,何气使然?岐伯曰:邪气客于风府,循膂而下,卫气一日一夜大会于风府,其明日日下一节,故其作也晏,此先客于脊背也,每至于风府则腠理开,腠理开则邪气入,邪气入则病作,以此日作稍益晏也(一顿)。其出于风府,日下一节,二十五日下至骶骨,二十六日入于脊内,注于伏膂之脉,其气上行,九日出于缺盆之中,其气日高,故作日益早也(一顿)。其间日发者,由邪气内薄于五脏(仍挽到间日,申释内薄于阴之义也),横连募原也,其道远,其气深,其行迟,不能与卫气俱行,不得皆出,故间日乃作也。此二节,是缕叙"时"字之义也。

帝曰:夫子言卫气每至于风府(申释风府,是补足气字之义),腠理乃发,发则邪气入,入则病作。今卫气日下一节(亦映带时字),其气之发也不当风府,其日作者奈何?岐伯曰:此邪气客于头项循膂而下者也,故虚实不同,邪中异所,则不得当其风府也。故邪中于头项者,气至头项而病;中于背者,气至背而病;中于腰脊者,气至腰脊而病;中于手足者,气至手足而病。卫气之所在,与邪气相合,则病作。故风无常府,卫气之所发,必开其腠理,邪气之所合,则其府也。帝曰:善。此第三节,申释风府,补足气字之义。下文正好接叙治法,乃忽遥承起笔,唱醒风疟之异,即接叙三种疟证,如此便觉文有峰峦。

夫风之与疟也,相似同类,而风独常在,疟得有时而休者何也(提起遥承起笔疟生于风,所以疟独蓄作有时之故,以起下文)？岐伯曰:风气留其处,故常在;疟气随经络沉以内薄,故卫气应乃作。帝曰:疟先寒而后热者何也(即跟风疟说下)？岐伯曰:夏伤于大暑,其汗大出,腠理开发,因遇夏气凄沧之水寒,藏于腠理皮肤之中,秋伤于风,则病成矣。夫寒者阴气也,风者阳气也(迭醒气字),先伤于寒而后伤于风,故先寒而后热也,病以时作(迭醒时字),名曰寒疟。帝曰:先热而后寒者何也？岐伯曰:此先伤于风而后伤于寒,故先热而后寒也,亦以时作,名曰温疟。其但热而不寒者,阴气先绝,阳气独发,则少气烦冤,手足热而欲呕,名曰瘅疟。此第四节,亭亭独立,于上下文皆不连属,谬极妙极。经文承接连属,皆不拘常法,有似接此处而实遥接彼处者,有全不相属而实面面俱到者。此节实承上两节,将时字、气字融成一处,以起下节治法也。

帝曰:夫经言有余者泻之,不足者补之(接叙治法,总抱定"气"字、"时"字)。今热为有余,寒为不足。夫疟者之寒,汤火不能温也,及其热,冰水不能寒也,此皆有余不足之类。当此之时,良工不能止,必须其自衰乃刺之,其故何也？愿闻其说。岐伯曰:经言无刺熇熇之热,无刺浑浑之脉,无刺漉漉之汗,故为其病逆未可治也(略顿)。夫疟之始发也(略开),阳气并于阴,当是之时,阳虚而阴盛,外无气,故先寒栗也。阴气逆极,则复出之阳,阳与阴复并于外,则阴虚而阳实,故先热而渴。据上两"复"字,则先热当作复热,文气乃顺。夫疟气者,并于阳则阳胜(略振),并于阴则阴胜,阴胜则寒,阳胜则热(再振)。疟者,风寒之气不常也,病极则复。至病之发也,如火之热,如风雨不可当也。故经言曰:方其盛时必毁,林亿云:《太素》作"勿敢必毁"。因其衰也(此言已衰),事必大昌。此之谓也(略顿)。夫疟之未发也(此言未发),阴未并阳,阳未并阴,因而调之,真气得安,邪气乃亡,故工不能治其已发,为其气逆也(一顿)。帝曰:善。攻之奈何？早晏何如？岐伯曰:疟之且发也,阴阳之且移也(此言病发之应),必从四末始也,阳已伤,阴从之,故先其时坚束其处,令邪气不得入,阴气不得出,审候见之,在孙络盛坚而血者,皆取之,此真往而未得并者也(一顿)。帝曰:疟不发,其应何如(此言不发之应)？岐伯曰:疟气者,必更盛更虚,当气之所在也,病在阳,则热而脉躁;在阴,则寒而脉静;极则阴阳俱衰,卫气相离,故病得休;卫气集,则复病也(一顿)。此第五节,言治疟者或治之于已衰,或治之于未发;而又带叙病发之应,与不发之应也。以上病证治法俱备矣,下乃余意也。

帝曰:时有间二日或至数日发(承上"发"字说下),或渴或不渴,其故何也？岐伯曰:其间日者(遥补第二节未完之蕴也,重在"时"字),邪气与卫气客于六腑,而有时相失,不能相得,故休数日乃作也。疟者,阴阳更胜也,或甚或不甚,故或渴或不渴。

帝曰:论言夏伤于暑,秋必病疟,今疟不必应者何也(遥补首节未完之蕴也,重在"气"字)？岐伯曰:此应四时者也。其病异形者,反四时也。其以秋病者寒甚,以冬病者寒不甚,以春病者恶风,以夏病者多汗。此第六节分两段,皆以补发前半未完之义也。

帝曰:夫病温疟与寒疟(遥承第四节,近承四时说下),按:寒,似当作"瘅"。而皆安舍？舍于何脏？岐伯曰:温疟者(挺起),得之冬中于风寒(眼目[1]),气藏于骨髓之中,至春则阳气大发,邪气不能自出,因遇大暑,脑髓烁,肌肉消,腠理发泄,或有所用

① 眼目:文章中精要之处。

力，邪气与汗皆出，此病藏于肾（叙发病之机，极为详尽，学者悟此真有无穷受用。笔曲而健，与首节文势相争雄，便觉通篇文体首尾相称），其气先从内出之于外也（眼目）。如是者，阴虚而阳盛，阳盛则热矣，衰则气复反入，入则阳虚，阳虚则寒矣，故先热而后寒，名曰温疟。帝曰：瘅疟何如？岐伯曰：瘅疟者（提起），肺素有热（眼目），气盛于身，厥逆上冲，中气实而不外泄，因有所用力，腠理开，风寒舍于皮肤之内、分肉之间而发（眼目），发则阳气盛，阳气盛而不衰则病矣；其气不及于阴，故但热而不寒，热内藏于心，而外舍于分肉之间（眼目），令人消烁脱肉，故命曰瘅疟。帝曰：善（径住）。此第七节，近承第六节，遥承第四节，而叙发病之机，委曲详尽，又是遥映首节，故收处看似绝无顾照，而通篇精神骨节实皆为之灵通。

其光引星辰而上，其气沛江河而下，正如大海春潮于汪洋无际之中，自有起伏潆洄[①]之致。通篇抱定时字、气字，百变而不离其宗，可谓才大律细。文难全美雄迈者，每短于温润疏畅者，恒乏于深厚，此独能兼之。文有以简为贵者，有以富为贵者，此文妙在本以数十言可尽者，反复千百言而犹若未尽也，其所蕴深矣。

刺疟篇第三十六

足太阳之疟（分叙六经证治），令人腰痛头重，寒从背起，先寒后热，熇熇暍暍然，热止汗出，难已（逐段寒热先后多少字，着眼便是彼此联贯，有顺逆向背之致），刺郄中出血。足少阳之疟，令人身体解㑊，寒不甚，热不甚，恶见人，见人心惕惕然，热多汗出甚（逐段俱带叙病情），刺足少阳。足阳明之疟，令人先寒，洒淅洒淅，寒甚久乃热，热去汗出，喜见日月光火气乃快然，刺足阳明跗上。足太阴之疟，令人不乐，好太息，不嗜食，多寒热汗出，病至则善呕，呕已乃衰，即取之。足少阴之疟，令人呕吐甚，多寒热，热多寒少，欲闭户牖而处，其病难已。足厥阴之疟，令人腰痛少腹满，小便不利如癃状，非癃也，数便，意恐惧，气不足，腹中悒悒（忙中忽着闲句，风致不凡），刺足厥阴（顿住）。

肺疟者（分叙五脏证治），令人心寒，寒甚热，热间善惊，如有所见者，刺手太阴、阳明。心疟者，令人烦心甚，欲得清水，反寒多，不甚热，刺手少阴。肝疟者，令人色苍苍然，太息，其状若死者，刺足厥阴见血。脾疟者，令人寒，腹中痛，热则肠中鸣，鸣已汗出，刺足太阴。肾疟者，令人洒洒然，腰脊痛宛转，大便难，目眴眴然，手足寒，刺足太阳、少阴。胃疟者，令人且病也，善饥而不能食，食而支满腹大，刺足阳明、太阴横脉出血（顿住）。以上分叙证治，以下总叙治法。

疟发身方热，刺跗上动脉，开其空，出其血，立寒（身热治法）。疟方欲寒，刺手阳明、太阴，足阳明、太阴（身寒治法）。疟脉满大，急刺背俞，用中针傍伍胠俞各一，适肥瘦出其血也（脉大治法）。疟脉小实急，灸胫少阴，刺指井（脉小治法）。疟脉满大，急刺背俞，用五胠俞背俞各一，适行至于血也。疟脉缓大虚，便宜用药，不宜用针（脉虚治法）。凡治疟先发，如食顷乃可以治，过之则失时也（随手总叙一笔，是因宜不宜而类叙之）。诸疟而脉不见，刺十指间出血（脉下见治法），血去必已，先视身之赤如小豆者尽取之。十二疟者（十二疟通治法，是遥束前二节也），其发各不同时，察其病形，以知其何脉之病也。先其发时如食顷而刺之，一刺则衰，二刺则知，三刺则已；不已，

① 潆洄（音营回）：水回旋貌。

刺舌下两脉出血；不已，刺郄中盛经出血；又刺项已下侠脊者必已。舌下两脉者，廉泉也（以释作收，笔意紧峭）。以上总叙治法已毕，下乃一叙简捷之治法，一叙重病危病之治法，皆补叙之笔也。

刺疟者（紧顶上意，逆入有势），必先问其病之所先发者，先刺之（紧接）。先头痛及重者，先刺头上及两额两眉间出血（因证施治之捷法，前据证以分经脏，此则直据所起之部也）。先项背痛者，先刺之。先腰脊痛者，先刺郄中出血。先手臂痛者，先刺手少阴阳明十指间。先足胫痠痛者，先刺足阳明十指间出血（顿住）。风疟（另提以下五项，系风疟中之病深挟虚者，不得单据先见之部，故另提叙），疟发则汗出恶风，刺三阳经背俞之血者。胻痠痛甚，按之不可，名曰胕髓病，以镵针针绝骨出血，立已。身体小痛，刺至阴。诸阴之井无出血，间日一刺。疟不渴，间日而作，刺足太阳；渴而间日作，刺足少阳。温疟（又另提，是疟中挟邪极重者），汗不出，为五十九刺。通篇纯用排比，分三大节：第一节重在辨证，二节重在论治，末节证治兼重，是补叙前二节未尽之义也。而以十二排起，以十一排结，起讫整齐大方，尤佳在中间，笔致灵秀，能使前后板处皆活。

历叙十二疟证及脉法、刺法，文当板滞不可读，乃整中寓散，散中有整，笔曲而达，词坚而峭，故句句实叙，若无所用，其翻腾操纵之才，而自能生气勃勃，纸上令读者惟恐其尽。前叙十二疟见者，莫不以为义尽矣，乃篇末尚有十一排，此文之愈板实愈奇横也。

气厥论篇第三十七

黄帝问曰：五脏六腑，寒热相移者何（八字挈全篇，奇）？岐伯曰：肾移寒于肝，林亿云：当作脾。痈肿少气（分叙用纯板之笔，奇）。脾移寒于肝，痈肿筋挛。肝移寒于心，狂，隔中。心移寒于肺，肺消，肺消者饮一溲二，死不治。肺移寒于肾，为涌水，涌水者，按腹不坚，水气客于大肠，疾行则鸣濯濯如囊裹浆，水之病也（复一句，奇）。

脾移热于肝，则为惊衄。肝移热于心，则死。心移热于肺，传为鬲消。肺移热于肾，传为柔痓。肾移热于脾，传为虚，肠澼，死，不可治。

胞移热于膀胱，则癃溺血。膀胱移热于小肠，鬲肠不便，上为口糜。小肠移热于大肠，为虙瘕，为沉。大肠移热于胃，善食而瘦入，谓之食亦。胃移热于胆，亦曰食亦。胆移热于脑，则辛頞鼻渊，鼻渊者，浊涕下不止也，传为衄衊瞑目，故得之气厥也（一句束奇）。“厥”字点睛欲飞，中间十六移字全注在此。

中间十六排，前以一句提，后以一句结，自古文阵之奇，未有过于此者。十六排或短或长，或急或缓，照应俱在有意无意之间，大致与“刺疟篇”相似，宽平正大之中，自具一片生机，真化工之笔。

咳论篇第三十八

黄帝问曰：肺之令人咳何也（先提肺咳，跌入五脏六腑）？岐伯对曰：五脏六腑皆令人咳，非独肺也（以撇笔顿住）。帝曰：愿闻其状。岐伯曰：皮毛者，肺之合也（先承明肺咳），皮毛先受邪气，邪气以从其合也（是歇后语）。其寒饮食入胃（带出胃字，为收笔安根），从肺脉上至于肺则肺寒，肺寒，皮毛寒从合，饮食寒从脉，皆归于肺。则外内合邪，因而客之，则为肺咳。五脏各以其时受病，非其时各传以与之。人与天地相参，故五脏各以治时感于寒则受病，微则为咳（五脏之咳，不言六腑者，由五脏传入也。振一笔不径接乘秋，便有峰峦)，甚者为泄、为痛(补一句便不落边际)。乘秋则林亿云:《太素》、全本并无此三字。肺先受邪(“先”字与后“关于肺”隐相呼应，亦是歇后语)，乘春则肝先受之，乘夏则心先受之，乘至阴则脾先受之，乘冬则肾先受之(顿一住，直下其气沛然)。

帝曰:何以异之?岐伯曰:肺咳之状，咳而喘息有音，甚则唾血。心咳之状，咳则心痛，喉中介介如梗状，甚则咽肿喉痹。肝咳之状，咳则两胁下痛，甚则不可以转，转则两胠下满。脾咳之状，咳则右胁下痛，阴阴引肩背，甚则不可以动，动则咳剧。肾咳之状，咳则腰背相引而痛，甚则咳涎。

帝曰:六腑之咳奈何(直下)?安所受病?岐伯曰:五脏之久咳(“久”字暗跟“先”字，承上卸下，交代清楚)，乃移于六腑。脾咳不已，则胃受之，胃咳之状，咳而呕，呕甚则长虫出(处处跟定五脏，与起处单叙五脏文气不格)。肝咳不已，则胆受之，胆咳之状，咳呕胆汁。肺咳不已，则大肠受之，大肠咳状，咳而遗失。心咳不已，则小肠受之，小肠咳状，咳而失气，气与咳俱失。肾咳不已，则膀胱受之，膀胱咳状，咳而遗溺。久咳不已，则三焦受之，三焦咳状，咳而腹满，不欲食饮。此皆聚于胃，关于肺(总束到胃肺，回应篇首，声满天地)，使人多涕唾而面浮肿气逆也。前从肺胃，跌入五脏，此从五脏六腑仍归到肺胃，文法回环有致，而又肺与胃不平列，五脏与六腑不平列，格意变化不测而归于整齐。帝曰:治之奈何?岐伯曰:治脏者治其俞，治腑者治其合，浮肿者治其经。帝曰:善(以治法束全篇，三峰屹立，文势如悬崖勒马)。

前总论，后分叙，意象渊涵，生机洋溢，读者不知手之舞之足之蹈之也。前以五脏六腑皆有咳，挈起下截;后以关于肺，回应上截。前主肺以融贯五脏六腑，后叙五脏六腑而归于肺，上下组合一片，不分两橛。

举痛论篇第三十九

黄帝问曰:余闻善言天者，必有验于人(凭空说起);善言古者，必有合于今;善言人者，必有厌于己。如此(轻轻一顿)，则道不惑而要数极，所谓明也。今余问于夫子，令言而可知，视而可见，扪而可得(从空中探取通篇大意)，令验于己而发蒙解惑，可得而闻乎?岐伯再拜稽首对曰:何道之问也(一句喝醒)?帝曰:愿闻人之五脏卒痛，何气使然(分承)?岐伯对曰:经脉流行不止，环周不休，寒气入经而稽迟，泣而不行，客于脉外则血少，客于脉中则气不通，故卒然而痛(先总发痛原，是本节总提)。帝曰:其痛或卒然而止者(本节分提)，或痛甚不休者，或痛甚不可按者，或按之而痛止者，或按之无益者，或喘动应手者，或心与背相引而痛者，或胁肋与少腹相引而痛者，或腹痛引阴股者，或痛宿昔而成积者，或卒然痛死不知人，少间复生者，或痛而呕者，或腹痛而后泄者，或痛而闭不通者，凡此诸痛，各不同形，别之奈何?岐伯曰:寒气客于脉外则脉寒(分叙)，脉寒则缩踡，缩踡则脉绌急，绌急则外引小络，故卒然而痛，得炅则痛立止。因重中于寒，则痛久矣。寒气客于经脉之中，与炅气相薄则脉满，满则痛而不可按也，寒气稽留，炅气从上，则脉充大而血气乱，故痛甚不可按也。寒气客于肠胃之间，膜原之下，血不得散，小络急引故痛，按之则血气散，故按之痛止。寒气客于侠脊之脉，则深按之不能及，故按之无益也。寒气客于冲脉，冲脉起于关元，随腹直上，寒气客则脉不通，脉不通则气因之，故喘动应手矣。寒气客于背俞之脉则血脉涩，脉涩则血虚，血虚则痛（涩而虚乃痛芒[①]，纯虚则不知痛矣），其俞注于心，故相引而痛，按之则热气至，热气至则痛止矣。寒气客于厥阴之脉，厥阴之脉者，络阴器系于肝，寒气客于脉中，则血涩脉急，故胁肋与少腹相引痛矣。厥气客于阴股，寒气上及少腹，血涩在下相引，故腹痛引阴股。寒气客于小肠膜原之间，络血之中（腹中癥块，莫非小肠之外络），血涩不得注于大经，血气稽留不得行，故宿昔而成积矣。寒气客于五脏，厥逆上泄，阴气竭，阳气未入，故卒然痛死不知人，气复反则生矣。寒气客于肠胃，厥逆上出，故痛而呕也。寒气客于小肠，小肠不得成聚，故后泄腹痛矣（泄闭皆小肠中事）。热气留于小肠，肠中痛，瘅热焦渴，则坚干不得出，故痛而闭不通矣（热而燥结，乃至于痛）。帝曰：善。此言而可知者也[②]。

视而可见奈何？岐伯曰：五脏六腑，固尽有部，视其五色，黄赤为热，白为寒，青黑为痛，此所谓视而可见者也。

帝曰：扪而可得，奈何？岐伯曰：视其主病之脉，坚而血及陷下者，皆可扪而得也。

帝曰：善。余知百病生于气也（另提，跟定气字），谓不独诸痛，即百病皆生于气之不畅也，一句为上下枢纽。怒则气上（前叙外因，此叙内因），喜则气缓，悲则气消，恐则气下，寒则气收，炅则气泄，惊则气乱，劳则气耗，思则气结（先分提，后分叙，格调与卒痛节同），九气不同，何病之生？岐伯曰：怒则气逆，甚则呕血及飧泄，故气上矣（气之治乱，权在于心）。喜则气和志达，荣卫通利，故气缓矣。悲则心系急，肺布叶举，而上焦不通，荣卫不散，热气在中，故气消矣（逐段结句调与前同，便见前后文体相称，此虽浅事而实驭繁之捷法也）。恐则精却，却则上焦闭，闭则气还，还则下焦胀，故气不行矣。寒则腠理闭，气不行，故气收矣。炅则腠理开，荣卫通，汗大泄，故气泄。惊则心无所倚，神无所归，虑无所定，故气乱矣。劳则喘息汗出，外内皆越，故气耗矣。思则心有所存，神有所归，正气留而不行，故气结矣。

气字是痛字铁板注脚，色脉二层只是带说，后路更从气字推广言之，以百病皆生于气也一句作关捩[③]，笔力千钧。通篇铸词一律，似少变化，而读去倍觉浩然沛然，大气盘旋，真力弥满，惟此等文足以当之。

腹中论篇第四十

黄帝问曰：有病心腹满，旦食则不能暮食，此为何病？岐伯对曰：名为鼓胀。帝曰：治之奈何？岐伯曰：治之以鸡矢醴，一剂知，二剂已。帝曰：其时有复发者何也？岐伯曰：此饮食不节，故时有病也。"病"字疑当作"发"字。虽然其病且已，时故当病，气聚于腹也。

帝曰：有病胸胁支满者，妨于食，病至则先闻腥臊臭，出清液，先唾血，四肢清，目眩，时时前后血，病名为何？何以得之？岐伯曰：病名血枯，此得之年少时，有所大脱血，若醉入房，中气竭，肝伤，故月事衰少不来也。帝曰：治之奈何？复以何术？谓何以治其病，病愈又何术以复元也。岐伯曰：以四乌鲗骨一藘茹二物并合之，丸以雀卵，大如小豆，以五丸为后饭，饮以鲍鱼汁，利肠中，林亿云：别本一作伤中。及伤肝也。

帝曰：病有少腹盛，上下左右皆有根，此为何病？可治不？岐伯曰：病名曰伏梁。

---

① 芒：通"茫"，模糊不清。

② 帝曰：善。此言而可知者也：《素问》作"帝曰：所谓言而可知者也。"

③ 关捩（音列）：机器的转捩处，比喻事物中关键的部分。

帝曰：伏梁何因而得之？岐伯曰：裹大脓血，居肠胃之外，不可治，治之每切按之致死。帝曰：何以然？岐伯曰：此下则因阴，必下脓血，上则迫胃脘，生鬲，侠胃脘内痈，王冰云：生当作“出”。林亿云：《太素》侠作“便”。此久病也，难治。居脐上为逆，居脐下为从，勿动亟夺。论在《刺法》中。

帝曰：人有身体髀股䯒皆肿，环脐而痛，是为何病？岐伯曰：病名伏梁，此风根也。其气溢于大肠而著于肓，肓之原在脐下，故环脐而痛也，不可动之，动之为水溺涩之病。

帝曰：夫子数言热中、消中，不可服高粱芳草石药，石药发瘨，芳草发狂。夫热中、消中者，皆富贵人也，今禁高粱，是不合其心，禁芳草石药，是病不愈，然则愈此病者，本须用芳草石药耶，当用而不可用，故对病之药仍须选择，不得以对病而遂不察其体性也。岐伯曰：夫芳草之气美，石药之气悍，二者其气急疾坚劲，故非缓心和人，不可以服此二者。帝曰：不可以服此二者，何以然？岐伯曰：夫热气慓悍，药气亦然，二者相遇，恐内伤脾，脾者土也而恶木，服此药者，至甲乙日更论。帝曰：善。

有病膺肿颈痛胸满腹胀，此为何病？何以得之？岐伯曰：名厥逆。帝曰：治之奈何？岐伯曰：灸之则瘖，石之则狂，须其气并，乃可治也。帝曰：何以然？岐伯曰：阳气重上，有余于上，灸之则阳气入阴，入则瘖；石之则阳气虚，虚则狂，须其气并而治之，可使全也。帝曰：善。

何以知怀子之且生也？岐伯曰：身有病而无邪脉也。

帝曰：病热而有所痛者何也？岐伯曰：病热者，阳脉也，以三阳之动也，人迎一盛少阳，二盛太阳，三盛阳明，入阴也。夫阳入于阴，故病在头与腹，乃䐜胀而头痛也。帝曰：善。

逐条分叙，不相照顾，而叙病源，叙治法，各具条理，笔力古厚简峭，自有余味。此与“奇病论”、“逆调论”、“病能论”皆汇论证治之文也，讲医学者必宜研究。

刺腰痛篇第四十一

足太阳脉令人腰痛(分经论治)，引项脊尻背如重状，刺其郄中，太阳正经出血(逐段皆用摹绘之笔，是文字见声色处)，春无见血。少阳令人腰痛，如以针刺其皮中，循循然不可以俯仰，不可以顾，刺少阳成骨之端出血，成骨在膝外廉之骨独起者，夏无见血。阳明令人腰痛，不可以顾，顾如有见者，善悲，刺阳明于䯒前三痏[①]，上下和之出血，秋无见血。足少阴令人腰痛，痛引脊内廉，刺少阴于内踝上二痏，春无见血，出血太多，不可复也。厥阴之脉令人腰痛，腰中如张弓弩弦，刺厥阴之脉，在腨踵鱼腹之外，循之累累然，乃刺之，其病令人善言，默默然不慧，刺之三痏。解脉令人腰痛，痛引肩，目䀮䀮然，时遗溲，刺解脉，在膝筋肉分间郄外廉之横脉。出血，血变而止。解脉令人腰痛如引带，常如折腰状，善恐，刺解脉，在郄中结络如黍米，刺之血射以黑，见赤血而已。同阴之脉令人腰痛，痛如小锤居其中，怫然肿，刺同阴之脉，在外踝上绝骨之端，为三痏。阳维之脉令人腰痛，痛上怫然肿，刺阳维之脉，脉与太阳合腨下间，去地一尺所。衡络之脉令人腰痛，不可以俯仰，仰则恐仆，得之举重伤腰，衡络绝，恶血归之，刺之在郄阳筋之间，上郄数寸衡居，为二痏出血。会阴之脉令人腰痛，痛上漯漯然汗出，汗干令人欲饮，饮已欲走，刺直阳之脉上三痏，在跻上郄下五寸横居，视其盛者出血。飞阳之脉令人腰痛，痛上拂

① 痏(音委)：针刺的计数。

拂然，甚则悲以恐，刺飞阳之脉，在内踝上五寸，少阴之前，与阴维之会。昌阳之脉令人腰痛，痛引膺，目䀮䀮然，甚则反折，舌卷不能言，刺内筋为二痏，在内踝上大筋前，太阴后上踝二寸所。散脉令人腰痛而热，热甚生烦，腰下如有横木居其中，甚则遗溲，刺散脉，在膝前骨肉分间，络外廉束脉为三痏。肉里之脉令人腰痛，不可以咳，咳则筋缩急，刺肉里之脉为二痏，在太阳之外，少阳绝骨之后。以上分经论治。凡十五条，每条用传神法写之，叙证便不直率，不萧索矣。

腰痛侠脊而痛至头几几然（据证论治），目䀮䀮欲僵仆，刺足太阳郄中出血。腰痛上寒，刺足太阳阳明；上热，刺足厥阴；不可以俯仰，刺足少阳；中热而喘，刺足少阴，刺郄中出血。腰痛，上寒不可顾，刺足阳明；上热，刺足太阴；中热而喘，刺足少阴。大便难，刺足少阴。少腹满，刺足厥阴。如折不可以俯仰，不可举，刺足太阳。引脊内廉，刺足少阴。腰痛引少腹控䏚，不可以仰，刺腰尻交者，两踝胂上，以月生死为痏数，发针立已，左取右，右取左。以上十三项，据证论治。措词简捷，与前十五项，音节有一缓一急之不同，凡为文，大抵音节多先缓而后急也。

先哲谓读史须先熟读本纪，则一代兴衰全局具在胸中，经中如此等文，亦本纪之例也。

风论篇第四十二

黄帝问曰：风之伤人也（直起），或为寒热（分提），或为热中，或为寒中，或为疠风，或为偏枯，或为风也，其病各异，其名不同，或内至五脏六腑，不知其解，愿闻其说。岐伯对曰：风气藏于皮肤之间（分承笔干直立），内不得通，外不得泄。风者善行而数变（振一笔），腠理开则洒然寒，闭则热而闷（诠释寒热，爽若列楣），其寒也则衰食饮，其热也则消肌肉，故使人怢栗而不能食，故名曰寒热。风气与阳明入胃，循脉而上至目内眦，其人肥则风气不得外泄，则为热中而目黄；人瘦则外泄而寒，则为寒中而泣出。风气与太阳俱入，行诸脉俞，散于分肉之间，与卫气相干，其道不利，故使肌肉愤䐜而有疡（应疠风），卫气有所凝而不行，故其肉有不仁也（应偏枯）。疠者，有荣气热胕，其气不清（独推论疠风之变），故使其鼻柱坏而色败，皮肤疡溃（此即肌肉愤䐜之甚者也），风寒客于脉而不去，名曰疠风，或名曰寒热。以上逐条，病源病证合叙，一串说下。

以春甲乙伤于风者为肝风，以夏丙丁伤于风者为心风（以下诸条应风也，所谓其病各异，其名不同），以季夏戊己伤于邪者为脾风，以秋庚辛中于邪者为肺风，以冬壬癸中于邪者为肾风（上条叙事详而用笔曲音节缓，此条事略笔直而音节急，是先缓后急也）。风中五脏六腑之俞，亦为脏腑之风，各入其门户所中，则为偏风。风气循风府而上，则为脑风。风入系头，则为目风、眼寒。饮酒中风，则为漏风。入房汗出中风，则为内风。新沐中风，则为首风。久风入中，则为肠风飧泄。外在腠理，则为泄风。故风者百病之长也（束一笔包扫一切），至其变化乃为他病也，无常方，然致有风气也（此乃通篇之结笔，不在篇末而束于腰，妙）。先轻轻束住上文，再叙五脏风证，看似正义已完，而复申叙文体，便见宽博。以上逐条只叙病因，下乃补叙病证，分作两截文局变化。

帝曰：五脏风之形状不同者何？愿闻其诊及其病能（重发五脏，并叙胃、首、漏、泄四风症，是释上条之事）。诊，色诊也，病能，形证也。岐伯曰：肺风之状，多汗恶风，色𣎴然白，时咳短气，昼日则差，暮则甚，诊在眉上，其色白。心风之状，多汗恶风，焦绝，善怒吓，赤色，病甚则言不可快，诊在口，其色赤。肝风之状，多汗恶风，善悲，色微苍，嗌干善怒，时憎女子，诊在目下，其色青。脾风之状，多汗恶风，身体怠堕，四肢不欲动，色薄微黄，不嗜食，诊在鼻上，其色黄。肾风之状，多汗恶风，面痝然浮肿，脊痛不能正立，其色炲，隐曲不利，诊在肌上，其色黑。胃风之状（六腑以胃为宗），颈多汗恶风，食饮不下，膈塞不通，腹善满，失衣则䐜胀，食寒则泄，诊形瘦而腹大。首风之状，头面多汗恶风，当先风一日则病甚，头痛不可以出内，至其风日则病少愈。漏风之状，或多汗，常不可单衣，食则汗出，甚则身汗，喘息恶风，衣常濡，口干善渴，不能劳事。泄风之状，多汗，汗出泄衣上，口中干，上渍其风不能劳事，身体尽痛则寒。"汗出泄衣上"句无义理，"上渍其风"与"则寒"均疑有误字。今曲为之说，曰泄风多汗者，因劳力汗出泄衣上，津液内涸，正气内怯，衣上湿气并侠风气，渍于腠理，故不复能劳事也。若见身体尽痛之证，则更挟寒矣。帝曰：善。

起处总提，以下逐条分叙，忽将病源病证分作两截，局势倍活，简洁整暇，无一懦词，无一剩字，笔力坚卓，气息平静，非秦汉矜张之气所能仿佛万一。

痹论篇第四十三

黄帝问曰：痹之安生？岐伯对曰：风寒湿三气杂至，合而为痹也（句擒定主脑，皎如旭日开扶桑）。其风气胜者为行痹，寒气胜者为痛痹，湿气胜者为著痹也（随即承明三峰，屹立气象万千）。帝曰：其有五者何也（又转出五字）？岐伯曰：以冬遇此者为骨痹（随即承明五字），以春遇此者为筋痹，以夏遇此者为脉痹，以至阴遇此者为肌痹，以秋遇此者为皮痹。帝曰：内舍五脏六腑（拶入五脏六腑），何气使然？岐伯曰：五脏皆有合（独承五脏遗六腑，在后补发），病久而不去者，内舍于其合也。故骨痹不已，复感于邪（跟定上文，天梯石栈相钩连），内舍于肾。筋痹不已，复感于邪，内舍于肝。脉痹不已，复感于邪，内舍于心。肌痹不已，复感于邪，内舍于脾。皮痹不已，复感于邪，内舍于肺。所谓痹者，各以其时重感于风寒湿之气也（束一笔气充词沛，回应何气，神回气合）。此第一节，凡三段。叙三痹是病原，叙五痹、五脏痹乃病机也。三段冒全篇，首段又冒次二段，末句虽是束上而又领下，一笔两用，山断云连。

凡痹之客五脏者（紧顶上文，笔干直立），肺痹者，烦满，喘而呕。心痹者，脉不通，烦则心下鼓，暴上气而喘，嗌干善噫，厥气上则恐。肝痹者，夜卧则惊，多饮，数小便，上为引如怀。肾痹者，善胀，尻以代踵，脊以代头。脾痹者，四肢解堕，发咳呕汁，上为大塞。肠痹者（接叙六腑之痹，此该胃与二肠），数饮而出不得，中气喘争，时发飧泄。胞痹者（此即指膀胱言，但缺胆痹耳），少腹膀胱按之内痛，若沃以汤，涩于小便，上为清涕。此第二节，叙五脏六腑之痹证也。此处顿断，谓五脏六腑风寒湿之痹证毕矣。而五脏六腑之痹，不仅因此也，此特三气之先伤于阳，而渐内舍于阴者耳。若夫饮食居处，径伤于阴，其痹聚不尤易乎！故下文阴气者，乃承上文更进一层说法。

阴气者，静则神藏，躁则消亡（突起领下文内伤之痹），饮食自倍，肠胃乃伤。淫气喘息，痹聚在肺；淫气忧思，痹聚在心；淫气遗溺，痹聚在肾；淫气乏竭，痹聚在肝；淫气肌绝，痹聚在脾。诸痹不已（挽回三痹、五痹），亦益内也。其风气胜者，其人易已也（拖一笔引起下文作结束）。帝曰：痹，其时有死者,或疼久者,或易已者,其故何也?岐伯曰:其入脏者死,其留连筋骨间者疼久,其留皮肤间者易已。此第三节,重叙五脏内伤之痹,而以生死之故束之。

帝曰:其客于六腑者何也?岐伯曰:此亦其食饮居处,为其病本也。六腑亦各有俞,风寒湿气中其俞,而食饮应之,循俞而入,各舍其腑也(论六腑是承上说,下口吻言亦有内外二因也。用简括迅扫之笔出之,不照五脏分叙,便首尾掉运灵活,详略互见,伸缩有法)。帝曰:以针治之奈何(以治法总束前半篇)?岐伯曰:五脏有俞,六腑有合,循脉之分,各有所发,各随其过,则病瘳也。此第四节,轻叙腑痹之亦有内因,而以治法总束之,应分两段读。痹之大义,至此已尽。下三节申论病机,抱定三气,语不离宗。

帝曰:荣卫之气亦令人痹乎(另提)?岐伯曰:荣者,水谷之精气也,和调于五脏,洒陈于六腑,乃能入于脉也,故循脉上下,贯五脏,络六腑也。卫者,水谷之悍气也,其气慓疾滑利,不能入于脉也,故循皮肤之中,分肉之间,熏于肓膜,散于胸腹,逆其气则病,从其气则愈,不与风寒湿气合,故不为痹。帝曰:善。痹或痛,或不痛,或不仁,或寒,或热,或燥,或湿,其故何也?岐伯曰:痛者,寒气多也,有寒故痛也。其不痛不仁者,病久入深,荣卫之行涩,经络时疏,故不通,林亿云:《甲乙经》作"不痛"。皮肤不营,故为不仁。其寒者,阳气少,阴气多,与病相益,故寒也。其热者,阳气多,阴气少,病气胜,阳遭阴,故为痹热。其多汗而濡者,此其逢湿甚也,阳气少,阴气盛,两气相感,故汗出而濡也。帝曰:夫痹之为病,不痛何也(再单抽不痛重发)?岐伯曰:痹在于骨则重(随手补叙五痹之证,照映在无意之中),在于脉则血凝而不流,在于筋则屈不伸,在于肉则不仁,在于皮则寒,故具此五者,则不痛也。凡痹之类,逢寒则虫(以振笔总括大义作结),林亿云:《甲乙经》作"急"。逢热痹起于三气,而其成也,则归于寒热。则纵。帝曰:善。

通篇气旺神旺,一起便高视阔步,气吞八荒,接点五痹,渡入五脏,俱有风利不得泊之势。五脏痹下不用锁笔,突用阴气者一笔振起,接论内伤,再以死与疼久易已,轻轻锁住,俟补论六腑,然后以治法统束前文,痹之源流俱备矣。后三节补论病机,以足文势,通篇酣畅淋漓,却步步抱定三气,语不离宗,文笔雄快,与"疟论"相上下。

痿论篇第四十四

黄帝问曰:五脏使人痿何也(开门见山)?岐伯对曰:肺主身之皮毛(爽若列楣,以下迭用五排,不嫌板滞,以气盛也),心主身之血脉,肝主身之筋膜,脾主身之肌肉,肾主身之骨髓。故肺热叶焦(点"热"字),则皮毛虚弱急薄,著则生痿躄也。心气热,则下脉厥而上,上则下脉虚,虚则生脉痿,枢折挈,胫纵而不任地也。肝气热,则胆泄口苦筋膜干,筋膜干则筋急而挛,发为筋痿。脾气热,则胃干而渴,肌肉不仁,发为肉痿。肾气热,则腰脊不举,骨枯而髓减,发为骨痿。以上叙五痿之见证。

帝曰:何以得之(直下)?言何以得此热也。岐伯曰:肺者,脏之长也,为心之盖也(叙五热之因,将五脏纽入肺中),有所失亡,所求不得,热因七情之郁而生,故内积不散,灼津致痿也。则发肺鸣,鸣则肺热叶焦。故曰:五脏因肺热叶焦,发为痿躄,此之谓也(高唱入云,肺与五脏纽得紧,叫得醒)。悲哀太甚,则胞络绝,胞络绝则阳气内动,发则心下崩,数溲血也。故《本病》曰(逐段引证):大经空虚,发为肌痹,传为脉痿。《本腧》、《本藏》、《本病》、《本草》古当为一大部书，今《灵枢》有“本腧”、“本藏”，而《本草》别行，《本病》则竟佚矣。思想无穷，所愿不得，意淫于外，入房太甚，宗筋弛纵，发为筋痿，及为白淫。故《下经》曰：筋痿者，生于肝，使内也。末三字疑有脱文，似当作“得之使内也”，文气方舒。有渐于湿，以水为事，若有所留，居处于湿，肌肉濡渍，痹而不仁，发为肉痿。故《下经》曰：肉痿者，得之湿地也。有所远行劳倦，逢大热而渴，渴则阳气内伐，内伐则热舍于肾，肾者水脏也，今水不胜火，则骨枯而髓虚，故足不任身，发为骨痿。故《下经》曰：骨痿者，生于大热也。

帝曰：何以别之（直下）？岐伯曰：肺热者色白而毛败（叙五热之外诊），心热者色赤而络脉溢，肝热者色苍而爪枯，脾热者色黄而肉蠕动，肾热者色黑而齿槁。以上叙病证病原毕矣，下文接叙治法。论病源则五脏之热起于肺，论治法则五脏之权主于阳明，前后正相对待。

帝曰：如夫子言可矣，论言治痿者独取阳明，何也？岐伯曰：阳明者，五脏六腑之海，主润宗筋，宗筋主束骨而利机关也。冲脉者，经脉之海也，主渗灌溪谷（重提阳明纽合五脏六腑，又纽合宗筋，与上将五脏纽入肺中同意。又提冲脉仍归入阳明，便不夹杂），与阳明合于宗筋，阴阳总宗筋之会，似当作宗筋总阴阳之会。会于气街，而阳明为之长，皆属于带脉，而络于督脉（又纽合带、督）。故阳明虚则宗筋纵（叫醒正义，顿住），带脉不引，故足痿不用也（以上论治之理）。帝曰：治之奈何？岐伯曰：各补其荥而通其俞（此叙治之法），调其虚实，和其逆顺，筋脉骨肉，各以其时受月，月，气月也。语见“六元正纪大论”。则病已矣。帝曰：善。

论证，论源，论形色，论治理治法，层次井井。前半以肺为纲，是发病之根；后半以阳明为纲，是受病之处，笔意落落疏疏，无意为文而起讫大方，有缓带轻裘风度。风起于外，痿起于内，痹厥内外二因兼有，而痹重于外，厥重于内，此四论不同之指也。

厥论篇第四十五

黄帝问曰：厥之寒热者何也（开口即擒定寒热）？岐伯对曰：阳气衰于下，则为寒厥（双柱擎天）；阴气衰于下，则为热厥（总括大意，顿住）。帝曰：热厥之为热也（分叙，此叙病机），必起于足下者何也？岐伯曰：阳气起于足五指之表，阴脉者集于足下而聚于足心，故阳气胜则足下热也。帝曰：寒厥之为寒也，必从五指而上于膝者何也？岐伯曰：阴气起于五指之里，集于膝下而聚于膝上，故阴气胜则从五指至膝上寒。其寒也，当作其寒热也。不从外，皆从内也（内外二字着眼）。帝曰：寒厥何失而然也（直下，又分叙，是叙病因）？岐伯曰：前阴者，宗筋之所聚，太阴阳明之所合也。春夏则阳气多而阴气少，秋冬则阴气盛而阳气衰。此人者质壮，以秋冬夺于所用，下气上争，不能复，精气溢下，邪气因从之而上也，气因于中，阳气衰，不能渗营其经络，阳气日损，阴气独在，故手足为之寒也。帝曰：热厥何如而然也？岐伯曰：酒入于胃，则络满而经虚[①]，脾主为胃行其津液者也（横一笔），阴气虚则阳气入，阳气入则胃不和，胃不和则精气竭，精气竭则不营其四肢也。此人必数醉若饱以入房，气聚于脾中不得散，酒气与谷气相薄，热盛于中，故热遍于身，内热而溺赤也。夫酒气盛而慓悍，肾气有衰，阳气独胜，故手足为之热也。

帝曰：厥或令人腹满，或令人暴不知人，或至半日远至一日乃知人者何也？岐

① 络满而经虚：《素问》作“络脉满而经脉虚”。

伯曰：阴气盛于上则下虚，下虚则腹胀满，阳气盛于上则下气重上而邪气逆，逆则阳气乱，阳气乱则不知人也。

帝曰：善。愿闻六经脉之厥状病能也（以下分叙经证）。岐伯曰：巨阳之厥，则肿首头重，足不能行，发为眴仆。阳明之厥，则癫疾欲走呼，腹满不得卧，面赤而热，妄见而妄言。少阳之厥，则暴聋颊肿而热，胁痛，䯒不可以运。太阴之厥，则腹满䐜胀，后不利，不欲食，食则呕，不得卧。少阴之厥，则口干溺赤，腹满心痛。厥阴之厥，则少腹肿痛，腹胀泾溲不利，好卧屈膝，阴缩肿，䯒内热。盛则泻之，虚则补之，不盛不虚，以经取之（以治法轻束）。

太阴厥逆（以下补叙证治），䯒急挛，心痛引腹，治主病者。少阴厥逆，虚满呕变，下泄清，治主病者。厥阴厥逆，急挛腰痛，虚满前闭，谵言，治主病者。三阴俱逆，不得前后，使人手足寒，三日死。太阳厥逆，僵仆呕血善衄，治主病者。少阳厥逆，机关不利，机关不利者，腰不可以行，项不可以顾，发肠痈不可治，惊者死。阳明厥逆，喘咳身热，善惊衄呕血。手太阴厥逆，虚满而咳，善呕沫，治主病者。手心主少阴厥逆，心痛引喉，身热，死不可治。手太阳厥逆，耳聋泣出，项不可以顾，腰不可以俯仰，治主病者。手阳明少阳厥逆，发喉痹，嗌肿，痓，治主病者。自太阴厥逆以下，本王氏所移，寻绎文义，与本篇六经之厥大略相同。

篇法笔法俱与“痿论”相类，其坚卓排列，是札硬寨打死仗手段。篇中论寒厥热厥，根源实不止此，略见大意耳，读者勿泥。论证极详，宜熟玩焉。

病能论篇第四十六

黄帝问曰：人病胃脘痈者，诊当何如？岐伯对曰：诊此者当候胃脉，此所谓右外以候胃者也。其脉当沉细，沉细者气逆，逆者人迎甚盛，此结喉两傍者也。甚盛则热。人迎者胃脉也，逆而盛则热，聚于胃口而不行，故胃脘为痈也。

帝曰：善。人有卧而有所不安者何也？岐伯曰：脏有所伤，及精有所之寄，则安，句义不协，《甲乙经》作“及情有所寄，则卧不安”。故人不能悬其病也。

帝曰：人之不得偃卧者何也？岐伯曰：肺者脏之盖也，肺气盛则脉大，脉大则不得偃卧，论在《奇恒》、《阴阳》中。

帝曰：有病厥者，诊右脉沉而紧，左脉浮而迟，不然，病主安在？《甲乙经》“不然”作“不知”。岐伯曰：冬诊之，右脉固当沉紧，此应四时，左脉浮而迟，此逆四时，在左当主病在肾，颇关在肺，当腰痛也。据此肾脉果诊于左手矣。帝曰：何以言之？岐伯曰：少阴脉贯肾络肺，今得肺脉，肾为之病，左浮而迟，是肾部得肺脉也。“脉解”曰：肾虚则厥，少阴不至，真阴内夺，上实下虚。故肾为腰痛之病也。

帝曰：善。有病颈痈者，或石治之，或针灸治之，而皆已，其真安在？岐伯曰：此同名异等者也。夫痈气之息者，宜以针开除去之。夫气盛血聚者，宜石而泻之。此所谓同病异治也。

帝曰：有病怒狂者，此病安生？岐伯曰：生于阳也。帝曰：阳何以使人狂？岐伯曰：阳气者，因暴折而难决，故善怒也，病名曰阳厥。帝曰：何以知之？岐伯曰：阳明者常动，巨阳少阳不动，不动而动大疾，此其候也。帝曰：治之奈何？岐伯曰：夺其食即已。夫食入于阴，长气于阳，故夺其食即已。使之服以生铁洛为饮。夫生铁洛者，下气疾也。

帝曰：善。有病身热解堕，汗出如浴，恶风少气，此为何病？岐伯曰：病名曰酒风。帝曰：治之奈何？岐伯曰：以泽泻、术各十分、麋衔五分合，以三指撮为后饭（以上凡七条）。

所谓深之细者（以下错简），其中手如针也，摩之切之，聚者坚也，博者大也。《上经》者，言气之通天也。《下经》者，言病之变化也。《金匮》者，决死生也。《揆度》者，切度之也。《奇恒》者，言奇病也。所谓奇者，使奇病不得以四时死也。恒者，得以四时死也。所谓揆者，方切求之也，言切求其脉理也。度者，得其病处，以四时度之也。

逐条俱有内含未伸之意，读者宜深思之。篇法本无可言，况又错简。

奇病论篇第四十七

黄帝问曰：人有重身，九月而喑，此为何也？岐伯对曰：胞之络脉绝也。帝曰：何以言之？岐伯曰：胞络者系于肾，少阴之脉，贯肾系舌本，故不能言。帝曰：治之奈何？岐伯曰：无治也，当十月复。《刺法》曰：无损不足，益有余，以成其疹[1]，然后调之。所谓无损不足者，身羸瘦，无用镵石也；无益其有余者，腹中有形而泄之，泄之则精出而病独擅中，故曰疹成也。

帝曰：病胁下满气逆，二三岁不已，是为何病？岐伯曰：病名曰息积，此不妨于食，不可灸刺，积为导引服药，药不能独治也。

帝曰：人有身体髀股胻皆肿，环脐而痛，是为何病？岐伯曰：病名曰伏梁，此风根也。其气溢于大肠而著于肓，肓之原在脐下，故环脐而痛也。不可动之，动之为水溺涩之病也。

帝曰：人有尺脉数甚，筋急而见，此为何病？岐伯曰：此所谓疹筋，是人腹必急，白色黑色见，则病甚。

帝曰：人有病头痛，以数岁不已，此安得之，名为何病？岐伯曰：当有所犯大寒，内至骨髓，髓者以脑为主，脑逆故令头痛，齿亦痛，病名曰厥逆。帝曰：善。

帝曰：有病口甘者，病名为何？何以得之？岐伯曰：此五气之溢也，土居五数即谓脾也。名曰脾瘅。夫五味入口，藏于胃，脾为之行其精气，津液在脾，谓积于脾。故令人口甘也。此肥美之所发也，此人必数食甘美而多肥也，肥者令人内热，甘者令人中满，故其气上溢，转为消渴。谓日久将传为消渴，所谓瘅成为消中者。治之以兰，除陈气也。陈气早除，即不致转为消渴矣，非以兰治消也。

帝曰：有病口苦，取阳陵泉。口苦者病名为何？何以得之？岐伯曰：病名曰胆瘅。夫肝者，中之将也，取决于胆，咽为之使。此人者，数谋虑不决，故胆虚，气上溢而口为之苦。治之以胆募俞，治在《阴阳十二官相使》中。

帝曰：有癃者，一日数十溲，此不足也。身热如炭，颈膺如格，人迎躁盛，喘息气逆，此有余也。太阴脉微细如发者，此不足也。其病安在？名为何病？岐伯曰：病在太阴，甚盛在胃，颇在肺，病名曰厥，死不治，此所谓得五有余二不足也。帝曰：何谓五有余二不足？岐伯曰：所谓五有余者，五病之气有余也；二不足者，亦病气之不足也。今外得五有余，内得二不足，此其身不表不里，亦正死明矣。

帝曰：人生而有病巅者，病名曰何？安所得之？岐伯曰：病名为胎病，此得之在母腹中时，其母有所大惊，气上而不下，精气并居，故令子发为巅疾也。

帝曰：有病痝然如有水状，切其脉大紧，身无痛者，形不瘦，不能食，食少，名曰何病？岐伯曰：病生在肾，名为肾风。肾风而不能食，善惊，惊已，心气痿者死。帝曰：

---

① 疹：久病。

善。

条叙诸病与前篇同。

大奇论篇第四十八

肝满、肾满、肺满皆实(直起突兀),即为肿。肺之雍,雍,壅也,即肿胀也,满,洪脉也。《甲乙经》雍作"痈",非。喘而两胠满。肝壅,两胠满,卧则惊,不得小便。肾雍,脚下至少腹满,胫有大小,髀胻大跛,易偏枯(以上论满雍)。

心脉满大,痫瘛筋挛。肝脉小急,痫瘛筋挛(以满大小急作对,承上起下,叙事中亦有文律)。肝脉骛暴,有所惊骇,脉不至若瘖,不治自已。肾脉小急,肝脉小急,心脉小急,不鼓皆为瘕。肾肝并沉为石水,并浮为风水,并虚为死,并小弦欲惊(以上小急沉弦)。

肾脉大急沉,肝脉大急沉,皆为疝。心脉搏滑急为心疝,肺脉沉搏为肺疝。三阳急为瘕,三阴急为疝,二阴急为痫厥,二阳急为惊(以上大急搏滑)。

脾脉外鼓,沉为肠澼(叙肠澼),久自已。肝脉小缓为肠澼,易治。肾脉小搏沉,为肠澼下血,血温身热者死。心肝澼亦下血,二脏同病者可治,其脉小沉涩为肠澼,其身热者死,热见七日死。

胃脉沉鼓涩,胃外鼓大,心脉小坚急,皆鬲偏枯(叙偏枯),鬲当作"为"。男子发左,女子发右,不瘖舌转,可治。三十日起,其从者瘖,三岁起,年不满二十者,三岁死。脉至而搏,血衄身热者死(叙衄、叙厥、叙惊)。脉来悬钩浮为常脉。脉至如喘,名曰暴厥,暴厥者不知与人言。脉至如数,使人暴惊,三四日自已。

脉至浮合,浮合如数,一息十至以上,是经气予不足也(以下叙脏腑经气不足之脉,气充词沛而训词古厚,太古元音)。微见九十日死。微见之义为不及也。脉至如火薪然,是心精之予夺也,草干而死。脉至如散叶,是肝气予虚也,木叶落而死。脉至如省客,省客者脉塞而鼓,是肾气予不足也,悬去枣华而死。悬去,犹远过也,谓枣华之后也。脉至如丸泥,是胃精予不足也,榆荚落而死。脉至如横格,是胆气予不足也,禾熟而死。脉至如弦缕,是胞精予不足也,病善言,下霜而死,不言,可治。脉至如交漆,交漆者左右傍至也,微见三十日死。脉至如涌泉,浮鼓肌中,太阳气予不足也,少气味,谓精神短乏也。韭英而死。脉至如颓土之状,按之不得,是肌气予不足也,五色先见黑白,垒发死。脉至如悬雍,悬雍者浮揣,揣当是"喘"。切之益大,是十二俞之予不足也,水凝而死。脉至如偃刀,偃刀者浮之小急,按之坚大急,五脏菀熟,寒热独并于肾也,如此其人不得坐,立春而死。脉至如丸滑不直手,不直手者,按之不可得也,是大肠气予不足也,枣叶生而死。脉至如华者,令人善恐,不欲坐卧,行立常听,是小肠气予不足也,季秋而死。

只是类聚脉证,略无起伏顿挫之笔,而句句实事实理,笔笔斩钉截铁,排比铺张之中,自有浩气行乎其间,使人神气俱旺。以草木纪春秋,此真太古文字。

脉解篇第四十九

太阳所谓肿腰脽痛者,正月太阳寅,寅太阳也,正月阳气出在上,而阴气盛,阳未得自次也,故肿腰脽痛也。病偏虚为跛者,正月阳气冻解,地气而出也,所谓偏虚者,冬寒颇有不足者,故偏虚为跛也。所谓强上引背者,阳气大上而争,故强上也。所谓耳鸣者,阳气万物盛上而跃,故耳鸣也。所谓甚则狂巅疾者,阳尽在上而阴气从下,下虚上实,故狂巅疾也。所谓浮为聋者,皆在气也。所谓入中为喑者，阳盛已衰，故为喑也。内夺而厥，则为喑俳，此肾虚也。少阴不至者，厥也。

少阳所谓心胁痛者，言少阳盛也，盛者心之所表也，九月阳气尽而阴气盛，故心胁痛也。所谓不可反侧者，阴气藏物也，物藏则不动，故不可反侧也。所谓甚则跃者，九月万物尽衰，草木毕落而堕，则气去阳而之阴，气盛而阳之下长，故谓跃。

阳明所谓洒洒振寒者，阳明者午也，五月盛阳之阴也，阳盛而阴气加之，故洒洒振寒也。所谓胫肿而股不收者，是五月盛阳之阴也，阳者衰于五月，而一阴气上，与阳始争，故胫肿而股不收也。所谓上喘而为水者，阴气下而复上，上则邪客于脏腑间，故为水也。所谓胸痛少气者，水气在脏腑也，水者阴气也，阴气在中，故胸痛少气也。所谓甚则厥，恶人与火，闻木音则惕然而惊者，阳气与阴气相薄，水火相恶，故惕然而惊也。所谓欲独闭户牖而处者，阴阳相薄也，阳尽而阴盛，故欲独闭户牖而居。所谓病至则欲乘高而歌，弃衣而走者，阴阳复争，而外并于阳，故使之弃衣而走也。所谓客孙脉则头痛鼻鼽腹肿者，阳明并于上，上者则其孙络太阴也，故头痛鼻鼽腹肿也。

太阴所谓病胀者，太阴子也，十一月万物气皆藏于中，故曰病胀。所谓上走心为噫者，阴盛而上走于阳明，阳明络属心，故曰上走心为噫也。所谓食则呕者，物盛满而上溢，故呕也。所谓得后与气则快然如衰者，十二月阴气下衰，而阳气且出，故曰得后与气则快然如衰也。

少阴所谓腰痛者，少阴者肾也，十月万物阳气皆伤，故腰痛也。所谓呕咳上气喘者，阴气在下，阳气在上，诸阳气浮，无所依从，故呕咳上气喘也。此乃寒湿从下入足太阳少阴之经而上冲者，其证最剧，亦有阴寒遏于上，阳气激于下而然者。所谓色色不能久立久坐，起则目䀮䀮无所见者，万物阴阳不定未有主也，秋气始至，微霜始下，而方杀万物，阴阳内夺，故目䀮䀮无所见也。所谓少气善怒者，阳气不治，阳气不治则阳气不得出，肝气当治而未得，故善怒，善怒者名曰煎厥。所谓恐如人将捕之者，秋气万物未有毕去，阴气少，阳气入，阴阳相薄，故恐也。所谓恶闻食臭者，胃无气，故恶闻食臭也。所谓面黑如地色者，秋气内夺，故变于色也。所谓咳则有血者，阳脉伤也，阳气未盛于上而脉满，满则咳，故血见于鼻也。

厥阴所谓㿗疝，妇人少腹肿者，厥阴者辰也，三月阳中之阴，邪在中，故曰㿗疝少腹肿也。所谓腰脊痛不可以俯仰者，三月一振，荣华万物，一俯而不仰也。所谓㿗癃疝肤胀者，曰阴亦盛而脉胀不通，故曰㿗癃疝也。所谓甚则嗌干热中者，阴阳相薄而热，故嗌干也。

此篇论四时六气，各有太过不及之病也，盖三代之时诠释黄帝旧经之文。

刺要论篇第五十

黄帝问曰：愿闻刺要。岐伯对曰：病有浮沉，刺有浅深（总提），各至其理，无过其道。过之则内伤，不及则生外壅，壅则邪从之。浅深不得，反为大贼，内动五脏，后生大病（略顿）。故曰：病有在毫毛腠理者（分领），有在皮肤者，有在肌肉者，有在脉者，有在筋者，有在骨者，有在髓者。是故刺毫毛腠理无伤皮，皮伤则内动肺，肺动则秋病温疟，泝泝然寒栗。刺皮无伤肉，肉伤则内动脾，脾动则七十二日四季之月，病腹胀烦不嗜食。刺肉无伤脉，脉伤则内动心，心动则夏病心痛。刺脉[①]无伤筋，筋伤则内动

① 刺脉：原作“刺肉”，据《素问》改之。

肝，肝动则春病热而筋弛。刺筋无伤骨，骨伤则内动肾，肾动则冬病胀腰痛。刺骨无伤髓，髓伤则销铄胻酸，体解㑊然不去矣。

此论刺伤，今虽无刺，而劳力扑损折跌亦同此理，且外伤则内动，理致可思。

刺齐论篇第五十一

黄帝问曰：愿闻刺浅深之分（承上篇说起）。岐伯对曰：刺骨者无伤筋（深），刺筋者无伤肉，刺肉者无伤脉，刺脉者无伤皮，刺皮者无伤肉（浅），刺肉者无伤筋，刺筋者无伤骨。帝曰：余未知其所谓，愿闻其解。岐伯曰：刺骨无伤筋者（宜深而浅，是不及也），针至筋而去，不及骨也。刺筋无伤肉者，至肉而去，不及筋也。刺肉无伤脉者，至脉而去，不及肉也。刺脉无伤皮者，至皮而去，不及脉也。所谓刺皮无伤肉者（宜浅而深，是太过也），病在皮中，针入皮中，无伤肉也。刺肉无伤筋者，过肉中筋也。刺筋无伤骨者，过筋中骨也。此之谓反也。

此申释上篇浅深之事，因上篇只叙其伤之证，未及其何以为伤也，当与上合为一篇。

刺禁论篇第五十二

黄帝问曰：愿闻禁数。岐伯曰：脏有要害，不可不察（提二句，冒全篇）。肝生于左，肺藏于右（先叙部位），心部于表，肾治于里，脾为之使，胃为之市。膈肓之上，中有父母，七节之傍，中有小心，从之有福，逆之有咎（顿二句，束上领下）。刺中心，一日死，其动为噫。刺中肝，五日死，其动为语。刺中肾，六日死，其动为嚏。刺中肺，三日死，其动为咳。刺中脾，十日死，其动为吞。刺中胆，一日半死，其动为呕。刺跗上，中大脉，血出不止死。刺面，中溜脉，不幸为盲。刺头，中脑户，入脑立死。刺舌下，中脉太过，血出不止为喑。刺足下布络，中脉，血不出为肿。刺郄，中大脉，令人仆，脱色。刺气街，中脉，血不出，为肿、鼠仆。刺脊间，中髓，为伛。刺乳上，中乳房，为肿根蚀。刺缺盆中内陷，气泄，令人喘咳逆。刺手鱼腹内陷，为肿。无刺大醉，令人气乱。无刺大怒，令人气逆。无刺大劳人，无刺新饱人，无刺大饥人，无刺大渴人，无刺大惊人。刺阴股，中大脉，血出不止死。刺客主人内陷，中脉，为内漏、为聋。刺膝髌出液，为跛。刺臂太阴脉，出血多，立死。刺足少阴脉，重虚出血，为舌难以言。刺膺中陷，中肺，为喘逆仰息。刺肘中内陷，气归之，为不屈伸。刺阴股下三寸内陷，令人遗溺。刺掖下胁间内陷，令人咳。刺少腹，中膀胱，溺出，令人少腹满。刺腨肠内陷，为肿。刺眶上陷骨中脉，为漏、为盲。刺关节中液出，不得屈伸。

起用提笔，唱醒五脏之气，以下罗列富有，便若网在纲，有条不紊。

刺志论篇第五十三

黄帝问曰：愿闻虚实之要（轻提虚实）。岐伯对曰：气实形实，气虚形虚（又从虚实推出常反），此其常也，反此者病（实叙常字，递入反字）；谷盛气盛，谷虚气虚，此其常也，反此者病；脉实血实，脉虚血虚，此其常也，反此者病。帝曰：如何而反？岐伯曰（接叙反字）：《甲乙经》有“气盛身寒”四字。气虚身热，此谓反也；谷入多而气少，此谓反也；谷不入而气多，此谓反也；脉盛血少，此谓反也；脉少当作“小”。血多，此谓反也（以上叙证）。气盛身寒，得之伤寒（以下叙因）；气虚身热，得之伤暑。谷入多而气少者，得之有所脱血，湿居下也；谷入少而气多者，邪在胃及与肺也。脉小血多者，饮中热也；脉大血少者，脉有风气，水浆不入，此之谓也。夫实者，气入也；虚者，气出也（振起应回虚实，旌旆飞扬）。气实者，热也；气虚者，寒也。入实者，左手开针空也（从虚实递入用针，补泻作收）；人虚者，左手闭针空也。

篇幅虽短，而理明词畅，读之令人餍[①]心，正不必以雄阔见长也，收笔尤见警策。

针解篇第五十四

黄帝问曰：愿闻九针之解，虚实之道（以虚实提前半篇）。岐伯对曰：刺虚则实之者（紧顶，爽若列楣），针下热也，气实乃热也；满而泄之者，针下寒也，气虚乃寒也。菀陈则除之者，出恶血也。邪胜则虚之者，出针勿按；徐而疾则实者，徐出针而疾按之；疾而徐则虚者，疾出针而徐按之（以上言法）。言实与虚者（以下言意），寒温气多少也。虚实夹杂，寒温互结者，宜审其气之多少，而为补泻之轻重也。若无若有者，疾不可知也。察后与先者，知病先后也。为虚与实者，工勿失其法。若得若失者，离其法也。虚实之要，九针最妙者，为其各有所宜也。补泻之时者，与气开阖相合也。九针之名，各不同形者，针穷其所当补泻也。刺实须其虚者，留针阴气隆至，乃去针也[②]；刺虚须其实者，阳气隆至，针下热乃去针也。经气已至，慎守勿失者，勿变更也。深浅在志者，知病之内外也，近远如一者，深浅其候等也。如临深渊者，不敢堕也；手如握虎者，欲其壮也。神无营于众物者，静志观病人，无左右视也；义无邪下者，欲端以正也；必正其神者，欲瞻病人目制其神，令气易行也。所谓三里者（以下言部位），下膝三寸也；所谓跗之者，举膝分易见也；巨虚者，跻足胻独陷者；下廉者，陷下者也。

帝曰：余闻九针，上应天地四时阴阳，愿闻其方，令可传于后世，以为常也。岐伯曰：夫一天、二地、三人、四时、五音、六律、七星、八风、九野，身形亦应之，针各有所宜（二句领后半篇），故曰九针（一顿）。人皮应天，人肉应地，人脉应人，人筋应时，人声应音，人阴阳合气应律，人齿面目应星，人出入气应风，人九窍三百六十五络应野。故一针皮，二针肉，三针脉，四针筋，五针骨，六针调阴阳，七针益精，八针除风，九针通九窍，除三百六十五节气，此之谓各有所主也（回应束住，文气极紧，以下文义不完）。

人心意应八风，人气应天，人发齿耳目[③]五声应五音六律，人阴阳脉血气应地，人肝目应之九。九窍三百六十五。人一以观动静天二以候五色七星应之以候发毋泽五音一以候宫商角徵羽六律有余不足应之二地一以候高下有余九野一节俞应之以候闭节三人变一分人候齿泄多血少十分角之变五分以候缓急六分不足三分寒关节第九分四时人寒温燥湿四时一应之以候相反一四方各作解。

法既失传，文又脱简，但此等文字两经屡见，可想古人郑重分明之意。

长刺节论篇第五十五

刺家不诊（短峭），听病者言，在头，头疾痛，为藏针之，刺至骨，病已上，当是止字。无伤骨肉及皮，皮者道也。阴刺，入一傍四处，《灵枢》阳刺者，正内一傍内四，阴字疑误。治寒热。深专者，刺大脏，迫脏刺

① 餍（音厌）：满足。
② 刺实须其虚者……乃去针也：下原脱“刺虚须其实者……乃去针也”一句，据《素问》补。
③ 人发齿耳目：其下原脱“五声应”三字，据《素问》补。

背，背俞也。刺之迫脏，脏会，腹中寒热去而止。与刺之要，发针而浅出血。二句当是总上二段言，头背肉薄用针宜浅，但微出血也。治腐肿者刺腐上，视痈小大，深浅刺，刺大者多血，小者深之，必端内针为故止[①]。病在少腹有积，刺皮髓以下，至少腹而止，刺侠脊两傍四椎间，刺两髂髎季胁肋间，导腹中气热下已。病在少腹，腹痛不得大小便，病名曰疝，得之寒，刺少腹两股间，刺腰髁骨间，刺而多之，多疑是灸字。尽炅病已。病在筋，筋挛节痛，不可以行，名曰筋痹，刺筋上为故，刺分肉间，不可中骨也，病起筋炅，病已止。谓陷者起而筋热，即病已愈止，勿刺也。《灵枢》曰：刺陷脉者起之止。病在肌肤，肌肤尽痛，名曰肌痹，伤于寒湿。刺大分、小分，多发针而深之，以热为故，无伤筋骨，伤筋骨，痈发若变，诸分尽热，病已止。病在骨，骨重不可举，骨髓酸痛，寒气至，名曰骨痹，深者刺无伤脉肉为故，其道大分小分，骨热病已止。病在诸阳脉，且寒且热，诸分且寒且热，名口狂，刺之虚脉，视分尽热，病已止。病初发，岁一发；不治，月一发；不治，月四五发，名曰癫病。刺诸分诸脉，其无寒者，以针调之，病已止。病风且寒且热，炅汗出，一日数过，先刺诸分理络脉；汗出且寒且热，三日一刺，百日而已。病大风，骨节重，须眉堕，名曰大风，刺肌肉为故，汗出百日，刺骨髓，汗出百日，凡二百日，须眉生而止针。

论刺法极为详尽，惜今不能用，致篇中诸大病皆成不治，可为浩叹也。文笔简峭可喜。

皮部论篇第五十六

黄帝问曰：余闻皮有分部，脉有经纪，筋有结络，骨有度量，其所生病各异（从通义说起），别其分部，左右上下，阴阳所在，病之始终，愿闻其道。岐伯对曰：欲知皮部以经脉为纪者，诸经皆然（紧擒皮部，挈起全篇）。阳明之阳，名曰害蜚（分顶），上下同法。手足经皆同此法也。视其部中有浮络者（再叫醒一句），皆阳明之络也。其色多青则痛，多黑则痹，黄赤则热，多白则寒，五色皆见，则寒热也。络盛则入客于经，阳主外，阴主内（是歇后语）。少阳之阳，名曰枢持，上下同法。视其部中有浮络者（句法雷同得妙），皆少阳之络也。络盛则入客于经，故在阳者主内，在阴者主出（遥接上条末句），以渗于内，诸经皆然。太阳之阳，名曰关枢，上下同法。视其部中有浮络者，皆太阳之络也。络盛则入客于经。少阴之阴，名曰枢儒，上下同法。视其部中有浮络者，皆少阴之络也。络盛则入客于经，其入经也，从阳部注于经，其出者，从阴内注于骨（又遥承次条末句，上下钩连有致）。心主之阴，名曰害肩，上下同法。视其部中有浮络者，皆心主之络也。络盛则入客于经。太阴之阴，名曰关蛰，上下同法。视其部中有浮络者，皆太阴之络也。络盛则入客于经。凡十二经络脉者（束一笔），皮之部也（应醒）。是故百病之始生也（振笔直书，昂头天外），必先于皮毛（此言病机），邪中之则腠理开，开则入客于络脉，留而不去，传入于经，留而不去，传入于腑，廪于肠胃（再振）。邪之始入于皮也（此言病形），泝[②]然起毫毛，开腠理（邪在气分）；其入于络也（句句如长剑倚天），则络脉盛色变（邪入血分）；其入客于经也，则感虚乃陷下（邪入肌膜）；其留于筋骨之间（邪入筋骨），寒多则筋挛骨痛，热多则筋弛骨消，肉烁䐃破，毛直而败（笔走龙蛇，劲峭）。

帝曰：夫子言皮之十二部，其生病皆何

① 止：原作"正"，据《素问》改。

② 泝（音诉）：寒栗貌。

如(上文五光十色,极见浓丽,此以淡笔收之,归重皮部,语不离宗)?岐伯曰:皮者,脉之部也。邪客于皮则腠理开,开则邪入客于络脉,络脉满则注于经脉,经脉满则入舍于腑脏也。故皮者有分部,不与而生大病也。帝曰:善。帝意皮分十二部,其生病亦有十二经之殊耶。答言皮固有分部,而其分浅,不令人生大病,故不能如分经剖析也。

笔势豪迈,有伏有应,有提掇,有横插,阳主外,阴主内,故作未了语气,下面分在两处遥接,遂于极板之中,涌现空明之象矣。犀利不失之剽滑,光明俊伟仍自沉静肃穆,岂秦汉诸子所能攀跻?

经络论篇第五十七

黄帝问曰:夫络脉之见也,其五色各异,青黄赤白黑不同,其故何也?岐伯对曰:经有常色,而络无常变也(擒得紧,叫得醒)。帝曰:经之常色何如(承经有常,是客)?岐伯曰:心赤、肺白、肝青、脾黄、肾黑,皆亦应其经脉之色也。帝曰:络之阴阳,亦应其经乎(承络有变,是主)?岐伯曰:阴络之色应其经,阳络之色变无常,随四时而行也(又随手请出一陪客)。寒多则凝泣,凝泣则青黑;热多则淖泽,淖泽则黄赤。此皆常色,谓之无病。吴鹤皋移此二句置"随四时而行也"下,于此皆二字无着,但重读"常"字,对上两"多"字,便于上下文皆顺矣。五色具见者,谓之寒热。帝曰:善。

醇厚整肃,直而有曲,体是短幅,正宗。

气穴论篇第五十八

黄帝问曰:余闻气穴三百六十五以应一岁(一起,擒题极紧),未知其所,愿卒闻之。岐伯稽首再拜对曰:窘乎哉问也!其非圣帝,孰能穷其道焉,因请溢意尽言其处(游衍以养度)。帝捧手逡巡而却曰:夫子之开余道也,目未见其处,耳未闻其数,而目以明,耳以聪矣。岐伯曰:此所谓圣人易语,良马易御也。帝曰:余非圣人之易语也,世言真数开人意,今余所访问者真数,发蒙解惑,未足以论也。然余愿闻夫子溢志尽言其处,令解其意,请藏之金匮,不敢复出。岐伯再拜而起曰:臣请言之。【背与心相控而痛(文意不属,确是错简),所治天突与十椎及上纪。上纪者胃脘也,下纪者关元也。背胸邪系阴阳左右,如此其病前后痛涩,胸胁痛而不得息,不得卧,上气短气偏痛,脉满起斜出尻脉,络胸胁支心贯膈,上肩加天突,斜下肩交十椎下】。林亿云:此段疑"骨空论"文,错简。脏俞五十穴,腑俞七十二穴,热俞五十九穴,水俞五十七穴,头上五行行五,五五二十五穴,中䏭[①] 两傍各五,凡十穴,大椎上两傍各一,凡二穴,目瞳子浮白二穴,两髀厌分中二穴,犊鼻二穴,耳中多所闻二穴,眉本二穴,完骨二穴,项中央一穴,枕骨二穴,上关二穴,大迎二穴,下关二穴,天柱二穴,巨虚上下廉四穴,曲牙二穴,天突一穴,天府二穴,天牖二穴,扶突二穴,天窗二穴,肩解二穴,关元一穴,委阳二穴,肩贞二穴,瘖门一穴,脐一穴,胸俞十二穴,背俞二穴,膺俞十二穴,分肉二穴,踝上横二穴,阴阳跻四穴,水俞在诸分,热俞在气穴,寒热俞在两骸厌中二穴,大禁二十五,在天府下五寸,凡三百六十五穴(束一笔),针之所由行也。

帝曰:余已知气穴之处,游针之居,愿闻孙络溪谷(从气穴推出),亦有所应乎?岐伯曰:孙络三百六十五穴会(叙孙络),亦以应一岁,以溢奇邪,以通荣卫(孙络功

---

① 䏭(音吕):脊柱。

用）。荣卫稽留，卫散荣溢，气竭血著，外为发热，内为少气，疾泻无怠（孙络主病），以通荣卫，见而泻之，无问所会（孙络治法）。

帝曰：善。愿闻溪谷之会也（叙溪谷）。岐伯曰：肉之大会为谷，肉之小会为溪。肉分之间，溪谷之会，以行荣卫，以会大气（溪谷功用）。邪溢气壅，脉热肉败，荣卫不行，必将为脓，内销骨髓，外破大腘，腘当是䐃。留于节腠，原作"凑"，一作"溱"，解者俱曲而难信。《灵枢·九针论》曰：八风伤人，内舒于骨解腰脊节腠理之间，为深痹也。故以腠为顺，且彼处"理"字亦后人妄增也。仲景曰：腠者，三焦通会元真之处也。必将为败（热病）。积寒留舍，荣卫不居，卷肉缩筋，肋肘不得伸，内为骨痹，外为不仁，命曰不足，大寒留于溪谷也（寒病）。溪谷三百六十五穴会，亦应一岁（上条用顺提，此用倒煞）。其小痹淫溢，循脉往来，微针所及，与法相同（补叙小痹一笔，收束本节）。

帝乃辟左右而起，再拜曰：今日发蒙解惑，藏之金匮，不敢复出（应起处，束全篇）。乃藏之金兰之室，署曰气穴所在。岐伯曰：孙络之脉别经者，其血盛而当泻者，亦三百六十五脉，并注于络，传注十二络脉，非独十四络脉也，内解泻于中者十脉（补叙血络，文体似散漫，而益见宽博）。

后幅义精词湛，与"调经论"守经隧之义相发明。故吾谓叶天士通络之说，为百病不易之治法也，徐灵胎、陈修园斥之何耶？

气府论篇第五十九

足太阳脉气所发者七十八穴（直起，高峰屹立）：两眉头各一，入发至项三寸半，林亿云：项当作"顶"，半字衍也。傍五，相去三寸，其浮气在皮中者凡五行，行五，五五二十五，项中大筋两傍各一，风府两傍各一，侠脊以下至尻尾二十一节，十五间各一，五脏之俞各五，六腑之俞各六，委中以下，至足小指傍各六俞。

足少阳脉气所发者六十二穴：两角上各二，直目上发际内各五，耳前角上各一，耳前角下各一，锐发下各一，客主人各一，耳后陷中各一，下关各一，耳下牙车之后各一，缺盆各一，掖下三寸，胁下至胠，八间各一，髀枢中傍各一，林亿云：此穴在髀枢中也，傍各一者，左右各一也。膝以下至足小指次指各六俞。

足阳明脉气所发者六十八穴：额颅发际傍各三，面鼽骨空各一，大迎之骨空各一，人迎各一，缺盆外骨空各一，膺中骨间各一，侠鸠尾之外，当乳下三寸，侠胃脘各五，侠脐广三寸各三，下脐二寸侠之各三，气街动脉各一，伏菟上各一，三里以下至足中指各八俞，分之往也。所在穴空。

手太阳脉气所发者三十六穴：目内眦各一，目外各一，鼽骨下各一，耳郭上各一，耳中各一，巨骨穴各一，曲掖上骨穴各一，柱骨上陷者各一，上天窗四寸各一，肩解各一，肩解下三寸各一，肘以下至手小指本各六俞。

手阳明脉气所发者二十二穴：鼻空外廉，项上各二，大迎骨空各一，柱骨之会各一，髃骨之会各一，肘以下至手大指次指本各六俞。

手少阳脉气所发者三十二穴：鼽骨下各一，眉后各一，角上各一，下完骨后各一，项中足太阳之前各一，挟扶突各一，肩贞各一，肩贞下三寸分间各一，肘以下至手小指次指本各六俞。

督脉气所发者二十八穴：项中央二，发际后中八，面中三，大椎以下至尻尾及傍按："及傍"二字可疑，或因会阳在尻尾之下而言之耶？十五穴，至骶下凡二十一节，脊椎法也。

任脉之气所发者二十八穴：喉中央二，膺中骨陷中各一，鸠尾下三寸，胃脘五寸，胃脘以下至横骨六寸半一，林亿云："一"字误。愚按：此条字有脱也，胃脘五穴，每相间一寸也，下至横骨六穴相间，每一寸半，而得一穴也。腹脉法也。下阴别一，目下各一，下唇一，龂交一。

冲脉气所发者二十二穴：侠鸠尾外各半寸，至脐寸一，谓两傍相去各半寸，上下相间一寸，一穴也。侠脐下傍各五分，至横骨寸一，腹脉法也。足少阴舌下，厥阴毛中急脉各一，手少阴各一，阴阳跻各一，手足诸鱼际脉气所发者，手足大指后肉膹起者，皆谓之鱼肉。凡三百六十五穴也。

不提不束，直起直收，中间觉有无数秀峰高插天表，其气盛也。

骨空论篇第六十

黄帝问曰：余闻风者百病之始也，以针治之奈何（通篇皆论风寒之客于骨空者）？岐伯对曰：风从外入（先从风之浅处说起），令人振寒，汗出头痛，身重恶寒，治在风府，调其阴阳，不足则补，有余则泻（一顿，谓早治，即不致渐筋入骨矣。以下风渐入筋骨）。

大风颈项痛，刺风府，风府在上椎。大风汗出，灸譩譆，譩譆在背下侠脊傍三寸所，厌[①] 之令病者呼譩譆，譩譆应手。从风憎风，刺眉头。失枕，在肩上横骨间。折，使揄臂齐肘，正灸脊中。眇络季胁引少腹而痛胀，刺譩譆。腰痛不可以转摇，急引阴卵，刺八髎与痛上，八髎在腰尻分间。鼠瘘寒热，还刺寒府，寒府在附膝外解营。取膝上外者使之拜，取足心者使之跪（造句峭如檀弓）。

任脉者（插叙经脉），起于中极之下（叙任冲之脉），以上毛际，循腹里上关元，至咽喉，上颐循面入目。冲脉者，起于气街，并少阴之经，侠脐上行，至胸中而散。任脉为病（叙任冲之病），男子内结七疝，女子带下瘕聚。冲脉为病，逆气里急。督脉为病（先叙督病），脊强反折。督脉者，起于少腹，以下骨中央（再叙督脉），女子入系廷孔（叙督脉独分男女），其孔，溺孔之端也。其络循阴器合篡间，绕篡后，别绕臀，至少阴，与巨阳中络者合，少阴上股内后廉，贯脊属肾（从下上行），与太阳起于目内眦（从上下行，但两条），上额交巅，上入络脑，还出，别下项，循肩髆[②] 内，侠脊抵腰中，入循膂络肾（文内有贯脊属肾、侠脊络肾之异，当是一经一络也。以上叙女子，此叙男子，用简括之笔），其男子循茎下至篡，与女子等；其少腹直上者（此又督脉之一歧也，与任同行），贯脐中央，上贯心，入喉，上颐环唇，上系两目之下中央。此生病（此少腹直上者，男子病也），从少腹上冲心而痛，不得前后，为冲疝。其女子不孕（此少腹直上者，女子病也。接入治法，收束本节），癃痔遗溺嗌干。督脉生病，治督脉，治在骨上，甚者在脐下营。其上气有音者，治其喉中央，在缺盆中者，其病上冲喉者，治其渐。渐者，上侠颐也（束住）。

蹇膝[③] 伸不屈，治其楗（遥承第一节来）。坐而膝痛，治其机。立而暑解，王冰云：一作"起而引解"。治其骸关。膝痛，痛及拇指，治其腘。坐而膝痛如物隐者，治其关。膝痛不可屈伸，治其背内。连胻若折，治阳明中俞髎。若别，治巨阳少阴荥。淫泺胫痠，不能久立，治少阳之维，在外上五寸。林亿：维，络之误也。辅骨上横骨下为楗，侠髋为机，膝解为骸关，侠膝之骨为连

① 厌：压。

② 髆（音搏）：肩甲。

③ 蹇膝：此指膝关节屈伸不利。蹇，跛。

骸，骸下为辅，辅上为腘，腘上为关，头横骨为枕（亦用诠释之笔束住本节，笔力精悍）。

水俞五十七穴者（以下叙骨空）：尻上五行，行五；伏菟上两行，行五；左右各一行，行五；踝上各一行，行六穴。髓空在脑后三分，在颅际锐骨之下，一在龂基下，一在项后中复骨下，一在脊骨上空，在风府上。脊骨下空，在尻骨下空。数髓空，在面侠鼻，或骨空在口下，当两肩。两髆骨空，在髆中之阳。臂骨空在臂阳，去踝四寸两骨空之间。股骨上空在股阳，出上膝四寸。胻骨空在辅骨之上端。股际骨空，在毛中动下。尻骨空，在髀骨之后，相去四寸，扁骨有渗理凑，无髓孔，孔字亦当作空，虽无深义，究不得一句之中字体忽异也。易髓无空。

灸寒热之法（以下叙灸法，"寒热"二字暗跟风来），先灸项大椎，以年为壮数，次灸橛骨，以年为壮数。视背俞陷者灸之，举臂肩上陷者灸之，两季胁之间灸之，外踝上绝骨之端灸之，足小指次指间灸之，腨下陷脉灸之，外踝后灸之，缺盆骨上切之坚痛如筋者灸之，膺中陷骨间灸之，掌束骨下灸之，脐下关元三寸灸之，毛际动脉灸之，膝下三寸分间灸之，足阳明跗上动脉灸之，巅上一灸之。犬所啮[①] 之处，灸之三壮，即以犬伤病法灸之（带一笔）。凡当灸二十九处（总束本节）。伤食灸之（又带一笔），不已者，必视其经之过于阳者，数刺其俞而药之（拶进一笔收本节，带束通篇）。

叙经脉，叙穴道，叙病证，叙刺法灸法，参伍错综，而又杂之以诠释，且每于诠释处，露出风致，神龙出没，莫测端倪。"气府论"以整，此以散，可谓各极其盛，是经中极瘦硬文字。

水热穴论篇第六十一

黄帝问曰：少阴何以主肾（水热分）？肾何以主水（先从水病说起）？岐伯对曰：肾者至阴也，至阴者盛水也；肺者太阴也，少阴者冬脉也，故其本在肾，其末在肺，皆积水也。帝曰：肾何以能聚水而生病？岐伯曰：肾者胃之关也，关门不利，故聚水而从其类也。上下溢于皮肤，故为胕肿。胕肿者，聚水而生病也。帝曰：诸水皆生于肾乎？岐伯曰：肾者牝脏也，地气上者属于肾，而生水液也，故曰至阴。勇而劳甚则肾汗出，肾汗出逢于风，内不得入于脏腑，外不得越于皮肤，客于玄府，行于皮里，传为胕肿（津液外结，表里不相营，是外湿而内燥也），本之于肾，名曰风水。所谓玄府者，汗空也。

帝曰：水俞五十七处者，是何主也？岐伯曰：肾俞五十七穴，积阴之所聚也，水所从出入也。尻上五行行五者，此肾俞。故水病，下为胕肿大腹，上为喘呼不得卧者，标本俱病。故肺为喘呼，肾为水肿，肺为逆不得卧，分为相输俱受者，水气之所留也。伏菟上各二行行五者，此肾之街也。三阴之所交，结于脚[②] 也。踝上各一行行六者，此肾脉之下行也，名曰太冲。凡五十七穴者（束上），皆脏之阴络，水之所客也。帝曰：春取络脉分肉何也（另提，从空中叙四时治法，盖水热所同也）？岐伯曰：春者木始治，肝气始生，肝气急，其风疾，气欲伸而未得畅，则急迫而暴疾也。经脉常深，其气少，此指邪气。不能深入，故取络脉分肉间。帝曰：夏取盛经分腠何也？岐伯曰：夏者火始治，心气始长，脉瘦气弱，津泄于外，

---

① 啮（音聂）：咬。

② 脚：小腿。

则内瘦。气越于外，则内弱。阳气留溢，林亿云：一作“流溢”。热熏分腠，内至于经，故取盛经分腠。绝肤而病去者，邪居浅也。所谓盛经者，阳脉也。帝曰：秋取经俞何也？岐伯曰：秋者金始治，肺将收杀，金将胜火，阳气在合，阴气初胜，湿气及体，此所以秋伤于湿也。凉气敛湿于身，使不得散故也。喻嘉言改湿为燥，真未读《内经》者！阴气未盛，未能深入，故取俞以泻阴邪，取合以虚阳邪，阳气始衰，故取于合。帝曰：冬取井荥何也？岐伯曰：冬者水始治，肾方闭，阳气衰少，阴气坚盛，巨阳伏沉，阳脉乃去，故取井以下阴逆，取荥以实阳气。故曰：冬取井荥，春不鼽衄。此之谓也。

帝曰：夫子言治热病五十九俞，余论其意，未能领别其处，愿闻其处，因闻其意。岐伯曰：头上五行行五者，以越诸阳之热逆也（用笔如飘风急雨）；大杼、膺俞、缺盆、背俞，此八者，以泻胸中之热也；气街、三里、巨虚上下廉，此八者，以泻胃中之热也；云门、髃骨、委中、髓空，此八者，以泻四肢之热也。五脏俞傍五，此十者，以泻五脏之热也。凡此五十九穴者（总束一笔），皆热之左右也。帝曰：人伤于寒而传为热，何也？岐伯曰：夫寒盛则生热也（叙病源作收，力遒而气紧）。

如题两截，似无妙巧，中间忽插入四时刺法一段，实赅二病治法在内，是中间担两头。上截先叙病源，下截后叙病源，是两头包中间，此篇法之生动也。上截笔极纡徐，下截迅扫如风樯阵马，中间以整肃镇之，此笔法之生动也。直起直落，略不回顾，不嫌散漫，转见老横。

调经论篇第六十二

黄帝问曰：余闻刺法言，有余泻之，不足补之（从有余不足徐徐引入），何谓有余？何谓不足？岐伯对曰：有余有五，不足亦有五。帝欲何问？帝曰：愿尽闻之。岐伯曰：神有余，有不足；气有余，有不足；血有余，有不足；形有余，有不足；志有余，有不足。凡此十者，其气不等也（轻轻一顿）。帝曰：人有精气津液、四肢九窍、五脏十六部、三百六十五节（又略推开），乃生百病，百病之生，皆有虚实（与末段相应，是倒提逆入法）。今夫子乃言有余有五，不足亦有五，何以生之乎？岐伯曰：皆生于五脏也（一句到题，挈起全篇）。夫心藏神，肺藏气，肝藏血，脾藏肉，肾藏志（探原立论），而此成形。志意通，内连骨髓，而成身形五脏。五脏之道（总提大义，义精词湛），皆出于经隧，以行血气，血气不和，百病乃变化而生，是故守经隧焉（顿住凝重）。

帝曰：神有余不足何如（分叙）？岐伯曰：神有余则笑不休，神不足则悲（挺接，此五脏之内乱也）。血气未并，五脏安定，邪客于形，洒淅起于毫毛，未入于经络也，故命曰神之微（逐段皆带叙此层。此外邪之伤表，未乱五脏者，与篇末暗相照映）。帝曰：补泻奈何？岐伯曰：神有余，则泻其小络之血，出血，勿之深斥，无中其大经，神气乃平。神不足者，视其虚络，按而致之，刺而利之，无出其血，无泄其气，以通其经，神气乃平。帝曰：刺微奈何？岐伯曰：按摩勿释，著针勿斥，移气于不足，神气乃得复。此谓出其邪气，兼补其正气之不足者，则邪无深入矣。故治外感，必佐以补气生津，乃无伤于正，而病可不复也。帝曰：善。气[①]有余不足奈何？岐伯曰：气有余则喘咳上气，不足则息利少气。血气未并，五脏安定，皮肤微病，命曰白气微泄。帝曰：补泻奈何？岐伯曰：气有余，则泻其经隧，无伤其经，无出其血，无泄其气；不足，则补其经

① 气：《素问》无。

隧,无出其气。帝曰:刺微奈何?岐伯曰:按摩勿释,出针视之,曰我将深之,适人必革,精气自伏,邪气散乱,无所休息,气泄腠理,真气乃相得。帝曰:善。血有余不足奈何?岐伯曰:血有余则怒,不足则恐。血气未并,五脏安定,孙络水溢,则经有留血。帝曰:补泻奈何?岐伯曰:血有余,则泻其盛经,出其血;不足,则视其虚经内[①] 针其脉中,久留而视,脉大,疾出其针,无令血泄。帝曰:刺留血奈何?岐伯曰:视其血络,刺出其血,无令恶血得入于经,以成其疾。帝曰:善。形有余不足奈何?岐伯曰:形有余则腹胀,泾溲不利;不足则四肢不用。血气未并,五脏安定,肌肉蠕动,命曰微风。帝曰:补泻奈何?岐伯曰:形有余,则泻其阳经;不足,则补其阳络。帝曰:刺微奈何?岐伯曰:取分肉间,无中其经,无伤其络,卫气得复,邪气乃索。帝曰:善。志有余不足奈何?岐伯曰:志有余则腹胀、飧泄,不足则厥。血气未并,五脏安定,骨节有动。帝曰:补泻奈何?岐伯曰:志有余,则泻然筋血者;不足,则补其复溜。帝曰:刺未并奈何?岐伯曰:即取之,无中其经,邪所乃能立虚。

帝曰:善(顿住)。余已闻虚实之形,不知其何以生?岐伯曰:气血以并(申明有余不足者,即气血之并也),阴阳相倾,气乱于卫,血逆于经,血气离居,一实一虚(六句总提大意)。血并于阴,气并于阳,故为惊狂。血并于阳,气并于阴,乃为炅中。血并于上,气并于下,心烦惋善怒。血并于下,气并于上,乱而喜忘。帝曰:血并于阴,气并于阳,如是血气离居,何者为实?何者为虚(捞进一层,“虚实”字,“并”字说得更融洽分明)?岐伯曰:血气者,喜温而恶寒,寒则泣不能流,温则消而去之,是故气之所并为血虚,血之所并为气虚(铁画银钩)。帝曰:人之所有者,血与气耳。今夫子乃言血并为虚,气并为虚,是无实乎?岐伯曰:有者为实,无者为虚(更醒)。故气并则无血,血并则无气,今血与气相失,故为虚焉。络之与孙脉,俱输于经,血与气并,则为实焉。血之与气,并走于上,则为大厥,厥则暴死,气复反则生,不反则死。

帝曰:实者何道从来?虚者何道从去?虚实之要,愿闻其故(再捞进一层,辨虚实之因,言血气之并,有生阳生阴之不同也,总提大意)。岐伯曰:夫阴与阳,皆有俞会,阳注于阴,阴满之外,阴阳匀平(二句义精),以充其形,九候若一,命曰平人。夫邪之生也,或生于阴,或生于阳。其生于阳者(分提大纲,笔如分水犀),得之风雨寒暑。当作湿。其生于阴者,得之饮食居处,阴阳喜怒。帝曰:风雨之伤人奈何?岐伯曰:风雨之伤人也,先客于皮肤,传入于孙脉,孙脉满则传入于络脉,络脉满则输于大经脉,血气与邪并客于分腠之间,其脉坚大,故曰实。实者,外坚充满,不可按之,按之则痛。帝曰:寒湿之伤人奈何?岐伯曰:寒湿之中人也,皮肤不收,肌肉坚紧,荣血泣,卫气去,故曰虚。虚者聂辟气不足,按之则气足以温之,故快然而不痛。帝曰:善。阴之生实奈何?岐伯曰:喜怒不节,则阴气上逆,上逆则下虚,下虚则阳气走之,故曰实矣。帝曰:阴之生虚奈何?岐伯曰:喜则气下,悲则气消,消则脉虚空,因寒饮食,寒气熏满,则血泣气去,故曰虚矣。

帝曰:经言阳虚则外寒,阴虚则内热,阳盛则外热,阴盛则内寒(接论阴阳虚实之病机),余已闻之矣,不知其所由然也。岐伯曰:阳受气于上焦,以温皮肤分肉之间,今寒气在外,则上焦不通,上焦不通,则寒气独留于外,故寒栗。帝曰:阴虚生内热奈何?岐伯曰:有所劳倦,形气衰少,谷气不

① 内:通“纳”。

盛，上焦不行，下脘不通，胃气热，热气熏胸中，故内热。此吾所谓动气之力，不能运达热力于外也。帝曰：阳盛生外热奈何？岐伯曰：上焦不通利，则皮肤致密，腠理闭塞，玄府不通，卫气不得泄越，故外热。此承阳虚生外寒来，所谓寒盛则为热也。帝曰：阴盛生内寒奈何？岐伯曰：厥气上逆，寒气积于胸中而不泻，不泻则温气去，寒独留，则血凝泣，凝则脉不通，其脉盛大以涩，故中寒。此寒湿之邪自下而上逆者也。血凝不通，腹中必有积块矣。

帝曰：阴与阳并，血气以并，病形以成，刺之奈何（接论治法）？岐伯曰：刺此者，取之经隧，取血于营，取气于卫，用形哉，因四时多少高下（挽到经隧，神龙掉尾，总提治法大意）。帝曰：血气以并，病形以成，阴阳相倾，补泻奈何？岐伯曰：泻实者（分叙补泻，跟定虚实），气盛乃内针，针与气俱内，以开其门，如利其户，针与气俱出，精气不伤，邪气乃下，外门不闭，以出其疾，摇大其道，如利其路，是谓大泻，必切而出，大气乃屈。帝曰：补虚奈何？岐伯曰：持针勿置，以定其意，候呼内针，气出针入，针空四塞，精无从去，方实而疾出针，气入针出，热不得还，闭塞其门，邪气布散，精气乃得存。动气候时，近气不失，远气乃来，是谓追之。正义已毕，下乃补叙余意。

帝曰：夫子言虚实者有十，生于五脏，五脏五脉耳。夫十二经脉皆生其病，今夫子独言五脏（遥承生于五脏句，推论十二经余波，收束通篇）。夫十二经脉者，皆络三百六十五节，节有病，必被经脉，经脉之病，皆有虚实，何以合之？岐伯曰：五脏者，故得六腑与为表里，经络肢节，各生虚实，其病所居，随而调之（亦先总提大意，从五脏卸到六腑，再卸到经络，宾主分明，脱卸有法。回应血气未并，五项在无意之中）。病在脉，调之血；病在血，调之络；病在气，调之卫；病在肉，调之分肉；病在筋，调之筋；病在骨，调之骨。燔针劫刺其下及与急者，句当在“调之筋”下，谓陷下与拘急者。病在骨，焠针药熨，病不知所痛，两跻为上，身形有痛，九候莫病，则缪刺之。痛在于左，而右脉病者，巨刺之。必谨察其九候，针道备矣（二句证治，一齐束住）。

不讲魄力，不讲气焰，不讲机局变化，平铺直叙，井井有条，和平坦易，是粹然有道之文。

缪刺论篇第六十三

黄帝问曰：余闻缪刺，未得其意，何谓缪刺？岐伯对曰：夫邪之客于形也，必先舍于皮毛，留而不去，入舍于孙脉，留而不去，入舍于络脉，留而不去，入舍于经脉，内连五脏，散于肠胃，阴阳俱感，五脏乃伤。此邪之从皮毛而入，极于五脏之次也（登高而呼）。如此则治其经焉（以撇笔勒住）。今邪客于皮毛（转入），入舍于孙络，留而不去，闭塞不通，不得入于经，流溢于大络，而生奇病也（落到题巅）。夫邪客大络者（紧顶），左注右，右注左，上下左右与经相干（实发正义），而布于四末，其气无常处，不入于经俞，命曰缪刺（点题）。帝曰：愿闻缪刺，以左取右，以右取左，奈何？其与巨刺何以别之（请一陪客，以辨明正义）？岐伯曰：邪客于经，左盛则右病，右盛则左病，亦有移易者，左痛未已，而右脉先病（发明客义，而本义自从对面映出，与上段实发正义处相激射），如此者，必巨刺之，必中其经，非络脉也。故络病者，其痛与经脉缪处（点醒“缪”字之义），故命曰缪刺（顿住）。

帝曰：愿闻缪刺奈何？取之何如（上总论其理，下分叙其法）？岐伯曰：邪客于足少阴之络，令人卒心痛，暴胀，胸胁支满。无积者，刺然骨之前，出血，如食顷而已；不已，左取右，右取左。病新发者，取五日已。邪客于手少阳之络，令人喉痹舌卷，口干心烦，臂外廉痛，手不及头，刺手中指次指爪甲上去端如韭叶，各一痏，壮者立已，老者有顷已，左取右，右取左，此新病数日已。邪客于足厥阴之络，令人卒疝暴痛，刺足大指爪甲上与肉交者，各一痏，男子立已，女子有顷已，左取右，右取左。邪客于足太阳之络，令人头项肩痛，刺足小指爪甲上与肉交者，各一痏，立已；不已，刺外踝下三痏，左取右，右取左，如食顷已。邪客于手阳明之络，令人气满胸中，喘息而支胠，胸中热，刺手大指次指爪甲上，去端如韭叶，各一痏，左取右，右取左，如食顷已。邪客于臂掌之间，不可得屈，刺其踝后，先以指按之，痛乃刺之，以月死生为数，月生一日一痏，二日二痏，十五日十五痏，十六日十四痏。邪客于足阳跻之脉，令人目痛从内眦始，刺外踝之下半寸所各二痏，左刺右，右刺左，如行十里顷而已。人有所堕坠，恶血留内，腹中满胀，不得前后，先饮利药，此上伤厥阴之脉，下伤少阴之络，刺足内踝之下然骨之前，血脉出血，刺足跗上动脉；不已，刺三毛上各一痏，见血立已，左刺右，右刺左。善悲惊不乐，刺如上方。邪客于手阳明之络，令人耳聋，时不闻音，刺手大指次指爪甲上，去端如韭叶，各一痏，立闻；不已，刺中指爪甲上与肉交者，立闻；其不时闻者，不可刺也。耳中生风者，亦刺之如此数，左刺右，右刺左。凡痹往来，行无常处者，在分肉间，痛而刺之，以月死生为数。用针者，随气盛衰，以为痏数。针过其日数则脱气，不及日数则气不泻，左刺右，右刺左，病已，止；不已，复刺之如法。月生一日一痏，二日二痏，渐多之，十五日十五痏，十六日十四痏，渐少之。邪客于足阳明之经，《甲乙经》经作“络”。令人鼽衄，上齿寒，刺足中指次指爪甲上与肉交者，各一痏，左刺右，右刺左。邪客于足少阳之络，令人胁痛不得息，咳而汗出，刺足小指次指爪甲上与肉交者，各一痏，不得息立已，汗出立止。咳者，温衣饮食，一日已，左刺右，右刺左，病立已；不已，复刺如法。邪客于足少阴之络，令人嗌痛，不可内食，无故善怒，气上走贲上，刺足下中央之脉，各三痏，凡六刺，立已，左刺右，右刺左。嗌中肿，不能内唾，时不能出唾者，刺然骨之前，出血立已，左刺右，右刺左。邪客于足太阴之络，令人腰痛，引少腹控䏚，不可以仰息，刺腰尻之解[①]，两胂[②] 之上，是腰俞，林亿云：全元起本无此三字，盖衍文也。按：经意当谓此是治腰痛之俞，非谓腰俞也。以月死生为痏数，发针立已，左刺右，右刺左。邪客于足太阳之络，令人拘挛背急，引胁而痛，刺之，从项始数脊椎侠脊，疾按之，应手如痛，刺之傍三痏，立已。邪客于足少阳之络，令人留于枢中痛，髀不可举，刺枢中以毫针，寒则久留针，以月死生为数，立已。治诸经刺之，所过者不病，则缪刺之。耳聋，刺手阳明，不已，刺其通脉出耳前者。齿龋，刺手阳明，不已，刺其脉入齿中，立已。邪客于五脏之间，非五脏之体也，乃五脏之外空处也。其病也，脉引而痛，时来时止，视其病，缪刺之于手足爪甲上，视其脉，出其血，间日一刺，一刺不已，五刺已。缪传引上齿，齿唇寒痛，视其手背脉，血者去之，足阳明中指爪甲上一痏，手大指次指爪甲上各一痏，立已，左取右，右取左。邪客于手足少阴、太阴、足阳明之络，此五络皆会于耳中，上络左角，五络俱竭，令人身脉皆动，而形无知也，其状若尸，或曰尸厥。刺其足大指内侧爪甲上，去端如韭叶，后刺足心，后刺足中指爪甲上各一痏，后刺手大指内侧去

① 解：骨之间隙。

② 胂(音甚)：夹脊之肉。

端如韭叶，后刺手心主，少阴锐骨之端各一痏，立已；不已，以竹管吹其两耳，剃其左角之发方一寸，燔治，饮以美酒一杯，不能饮者灌之，立已。凡刺之数（回应篇首，收束完密），先视其经脉，切而从之，审其虚实而调之；不调者，经刺之；有痛而经不病者，缪刺之；因视其皮部有血络者，尽取之：此缪刺之数也。

理明词达，篇中诸法，今犹有能用之者。凡法太繁，则词难条达，此独能晓畅轩豁，无一钝笔，无一晦语，是极清醒文字。

四时刺逆从论篇第六十四

厥阴有余病阴痹，不足病生热痹，滑则病狐疝风，涩则病少腹积气（突兀六排直下，一往无前）。少阴有余病皮痹、隐轸[①]，不足病肺痹，滑则病肺风疝，涩则病积溲血。太阴有余病肉痹寒中，不足病脾痹，滑则病脾风疝，涩则病积心腹时满。阳明有余病脉痹，身时热，不足病心痹，滑则病心风疝，涩则病积，时善惊。太阳有余病骨痹身重，不足病肾痹，滑则病肾风疝，涩则病积，时善巅疾。少阳有余病筋痹胁满，不足病肝痹，滑则病肝风疝，涩则病积，时筋急目痛（顿住，接笔仍用五排）。

是故春气在经脉，夏气在孙络，长夏气在肌肉，秋气在皮肤，冬气在骨髓中。帝曰：余愿闻其故。岐伯曰：春者，天气始开，地气始泄，冻解冰释，水行经通，故人气在脉。夏者，经满气溢入，孙络受血，皮肤充实。长夏者，经络皆盛，内溢肌中。秋者，天气始收，腠理闭塞，皮肤引急。冬者，盖藏血气在中，内著骨髓，通于五脏。是故邪气者，常随四时之气血而入客也（总一笔，束上起下，笔力屈曲遒劲，如神龙蜿蜒空中）。至其变化，不可为度，然必从其经气，辟除其邪，除其邪，则乱气不生（勒住）。

帝曰：逆四时而生乱气奈何（紧接直下）？岐伯曰：春刺络脉，血气外溢，令人少气；春刺肌肉，血气环逆，令人上气；春刺筋骨，血气内著，令人腹胀。夏刺经脉，血气乃竭，令人解㑊；夏刺肌肉，血气内却，令人善恐；夏刺筋骨，血气上逆，令人善怒。秋刺经脉，血气上逆，令人善忘；秋刺络脉，气不外行，令人卧不欲动；秋刺筋骨，血气内散，令人寒栗。冬刺经脉，血气皆脱，令人目不明；冬刺络脉，内气外泄，留为大痹；冬刺肌肉，阳气竭绝，令人善忘。凡此四时刺者，大逆之病，不可不从也。反之，则生乱气相淫病焉。故刺不知四时之经，病之所生（笔力亦屈曲遒劲），以从为逆，正气内乱，与精相薄，必审九候，正气不乱，精气不转（勒住）。

帝曰：善。刺五脏，中心一日死（推论刺逆之甚者），其动为噫；中肝五日死，其动为语；中肺三日死，其动为咳；中肾六日死，其动为嚏欠；中脾十日死，其动为吞。刺伤人五脏必死（亦总一笔）。其动，则依其脏之所变，候知其死也。

先论六经病证，再入本题，劈分四节，层次井井，起笔皆突兀，收笔皆劲切。词极精湛，气极条畅，可歌可咏之文。

标本病传论篇第六十五

黄帝问曰：病有标本，刺有逆从奈何？岐伯对曰：凡刺之方，必别阴阳，前后相应，逆从得施，标本相移，故曰有其在标而求之于标，有其在本而求之于本，有其在本而求之于标，有其在标而求之于本。故治有取标而得者，有取本而得者，有逆取而得者，有从取而得者。故知逆与从，正行无问；知标本者，万举万当；不知标本，是谓妄行。

① 轸（音诊）：通疹。

夫阴阳逆从标本之为道也，小而大，言一而知百病之害，少而多，浅而博，可以言一而知百也。以浅而知深，察近而知远，言标与本，易而勿及。治反为逆，治得为从。先病而后逆者，治其本；先逆而后病者，治其本；先寒而后生病者，治其本；先病而后生寒者，治其本；先热而后生病者，治其本；先热而后生中满者，治其标；先病而后泄者，治其本；先泄而后生他病者，治其本；必且调之，乃治其他病。先病而后生中满者，治其标；先中满而后烦心者，治其本。人有客气，有同气，小大不利治其标，小大利治其本。病发而有余，本而标之，先治其本，后治其标；病发而不足，标而本之，先治其标，后治其本。谨察间甚，以意调之，间者并行，甚者独行。先小大不利而后生病者，治其本。夫病传者，心病先心痛，一日而咳，三日胁支痛，五日闭塞不通，身痛体重，三日不已，死。冬夜半，夏日中。肺病喘咳，三日而胁支满痛，一日身重体痛，五日而胀，十日不已，死。冬日入，夏日出。肝病头目眩，胁支满，三日体重身痛，五日而胀，三日腰脊少腹痛，胫痠，三日不已，死。冬日入，夏早食。脾病身痛体重，一日而胀，二日少腹腰脊痛，胫痠，三日背胆筋痛，小便闭，十日不已，死。冬人定，夏晏食。肾病少腹腰脊痛，胻痠，三日背胆筋痛，小便闭，三日腹胀，三日两胁支痛，三日不已，死。冬大晨，夏晏晡。胃病胀满，五日少腹腰脊痛，胻痠，三日背胆筋痛，小便闭，五日身体重，六日不已，死。冬夜半后，夏日昳。膀胱病小便闭，五日少腹胀，腰脊痛，胻酸，一日腹胀，一日身体痛，二日不已，死。冬鸡鸣，夏下晡。诸病以次[①]相传，如是者，皆有死期（束），不可刺。间一脏止，及至三四脏者，乃可刺也。

如题分叙，有分无合，无文律可寻。此篇《灵枢》分为二，而病传有脏无证。《脉经》、《甲乙经》俱取脏与证而兼举之，互有出入，而以《脉经》为正。

天元纪大论篇第六十六

黄帝问曰：天有五行，御五位，以生寒暑燥湿风；人有五脏，化五气，以生喜怒思忧恐（双峰对峙，气象峥嵘）。论言五运相袭而皆治之，终期之日，周而复始，余已知之矣，愿闻其与三阴三阳之候，奈何合之（点明立论本旨）？通篇反复辨难，旁敲侧击，只是发明五运六气何以相合之数。鬼臾区稽首再拜对曰：昭乎哉问也！夫五运阴阳者（提起），“者”字顿断，须读得响。天地之道也，万物之纲纪，变化之父母，生杀之本始，神明之府也，五个“之”字，一气赶下，如飘风疾雨。可不通乎！故物生谓之化，物极谓之变，阴阳不测谓之神，神用无方谓之圣（顿四句，势如山立）。夫变化之为用也（承上撑开，掷笔空中），在天为玄，在人为道，在地为化。化生五味，道生智，玄生神[②]。神在天为风，在地为木；在天为热，在地为火；在天为湿，在地为土；在天为燥，在地为金；在天为寒，在地为水。故在天为气，在地成形，形气相感而化生万物矣（先轻束一笔，笔意欲落未落）。然“然”犹“是”故也，是直接，非转语。天地者，万物之上下也（再申前义）；左右者，阴阳之道路也；水火者，阴阳之征兆也；金木者，生成之终始也。气有多少，形有盛衰，上下相召而损益彰矣（重束前文，并伏后半篇）。以上是先论五运阴阳之理，未及五六相合之数也。

帝曰：愿闻五运之主时也何如（另提，是未达而更端以问也）？鬼臾区曰：五气运

---

① 次：“次”下原有“是”，据《甲乙经》删。

② 玄生神：原脱，据《素问》补。

行，各终期日，非独主时也。帝曰：请闻其所谓也。鬼臾区曰：臣积考《太始天元册》文曰：太虚廖廓，肇基化元，万物资始，五运终天，布气真灵，总[1] 统坤元，九星悬朗，七曜周旋，曰阴曰阳，曰柔曰刚，幽显既位，寒暑弛张，生生化化，品物咸章。臣斯十世，此之谓也。就“时”字上泛论一番，仍未及五六相合之数也。帝至此只得就彼之语，以反诘之。

帝曰：善。何谓气有多少，形有盛衰（遥跟前文，搜逼一番）？鬼臾区曰：阴阳之气各有多少，故曰三阴三阳也。形有盛衰，谓五行之治，各有太过不及也。故其始也，有余而往，不足随之，不足而往，有余从之，知迎知随，气可与期。应天为天符，承岁为岁直，三合为治。

帝曰：上下相召奈何（渐逼渐紧）？鬼臾区曰：寒暑燥湿风火，天之阴阳也，三阴三阳上奉之；木火土金水，地之阴阳也，生长化收藏下应之。天以阳生阴长，地以阳杀阴藏。天有阴阳，地亦有阴阳。【木火土金水火，地之阴阳也，生长化收藏。】故阳中有阴，阴中有阳。所以欲知天地之阴阳者，应天之气，动而不息，故五岁而右迁；应地之气，静而守位，故六期而环会。动静相召，上下相临，阴阳相错，而变由生也。以上两段，渐渐逼到正义矣，却仍论理，未及数也，极腾挪之妙。

帝曰：上下周纪，其有数乎（至此方点出数字）？鬼臾区曰：天以六为节，地以五为制。周天气者，六期为一备；终地纪者，五岁为一周（交代清楚）。君火以明，相火以位，五六相合，而七百二十气为一纪（至此始叙明五六相合之数，雄鸡一声天下白），凡三十岁，千四百四十气，凡六十岁而为一周，不及太过，斯皆见矣。顿住。是先总发五六相合之大数也，末节乃条叙其事。帝曰：夫子之言，上终天气，下毕地纪，可谓悉矣（承上趋下，唱叹一番）。余愿闻而藏之，上以治民，下以治身，使百姓昭著，上下和亲，德泽下流，子孙无忧，传之后世，无有终时，可得闻乎？鬼臾区曰：至数之机，迫迮[2] 以微，其来可见，其往可追，敬之者昌，慢之者亡，无道行私，必得夭殃，谨奉天道，请言真要。帝曰：善言始者，必会于终；善言近者，必知其远。是则至数极而道不惑，所谓明矣。愿夫子推而次之，令有条理，简而不匮，久而不绝，易用难忘，为之纲纪。至数之要，愿尽闻之。鬼臾区曰：昭乎哉问！明乎哉道！如鼓之应桴，响之应声也。以上两问两答，承上起下，唱叹流连，是游衍以展文度，因前文笔气极紧，故以缓笔渡入五六正面，始不嫌局促矣。通篇处处用腾挪之法，已落正面，仍不肯苟知此。臣闻之，甲己之岁，土运统之（叙五运）；乙庚之岁，金运统之；丙辛之岁，水运统之；丁壬之岁，木运统之；戊癸之岁，火运统之。帝曰：其于三阴三阳，合之奈何？鬼臾区曰：子午之岁，上见少阴（叙六气）；丑未之岁，上见太阴；寅申之岁，上见少阳；卯酉之岁，上见阳明；辰戌之岁，上见太阳；巳亥之岁，上见厥阴。少阴所谓标也，厥阴所谓终也。厥阴之上，风气主之；少阴之上，热气主之；太阴之上，湿气主之；少阳之上，相火主之；阳明之上，燥气主之；太阳之上，寒气主之。所谓本也，是谓六元。帝曰：光乎哉道！明乎哉论！请著之玉版，藏之金匮，署曰“天元纪”（点题作收）。

理数兼到，词旨整饬，可称能品。帝意起道即是问五六相合之数，答语乃只浑发其理，未析其数，逐层搜拶，极操纵之能。

---

① 总：原作“揔”，“总”的异体字。

② 迫迮（音坐）：切近。

五运行大论篇第六十七

黄帝坐明堂，始正天纲，临观八极，考建五常，请天师而问之曰：论言天地之动静，神明为之纪；阴阳之升降，寒暑彰其兆。余闻五运之数于夫子（“数”字，眼目），夫子之所言，正五气之各主岁尔，首甲定运，余因论之。鬼臾区曰：土主甲己（运气并提），金主乙庚，水主丙辛，木主丁壬，火主戊癸。子午之上，少阴主之；丑未之上，太阴主之；寅申之上，少阳主之；卯酉之上，阳明主之；辰戌之上，太阳主之；巳亥之上，厥阴主之。不合阴阳，不合阴阳之数。其故何也？岐伯曰：是明道也（“道”字，眼目），此天地之阴阳也。夫数之可数者，人中之阴阳也，然“然”犹“是”故也。所合，数之可得者也。夫阴阳者，数之可十，推之可百，数之可千，推之可万（意境虚涵，活泼泼地）。天地阴阳者，不以数推，以象之谓也（“象”字，眼目）。以上并提天地，总冒全篇。

帝曰：愿闻其所始也（先叙天气）。岐伯曰：昭乎哉问也！臣览《太始天元册》文，丹天之气（“气”字，眼目，通篇尤重发“气”字也），经于牛女戊分；黅[1]天之气，经于心尾己分；苍天之气，经于危室柳鬼；素天之气，经于亢氐昴毕；玄天之气，经于张翼娄胃。所谓戊己分者，奎壁角轸，则天地之门户也。夫候之所始，道之所生，不可不通也。以上重论天气。

帝曰：善。论言天地者，万物之上下，左右者，阴阳之道路（推叙天地之气分定位，与变象两意），未知其所谓也。岐伯曰：所谓上下者（此天地定位也），岁上下见阴阳之所在也。左右者，诸上见厥阴，左少阴，右太阳；见少阴，左太阴，右厥阴；见太阴，左少阳，右少阴；见少阳，左阳明，右太阴；见阳明，左太阳，右少阳；见太阳，左厥阴，右阳明。所谓面北而命其位，言其见也。帝曰：何谓下？岐伯曰：厥阴在上，则少阳在下，左阳明，右太阴；少阴在上，则阳明在下，左太阳，右少阳；太阴在上，则太阳在下，左厥阴，右阳明；少阳在上，则厥阴在下，左少阴，右太阳；阳明在上，则少阴在下，左太阴，右厥阴；太阳在上，则太阴在下，左少阳，右少阴。所谓面南而命其位，言其见也。上下异而左右殊，各以所见言之也。各见其位之左右，即各命其位之左右，其对面不及见者，不能命之也。故上下异而左右殊也。上下相遘，寒暑相临，气相得则和，不相得则病。帝曰：气相得而病者何也？岐伯曰：以下临上，不当位也。帝曰：动静何如（此天地变象也）？岐伯曰：上者右行，下者左行，左右周天，余而复会也。帝曰：余闻鬼臾区曰：应地者静。今夫子乃言下者左行，不知其所谓也。愿闻何以生之乎？岐伯曰：天地动静，五行迁复，虽鬼臾区其上候而已，犹不能遍明。夫变化之用，天垂象，地成形，七曜纬虚，五行丽地。地者，所以载生成之形类也；虚者（以“虚”字代天字，妙），所以列应天之精气也。形精之动，犹根本之与枝叶也。仰观其象（神回气合），虽远可知也。以上合论天地之气。

帝曰：地之为下否乎（接叙地气）？岐伯曰：地为人之下，太虚之中者也（大放厥词）。帝曰：冯[2]乎？岐伯曰：大气举之也。燥以干之，暑以蒸之，风以动之，湿以润之，寒以坚之，火以温之。故风寒在下，燥热在上，湿气在中，火游行其间，寒暑六入，故令虚而生化也。故燥胜则地干，暑胜则地热，风胜则地动，湿胜则地泥，寒胜则地裂，火胜则地固矣（通篇大义重在人上，

---

① 黅（音今）：黄色。

② 冯：通凭。

以上论天论地，乃探原之义也）。以上重论地气。帝曰：天地之气，何以候之（递到天地之气合之于人，是全篇之中枢也）？岐伯曰：天地之气，胜复之作，不形于诊也。脉法曰，天地之变，无以脉诊，此之谓也。帝曰：间气何如？岐伯曰：随气所在，期于左右。帝曰：期之奈何？岐伯曰：从其气则和，违其气则病，不当其位者病，迭移其位者病，失守其位者危，尺寸反者死，阴阳交者死。先立其年，以知其气，左右应见，然后乃可以言死生之逆顺也（遥承前文，领起后半，高唱入云，重醒"气"字，前后多少"气"字皆绾于此）。以上论天地之气合之于人，以下至篇末，皆申论此事之常变也。

帝曰：寒暑燥湿风火，在人合之奈何（紧接详叙六气在人之事）？其于万物（兼提"物"字，词意便不漏），何以生化？岐伯曰：东方生风，风生木，木生酸，酸生肝，肝生筋，筋生心。其在天为玄，在人为道，在地为化。化生五味，道生智，玄生神，化生气。神在天为风，在地为木，在体为筋，在气为柔，在脏为肝。其性为暄，其德为和，其用为动，其色为苍，其化为荣，其虫毛，其政为散，其令宣发，其变摧拉，其眚[①] 为陨，其味为酸，其志为怒。怒伤肝，悲胜怒；风伤肝，燥胜风；酸伤筋，辛胜酸。南方生热，热生火，火生苦，苦生心，心生血，血生脾。其在天为热，在地为火，在体为脉，在气为息，在脏为心。其性为暑，其德为显，其用为躁，其色为赤，其化为茂，其虫羽，其政为明，其令郁蒸，其变炎烁，其眚燔焫[②]，其味为苦，其志为喜。喜伤心，恐胜喜；热伤气，寒胜热；苦伤气，咸胜苦。中央生湿，湿生土，土生甘，甘生脾，脾生肉，肉生肺。其在天为湿，在地为土，在体为肉，在气为充，在脏为脾。其性静兼，其德为濡，其用为化，其色为黄，其化为盈，其虫倮，其政为谧，其令云雨，其变动注，其眚淫溃，其味为甘，其志为思。思伤脾，怒胜思；湿伤肉，风胜湿；甘伤脾，酸胜甘。西方生燥，燥生金，金生辛，辛生肺，肺生皮毛，皮毛生肾。其在天为燥，在地为金，在体为皮毛，在气为成，在脏为肺。其性为凉，其德为清，其用为固，其色为白，其化为敛，其虫介，其政为劲，其令雾露，其变肃杀，其眚苍落，其味为辛，其志为忧。忧伤肺，喜胜忧；热伤皮毛，寒胜热；辛伤皮毛，苦胜辛。北方生寒，寒生水 ，水生咸，咸生肾，肾生骨髓，髓生肝。其在天为寒，在地为水，在体为骨，在气为坚，在脏为肾。其性为凛，其德为寒，其用为本阙。其色为黑，其化为肃，其虫鳞，其政为静，其令本阙。其变凝冽，其眚冰雹，其味为咸，其志为恐。恐伤肾，思胜恐；寒伤血，燥胜寒；咸伤血，甘胜咸[③]。五气更立，各有所先（先束本节），非其位则邪，当其位则正。帝曰：病之生变[④] 何如？岐伯曰：气相得则微，不相得则甚。帝曰：主岁何如（总束通篇）？岐伯曰：气有余，则制己所胜而侮所不胜；其不及，则己所不胜侮而乘之，己所胜轻而侮之。侮反受邪，侮而受邪，寡于畏也（收笔跌宕，字向纸上皆轩昂）。帝曰：善。

天地人物逐层洗发，井井有条，繁而不乱，固由理熟，亦由笔健。通篇大意，只是察天之六气以知人病也，因天气而兼论地气。地固禀天之气以为气，与人同受制于天气也。"物"字更是带说。

六微旨大论篇第六十八

黄帝问曰：呜呼远哉，天之道也（高唱

① 眚（音省）：灾害。
② 燔焫：大火燃烧貌。
③ 咸：原作"寒"，据《素问》改。
④ 病之生变：《素问》作"病生之变"。

而入)！如迎浮云，若视深渊。视深渊，尚可测，迎浮云，莫知其极。夫子数言谨奉天道，余闻而藏之，心私异之，不知其所谓也。愿夫子溢志尽言其事，令终不灭，久而不绝。天之道，可得闻乎？岐伯稽首再拜对曰：明乎哉问，天之道也！此因天之序，盛衰之时也(二语总挈全篇)。

帝曰：愿闻天道六六之节盛衰何也(挈本节)？岐伯曰：上下有位，左右有纪。故少阳之右，阳明治之(叙六气之步位)；阳明之右，太阳治之；太阳之右，厥阴治之；厥阴之右，少阴治之；少阴之右，太阴治之；太阴之右，少阳治之。此所谓气之标，盖南面而待之也。故曰(轻束)：因天之序，盛衰之时，移光定位，正立而待之。此之谓也。少阳之上，火气治之，中见厥阴(叙六气之性情变化)；阳明之上，燥气治之，中见太阴；太阳之上，寒气治之，中见少阴；厥阴之上，风气治之，中见少阳；少阴之上，热气治之，中见太阳，太阴之上，湿气治之，中见阳明。所谓本也(轻束)。本之下，中之见也；见之下，气之标也。本标不同，气应异象(顿住)。以上叙六气之客位，并接叙标本中气，以其功用言之也，应"因天之序"。

帝曰：其有至而至，有至而不至，有至而太过，何也？岐伯曰：至而至者和；至而不至，来气不及也；未至而至，来气有余也。帝曰：至而不至，未至而至，如何？岐伯曰：应则顺，否则逆，逆则变生，变生[①]则病。帝曰：善。请言其应。岐伯曰：物生其应也，气脉其应也。以上应盛衰之时，合上段为一节。帝曰：善。愿闻地理之应六节气位何如(又挈本节)？岐伯曰：显明之右，君火之位也；君火之右，退行一步，相火治之；复行一步，土气治之；复行一步，金气治之；复行一步，水气治之；复行一步，木气治之；复行一步，君火治之。相火之下，水气承之；水位之下，土气承之；土位之下，风气承之；风位之下，金气承之；金位之下，火气承之；君火之下，阴精承之。帝曰：何也？岐伯曰：亢则害，承乃制，制则生化，外列盛衰，害则败乱，生化大病(与下文山断云连)。以上论六气之主位，并叙承制之义，以其体性言之也，亦应"因天之序"。按：客气属天，主气属地，以内外动静之义别之，非正词也。

帝曰：盛衰何如？岐伯曰：非其位则邪，当其位则正，邪则变甚，正则微。帝曰：何谓当位？岐伯曰：木运临卯，火运临午，土运临四季，金运临酉，水运临子，所谓岁会，气之平也。帝曰：非位何如？岐伯曰：岁不与会也。帝曰：土运之岁，上见太阴；火运之岁，上见少阳、少阴；金运之岁，上见阳明；木运之岁，上见厥阴；水运之岁，上见太阳，奈何？岐伯曰：天之与会也。故《天元册》曰天符。天符岁会何如？岐伯曰：太一天符之会也。帝曰：其贵贱何如？岐伯曰：天符为执法，岁位为行令，太一天符为贵人。帝曰：邪之中也奈何？岐伯曰：中执法者，其病速而危；中行令者，其病徐而特；中贵人者，其病暴而死。帝曰：位之易也何如？岐伯曰：君位臣则顺，臣位君则逆，逆则其病近，其害速；顺则其病远，其害微：所谓二火也。以上叙运气之加临，并叙其病变，是亦应盛衰之时，亦合上段为一节。

帝曰：善。愿闻其步何如？岐伯曰：所谓步者(以"步"字领"数"字，暗顶"序"字)，六十度而有奇，故二十四步积盈百刻而成日也。帝曰：六气应五行之变何如(以"变"字领"用"字，暗顶盛衰)？岐伯曰：位有终始，气有初中，上下不同，求之亦异也。帝曰：求之奈何？岐伯曰：天气始于甲，地气始于子，子甲相合，命曰岁立，谨候其时，气可与期。以上是后半之提纲，全篇之中纽

---

① 变生：《素问》"变"后无"生"字。

也。

帝曰:愿闻其岁,六气始终,早晏何如(承位有终始,应"因天之序")?岐伯曰:明乎哉问也!甲子之岁,初之气,天数始于水下一刻,终于八十七刻半;每步凡六十日又八十七刻半也,岁三百六十五日四分日之一,六步分之,每步得此数也。二之气,始于八十七刻六分,终于七十五刻;三之气,始于七十六刻,终于六十二刻半;四之气,始于六十二刻六分,终于五十刻;五之气,始于五十一刻,终于三十七刻半;六之气,始于三十七刻六分,终于二十五刻。所谓初六,天之数也。乙丑岁,初之气,天数始于二十六刻,终于一十二刻半;二之气,始于一十二刻六分,终于水下百刻;三之气,始于一刻,终于八十七刻半;四之气,始于八十七刻六分,终于七十五刻;五之气,始于七十六刻,终于六十二刻半;六之气,始于六十二刻六分,终于五十刻。所谓六二,天之数也。丙寅岁,初之气,天数始于五十一刻,终于三十七刻半;二之气,始于三十七刻六分,终于二十五刻;三之气,始于二十六刻,终于一十二刻半,四之气,始于一十二刻六分,终于水下百刻;五之气,始于一刻,终于八十七刻半;六之气,始于八十七刻六分,终于七十五刻。所谓六三,天之数也。丁卯岁,初之气,天数始于七十六刻,终于六十二刻半,二之气,始于六十二刻六分,终于五十刻,三之气,始于五十一刻,终于三十七刻半;四之气,始于三十七刻六分,终于二十五刻;五之气,始于二十六刻,终于一十二刻半;六之气,始于一十二刻六分,终于水下百刻。所谓六四,天之数也。一日百刻也,一岁凡三百六十五日四分日之一,四岁,凡一千四百六十一日,以二十四分之,当每分各得如上刻数也。次戊辰岁,初之气,复始于一刻,常如是无已,周而复始(先轻束一笔)。帝曰:愿闻其岁候何如?岐伯曰:悉乎哉问也!日行一周,天气始于一刻(再申理前文);日行再周,天气始于二十六刻;日行三周,天气始于五十一刻;日行四周,天气始于七十六刻;日行五周,天气复始于一刻;所谓一纪也(又轻束一笔)。是故寅午戌岁气会同(重束),卯未亥岁气会同,辰申子岁气会同,巳酉丑岁气会同,终而复始(点醒"终"、"始")。以上详析六气之步,是实发天之序。帝曰:愿闻其用也("用"字着眼)。岐伯曰:言天者求之本,言地者求之位,言人者求之气交。帝曰:何谓气交?岐伯曰:上下之位,气交之中,人之居也。故曰:天枢之上,天气主之;天枢之下,地气主之;气交之分,人气从之,万物由之(将天地俱合到人身上,即所谓用也,亦即所谓因也,此叙上下定位)。此之谓也。以上叙六位之合于人身,亦应"因天之序"。按:此叙上下定位,虽未及盛衰之变,而实为盛衰安根也。

帝曰:何谓初中(承气有初中,应盛衰之时)?岐伯曰:初凡三十度而有奇,中气同法。帝曰:初中何也?岐伯曰:所以分天地也。帝曰:愿卒闻之。岐伯曰:初者,地气也;中者,天气也。帝曰:其升降何如?岐伯曰:气之升降,天地之更用也(此叙上下互变之位,即所谓用之变也,醒"用"字)。帝曰:愿闻其用何如(跟"用"字说下)?岐伯曰:升已而降,降者谓天;降已而升,升者谓地。天气下降,气流于地;地气上升,气腾于天。故高下相召,升降相因,而变作矣(实发"用"字,托出"变"字,领起下节)。以上发明气之初中升降,乃实发盛衰之时也。下节跟定"变"字立论,是申释此节之义而词尤精。帝曰:善。寒湿相遘,燥热相临,风火相值,其有闻乎?岐伯曰:气有胜复。胜复之作,有德有化,有用有变(扭合"用"、"变"二字),变则邪气居之。帝曰:何谓邪乎?岐伯曰:夫物之生从于化,物之极由乎变，变化之相薄，成败之所由也（精理名言）。故气有往复，用有迟速，四者之有，而化而变，风之来也。风即气也，气无形而风可见。帝曰：迟速往复，风所由生，而化而变，故因盛衰之变耳。成败倚伏游乎中，何也（从盛衰推出成败，即从成败发出至理）？岐伯曰：成败倚伏生乎动，动而不已，则变作矣。帝曰：有期乎？问天地之动变有尽期乎。岐伯曰：不生不化，静之期也。帝曰：不生化乎？静犹尽也，帝又问天地万物果有不生化之尽期乎。岐伯曰：出入废则神机化灭，升降息则气立孤危（义精词湛，纬地经天）。故非出入，则无以生长壮老已（透辟）；非升降，则无以生长化收藏（从盛衰之时发出许大名理，非圣人不能）。是以升降出入，无器不有（透辟）。故器者，生化之宇，器散则分之，生化息矣。故无不出入，无不升降。化有小大，期有近远，四者之有，而贵常守，反常则灾害至矣。故曰：无形无患，此之谓也。帝曰：善。有不生化乎①？问既曰无形无患，则人果有不生化者乎。岐伯曰：悉乎哉问也！与道合同，惟真人也（归到真人，苍茫无际）。帝曰：善。

以天道为骨，以因天之序、盛衰之时为注脚，通篇跟定发挥，劈分四大节，整齐严肃，骨格开张，有正笏垂绅之度。后幅唱醒"用"字，又幻出变字，精理名言，络绎奔赴，笔亦神飞色舞，不仅擅一篇之胜也。"出入废则神机化灭"数语，真石破天惊之句，世仅赏其"亢害承制"之义，犹肤见耳！

气交变大论篇第六十九

黄帝问曰：五运更治，上应天期（提明立论本旨），阴阳往复（笼罩全篇），寒暑迎随，真邪相薄，内外分离，六经波荡，五气倾移，太过不及，专胜兼并（炼字精核），愿言其始，而有常名，可得闻乎？岐伯稽首再拜对曰：昭乎哉问也！是明道也。此上帝所贵，先师传之，臣虽不敏，往闻其旨。帝曰：余闻得其人不教，是谓失道；传非其人，慢泄天宝。余诚菲德，未足以受至道，然而众子百姓也。哀其不终，愿夫子保于无穷，流于无极，余司其事，则而行之，奈何？岐伯曰：请遂言之也。《上经》曰：夫道者，上知天文，下知地理，中知人事，可以长久（点醒通篇大义）。此之谓也。帝曰：何谓也？岐伯曰：本气位也（再申醒一笔）。位天者，天文也；位地者，地理也；通于人气之变化者，人事也。故太过者先天，不及者后天，所谓治化而人应之也（重点"人"字）。

帝曰：五运之化，太过何如（分叙太过）？岐伯曰：岁木太过，风气流行，脾土受邪。民病飧泄，食减体重，烦冤，肠鸣腹支满，上应岁星。甚则忽忽善怒，眩冒巅疾，化气不政，生气独治，云物飞动，草木不宁，甚而摇落，反胁痛而吐甚，冲阳绝者死，不治，上应太白星。岁火太过，炎暑流行，金肺受邪。民病疟，少气咳喘，血溢血泄注下，嗌燥，耳聋，中热，肩背热，上应荧惑星。甚则胸中痛，胁支满胁痛，膺背肩胛间痛，两臂内痛，身热骨痛，当作肤痛。而为浸淫。收气不行，长气独明，雨水霜寒，上应辰星。上临少阴少阳，火燔焫，水泉涸，物焦槁，病反谵妄狂越，咳喘息鸣，下甚，血溢，泄不已，太渊绝者死，不治，上应荧惑星。岁土太过，雨湿流行，肾水受邪。民病腹痛，清厥意不乐，体重烦冤，上应镇星。甚则肌肉萎，足痿不收，行善瘛，脚下痛，饮发中满，食减，四肢不举。变生得位，脏气伏，化气独治之，泉涌河衍② 涸泽生鱼，风雨大至，土崩溃，鳞见于陆，病腹满，溏泄肠鸣，反下甚，而太溪绝者死，不治，上应岁

① 有不生化乎：《素问》作"有不生不化乎"。

② 衍：溢也。

星。岁金太过，燥气流行，肝木受邪。民病两胁下少腹痛，目赤痛眦疡，耳无所闻。肃杀而甚，则体重烦冤，胸痛引背，两胁满，且痛引少腹，上应太白星。甚则喘咳逆气，肩背痛，尻阴股膝髀腨胻足皆病，当作痛。上应荧惑星。收气峻，生气下，草木敛，苍干凋陨，病反暴痛，胠胁不可反侧，咳逆，甚而血溢，太冲绝者死，不治，上应太白星。岁水太过，寒气流行，邪害心火。民病身热，烦心躁悸，阴厥，上下中寒，谵妄，心痛，寒气早至，上应辰星。甚则腹大胫肿，喘咳，寝汗出，憎风，大雨至，埃雾朦郁，上应镇星。上临太阳，雨冰雪霜不时降，湿气变物。病反腹满，肠鸣溏泄，食不化，渴而妄冒，神门绝者死，不治，上应荧惑、辰星。

帝曰：善。其不及何如（分叙不及）？岐伯曰：悉乎哉问也！岁木不及，燥乃大行，生气失应，草木晚荣，肃杀而甚，则刚木辟著，柔萎苍干，上应太白星。民病中清，胠胁痛，少腹痛，肠鸣溏泄，凉雨时至，上应太白星，其谷苍。上临阳明，生气失政，草木再荣，化气乃急，上应太白、镇星，其主苍早。复则炎暑流火，湿性燥，柔脆草木焦槁，下体再生，华实齐化，病寒热疮疡痱胗痈痤，上应荧惑、太白，其谷白坚。白露早降，收杀气行，寒雨害物，虫食甘黄，脾土受邪，赤气后化，心气晚治，上胜肺金，白气乃屈，其谷不成，咳而鼽，上应荧惑、太白星。岁火不及，寒乃大行，长政不用，物荣而下，凝惨而甚，则阳气不化，乃折荣美，上应辰星。民病胸中痛，胁支满，两胁痛，膺背肩胛间及两臂内痛，郁冒朦昧，心痛暴喑，胸腹大，胁下与腰背相引而痛，甚则屈不能伸，髋髀如别，上应荧惑、辰星，其谷丹。复则埃郁，大雨且至，黑气乃辱。病鹜溏[①]腹满，食饮不下，寒中肠鸣，泄注腹痛，暴挛痿痹，足不任身，上应镇星、辰星，玄谷不成。岁土不及，风乃大行，化气不令，草木茂荣，飘扬而甚，秀而不实，上应岁星。民病飧泄霍乱，体重腹痛，筋骨繇复，肌肉瞤酸，善怒，脏气举事，蛰虫早附，咸病寒中，上应岁星、镇星，其谷黅。复则收政严峻，名木苍凋，胸胁暴痛，下引少腹，善太息，虫食甘黄，气客于脾，黅谷乃减，民食少失味，苍谷乃损，上应太白、岁星。上临厥阴，流水不冰，蛰虫来见，脏气不用，白乃不复，上应岁星，民乃康。岁金不及，炎火乃行，生气乃用，长气专胜，庶物以茂，燥烁以行，上应荧惑星。民病肩背瞀重，鼽嚏，血便注下，收气乃后，上应太白星，其谷坚芒。复则寒雨暴至，乃零[②]冰雹霜雪杀物，阴厥且格，阳反上行，头脑户痛，延及囟顶发热，上应辰星，丹谷不成。民病口疮，甚则心痛。岁水不及，湿乃大行，长气反用，其化乃速，暑雨数至，上应镇星。民病腹满，身重濡泄，寒疡流水，腰股痛发，腘腨股膝不便，烦冤，足痿，清厥，脚下痛，甚则跗肿，脏气不政，肾气不衡，上应辰星，其谷秬[③]。上临太阴，则大寒数举，蛰虫早藏，地积坚冰，阳光不治，民病寒疾于下，甚则腹满浮肿，上应镇星，其主黅谷。复则大风暴发，草偃木零，生长不鲜，面色时变，筋骨并辟，肉瞤瘛，目视䀮䀮[④]，物疏璺[⑤]，肌肉胗发，气并膈中，痛于心腹，黄气乃损，其谷不登，上应岁星。

帝曰：善。愿闻其时也（总发胜复之时）。岐伯曰：悉乎哉问也！木不及，春有鸣条律畅之化，则秋有雾露清凉之政；春有惨凄残贼之胜，则夏有炎暑燔烁之复。其眚东，其脏肝，其病内舍胠胁，外在关节。火不及，夏有炳明光显之化，则冬有严肃霜

① 鹜溏：溏泄。鹜，鸭子，指便如鸭便样清稀。
② 零：降落。
③ 秬（音巨）：黑色谷物。
④ 䀮䀮：目昏暗，视物不清。
⑤ 璺（音问）：裂纹。

寒之政；夏有惨凄凝冽之胜，则不时有埃昏大雨之复。其眚南，其脏心，其病内舍膺胁，外在经络。土不及，四维有埃云润泽之化，则春有鸣条鼓拆之政；四维发振拉飘腾之变，则秋有肃杀霖霪之复。其眚四维，其脏脾，其病内舍心腹，外在肌肉四肢。金不及，夏有光显郁蒸之令，则冬有严凝整肃之应；夏有炎烁燔燎之变，则秋有冰雹霜雪之复。其眚西，其脏肺，其病内舍膺胁肩背，外在皮毛。水不及，四维有湍润埃云之化，则不时有和风生发之应；四维发埃昏骤注之变，则不时有飘荡振拉之复。其眚北，其脏肾，其病内舍腰脊骨髓，外在溪谷踹膝。夫五运之政，犹权衡也（束上文，词意切理厌心），高者抑之，下者举之，化者应之，变者复之，此生长化成收藏之理，气之常也。失常则天地四塞矣。故曰：天地之动静，神明为之纪，阴阳之往复，寒暑彰其兆。此之谓也。

帝曰：夫子之言五气之变，四时之应，可谓悉矣（总发灾变之象）。夫气之动乱，触遇而作，发无常会，卒然灾合，何以期之？岐伯曰：夫气之动变，固不常在，而德化政令灾变，不同其候也。帝曰：何谓也？岐伯曰：东方生风，风生木，其德敷和，其化生荣，其政舒启，其令风，其变振发，其灾散落。南方生热，热生火，其德彰显，其化蕃茂，其政明曜，其令热，其变销烁，其灾燔焫。中央生湿，湿生土，其德溽蒸，其化丰备，其政安静，其令湿，其变骤注，其灾霖溃。西方生燥，燥生金，其德清洁，其化紧敛，其政劲切，其令燥，其变肃杀，其灾苍陨。北方生寒，寒生水，其德凄沧，其化清谧，其政凝肃，其令寒，其变凛冽，其灾冰雪霜雹。是以察其动也（束上文），有德有化，有政有令，有变有灾，而物由之，而人应之也。

帝曰：夫子之言岁候，其不及[①]太过而上应五星（总发五星勅应）。今夫德化政令，灾眚变易，非常而有也，卒然而动，其亦为之变乎。岐伯曰：承天而行之，故无妄动，无不应也。卒然而动者，气之交变也，其不应焉。故曰：应常不应卒。此之谓也。帝曰：其应奈何？岐伯曰：各从其气化也。帝曰：其行之徐疾逆顺何如？岐伯曰：以道留久，逆守而小，是谓省下；以道而去，去而速来，曲而过之，是谓省遗过也；久留而环，或离或附，是谓议灾与其德也。应近则小，应远则大，芒而大倍常之一，其化甚；大常之二，其眚即发[②]也；小常之一，其化减；小常之二，是谓临视，省下之过与其德也。德者福之，过者伐之。是以象之见也，高而远则小，下而近则大。故大则喜怒迩，小则祸福远。岁运太过，则运星北越，运气相得，则各行以道。故岁运太过，畏星失色，而兼其母，不及，则色兼其所不胜。肖者瞿瞿，莫知其妙，闵闵之当，孰者为良？妄行无征，示畏侯王。

帝曰：其灾应何如（总发五星灾应）？岐伯曰：亦各从其化也（遥承钩连有致）。故时至有盛衰，凌犯有逆顺，留守有多少，形见有善恶，宿属有胜负，征应有吉凶矣（综括众义，气象万千）。帝曰：其善恶何谓也？岐伯曰：有喜有怒，有忧有丧，有泽有燥，此象之常也，必谨察之。帝曰：六者高下异乎？岐伯曰：象见高下，其应一也，故人亦应之。帝曰：善。其德化政令之动静损益皆何如（推到胜复之机）？岐伯曰：夫德化政令灾变，不能相加也；胜复盛衰，不能相多也；往来小大，不能相过也；用之升降，不能相无也：各从其动而复之耳（义精词湛，真乃真数，开人意也，与上篇末论升降出入名理正同）。帝曰：其病生何如（推

① 其不及：原作“不及其”，据《类经》改。

② 发：原脱，据王冰注补。

到人身之病，回应起节“而人应之”句）？岐伯曰：德化者气之祥，政令者气之章，变易者复之纪，灾眚者伤之始，气相胜者和，不相胜者病，二句意须善会，“胜”即承制，犹相平也。重感于邪则甚也。

帝曰：善。所谓精光之论（唱叹一番，收束全篇），大圣之业，宣明大道，通于无穷，究于无极也。余闻之：善言天者，必应于人；善言古者，必验于今；善言气者，必彰于物；善言应者，同天地之化；善言化言变者，通神明之理。非夫子孰能言至道欤！乃择良兆而藏之灵室，每旦读之，命曰“气交变”（点题作结），非斋戒不敢发，慎传也。

首节总发大义；次三节分叙五运之太过不及，是直说；四、五、六、七节总叙时变星象灾应之事，是申释上文，是横说；末乃唱叹作收。一纵一横，一经一纬，布局则有条不紊，铸词则无美不臻，其味醲郁，其神静穆，其体坚厚，其力沉毅，光争日月，声满乾坤！

五常政大论篇第七十

黄帝问曰：太虚寥廓，五运回薄，衰盛不同，损益相从（四句总冒），愿闻平气何如而名（领平气）？何如而纪也？岐伯对曰：昭乎哉问也！木曰敷和，火曰升明，土曰备化，金曰审平，水曰静顺。帝曰：其不及奈何（领不及）？岐伯曰：木曰委和，火曰伏明，土曰卑监，金曰从革，水曰涸流。帝曰：太过何谓（领太过）？岐伯曰：木曰发生，火曰赫曦[①]，土曰敦阜，金曰坚成，水曰流衍。帝曰：三气之纪，愿闻其候。岐伯曰：悉乎哉问也！敷和之纪，木德周行，阳舒阴布，五化宣平（叙平气）。其气端，其性随，其用曲直，木为少阳之气，阳气之初伸也，阴为曲，阳为直，木由阴而出阳，是由曲而欲直，将直而犹未离乎曲也。故其用在曲直之间，曲甚则肝郁，直甚则肝亢。其化生荣，其类草木，其政发散，其候温和，其令风，其脏肝，肝其畏清，其主目，其谷麻，其果李，其实核，其应春，其虫毛，其畜犬，其色苍，其养筋，其病里急支满，其味酸，其音角，其物中坚，其数八。升明之纪，正阳而治，德施周普，五化均衡。其气高，其性速，其用燔灼，其化蕃茂，其类火，其政明曜，其候炎暑，其令热，其脏心，心其畏寒，其主舌，其谷麦，其果杏，其实络，其应夏，其虫羽，其畜马，其色赤，其养血，其病瞤瘛，其味苦，其音徵，其物脉，其数七。备化之纪，气协天休，德流四政，五化齐修。其气平，其性顺，其用高下，其化丰满，其类土，其政安静，其候溽蒸，其令湿，其脏脾，脾其畏风，其主口，其谷稷，其果枣，其实肉，其应长夏，其虫倮，其畜牛，其色黄，其养肉，其病痞，其味甘，其音宫，其物肤，其数五。审平之纪，收而不争，杀而无犯，五化宣明。其气洁，其性刚，其用散落，其化坚敛，其类金，其政劲肃，其候清切，其令燥，其脏肺，肺其畏热，其主鼻，其谷稻，其果桃，其实壳，其应秋，其虫介，其畜鸡，其色白，其养皮毛，其病咳，其味辛，其音商，其物外坚，其数九。静顺之纪，藏而勿害，治而善下，五化咸整。其气明，其性下，其用沃衍，其化凝坚，其类水，其政流衍[②]，其候凝肃，其令寒，其脏肾，肾其畏湿，其主二阴，其谷豆，其果栗，其实濡，其应冬，其虫鳞，其畜彘，其色黑，其养骨髓，其病厥，其味咸，其音羽，其物濡，其数六。故生而勿杀，长而勿罚，化而勿制，收而勿害，藏而勿抑（束本段），是谓平气（点醒）。

委和之纪（叙不及），是谓胜生，生气不政，化气乃扬，长气自平，收令乃早，凉雨时

---

① 赫曦：炎盛的样子。

② 流衍：《素问》作“流演”。

降，风云并兴，草木晚荣，苍干凋落，物秀而实，肤肉内充。其气敛，其用聚，其动软戾拘缓，其发惊骇，其脏肝，其果枣李，其实核壳，其谷稷稻，其味酸辛，其色白苍，其畜犬鸡，其虫毛介，其主雾露凄沧，其声角商，其病摇动注恐，从金化也。少角与判商同，上角与正角同，上商与正商同。其病肢废痈肿疮疡，其甘虫，“甘虫”疑即疳虫，风郁则虫生于内。邪伤肝也，上宫与正宫同，萧飋[①]肃杀，则炎赫沸腾，眚于三，所谓复也。其主飞蠹蛆雉，乃为雷霆。伏明之纪，是谓胜长，长气不宣，藏气反布，收气自政，化令乃衡，寒清数举，暑令乃薄，承化物生，生而不长，成实而稚，遇化已老，阳气屈伏，蛰虫早藏。其气郁，其用暴，其动彰伏变易，其发痛，其脏心，其果栗桃，其实络濡，其谷豆稻，其味苦咸，其色玄丹，其畜马彘，其虫羽鳞，其主冰雪霜寒，其声征羽。其病昏惑悲忘，从水化也。少徵与少羽同，上商与正商同。少其病句，盖统上句而言，从革条同。邪伤心也，凝惨凛冽，则暴雨霖霪，眚于九，其主骤注，雷霆震惊，沉霒[②]淫雨。卑监之纪，是谓减化，化气不令，生政独彰，长气整，雨乃愆，收气平，风寒并兴，草木荣美，秀而不实，成而秕也。其气散，其用静定，其动疡涌分溃痈肿，其发濡滞，其脏脾，其果李栗，其实濡核，其谷豆麻，其味酸甘，其色苍黄，其畜牛犬，其虫倮毛，其主飘怒振发，其声宫角。其病留满痞塞，从木化也。少宫与少角同，上宫与正宫同，上角与正角同。其病飧泄，邪伤脾也。振拉飘扬，则苍干散落，其眚四维，其主败折虎狼，清气乃用，生政乃辱。从革之纪，是谓折收，收气乃后，生气乃扬，长化合德，火政乃宣，庶类以蕃。其气扬，其用躁切，其动铿禁瞀厥，其发咳喘，其脏肺，其果李杏，其实壳络，其谷麻麦，其味苦辛，其色白丹，其畜鸡羊，其虫介羽，其主明曜炎烁，其声商徵。其病嚏咳鼽衄，从火化也。少商与少徵同，上商与正商同，上角与正角同，邪伤肺也。炎光赫烈，则冰雪霜雹，眚于七，其主鳞伏彘鼠，岁气早至，当是藏气早至，谓水为金复也。乃生大寒。涸流之纪，是谓反阳，脏令不举，化气乃昌，长气宣布，蛰虫不藏，土润，水泉减，草木条茂，荣秀满盛。其气滞，其用渗泄，其动坚止，其发燥槁，其脏肾，其果枣杏，其实濡肉，其谷黍稷，其味甘咸，其色黅玄，其畜彘牛，其虫鳞倮，其主埃郁昏翳，其声羽宫。其病痿厥坚下，从土化也。少羽与少宫同，上宫与正宫同，其病癃闷，邪伤肾也。埃昏骤雨，则振拉摧拔，眚于一，其主毛显狐狢，变化不藏。故乘危而行（束本段），不速而至，暴虐无德，灾反及之，微者复微，甚者复甚，气之常也（不及则有胜，有胜则必复）。

发生之纪（叙太过），是谓启陈，土疏泄，苍气达，阳和布化，阴气乃随，生气淳化，万物以荣。其化生，其气美，其政散，其令条舒，其动掉眩巅疾，其德鸣靡启坼，其变振拉摧拔，其谷麻稻，其畜鸡犬，其果李桃，其色青黄白，其味酸甘辛，其象春，其经足厥阴少阳，其脏肝脾，其虫毛介，其物中坚外坚，其病怒。太角与少商[③]同。上徵则其气逆，其病吐利，不务其德，则收气复，秋气劲切，甚则肃杀，清气大至，草木凋零，邪乃伤肝（木太过而克土，则金为之复也）。赫曦之纪，是谓蕃茂，阴气内化，阳气外荣，炎暑施化，物得以昌。其化长，其气高，其政动，其令鸣显，其动炎灼妄扰，其德暄暑郁蒸，其变炎烈沸腾，其谷麦豆，其畜羊彘，其果杏栗，其色赤白玄，其味苦辛咸，其象夏，其经手少阴太阳，手厥阴少阳，其脏心

① 飋（音瑟）：秋风。

② 霒（音阴）：阴云蔽日。

③ 少商：《素问》作“上商”。

肺，其虫羽鳞，其物脉濡。其病笑疟疮疡血流，狂妄目赤。上羽与正徵同，其收齐，其病痓，上徵而收气后也。暴烈其政，藏气乃复，时见凝惨，甚则雨水霜雹切寒，邪伤心也。敦阜之纪，是谓广化，厚德清静，顺长以盈，至阴内实，物化充成，烟埃朦郁，见于厚土，大雨时行，湿气乃用，燥政乃辟。其化圆，其气丰，其政静，其令周备，其动濡积并畜，其德柔润重淖，其变震惊飘骤崩溃，其谷稷麻，其畜牛犬，其果枣李，其色黅玄苍，其味甘咸酸，其象长夏，其经足太阴阳明，其脏脾肾，其虫倮毛，其物肌核。其病腹满，四肢不举，大风迅至，邪伤脾也。坚成之纪，是谓收引，天气洁，地气明，阳气随，阴治化，燥行其政，物以司成，收气繁布，化洽不终。其化成，其气削，其政肃，其令锐切，其动暴折疡疰，其德雾露萧飕，其变肃杀凋零，其谷稻黍，其畜鸡马，其果桃杏，其色白青丹，其味辛酸苦，其象秋，其经手太阴阳明，其脏肺肝，其虫介羽，其物壳络。其病喘喝，胸凭仰息。上徵与正商同，其生齐，其病咳，政暴变则名木不荣，柔脆焦首，长气斯救，大火流，炎烁且至，蔓将槁，邪伤肺也。流衍之纪，是谓封藏，寒司物化，天地严凝，藏政以布，长令不扬。其化凛，其气坚，其政谧，其令流注，其动漂泄沃涌，其德凝惨寒雾，其变冰雪霜雹，其谷豆稷，其畜彘牛，其果栗枣，其色黑丹黅，其味咸苦甘，其象冬，其经足少阴太阳，其脏肾心，其虫鳞倮，其物濡满。其病胀，上羽而长气不化也。政过则化气大举，而埃昏气交，大雨时降，邪伤肾也。故曰：不恒其德，则所胜来复；政恒其理，则所胜同化（束本段）。此之谓也。以上论五运之平气与太过不及，是通篇主脑。

帝曰：天不足西北，左寒而右凉；地不满东南，右热而左温。其故何也（叙地理，盖言五运之气化，有因地而异者也）？岐伯曰：阴阳之气，高下之理，太少之异也（提唱）。东南方，阳也，阳者其精降于下，阳精不降则上脱。故右热而左温；西北方，阴也，阴者其精奉于上，阴精不上则下熄。故左寒而右凉。是以地有高下，气有温凉。高者气寒，下者气热。故适寒凉者胀之，温热者疮，下之则胀已，汗之则疮已，此腠理开闭之常，太少之异耳。言寒凉则腠理闭，故下之；温热则腠理开，故汗之。此其常也。第气有太少，其治不无轻重之耳。太少者，高下微甚故也。帝曰：其于寿夭何如？岐伯曰：阴精所奉其人寿，阳精所降其人夭。凡天地之气，恒升多而降少，必待阳精下降以为养，则其得养力也微矣。故上奉者，常有余，下降者，常不足也。帝曰：善。其病也，治之奈何？岐伯曰：西北之气散而寒之，东南之气收而温之，所谓同病异治也。故曰：气寒气凉，治以寒凉，行水渍之；气温气热，治以温热，强其内守，必同其气，可使平也，假者反之。假者反之，乃唤醒必同其气之义，谓东南温热，治以温热，以其假温热也。西北寒凉，治以寒凉，以其假寒凉也。故必同其气而反治之。以上论四方地气之异也。帝曰：善。一州之气，生化寿夭不同，其故何也？岐伯曰：高下之理，地势使然也。崇高则阴气治之，污下则阳气治之，阳胜者先天，阴胜者后天，阳性暴而行速，阴性静而行迟，故其化有先后也。先盛者，必先衰，后发者，还后萎。故寿夭有不同矣。此地理之常，生化之道也。帝曰：其有寿夭乎？岐伯曰：高者其气寿，下者其气夭。地之小大异也，小者小异，大者大异。以上论一州地气之异也。故治病者，必明天道地理，阴阳更胜，气之先后，人之寿夭，生化之期，乃可以知人之形气矣（束二段）。以上二段论土地之高下寒热寿夭，是五运之气化有因地而异者也。

帝曰：善。其岁有不病（以下叙五运之

平气），谓平气也。而脏气不应不用者何也（有受制于六气者）？脏气内变也，如木之平气，肝气当治，乃反不治，且生病者何也。岐伯曰：天气制之，气有所从也。谓六气之司天者制之，五运不能自成其用，反为客邪之胜气所乘也。从，乘也，非从也。帝曰：愿卒闻之。岐伯曰：少阳司天，火气下临，肺气上从，白起金用，草木眚，火见燔焫，革金且耗，大暑以行，咳嚏鼽衄鼻窒，曰疡，林亿云：别本作“日疡”，按：当是“目疡”。寒热胕肿。风行于地，尘沙飞扬，心痛，胃脘痛，厥逆，膈不通，其主暴速。阳明司天，燥气下临，肝气上从，苍起木用而立，土乃眚，凄沧数至，木伐草萎，胁痛目赤，掉振鼓栗，筋痿不能久立。暴热至，土乃暑，阳气郁发，小便变，寒热如疟，甚则心痛，火行于槁，流水不冰，蛰虫乃见。太阳司天，寒气下临，心气上从，而火且明，丹起金乃眚，寒清时举，胜则水冰，火气高明，心热烦，嗌干，善渴鼽嚏，喜悲数欠，热气妄行，寒乃复，霜不时降，善忘，甚则心痛。土乃润，水丰衍，寒客至，沉阴化，湿气变物，水饮内畜，中满不食，皮痹[①] 肉苛，筋脉不利，甚则胕肿，身后痛。厥阴司天，风气下临，脾气上从，而土且隆，黄起水乃眚，土用革，体重，肌肉萎，食减口爽，风行太虚，云物摇动，目转耳鸣，火纵其暴，地乃暑，大热消烁，赤沃下，蛰虫数见，流水不冰，其发机速。少阴司天，热气下临，肺气上从，白起金用，草木眚，喘呕寒热，嚏鼽衄鼻窒，大暑流行，甚则疮疡燔灼，金烁石流，地乃燥清，凄沧数至，胁痛善太息，肃杀行，草木变。太阴司天，湿气下临，肾气上从，黑起水变，林亿云：详前后文，此少“火乃眚”三字。埃冒云雨，胸中不利，阴痿，气大衰而不起不用。当其时，反腰脽[②] 痛，动转不便也，厥逆。地乃藏阴，大寒且至，蛰虫早附，心下痞痛，地裂冰坚，少腹痛，时害于食，乘金则止水增，味乃咸，行水减也。详“临”、“从”，起用之义，是谓如木之平运，若少阳司天，火气下临，木来生火，其气反泄，金乘起用，而水眚，失其平矣。余运义仿此。以上并论五运之平气，其气化，又有时受制于司天之六气也。下二节，乃推畅此节之义，谓不独天气制之，即地气亦有能制之者。

帝曰：岁有胎孕不育，治之不全，何气使然（又从五眚中单提出胎孕不育发之）？岐伯曰：六气五类，有相胜制也，同者盛之，异者衰之，此天地之道，生化之常也。五类承五运而生羽毛鳞介倮也，言六气之司天司泉者制之也。气同运者，盛而不制，不同运者，衰而制之。“同”所谓天符岁会也。故厥阴司天，毛虫静，羽虫育，介虫不成；在泉，毛虫育，倮虫耗，羽虫不育。少阴司天，羽虫静，介虫育，毛虫不成；在泉，羽虫育，介虫耗不育。太阴司天，倮虫静，鳞虫育，羽虫不成；在泉，倮虫育，鳞虫缺“耗”字。不成。少阳司天，羽虫静，毛虫育，倮虫不成；在泉，羽虫育，介虫耗，毛虫不育。阳明司天，介虫静，羽虫育，介虫不成；在泉，介虫育，毛虫耗，羽虫不成。太阳司天，鳞虫静，倮虫育；林亿云：当有“鳞虫不成”句。在泉，鳞虫林亿云：当是“鳞虫”下漏“育，羽虫”三字。耗，倮虫不育。诸乘所不成之运则甚也（挽到五运，以醒本旨）。此句是补叙，以足上义。前谓同者盛之，言气与运同，则当运之物盛而不制，此言气与运同，则不当运之物受制更甚也。故气主有所制，以岁天干言。岁立有所生，以岁地支言。地气制己胜（迭醒“制”字），以六气司地言。天气制胜己，以六气司天言，制己胜，制胜己详绎上文，育耗之五类自见。天制色，地制形，五类之形色也，上文五类言

① 皮痹：皮肤麻木。
② 脽（音谁）：臀部肌肉。

形,未言色者,可推而知也。二句是申释上二句之事。五类衰盛,各随其气之所宜也(先回应一笔)。故有胎孕不育,治之不全,此气之常也(再重顿一笔,锁住上文),所谓中根也(再醒一笔)。血肉之体,神机根于中上,所谓五虫是也。根于外者亦五(激起下文),草木之体,气立根于外,其气亦如五虫之有生有成,有制有胜也,下所谓五谷是也。故生化之别(束上领下),当加"各"字,文意方醒,谓根中根外,皆各有五也。有五气、五味、五色、五类、五宜也(笔两用)。帝曰:何谓也?岐伯曰:根于中者,命曰神机(双峰对峙,从上渡下),神去则机息;根于外者,命曰气立,气止则化绝。故各有制,各有胜,各有生,各有成。故曰:不知年之所加,气之同异,不足以言生化(用反攙之笔,似束上而实趋下,官止神行)。此之谓也。以上推论五运之眚见于五虫者,末以根中根外对发,与下节山断云连,错综有致。

帝曰:气始而生化(承上节),气散而有形,气布而蕃育,气终而象变,其致一也。然而五味所资(折入五谷),生化有薄厚,成熟有少多,终始不同,其故何也?岐伯曰:地气制之也,非天不生,地不长也。司地之气制之也,非天地生长之自有缺陷也。前节言天气制之,次节两言天泉,此节又言地气制之,蝉联而下脱,却有法,一丝不苟。帝曰:愿闻其道。岐伯曰:寒热燥湿,不同其化也。故少阳在泉,寒毒不生,其味辛,其治苦酸,其谷苍丹。阳明在泉,湿毒不生,其味酸,其气湿,其治辛苦甘,其谷丹素。太阳在泉,热毒不生,其味苦,其治淡咸,其谷黅秬。厥阴在泉,清毒不生,其味甘,其治酸苦,其谷苍赤,其气专,其味正。少阴在泉,寒毒不生,其味辛,其治辛苦甘,其谷白丹。太阴在泉,燥毒不生,其味咸,其气热,其治甘咸,其谷黅秬。化淳则咸守,气专则辛化而俱治。以上推论五运之眚,有见于五谷之五味五色,厚薄不同者,五谷即根于外之类也,逐段带出"治"字,又与下节钩连有致。五虫、五谷两节,是申明五运平气,而亦有眚者,皆六气之司天、司地者制之也。文虽言六气,而意实主于五运,不但是申释,临从起用之事并与首节线索不乱。故曰:补上下者从之,治上下者逆之,以所在寒热盛衰而调之(接叙治法)。上下跟天泉来,指人身之上下言,语意极精,与上文似断似续。上言五虫五谷,是物之受制于天泉之气也,人身之气可例而知矣,中间省却多少繁文。故曰:上取下取,内取外取,以求其过。能毒者以厚药,不胜毒者以薄药,此之谓也。气反者,病在上,取之下;病在下,取之上;病在中,傍取之。上下四傍取之也,故凡病气内结者,宣散与渗泄并用也。治热以寒,温而行之;治寒以热,凉而行之;治温以清,冷而行之;治清以温,热而行之。故消之削之,吐之下之,补之泻之,久新同法。帝曰:病在中而不实不坚,且聚且散,奈何?岐伯曰:悉乎哉问也!无积者求其脏,虚则补之,药以祛之,食以随之,行水渍之,和其中外,可使毕已。以上论治病之法。帝曰:有毒无毒,服有约乎?岐伯曰:病有久新,方有大小,有毒无毒,固宜常制矣。大毒治病,十去其六;常毒治病,十去其七;小毒治病,十去其八;无毒治病,十去其九;谷肉果菜,食养尽之,无使过之,伤其正也。不尽,行复如法,必先岁气,无伐天和,无盛盛,无虚虚,而遗人夭殃,无致邪,无失正,绝人长命。以上从治病法中推出用药之法。

帝曰:其久病者,有气从不康,病去而瘠,谓气已从而不康健,病已去而更瘦瘠。奈何?岐伯曰:昭乎哉圣人之问也!化不可代,时不可违。夫经络以通,血气以从,复其不足,与众齐同,养之和之,静以待时,谨守其气，无使倾移，其形乃彰，生气以长，命曰圣王。故《大要》曰：无代化，无违时，必养必和，待其来复。此之谓也。以上从治病法中推出病后调养之法。帝曰：善。

此篇当分五层：首论五运之平与太过不及，是通篇主脑；次论地理，是论五运之平气，有时因地而异也；次论六气司天，是论五运之平气，有时受制于天气，而邪气起用，致不能得其平也；次推及五虫、五谷，是承上而推极言之，谓五运平气，更有受制于司地者；末乃论治法以结之。通篇以五运为骨，四方六气皆傍衬也，用意极整，而措词布局详略错综，遂使人心迷目眩矣。至其体大思精，光雄力厚；正与“气交变”相埒。篇中“岁有不病而脏气不应不用”一段文义，从前注者均未详晰，今思此即“五运行大论”所谓“气相得而病者，以下临上，不当位也”之义耳。岁有不病者，岁运得其平气也；脏气不应不用者，应运之脏气病而不应不用也。如木司运得平气，因少阳少阴司天，木为火泄，不能自化，而金乘之，木乃眚矣。在人则肝阴素裕者，为时令热气所灼，而反病燥也。火司运得平气，因太阴司天，火为土泄，不能自化，而水乘之，火乃眚矣。在人则元阳素壮者，为时令湿气所渍，而反病寒也。土司运得平气，因阳明司天，土为金泄，不能自化，而木乘之，土乃眚矣。在人则脾胃素健者，为时令凉气所抑，而反病风也。金司运得平气，因太阳司天，金为水泄，不能自化，而火乘之，金乃眚矣。在人则肺气素充者，为时令寒气所遏，而反病热也。水司运得平气，因厥阴司天，水为木泄，不能自化，而土乘之，水乃眚矣。在人则肾阴素固者，为时令风气所散，而反病湿热也。故曰：天气制之，气有所从者。从，乘也。天制其运，而邪气得以乘之也。是皆以眚者为本运，起用者为客邪。旧注乃以起用者为本运，夫起用者以其已废而复之之词也，已废则不得谓之岁有不病矣，起用则不得谓之不应不用矣。至于天气制胜己，地气制己胜，天制形，地制色，是专指五虫言。形者，毛羽倮介鳞也；色者，青赤黄白黑也。如火司天，则水色之黑虫不成，故曰制胜己。又曰制色也，火司地，则金形之介虫不育，故曰制己胜。又曰制形也，在人则当以《灵枢·阴阳二十五人篇》金木水火土五形之人应之。夫五谷百果之丰歉，禽畜诸虫之蕃耗，历年各异，有不因旱潦而然者，即天地之气默为制之也。时行瘟疫之病，有专害婴儿者，有专害妇人者，有专害贵逸者，有专害劳贱者，亦天地之气默为制之也。儒者能推见其理，其于病机药治之道，不皎然矣乎？独恨古书失传，其遗文轶义仅见于此，而莫由考其全体，征其实用也，致前人斥运气之说迂而诞，泛而不切于用也。岂不惜哉！岂不惜哉！

六元正纪大论篇第七十一

黄帝问曰：六化六变，胜复淫治，甘苦辛咸酸淡先后，余知之矣（即指“至真要大论”）。夫五运之化（提明立论本旨），或从五气，当作天气。或逆天气，或从天气而逆地气，或从地气而逆天气，或相得，或不相得，余未能明其事。欲通天之纪，从地之理，和其运，调其化，使上下合德，无相夺伦，天地升降，不失其宜，五运宣行，勿乖其政，调之正味，从逆奈何？帝意是欲举五运与六气合参，以明治法也。故前叙六气，即以六气为经，五运为纬，后叙五运，亦带定六气也。岐伯稽首再拜对曰：昭乎哉问也！此天地之纲纪，变化之渊源，非圣帝孰能穷其至理欤！臣虽不敏，请陈其道，令终不灭，久而不易。帝曰：愿夫子推而次之，从其类序，分其部主，别其宗司，昭其气数，明其正化，可得闻乎？岐伯曰：先立其年，以明其气(理清头绪),金木水火土,运行之数,寒暑燥湿风火,临御之化,则天道可见,民气可调,阴阳卷舒,近而无惑,数之可数者,请遂言之(以上总冒)。帝曰:太阳之政奈何(分叙六气)?岐伯曰:辰戌之纪也。

太阳 太角 太阴 壬辰 壬戌 其运风,其化鸣紊启拆,其变振拉摧拔,其病眩掉目瞑。

太角初正 少徵 太宫 少商 太羽终

太阳 太徵 太阴 戊辰 戊戌 同正徵 其运热,其化暄暑郁燠,其变炎烈沸腾,其病热郁。

太徵 少宫 太商 少羽终 少角初

太阳 太宫 太阴 甲辰岁会同天符 甲戌岁会同天符 其运阴埃,其化柔润重泽,其变震惊飘骤,其病湿下重。

太宫 少商 太羽终 太角初 少徵

太阳 太商 太阴 庚辰 庚戌 其运凉,其化雾露萧飋,其变肃杀凋零,其病燥背瞀胸满。

太商 少羽终 少角初 太徵 少宫

太阳 太羽 太阴 丙辰天符 丙戌天符 其运寒,其化凝惨凓冽[①],其变冰雪霜雹,其病大寒留于溪谷。

太羽终 太角初 少徵 太宫 少商

凡此太阳司天之政,气化运行先天,天气肃,地气静,寒临太虚,阳气不令,水土合德,上应辰星、镇星。其谷玄黅,其政肃,其令徐。寒政大举,泽无阳焰,则火发待时。少阳中治,时雨乃涯,止极雨散,还于太阴,云朝北极,湿化乃布,泽流万物,寒敷于上,雷动于下,寒湿之气,持于气交。民病寒湿,发肌肉萎,足痿不收,濡泻血溢。初之气,地气迁,气乃大温,草乃早荣,民乃厉,温病乃作,身热头痛,呕吐,肌腠疮疡。二之气,大凉反至,民乃惨,草乃遇寒,火气遂抑,民病气郁中满,寒乃始。三之气,天政布,寒气行,雨乃降,民病寒,反热中,痈疽注下,心热瞀闷,不治者死。四之气,风湿交争,风化为雨,乃长乃化乃成。民病大热少气,肌肉萎足痿,注下赤白。五之气,阳复化,草乃长乃化乃成,民乃舒。终之气,地气正,湿令行,阴凝太虚,埃昏郊野,民乃惨凄,寒风以至,反者,孕乃死。故岁宜苦以燥之温之,林亿云:九字当在"避虚邪以安其正"下。愚按:文义自顺,不必移置。必折其郁气,先资其化源,抑其运气,扶其不胜,无使暴过而生其疾,食岁谷以全其真,避虚邪以安其正。适气同异,多少制之,同寒湿者燥热化,异寒湿者燥湿化,故同者多之,异者少之。用寒远寒,用凉远凉,用温远温,用热远热,食宜同法。有假者反常,反是者病,所谓时也。

帝曰:善。阳明之政奈何?岐伯曰:卯酉之纪也。

阳明 少角 少阴 清热胜复同,同正商。丁卯岁会 丁酉 其运风清热。

少角初正 太徵 少宫 太商 少羽终

阳明 少徵 少阴 寒雨胜复同,同正商。

癸卯同岁会 癸酉同岁会 其运热寒雨。

少徵 太宫 少商 太羽终 太角初

阳明 少宫 少阴 风凉胜复同,己卯 己酉 其运雨风凉。

少宫 太商 少羽终 少角初 太徵

阳明 少商 少阴 热寒胜复同,同正商。乙卯天符 乙酉岁会,太一天符。其运凉热寒。

少商 太羽终 太角初 少徵 太宫

阳明 少羽 少阴 雨风胜复同,辛

① 凓冽:刺骨地寒冷。

卯少宫同[①]，辛酉　其运寒雨风。

少羽终　少角初　太徵　少宫　太商

凡此阳明司天之政，气化运行后天，天气急，地气明，阳专其令，炎暑大行，物燥以坚，淳风乃治，风燥横运，流于气交，多阳少阴，云趋雨府，湿化乃敷，燥极而泽。其谷白丹，间谷命太者，其耗白甲品羽，金火合德，上应太白荧惑。其政切，其令暴，蛰虫乃见，流水不冰。民病咳嗌塞，寒热发，暴振栗，癃闷，清先而劲，毛虫乃死，热后而暴，介虫乃殃。其发躁，胜复之作，扰而大乱，清热之气，持于气交。初之气，地气迁，阴始凝，气始肃，水乃冰，寒雨化。其病中热胀，面目浮肿，善眠，鼽衄嚏欠呕，小便黄赤，甚则淋。二之气，阳乃布，民乃舒，物乃生荣。疠大至，民善暴死。三之气，天政布，凉乃行，燥热交合，燥极而泽，民病寒热。四之气，寒雨降，病暴仆，振栗谵妄，少气嗌干引饮，及为心痛，痈肿疮疡，疟寒之疾，骨痿，血便。五之气，春令反行，草乃生荣，民气和。终之气，阳气布，候反温，蛰虫来见，流水不冰，民乃康平，其病温。故食岁谷以安其气，食间谷以去其邪，岁宜以咸以苦以辛，汗之清之散之，安其运气，无使受邪，折其郁气，资其化源。以寒热轻重少多其制，同热者多天化，同清者多地化。用凉远凉，用热远热，用寒远寒，用温远温，食宜同法。有假者反之，此其道也。反是者，乱天地之经，扰阴阳之纪也。

帝曰：善。少阳之政奈何？岐伯曰：寅申之纪也。

少阳　太角　厥阴　壬寅同天符　壬申同天符　其运风鼓，其化鸣紊启坼，其变振拉摧拔，其病掉眩，支胁惊骇。

太角初正　少徵　太宫　少商　太羽终

少阳　太徵　厥阴　戊寅天符　戊申天符　其运暑，其化暄嚣郁燠，其变炎烈沸腾，其病上热郁，血溢[②]　血泄，心痛。

太徵　少宫　太商　少羽终　少角初。

少阳　太宫　厥阴　甲寅　甲申　其运阴雨，其化柔润重泽，其变震惊飘骤，其病体重胕肿痞饮。

太宫　少商　太羽终　太角初　少徵

少阳　太商　厥阴　庚寅　庚申　同正商　其运凉，其化雾露清切，其变肃杀凋零，其病肩背胸中。

太商　少羽终　少角初　太徵　少宫

少阳　太羽　厥阴　丙寅　丙申　其运寒肃，其化凝惨凓冽，其变冰雪霜雹，其病寒浮肿。

太羽终　太角初　少徵　太宫　少商

凡此少阳司天之政，气化运行先天，天气正，地气扰，风乃暴举，木偃沙飞，炎火乃流，阴行阳化，雨乃时应，火木同德，上应荧惑岁星。其谷丹苍，其政严，其令扰。故风热参布，云物沸腾，太阴横流，寒乃时至，凉雨并起。民病寒中，外发疮疡，内为泄满。故圣人遇之，和而不争，往复之作，民病寒热，疟泄，聋瞑，呕吐，上怫[③]　肿色变。初之气，地气迁，风胜乃摇，寒乃去，候乃大温，草木早荣，寒来不杀，温病乃起，其病气怫于上，血溢目赤，咳逆头痛，血崩胁满，肤腠中疮。二之气，火反郁，白埃四起，云趋雨府，风不胜湿，雨乃零，民乃康。其病热郁于上，咳逆呕吐，疮发于中，胸嗌不利，头痛身热，昏愦脓疮。三之气，天政布，炎暑至，少阳临上，雨乃涯。民病热中，聋瞑血溢，脓疮咳呕，鼽衄渴嚏欠，喉痹目赤，善暴死。四之气，凉乃至，炎暑间化，白露降，民

---

① 辛卯少宫同：《素问》作“同少宫。辛卯”，句式同前，可从。

② 血溢：原脱，据《素问》补。

③ 怫（音服）：郁结。

气和平，其病满身重。五之气，阳乃去，寒乃来，雨乃降，气门乃闭，刚木早凋，民避寒邪，君子周密。终之气，地气正，风乃至，万物反生，霿[①]雾以行。其病关闭不禁，心痛，阳气不藏而咳。抑其运气，赞所不胜，必折其郁气，先取化源，暴过不生，苛疾不起。故岁宜以咸以辛以酸[②]，渗之泄之，渍之发之，观气寒温，以调其过。同风热者多寒化，异风热者少寒化。用热远热，用温远温，用寒远寒，用凉远凉，食宜同法，此其道也。有假者反之，反是者，病之阶也。帝曰：善。太阴之政奈何？岐伯曰：丑未之纪也。

太阴　少角　太阳　清热胜复同，同正宫。丁丑　丁未　其运风清热。

少角初正　太徵　少宫　太商　少羽终

太阴　少徵　太阳　寒雨胜复同。癸丑　癸未　其运热寒雨。

少徵　太宫　少商　太羽终　太角初[③]

太阴　少宫　太阳　风清胜复同，同正宫。己丑太一天符　己未太一天符　其运雨风清。

少宫　太商　少羽终　少角初　太徵

太阴　少商　太阳　热寒胜复同。乙丑　乙未　其运凉热寒。

少商　太羽终　太角初　少徵　太宫

太阴　少羽　太阳　雨风胜复同，同正宫。辛丑同岁会　辛未同岁会　其运寒雨风。

少羽终　少角初　太徵　少宫　太商

凡此太阴司天之政，气化运行后天，阴专其政，阳气退辟，大风时起，天气下降，地气上腾，原野昏霿，白埃四起，云奔南极，寒雨数至，物成于差夏[④]。民病寒湿腹满，身䐜愤[⑤]，胕肿，痞逆，寒厥拘急。湿寒合德，黄黑埃昏，流行气交，上应镇星、辰星。其政肃，其令寂，其谷黅玄。故阴凝于上，寒积于下，寒水胜火，则为冰雹，阳光不治，杀气乃行。故有余宜高，不及宜下，有余宜晚，不及宜早。土之利，气之化也，民气亦从之，间谷命其太也。初之气，地气迁，寒乃去，春气正，风乃来，生政乃布，万物以荣[⑥]，民气条舒，风湿相薄，雨乃后。民病血溢，经络[⑦]拘强，关节不利，身重筋痿。二之气，大火正，物承化，民乃和，其病温疠大行，远近咸若，湿蒸相薄，雨乃时降。三之气，天政布，湿气降，地气腾，雨乃时降，寒乃随之。感于寒湿，则民病身重胕肿，胸腹满。四之气，畏火临，溽[⑧]蒸化，地气腾，天气否隔，寒风晓暮，蒸热相薄，草木凝烟，湿化不流，则白露阴布，以成秋令，民病腠理热，血暴溢疟，心腹满热，胪胀[⑨]，甚则胕肿。五之气，惨令已行，寒露下，霜乃早降，草木黄落，寒气及体，君子周密，民病皮腠。终之气，寒大举，湿大化，霜乃积，阴乃凝，水坚冰，阳光不治。感于寒，则病人关节禁固，腰脽痛，寒湿持于气交而为疾也。必折其郁气，而取化源，益其岁气，无使邪胜，食岁谷以全其真，食间谷以保其精。故岁宜以苦燥之温之，甚者发之泄之。不发不泄，则湿气外溢，肉溃皮拆，而水血交流。必赞其阳火，令御甚寒，从气异同，少多其制[⑩]也。同寒者以热化，同湿者以燥化，异者少之，同者多之。用凉远凉，用寒远寒，用温远温，用热远热，食宜同法。假者

① 霿（音蒙）：雾气晦暗不明。
② 宜以咸以辛以酸：此句《素问》作“宜咸辛宜酸”。
③ 初：《素问》无此字。
④ 差夏：立秋以后。
⑤ 䐜愤：胀满。愤，盈满。
⑥ 生政乃布，万物以荣：《素问》作“生布万物以荣”。
⑦ 经络：《素问》作“筋络”。
⑧ 溽：湿。
⑨ 胪胀：腹部皮胀。胪，腹部肌肉。
⑩ 制：《素问》作“判”。

反之，此其道也，反是者病也。帝曰：善。少阴之政奈何？岐伯曰：子午之纪也。

少阴 太角 阳明 壬子 壬午 其运风鼓，其化鸣紊启拆，其变振拉摧拔，其病支满。

太角初正 少徵 太宫 少商 太羽终

少阴 太徵 阳明 戊子天符 戊午太一天符 其运炎暑，其化暄曜郁燠，其变炎烈沸腾，其病上热血溢。

太徵 少宫 太商 少羽终 少角初

少阴 太宫 阳明 甲子 甲午 其运阴雨，其化柔润时雨，其变震惊飘骤，其病中满身重。

太宫 少商 太羽终 太角初 少徵

少阴 太商 阳明 庚子同天符 庚午同天符 同正商 其运凉劲，其化雾露萧飔，其变萧杀凋零，其病下清。

太商 少羽终 少角初 太徵 少宫

少阴 太羽 阳明 丙子岁会 丙午 其运寒，其化凝惨栗冽，其变冰雪霜雹，其病寒下。

太羽终 太角初 少徵 太宫 少商

凡此少阴司天之政，气化运行先天，地气肃，天气明，寒交暑，热加燥，云驰雨府，湿化乃行，时雨乃降，金火合德，上应荧惑太白。其政明，其令切，其谷丹白，水火寒热持于气交而为病始也。热病生于上，清病生于下，寒热凌犯而争于中。民病咳喘，血溢血泄，鼽嚏，目赤眦疡，寒厥入胃，心痛腰痛，腹大嗌干肿上。初之气，地气迁，燥将去，寒乃始，蛰复藏，水乃冰，霜复降，风乃至，阳气郁，民反周密，关节禁固，腰脽痛，炎暑将起，中外疮疡。二之气，阳气布，风乃行，春气以正，万物应荣，寒气时至，民乃和，其病淋，目瞑目赤，气郁于上而热。三之气，天政布，大火行，庶类蕃鲜，寒气时至，民病气厥心痛，寒热更作，咳喘目赤。四之气，溽暑至，大雨时行，寒热互至。民病寒热，嗌干黄瘅，鼽衄饮发。五之气，畏火临，暑反至，阳乃化，万物乃生，乃长乃荣[①]，民乃康，其病温。终之气，燥令行，余火内格，肿于上，咳喘，甚则血溢。寒气数举，则霿雾翳，病生皮腠，内舍于胁，下连少腹，而作寒中，地将易也。必抑其运气，资其岁胜，折其郁发，先取化源，无使暴过而生其病也。食岁谷以全真气，食间谷以辟虚邪，岁宜咸以软之，而调其上，甚则以苦发之，以酸收之，而安其下，甚则以苦泄之，适气同异而多少之。同天气者以寒清化，同地气者以温热化。用热远热，用凉远凉，用温远温，用寒远寒，食宜同法。有假则反，此其道也，反是者病作矣。帝曰：善。厥阴之政奈何？岐伯曰：巳亥之纪也。

厥阴 少角 少阳 清热胜复同，同正角。丁巳天符 丁亥天符 其运风清热。

少角初正 太徵 少宫 太商 少羽终

厥阴 少徵 少阳 寒雨胜复同。癸巳同岁会 癸亥同岁会 其运热寒雨。

少徵 太宫 少商 太羽终 太角初

厥阴 少宫 少阳 风清胜复同，同正角。己巳 己亥 其运雨风清。

少宫 太商 少羽终 少角初 太徵

厥阴 少商 少阳 热寒胜复同，同正角。乙巳 乙亥 其运凉热寒。

少商 太羽终 太角初 少徵 太宫

厥阴 少羽 少阳 雨风胜复同。辛巳 辛亥 其运寒雨风。

少羽终 太角初 太徵 少宫 太商

凡此厥阴司天之政，气化运行后天，诸同正岁，气化运行同天，诸同正岁，即同正宫，同正角诸岁也，运行同天，气化早暮与

① 乃长乃荣：《素问》作“乃长荣”。

二十四节气相同，不先后也。天气扰，地气正，风生高远，炎热从之，云趋雨府，湿化乃行，风火同德，上应岁星荧惑。其政挠，其令速，其谷苍丹，间谷言太者，其耗文角品羽，风燥火热，胜复更作，蛰虫来见，流水不冰。热病行于下，风病行于上，风燥胜复形于中。初之气，寒始肃，杀气方至，民病寒于右之下。二之气，寒不去，华雪水冰，杀气施化，霜乃降，名草上焦，寒雨数至，阳复化，民病热于中。三之气，天政布，风乃时举，民病泣出，耳鸣掉眩。四之气，溽暑湿热相薄，争于左之上，民病黄瘅而为胕肿。五之气，燥湿更胜，沉阴乃布，寒气及体，风雨乃行。终之气，畏火司令，阳乃大化，蛰虫出见，流水不冰，地气大发，草乃生，人乃舒，其病温疠，必折其郁气，资其化源，赞其运气，无使邪胜，岁宜以辛调上，以咸调下，畏火之气，无妄犯之。用温远温，用热远热，用凉远凉，用寒远寒，食宜同法。有假反常，此之道也，反是者病。

帝曰：善。夫子言可谓悉矣（轻束一句），然何以明其应乎（以下逐层辨析前义作结，辨应与时）？岐伯曰：昭乎哉问也！夫六气者，行有次，止有位，故常以正月朔日平旦视之，睹[①] 其位而知其所在矣。运有余，其至先，运不及，其至后，此天之道，气之常也。运非有余，非不足，是谓正岁，其至当其时也。帝曰：胜复之气，其常在也，灾眚时至，候之奈何[②]？岐伯曰：非气化者，是谓灾也。

帝曰：天地之数，终始奈何（挟数与位）？岐伯曰：悉乎哉问也！是明道也。数之始，起于上，而终于下。岁半之前，天气主之；岁半之后，地气主之；上下交互，气交主之：岁纪毕矣。故曰：位明，气月可知乎，所谓气也。位明，则节气中，气之分月者可知矣。帝曰：余司其事（辨气化），则而行之，不合其数，何也？岐伯曰：气用有多少，化洽有盛衰，衰盛多少，同其化也。帝曰：愿闻同化何如？岐伯曰：风温春化同，热曛昏火夏化同，胜与复同，燥清烟露秋化同，云雨昏暝埃长夏化同，寒气霜雪冰冬化同，此天地五运六气之化，更用盛衰之常也。帝曰：五运行同天化者，命曰天符，余知之矣。愿闻同地化者何谓也？岐伯曰：太过而同天化者三，不及而同天化者亦三；太过而同地化者三，不及而同地化者亦三。此凡二十四岁也。帝曰：愿闻其所谓也？岐伯曰：甲辰、甲戌、太宫，下加太阴；壬寅、壬申、太角，下加厥阴；庚子、庚午、太商，下加阳明。如是者三。癸巳、癸亥、少徵，下加少阳；辛丑、辛未、少羽，下加太阳；癸卯、癸酉、少徵，下加少阴。如是者三。戊子、戊午、太徵，上临少阴；戊寅、戊申、太徵，上临少阳；丙辰、丙戌、太羽，上临太阳。如是者三。丁巳、丁亥、少角，上临厥阴；乙卯、乙酉、少商，上临阳明；己丑、己未、少宫，上临太阴。如是者三。除此二十四岁，则不加不临也。帝曰：加者何谓？岐伯曰：太过而加同天符，不及而加同岁会也。帝曰：临者何谓？岐伯曰：太过不及，皆曰天符，而变行有多少，病形有微甚，生死有早晏耳。

帝曰：夫子言用寒远寒，用热远热，余未知其然也，愿闻何谓远（辨治法）？岐伯曰：热无犯热，寒无犯寒，从者和，逆者病，不可不敬畏而远之，所谓时与[③] 六位也。帝曰：温凉何如？岐伯曰：司气以热，用热无犯；司气以寒，用寒无犯；司气以凉，用凉无犯；司气以温，用温无犯；间气同其主无犯，异其主则小犯之：是谓四畏，必谨察之。帝曰：善。其犯者何如？岐伯曰：天气反

① 睹：原作“覩”，睹的异体字。

② 候之：《素问》作“候也”。

③ 时与：《素问》作“时兴”。

时，则可依时[1]，及胜其主，则可犯之[2]，以平为期，而不可过，是谓邪气反胜者。故曰：无失天信，无逆气宜，无翼其胜，无赞其复，是谓至治。

帝曰：善。五运气行主岁之纪，其有常数乎（分叙五运）？岐伯曰：臣请次之：

甲子　甲午岁

上少阴火　中太宫土运　下阳明金

热化二，雨化五，燥化四，所谓正化日也。其化上咸寒，中苦热，下酸热，所谓药食宜也。

乙丑　乙未岁

上太阴土　中少商金运　下太阳水

热化寒化胜复同，所谓邪气化日也。灾七宫。湿化五，清化四，寒化六，所谓正化日也。其化上苦热，中酸和，下甘热，所谓药食宜也。

丙寅　丙申岁

上少阳相火　中太羽水运　下厥阴木

火化二，寒化六，风化三，所谓正化日也。其化上咸寒，中咸温，下辛温，所谓药食宜也。

丁卯岁会　丁酉岁

上阳明金　中少角木运　下少阴火

清化热化胜复同，所谓邪气化日也。灾三宫。燥化九，风化三，热化七，所谓正化日也。其化上苦小温，中辛和，下咸寒，所谓药食宜也。

戊辰　戊戌岁

上太阳水　中太徵火运　下太阴土

寒化六，热化七，湿化五，所谓正化日也。其化上苦温，中甘和，下甘温，所谓药食宜也。

己巳　己亥岁

上厥阴木　中少宫土运　上少阳相火

风化清化胜复同，所谓邪气化日也。灾五宫。风化三，湿化五，火化七，所谓正化日也。其化上辛凉，中甘和，下咸寒，所谓药食宜也。

庚午同天符　庚子岁同天符

上少阴火　中太商金运　下阳明金

热化七，清化九，燥化九，所谓正化日也。其化上咸寒，中辛温，下酸温，所谓药食宜也。

辛未同岁会　辛丑岁同岁会

上太阴土　中少羽水运　下太阳水

雨化风化胜复同，所谓邪气化日也。灾一宫。雨化五，寒化一，所谓正化日也。其化上苦热，中苦和，下苦热，所谓药食宜也。

壬申同天符　壬寅岁同天符

上少阳相火　中太角木运　下厥阴木

火化二，风化八，所谓正化日也。其化上咸寒，中酸和，下辛凉，所谓药食宜也。

癸酉同岁会　癸卯岁同岁会

上阳明金　中少徵火运　下少阴火

寒化雨化胜复同，所谓邪气化日也。灾九宫。燥化九，热化二，所谓正化日也。其化上苦小温，中咸温，下咸寒，所谓药食宜也。

甲戌岁会同天符　甲辰岁岁会同天符

上太阳水　中太宫土运　下太阴土

寒化六，湿化五，正化日也，其化上苦热，中苦温，下苦温，药食宜也。

乙亥　乙巳岁

上厥阴木　中少商金运　下少阳相火

热化寒化胜复同，邪气化日也。灾七宫。风化八，清化四，火化二，正化度也。其化上辛凉，中酸和，下咸寒，药食宜也。

丙子岁会　丙午岁

上少阴火　中太羽水运　下阳明金

热化二，寒化六，清化四，正化度也。其化上咸寒，中咸热，下酸温，药食宜也。

丁丑　丁未岁

上太阴土　中少角木运　下太阳水

---

① 时：《素问》作“则”。

② 则可犯之：《素问》“犯”字后无“之”。

清化热化胜复同，邪气化度也。灾三宫。雨化五，风化三，寒化一，正化度也。其化上苦温，中辛温，下甘热，药食宜也。

戊寅天符[①]　戊申岁天符

上少阳相火　中太徵火运　下厥阴木

火化七，风化三，正化度也。其化上咸寒，中甘和，下辛凉，药食宜也。

己卯　己酉岁

上阳明金　中少宫土运　下少阴火

风化清化胜复同，邪气化度也。灾五宫。清化九，雨化五，热化七，正化度也。其化上苦小温，中甘和，下咸寒，药食宜也。

庚辰　庚戌岁

上太阳水　中太商金运　下太阴土

寒化一，清化九，雨化五，正化度也。其化上苦热，中辛温，下甘热，药食宜也。

辛巳　辛亥岁

上厥阴木　中少羽水运　下少阳相火

雨化风化胜复同，邪气化度也。灾一宫。风化三，寒化一，火化七，正化度也。其化上辛凉，中苦和，下咸寒，药食宜也。

壬午　壬子岁

上少阴火　中太角木运　下阳明金

热化二，风化八，清化四，正化度也。其化上咸寒，中酸凉，下酸温，药食宜也。

癸未　癸丑岁

上太阴土　中少徵火运　下太阳水

寒化雨化胜复同，邪气化度也。灾九宫。雨化五，火化二，寒化一，正化度也。其化上苦温，中咸温，下甘热，药食宜也。

甲申　甲寅岁

上少阳相火　中太宫土运　下厥阴木

火化二，雨化五，风化八，正化度也。其化上咸寒，中咸和，下辛凉，药食宜也。

乙酉太一天符　乙卯岁天符

上阳明金　中少商金运　下少阴火

热化寒化胜复同，邪气化度也。灾七宫。燥化四，清化四[②]，热化二，正化度也。其化上苦小温，中苦和，下咸寒，药食宜也。

丙戌天符　丙辰岁天符

上太阳水　中太羽水运　下太阴土

寒化六，雨化五，正化度也。其化上苦热，中咸温，下甘热，药食宜也。

丁亥天符　丁巳岁天符

上厥阴木　中少角木运　下少阳相火

清化热化胜复同，邪气化度也。灾三宫。风化三，火化七，正化度也。其化上辛凉，中辛和，下咸寒，药食宜也。

戊子天符　戊午岁太一天符

上少阴火　中太徵火运　下阳明金

热化七，清化九，正化度也。其化上咸寒，中甘寒，下酸温，药食宜也。

己丑太一天符　己未岁太一天符

上太阴土　中少宫土运　下太阳水

风化清化胜复同，邪气化度也。灾五宫。雨化五，寒化一，正化度也。其化上苦热，中甘和，下甘热，药食宜也。

庚寅　庚申岁

上少阳相火　中太商金运　下厥阴木

火化七，清化九，风化三，正化度也。其化上咸寒，中辛温，下辛凉，药食宜也。

辛卯　辛酉岁

上阳明金　中少羽水运　下少阴火

雨化风化胜复同，邪气化度也。灾一宫，清化九，寒化一，热化七，正化度也。其化上苦小温，中苦和，下咸寒，药食宜也。

壬辰　壬戌岁

上太阳水　中太角木运　下太阴土

寒化六，风化八，雨化五，正化度也。其化上苦温，中酸和，下甘温，药食宜也。

癸巳同岁会　癸亥岁同岁会

上厥阴木　中少徵火运　下少阳相火

寒化雨化胜复同，邪气化度也。灾九宫。

---

① 天符：《素问》无此二字。

② 清化四：原脱，据《素问》补。

风化八，火化二，正化度也。其化上辛凉，中咸和，下咸寒，药食宜也。

凡此定期之纪，胜复正化，皆有常数，不可不察（总束上文）。故知其要者，一言而终，不知其要，流散无穷，此之谓也。

帝曰：善。五运之气亦复岁乎？“岁”字疑误（以下亦逐层辨析前文未尽之义，此辨五气内郁发之）。岐伯曰：郁极乃发，待时而作也。“时”即九宫生成之数也。九宫者，四立、二分、二至为八宫，土王四维，寄居坤宫也。帝曰：请问其所谓也（发也）。岐伯曰：五常之气，太过不及，其发异也。帝曰：愿卒闻之。岐伯曰：太过者暴，不及者徐，暴者为病甚，徐者为病持。帝曰：太过不及，其数何如？岐伯曰：太过者其数成，不及者其数生，土常以生也。

帝曰：其发也何如？岐伯曰：土郁之发（此辨五发之象也），严谷震惊，雷殷[①]气交，埃昏黄黑，化为白气，飘骤高深，击石飞空，洪水乃从，川流漫衍，田牧土驹。化气乃敷，善为时雨，始生始长，始化始成。故民病心腹胀肠鸣，而为数后，甚则心痛胁䐜，呕吐霍乱，饮发注下，胕肿身重。云奔雨府，霞拥朝阳，山泽埃昏，其乃发也。以其四气，四气正当离宫之末，坤宫之前半也。云横天山，浮游生灭，怫之先兆也。金郁之发，天洁地明，风清气切，大凉乃举，草树浮烟，燥气以行，霧雾数起，杀气来至，草木苍干，金乃有声。故民病咳逆，心胁满，引少腹，善暴痛，不可反侧，嗌干面尘色恶。山泽焦枯，土凝霜卤，怫乃发也，其气五。夜零白露，林莽声凄，怫之兆也。水郁之发，阳气乃辟，阴气暴举，大寒乃至，川泽严凝，寒雰[②]结为霜雪，甚则黄黑昏翳，流行气交，乃为霜杀，水乃见祥。故民病寒客心痛，腰脽痛，大关节不利，屈伸不便，善厥逆，痞坚腹满。阳光不治，空积沉阴，白埃昏暝，而乃发也。其气二火前后，太虚深玄，气犹麻散，微见而隐，色黑微黄，怫之先兆也。木郁之发，太虚埃昏，云物以扰，大风乃至，屋发折木，木有变。故民病胃脘当心而痛，上支两胁，膈咽不通，食饮不下，甚则耳鸣眩转，目不识人，善暴僵仆。太虚苍埃，天山一色，或气浊色，黄黑郁若，横云不起，雨而乃发也，其气无常。长川草偃，柔叶呈阴，松吟高山，虎啸岩岫，怫之先兆也。火郁之发，太虚肿翳，大明不彰，炎火行，大暑至，山泽燔燎，材木流津，广厦腾烟，土浮霜卤，止水乃减，蔓草焦黄，风行惑言，湿化乃后。故民病少气，疮疡痈肿，胁腹胸背、面首四肢䐜愤胪胀，疡痱呕逆，瘈疭骨痛，节乃有动，注下温疟，腹中暴痛，血溢流注，精液乃少，目赤心热，甚则瞀闷懊侬，善暴死。刻终大温，汗濡玄府，其乃发也，其气四。动复则静，阳极反阴，湿令乃化乃成。华发水凝，山川冰雪，焰阳午泽，怫之先兆也。有怫之应而后报也（束本节），皆观其极而乃发也（应醒）。木发无时，水随火也。谨候其时，病可与期，失时反岁，五气不行，生化收藏，政无恒也。

帝曰：水发而雹雪，土发而飘骤，木发而毁折，金发而清明，火发而曛昧（此辨五发之象有异也），水兼土象，土兼风象，风兼金象，金兼火象，火兼水象。何气使然？岐伯曰：气有多少，发有微甚，微者当其气，甚者兼其下，征其下气而见可知也。王冰云：下谓六位之下承者也。

帝曰：善。五气之发，不当位者何也（此辨五发之时有差也，事繁文碎）？岐伯曰：命其差。帝曰：差有数乎？岐伯曰：当有先字。后皆三十度而有奇也（叙所差度数）。三十日又四十三刻又四分，刻之三也。帝曰：气至而先后者何（叙先后之差之

① 雷殷：隆隆雷声。殷，震动声。

② 雰：雾气。

故)？岐伯曰：运太过则其至先，运不及则其至后，此候之常也。帝曰：当时而至者何也？岐伯曰：非太过，非不及，则至当时，非是者眚也。帝曰：善。气有非时而化者何也(叙非时之差，其复化亦有先后也)？岐伯曰：太过者当其时(陪笔)，此“当时”与上文义稍不同，上文为至之不先不后，此为发之乘其本气也。如春木太过，土气受郁，则土郁之发也，必常土气得令之时，而自正其化，是得时而化也。不及者归其已胜也(正笔)。如春木不及，金气来胜，夏火制金，而木乃复化，是归已胜也。所谓非时而化也。帝曰：四时之气，至有早晏高下左右，其候何如(补叙四时常气之差)？岐伯曰：行有逆顺，至有迟速，故太过者化先天，不及者化后天(此常气之先后，非郁之发也)。帝曰：愿闻其行何谓也(叙方位是求差之本也)？岐伯曰：春气西行，夏气北行，秋气东行，冬气南行(分四方是以天象言也)。故春气始于下，秋气始于上，夏气始于中，冬气始于标。春气始于左，秋气始于右，冬气始于后，夏气始于前。此四时正化之常。故至高之地，冬气常在，至下之地，春气常在(突出地理，是带叙亦差中之一事也)，必谨察之(以上五运之事毕矣)。帝曰：善。

黄帝问曰：五运六气之应见，六化之正，六变之纪何如(以下又统论运气正变之应也)？岐伯对曰：夫六气正纪，有化有变，有胜有复，有用有病，不同其候(提清头绪，单言六气者，运气之数，五六虽异，而五行气化之应见则一也)，帝欲何乎？帝曰：愿尽闻之。岐伯曰：请遂言之。夫气之所至也(唱起)，厥阴所至为和平(此叙六气之应象也)，少阴所至为暄，太阴所至为埃溽，少阳所至为炎暑，阳明所至为清劲，太阳所至为寒雰：时化之常也(笔笔缴醒)。厥阴所至为风府，为璺启；璺即舋字，王冰云：微裂也。少阴所至为火府，为舒荣；太阴所至为雨府，为员盈；少阳所至为热府，为行出；阳明所至为司杀府，为庚苍；太阳所至为寒府，为归藏：司化之常也。厥阴所至为生，为风摇；少阴所至为荣，为形见；太阴所至为化，为云雨；少阳所至为长，为蕃鲜；阳明所至为收，为雾露；太阳所至为藏，为周密：气化之常也。厥阴所至为风生，终为肃；少阴所至为热生，中为寒；太阴所至为湿生，终为注雨；少阳所至为火生，终为蒸溽；阳明所至为燥生，终为凉；太阳所至为寒生，中为温：德化之常也。厥阴所至为毛化，少阴所至为羽化，太阴所致为倮化，少阳所至为羽化，阳明所至为介化，太阳所至为鳞化：德化之常也。厥阴所至为生化，少阴所至为荣化，太阴所至为濡化，少阳所至为茂化，阳明所至为坚化，太阳所至为藏化：布政之常也。厥阴所至为飘怒，大凉；少阴所至为大暄，寒；太阴所至为雷霆骤注，烈风；少阳所至为飘风燔燎，霜凝；阳明所至为散落，温；太阳所至为寒雪冰雹，白埃：气变之常也。厥阴所至为挠动，为迎随；少阴所至为高明焰，为曛；太阴所至为沉阴，为白埃，为晦暝；少阳所至为光显，为彤云，为曛；阳明所至为烟埃，为霜，为劲切，为凄鸣；太阳所至为刚固，为坚芒，为立：令行之常也。厥阴所至为里急；少阴所至为疡胗身热；太阴所至为积饮痞隔；少阳所至为嚏呕，为疮疡；阳明所至为浮虚；太阳所至为屈伸不利：病之常也。厥阴所至为支痛，少阴所至为惊惑、恶寒、战栗、谵妄，太阴所至为蓄[①]满，少阳所至为惊躁、瞀昧、暴痛[②]，阳明所至为鼽、尻阴股膝髀腨胻足痛，太阳所至为腰痛：病之常也。厥阴所至为软戾，少阴所至为悲妄、衄衊[③]，太阴所至为中满、霍乱、

① 蓄：原作“稸”，蓄的异体字。

② 痛：《素问》作“病”。

③ 衊(音蔑)：污血。

吐下，少阳所至为喉痹、耳鸣、呕涌，阳明所至为皴揭，太阳所至为寝汗、痉：病之常也。厥阴所至为胁痛、呕泄，少阴所至为语笑，太阴所至为重、胕肿，少阳所至为暴注、瞤瘛暴死，阳明所至为鼽嚏，太阳所至为流泄禁止：病之常也。凡此十二变者（束本节，以一"变"字锁上十二"常"字，群山万壑，赴荆门），报德以德，报化以化，报政以政，报令以令，气高则高，气下则下，气后则后，气前则前，气中则中，气外则外。位之常也。十二"常"字，归宿于此。一"常"字，旧作"当"，于义不协，万变皆归于常也，真大彻悟。故风胜则动（又总叙应象大体），热胜则肿，燥胜则干，寒胜则浮，湿胜则濡泄，甚则水闭胕肿，随气所在，以言其变耳（顿住）。帝曰：愿闻其用也（此叙六气之相判而成其用也，即所谓制则生化也）。岐伯曰：夫六气之用，各归不胜而为化。故太阴雨化，施于太阳；太阳寒化，施于少阴；少阴热化，施于阳明；阳明燥化，施于厥阴；厥阴风化，施于太阴：各命其所在以征之也。帝曰：自得其位何如？岐伯曰：自得其位，常化也。帝曰：愿闻所在也。岐伯曰：命其位而方月可知也。

帝曰：六位之气，六位以四时之周流言，盈虚何如（此叙六气相胜之机也，上言相制之常，此言相胜之变）？岐伯曰：太少异也。太者之至徐而常，少者暴而亡。"太"、"少"二字，似当互易。帝曰：天地之气，天地以上下之升降言，四时各有升降之气也。盈虚何如？岐伯曰：天气不足，地气随之，地气不足，天气从之，运居其中而常先也。恶所不胜，归所同和，随运归从，而生其病也（随手唤醒五运，运先而气从之者，气之盛衰，因运之异同而为微甚也。观此则可知单言气而运赅其中矣）。故上胜则天气降而下，下胜则地气迁而上，随气多少[①] 而差其分，微者小差，甚者大差，甚则位易气交，易则大变生而病作矣。《大要》曰：甚纪五分，微纪七分，其差可见。此之谓也。"自黄帝问曰：五运六气之应见"至此，中凡二节，而实两义。上一节是申叙运气正变之象，下二节是申叙应象正变之理，一正一变，分两段叙之。

帝曰：善。论言热无犯热，寒无犯寒（此叙治法之宜忌也），余欲不远寒，不远热奈何？岐伯曰：悉乎哉问也！发表不远热，攻里不远寒。帝曰：不发不攻，而犯寒犯热何如（层层搜逼，事无剩义）？岐伯曰：寒热内贼，其病益甚。帝曰：愿闻无病者何如？岐伯曰：无者生之，有者甚之。帝曰：生者何如？岐伯曰：不远热则热至，不远寒则寒至。寒至则坚痞、腹满、痛急下利之病生矣（此误药之病也），热至则身热、吐下、霍乱、痈疽、疮疡、瞀郁、注下、瞤瘛、肿胀、呕、鼽衄、头痛、骨节变、肉痛、血溢血泄、淋闷之病生矣。帝曰：治之奈何？岐伯曰：时必顺之，犯者治以胜也（以药治药，取气味相制也）。黄帝问曰：妇人重身，毒之何如？岐伯曰：有故无殒，亦无殒也。帝曰：愿闻其故何谓也？岐伯曰：大积大聚，其可犯也，衰其大半而止，过者死。此盖引大积大聚为喻，以示用药无过之意。言虽无殒，亦不可过积聚，且然况重身乎？旧解谓重身而病积聚者，殊非。林亿云："妇人重身"一条，与上下文不接，疑他处错简。愚按：直须删去，文理方顺，前人曲解，不足信也。前人重改旧文，每强为之说，殊不知论文法固乖，论事理更害大也，何若移去别存之为得耶？帝曰：善。郁之甚者，治之奈何？岐伯曰：木郁达之，火郁发之，土郁夺之，金郁泄之，水郁折之（随手带出五运，可知经意本非板分运气也）。然调其气，过者折之，以其畏也，所谓泻之。帝曰：假者何如？岐

① 随气多少：《素问》无"随气"二字。

伯曰：有假其气，则无禁也。所谓主气不足，客气胜也。此主客之义，与“至真要大论”中主客不同。此谓主为当时之气，客为非时之气也。彼谓主气奉令于客气，是以客气为正矣。又别一义，详后评。帝曰：至哉圣人之法[①]！天地大化，运行之节，临御之纪，阴阳之政，寒暑之令，非夫子孰能通之。请藏之灵兰之室，署曰“六元正纪”，非斋戒不敢示，慎传也。

此篇合论五运六气之事也。先论六十年六气之事，各纬之以五运；即接论天符、岁会之事以结之；次论六十年五运之事，仍贯之以六气；即接论五郁、五发之事以结之；后总论气化正变之应象，又接论正化相制之理，变化相胜之数，而以治法结之。篇幅极长，头绪极繁，而井井有条，一丝不乱，首尾衔接，妙义环生，令人读之惟恐其尽。凡读此等文，当先察其大义之所在，以得其命脉，再观其承接转折提掇顿挫之处，以会其筋节，则头绪虽繁，段落虽多，而万山稠叠之中，自有脉络分明之致矣。大气盘旋，精力弥满，沉挚之思，酞郁[②]之味，真太古元音也。尝论五运以言人身五脏之本气，所谓五人也；六气以言四时之天气感于人身者也。玩前后诸篇之词旨，知此说为不诬矣。又六气之分主客者，主即言身气也，客即言时气也，与以五运六气立言者同义。盖作者立言，各随所取而命之，故此篇以运气立言，则六气不复言主客矣。下篇以六气主客立言，则不复言五运矣。天泉言气之升降高下也，胜复郁发言气之循环盛衰也；五运之病言内伤也，六气之病言外感也；主气之病言内伤也，客气之病言外感也；六化言内伤也，反胜言外感也。天泉在内伤，则脏气之亢于上，郁于下也；在外感，则邪气之中于上，中于下也。有胜即有郁，在内伤为脏气之相乘，在外感为邪气之直中。有复即有发，此久病之转换也。在内伤为虚实之夹杂，在外感为邪气之深传。病证之变幻，真假之难辨，莫甚于此矣。参透真谛，便知天地万象不外五行，辨证施治具有造化生心之妙。

至真要大论篇第七十四

黄帝问曰：五气交合，盈虚更作（即指“五常政大论”），余知之矣。六气分治，司天地者，其至何如（提明立论本旨）？岐伯再拜对曰：明乎哉问也！天地之大纪，人神之通应也。帝曰：愿闻上合昭昭，下合冥冥奈何（再提醒司天地）？岐伯曰：此道之所主，工之所疑也（略顿）。帝曰：愿闻其道也（直下）。岐伯曰：厥阴司天，其化以风（叙天化）；少阴司天，其化以热；太阴司天，其化以湿；少阳司天，其化以火；阳明司天，其化以燥；太阳司天，其化以寒：以所临脏位，命其病者也（拖出“病”字一类）。此句即运气全旨也。圣人只藉此，以明五行盛衰生制之机，以为察病之本也。熊圣臣曰：某脏受某病，即某脏之本气本运有乖也；某府受某邪，即某府之本气本运有伤也。义即本此。帝曰：地化奈何（叙地化）？岐伯曰：司天同候，间气皆然。帝曰：间气何谓（叙间气，二者俱用略笔）？岐伯曰：司左右者，是谓间气也。帝曰：何以异之（轻轻束住上文）？岐伯曰：主岁者纪岁，间气者纪步也。帝曰：善。岁主奈何（直下）？岐伯曰：厥阴司天为风化，在泉为酸化，司气为苍化，间气为动化（叙事变化错综有致）。少阴司天为热化，在泉为苦化，不司气化，居气为灼化。太阴司天为湿化，在泉为甘化，司气为黅化，间气为柔化。少阳司天为火化，在泉为苦化，司气为丹化，间气为明化。阳明

① 法：《素问》作“道”。

② 酞郁：兴味浓厚。

司天为燥化，在泉为辛化，司气为素化，间气为清化。太阳司天为寒化，在泉为咸化，司气为玄化，间气为脏化。故治病者，必明六化分治，五味五色所生，五脏所宜，乃可以言盈虚病生之绪也（从“病”字提出“治”字，高唱入云，总冒通篇，通篇作意，只此两字均于首节提清）。

帝曰：厥阴在泉而酸化先，余知之矣（此承上文，叙主岁之物，所谓物生其应也）。风化之行也何如？既言司天为风化，在泉为酸化，何以言地化与天同候也？岐伯曰：风行于地，所谓本也。天之六化，本由地而上也，故其候同五味之化，乃言其形之附于地者，而其气实一也，故曰合气。余气同法。厥阴如此，余可知矣。本乎天者（中本字），天之气也；本乎地者，地之气也；天地合气，六节分而万物化生矣（义精包扫一切）。故曰：谨候气宜，无失病机（醒“病”字）。此之谓也。帝曰：其主病何如（即跟病说下）？岐伯曰：司岁备物，则无遗主矣。帝曰：先岁物何也？岐伯曰：天地之专精也。司岁物其气盛满，以已充也。先岁物，其气专精，以犹藏也。母孕子气，故不似非岁之气散也。帝曰：司气者何如？岐伯曰：司气者主岁同，然有余不足也。运有太过不及故也。“有”上当更有“有”字。帝曰：非司岁物何谓也？岐伯曰：散也。故质同而异等也，气味有薄厚，性用有躁静，治保有多少，力化有浅深（关束上文，体大思精，带醒“治”字，引起下文，不作两橛），此之谓也。帝曰：岁主脏害何谓？岐伯曰：以所不胜命之，则其要也（遥承所临脏位来，从“病”字引到“治”字）。帝曰：治之奈何？岐伯曰：上淫于下，所胜平之；外淫于内，所胜治之。帝曰：善。平气何如？岐伯曰：谨察阴阳所在而调之，以平为期。正者正治，反者反治。

帝曰：夫子言察阴阳所在而调之，论言人迎与寸口相应，若引绳，小大齐等，命曰平。阴之所在寸口何如（从“治”字引到脉上，此所谓气脉其应也）？岐伯曰：视岁南北，可知之矣。帝曰：愿卒闻之。岐伯曰：北政之岁，少阴在泉，则寸口不应；厥阴在泉，则右不应；太阴在泉，则左不应。南政之岁，少阴司天，则寸口不应；厥阴司天，则右不应，太阴司天，则左不应。诸不应者，反其诊则见矣。帝曰：尺候何如？岐伯曰：北政之岁，三阴在下，则寸不应；三阴在上，则尺不应。南政之岁，三阴在天，则寸不应；三阴在泉，则尺不应。左右同。故曰：知其要者，一言而终，不知其要，流散无穷（锁住上文）。此之谓也。以上几总冒一节，申释二节，皆全篇之上游也。

帝曰：善。天地之气，内淫而病何如（轻提一笔）？岐伯曰：岁厥阴在泉（实叙在泉之病），风淫所胜，则地气不明，平野昧，草乃早秀。民病洒洒振寒，善伸数欠，心痛支满，两胁里急，饮食不下，膈咽不通，咽与噎同。食则呕，腹胀善噫，得后与气，则快然如衰，身体皆重。岁少阴在泉，热淫所胜，则焰浮川泽，阴处反明。民病腹中常鸣，气上冲胸，喘不能久立，寒热皮肤痛，目瞑齿痛䪼[1]肿，恶寒发热如疟，少腹中痛，腹大，蛰虫不藏。岁太阴在泉，【草乃早荣】，湿淫所胜，则埃昏岩谷，黄反见黑，至阴之交。民病饮积，心痛，耳聋，浑浑焞焞[2]，嗌肿，嗌与咽同。喉痹，阴病血见，少腹痛肿，不得小便，病冲头痛，目似脱，项似拔，腰似折，髀不可以回，腘如结，腨如别。岁少阳在泉，火淫所胜，则焰明郊野，寒热更至。民病注泄赤白，少腹痛，溺赤，甚则血便，少阴同候。岁阳明在泉，燥淫所胜，则霿雾清瞑，民病喜呕，呕有苦，善太息，心

---

① 䪼（音拙）：目下。

② 焞焞（音吞）：星光暗弱貌，引申为不清楚、模糊。

胁痛不能反侧，甚则嗌干面尘，身无膏泽，足外反热。岁太阳在泉，寒淫所胜，则凝肃惨栗，民病少腹控睾，引腰脊，上冲心痛，血见，嗌痛颔肿。帝曰：善。治之奈何？岐伯曰：诸气在泉，风淫于内，治以辛凉（接叙治法，以完上义），佐以苦，以甘缓之，以辛散之。热淫于内，治以咸寒，佐以甘苦，以酸收之，以苦发之。湿淫于内，治以苦热，佐以酸淡，以苦燥之，以淡泄之。火淫于内，治以咸冷，佐以苦辛，以酸收之，以苦发之。燥淫于内，治以苦温，佐以甘辛，以苦下之。寒淫于内，治以甘热，佐以苦辛，以咸泻之，以辛润之，以苦坚之。

帝曰：善。天气之变何如？岐伯曰：厥阴司天，风淫所胜（实叙在天之病），则太虚埃昏，云物以扰，寒生春气，流水不冰。民病胃脘当心而痛，上支两胁，膈咽不通，饮食不下，舌本强，食则呕，冷泄腹胀溏泄，瘕水闭，蛰虫不去，病本于脾。冲阳绝，死不治。少阴司天，热淫所胜，怫热至，火行其政。民病胸中烦热，嗌干，右胠满，皮肤痛，寒热咳喘，大雨且至，唾血血泄，鼽衄嚏呕，溺色变，甚则疮疡胕肿，肩背臂臑及缺盆中痛，心痛肺瞋，腹大满，膨膨而喘咳，病本于肺。尺泽绝，死不治。太阴司天，湿淫所胜，则沉阴且布，雨变枯槁，胕肿，骨痛阴痹，阴痹者，按之不得，腰脊头项痛，时眩，大便难，阴气不用，饥不欲食，咳唾则有血，心如悬，病本于肾。太溪绝，死不治。少阳司天，火淫所胜，则温气流行，金政不平。民病头痛，发热恶寒而疟，热上，谓热格于上也。皮肤痛，色变黄赤，传而为水，身面胕肿，腹满仰息，泄注赤白，疮疡，咳唾血，烦心胸中热，甚则鼽衄，病本于肺。天府绝，死不治。阳明司天，燥淫所胜，则木乃晚荣，草乃晚生，筋骨内变。民病左胠胁痛，寒清于中，感而疟，大凉革候，咳，腹中鸣，注泄鹜溏，名木敛，生菀于下，草焦上首，心胁暴痛，不可反侧，嗌干面尘，腰痛，丈夫㿗疝，妇人少腹痛，目昧眦，疡疮痤痈，蛰虫来见，病本于肝。太冲绝，死不治。太阳司天，寒淫所胜，则寒气反至，水且冰，血变于中，发为痈疡。民病厥心痛，呕血血泄，鼽衄，善悲，时眩仆。运火炎烈，雨暴乃雹，胸腹满，手热肘挛掖肿，心澹澹大动，胸胁胃脘不安，面赤目黄，善噫嗌干，甚则色炲[①]，渴而欲饮，病本于心。神门绝，死不治。所谓动气，知其脏也（束六脉一句，神回气合）。帝曰：善。治之奈何？岐伯曰：司天之气（接叙治法，以完上意），风淫所胜，平以辛凉，佐以苦甘，以甘缓之，以酸泻之。热淫所胜，平以咸寒，佐以苦甘，以酸收之。湿淫所胜，平以苦热，佐以酸辛，以苦燥之，以淡泄之。湿上甚而热（独多一笔），治以苦温，佐以甘辛，以汗为故而止。火淫所胜，平以酸冷，佐以苦甘，以酸收之，以苦发之，以酸复之，热淫同。燥淫所胜，平以苦湿，佐以酸辛，以苦下之。寒淫所胜，平以辛热，佐以甘苦，以咸泻之。

帝曰：善。邪气反胜，治之奈何（叙反胜之治法）？岐伯曰：风司于地，清反胜之，治以酸温，佐以苦甘，以辛平之。热司于地，寒反胜之，治以甘热，佐以苦辛，以咸平之。湿司于地，热反胜之，治以苦冷，佐以咸甘，以苦平之。火司于地，寒反胜之，治以甘热，佐以苦辛，以咸平之。燥司于地，热反胜之，治以辛寒，佐以苦甘，以酸平之，以和为制[②]。寒司于地，热反胜之，治以咸冷，佐以甘辛，以苦平之。帝曰：其司天邪胜何如？岐伯曰：风化于天，清反胜之，治以酸温，佐以甘苦。热化于天，寒反胜之，治以甘温，佐以苦酸辛。湿化于天，热反胜之，治以苦寒，佐以苦酸。火化于天，寒反

---

① 炲（音台）：黑色。

② 制：《素问》作“利”。

胜之，治以甘热，佐以苦辛。燥化于天，热反胜之，治以辛寒，佐以苦甘。寒化于天，热反胜之，治以咸冷，佐以苦辛。

帝曰：六气相胜奈何(因反胜引到相胜)？相胜者，得位而侮人，非反胜也。岐伯曰：厥阴之胜(叙六胜之病)，耳鸣头眩，愦愦欲吐，胃膈如寒，寒似当作塞。大风数举，倮虫不滋，胠胁气并，化而为热，小便黄赤，胃脘当心而痛，上支两胁，肠鸣飧泄，少腹痛，注下赤白，甚则呕吐，膈咽不通。少阴之胜，心下热，善饥，脐下反动，气游三焦，炎暑至，木乃津，草乃萎，呕逆躁烦，腹满痛，溏泄，传为赤沃。太阴之胜，火气内郁，疮疡于中，流散于外，病在胠胁，甚则心痛，热格，谓热格于上也。头痛喉痹项强，独胜则湿气内郁，寒迫下焦，痛留顶，互引眉间，胃满，雨数至，燥化乃见，少腹满，腰脽重强，内不便，善注泄，足下温，头重，足胫胕肿，饮发于中，胕肿于上。少阳之胜，热客于胃，烦心心痛，目赤欲呕，呕酸善饥，耳痛溺赤，善惊谵妄，暴热消烁，草萎水涸，介虫乃屈，少腹痛，下沃赤白。阳明之胜，清发于中，左胠胁痛，溏泄，内为嗌塞，嗌与噎同，与咽异，经文三字互用也。外发㿗疝，大凉肃杀，华英改容，毛虫乃殃，胸中不便，嗌塞而咳。太阳之胜，凝栗且至，非时水冰，羽乃后化，痔疟发，寒厥入胃，则内生心痛，阴中乃疡，隐曲不利，互引阴股，筋肉拘苛，血脉凝泣，络满色变，或为血泄，皮肤痞肿，腹满食减，热反上行，头顶囟顶脑户中痛，目如脱，寒入下焦，传为濡泻。帝曰：治之奈何(接叙治法，以完本义)？岐伯曰：厥阴之胜，治以甘清，佐以苦辛，以酸泻之。少阴之胜，治以辛寒，佐以苦咸，以甘泻之。太阴之胜，治以咸热，佐以辛甘，以苦泻之；少阳之胜，治以辛寒，佐以甘咸，以甘泻之。阳明之胜，治以酸温，佐以辛甘，以苦泄之。太阳之胜，治以甘热，林亿云：当作苦热。王冰云：六胜之至，皆先归其不胜，故先泻其不胜，次泻其来胜也。佐以辛酸，以咸泻之。帝曰：六气之复何如(叙六复之病)？岐伯曰：悉乎哉问也！厥阴之复，少腹坚满，里急暴痛，偃木飞沙，倮虫不荣，厥心痛，汗发呕吐，饮食不入，入而复出，筋骨掉眩，清厥，甚则入脾，食痹而吐。冲阳绝，死不治。少阴之复，燠热内作，烦躁鼽嚏，少腹绞痛，火见燔焫[①]，嗌燥，分注时止，气动于左，上行于右，咳，皮肤痛，暴喑，心痛，郁冒不知人，乃洒淅恶寒，振栗谵妄，寒已而热，渴而欲饮，少气骨痿，隔肠不便，外为浮肿，哕噫，赤气后化，流水不冰，热气大行，介虫不复，病痱胗疮疡，痈疽痤痔，甚则入肺，咳而鼻渊。天府绝，死不治。太阴之复，湿变乃举，体重中满，食饮不化，阴气上厥，胸中不便，饮发于中，咳喘有声，大雨时行，鳞见于陆，头顶痛重，而掉瘈尤甚，呕而密默，唾吐清液，甚则入肾，窍泻无度。太溪绝，死不治。少阳之复，大热将至，枯燥燔焫，介虫乃耗，惊瘈咳衄，心热烦躁，便数，憎风，厥气上行，面如浮埃，目乃瞤瘈，火气内发，上为口糜呕逆，血溢血泄，发而为疟，恶寒鼓栗，寒极反热，嗌络焦槁，渴引水浆，色变黄赤，少气脉萎，化而为水，传为胕肿，甚则入肺，咳而血泄。尺泽绝，死不治。阳明之复，清气大举，森木苍干，毛虫乃厉。病生胠胁，气归于左，善太息，甚则心痛痞满，腹胀而泄，呕苦，咳哕，烦心，病在膈中，头痛，甚则入肝，惊骇筋挛。太冲绝，死不治。太阳之复，厥气上行，水凝雨冰，羽虫乃死，心胃生寒，胸膈不利，心痛痞满，头痛善悲，时眩仆，食减，腰脽反痛，屈伸不便，地裂冰坚，阳光不治，少腹控睾，引腰脊，上冲心，唾出清水，及为哕噫，甚则入心，善忘善悲。神门绝，死不治。帝曰：善。

① 燔焫(音若)：焚烧。焫：原作“焫”，焫的异体字。

治之奈何(接叙治法以完本义)?岐伯曰:厥阴之复,治以酸寒,佐以甘辛,以酸泻之,以甘缓之。少阴之复,治以咸寒,佐以苦辛,以甘泻之,以酸收之,辛苦发之,以咸软之。太阴之复,治以苦热,佐以酸辛,以苦泻之,燥之泄之。少阳之复,治以咸冷,佐以苦辛,以咸软之,以酸收之,辛苦发之。发不远热,无犯温凉,少阴同法。阳明之复,治以辛温,佐以苦甘,以苦泄之,以苦下之,以酸补之。太阳之复,治以咸热,佐以甘辛,以苦坚之。治诸胜复(总束上文),寒者热之,热者寒之,温者清之,清者温之,散者收之,抑者散之,燥者润之,急者缓之,坚者软之,脆者坚之 ,衰者补之,强者泻之,各安其气,必清必静,则病气衰去,归其所宗,此治之大体也。以上备叙天泉胜复证治,大义已明,下文皆申叙前义也。

帝曰:善。气之上下何谓也(申释天地之位)?岐伯曰:身半以上,其气三矣,天之分也,天气主之;身半以下,其气三矣,地之分也,地气主之。以名命气,以气命处,而言其病(语意极显,天地乃借名耳)。半,所谓天枢也。故上胜而下俱病者,以地名之;下胜而上俱病者,以天名之。所谓胜至,报气屈伏而未发也(递到胜复与天地作钩连之致)。复至则不以天地异名,皆如复气为法也。初胜必有复气深藏于内,故以天地异名,以示气有偏据,治宜安其屈伏也,复至则病从内发,往往上下俱病,而无分于升降矣。故可直治其复也。

帝曰:胜复之动(中释胜复之时),时有常乎?气有必乎?岐伯曰:时有常位,而气无必也。帝曰:愿闻其道也。岐伯曰:初气终三气,天气主之,胜之常也;四气尽终气,地气主之,复之常也。有胜则复,无胜则否。帝曰:善。复已而胜何如?岐伯曰:胜至则复,无常数也,衰乃止耳。复已而胜,不复则害,此伤生也。此"胜至"谓复气之太过也,又必有复气之迭至,上文所谓复至不以天地。异名者,又未可泥也。治复更有安其屈伏之义矣。帝曰:复而反病何也?岐伯曰:居非其位,不相得也。大复其胜则主胜之,故反病也。所谓火燥热也。谓复而反病者,皆不当其时而发之太过之故也,如夏凉,而秋又太热之类。帝曰:治之何如?岐伯曰:夫气之胜也,微者随之,甚者制之;气之复也,和者平之,暴者夺之。皆随胜气,安其屈伏,无问其数,以平为期,此其道也。上二段,申叙天地之位,胜复之时,当作节读。

帝曰:善。客主之胜复奈何(又以客主之义,发明六气内外之病,亦与上胜复作钩连之致)?岐伯曰:客主之气,胜而无复也。帝曰:其逆从何如?岐伯曰:主胜逆,客胜从,天之道也。主胜,内伤也;客胜,外感也。故内重者逆,外重者从。帝曰:其生病何如?岐伯曰:厥阴司天,客胜则耳鸣掉眩,甚则咳;主胜则胸胁痛,舌难以言。少阴司天,客胜则鼽嚏,颈项强,肩背瞀热,头痛,少气,发热,耳聋目瞑,甚则胕肿,血溢,疮疡,咳喘;主胜则心热烦躁,甚则胁痛支满。太阴司天,客胜则首面胕肿,呼吸气喘;主胜则胸腹满,食已而瞀。少阳司天,客胜则丹胗外发,及为丹熛[①] 疮疡,呕逆喉痹,头痛嗌肿,耳聋血溢,内为瘈疭;主胜则胸满,咳仰息,甚而有血,手热。阳明司天,清复内余,则咳衄嗌塞,心膈中热,咳不止,面白[②] 血出者死。太阳司天,客胜则胸中不利,出清涕,感寒则咳;主胜则喉嗌中鸣。厥阴在泉,客胜则大关节不利,内为痉强拘瘈,外为不便;主胜则筋骨繇并[③],腰腹时痛。少阴在泉,客胜则腰痛,尻股膝

① 丹熛(音标):红色皮疹。

② 面白:"面"原作"而",据于鬯《香草续校书》改。

③ 繇并:摇动强直。

髀腨胻足病，瞀热以酸，胕肿，不能久立，溲便变；主胜则厥气上行，心痛发热膈中，众痹皆作，发于胠胁，魄汗不藏，四逆而起。太阴在泉，客胜则足痿下重，便溲不时，湿客下焦，发而濡泻，及为肿，隐曲之疾；主胜则寒气逆满，食饮不下，甚则为疝。少阳在泉，客胜则腰腹痛，而反恶寒，甚则下白溺白；主胜则热反上行，而客于心，心痛发热，格中而呕。少阴同候。阳明在泉，客胜则清气动下，少腹坚满而数便泻；主胜则腰重腹痛，少腹生寒，下为鹜溏，则寒厥于肠，上冲胸中，甚则喘，不能久立。太阳在泉，寒复内余，则腰尻痛，屈伸不利，股胫足膝中痛。帝曰：善。治之奈何（接叙治法）？岐伯曰：高者抑之，下者举之，有余折之，不足补之，佐以所利，和以所宜，必安其主客，适其寒温，同者逆之，异者从之。帝曰：治寒以热，治热以寒，气相得者逆之，不相得者从之，余以知之矣。其于正味何如？岐伯曰：木位之主，其泻以酸（辨五味补泻），其补以辛（主以五脏言）。火位之主，其泻以甘，其补以咸。土位之主，其泻以苦，其补以甘。金位之主，其泻以辛，其补以酸。水位之主，其泻以咸，其补以苦。厥阴之客（客以六气言），以辛补之，以酸泻之，以甘缓之。少阴之客，以咸补之，以甘泻之，以咸收之。太阴之客，以甘补之，以苦泻之，以甘缓之。少阳之客，以咸补之，以甘泻之，以咸软之。阳明之客，以酸补之，以辛泻之，以苦泄之。太阳之客，以苦补之，以咸泻之，以苦坚之，以辛润之。开发腠理，致津液，通气也。以上详叙主客胜负之病，而以治法结之。主客即从上文天地胜复之中，分别内外之证，非别有一事也。自此以下，皆反复申明治法之义。

帝曰：善。愿闻阴阳之三也何谓（以阴阳承上文起）？岐伯曰：气有多少，异用也。帝曰：阳明何谓也？岐伯曰：两阳合明也。帝曰：厥阴何谓也？岐伯曰：两阴交尽也。帝曰：气有多少，病有盛衰，治有缓急，方有大小，愿闻其约奈何（从阴阳卸到病与治）？岐伯曰：气有高下，病有远近，证有中外，治有轻重，适其至所为故也（总叙一笔）。《大要》曰：君一臣二，奇之制也；君二臣四，偶之制也；君二臣三，奇之制也；君三[①]臣六，偶之制也。故曰：近者奇之（叙用方之法），远者偶之，汗者不以奇，下者不以偶。补上治上制以缓，补下治下制以急，急则气味厚，缓则气味薄，适其至所，此之谓也。病所远而中道气味之者，食而过之，无越其制度也。是故平气之道，近而奇偶，制小其服也；远而奇偶，制大其服也。大则数少，小则数多，多则九之，少则二之。奇之不去则偶之，是谓重方；偶之不去，则反佐以取之，所谓寒热温凉，反从其病也。帝曰：善。病生于本，余知之矣。生于标者，治之奈何？岐伯曰：病反其本，得标之病，治反其本，得标之方。以上论制方之法，收笔落到标本，与后节遥作上下钩连之致。

帝曰：善。六气之胜，何以候之？岐伯曰：乘其至也（叙六胜之病机）。清气大来，燥之胜也，风木受邪，肝病生焉。热气大来，火之胜也，金燥受邪，肺病生焉。寒气大来，水之胜也，火热受邪，心病生焉。湿气大来，土之胜也，寒水受邪，肾病生焉。风气大来，木之胜也，土湿受邪，脾病生焉。所谓感邪而生病也。乘年之虚，则邪甚也；失时之和，亦邪甚也；遇月之空，亦邪甚也；重感于邪，则病危矣。有胜之气，其必来复也（补“复”字一笔，虑周藻密）。帝曰：其脉至何如（叙六胜脉象）？岐伯曰：厥阴之至，其脉弦；少阴之至，其脉钩；太阴之至，其脉沉；少阳之至，大而浮；阳明之至，短而涩；太阳之至，大而长。“其脉至何如”句，是问

① 三：《素问》作“二”。

六胜之脉也，而此答以平脉者，得其平气而盛衰之致可推矣。故下文云。至而和则平，至而甚则病，至而反者病，至而不至者病，未至而至者病，阴阳易者危。以上叙六胜之病与脉，文气未完，当与下标本合为一节。帝曰：六气标本，所从不同奈何（遥承上节病反其本两反字来）？岐伯曰：气有从本者，有从标本者，有不从标本者也（叙标本之病）。帝曰：愿卒闻之。岐伯曰：少阳太阴从本，少阴太阳从本从标，阳明厥阴不从标本，从乎中也。故从本者，化生于本；从标本者，有标本之化；从中者，以中气为化也。帝曰：脉从而病反者（叙标本之脉），其诊何如？岐伯曰：脉至而从，按之不鼓，诸阳皆然。帝曰：诸阴之反，其脉何如？岐伯曰：脉至而从，按之鼓甚而盛也。是故百病之起，有生于本者，有生于标者，有生于中气者，有取本而得者，有取标而得者，有取中气而得者，有取标本而得者，有逆取而得者，有从取而得者（叙标本之治）。逆，正顺也。若顺，逆也。故曰：知标与本，用之不殆（唱叙标本之用，收束本节），明知逆顺，正行无问。此之谓也。不知是者，不足以言诊，足以乱经。故《大要》曰：粗工嘻嘻，以为可知，言热未已，寒病复始，同气异形，迷诊乱经。此之谓也。夫标本之道，要而博，小而大，可以言一而知百病之害，言标与本，易而勿损，察本与标，气可令调，明知胜复，为万民式，天之道毕矣。以上叙标本之病与脉及治法。标本即从六胜中分辨出来，即报气屈伏之义，本为胜，而复为标也。但胜复又各有标本，是病气传变之事也。

帝曰：胜复之变，早晏何如（上节重叙六胜，此节重叙六复）？岐伯曰：夫所胜者，胜至已病，病已愠愠[①]，而复已萌也。夫所复者，胜尽而起（语气偏重复边），得位而甚，胜有微甚，复有少多，胜和而和，胜虚而虚（以上论胜复之机），天之常也。帝曰：胜复之作，动不当位，或后时而至，其故何也（虽胜复并举，而所叙之事却偏重在复，细读"六元正纪论"便知此节大旨，已详于彼论五发之中也）？岐伯曰：夫气之生与其化，衰盛异也。寒暑温凉，盛衰之用，其在四维。故阳之动，始于温，盛于暑；阴之动，始于清，盛于寒。春夏秋冬，各差其分。故《大要》曰：彼春之暖，为夏之暑，彼秋之忿，为冬之怒，谨按四维，斥候皆归，其终可见，其始可知。此之谓也（以上论早宴之时）。帝曰：差有数乎？岐伯曰：又凡三十度也。"又"字无着，当是"差"之讹也。帝曰：其脉应皆何如？岐伯曰：差同正法，待时而去也。正法即前节所叙六胜之脉也。盖某气之至，即见某脉，胜复与正化无二诊也。《脉要》曰：春不沉，夏不弦，冬不涩，秋不数，是谓四塞。沉甚曰病，弦甚曰病，涩甚曰病，数甚曰病，参见曰病，复见曰病，未去而去曰病，去而不去曰病，反者死。故曰：气之相守司也，如权衡之不得相失也（以上论早晏之脉）。夫阴阳之气，清静则生化治，动则苛疾起，此之谓也。帝曰：幽明何如？岐伯曰：两阴交尽故曰幽，两阳合明故曰明，幽明之配，寒暑之异也。帝曰：分至何如？岐伯曰：气至之谓至，气分之谓分，至则气同，分则气异，所谓天地之正纪也（以上又补叙早晏两笔）。帝曰：夫子言春秋气始于前，冬夏气始于后，余已知之矣。然六气往复，主岁不常也，其补泻奈何（以下归到治法作收）？岐伯曰：上下所主，随其攸利，正其味，则其要也，左右同法。《大要》曰：少阳之主，先甘后咸；阳明之主，先辛后酸；太阳之主，先咸后苦；厥阴之主，先酸后辛；少阴之主，先甘后咸；太阴之主，先苦后甘。佐以所利，资以所生，是谓得气。

---

① 愠愠：蓄积。

以上叙胜复之时与脉与治，而偏重在复一边，与上节为对待，词意亦详略互出也。其带定“胜”字，与上节找补“复”字同法。

帝曰：善。夫百病之生也，皆生于风寒暑湿燥火，以之化之变也（掀然大波起，从此至篇末，一气贯注）。经言盛者泻之，虚者补之，余锡[①]以方士，而方士用之，尚未能十全，余欲令要道必行，桴鼓相应，犹拔刺雪污，工巧神圣，可得闻乎？岐伯曰：审察病机，无失气宜，此之谓也。帝曰：愿闻病机何如？岐伯曰：诸风掉眩，皆属于肝（施治必先知证，故先叙审证之法）。诸寒收引，皆属于肾。诸气膹郁，皆属于肺。诸湿肿满，皆属于脾。诸热瞀瘛，皆属于火。诸痛痒疮，皆属于心。诸厥固泄，皆属于下。诸痿喘呕，皆属于上。诸禁鼓栗，如丧神守，皆属于火。诸痉项强，皆属于湿。诸逆冲上，皆属于火。诸胀腹大，皆属于热。诸躁狂越，皆属于火。诸暴强直，皆属于风。诸病有声，鼓之如鼓，皆属于热。诸病胕肿，疼酸惊骇，皆属于火。诸转反戾，水液浑浊，皆属于热。诸病水液，澄澈清冷，皆属于寒。诸呕吐酸，暴注下迫，皆属于热。故《大要》曰：谨守病机，各司其属，有者求之，无者求之，盛者责之，虚者责之，必先五胜，疏其血气，令其调达，而致和平（归到治法作收）。此之谓也。以上特笔提起以病机领起治法，为后半篇之冒。帝曰：善。五味阴阳之用何如（叙五味阴阳，是调内病也）？岐伯曰：辛甘发散为阳，酸苦涌泄为阴，咸味涌泄为阴，淡味渗泄为阳。六者或收或散，或缓或急，或燥或润，或软或坚，以所利而行之，调其气使之[②]平也。帝曰：非调气而得者，治之奈何？有毒无毒，何先何后，愿闻其道（叙有毒无毒，及制之大小，治外病也）。岐伯曰：有毒无毒，所治为主，适大小为制也。帝曰：请言其制。岐伯曰：君一臣二，制之小也；君一臣三佐五，制之中也；君一臣三佐九，制之大也。寒者热之，热者寒之，微者逆之，甚者从之，坚者削之，客者除之，劳者温之，结者散之，留者攻之，燥者濡之，急者缓之，散者收之，损者温之，逸者行之，惊者平之，上之下之，摩之浴之，薄之劫之，开之发之，适事为故。以上论内外调治之大法。

帝曰：何谓逆从（接叙外病治法之逆从）？岐伯曰：逆者正治，从者反治，从少从多，观其事也。帝曰：反治何谓？岐伯曰：热因寒用，寒因热用，塞因塞用，通因通用，必伏其所主，而先其所因，其始则同，其终则异，可使破积，可使溃坚，可使气和，可使必已。帝曰：善。气调而得者何如（叙内病治法之逆从）？岐伯曰：逆之从之，逆而从之，从而逆之，疏气令调，则其道也。帝曰：善。病之中外何如（合叙内外俱病治法之先后）？岐伯曰：从内之外者，调其内；从外之内者，治其外；从内之外而盛于外者，先调其内，而后治其外；从外之内而盛于内者，先治其外，而后调其内；中外不相及，则治主病。以上申“微者逆之，甚者从之”义。

帝曰：善。火热复，恶寒发热，有如疟状，或一日发，或间数日发，其故何也（另提以寒热之病引起寒热之治）？岐伯曰：胜复之气，会遇之时，有多少也。阴气多而阳气少，则其发日远；阳气多阴气少，则其发日近。此胜复相薄，盛衰之节。疟亦同法。按：自火热至此，于上下文义不甚关切，亦恐错简。帝曰：论言治寒以热，治热以寒（接叙寒热之治），而方士不能废绳墨而更其道也。有病热者，寒之而热，有病寒者，热之而寒，二者皆在，新病复起，奈何治之？岐伯曰：诸寒之而热者取之阴，热之而寒者取之阳，所谓求其属也（此叙治之法）。帝

① 锡：通“赐”。
② 之：《素问》作“其”。

曰:善。服寒而反热,服热而反寒,其故何也?岐伯曰:治其王气,是以反也(此辨其治之理)。帝曰:不治王而然者何也?岐伯曰:悉乎哉问也!不治五味属也(篇中处处归到五味,此更以五味合到五脏,是通篇治法之归宿也)。夫五味入胃,各归所喜,故酸先入肝,苦先入心,甘先入脾,辛先入肺,咸先入肾,久而增气,物化之常也,气增而久,夭之由也。以上申"寒者热之,热者寒之"之义。帝曰:善。方制君臣何谓也(从上文五味中分出君臣来)?岐伯曰:主病之谓君,佐君之谓臣,应臣之谓使,非上下三品之谓也。帝曰:三品何谓?岐伯曰:所以明善恶之殊贯也(带叙三品之义)。帝曰:善。病之中外何如(又从三品上中辨一笔)?此疑君臣非三品者,将毋不问病之中外,而皆无择于善恶乎?下乃答以因病施法之旨,即上前有毒无毒所治,为主之义耳。岐伯曰:调气之方,必别阴阳,定其中外,各守其乡,内者内治,外者外治,微者调之,其次平之,盛者夺之,汗之下之,寒热温凉,衰之以属,随其攸利,谨道如法,万举万全,气血正平,长有天命。以上余波作结,读之悠然不尽。帝曰:善。

词清而辨理精而显,不入晦涩,不涉幽渺,广大浩博之中,有好整以暇之度,大论诸文,此篇最切于用。愿书万本诵万遍,口角流沫右手胝。篇法有提摄,有关束,有穿插,有紧承,有遥接,有逆射,有顺拖,无法不备,无美不臻,处处见指点,恳挚神理,觉圣人慈祥恺恻[①] 之心,千载下犹片片从面前流过也,岂非天地至文!合观通篇大意,固不外于审证施治,而头绪太繁,尤有可得而言者。起三节,叙天地人物之气化,固通篇之总冒也。次叙天泉胜复之病,而各以治法束之,看似详晰,实仍止浑,叙大体下乃申天地之位,申胜复之机,是释天泉胜复四项之义也。申论胜复之主客,是就前天泉胜复四项病证,分别有内伤外感之不同也。申论五味之补泻,是就前四项治法,分别有补泻之不同也。四段申释前义,犹觉有未尽之旨,于是以阴阳之三唱起,气有多少,方有大小,即接发六胜之病机脉象,与治法之有标本也。接发六复之差度,脉变与治法,五味之先后也。大义已无遗矣,犹恐词繁难寻要领也,于是重行提起,总括百病病机于十九条。百病者,赅内外而言也。故接叙调内者,五味阴阳之用;治外者,有毒无毒;方剂大小之制;逆之从之之理,寒之热之之义,而仍以方之君臣,病之中外结之。通篇大旨论证,则以分别内外为重,论治则以五味补泻为重也。详篇中主客之义,与前人所诠殊不相侔,窃以为必内伤外感之辨也。如太阳司天而主胜者,即为内寒盛于上焦立影也;太阳司天而客胜者,即为外寒中于上焦立影也;太阳在泉而主胜者,即为内寒盛于下焦立影也;太阳在泉而客胜者,即为外寒中于下焦立影也。余气同此。

著至教论篇第七十五

黄帝坐明堂,召雷公而问之曰:子知医之道乎?雷公对曰:诵而颇能解,解而未能别,别而未能明,明而未能彰,读书能分出如许心界,方为有得。解者,知其词说也;别者,知其意之所指也;明者,知其理之根源也;彰者,知其理之无不通也。足以治群僚,不足至侯王 ,愿得受树天之度(有故作估屈之态),四时阴阳合之,别星辰与日月光,以彰经术,后世益明,上通神农,著至教,疑于二皇。林亿云:疑,全元起本作"拟"。帝曰:善。无失之,此皆阴阳表里上下雌雄相输应也,而道上知天文,下知地

---

① 恺(音凯)恻:和乐恻隐。

理，中知人事，可以长久，以教众庶，亦不疑殆。医道论篇，可传后世，可以为宝。雷公曰：请受道，讽诵用解（以上泛论）。帝曰：子不闻《阴阳传》乎？曰：不知。曰：夫三阳天为业（以下专论三阳），林亿云：天，《太素》作太。上下无常，合而病至，偏害阴阳。雷公曰：三阳莫当，请闻其解。帝曰：三阳独至者，是三阳并至，并至如风雨，上为巅疾，下为漏病。林亿云：漏病，便不禁也。外无期，内无正，不中经纪，诊无上下，以书别之[①]。雷公曰：臣治疏愈，说意而已。帝曰：三阳者，至阳也，积并则为惊，病起疾风，至如霹雳[②]，九窍皆塞，阳气滂溢，干嗌喉塞。即所谓阴不胜其阳，脉流薄疾并乃狂也。并于阴，则上下无常，薄为肠澼。此谓三阳直心，坐不得起，卧者便身全，《甲乙经》作"卧便身重"。三阳之病也[③]。且以知天下，何以别阴阳，应四时，合之五行。雷公曰：阳言不别，阴言不理，请起受解，以为至道。帝曰：子若受传，不知合至道以惑师教，语子至道之要。病伤五脏，筋骨以消，子言不明不别，是世主学尽矣。肾且绝，惋惋日暮，从容不出，人事不殷。此盖肾绝之病情也，然文义不全，当有断简。

文义不全，当有断简。论三阳并至，义颇精，可识巅厥诸暴病之机矣。

示从容论篇第七十六

黄帝燕坐，召雷公而问之曰：汝受术诵书者，若能览观杂学，及于比类，通合道理，为余言子所长，五脏六腑，胆、胃、大小肠、脾、胞、膀胱、脑髓，涕、唾、哭、泣、悲、哀，水所从行，此皆人之所生，治之过失，子务明之，可以十全，即不能知，为世所怨。雷公曰：臣请诵《脉经·上下篇》甚众多矣，别异比类，犹未能以十全，又安足以明之？

帝曰：子别试通五脏之过，六腑之所不和，针石之败，毒药所宜，汤液滋味，具言其状，悉言以对，请问不知。雷公曰：肝虚肾虚脾虚，皆令人体重烦冤，当投毒药、刺灸、砭石、汤液，或已或不已，愿闻其解。帝曰：公何年之长而问之少，余真问以自谬也。吾问子窈冥[④]，子言"上下篇"以对，何也？夫脾虚浮似肺，肾小浮似脾，肝急沉散似肾，此皆工之所时乱也，然从容得之。若夫三脏土木水参居，此童子之所知，问之何也？篇首至此分两段读，笔意忽离忽即，忽操忽纵，两"何也"逼得紧。

雷公曰：于此有人，头痛筋挛骨重，怯然少气，哕噫腹满，时惊不嗜卧，此何脏之发也？脉浮而弦，切之石坚，不知其解，复问所以三脏者，以知其比类也。帝曰：夫从容之谓也（神来之笔）。夫年长则求之于腑，年少则求之于经，年壮则求之于脏。今子所言皆失，八风菀熟，五脏消烁，传邪相受。夫浮而弦者，是肾不足也；沉而石者，是肾气内著也（一喷一醒）；怯然少气者，是水道不行，形气消索也；咳嗽烦冤者，是肾气之逆也。一人之气，病在一脏也。若言三脏俱行，不在法也。此四句义有难晓。一人之气病兼二三脏者，事之所常有，经之所已言也。即如脉之浮弦，而按之石坚者，固曾见之矣，岂此文别有专指耶？

雷公曰：于此有人，四肢解堕，喘咳血泄，而愚诊之，以为伤肺，切脉浮大而紧，愚不敢治，粗工下砭石，病愈多出血，血止身轻，此何物也？帝曰：子所能治，知亦众多，与此病失矣。譬以鸿飞，亦冲于天。夫圣人之治病，循法守度，援物比类，化之冥冥，循上及下，何必守经。今夫脉浮大虚者，是

---

① 别之：《素问》"别"后无"之"字。

② 霹雳：原作"礔砺"，连绵词。

③ 三阳之病也：《素问》无"也"字。

④ 窈冥：深奥难懂之事。

脾气之外绝，去胃外归阳明也（语意可玩）。脾气不根，外浮于经，故脉浮大，是阴气外越也。夫二火不胜三水，是以脉乱而无常也。紧脉，左右弹而无常，是寒盛而阳气不得伸也。四肢解惰，此脾精之不行也。喘咳者，是水气并阳明也。血泄者，脉急血无所行也。经脉得寒而缩急，血不得畅行而旁溢也。若夫以为伤肺者，折转由失以狂也。不引比类，是知不明也。夫伤肺者（申伤肺之证，是比类之法也），脾气不守，胃气不清，经气不为使，真脏坏决，经脉傍绝，五脏漏泄，不衄则呕，此二者不相类也。"二"字是合伤肺，与上脾病言之。譬如天之无形，地之无理，白与黑相去远矣。是失，吾过矣。以子知之，故不告子，明引比类、从容，是以名曰诊轻，轻当作经。是谓至道也。

笔机清利，掉运极灵，而乏深厚宽博之致。论诸脉主病，确凿不移。"一人之气，病在一脏"二语，读者当以意会之。可见古人审病之精，必推见病气发原之一脏，以为施治之的。

疏五过论篇第七十七

黄帝曰：呜呼远哉！闵闵乎若视深渊，若迎浮云，视深渊尚可测，迎浮云莫知其际。圣人之术，为万民式，论裁志意，必有法则，循经守数，按循医事，为万民副。故事有五过四德（总提），汝知之乎？雷公避席再拜曰：臣年幼小，蒙愚以惑，不闻五过与四德，比类形名，虚引其经，心无所对（一顿）。诵其词而未得其意也。帝曰：凡未诊病者（分叙，以下皆七情内伤之病），必问尝贵后贱，虽不中邪，病从内生，名曰脱营。尝富后贫，名曰失精，五气留连，病有所并。医工诊之，不在脏腑，不变躯形，诊之而疑，不知病名。身体日减，气虚无精，病深无气，洒洒然时惊。病深者，以其外耗于卫，内夺于荣也[①]。良工所失，不知病情，此[②]治之一过也。欲[③] 诊病者，必问饮食居处，暴乐暴苦，始乐后苦，皆伤精气，精气竭绝，形体毁沮。暴怒伤阴，暴喜伤阳，厥气上行，满脉去形。愚医治之，不知补泻，不知病情，精华日脱，邪气乃并，此治之二过也。

善为脉者，必以比类奇恒，从容知之，为工而不知道，此诊之不足贵，此治之三过也。诊有三常，必问贵贱，封君败伤，及欲侯王。故贵脱势，虽不中邪，精神内伤，身必败亡。始富后贫，虽不伤邪，皮焦筋屈，痿躄为挛。医不能严，不能动神，外为柔弱，乱至失常，病不能移，则医事不行，此治之四过也。

凡诊者，必知终始，有[④] 知余绪，切脉问名，当合男女。离绝菀结，忧恐喜怒，五脏空虚，血气离守，工不能知，何术之语？尝富大伤，斩筋绝脉，身体复行，令泽不息，故伤败结，留薄归阳，脓积寒炅。粗工治之，亟刺阴阳，身体解散，四肢转筋，死日有期。医不能明，不问所发，唯言死日，亦为粗工，此治之五过也。凡此五者，皆受术不通（总束），人事不明也。故曰：圣人之治病也（振起，以圣人镇住通篇全局），必知天地阴阳，四时经纪，五脏六腑，雌雄表里，刺灸砭石、毒药所主，从容人事，以明经道，贵贱贫富，各异品理，问年少长，勇怯之理，审于分部，知病本始，八正九候，诊必副矣。

治病之道（反唱叹作收），气内为宝，循求其理，求之不得，过在表里。守数据治，无失俞理，能行此术，终身不殆。不知俞

---

① 内夺于荣也：《素问》无"也"字。

② 此：其后《素问》有"亦"字。

③ 欲：其前《素问》有"凡"字。

④ 有：通"又"。

理，五脏菀熟，痈发六腑，诊病不审，是谓失常。谨守此治，与经相明。《上经》、《下经》，揆度阴阳，奇恒五中，决以明堂，审于终始，可以横行。

流利疏畅，似非太古之文。

徵四失论篇第七十八

黄帝在明堂，雷公侍坐。黄帝曰：夫子所通书受事众多矣，试言得失之意，所以得之，所以失之（造句颇灵）。雷公对曰：循经受业，皆言十全，其时有过失者，请闻其事解也。帝曰：子年少智未及邪？将言以杂合耶？夫经脉十二，络脉三百六十五，此皆人之所明知，工之所循用也。所以不十全者，精神不专，志意不理，外内相失，故时疑殆。诊不知阴阳逆从之理，此治之一失矣。受师不卒，妄作杂术，谬言为道，更名自功，妄用砭石，后遗身咎，此治之二失也。不适贫富贵贱之居，坐之薄厚，形之寒温，不适饮食之宜，不别人之勇怯，不知比类，足以自乱，不足以自明，此治之三失也。诊病不问其始，忧患饮食之失节，起居之过度，或伤于毒，不先言此，卒持寸口，何病能中？妄言作名，为粗所穷，此治之四失也。是以世人之语者，驰千里之外，不明尺寸之论，诊无人事。治数之道，从容之葆，坐持寸口，诊不中五脉，百病所起，始以自怨，遗师其咎。是故治不能循理，弃术于市，妄治时愈，愚心自得（句法颇练）。呜呼！窈窈冥冥，孰知其道？道之大者，拟于天地，配于四海，汝不知道之谕，受以明为晦。

所论医失，乃下士浇风，岂明堂大论哉！不独文章气体之薄矣。

阴阳类论篇第七十九

孟春始至，黄帝燕坐，临观八极，正八风之气，而问雷公曰：阴阳之类，经脉之道，五中所主，何脏最贵？雷公对曰：春甲乙，青中主，肝治七十二日，是脉之主时，臣以其脏最贵。帝曰：却念上下经，阴阳从容，子所言贵，最其下也（一顿）。雷公致斋七日，旦复侍坐。帝曰：三阳为经，二阳为维，一阳为游部，此知五脏终始。三阴[①]为表，二阴为里，一阴至绝作朔晦，却具合以正其理。雷公曰：受业未能明。帝曰：所谓三阳者（分叙三阳三阴），太阳为经，三阳脉至手太阴，弦浮而不沉，决以度，察以心，合之阴阳之论。所谓二阳者，阳明也，至手太阴，弦而沉急不鼓，炅至以病皆死。一阳者，少阳也，至手太阴，上连人迎，弦急悬不绝，此少阳之病也，专阴则死。三阴者，六经之所主也，交于太阴，伏鼓不浮，上空志心。二阴至肺，其气归膀胱，外连脾胃。一阴独至，经绝，经气外浮，不能内合，故脉浮滑，按之即空。气浮不鼓，钩而滑。此六脉者（总束上文，以上重论阴阳之脉也），乍阴乍阳，交属相并，缪通五脏，合于阴阳，先至为主，后至为客。脉至有先后，所谓头本也。主客未详，或者此先至，指其人之常脉也，后至指其脉之乍变也。

雷公曰：臣悉尽意，受传经脉，颂得从容之道，以合《从容》，不知阴阳，不知雌雄。帝曰：三阳为父（又总提），二阳为卫，一阳为纪；三阴为母，二阴为雌，一阴为独使。二阳一阴（又分叙），阳明主病，不胜一阴，脉[②]软而动，九窍皆沉。三阳一阴，太阳脉胜，一阴不能止，内乱五脏，外为惊骇。二阴二阳，病在肺，少阴脉沉，胜肺伤脾，外伤四肢。二阴二阳皆交至，病在肾，骂詈妄行，巅疾为狂。二阴一阳，病出于肾，阴气客游于心，脘下空窍堤，闭塞不通，四肢别

① 阴：原作“阳”，据《类经》改。
② 脉：原脱，据《甲乙经》补。

离。阴气即肾气也，上逆心包，下控少腹膀胱，以致闭塞不通，四肢别离，是心疝也。窍堤者，窍以为通，堤以为束，即膀胱也。一阴一阳代绝，代绝，软弱之极也。此阴气至心，上下无常，出入不知，喉咽干燥，病在土脾。二阳三阴，至阴皆在，阴不过阳，阳气不能止阴，阴阳并绝，阴阳二气隔而不和，是气血不能相从也。浮为血瘕，沉为脓胕。阴阳皆壮，下至阴阳，若二气皆壮而不和，是即阴阳并至也，必见证于前后二阴，谓二便之或不通，或不禁也。上合昭昭，下合冥冥，诊决死生之期，遂合岁首。

雷公曰：请问短期。黄帝不应。雷公复问。黄帝曰：在经论中。雷公曰：请闻短期。黄帝曰：冬三月之病（紧顶“期”字说下），病合于阳者，至春正月，脉有死征，皆归出春。冬三月之病，在理已尽，四字当有错落。草与柳叶皆杀，【春】林亿云：《太素》无春字。阴阳皆绝，期在孟春。春三月之病，曰阳杀，阴阳皆绝，期在草干。夏三月之病，至阴不过十日，阴阳交，期在溓水。秋三月之病，三阳俱起，不治自已。阴阳交合者，立不能坐，坐不能起。三阳独至，期在石水。二阴林亿云：全元起本作“三阴”。独至，期在盛水。

风神朗秀，气体大方。

方盛衰论篇第八十

雷公请问：气之多少，何者为逆？何者为从？黄帝答曰：阳从左，阴从右，老从上，少从下。是以春夏归阳为生，归秋冬为死，反之，则归秋冬为生。是以气多少，逆皆为厥（总冒）。无论气之多少，但逆皆为厥也。问曰：有余者厥耶？答曰：一上不下，寒厥到膝（此逆而下寒重者），少者秋冬死，老者秋冬生。气上不下（此逆而上起重者，言其证以有余，而实起于不足也，诊者每易眩惑），头痛巅疾，求阳不得，求阴不审，五部隔无征，若居旷野，若伏空室，绵绵乎属不满日（一顿）。是以少气之厥（直指少气之厥），令人妄梦，其极至迷。三阳绝，三阴微，是为少气。言其脉浮极而沉微，是气并于阳而阴不足也。是以肺气虚，则使人梦见白物，见人斩血藉藉[1]，得其时则梦见兵战。肾气虚，则使人梦见舟船溺人，得其时则梦伏水中，若有畏恐。肝气虚，则梦见菌香。按：《脉经》作“园苑”。林亿云：全注云：菌香是桂。生草，得其时则梦伏树下不敢起。心气虚，则梦救火阳物，得其时则梦燔灼。脾气虚，则梦饮食不足，得其时则梦筑垣盖屋。此皆五脏气虚，阳气有余，阴气不足，合之五诊，调之阴阳，以[2] 在《经脉》（顿住，以下唱叹前意作结）。诊有十度，度人脉度、脏度、肉度、筋度、腧度。阴阳气尽，人病自具（提二句）。脉动无常（泛论脉气之变），散阴颇阳，脉脱不具，诊无常行，诊必上下，度民君卿，受师不卒，使术不明，不察逆从，是为妄行，持雌失雄，弃阴附阳，不知并合，诊故不明（顿一笔），传之后世，反论自章（论诊脉之难）。至阴虚，天气绝（遥承三阳绝，三阴微来，交互以申其义，归到阴阳并交）；至阳盛，地气不足；阴阳并交，至人之所行。阴阳并交者，阳气先至，阴气后至。阴阳和同，则先后相从，浮沉相得也，先至后至，脉来之头本也。是以圣人持诊之道（落到圣人），先后阴阳而持之，《奇恒之势》乃六十首，诊合微之事，追阴阳之变，章五中之情，其中之论，取虚实之要，定五度之事，知此乃足以诊。是以切阴不得阳，诊消亡（又反叙以游衍交势）；得阳不得阴，守学不湛；知左不知右，知右不知左，知上不知下，知先不知后，故治不久。知丑

---

① 藉藉：杂乱无章貌。

② 以：通“已”。

知善，知病知不病，知高知下，知坐知起，知行知止，用之有纪，诊道乃具，万世不殆。起所有余，知所不足，度事上下，脉事因格。是以形弱气虚死；形气有余，脉[①] 不足死；脉气有余，形气不足生（折入正面，收束通篇）。是以诊有大方，坐起有常，出入有行，以转神明，必清必净，上观下观，司八正邪，别五中部，按脉动静，循尺滑涩，寒温之意，视其大小，合之病能[②]，逆从以得，复知病名，诊可十全，不失人情。故诊之，或视息视意，故不失条理，道甚明察，故能长久。不知此道，失经绝理，妄言妄期，此谓失道。

发挥"厥"字，以"虚"字为根源，以"阴阳并交"为归宿，层次清楚，笔致松秀。

解精微论篇第八十一

黄帝在明堂，雷公请曰：臣受业，传之行，教以经论、从容形法、阴阳刺灸、汤药所滋，行治有贤不肖，未必能十全。若先言悲哀喜怒，燥湿寒暑，阴阳妇女，请问其所以然者，卑贱富贵，人之形体所从，君下通使，临事以适道术，谨闻命矣。请问有毚愚仆漏[③] 之问，不在经者，欲闻其状。帝曰：大矣（顿住）。以上闲闲布置，若无意为文者。公请问：哭泣而泪不出者，若出而少涕，其故何也（点明本义）？帝曰：在经有也（略顿）。复问：不知水所从生（进拶一笔），涕所从出也。帝曰：若问此者，无益于治也（又略顿），工之所知，道之所生也。夫心者（振起，先理头绪），五脏之专精也；目者，其窍也；华色者，其荣也。是以人有德也，则气和于目；有亡，忧知于色（从旁面指证）。是以悲哀则泣下，泣下水所由生（合到正意）。水宗者，积水也；积水者，至阴也；至阴者，肾之精也。宗精之水所以不出者，是精持之也，辅之裹之，故水不行也。夫水之精为志，火之精为神，水火相感，神志俱悲，是以目之水生也。故谚言曰：心悲名曰志悲。志与心精，共凑于目也。是以俱悲则神气传于心，精上不传于志，而志独悲，故泣出也（应泣出）。神气传于心，则精一于上而下，绝于志，志遂独，而悲生矣。独，孤悄之意也。泣涕者脑也，脑者阴也，髓者骨之充也，故脑渗为涕。志者骨之主也，是以水流而涕从之者，其行类也。夫涕之与泣者，譬如人之兄弟，急则俱死，生则俱生，其志以早悲，是以涕泣俱出而横行也。夫人涕泣俱出而相从者，所属之类也（应涕出）。雷公曰：大矣（顿住）。请问人哭泣而泪不出者，若出而少，涕不从之何也？帝曰：夫泣不出者，哭不悲也。不泣者，神不慈也。神不慈则志不悲，阴阳相持，是精不上，志不独也。泣安能独来？夫志悲者惋[④]，惋则冲阴，阴者脑也。冲阴则志去目，志去则神不守精，精神去目，涕泣出也。且子独不诵不念夫经言乎，厥则目无所见。夫人厥则阳气并于上（又旁证一笔），阴气并于下。是精上不传于志的影子。阳并于上，则火独光也；阴并于下，则足寒，足寒则胀也。夫一水不胜五火，故目眦盲。是以气[⑤] 目之热气也。冲风，泣下而不止。夫风之中目也，阳气内守于精，是火气燔目，故见风则泣下也。有以比之，夫火疾风生乃能雨（又以旁证作结），此之类也。

紧圆秀润，无笔不转，无转不灵，最宜学步。铸词颇见名贵，其操纵伸缩，皆有可寻之迹。真是金针线脚，初学之阶梯也。

---

① 脉：其后《素问》有"气"字。

② 能：通"态"。

③ 毚（音谗）愚仆漏：指愚昧简陋的问题。漏：通"陋"。

④ 惋：此指凄惨。

⑤ 气：《素问》无此字。

刺法论篇第七十二

黄帝问曰：升降不前，气交有变，即成暴郁，余已知之。如何预救生灵，可得却乎？岐伯稽首再拜对曰：昭乎哉问！臣闻夫子言，既明天元，须穷法刺，可以折郁扶运，补弱全真，泻盛蠲余，令除斯苦。帝曰：愿卒闻之。岐伯曰：升之不前，即有甚凶也。木欲升，而天柱窒抑之，木欲发郁，亦须待时，当刺足厥阴之井。火欲升，而天蓬窒抑之，火欲发郁，亦须待时，君火相火，同刺包络之荥。土欲升，而天冲窒抑之，土欲发郁，亦须待时，当刺足太阴之俞。金欲升，而天英窒抑之，金欲发郁，亦须待时，当刺手太阴之经。水欲升，而天芮窒抑之，水欲发郁，亦须待时，当刺足少阴之合。

帝曰：升之不前，可以预备，愿闻其降，可以先防。岐伯曰：既明其升，必达其降也。升降之道，皆可先治也。木欲降而地皛[①] 窒抑之，降而不入，抑之郁发，散而可得位，降而郁发，暴如天间之待时也，降而不下，郁可速矣。降可折其所胜也，当刺手太阴之所出，刺手阳明之所入。火欲降而地玄窒抑之，降而不入，抑之郁发，散而可入[②]。当折其胜，可散其郁，当刺足少阴之所出，刺足太阳之所入。土欲降而地苍窒抑之，降而不下，抑之郁发，散而可入。当折其所胜，可散其郁，当刺足厥阴之所出，刺足少阳之所入。金欲降而地彤窒抑之，降而不下，抑之郁发，散而可入。当折其胜，可散其郁，当刺心包络所出，刺手少阳所入也。水欲降而地阜窒抑之，降而不下，抑之郁发，散而可入。当折其土，可散其郁，当刺足太阴之所出，刺足阳明之所入。

帝曰：五运之至，有前后与升降往来，有所承抑之，可得闻乎刺法？岐伯曰：当取其化源也。是故太过取之，不及资之。太过取之，次抑其郁，取其运之化源，令折郁气。不及扶资，以扶运气，以避虚邪也。【资取之法令出《密语》】。黄帝问曰：升降之刺，以知其[③] 要，愿闻司天未得迁正，使司化之失其常政，即万化之或其皆妄。然与民为病，可得先除，欲济群生，愿闻其说。岐伯稽首再拜曰：悉乎哉问！言其至理，圣念慈悯，欲济群生，臣乃尽陈斯道，可申洞微。太阳复布，即厥阴不迁正，不迁正即气塞于上，当泻足厥阴之所流。厥阴复布，少阴不迁正，不迁正气塞于上，当刺心包络脉之所流。少阴复布，太阴不迁正，不迁正即气留于上，当刺足太阴之所流。太阴复布，少阳不迁正，不迁正则气塞未通，当刺手少阳之所流。少阳复布，则阳明不迁正，不迁正则气未通上，当刺手太阴之所流。阳明复布，太阳不迁正，不迁正则复塞其气，当刺足少阴之所流。

帝曰：迁正不前，以通其要，愿闻不退，欲折其余，无令过失，可得明乎。岐伯曰：气过有余，复作布正，是名不退位也，使地气不得后化，新司天未可迁正，故复布化令如故也。

巳亥之岁，天数有余，故厥阴不退位也，风行于上，木化布天，当刺足厥阴之所入。子午之岁，天数有余，故少阴不退位也，热行于上，火余化布天，当刺手厥阴之所入。丑未之岁，天数有余，故太阴不退位也，湿行于上，雨化布天，当刺足太阴之所入。寅申之岁，天数有余，故少阳不退位也，热行于上，火化布天，当刺手少阳之所入。卯酉之岁，天数有余，故阳明不退位也，金行于上，燥化布天，当刺手太阴之所入。辰戌之岁，天数有余，故太阳不退位

① 地皛(音狭)：星名，即金星。

② 入：原作“矣”，据下文例改之。

③ 其：原脱，据《类经》改。

也，寒行于上，凛水化布天，当刺足少阴之所入。故天地气逆，化成民病，以法刺之，预可平疴。

黄帝问曰：刚柔二干，失守其位，使天运之气皆虚乎？与民为病，可得平乎？岐伯曰：深乎哉问！明其奥旨，天地迭移，三年化疫，是谓根之可见，必有逃门。假令甲子，刚柔失守，刚未正，柔孤而有亏，时序不令，即音律非从，如此三年，变大疫也。详其微甚，察其浅深，欲至而可刺，刺之，当先补肾俞，次三日，可刺足太阴之所注。又有下位己卯不至，而甲子孤立者，次三年作土疠，其法补泻，一如甲子同法也。其刺以毕，又不须夜行及远行，令七日洁，清净斋戒。所有自来肾有久病者，可以寅时面向南，净神不乱思，闭气不息七遍，以引颈咽气顺之，如咽甚硬物，如此七遍后，饵舌下津令无数。

假令丙寅，刚柔失守，上刚干失守，下柔不可独主之，中水运非太过，不可执法而定之，布天有余，而失守上正，天地不合，即律吕音异，如此即天运失序，后三年变疫。详其微甚，差有大小，徐至即后三年，至甚即首三年，当先补心俞，次五日，可刺肾之所入。又有下位地甲子，辛巳柔不附刚，亦名失守，即地运皆虚，后三年变水疠，即刺法皆如此矣。其刺如毕，慎其大喜欲情于中，如不忌，即其气复散也。令静七日，心欲实，令少思。

假令庚辰，刚柔失守，上位失守，下位无合，乙庚金运，故非相招，布天未退，中运胜来，上下相错，谓之失守，姑洗林钟，商音不应也。如此则天运化易，三年变大疫。详其天数，差有微甚，微即微，三年至，甚即甚，三年至，当先补肝俞，次三日，可刺肺之所行。刺毕，可静神七日，慎勿大怒，怒必真气却散之。又或在下，地甲子乙未失守者，即乙柔干，即上庚独治之，亦名失守者，即[1]天运孤主之，三年变疠，名曰金疠，其至待时也，详其地数之等差，亦推其微甚，可知迟速尔。诸位乙庚失守，刺法同，肝欲平，即勿怒。假令壬午，刚柔失守，上壬未迁正，下丁独然，即虽阳年，亏及不同，上下失守，相招其有期，差之微甚，各有其数也。律吕二角，失而不和，同音有日，微甚如见，三年大疫，当刺脾之俞，次三日，可刺肝之所出也。刺毕，静神七日，勿大醉歌乐，其气复散，又勿饱食，勿食生物，欲令脾实，气无滞饱，无久坐，食无太酸，无食一切生物，宜甘宜淡。又或地下甲子，丁酉失守其位，未得中司，即气不当位，下不与壬奉合者，亦名失守，非名合德，故柔不附刚，即地运不合，三年变疠。其刺法，一如木疫之法。

假令戊申，刚柔失守，戊癸虽火运，阳年不太过也，上失其刚，柔地独主，其气不正，故有邪干，迭移其位，差有浅深，欲至将合，音律先同，如此天运失时，三年之中，火疫至矣。当刺肺之俞。刺毕，静神七日，勿大悲伤也，悲伤即肺动，而真气复散也。人欲实肺者，要在息气也。又或地下甲子，癸亥失守者，即柔失守位也，即上失其刚也，即亦名戊癸不相合德者也，即运与地虚，后三年变疠，即名火疠。是故立地五年，以明失守，以穷[2]法刺，于是疫之与疠，即是上下刚柔之名也，穷归一体也。即刺疫法，只有五法，即总其诸位失守，故只归五行而统之也。

黄帝曰：余闻五疫之至，皆相染易，无问大小，病状相似，不施救疗，如何可得不相移易者？岐伯曰：不相染者，正气存内，邪不可干，避其毒气，天牝从来，复得其往，气出于脑，即不邪干。气出于脑，即室先想心如日。欲将入于疫室，先想青气自肝而

① 即："即"下原脱"天运"二字，据《类经》补。

② 穷：原作"湿"，据《类经》改。

出，左行于东，化作林木；次想白气自肺而出，右行于西，化作戈甲；次想赤气自心而出，南行于上，化作焰明；次想黑气自肾而出，北行于下，化作水；次想黄气自脾而出，存于中央，化作土。五气护身之毕，以想头上如北斗之煌煌，然后可入于疫室。又一法：于春分之日，日未出而吐之。又一法：于雨水日后三浴，以药泄汗。又一法：小金丹方：辰砂二两，水磨雄黄一两，叶子雌黄一两，紫金半两，同入合中，外固了，地一尺筑地实，不用炉，不须药制，用火二十斤煅之也，七日终，候冷七日取，次日出合子，埋药地中七日，取出，顺日研之三日，炼白沙蜜为丸，如梧桐子大，每日望东吸日华气一口，冰水下一丸，和气咽之，服十粒，无疫干也。

黄帝问曰：人虚即神游失守位，使鬼神外干，是致夭亡，何以全真？愿闻刺法。岐伯稽首再拜曰：昭乎哉问！谓神移失守，虽在其体，然不致死，或有邪干，故令夭寿。只如厥阴失守，天以虚，人气肝虚，感天重虚，即魂游于上，邪干厥大气，身温犹可刺之，刺其足少阳之所过，次刺肝之俞。人病心虚，又遇君相二火司天失守，感而三虚，遇火不及，黑尸鬼犯之，令人暴亡，可刺手少阳之所过，复刺心俞。人脾病，又遇太阴司天失守，感而三虚，又遇土不及，青尸鬼邪犯之于人，令人暴亡，可刺足阳明之所过，复刺脾之俞。人肺病，遇阳明司天失守，感而三虚，又遇金不及，有赤尸鬼干人，令人暴亡，可刺手阳明之所过，复刺肺俞。人肾病，又遇太阳司天失守，感而三虚，又遇水运不及之年，有黄尸鬼干犯人正气，吸人神魂，致暴亡，可刺足太阳之所过，刺足少阳之俞[①]。

黄帝问曰：十二脏之相使，神失位，使神彩之不圆，恐邪干犯，治之可刺，愿闻其要。岐伯稽首再拜曰：悉乎哉，问至理，道真宗！此非圣帝，焉究斯源？是谓气神合道，契符上天。心者，君主之官，神明出焉，可刺手少阴之源。肺者，相傅之官，治节出焉，可刺手太阴之源。肝者，将军之官，谋虑出焉，可刺足厥阴之源。胆者，中正之官，决断出焉，可刺足少阳之源。膻中者，臣使之官，喜乐出焉，可刺心包络所流。脾为谏议之官，知周出焉，可刺脾之源。胃为仓廪之官，五味出焉，可刺胃之源。大肠者，传道之官，变化出焉，可刺大肠之源。小肠者，受盛之官，化物出焉，可刺小肠之源。肾者，作强之官，伎巧出焉，刺其肾之源。三焦者，决渎之官，水道出焉，刺三焦之源。膀胱者，州都之官，精液藏焉，气化则能出矣，刺膀胱之源。凡此十二官者，不得相失也。是故刺法有全神养真之旨，亦法有修真之道，非治疾也，故要修养和神也。道贵常存，补神固根，精气不散，神守不分，然即神守而虽不去亦全真，人神不守，非达至真，至真之要，在乎天玄，神守天息，复入本元，命曰归宗。

本病论篇第七十三

"本病"当与"本脏"、"本腧"、"本神"同体，不得仍讲升降不前之事。

黄帝问曰：天元九室，余已知之，愿闻气交，何名失守？岐伯曰：谓其上下升降，迁止退位，各有经论，上下各有不前，故名失守也。是故气交失易位，气交乃变，变易非常，即四时失序，万化不安，变民病也。帝曰：升降不前，愿闻其故。气交有变，何以明知？岐伯曰：昭乎问哉！明乎道矣。气交有变，是谓天地机，但欲降而不得降者，地室刑之。又有五运太过，而先天而至者，即交不前，但欲升而不得其升，中运抑

① 刺足少阳之俞：《类经》作"复刺肾俞"。

之，但欲降而不得其降，中运抑之。于是有升之不前，降之不下者，有降之不下，升而至天者，有升降俱不前，作如此之分别，即气交之变，变之有异，常各各不同，灾有微甚者也。帝曰：愿闻气交遇会胜抑之由，变成民病，轻重如何？岐伯曰：胜相会，抑伏使然。是故辰戌之岁，木气升之，主逢天柱，胜而不前。又遇庚戌，金运先天，中运胜之，忽然不前。木运升天，金乃抑之，升而不前，即清生风少，肃杀于春，露霜复降，草木乃萎。民病温疫早发，咽嗌乃干，四肢满，肢节皆痛。久而化郁，即大风摧拉，折陨鸣紊。民病卒中偏痹，手足不仁。

是故巳亥之岁，君火升天，主窒天蓬，胜之不前。又厥阴未迁正，则少阴未得升天，水运以至其中者，君火欲升，而中水运抑之，升之不前，即清寒复作，冷生旦暮。民病伏阳，而内生烦热，心神惊悸，寒热间作。日久成郁，即暴热乃至，赤风肿翳，化疫，温疠暖作，赤气瘴而化火疫，皆烦而躁渴，渴甚，治之以泄之可止。

是故子午之岁，太阴升天，主窒天冲，胜之不前。又或遇壬子，木运先天而至者，中木运抑之也。升天不前，即风埃四起，时举埃昏，雨湿不化。民病风厥涎潮，偏痹不随，胀满。久而伏郁，即黄埃化疫也。民病夭亡，脸肢胕[1]，黄疸，满闭，湿令弗布，雨化乃微。是故丑未之年，少阳升天，主窒天蓬，胜之不前。又或遇太阴未迁正者，即少阴[2]未升天也，水运以至者。升天不前，即寒雰反布，凛冽如冬，水复涸，冰再结，暄暖乍作，冷复布之，寒暄不时。民病伏阳在内，烦热生中，心神惊骇，寒热间争，以成久郁，即暴热乃生，赤风气瞳翳，化成郁疠，乃化作伏热内烦，痹而生厥，甚则血溢。是故寅申之年，阳明升天，主窒天英，胜之不前。又或遇戊申戊寅，火运先天而至，金欲升天，火运抑之，升之不前，即时雨不降，西风数举，咸卤燥生。民病上热，喘嗽血溢。久而化郁，即白埃翳雾，清生杀气。民病胁满悲伤。寒鼽嚏嗌干，手拆[3]皮肤燥。是故卯酉之年，太阳升天，主窒天芮，胜之不前。又遇阳明未迁正者，即太阳未升天也，土运以至。水欲升天，土运抑之，升之不前，即湿而热蒸，寒生两间。民病注下，食不及化。久而成郁，冷来客热，冰雹卒至。民病厥逆而哕，热生于内，气痹于外，足胫痠疼，反生心悸懊热，暴烦而复厥。

黄帝曰：升之不前，余已尽知其旨。愿闻降之不下，可得明乎？岐伯曰：悉乎哉问！是之谓天地微旨，可以尽陈斯道，所谓升已必降也。至天三年，次岁必降，降而入地，始为左间也。如此升降往来，命之六纪者矣。

是故丑未之岁，厥阴降地，主窒地晶，胜而不前。又或遇少阴未退位，即厥阴未降下，金运以至中。金运承之，降之未下，抑之变郁，木欲降下，金承之，降而不下，苍埃远见，白气承之，风举埃昏，清燥行杀，霜露复下，肃杀布令。久而不降，抑之化郁，即作风燥相伏，暄而反清，草木萌动，杀霜乃下[4]蛰虫[5]未见，惧清伤脏。是故寅申之岁，少阴降地，主窒地玄，胜之不入。又或遇丙申丙寅，水运太过，先天而至。君火欲降，水运承之，降而不下，即彤云才见，黑气反生，暄暖如舒，寒常布雪，凛冽复作，天云惨凄。久而不降，伏之化郁，寒胜复热，赤风化疫，民病面赤心烦，头痛目眩也，赤气彰而温病欲作也。是故卯酉之岁，太阴降地，主窒地苍，胜之不入。又或少阳未退位者，即太阴未得降也，或木运以至。木运

① 胕：《类经》作“府”。
② 少阴：《类经》作“少阳”。
③ 拆：通“坼”，裂开。
④ 乃下：“乃”下原脱“下”，据《类经》补。
⑤ 蛰虫：“蛰”下原脱“虫”，据《类经》补。

承之，降而不下，即黄云见而青霞彰，郁蒸作而大风，雾翳埃胜，折损乃作。久而不降也，伏之化郁，天埃黄气，地布湿蒸，民病四肢不举，昏眩，肢节痛，腹满填臆。是故辰戌之岁，少阳降地，主窒地玄，胜之不入。又或遇水运太过，先天而至也。水运承之，火降不下，即彤云才见，黑气反生，暄暖欲生，冷气卒至，甚即冰雹也。久而不降，伏之化郁，冷气复热，赤风化疫，民病面赤心烦，头痛目眩也，赤气彰而热病欲作也。是故巳亥之岁，阳明降地，主窒地彤，胜而不入。又或遇太阳[①]未退位，即阳明[②]未得降，即火运以至之。火运承之不下，即天清而肃，赤气乃彰，暄热反作。民皆昏倦，夜卧不安，咽干引饮，懊热内烦，天[③]清朝暮，暄还复作。久而不降，伏之化郁，天清薄寒，远生白气。民病掉眩，手足直而不仁，两胁作痛，满目䀮䀮。

是故子午之年，太阳降地，主窒地阜，胜之，降而不入。又或遇土运太过，先天而至。土运承之，降而不入，即天彰黑气，暝暗凄惨，才施黄埃，而布湿寒化，令气蒸湿，复令久而不降，伏之化郁。民病大厥，四肢重怠，阴痿少力，天布沉阴，蒸湿间作。

帝曰：升降不前，晰知其宗，愿闻迁正，可得明乎？岐伯曰：正司中位，是谓迁正位，司天不得其迁正者，即前司天以过交司之日[④]。即遇司天太过有余日也，即仍旧治天数，新司天未得迁正也。厥阴不迁正，即风暄不时，花卉萎瘁，民病淋溲，目系转，转筋，喜怒，小便赤。风欲令而寒由不去，温暄不正，春正失时。

少阴不迁正，即冷气不退，春冷后寒，暄暖不时。民病寒热，四肢烦痛，腰脊强直。木气虽有余，位不过于君火也。

太阴不迁正，即云雨失令，万物枯焦，当生不发。民病手足肢节肿满，大腹水肿，填臆不食，飧泄，胁满，四肢不举。雨化欲令，热犹治之，温煦于气，亢而不泽。

少阳不迁正，即炎灼弗令，苗莠不荣，酷暑于秋，肃杀[⑤]晚至，霜露不时。民病痎[⑥]疟骨热，心悸惊骇，甚时血溢。

阳明不迁正，则暑化于前，肃杀于后，草木反荣。民病寒热鼽嚏，皮毛折，爪甲枯焦，甚则喘嗽息高，悲伤不乐。热化乃布，燥化未令，即清劲未行，肺金复病。

太阳不迁正，即冬清反寒，易令于春，杀霜在前，寒冰于后，阳光复治，凛冽不作，雰云待时。民病温疠至，喉闭嗌干，烦燥而渴，喘息而有音也。寒化待燥，犹治天气，过失序，与民作灾。

帝曰：迁正早晚，以命其旨，愿闻退位，可得明哉？岐伯曰：所谓不退者，即天数未终，即天数有余，名曰复布政，故名曰再治天也，即天令如故而不退位也。

厥阴不退位，即大风早举，时雨不降，湿令不化，民病温疫，疵废风生，民病皆肢节痛，头目痛，伏热内烦，咽喉干引饮。

少阴不退位，即温生春冬，蛰虫早至，草木发生，民病膈热咽干，血溢惊骇，小便赤涩，丹瘤疮疡留毒。

太阴不退位，而取寒暑不时，埃昏布作，湿令不去，民病四肢少力，食饮不下，泄注淋满，足胫寒，阴痿，闭塞，失溺，小便数。

少阳不退位，即热生于春，暑乃后化，冬温不冻，流水不冰，蛰虫出见，民病少气，寒热更作，便血，上热，小腹坚满，小便赤沃，甚则血溢。

阳明不退位，即春生清冷，草木晚荣，寒热间作，民病呕吐暴注，食饮不下，大便

① 太阳：原作“太阴”，误，据《类经》改。
② 阳明：原作“少阳”，据《类经》改。
③ 天：《类经》作“大”。
④ 之日：“之”字下原脱“日”，据《类经》补。
⑤ 肃杀：“肃”后原脱“杀”，据《类经》补。
⑥ 痎：原作“痻”，痎的异体字，泛指疟疾。

干燥，四肢不举，目瞑掉眩。

太阳不退位，即春寒复作，冰雹乃降，沉阴昏翳，二之气寒犹不去，民病痹厥，阴痿失溺，腰膝皆痛，温疠晚发[①]。

帝曰：天岁早晚，余以知之，愿闻地数，可得闻乎？岐伯曰：地下迁正升天[②] 及退位不前之法，即地土产化万物失时之化也。帝曰：余闻天地二甲子，十干十二支，上下经纬天地，数有迭移，失守其位，可得昭乎？岐伯曰：失之迭位者，谓虽得岁正，未得正位之司，即四时不节，即生大疫。【注《玄珠密语》云：阳年三十年，除六年天刑，计有太过二十四年，除此六年，皆作太过之用，令不然之旨。今言迭支迭位，皆可作其不及也。】此数语上，明有“注”字以冠之，即前篇资取之法今出《密语》，亦注文也。《元珠密语》乃王冰所撰，二篇固伪托，亦何至以此语入黄帝口中，是可知注者之陋极矣。

假令甲子阳年土运太窒，如癸亥天数有余者，年虽交得甲子，厥阴犹尚治天，地已迁正，阳明在泉，去岁少阳，以作右间，即厥阴之地阳明，故不相和奉者也。癸已相会，土运太过，虚反受木胜，故非太过也，何以言土运太过？况黄钟不应太窒，木既胜而金还复，金既复而少阴如至，即木胜于火，而金复微，如此则甲己失守，后三年化成土疫，晚至丁卯，早至丙寅，土疫至也，大小善恶，推其天地，详乎太一。又只如甲子年，如甲至子而合，应交司而治天，即下己卯未迁正，而戊寅少阳未退位者，亦甲己下有合也，即土运非太过，而木乃乘虚而胜土也。金次又行，复胜之，即反邪化也。阴阳天地殊异尔，故其大小善恶，一如天地之法旨也。

假令丙寅阳年太过，如乙丑天数有余者，虽交得丙寅，太阴尚治天也。地已迁正，厥阴司地，去岁太阳，以作右间，即天太阴而地厥阴[③]，故地不奉天化也。乙辛相会，水运太虚，反受土胜，故非太过，即太簇之管，太羽不应，土胜而雨化，木[④] 复即风，此者丙辛失守其会，后三年化成水疫，晚至己巳，早至戊辰，甚即速，微即徐，水疫至也。大小善恶，推其天地数，及太乙游宫。又只如丙寅年，丙至寅且合，应交司而治天，即辛巳未得迁正，而庚辰太阳未退位者，亦丙辛不合德也。即水运亦小，虚而小胜，或有复，后三年化疠，名曰水疠，其状如水疫，治法如前。

假令庚辰阳年太过，如己卯天数有余者，虽交得庚辰年也，阳明犹尚治天，地以迁正，太阴司地，去岁少阴，以作右间，即天阳明而地太阴也，故地不奉天也。乙己相会，金运太虚，反受火胜，故非太过也。即姑洗之管，太商不应，火胜热化，水复寒刑，此乙庚失守，其后三年，化成金疫也。速至壬午，徐至癸未，金疫至也。大小善恶，推本年天数及太一也。又只如庚辰，如庚至辰，且应交司而治天，即下乙未未得迁正者，即地甲午少阴未退位者，且乙庚不合德也，即下乙未干失刚，亦金运小虚也。有小胜或无复，后三年化疠，名曰金疠，其状如金疫也，治法如前。

假令壬午阳年太过，如辛巳天数有余者，虽交后壬午年也，厥阴犹尚治天。地已迁正，阳明在泉，去岁丙申少阳，以作右间，即天厥阴而地阳明，故地不奉天者也。丁辛相合会，木运太虚，反受金胜，故非太过也。即蕤宾之管，太角不应。金行燥胜，火化热复，甚即速，微即徐，疫至大小善恶，推疫至之年天数及太一。又只如壬至午，且应交司而治之，即下丁酉未得迁正者，即地

① 太阳不退位……温疠晚发：原脱，据金刻本补。

② 升天：“升”字下原脱“天”，据《类经》补。

③ 厥阴：“厥”后原脱“阴”，据《类经》补。

④ 木：原作“水”字，据《类经》改。

下丙申少阳未得退位者，见丁壬不合德也，即丁柔干失刚，亦木运小虚也，有小胜小复。后三年化疠，名曰木疠，其状如风疫，法治如前。

假令戊申阳年太过，如丁未天数太过者，虽交得戊申年也，太阴犹尚治天。地已迁正，厥阴在泉，去岁壬戌太阳，以退位作右间，即天丁未，地癸亥，故地不奉天化也。丁癸相会，火运太虚，反受水胜，故非太过也。即夷则之管，上太徵不应，此戊癸失守其会，后三年化疫也，速至庚戌，大小善恶，推疫至之年天数及太一。又只如戊申，如戊至申，且应交司而治天，即下癸亥未得迁正者，即地下壬戌太阳未退位者，见戊癸未合德也，即下癸柔干失刚，见火运小虚也，有小胜，或无复也。后三年化疠，名曰火疠也，治法如前。治之法，可寒之泄之。

黄帝曰：人气不足，天气如虚，人神失守，神光不聚，邪鬼干人，致有夭亡，可得闻乎？岐伯曰：人之五脏，一脏不足，又会天虚，感邪之至也。人忧愁思虑即伤心，又或遇少阴司天，天数不及，太阴作接间至，即谓天虚也，此即人气天气同虚也。又遇惊而夺精，汗出于心，因而三虚，神明失守。心为君主之官，神明出焉，神失守位，即神游上丹田，在帝太一帝君泥丸君下，神既失守，神光不聚，却遇火不及之岁，有黑尸鬼见之令人暴亡。人饮食劳倦即伤脾，又或遇太阴司天，天数不及，即少阳作接间至，即谓之虚也，此即人气虚而天气虚也。又遇饮食饱甚，汗出于胃，醉饱行房，汗出于脾，因而三虚，脾神失守。脾为谏议之官，智周出焉，神既失守，神光失位而不聚也，却遇土不及之年，或己年或甲年失守，或太阴天虚，青尸鬼见之，令人卒亡。

人久坐湿地，强力入水，即伤肾。肾为作强之官，伎巧出焉，因而三虚，肾神失守，神志失位，神光不聚，却遇水不及之年，或辛不会符，或丙年失守，或太阳司天虚，有黄尸鬼至，见之令人暴亡。

人或恚怒，气逆上而不下，即伤肝也。又遇厥阴司天，天数不及，即少阴作接间至，是谓天虚也，此谓天虚人虚也。又遇疾走恐惧，汗出于肝，肝为将军之官，谋虑出焉，神位失守，神光不聚。又遇木不及年，或丁年不符，或壬年失守，或厥阴司天虚也，有白尸鬼见之，令人暴亡也（热伤肺一条）。已上五失守者，天虚而人虚也，神游失守其位，即有五尸鬼干人，令人暴亡也，谓之曰尸厥。人犯五神易位，即神光不圆也，非但尸鬼，即一切邪犯者，皆是神失守位故也。此谓得守者生，失守者死，得神者昌，失神者亡。

二篇义浅笔稚，世皆斥其伪矣，揣其时当出于王启玄之后，刘温舒之前，决非温舒所自作也。时有古义杂出其间，如入疫室者先存想五脏之神，见于巢氏《病源候论》，即其分辨五疫、五疠成于三年，俱卓有精义，必有所受之矣。第篇中仅排次其位，而无所发明其理，注中更引用咒语，尤为鄙俚。故二篇者，纪数之文也，不当以义理绳之。

《内经评文灵枢》

九针十二原第一 法天

黄帝问于岐伯曰：余子万民，养百姓（一起涵盖八荒，帝王气象，仁圣心思），而收租税。余哀其不给，而属有疾病（落到正意）。略顿。余欲勿使被毒药（曲一笔），无用砭石，欲以微针通其经脉（折到本题），调其血气，营其逆顺出入之会。令可传于后世，必明为之法。令终而不灭，久而不绝，易用难忘，为之经纪。异其章，别其表里，为之终始。令各有形，先立针经（点题）。愿闻其情。以上第一节，总冒全篇。

岐伯答曰：臣请推而次之，令有纲纪，始于一，终于九焉（点“九”字，一顿。总冒全篇，总提本节）。请言其道。小针之要，易陈而难入，粗守形，上守神。神乎，神客在门，未睹其疾，恶知其原？刺之微，在速迟。粗守关，上守机，机之动，不离其空，空中之机，清静而微，其来不可逢，其往不可追。知机之道者，不可挂以发。不知机道，叩之不发；知其往来，要与之期；粗之暗乎，妙哉，工独有之。往者为逆，来者为顺，明知逆顺，正行无问。逆而夺之，恶得无虚（点醒虚实，字挟飞鸣）？追而济之，恶得无实？迎之随之，以意和之，针道毕矣（通束本节）。以上第二节，浑写大意，全篇纲领也。观其随手分合，舒卷自如，笔底纯是灵气往来。

凡用针者（紧顶），虚则实之，满则泄之，宛陈则除之，“宛”，音义并同“郁”，“菀”之省字也。邪胜则虚之（词清笔健）。《大要》曰：徐而疾则实，疾而徐则虚。言实与虚，若有若无。察后与先，若存若亡。为虚与实，若得若失（顿。四句仰承俯注，是本节腰束）。虚实之要，九针最妙，补泻之时，以针为之。泻曰必持内之，放而出之，排阳得针，邪气得泄。按而引针，是谓内温，血不得散，气不得出也。随手带出“气”字，尚在无意之间。补曰随之，随之意，若妄之，若行若按，如蚊虻止，如留如还，去如弦绝，令左属右，其气故止，外门以闭，中气乃实，必无留血，急取诛之。持针之道（挺接），坚者为实，正指直刺，无针左右，神在秋毫，属意病者，审视血脉，刺之无殆。方刺之时，必在悬阳，及与两卫，神属勿去，知病存亡。血脉者（诠释血脉，结束本节，笔干直立），在腧横居，视之独澄，切之独坚。以上第三节紧跟虚实，申明用针补泻之法。

九针之名（挺起），各不同形（领起本节）：一曰镵针，长一寸六分；二曰员针，长一寸六分；三曰鍉针，长三寸半；四曰锋针，长一寸六分；五曰铍针，长四寸，广二分半；六曰员利针，长一寸六分；七曰毫针，长三寸六分；八曰长针，长七寸；九曰大针，长四寸。镵针者，头大末锐，去泻阳气。“气”字越点越认真。员针者，针如卵形，揩摩分间，不得伤肌肉，以泻分气；鍉针者，锋如黍粟之锐，主按脉勿陷，以致其气；锋针者，刃三隅，以发痼疾；铍针者，末如剑锋，以取大脓；员利针者，大如氂[①]，且员且锐，中身微大，以取暴气；毫针者，尖如蚊虻喙，静以徐往，微以久留之而养，以取痛痹；长针者，锋利身薄，可以取远痹；大针者，尖如挺，其锋微员，以泻机关之水也。九针毕矣。以上第四节，叙九针之名，数体用也，是本题之正面。

夫气之在脉也（撑开。笔势飘忽，是遥承血脉来），邪气在上，浊气在中，清气在下。至此遂捉住气字不放矣。故针陷脉则邪气出（叙针害），针中脉则浊气出，针大深则邪气反沉。【病益】据"小针解"，二字是衍。故曰：皮肉筋脉，各有所处，病各有所宜，各不同形，各以任其所宜。无实无虚，损不足而益有余，是谓甚病。病益甚，取五脉者死，取三脉者恇，夺阴者死，夺阳者狂，针害毕矣。刺之而气不至（捱接），无问其数；刺之而气至，乃去之，勿复针（叙针效）。针各有所宜，各不同形，各任其所为。刺之要，气至而有效，效之信，若风之吹云，明乎若见苍天，刺之道毕矣。以上第五节，分两段，一叙针害，一叙针效，九针之义毕矣。是前半篇。

黄帝曰（另起）：愿闻五脏六腑所出之处。岐伯曰：五脏五腧，五五二十五腧；六腑六腧；六六三十六腧。经脉十二（许多数目字皆为十二，原作映衬也），络脉十五，凡二十七气以上下。所出为井，所溜为荥，所注为腧，所行为经，所入为合，二十七气所行，皆在五腧也。节之交，三百六十五会，知其要者，一言而终；不知其要，流散无穷。所言节者（横插一笔，姿态横生），神气之所游行出入也，非皮肉筋骨也。观[②]其色，察其目，知其散复（即指其节言，笔笔提在空中）；一其形，听其动静，知其邪正。右主推之，左持而御之，气至而去之（紧接跃起）。凡将用针，必先诊脉，视气之剧易，乃可以治也（妥贴排奡）。五脏之气已绝于内，而用针者反实其外，是谓重竭，重竭必死，其死也静，治之者，辄反其气，取腋与膺；五脏之气已绝于外，而用针者反实其内，是谓逆厥，逆厥则必死，其死也燥，治之者，反取四末。刺之害中而不去，则精泄；伤于深也。不中而去，则致气。伤于浅也。"不"字原误作"害"。深浅之说，详《素问·刺齐论》。精泄则病益甚而恇。致气则生为痈疡（用反笔顿住，峭拔）。以上第六节，论针必审气，是针与原之交际，全篇之中权也。

五脏有六腑，六腑有十二原，十二原出于四关，四关主治五脏。五脏有疾，当取之十二原，十二原者，五脏之所以禀三百六十五节气味也（从"原"字关到"节"字，与上节作钩连之致）。五脏有疾也，应出十二原，十二原各有所出，明知其原，睹其应，而知五脏之害矣。阳中之少阴（分叙），肺也，造句顺逆有法，若云肺者，阳中之少阴也，文气便不峻。其原出于太渊，太渊二（句法俱峭）。阳中之太阳，心也，其原出于大陵，大陵二。阴中之少阳，肝也，其原出于太冲，太冲二。阴中之至阴，脾也，其原出于太白，太白二。阴中之太阴，肾也，其原出于太溪，太溪二。膏之原，出于鸠尾，鸠尾一。肓之原，出于脖胦，脖胦一。凡此十二原者，主治五脏六腑之有疾者也。胀取三阳，飧泄取三阴（收劲）。以上第七节，实发十二原，亦本题正面也。末忽带出治法，以起下文。经文篇法每多如此。

今夫五脏之有疾也，譬犹刺也，犹污也，犹结也，犹闭也。刺虽久，犹可拔也（从间处接说，不直接刺诸热者，断续得妙，文气宽衍，笔致如飞）；污虽久，犹可雪也；结虽久，犹可解也；闭虽久，犹可决也。或言

---

① 氂（音毛）：牦牛尾，此指长毛。

② 观：《灵枢经》作"睹"。

久疾之不可取者，非其说也(虚撇)。夫善用针者，取其疾也，犹拔刺也，犹雪污也，犹解结也，犹决闭也。疾虽久，犹可毕也。言不可治者(实断)，未得其术也。此段本可以数语了之，乃故意繁复其词，逐句“也”字，著纸欲飞。刺诸热者，如以手探汤(语妙)；刺寒清者，如人不欲行。阴有阳疾者，谓里分有上逆之热邪也。取之下陵三里，正往无殆，气下乃止，不下复始也。疾高而内者，取之阴之陵泉；疾高而外者，取之阳之陵泉也(笔歌墨舞，结束通篇，在有意无意之间。文体宽博有余)。

通篇只重九针，十二原只是带叙。前半笔力坚整，自见挺拔；后半笔气清超，一往无前，是极酣畅之文。此篇叙九针之体与其用也。九针之用，在于审气之虚实顺逆而调之。前半每于起笔见峥嵘，后半每于收笔见劲切。

本输第二法地

黄帝问于岐伯曰：凡刺之道(总挈)，必通十二经脉之所终始，络脉之所别处，五输之所留，六腑之所与合，四时之所出入，五脏之所溜处，阔数之度，浅深之状，高下所至(平铺直叙之中，自有浩气流行之致)。愿闻其解。岐伯曰：请言其次也。

肺出于少商(分叙)，少商者，手大指端内侧也，为井木；溜于鱼际，鱼际者，手鱼也，为荥；注于太渊，太渊，鱼后一寸陷者中也，为腧；行于经渠，经渠，寸口中也，动而不居，为经；入于尺泽，尺泽，肘中之动脉也，为合。手太阴经也。

心出于中冲，中冲者，手中指之端也，为井木；溜于劳宫，劳宫，掌中中指本节之内间也，为荥；注于大陵，大陵，掌后两骨之间方下者也，为腧；行于间使，间使之道，两筋之间，三寸之中也，有过则至，无过则止，为经；入于曲泽，曲泽，肘内廉下陷者中也，屈而得之，为合。手少阴也(以上手之两阴也)。

肝出于大敦，大敦者，足大指之端及三毛之中也，是其穴有两处也，皆可刺之。“经脉”云：起于大指丛毛之中，盖以三毛者为主矣。为井木；溜于行间，行间，足大指间也，为荥；注于太冲，太冲，行间上二寸陷者中也，为腧；行于中封，中封，内踝之前一寸半，陷者之中，使逆则宛，使和则通，摇足而得之，为经；使者，气之流通于经脉者也。《素问》曰：主不明则十二官危，使道闭塞而不通。“宛”已见前篇。入于曲泉，曲泉，辅骨之下，大筋之上也，屈膝而得之，为合。足厥阴也。

脾出于隐白，隐白者，足大指之端内侧也，为井木；溜于大都，大都，本节之后，下陷者中也，为荥；注于太白，太白，腕[①]骨之下也，为腧；行于商丘，商丘，内踝之下，陷者中也，为经；入于阴之陵泉，阴之陵泉，辅骨之下，陷者中也，伸而得之，为合。足太阴也。

肾出于涌泉，涌泉者，足心也，为井木；溜于然谷，然谷，然骨之下者也，为荥；注于太溪，太溪，内踝之后，跟骨之上，陷者中也，为腧；行于复留，复留，上内踝二寸，动而不休，为经；入于阴谷，阴谷，辅骨之后，大筋之下，小筋之上者，按之应手，屈膝而得之，为合。足少阴经也(以上足之三阴也)。

膀胱出于至阴，至阴者，足小指之端也，为井金；溜于通谷，通谷，本节之前外侧也，为荥；注于束骨，束骨，本节之后，陷者中也，为腧；过于京骨，京骨，足外侧大骨之下，为原；行于昆仑，昆仑，在外踝之后，跟骨之上，为经；入于委中，委中，腘中央，为

① 腕：原作“宛”，据《灵枢经》改。

合，委而取之。足太阳也。

胆出于窍阴，窍阴者，足小指次指之端也，为井金；溜于侠溪，侠溪，足小指次指之间也，为荥；注于临泣，临泣，上行一寸半，自侠溪直上行一寸半也。陷者中也，为腧；过于丘墟，丘墟，外踝之前，下陷者中也，为原；行于阳辅，阳辅，外踝之上，辅骨之前，及绝骨之端也，为经；入于阳之陵泉，阳之陵泉，在膝外陷者中也，为合，伸而得之。足少阳也。

胃出于厉兑，厉兑者，足大指[①] 次指之端也，为井金；溜于内庭，内庭，次指外间也，为荥；注于陷谷，陷谷【者，上中指内间】中指内间，即次指外间，在两指之中，本节之后。且上云次指外间，下云上行二寸，正当以内庭起数，不当牵及中指，反使人无所审其处也。上行二寸，陷者中也，为腧；过于冲阳，冲阳，足跗上五寸，陷者中也，为原，摇足而得之；行于解溪，解溪，上冲阳一寸半，陷者中也，为经；入于下陵，下陵，膝下三寸，胻骨外三里也，为合；复下三里三寸为巨虚上廉，复下上廉三寸为巨虚下廉也；大肠属上，小肠属下，足阳明胃脉也。大肠、小肠，皆属于胃，是足阳明也（以上足之三阳也）。

三焦者，上合手少阳，出于关冲，关冲者，手小指次指之端也，为井金；溜于液门，液门，小指次指之间也，为荥；注于中渚，中渚，本节之后陷中者也，为腧；过于阳池，阳池，在腕上陷者中也，为原；行于支沟，支沟，上腕三寸，两骨之间陷者中也，为经；入于天井，天井，在肘外大骨之上陷者中也，为合，屈肘乃得之；三焦下腧，在于足太阳之前，少阳之后，“太阳”原作“大指”。考“邪气脏腑病形篇”曰：三焦病者，候在足太阳之外大络，在足太阳少阳之间，取委阳。于大指何涉？出于腘中外廉，名曰委阳，是太阳络也。手少阳经也。三焦者，足少阳太阴之所将，太阳之别也，太阴之阴，原注一本作“阳”。今寻本篇前后文义，非“阴”误“阳”，乃“太”误“少”也。少阴，肾也。三焦之气，发于肾而通于胆，故出将。将者，气化之相通相使也，以脏腑之气言也，其经气别行于足太阳，故曰别。别者，经气之所分所注也。上踝五寸，别入贯腨肠，出于委阳，并太阳之正，入络膀胱，约下焦，谓三焦下腧，非有专脉，乃足少阳少阴之合气，太阳之别络，上踝贯腨，出委阳，遂并太阳之正经入络，膀胱约下焦也。实则闭癃，虚则遗溺，遗溺则补之，闭癃则泻之。

手太阳小肠者，上合于太阳，出于少泽，少泽，小指之端也，为井金；溜于前谷，前谷，在手外廉本节前陷者中也，为荥；注于后溪，后溪，在手外侧本节之后也，为腧；过于腕骨，腕骨，在手外侧腕骨之前，为原；行于阳谷，阳谷，在锐骨之下陷者中也，为经；入于小海，小海，在肘内大骨之外，去端半寸陷者中也，伸臂而得之，为合。手太阳经也。

大肠上合手阳明，出于商阳，商阳，大指次指之端也，为井金；溜于本节之前二间，为荥；注于本节之后三间，为腧；过于合谷，合谷，在大指岐骨之间，为原；行于阳溪，阳溪，在两筋间陷者中也，为经；入于曲池，在肘外辅骨陷者中也，屈臂而得之，为合。手阳明也（以上手之三阳也）。

是谓五脏六腑之腧（束上），五五二十五腧，六六三十六腧也。六腑皆出足之三阳，上合于手者也（将手足三阳纽一笔，文气便紧）。总释前文上合之义，即巨虚上廉、下廉及三焦下腧之事也。以上叙十二经之终始，而五脏所溜即在其中，是就各经直叙之。

缺盆之中，任脉也，名曰天突；一次任

① 足大指：《灵枢经》“指”下有“内”。

脉侧之动脉，足阳明也，名曰人迎；二次脉手阳明也，名曰扶突；三次脉手太阳也，名曰天窗；四次脉足少阳也，名曰天容；五次脉手少阳也，名曰天牖；六次脉足太阳也，名曰天柱；七次脉颈中央之脉，督脉也，名曰风府。腋内动脉，手太阴也，名曰天府。腋下三寸，手心主也，名曰天池。刺上关者，呿不能欠；刺下关者，欠不能呿。刺犊鼻者，屈不能伸；刺两关者，伸不能屈。以上叙络脉别处阔数之度，是合各经而横排之。

足阳明，挟喉之动脉也，其腧在膺中。手阳明，次在其腧外，不至曲颊一寸。谓膺中稍外上直于面，在不至曲颊一寸之前也。下文均如此说。手太阳当曲颊。足少阳在耳下曲颊之后。手少阳出耳后，上加完骨之上。足太阳挟项大筋之中发际。阴尺动脉在五里，五腧之禁也。以上叙五输所留。

肺合大肠，大肠者，传道之腑；心合小肠，小肠者，受盛之腑；肝合胆，胆者，中精之腑；脾合胃，胃者，五谷之腑；肾合膀胱，膀胱者，津液之腑也。少阳属肾，肾上连肺，故将两脏。“少阳”二字，前人皆以三焦为解，经固明言三焦属膀胱矣。但揆此处，上下文义似当作“太阳”，并无深义，盖果指三焦，则少阳之上必有脱字，两脏之下必有一腑也。明于文理者，试详思之，“将”义见前节。三焦者，中渎之腑也，水道出焉，属膀胱，是孤之腑也。谓属膀胱而同合于肾，无专合之脏，故曰孤也。是六腑之所与合者。以上叙六腑之合，以下叙四时出入深浅之状。

春取络脉诸荥大经分肉之间，甚者深取之，间者浅取之。夏取诸腧孙络肌肉皮肤之上。秋取诸合，余如春法。冬取诸井诸腧之分，欲深而留之。此四时之序，气之所处，病之所舍，脏之所宜也。转筋者，立而取之，可令遂已（与前篇结笔同调，微嫌与上文不接）。痿厥者，张而刺之，可令立快也。

《内经》此等文字，直是天造地设，其广大博厚，直是天无不覆，地无不载。非三代上不能作，非三代上之圣人不能作。读者须细玩其板处、繁复处、接换处，再总观其大处、雄处，略无变化，却无处不变化。如汪洋大海，鱼龙百怪，隐见出没于其中，而人莫能测也；又如青天无云，平沙万里，一望无际，不见邱壑，而人处其中，自觉气清神旺，浩然而百骸俱畅。此篇叙十二经气穴之所在，以明脏腑之气相灌输也。

小针解第三法人

所谓易陈者，易言也。难入者，难著于人也。粗守形者，守刺法也。上守神者，守人之血气有余不足，可补泻也。神客者，正邪共会也。神者，正气也。客者，邪气也。在门者，邪循正气之所出入也。未睹其疾者，先知邪正何经之疾也。恶知其原者，先知何经之病所取之处也。刺之微在数迟者，徐疾之意也。粗守关者，守四肢而不知血气正邪之往来也。上守机者，知守气也。机之动不离其空中者，知气之虚实，用针之徐疾也。空中之机清净以微者，针以得气，密意守气勿失也。其来不可逢者，气盛不可补也。其往不可追者，气虚不可泻也。不可挂以发者，言气易失也。扣之不发者，言不知补泻之意也，血气已尽而气不下也。知其往来者，知气之逆顺盛虚也。要与之期者，知气之可取之时也。粗之暗者，冥冥不知气之微密也。妙哉！工独有之者，尽知针意也。往者为逆者，言气之虚而小，小者逆也。来者为顺者，言形气之平，平者顺也。明知逆顺，正行无问者，言知所取之处也。迎而夺之者，泻也。追而济之者，补也。所谓虚则实之者，气口虚而当补之也。

满则泄之者，气口盛而当泻之也。宛陈则除之者，去血脉也。邪胜则虚之者，言诸经有盛者，皆泻其邪也。徐而疾则实者，言徐内而疾出也。疾而徐则虚者，言疾内而徐出也。言实与虚若有若无者，言实者有气，虚者无气也。察后与先若亡若存者，言气之虚实，补泻之先后也，察其气之已下与常存也。为虚与实若得若失者，言补则佖[①]然若有得也，泻则恍[②]然若有失也。夫气之在脉也，邪气在上者，言邪气之中人也高，故邪气在上也。浊气在中者，言水谷皆入于胃，其精气上注于肺，浊溜于肠胃，言寒温不适，饮食不节，而病生于肠胃，故命曰浊气在中也。清气在下者，言清湿地气之中人也，必从足始，故曰清气在下也。针陷脉则邪气出者，起[③]之上。谓起其陷而使之上也。又疑"上"当作"止"，谓起之即止，无或过也。又"终始"篇有"取之上"之文，谓正取其陷脉之上也。三说难定，俟高明正之。针中脉则邪气[④]出者，取之阳明合也。针大深则邪气反沉者，言浅浮之病，不欲深刺也，深则邪气从之入，故曰反沉也。皮肉筋脉各有所处者，言经络各有所主也。取五脉者死，言病在中，气不足，但用针尽大泻其诸阴之脉也。取三阳之脉者，唯言尽泻三阳之气，令病人恇然不复也。夺阴者死，言取尺之五里五往者也。夺阳者狂（似有脱字），正言也。"正"字疑当作"狂"。睹其色，察其目，知其散复，一其形，听其动静者，言上工知相五色于目，有知调尺寸小大缓急滑涩，以言所病也。知其邪正者，知论虚邪与正邪之风也。右主推之，左持而御之者，言持针而出入也。气至而去之者，言补泻气调而去之也。调气在于终[⑤]始一者，持心也。节之交三百六十五会者，络脉之渗灌诸节者也。所谓五脏之气已绝于内者（两所谓双峰对峙与起笔相映），脉口气内绝不至，反取其外之病处与阳经之合，有留针以致阳气，阳气至则内重竭，重竭则死矣。其死也，无气以动，故静。所谓五脏之气已绝于外者，脉口气外绝不至，反取其四末之输，有留针以致其阴气，阴气至则阳气反入，入则逆，逆则死矣。其死也，阴气有余，故躁。所以察其目者，五脏使五色循明（前已释矣，复推其理以单笔结通篇，力破余地），循即修字。循明则声章，声章者，则言声与平生异也。此句文义与"六节藏象论"不同。

诠释之中夹以议论，笔仗坚峭，朴厚尔雅，尚难抗行，世必谓秦汉诸子为之，试取《吕氏春秋》、《淮南子》诸篇及郑、孔注疏，读之岂能望其肩背。此篇释"九针十二原"之义也，可见古人口诵心维，服膺不舍之意。

邪气脏腑病形第四法时

黄帝问于岐伯曰：邪气之中人也奈何（点邪气直起）？岐伯答曰：邪气之中人高也。黄帝曰：高下有度乎（直下）？岐伯曰：身半已上者（释高字），邪中之也；身半已下者（衬高字），湿中之也。故曰：邪之中人也（从身半以上分阴阳经腑），无有常，中于阴则溜于腑，中于阳则溜于经（一顿）。黄帝曰：阴之与阳也（轻轻推开，以曲其势），异名同类，上下相会，经络之相贯，如环无端。邪之中人，或中于阴，或中于阳，上下左右，无有恒常，其故何也？岐伯曰：诸阳之会，皆在于面（申叙中阳之故）。邪之[⑥]中人也，方乘虚时，及新用力，若饮食汗出，腠理

---

① 佖（音必）：满。
② 恍：原作"怳"，恍的异体字。
③ 起：《灵枢经》作"取"。
④ 邪气：《灵枢经》作"浊气"。
⑤ 终：原作"发"，据《灵枢经》改。
⑥ 邪之：《灵枢经》无此二字。

开,而中于邪。中于面则下阳明,中于项则下太阳,中于颊则下少阳,其中于膺背两胁亦各下其经(一顿)。黄帝曰:其中于阴奈何?岐伯答曰:中于阴者(申叙中阴之故),常从臂胻始。夫臂与胻,其阴皮薄,其肉淖泽,故俱受于风,独伤其阴(一顿)。黄帝曰:此故伤其脏乎(脏腑分叙,中间作一停顿枢纽)?岐伯答曰:身之中于风也,不必动脏也。故邪入于阴经,则脏气实,邪气入而不能客,故还之于腑。故中阳则溜于经,中阴则溜于腑(随带申叙溜腑之故)。黄帝曰:邪之中人脏奈何(先缴清前文,再入中脏,脱卸有法)?岐伯曰:愁忧恐惧则伤心,形寒寒饮则伤肺(申叙伤脏之故),以其两寒相感,中外皆伤,故气逆而上行。有所堕坠,恶血留内,有所大怒,气上而不下,积于胁下,则伤肝。有所击仆,若醉入房,汗出当风,则伤脾。有所用力举重,若入房过度,汗出浴水,则伤肾。黄帝曰:五脏之中风奈何(疑上专言内伤也)?岐伯曰:阴阳俱感,邪乃得往(言必内伤,邪乃能入)?黄帝曰:善哉(束住)。以上叙邪气脏腑之义,是发明病之机也。阴阳脏腑四项本自板对,而布局运笔参差同背,变幻不测,却是风水相遭,毫无造作,岂非至文?黄帝问于岐伯曰:首面与身形也,属骨连筋,同血合于气耳(接[①]叙面不受邪之故,是余意也)。天寒则裂地凌冰,其卒寒或手足懈惰(句法曲折有致),然而其面不衣何也?岐伯答曰:十二经脉,三百六十五络,其血气皆上于面而走空窍,其精阳气上走于目而为睛,其别气走于耳而为听,其宗气上出于鼻而为嗅,其浊气出于胃,走唇舌而为味。其气之津液皆上熏于面,而皮又厚,其肉坚,故大热甚寒不能胜之也。以上为前半篇,叙邪气脏腑,正意余意俱到;下乃叙病形也。

黄帝曰:邪之中人,其病形何如(点病形)?岐伯曰:虚邪之中身也,洒淅动形(跟定邪气,略叙病形大概);正邪之中人也微,先见于色,不知于身,若有若无,若亡若存,有形无形,莫知其情。黄帝曰:善哉(一顿)。此从邪气卸到病形,是全篇之中枢也。

黄帝问于岐伯曰:余闻之,见其色,知其病,命曰明;按其脉,知其病,命曰神;问其病,知其处,命曰工(提起色、脉、尺三项,为病形提纲)。余愿闻见而知之,按而得之,问而极之,为之奈何?岐伯答曰:夫色脉与尺之相应也(再唱醒),如桴鼓影响之相应也,不得相失也,此亦本末根叶之出候也,故根死则叶枯矣。色脉形肉不得相失也,故知一则为工,知二则为神,知三则神且明矣。此段提唱色、脉、尺三项为病形提纲,是后半篇之总冒。色、脉、尺三项平提,下文分叙,却重在"脉"上。黄帝曰:愿卒闻之。岐伯答曰:色青者,其脉弦也(叙"色"字,带定"脉"字);赤者,其脉钩也;黄者,其脉代也;白者,其脉毛;黑者,其脉石。见其色而不得其脉,反得其相胜之脉,则死矣;得其相生之脉,则病已矣。黄帝曰:五脏之所生,变化之病形何如?岐伯答曰:先定其五色五脉之应,其病乃可别也。此段叙"色"字,带定"脉"字,五色所主病形,只浑写一笔,顿住。

黄帝曰:色脉已定,别之奈何(从色卸到尺)?岐伯曰:调其尺之缓、急、小、大、滑、涩,而病变定矣。"调"字重读,"尺"原作"脉",今寻上下文义改之。上云色脉已定,此处固当言尺,下文方不嫌突,且所谓调者,即合色脉以参之之谓也,故下文跟定"脉"字。黄帝曰:调之奈何?岐伯答曰:脉急者,尺之皮肤亦急(跟定"脉"字,叙"尺"字);脉缓者,尺之皮肤亦缓;脉小者,尺之

① 接:原作"我",疑误。

皮肤亦减而少气；脉大者，尺之皮肤亦贲而起；脉滑者，尺之皮肤亦滑；脉涩者，尺之皮肤亦涩。凡此变者，有微有甚。故善调尺者，不待于寸；善调脉者，不待于色（将三项纽一笔，文气便紧）。能参合而行之者，可以为上工，上工十全九；行二者，为中工，中工十全七；行一者，为下工，下工十全六。此段跟定“脉”字，叙“尺”字，尺肤所主病形亦只用浑写。顿住。以上色、尺两项病形俱用略笔，留于下文五脉发挥。黄帝曰：请问脉“脉”字重读，是总承上六个“脉”字来，前人盖因此句而将前文“尺”字妄改作“脉”字。之缓、急、小、大、滑、涩之病形何如（以下畅叙脉之病形）？岐伯曰：臣请言五脏之病变也（一句挈起）。心脉急甚者为瘈疭；微急为心痛引背，食不下。缓甚为狂笑；微缓为伏梁，在心下，上下行，时唾血。大甚为喉吤；微大为心痹引背，善泪出。小甚为善哕，微小为消瘅。滑甚为善渴；微滑为心疝引脐，小腹鸣。涩甚为瘖；微涩为血溢，维厥，耳鸣，颠疾。维厥即肢厥也，四肢谓之四维。肺脉急甚为颠疾；微急为肺寒热，怠惰，咳唾血，引腰背胸，若鼻息肉不通。缓甚为多汗；微缓为痿瘘，偏风，头以下汗出不可止。大甚为胫肿；微大为肺痹引胸背，起恶日光。小甚为泄，微小为消瘅。滑甚为息贲上气，微滑为上下出血。涩甚为呕血；微涩为鼠瘘，在颈支腋之间，下不胜其上，其应善痠矣。肝脉急甚为恶言；微急为肥气在胁下，若覆杯。缓甚为善呕，微缓为水瘕痹也。大甚为内痈，善呕衄；微大为肝痹，阴缩，咳引小腹。小甚为多饮，微小为消瘅。滑甚为㿗疝，微滑为遗溺。涩甚为溢饮，微涩为瘈挛筋痹。脾脉急甚为瘈疭；微急为膈中，食饮入而还出，后沃沫。缓甚为痿疾[①]；微缓为风痿，四肢不用，心慧然若无病。此燥病也，燥极风生，内不濡心，外不濡筋也。心失所养，筋脉内弛，神明外散，其脉微弦而长，按之软而薄带散，故曰微缓。大甚为击仆；微大为疝气，腹裹大，腹裹，肚囊也，作里误。脓血在肠胃之外。小甚为寒热，微小为消瘅。滑甚为㿗癃，微滑为虫毒蛕蝎腹热。涩甚为肠溃；微涩为内㿗，多下脓血。溃、㿗二字，《脉经》互易为是。肾脉急甚为骨癫疾；微急为沉厥，奔豚，足不收，不得前后。缓甚为折脊；微缓为洞，洞者，食不化，下嗌还出。大甚为阴痿；微大为石水，起脐已下至小腹腄腄然，上至胃脘，死不治。小甚为洞泄，微小为消瘅。滑甚为癃㿗；微滑为骨痿，坐不能起，起则目无所见。涩甚为大痈；微涩为不月，沉痔。以上详叙六脉微甚之病，即补叙五色尺肤所主之病也。前叙色尺，笔势下趋，如过脉，文字接叙六脉，笔势即堂堂正大，是色尺必以脉为主也。五脏即暗承五色六变微甚，即隐赅尺肤，读者须目光四射乃得。黄帝曰：病之六变者，刺之奈何（接叙治法，以完上义）？岐伯答曰：诸急者多寒；缓者多热；大者多气少血；小者血气皆少；滑者阳气盛，微有热；涩者多血少气，微有寒（总束上文，即为治法探原，一笔两用）。是故刺急者（叙治法），深内而久留之；刺缓者，浅内而疾发针，以去其热；刺大者，微泻其气，无出其血；刺滑者，疾发针而浅内之，以泻其阳气而去其热；刺涩者，必中其脉，随其逆顺而久留之，必先按而循之，已发针，疾按其痏，无令其血出，以和其脉；诸小者，阴阳形气俱不足，勿取以针，而调以甘药也（一顿）。

黄帝曰：余闻五脏六腑之气，荥、输所入为合，令何道从入，入安连过（承上“刺”字说到经穴，即从五脏卸到六腑，风水相遭，自成文理），愿闻其故。岐伯答曰：此阳脉之别入于内，属于腑者也（醒“腑”字）。

① 痿疾：《灵枢经》作“痿厥”。

黄帝曰：荥、输与合，各有名乎？岐伯答曰：荥、输治外经，合治内腑。黄帝曰：治内腑奈何？岐伯曰：取之于合。黄帝曰：合各有名乎？岐伯答曰：胃合于三里，大肠合入于巨虚上廉，小肠合入于巨虚下廉，三焦合入于委阳，膀胱合入于委中央，胆合入于阳陵泉。黄帝曰：取之奈何？岐伯答曰：取之三里者，低跗；取之巨虚者，举足；取之委阳者，屈伸而索之；委中者，屈而取之；阳陵泉者，正竖膝予之齐，下至至，直也委阳之阳取之。谓坐而正竖其膝，折其胫，引线与膝后大筋相齐，又折而下直委阳之外，是穴也。取诸外经者，揄申而从之。"揄申"当作"揄伸"，"骨空论"注云：揄，摇也，谓或摇，或伸而寻之也。

黄帝曰：愿闻六腑之病（接叙六腑病形）。前文说得天花乱缀，读者几忘其遗却六腑矣，读至此乃愕然。岐伯答曰：面热者，足阳明病；鱼络血者，手阳明病；两跗之上脉坚陷者，足阳明病。此胃脉也。大肠病者，肠中切痛，而鸣濯濯，冬日重感于寒即泄，当脐而痛，不能久立，与胃同候，取巨虚上廉。胃病者，腹䐜胀，胃脘当心而痛，上支两胁，膈咽不通，食饮不下，取之三里也。小肠病者，小腹痛，腰脊控睾而痛，时窘之后，窘迫于后阴也。当耳前热，若寒甚，若独肩上热甚，及手小指次指之间热，若脉陷者，此其候也。手太阳病也，取之巨虚下廉。三焦病者，腹气满，小腹尤坚，不得小便，窘急，溢则水，留则为胀。候在足太阳之外大络，大络在太阳少阳之间，亦见于脉，取委阳。膀胱病者，小腹偏肿而痛，以手按之，即欲小便而不得，肩上热，若脉陷，及足小指外廉及胫踝后皆热，若脉陷，取委中央。胆病者，善太息，口苦，呕宿汁，心下澹澹，恐人将捕之，嗌中吤吤然，数唾。在足少阳之本末，亦视其脉之陷下者灸之，其寒热者取阳陵泉。以上叙六腑病形，逐段挽入上节，钩连有致。

黄帝曰：刺之有道乎？岐伯答曰：刺此者（以刺法束本节，即束通篇），必中气穴，无中肉节，中气穴则针染于巷，中肉节则皮肤痛，补泻反则病益笃。中筋则筋缓，邪气不出（挽到邪气在有意无意之间），与其真相搏，乱而不去，反还内著。用针不审，以顺为逆也（收句短而劲）。

前半叙邪气，后半叙病形，而各以脏腑纬之尤妙。在前从腑卸脏，中用枢纽，后从脏卸腑，中用枢纽，遂使板局极活，令读者学不知其本指之所在。此篇叙邪气之伤，有浅深与病形之各异也。初看似略无奇处，细读乃无处不奇。《灵枢》八十一篇布局之穿插变幻如此篇者，不过三四而已，讵可以平淡忽之。

根结第五法音

岐伯曰：天地相感（四句总冒），寒暖相移，阴阳之道（阴阳提纲），孰少孰多？阴道偶（一句领下两排），阳道奇。发于春夏，阴气少，阳气多，阴阳不调，何补何泻（一排）？发于秋冬，阳气少，阴气多，阴气盛而阳气衰，故茎叶枯槁，湿雨下归，"刺节真邪"曰：热则滋雨而在上，根荄少汁。义正与此相证。阴阳相移，何泻何补（一排）？奇邪离经，不可胜数（轻轻一束），不知根结，五脏六腑（反接反点，题字带伏后文），折关败枢，开阖而走，阴阳大失，不可复取。九针之玄，要在终始（入针法用反正双笔，整饬大方），故能知终始，一言而毕，不知终始，针道咸绝。以上总括大意，是通篇之总冒也。

太阳根于至阴，结于命门（叙三阳之根结）。命门者，目也。阳明根于厉兑，结于颡大。颡大者钳耳也。少阳根于窍阴，结于窗笼。窗笼者耳中也。太阳为开，阳明为阖，少阳为枢（顿。三句是本节之中枢也）。故开折则内节渎而暴病起矣。故暴病者取之太阳，视有余不足。渎者皮肉宛膲而弱也。宛膲，音郁焦，蓄热也。阖折则气无所止息而痿疾起矣，故痿疾者取之阳明，视有余不足。无所止息者，真气稽留，邪气居之也。枢折即骨繇而不安于地，故骨繇者取之少阳，视有余不足。骨繇者节缓而不收也。所谓骨繇者摇故也，当穷其本也。

太阴根于隐白，结于太仓（叙三阴之根结）。少阴根于涌泉，结于廉泉。厥阴根于大敦，结于玉英，络于膻中。太阴为开，厥阴为阖，少阴为枢。故开折则仓廪无所输，膈洞，膈洞者取之太阴，视有余不足。故开折者气不足而生病也。阖折即气绝而喜悲，悲者取之厥阴，视有余不足。枢折则脉有所结而不通，不通者取之少阴，视有余不足。有结者皆取之不足。以上根结之事毕矣，下乃推论阴阳多少之事。

足太阳根于至阴（叙阴阳之多少），溜于京骨，注于昆仑，入于天柱、飞扬也。足少阳根于窍阴，溜于丘墟，注于阳辅，入于天容、光明也。足阳明根于厉兑，溜于冲阳，注于下陵，入于人迎、丰隆也。手太阳根于少泽，溜于阳谷，注于少海，入于天窗、支正也。手少阳根于关冲，溜于阳池，注于支沟，入于天牖、外关也。手阳明根于商阳，溜于合谷，注于阳溪，入于扶突、偏历也。此所谓十二经者，盛络皆当取之。此节叙三阳之盛络，是阳多之极致也。

一日一夜五十营（突起），以营五脏之精，不应数者，名曰狂生。所谓五十营者，五脏皆受气，将其脉口，数其至也。五十动而不一代者，五脏皆受气；四十动一代者，一脏无气；三十动一代者，二脏无气；二十动一代者，三脏无气；十动一代者，四脏无气；不满十动一代者，五脏无气。予之短期，要在终始。所谓五十动而不一代者，以为常也，以知五脏之气。予之短期者，乍数乍疏也。此节叙五脏之无气是阴少之极致也。二节固是分叙阴阳多少，而上节每条承前节"根"字，此节以五十营承上十二经，草蛇灰线，钩连有致。黄帝曰：逆顺五体者，言人骨节之小大（叙形气之有余不足，是从阴阳多少卸到补泻之中枢也），肉之坚脆，皮之厚薄，血之清浊，气之滑涩，脉之长短，血之多少，经络之数，余已知之矣，此皆布衣匹夫之士也。夫王公大人，血食之君，身体柔脆，肌肉软弱，血气慓悍滑利，其刺之徐疾、浅深、多少，可得同之乎？岐伯答曰：膏粱菽藿之味，何可同也？气滑即出疾，气涩则出迟，气悍则针小而入浅，气涩则针大而入深，深则欲留，浅则欲疾。以此观之，刺布衣者深以留之；刺大人者，微以徐之。此皆因气之慓悍滑利也。此节言膏粱菽藿之治不同者，是为形气有余不足立影也。

黄帝曰：形气之逆顺奈何？岐伯曰：形气不足，病气有余，是邪胜也，急泻之（叙补泻之法）；形气有余，病气不足，急补之；形气不足，病气不足，此阴阳气俱不足也，不可刺之，刺之则重不足，重不足则阴阳俱竭，血气皆尽，五脏空虚，筋骨髓枯，老者绝灭，壮者不复矣。形气有余，病气有余，此谓阴阳俱有余也，急泻其邪，调其虚实。故曰：有余者泻之，不足者补之，此之谓也（轻束上文，以上用正笔，以下用反笔）。故曰：刺不知逆顺（反接，笔便不平），真邪相搏。满而补之，则阴阳四溢，肠胃充郭，肝肺内䐜，阴阳相错。虚而泻之，则经脉空虚，血气竭枯，肠胃偄[①]辟，皮肤薄者，毛腠夭膲，予之死期。故曰用针之要（折入正面，收束本节），在于知调阴与阳，调阴与阳，精

① 偄（音摄）：通"聂"，畏怯，引申为虚弱。

气乃光，合形与气，使神内藏。故曰上工平气，中工乱脉，下工绝气危生。故曰下工不可不慎也（先轻轻顿住）。必审五脏变化之病，五脉之应，经络之实虚，皮之柔粗，而后取之也（从补泻绕回篇首，包扫一切，结束通篇）。

以阴阳为纲领，以补泻为注脚，前半重发阴阳，后半重发补泻，如两大比，文式中间加一枢纽，与前后文似不相续，深得事外间情。通体笔亦坚老，不蔓不支。

寿夭刚柔第六法律

黄帝问于少师曰：余闻人之生也，有刚有柔，有弱有强，有短有长，有阴有阳，愿闻其方。少师答曰：阴中有阴，阳中有阳，审知阴阳，刺之有方，得病所始，刺之有理，谨度病端，与时相应，内合于五脏六腑，外合于筋骨皮肤。是故内有阴阳（爽若列楣），外亦有阴阳。在内者，五脏为阴，六腑为阳；在外者，筋骨为阴，皮肤为阳。故曰病在阴之阴者，刺阴之荥、输；病在阳之阳者，刺阳之合；病在阳之阴者，刺阴之经；病在阴之阳者，刺络脉。故曰病在阳者命曰风，病在阴者命曰痹，阴阳俱病命曰风痹。病有形而不痛者（跃起），阳之类也；无形而痛者，阴之类也。无形而痛者，其阳完而阴伤之也，急治其阴，无攻其阳；有形而不痛者，其阴完而阳伤之也，急治其阳，无攻其阴。阴阳俱动，乍有形，乍无形，加以烦心，命曰阴胜其阳，此谓不表不里，其形不久。

黄帝问于伯高曰：余闻形气病之先后，外内之应奈何？伯高答曰：风寒伤形，忧恐忿怒伤气。气伤脏，乃病脏；寒伤形，乃应形；风伤筋脉，筋脉乃应：此形气外内之相应也。黄帝曰：刺之奈何？伯高答曰：病九日者，三刺而已；病一月者，十刺而已。多少远近，以此衰之。久痹不去身者，视其血脉[①]，尽出其血。黄帝曰：外内之病，难易之治奈何？伯高答曰：形先病而未入脏者，刺之半其日；脏先病而形乃应者，刺之倍其日：此外内难易之应也。

黄帝问于伯高曰（以下当别为一篇）：余闻形有缓急，气有盛衰，骨有大小，肉有坚脆，皮有厚薄，其以立寿夭奈何？伯高曰：形与气相任则寿，不相任则夭。皮与肉相果则寿，不相果则夭。血气经络胜形则寿，不胜形则夭。黄帝曰：何谓形之缓急？伯高答曰：形充而皮肤缓者则寿，形充而皮肤急者则夭。形充而脉坚大者顺也；形充而脉小以弱者气衰，衰则危矣。若形充而颧不起者骨小，骨小而夭矣。形充而大肉䐃坚而有分者肉坚，肉坚则寿矣；形充而大肉无分理不坚者肉脆，肉脆则夭矣。此天之生命，所以立形定气而视寿夭者，必明乎此，立形定气，而后以临病人，决死生。黄帝曰：余闻寿夭，无以度之。伯高答曰：墙基卑，高不及其地者，不满三十而死；其有因加疾者，不及二十而死也。黄帝曰：形气之相胜，以立寿夭奈何？伯高答曰：平人而气胜形者寿；病而形肉脱，气胜形者死，形胜气者危矣。

黄帝曰：余闻刺有三变，何谓三变？伯高曰：有刺营者，有刺卫者，有刺寒痹之留经者。黄帝曰：刺三变者奈何？伯高答曰：刺营者出血，刺卫者出气，刺寒痹者内热。黄帝曰：营卫寒痹之为病奈何？伯高答曰：营之生病也，寒热少气，血上下行。卫之生病也，气痛时来时去，怫忾贲响，风寒客于肠胃之中。寒痹之为病也，留而不去，时痛而皮不仁。黄帝曰：刺寒痹内热奈何？伯高答曰：刺布衣者，以火焠之；刺大人者，以药熨之。黄帝曰：药熨奈何？伯高答曰：用淳酒二十斤，蜀椒一升，干姜一斤，桂心

① 血脉：《灵枢经》作“血络”。

一斤，凡四种，皆㕮咀，渍酒中。用绵絮一斤，细白布四丈，并内酒中。置酒马矢煴中，盖封涂，勿使泄。五日五夜，出布绵絮，曝干之，干复渍，以尽其汁。每渍必晬其日，乃出干。干，并用滓与绵絮，复布为复巾，长六七尺，为六七巾。则用之生桑炭炙巾，以熨寒痹所刺之处，令热入至于病所，寒，复炙巾以熨之，三十遍而止。汗出，以巾拭身，亦三十遍止。起步内中，无见风。每刺必熨，如此病已矣。此所谓内热也。

通篇以风痹立论，苦无条理层次，其接缝斗笋之处，亦无意义可寻。不得以文法求之矣，而事理自为学者所宜究。

官针第七法星

凡刺之要，官针最妙（直起）。九针之宜，各有所为，长短大小，各有所施也（总冒全篇，高挹群言）。不得其用，病弗能移。（反二句，略顿，有力）。疾浅针深（分叙大意），内伤良肉，皮肤为痈；病深针浅，病气不泻，支为大脓。病小针大，气泻太甚，疾必为害；病大针小，气不泻泄，亦复为败。失针之宜，大者泻，小者不移。已言其过，请言其所施。以上总括大意，以下分叙其事。

病在皮肤无常处者，取以镵针于病所，肤白勿取。病在分肉间，取以员针于病所。病在经络痼痹者，取以锋针。病在脉，气少当补之者，取之[①] 鍉针于井荥分输。病为大脓者，取以铍针。病痹气暴发者，取以员利针。病痹气痛而不去者，取以毫针。病在中者，取以长针。病水肿不能通关节者，取以大针。病在五脏固居者，取以锋针，泻于井荥分输，取以四时。此节分叙各病所宜用之法。

凡刺有九，以应九变。以，原作“日”，误。古字相近。一曰输刺，输刺者，刺诸经荥输、脏腧也。二曰远道刺，远道刺者，病在上，取之下，刺腑腧也。三曰经刺，经刺者，刺大经之结络经分也。四曰络刺，络刺者，刺小络之血脉也。五曰分刺，分刺者，刺分肉之间也。六曰大泻刺，大泻刺者，刺大脓以铍针也。七曰毛刺，毛刺者，刺浮痹皮肤也。八曰巨刺，巨刺者，左取右，右取左。九曰焠刺，焠刺者，刺燔针则取痹也。此节分叙各法所主治之病。

凡刺有十二节，以应十二经。一曰偶刺，偶刺者，以手直心若背，直痛所，一刺前，一刺后，以治心痹。刺此者，傍针之也。二曰报刺，报刺者，刺痛无常处也，上下行者，四字是诠释痛无常处也。经文每多如此。直内无拔针，以左手随病所按之，乃出针复刺之也。三曰恢刺，恢刺，直刺傍之，举之前后，恢筋急，以治筋痹也。四曰齐刺，齐刺者，直入一，傍入二，以治寒气小深者。或曰三刺，三刺者，治痹气小深者也。五曰扬刺，“长刺节论”作“阴刺”，《甲乙经》作“阳刺”。扬刺者，正内一，傍内四，而浮之，以治寒气之博大者也。六曰直针刺，直针刺者，引皮乃刺之，以治寒气之浅者也。七曰输刺，输刺者，直入直出，稀发针而深之，以治气盛而热者也。八曰短刺，短刺者，刺骨痹，稍摇而深之，致针骨所，以上下摩骨也。九曰浮刺，浮刺者，傍入而浮之，以治肌急而寒者也。十曰阴刺，阴刺者，左右率刺之，以治寒厥，中寒厥，足踝后少阴也。言阴刺以治寒厥，为中寒也。足踝后少阴，是申言寒厥专刺踝后太溪也。十一曰傍针刺，傍针刺者，直刺、傍刺各一，以治留痹久居者也。十二曰赞刺，赞刺者，直入直出，数发针而浅之出血，是谓治痈肿也。此节叙刺法之外应十二经，并用针之手法也。

---

① 之：《灵枢经》作“以”。

脉之所居，深不见者，刺之微内针而久留之，以致其空脉气也（插叙刺法浅深之宜，束上领下，仰承俯注，一篇波澜之最胜也）。脉浅者勿刺，按绝其脉乃刺之，无令精出，独出其邪气耳。所谓三刺则谷气出者，先浅刺绝皮，以出阳邪；再刺则阴邪出者，少益深，绝皮致肌肉，未入分肉间也；已入分肉之间，则谷气出。故“刺法”曰：始刺浅之，以逐邪气而来血气；后刺深之，以致阴气之邪；最后刺极深之，以下谷气。此之谓也。故用针者，不知年之所加，气之盛衰，虚实之所起，不可以为工也。此节叙刺法浅深之宜，是统释五脏十二节浅深手法之大义也，不作通篇之结束，而作中间之枢纽，是篇法之变幻。

凡刺有五，以应五脏。一曰半刺，半刺者，浅内而疾发针，无针伤肉，如拔毛状以[①]取皮气，此肺之应也。二曰豹文刺，豹文刺者，左右针之，中脉为故，以取经络之血者，此心之应也。三曰关刺，关刺者，直刺左右，尽筋上，谓直刺又左右之，其深尽筋上也。以取筋痹，慎无出血，此肝之应也，或曰渊刺，一曰岂刺。四曰合谷刺，合谷刺者，左右鸡足，针于分肉之间，以取肌痹，此脾之应也。五曰输刺，输刺者，直入直出，深内之至骨，以取骨痹，此肾之应也（径住大方）。此节叙刺法之内应五脏，并用针之手法也。

平铺直叙，条理井然。首节从反面浑写大意，笼罩全篇；次节叙九针功用，为下文安根；下三节畅发用针手法，夹叙夹议，不必互相照顾，而自成文理。此篇叙用针之手法也，重刺字，不重针字，故第四节特详浅深之义。

本神第八 法风

黄帝问于岐伯曰：凡刺之法，先必本于神（点题）。血、脉、营、气、精、神，此五脏之所藏也（提五脏），至其淫泆离脏则精失，魂魄飞扬，志意恍乱，智虑去身者，何因而然乎？天之罪与？人之过乎？何谓德、气生精、神、魂、魄、心、意、志、思、智、虑（次提各条目，挈起全篇）？请问其故。以上用淡笔以统冒全篇大意。岐伯答曰：天之在我者德也（从源头说入，天骨开张，高唱入云，句句力争上游），地之在我者气也，德流气薄而生者也。流，充溢也；薄，鼓舞也。故生之来谓之精，两精相搏谓之神，随神往来者谓之魂，并精而出入者谓之魄，所以任物者谓之心，心有所忆谓之意，意之所存谓之志，因志而存变谓之思，因思而远慕谓之虑，因虑而处物谓之智（顿住）。故智者之养生也（挺接），必顺四时而适寒暑，和喜怒而安居处，节阴阳而调刚柔（先正叙，以束上文），如是则邪僻不至，长生久视（顿住）。是故怵惕思虑者则伤神（反接），神伤则恐惧流淫而不止（次反叙以领下文）。因悲哀动中者，竭绝而失生。喜乐者，神惮散而不藏。愁忧者，气闭塞而不行。盛怒者，迷惑而不治。恐惧者，神荡惮而不收（顿住）。此节凡三段，源流俱备，云垂海立，气象万千，是通篇之上游，精神结聚之处也。

心怵惕思虑则伤神（紧顶。分叙），神伤则恐惧自失，破䐃脱肉，毛悴色夭，死于冬。脾忧愁而不解则伤意，意伤则悗乱，四肢不举，毛悴色夭，死于春。肝悲哀动中则伤魂，魂伤则狂忘不精，不精则不敢正当人[②]，阴缩而挛筋，两胁骨不举，毛悴色夭，死于秋。肺喜乐无极则伤魄，伤魄则狂，狂者意不存人，皮革焦，毛悴色夭，死于夏。肾盛怒而不止则伤志，志伤则喜忘其前言，

① 以：原脱，据《灵枢经》补。

② 不精则不敢正当人：《灵枢经》作“不精则不正，当人”。

腰脊不可以俯仰屈伸，毛悴色夭，死于季夏。恐惧而不解则伤精，精伤则骨痠痿厥，精时自下。是故五脏主藏精者也，不可伤，伤则失守而阴虚，阴虚则无气，无气则死矣（束上文，重写"精"、"气"二字，以映本题"神"字）。是故用针者，察观病人之态，以知精神魂魄之存亡得失之意，五者以伤（重醒"伤"字，激起虚实），针不可以治之也。此节接论五脏之伤而不可治者。

肝藏血（突接），血舍魄，肝气虚则恐，实则怒（仍以魂魄神意志钩连上节）。脾藏营，营舍意，脾气虚则四肢不用，五脏不安，实则腹胀，经溲不利。心藏脉，脉舍神，心气虚则悲，实则笑不休。肺藏气，气舍魄，肺气虚则鼻塞不利，少气，实则喘喝，胸盈仰息。肾藏精，精舍志，肾气虚则厥，实则胀，五脏不安。必审五脏之病形，以知其气之虚实，谨而调之也（束上文，手写本节，眼射前节，言未伤而有虚实者，当谨调而安之）。此节接论五脏之虚实而宜调者。

以"神"字为主，以五脏为骨，以"伤"字、"虚"、"实"字为次第，从源头说起，层递而下，浩然沛然之中，铸词仍自精湛，非惟才大，实由理熟，是极正大光明文字。此篇言五脏之神不可伤，伤之者，其死各有期，其神未伤而气有虚实者，可审而调之也。

终始第九法野

凡刺之道，毕于终始（点题），明知终始（五脏为纪），四字似衍阴阳定矣（提阴阳）。阴者主脏，阳者主腑，阳受气于四末[①]（提"气"字），阴受气于五脏。故泻者迎之，补者随之（提补泻），知迎知随，气可令和（略顿）。和气之方，必通阴阳，五脏为阴，六腑为阳。先从阴阳脏腑说到气，复从气说到阴阳脏腑。小小段落，用笔亦有往复回还之致。传之后世，以血为盟，敬之者昌，慢之者亡。无道行私，必得夭殃。谨奉天道，请言终始。以上叙阴阳补泻，大意总冒通篇。

终始者（挺起），经脉为纪，持其脉口人迎，以知阴阳有余不足，平与不平，天道毕矣（提清头绪）。所谓平人者不病（接叙"平"字，笔笔主动），不病者，脉口人迎应四时也，上下相应而俱往来也，六经之脉不结动也，本末之寒温之相守司也，形肉血气必相称也，是谓平人（顿住）。少气者，脉口、人迎俱小而不称尺寸也（接叙不平之不足者，从上文一气贯注，笔底如烟云离合，舒卷自如）。如是者，则阴阳俱不足，补阳则阴竭，泻阴则阳脱。如是者（随手带叙治法），可将以甘药，不可饮以至剂。如此者弗灸，据此是古法，固以灸为补也。不已者，因而泻之，则五脏气坏矣（顿住）。此节凡三段，总叙平与不平。一段分叙"平"字，一段不足，一段而以有余一层留于下文发挥，支对参差，详略互出，极篇法之变幻。少气者一段，前半句法与上段起处作对待，后半句法与下节收处作对待。

人迎一盛，病在足少阳（接叙不平之有余者，抱定人迎脉口，纯用排比，硬语盘空，读之使人气肝）；一盛而躁，病在手少阳。人迎二盛，病在足太阳；二盛而躁，病在手太阳。人迎三盛，病在足阳明；三盛而躁，病在手阳明。人迎四盛，且大且数，名曰溢阳，溢阳为外格。脉口一盛，病在足厥阴；厥阴一盛而躁，在手心主。脉口二盛，病在足少阴；二盛而躁，在手少阴。脉口三盛，病在足太阴；三盛而躁，在手太阴。脉口四盛，且大且数者，名曰溢阴，溢阴为内关，内关不通，死，不治。人迎与太阴脉口俱盛四倍以上（总叙一笔），命曰关格，关格者与之短期（顿住）。

---

① 四末：四肢。

人迎一盛，泻足少阳而补足厥阴(接叙有余治法)，二泻一补，日一取之，必切而验之，疏取之上，“上”指所验之病脉上也。气和乃止(缴到气和)。人迎二盛，泻足太阳而补足少阴，二泻一补，二日一取之，必切而验之，疏取之上，气和乃止。人迎三盛，泻足阳明而补足太阴，二泻一补，日二取之，必切而验之，疏取之上，气和乃止。脉口一盛，泻足厥阴而补足少阳，二泻一补，日一取之，必切而验之，疏取之上，气和乃止。脉口二盛，泻足少阴而补足太阳，二补一泻，二日一取之，必切而验之，疏取之上，气和乃止。脉口三盛，泻足太阴而补足阳明，二补一泻，日二取之，必切而验之，疏取之上，气和乃止。所以日二取之者(横插一笔)，阳明[①] 主胃，大富于谷气，故可日二取之也。人迎与脉口俱盛四倍[②] 已上，命曰阴阳俱溢，如是者不开(句法遥与前不足节对待)，据此是古法，固以刺为泻也。则血脉闭塞，气无所行，流淫于中，五脏内伤。如此者，因而灸之则变易而为他病矣(收住本节)。此节叙有余，将病与治法分作两截写。上节则平与不足两项连写，详略悬殊，无理而有趣。盖凡事之对待而头绪多寡不同者，均可用此体例也。

凡刺之道(总承上诸“气和而止”句唱起)，气调而止，补阴泻阳，音气益彰，耳目聪明，反此者血气不行。此下当接“邪气来也紧而疾”，至“其脉皆实”，下再当接“凡刺之属，三刺至谷气”。所谓气至而有效者(跟气字，挺起)，泻则益虚。虚者脉大如其故而不坚也，坚如其故者(笔笔生动)，适虽言故[③]，“故”字疑误。病未去也。补则益实，实者脉大如其故而益坚也，大如其故而不坚者，适虽言快，病未去也。故补则实，泻则虚，痛虽不随针，病必衰去。必先通十二经脉之所生病(回顾经脉，一笔笔有余妍)，而后可得传于终始矣。故阴阳不相移，虚实不相倾，取之其经。以下当接“阴盛而阳虚”，文义相属也。

凡刺之属，三刺至谷气，邪僻妄合，阴阳易居，逆顺相反，沉浮异处，四时不得，稽留淫泆，须针而去。故一刺则阳邪出，再刺则阴邪出，三刺则谷气至，谷气至而止。所谓谷气至者，已补而实，已泻而虚，故以知谷气至也。邪气独去者，阴与阳未能调，而病知愈也。故曰补则实，泻则虚，痛虽不随针，病必衰去矣。此下当接“所谓气至而有效者”，正申释此段之义也。

阴盛而阳虚，先补其阳，后泻其阴而和之。阴虚而阳盛，先补其阴，后泻其阳而和之。此下当接，“故曰从腰以上者”。

三脉动于足大指之间(以下文义更倒乱失次，僭为重定如下)，必审其实虚。虚而泻之，是谓重虚，重虚病益甚。凡刺此者，以指按之，脉动而实且疾者，疾泻之，虚而徐者则补之，反此者病益甚。其动也，阳明在上，厥阴在中，少阴在下。自“三脉动于足大指之间”至“重虚，病益甚”，当在此下。膺腧中膺，背腧中背。肩膊虚者，取之上。重舌，刺舌柱以铍针也。手屈而不伸者，其病在筋；伸而不屈者，其病在骨。在骨守骨，在筋守筋。补须补须二字，疑有脱误。下文所叙乃一人之病，虚实互见，而各据于一偏者，非可以补字统之也。一方实，深取之，稀按其痏，以极出其邪气；一方虚，浅刺之，以养其脉，疾按其痏，无使邪气得入。自“凡刺此者”至此，当在后“一刺阳也”之下。邪气来也紧而疾，谷气来也徐而和。脉实者，深刺之，以泄其气；脉虚者，浅刺之，使精气无得出，以养其脉，独出其邪

① 阳明：《灵枢经》作“太阳”，《太素》及《甲乙经》作“太阴”。

② 四倍：《灵枢经》作“三倍”。

③ 故：《灵枢经》作“快”。

气。刺诸痛者，其脉皆实。自“邪气来也”至此，当在前“反此者血气不行”之下。自“三脉动于足大指之间”至此，皆前后文错简，今各分移前后，擅易经文，非徒论文，亦欲明理也，读者谅之。

故曰：从腰以上者（紧跟阴阳补泻而叙其事也），手太阴阳明皆主之；从腰以下者，足太阴阳明皆主之。病在上者下取之，病在下者高取之，病在头者取之足，病在腰者取之腘。病生于头者头重，生于手者臂重，生于足者足重。治病者先刺其病所从生者也。春气在毛，夏气在皮肤，秋气在分肉，冬气在筋骨，刺此病者各以其时为齐。故刺肥人者，以秋冬之齐；刺瘦人者，以春夏之齐。病痛者阴也，痛而以手按之不得者阴也，深刺之。病在上者阳也，病在下者阴也。痒者阳也，浅刺之。病先起阴者，先治其阴而后治其阳；病先起阳者，先治其阳而后治其阴。刺热厥者，留针反为寒；刺寒厥者，留针反为热。刺热厥者，二阴一阳；刺寒厥者，二阳一阴。所谓二阴者，二刺阴也；一阳者，一刺阳也。前文“凡刺此者”至“少阴在下”，再自“三脉动于足大指之间”至“重虚病益甚”，再自“膺腧中膺”至“无使邪气得入”，当依次移置于此。久病者，邪气入深。刺此病者，深内而久留之，间日而复刺之，必先调其左右，去其血脉，刺道毕矣。自“凡刺之道，气调而止”至此，新订次序，当分两节。上节从“凡刺之道”至“可得传于终始矣”，是重发气字；下节从“故阴阳不相移”至此，是重发阴阳补泻之事也。

凡刺之法，必察其形气。形肉未脱，少气而脉又躁，躁厥者，必为缪刺之，散气可收（通篇只注重“气”字），聚气可布。深居静处，占神往来，闭户塞牖，魂魄不散，精气之分，专意一神，毋闻人声，以收其精，必一其神，令志在针，浅而留之，微而浮之，以移其神，气至乃休。男内女外，坚拒勿出，谨守勿内，是谓得气（点醒得气）。

凡刺之禁：新内勿刺，新刺勿内；已醉勿刺，已刺勿醉；新怒勿刺，已刺勿怒；新劳勿刺，已刺勿劳；已饱勿刺，已刺勿饱；已饥勿刺，已刺勿饥；已渴勿刺，已刺勿渴；大惊大恐，必定其气，乃刺之；乘车来者，卧而休之，如食顷乃刺之。出行来者，坐而休之，如行十里顷乃刺之。凡此十二禁者，其脉乱气散，逆其营卫，经气不次[①]，因而刺之，则阳病入于阴，阴病出为阳，则邪气复生，粗工勿察，是谓伐身，形体淫泆，乃消脑髓，津液不化，脱其五味，是谓失气也（点醒失气）。

太阳之脉（跟“失气”说下，推贯极也），其终也，戴眼，反折，瘛疭，其色白，绝皮乃绝汗，绝汗则终矣。少阳终者，耳聋，百节尽纵，目系绝，目系绝一日半则死矣，其死也，色青白乃死。阳明终者，口目动作，喜惊，妄言，色黄，其上下之经盛而不行则终矣。少阴终者，面黑齿长而垢，腹胀闭塞，上下不通而终矣。厥阴终者，中热嗌干，喜溺，心烦，甚则舌卷卵上缩而终矣。太阴终者，腹胀闭不得息，气噫善呕，呕则逆，逆则面赤，不逆则上下不通，上下不通则面黑皮毛燋而终矣（六排整齐，收局堂皇）。

以经气终始为纲，以虚实补泻为纬。前叙经脉阴阳之气，虚实之诊，随手拖到治法中间，即接叙刺法，处处跟定气字；后分叙得气失气两段，是从补泻推出；末叙六经，终证近承失气，远映关格，有神龙掉尾之势。通篇看似散乱不续，无意为文，而局阵自工，其训词之深厚，每读一句，即令人涵味不尽，以炼字精也。篇中有意绪不相承接者，略依事理重订而分注之，以待高明之指正。

① 次：原作“吹”，据《灵枢经》改。

经脉第十

雷公问于黄帝曰:"禁脉"之言,经有禁服篇,所叙皆脉事,疑彼处服字误,有谓脉字误者,恐未必然。凡刺之理(引成语起),经脉为始,营其所行,制其度量,内次五脏(理清题骨),外别六腑,愿尽闻其道。黄帝曰:人始生,先成精(从源头远远说入)。精成而脑髓生,骨为干,脉为营,筋为刚,肉为墙。皮肤坚而毛发长,谷入于胃,脉道以通,血气乃行(到题)。雷公曰:愿卒闻经脉之始生(点题)。黄帝曰:经脉者(提唱,笼罩全篇,字字皆与下文相呼应),所以能决死生,处百病,调虚实,不可不通。

肺手太阴之脉(分叙),起于中焦(十二节摹绘入微,曲折毕现,无一剩字懦词,岂非神笔),下络大肠,还循胃口,上膈属肺,从肺系横出腋下,下循臑内,行少阴心主之前,下肘中,循臂内上骨下廉,入寸口,上鱼,循鱼际,出大指之端;其支者,从腕后直入次指内廉,出其端。是动则病肺胀满(应百病),膨膨而喘咳上气[①],缺盆中痛,甚则交两手而瞀,此为臂厥。是主肺所生病者,咳逆[②]上气,喘喝,烦心胸满,臑臂内前廉痛厥,掌中热。气盛有余,则肩背痛,风寒,汗出中风,小便数而欠;气虚则肩背痛寒,少气不足以息,溺色变。为此诸病,盛则泻之,虚则补之(应虚实),热则疾之,寒则留之,陷下则灸之,不盛不虚,以经取之。盛者寸口大三倍于人迎,虚者则寸口反小于人迎也。

大肠手阳明之脉,起于大指次指之端,循指上廉,出合谷两骨之间,上入两筋之中,循臂上廉,入肘外廉,上臑外前廉,上肩,出髃骨之前廉,上出于柱骨之会上,下入缺盆络肺,下膈属大肠;其支者,从缺盆上颈贯颊,入下齿中,还出挟口,交人中,左之右,右之左,上挟鼻孔。是动则病齿痛颈肿。是主津液所生病者,目黄口干,鼽衄,喉痹,肩前臑痛,大指次指痛不用。气有余,则当脉所过者热肿,虚则寒栗不复。为此诸病,盛则泻之,虚则补之,热则疾之,寒则留之,陷下则灸之,不盛不虚,以经取之。盛者人迎大三倍于寸口,虚者人迎反小于寸口也。

胃足阳明之脉,起于鼻之交頞中,頞,鼻茎也。交頞中者,鼻茎起处,山根是也,左右脉交于此。儿科谓山根有青脉者,肝热。非也。人皆有脉,第皮薄者脉露,故易受风邪。旁纳太阳之脉,下循鼻外,入上齿中,还出挟口环唇,下交承浆,却循颐后下廉,出大迎,循颊车,上耳前,过客主人,循发际,至额颅;其支者,从大迎前下人迎,循喉咙,入缺盆,下膈属胃络脾;其直者,从缺盆下乳内廉,下挟脐,入气街中;其支者,起于胃口,下循腹里,下至气街中而合,以下髀关,抵伏兔,下膝膑中,下循胫外廉,下足跗,入中指内间;其支者,下廉三寸而别,下入中指外间;其支者,别跗上,入大指间,出其端。是动则病洒洒振寒,善呻数欠颜黑(胃与膀胱之脉独长,其主病亦独多)。病至则恶人与火,闻木声则惕然而惊,心欲动,独闭户塞牖而处,甚则欲上高而歌,弃衣而走,贲响腹胀,是谓骭厥。是主血所生病者,狂疟温淫汗出,鼽衄,口㖞唇胗,颈肿喉痹,大腹水肿,膝膑肿痛,循膺、乳、气街、股、伏兔、骭外廉、足跗上皆痛,中指不用。气盛则身以前皆热,其有余于胃,则消谷善饥,溺色黄。气不足,则身以前皆寒栗,胃中寒则胀满。为此诸病,盛则泻之,虚则补之,热则疾之,寒则留之,陷下则灸之,不盛不虚,以经取之。盛者人迎大三倍

① 上气:《灵枢经》无。

② 咳逆:《灵枢经》"咳"后无"逆"字。

于寸口,虚者人迎反小于寸口也。

脾足太阴之脉,起于大指之端,循指内侧白肉际,过核骨后,上内踝前廉,上踹内,循胫骨后,交出厥阴之前,上膝股内前廉,入腹属脾络胃,上膈,挟咽,连舌本,散舌下;其支者,复从胃别上膈,注心中。是动则病舌本强,食则呕,胃脘痛,腹胀善噫,得后与气则快然如衰,身体皆重。是主脾所生病者,舌本痛,体不能动摇,食不下,烦心,心下急痛,溏,瘕,泄,水闭,黄疸,不能卧,强立,股膝内肿,厥,足大指不用。为此诸病,盛则泻之,虚则补之,热则疾之,寒则留之,陷下则灸之,不盛不虚,以经取之。盛者寸口大三倍于人迎,虚者寸口反小于人迎也。

心手少阴之脉,起于心中,出属心系,下膈络小肠;其支者,从心系上挟咽,系目系;其直者,复从心系却上肺,下出腋[1],下循臑内后廉,行手厥阴心主之后,下肘内,循臂内后廉,抵掌后锐骨之端,入掌内后廉,循小指之内出其端。是动则病嗌干心痛,渴而欲饮,是为臂厥。是主心所生病者,目黄,胁痛,臑臂内后廉痛厥,掌中热痛。为此诸病,盛则泻之,虚则补之,热则疾之,寒则留之,陷下则灸之,不盛不虚,以经取之。盛者寸口大再倍于人迎,虚者寸口反小于人迎也。

小肠手太阳之脉,起于小指之端,循手外侧上腕,出踝中,直上循臂骨下廉,出肘内侧两筋之间,上循臑外后廉,出肩解,绕肩胛,交肩上,入缺盆络心,循咽下膈,抵胃属小肠;其支者,从缺盆循颈上颊,至目锐眦,却入耳中;其支者,别颊上䪼,䪼,音拙,面骨之出者,即颧后连耳之横骨也。抵鼻,至目内眦,斜络于颧。是动则病嗌痛颔肿,不可以顾,肩似拔,臑似折。是主液所生病者,耳聋,目黄,颊肿,颈颔肩臑肘臂外后廉痛。为此诸病,盛则泻之,虚则补之,热则疾之,寒则留之,陷下则灸之,不盛不虚,以经取之。盛者人迎大再倍于寸口,虚者人迎反小于寸口也。

膀胱足太阳之脉,起于目内眦,上额交巅;其支者,从巅至耳上角;谓至耳之上角,非至耳又上日角也。三焦条同。其直者,从巅入络脑,还出别下项,循肩髆内,挟脊抵腰中,入循膂,络肾属膀胱;其支者,从腰中下挟脊贯臀,入腘中;其支者;从髆内左右,别下贯胛,挟脊内,过髀枢,循髀外从后廉下合腘中,以下贯腨[2]内,踹为足跟,腨为腓肠腿肚也。原本俱误作"踹"。出外踝之后,循京骨,至小指外侧。是动则病冲头痛,目似脱,项似拔,脊痛腰似折,髀不可以曲,腘如结,腨如裂,是为踝厥。是主筋所生病者,痔疟狂癫疾,头囟项痛,目黄,泪出,鼽衄,项背腰尻腘腨脚皆痛,小指不用。为此诸病,盛则泻之,虚则补之,热则疾之,寒则留之,陷下则灸之,不盛不虚,以经取之。盛者人迎大再倍于寸口,虚者人迎反小于寸口也。

肾足少阴之脉,起于小指之下,邪走足心,出于然谷之下,循内踝之后,别入跟中,以上腨内,出腘内廉,上股内后廉,贯脊属肾络膀胱;其直者,从肾上贯肝膈,入肺中,循喉咙,挟舌本;其支者,从肺出络心,注胸中。是动则病饥不欲食,面如漆柴,咳唾则有血,喝喝而喘,坐而欲起,目䀮䀮如无所见,心如悬,若饥状,气不足则善恐,心惕惕如人将捕之,是为骨厥。是主肾所生病者,口热舌干,咽肿上气,嗌干及痛,烦心心痛。黄疸,肠澼,脊股内后廉痛,痿厥,嗜卧,足下热而痛。为此诸病,盛则泻之,虚则补之,热则疾之,寒则留之,陷下则灸之,不盛不虚,以经取之。灸则强食生肉,缓带被

① 腋:其后《灵枢经》有"下"字。

② 腨:《灵枢经》作"踹"。

发，大杖重履而步。盛者寸口大再倍于人迎，虚者寸口反小于人迎也。

心主手厥阴心包络之脉，起于胸中，出属心包络，下膈，历络三焦；其支者，循胸出胁，下腋三寸，上抵腋，下循臑内，行太阴少阴之间，入肘中，下臂行两筋之间，入掌中，循中指出其端；其支者，别掌中，循小指次指出其端。是动则病手心热，臂肘挛急，腋肿，甚则胸胁支满，心中憺憺大动，面赤目黄，喜笑不休。是主脉所生病者，烦心心痛，掌中热。为此诸病，盛则泻之，虚则补之，热则疾之，寒则留之，陷下则灸之，不盛不虚，以经取之。盛者寸口大一倍于人迎，虚者寸口反小于人迎也。

三焦手少阳之脉，起于小指次指之端，上出两指之间，循手表腕，出臂外两骨之间，上贯肘，循臑外，上肩而交出足少阳之前，"前"原作"后"，误。入缺盆，布膻中，散心包，下膈，循属三焦；其支者，从膻中上出缺盆，上项，系耳后，直上出耳上角，以屈下颊至𩓐；其支者，从耳后入耳中，出走耳前，过客主人前，交颊，至目锐眦。是动则病耳聋，浑浑焞焞，嗌肿喉痹。是主气所生病者，汗出，目锐眦痛，颊痛，耳后肩臑肘臂外皆痛，小指次指不用。为此诸病，盛则泻之，虚则补之，热则疾之，寒则留之，陷下则灸之，不盛不虚，以经取之。盛者人迎大一倍于寸口，虚者人迎反小于寸口也。

胆足少阳之脉，起于目锐眦，上抵头角，下耳后，循颈行手少阳之前，至肩上，却交出手少阳之后，入缺盆；其支者，从耳后入耳中，出走耳前，至目锐眦后；其支者，别锐眦，下大迎，合于手少阳，抵于𩓐，下加颊车，下颈合缺盆，以下胸中，贯膈络肝属胆，循胁里，出气街，绕毛际，横入髀厌中；其直者，从缺盆下腋，循胸过季胁，下合髀厌中，以下循髀阳，出膝外廉，下外辅骨之前，直下抵绝骨之端，下出外踝之前，循足跗上，入小指次指之间；其支者，别跗上，入大指之间，循大指岐骨内出其端，还贯爪甲，出三毛。是动则病口苦，善太息，心胁痛不能转侧，甚则面微有尘，体无膏泽，足外反热，是为阳厥。是主骨所生病者，头痛颔痛，目锐眦痛，缺盆中肿痛，腋下肿，马刀侠瘿，汗出振寒，疟，胸胁肋髀膝外至胫绝骨外踝前及诸节皆痛，小指次指不用。为此诸病，盛则泻之，虚则补之，热则疾之，寒则留之，陷下则灸之，不盛不虚，以经取之。盛者人迎大一倍于寸口，虚者人迎反小于寸口也。

肝足厥阴之脉（十二排一气直下，绝不变调，浩然沛然，读之令人神旺），起于大指丛毛之际，上循足跗上廉，去内踝一寸，上踝八寸，交出太阴之后，上腘内廉，循股阴，入毛中，过阴器，抵小腹，挟胃属肝络胆，上贯膈，布胁肋，循喉咙之后，上入颃颡，连目系，上出额，与督脉会于巅；其支者，从目系下颊里，环唇内；其支者，复从肝别贯膈，上注肺。是动则病腰痛不可以俯仰，丈夫㿉疝，妇人少腹肿，甚则嗌干，面尘脱色。是主肝所生病者，胸满呕逆飧泄，狐疝，遗溺闭癃。为此诸病，盛则泻之，虚则补之，热则疾之，寒则留之，陷下则灸之，不盛不虚，以经取之。盛者寸口大一倍于人迎，虚者寸口反小于人迎也。

手太阴气绝则皮毛焦（接叙绝证，是应决死生）。太阴者，行气而温于皮毛者也（逐段皆横插一句，便摇曳有致）。故气不荣则皮毛焦；皮毛焦，则津液去皮节；津液去皮节者，则爪枯毛折，毛折者，则毛先死。丙笃丁死，火胜金也。

手少阴气绝则脉不通，脉不通则血不流，血不流则髦色不泽，故其面黑如漆柴者，血先死，壬笃癸死，水胜火也。

足太阴气绝者，则脉不荣肌肉。唇舌者，肌肉之本也。脉不荣则肌肉软，肌肉软则舌萎人中满，人中满则唇反，唇反者肉先死，甲笃乙死，木胜土也。

足少阴气绝则骨枯。少阴者，冬脉也，伏行而濡骨髓者也。故骨不濡则肉不能著也，骨肉不相亲则肉软却，肉软却故齿长而垢，发无泽，发无泽者骨先死，戊笃己死，土胜水也。

足厥阴气绝则筋绝。厥阴者，肝脉也，肝者筋之合也，筋者聚于阴气[①]，而脉络于舌本也，故脉弗荣则筋急，筋急则引舌与卵，故唇青舌卷卵缩则筋先死，庚笃辛死，金胜木也。

五阴气俱绝则目系转，转则目运，目运者为志先死，志先死则远一日半死矣。

六阳气绝，则阴与阳相离，离则腠理发泄，绝汗乃出，故旦占夕死，夕占旦死。

经脉十二者（总束上文，从经脉渡到络脉，中权扼要，笔力夭矫不群），伏行分肉之间，深而不见；其常见者，足太阴过于内踝之上（随手插叙一笔），无所隐故也。“内”，原作“外”，误。阴脉不行外踝，且内踝上有大青脉，直上至膝，始渐隐，当即是也。诸脉之浮而常见者，皆络脉也（先透络脉一笔）。【六经络手阳明少阳之大络，起于五指间，上合肘中】（此二十字于经络无考，于文义上下不续，疑误衍）。饮酒者（是借饮酒以发明经络交关处），卫气先行皮肤，先充络脉，络脉先盛，故卫气已平，营气乃满，而经脉大盛（仍落到经脉，随即接叙是动之义，将经脉顿足，以便激起络脉）。脉之卒然动者，皆邪气居之，留于本末；不动则热，不坚则陷且空，不与众同，是以知其何脉之动也（经脉之义至此，酣足矣）。雷公曰：何以知经脉之与络脉异也（直下是过脉语气）？黄帝曰：经脉者常不可见也（一句缴清），其虚实也，以气口知之，脉之见者皆络脉也（一句落到下文）。雷公曰：细子[②]无以明其然也。黄帝曰：诸络脉皆不能经大节之间（紧顶络脉说下），必行绝道而出，入复合于皮中，其会皆见于外。故诸刺络脉者（接叙刺法），必刺其结上，甚血者虽无结，必急取之，以泻其邪而出其血，留之发为痹也。凡诊络脉（接叙诊法），脉色青则寒且痛，赤则有热。胃中寒，手鱼之络多青矣；胃中有热，鱼际络赤；其暴黑者，留久痹也；其有赤有黑有青者，寒热气也；其青短者，少气也。凡刺寒热者（又补叙刺法，十二经刺法叙于各条之后，此总叙于前，顺逆有法），皆多血络，必间日而一取之，血尽乃止，乃调其虚实，其小而短，少气甚者泻之则闷，闷甚则仆不得言，闷则急坐之也（顿住）。

手太阴之别（分叙），名曰列缺，起于腕上分间，并太阴之经直入掌中，散入于鱼际。其病实则手锐掌热（跟定虚实），虚则欠呿[③]，小便遗数。取之去腕半寸，别走阳明也。

手少阴之别，名曰通里，去腕一寸半，别而上行，循经入于心中，系舌本，属目系。其病实则支膈，虚则不能言。取之掌后一寸，别走太阳也。

手心主之别，名曰内关，去腕二寸，出于两筋之间，循经以上，系于心包，络心系。实则心痛，虚则为头强。取之两筋间也。

手太阳之别，名曰支正，上腕五寸，内注少阴，其别者，上走肘，络肩髃。实则节弛肘废，虚则生肬，小者如指痂疥。取之所别也。

手阳明之别，名曰偏历，去腕三寸，别入太阴；其别者，上循臂，乘肩髃，上曲颊遍齿；其别者，入耳，合于宗脉。实则龋聋，虚则齿寒痹隔。取之所别也。

手少阳之别，名曰外关，去腕二寸，外

① 阴气：《脉经》、《甲乙经》、《千金方》并作“阴器”。

② 细子：自谦词，犹言小子。

③ 呿：原作“欯”，呿的异体字。

绕臂，注胸中，合心主。实则肘挛，虚则不收。取之所别也。

足太阳之别，名曰飞阳，去踝七寸，别走少阴。实则鼽窒，头背痛；虚则鼽衄。取之所别也。

足少阳之别，名曰光明，去踝五寸，别走厥阴，下络足跗。实则厥，虚则痿躄，坐不能起。取之所别也。

足阳明之别，名曰丰隆，去踝八寸，别走太阴；其别者，循胫骨外廉，上络头项，合诸经之气，下络喉嗌。其病气逆则喉痹瘁瘖，实则狂颠，虚则足不收，胫枯。取之所别也。

足太阴之别，名曰公孙，去本节之后一寸，别走阳明；其别者，入络肠胃。厥气上逆则霍乱，实则肠中切痛，虚则鼓胀。取之所别也。

足少阴之别，名曰大钟，当踝后绕跟，别走太阳；其别者，并经上走于心包下，外贯腰脊。其病气逆则烦闷，实则闭癃，虚则腰痛。取之所别也。

足厥阴之别，名曰蠡沟，去内踝五寸，别走少阳；其别者，经胫上睾，结于茎。其病气逆则睾肿卒疝，实则挺长，虚则暴痒。取之所别也。

任脉之别，名曰尾翳，下鸠尾，散于腹。实则腹皮痛，虚则痒搔。取之所别也。

督脉之别，名曰长强，挟膂上项，散头上，下当肩胛左右，别走太阳，入贯膂。实则脊强，虚则头重，高摇之，挟脊之有过者。取之所别也。

脾之大络，名曰大包，出渊腋下三寸，布胸胁。实则身尽痛，虚则百节尽皆纵，此脉若罗络之血者，皆取之脾之大络脉也（十五排亦一气直下，文体前后相称）。

凡此十五络者，实则必见，虚则必下，视之不见，求之上下。人经不同，络脉异所别也。如此巨制以十字结之，何等神勇。

此篇如时艺两截题做法。前叙十二经，后叙十五络，中间由经卸络，恰似中渡，洋洋洒洒，浩气直行。其叙经脉曲折处笔力轻捷醒豁，毫发毕见，试问视禹贡事绪，孰繁孰详？笔力孰醒孰快？虚实二字一线到底，是谋篇之密也，而排比铺张之中，自有曲折隽永之致，读之但觉灵光满纸，实处皆虚，板处皆活，运笔之妙，千古无两。

经别第十一

黄帝问于岐伯曰：余闻人之合于天道也，内有五脏，以应五音、五色、五味、五位也（脏腑分叙）；外有六腑，以应六律，六律建阴阳诸经而合之十二月、十二辰、十二节、十二经水、十二时、十二经脉者（即从六律，总上脏腑，渡入十二经，用笔巧而捷），此五脏六腑之所以应天道。夫十二经脉者（紧顶高唱），人之所以生，病之所以成，人之所以治，病之所以起，学之所始，工之所止也，粗之所易，上之所难也。请问其离合出入奈何（提清头绪）？岐伯稽首再拜曰：明乎哉问也！此粗之所过，上之所息也，请卒言之（顿住）。

足太阳之正（十二排直下，清空一气，与前篇又别是一境界，前以雄阔胜，此以灵紧胜），别入于腘中，其一道下尻五寸，别入于肛，属于膀胱，散之肾，循膂当心入散；直者，从膂上出于项，复属于太阳，此为一经也。足少阴之正，至腘中，别走太阳而合，上至肾，当十四顀[①]，出属带脉；直者，系舌本，复出于项，合于太阳，此为一合。成以诸阴之别，皆为正也。

足少阳之正，绕髀入毛际，合于厥阴；别者，入季胁之间，循胸里，属胆，散之肝，上贯心，以上挟咽，出颐颔中，散于面，系目

① 顀：脊椎骨，后写作椎。

系，合少阳于外眦也。足厥阴之正，别跗上，上至毛际，合于少阳，与别俱行，此为二合也。

足阳明之正，上至髀，入于腹里，属胃，散之脾，上通于心，上循咽出于口，上頞䪼，还系目系，合于阳明也。足太阴之正，上至髀，合于阳明，与别俱行，上结于咽，贯舌中，此为三合也。

手太阳之正，指地，别于肩解，入腋走心，系小肠也。手少阴之正，别入于渊腋两筋之间，属于心，上走喉咙，出于面，合目内眦，此为四合也。

手少阳之正，指天，别于巅，入缺盆，下走三焦，散于胸中也。手心主之正，别下渊腋三寸，入胸中，别属三焦，出循喉咙，出耳后，合少阳完骨之下，此为五合也。

手阳明之正，从手循膺乳，别于肩髃，入柱骨，下走大肠，属于肺，上循喉咙，出缺盆，合于阳明也。手太阴之正，别入渊腋少阴之前，入走肺，散之太阳[①]，上出缺盆，循喉咙，复合阳明，此六合也（径住）。

据事直书，条理分明，疏畅之中，自见苍老。通篇无一字非实事，无一句不排比，却无一字一句板滞者，叹其笔力之清雄也。

经水第十二

黄帝问于岐伯曰：经脉十二者，外合于十二经水，而内属于五脏六腑。夫十二经水者，其有大小、深浅、广狭、远近各不同，五脏六腑之高下、小大、受谷之多少亦不等，相应奈何？夫经水者，受水而行之（笔笔空灵，有爽气扑人眉宇）；五脏者，合神气魂魄而藏之；六腑者，受谷而行之，受气而扬之；经脉者，受血而营之。合而以治奈何？刺之深浅，灸之壮数，可得闻乎？

岐伯答曰：善哉问也！天至高，不可度，地至广，不可量，此之谓也（轻轻一顿，随即振起）。且夫人生于天地之间，六合之内，此天之高，地之广也，非人力之所能[②]度量而至也。若夫八尺之士，皮肉在此，外可度量切循而得之，其死可解剖而视之，其脏之坚脆，腑之大小，谷之多少，脉之长短，血之清浊，气之多少，十二经之多血少气，与其少血多气，与其皆多血气，与其皆少血气，皆有大数（笔锋犀利）。其治以针艾，各调其经气，固其常有合乎（顿住）？黄帝曰：余闻之，快于耳，不解于心，愿卒闻之。岐伯答曰：此人之所以参天地而应阴阳也（唱起本节），不可不察。足太阳外合于清水（分叙），内属于膀胱，而通水道焉。足少阳外合于渭水，内属于胆。足阳明外合于海水，内属于胃。足太阴外合于湖水，内属于脾。足少阴外合于汝水，内属于肾。足厥阴外合于渑水，内属于肝。手太阳外合于淮水，内属于小肠，而水道出焉。手少阳外合于漯水，内属于三焦。手阳明外合于江水，内属于大肠。手太阴外合于河水，内属于肺。手少阴外合于济水，内属于心。手心主外合于漳水，内属于心包。凡此五脏六腑十二经水者，外有源泉而内有所禀，此皆内外相贯，如环无端，人经亦然。故天为阳，地为阴，腰以上为天，腰以下为地。故海以北者为阴，湖以北者为阴中之阴，漳以南者为阳，河以北至漳者为阳中之阴，漯以南至江者为阳中之太阳，此一隅之阴阳也，所以人与天地相参也。

黄帝曰：夫经水之应经脉也（直下），其远近浅深，水血之多少各不同，合而以刺之奈何（入刺法）？岐伯答曰：足阳明（足之阳明，用特叙之笔），五脏六腑之海也，其脉大血多，气盛热壮，刺此者不深弗散，不留不泻也。足阳明刺深六分，留十呼。足太阳

① 太阳：《太素》作“大肠”。

② 能：原脱，据《灵枢经》补。

深五分，留七呼。足少阳深四分，留五呼。足太阴深三分，留四呼。足少阴深二分，留三呼。足厥阴深一分，留二呼。手之阴阳（手之阴阳用简括之笔，此用笔之生动处也），其受气之道近，其气之来疾，其刺深者皆无过二分，其留皆无过一呼（又统叙治法，一笔笔更生动）。其少长大小肥瘦，以心撩之，言浅深多少，虽有定数，又当揣人之少长肥瘦而意为增损之也。命曰法天之常。灸之亦然。灸而过此者得恶火，则骨枯脉涩；刺而过此者，则脱气。黄帝曰：夫经脉之小大，血之多少，肤之厚薄，肉之坚脆，及腘之大小，可为量度乎？岐伯答曰：其可为量度者，取其中度也，不甚脱肉而血气不衰也（笔笔生动）。若夫[①]所度之人，痟瘦而形肉脱者，恶可以度量刺乎？审切循扪按，视其寒温盛衰而调之，是谓因适而为之真也（炼字深刻）。此即所谓以心撩之也。

比经脉于经水，无甚深义，不过拟议远近浅深多少之象数耳。后幅论刺法之浅深及取穴之量度，词极圆活，笔亦生动。

经筋第十三

足太阳之筋，起于足小指，上结于踝，邪上结于膝，其下循足外侧，结于踵，上循跟，结于腘；其别者，结于腨外，上腘中内廉，与腘中并上结于臀，上挟脊上项；其支者，别入结于舌本；其直者，结于枕骨，上头下颜，结于鼻；其支者，为目上纲，纲或作"网"误，此谓目上胞内开阖之筋也。下结于頄；頄音求，即颧也。其支者，从腋后外廉，结于肩髃；其支者，入腋下，上出缺盆，上结于完骨；其支者，出缺盆，邪上出于頄。其病小指支，支，撑拄不便也。跟肿痛，腘挛，脊反折，项筋急，肩不举，腋支，缺盆中纽痛，不可左右摇。治在燔针劫刺，以知为数，以痛为输，名曰仲春痹也。

足少阳之筋，起于小指次指，上结外踝，上循胫外廉，结于膝外廉；其支者，别起外辅骨，上走髀，前者结于伏兔之上，后者结于尻；其直者，上乘眇季胁，季胁二字乃眇之注也，经文每多如此。上走腋前廉，系于膺乳，结于缺盆；直者，上出腋，贯缺盆，出太阳之前，循耳后，上额面，交巅上，下走颔，篇中"颔"字皆与常说不同，乃指眉后陷中，开口合口，其处即为之振撼也。一作颇。上结于頄；支者，结于目眦为外维。其病小指次指支转筋，引膝外转筋，膝不可屈伸，腘筋急，前引髀，后引尻，即上乘眇季胁痛，上引缺盆膺乳颈，维筋急，从左之右，右目不开，上过右角，并跷脉而行，左络于右，故伤左角，右足不用，命曰维筋相交。治在燔针劫刺，以知为数，以痛为输，名曰孟春痹也。

足阳明之筋，起于中三指，结于跗上，邪外上加于辅骨，上结于膝外廉，直上结于髀枢，上循胁，属脊；其直者，上循骭，结于[②]；缺，此缺谓缺其文也。马注作缺盆误，以上下文部位推之，当在伏兔之下。其支者，结于外辅骨，合少阳；其直者，上循伏兔，上结于髀，聚于阴器，上腹而布，至缺盆而结，上颈，上挟口，合于頄，下结于鼻，上合于太阳，太阳为目上纲，阳明为目下纲；其支者，从颊结于耳前。其病足中指支，胫转筋，脚跳坚，伏兔转筋，髀前肿，㿗疝，腹筋急，引缺盆及颊，卒口僻，急者目不合，热则筋纵，目不开。颊筋有寒，则急引颊移口；有热则筋弛纵缓，不胜收故僻。治之以马膏（独详治法），膏其急者，以白酒和桂，以涂其缓者，以桑钩钩之，即以生桑灰置之

---

① 夫：《甲乙经》、《太素》作"失"，"夫"后《灵枢经》无"所"字。

② 结于：《甲乙经》此文下有"膝"字，当从。

坎中，高下以坐等，以膏熨急颊，且饮美酒，啖美炙肉，不饮酒者，自强也，为之三拊而已。治在燔针劫刺，以知为数，以痛为输，名曰季春痹也。

足太阴之筋，起于大指之端内侧，上结于内踝；其直者，络于膝内辅骨，上循阴股，结于髀，聚于阴器，上腹，结于脐，循腹里，结于肋，散于胸中；其内者，著于脊。其病足大指支，内踝痛，转筋痛，膝内辅骨痛，阴股引髀而痛，阴器纽痛，上引脐两胁痛，引膺中脊内痛。治在燔针劫刺，以知为数，以痛为输，命曰孟秋痹也。

足少阴之筋，起于小指之下，并足太阴之筋，邪走内踝之下，结于踵，与太阳之筋合而上结于内辅之下，并太阴之筋而上循阴股，结于阴器，循脊内挟膂，上至项，结于枕骨，与足太阳之筋合。其病足下转筋，及所过而结者皆痛及转筋。病在此者，主痫、瘈及痉，在外者不能俯，在内者不能仰。故阳病者腰反折不能俯，阴病者不能仰。治在燔针劫刺，以知为数，以痛为输，在内者熨引饮药。此筋折纽，纽发数甚者，死不治，名曰仲秋痹也。

足厥阴之筋，起于大指之上，上结于内踝之前，上循胫，上结内辅之下，上循阴股，结于阴器，络诸筋。厥阴主筋，为诸筋之所系属也。其病足大指支，内踝之前痛，内辅痛，阴股痛转筋，阴器不用，伤于内则不起（分释，不用事例），伤于寒则阴缩入，伤于热则纵挺不收。治在行水清阴气。其病转筋者，治在燔针劫刺（分叙治法），以知为数，以痛为输，命曰季秋痹也。

手太阳之筋，起于小指之上，结于腕，上循臂内廉，结于肘内锐骨之后，弹之应小指之上，入结于腋下；其支者，后走腋后廉，上绕肩胛，循颈出足太阳之前，结于耳后完骨；其支者，入耳中；直者，出耳上，下结于颔，上属目外眦。其病小指支，肘内锐骨后廉痛，循臂阴入腋下，腋下痛，腋后廉痛，绕肩胛引颈而痛，应耳中鸣痛引颔，目瞑良久乃得视，篇中独此句是气化之病。颈筋急则为筋瘘颈肿，寒热在颈者。似当作寒热在颈者，则为筋瘘，颈肿。治在燔针劫刺，以知为数，以痛为输，其为肿者，复而锐之。【本支者，上曲牙，循耳前，属目外眦，上颔，结于角。其病当所过者支转筋。治在燔针劫刺，以知为数，以痛为输，】此四十一字与手少阳之筋文重复，且支者上本字即舌本之本字，错衍之迹显然。名曰仲夏痹也。

手少阳之筋，起于小指次指之端，结于腕，上循臂，结于肘，上绕臑外廉，上肩走颈，合手太阳；其支者，当曲颊入系舌本；其支者，上曲牙，循耳前，属目外眦，上乘颔，结于角。其病当所过者即支转筋，舌卷。治在燔针劫刺，以知为数，以痛为输，名曰季夏痹也。

手阳明之筋，起于大指次指之端，结于腕，上循臂，上结于肘外，上臑，结于髃；其支者，绕肩胛，挟脊；直者，从肩髃上颈；其支者，上颊，结于頄；直者，上出手太阳[①]之前，上左角，络头，下右颔。其病当所过者支痛及转筋，肩不举，颈不可左右视。治在燔针劫刺，以知为数，以痛为输，名曰孟夏痹也。

手太阴之筋，起于大指之上，循指上行，结于鱼后，行寸口外侧，上循臂，结肘中，上臑内廉，入腋下，出缺盆，结肩前髃，上结缺盆，下结胸里，散贯贲，合贲下，《甲乙经》作胁下，当是贲膈也。其下无可合也，抑或言合于贲下之胁处也。抵季胁。其病当所过者支转筋痛，甚成息贲，胁急吐血。治在燔针劫刺，以知为数，以痛为输，名曰仲冬痹也。

手心主之筋，起于中指，与太阴之筋并

① 太阳：原作“少阳”，据《灵枢经》改。

行，结于肘内廉，上臂阴，结腋下，下散前后前后，胁前后也，故下云挟胁。下文前及胸痛，前似当训膺。挟胁；其支者，入腋散胸中，结于臂[①]。臂字可疑，详见下条。足太阴条有结于脐，循腹里，结于肋，散于胸中之文，臂或肋之讹也。其病当所过者支转筋，前及胸痛息贲。治在燔针劫刺，以知为数，以痛为输，名曰孟冬痹也。

手少阴之筋，起于小指之内侧，结于锐骨，上结肘内廉，上入腋，交太阴，挟乳里，结于胸中，循臂，胸之下，脐之上无臂也，臂字必误。下系于脐。其病内急，心承伏梁，此挟乳里结胸中之病也。下为肘纲[②]。其病当所过者支转筋，筋痛。治在燔针劫刺，以知为数，以痛为输。“下为肘纲”句是遥承“上结肘内廉”来，随即接叙其证治也，下文又遥承伏梁说，叙事组织断续有趣。又按：循臂下为肘纲是一串事，疑本条有脱文错简。其成伏梁唾血脓者，死不治。经筋之病（随于末条，总发证治大义，以束上文，不用另笔，是用笔之巧而捷，经文每多如此），寒则反折筋急，热则筋弛纵不收，阴痿不用。阳急则反折，阴急则俯不伸。焠刺者，刺寒急也，热则筋纵不收，无用燔针。名曰季冬痹也。

足之阳明（又补叙二经，亦有口目噼急，请复不置者，是筋病，莫重于此也），手之太阳，筋急则口目为噼，眦急不能卒视，治皆如右方也。

十二排直起直落，不提不束，此种文格《内经》独多。其摹绘曲折之妙，与“经脉”同，而彼以雄阔胜，此以坚朴胜。筋病起于寒热，成于燥湿，其见证则拘急缓纵，支转痿痛，俯仰屈伸，而以痫痓偏废，口噼眦急为重也。篇中多有错脱处，宜细考之。

骨度第十四

黄帝问于伯高曰：脉度言经脉之长短，何以立之？伯高曰：先度其骨节之大小广狭长短，而脉度定矣（一句头起全篇，开门见山）。黄帝曰：愿闻众人之度，人长七尺五寸者（先立数之根），其骨节之大小长短各几何？伯高曰：头之大骨围二尺六寸（叙头身之围，大是横说），胸围四尺五寸，腰围四尺二寸。发所覆者，颅至项尺二寸（叙头身之直长，是直说），发以下至颐长一尺，君子终折。《甲乙经》作“参折”。尽君子发际常高于众人，则发所覆者不及尺二寸，发以下至颐不止一尺矣，故须参互而折数之。结喉以下至缺盆中长四寸，缺盆以下至䯏骬长九寸，过则肺大，不满则肺小（带叙脏腑，便曲折有致）。䯏骬以下至天枢长八寸，过则胃大，不及则胃小。天枢以下至横骨长六寸半，过则回肠广长，不满则狭。短横骨长六寸半，横骨上廉以下以至内辅之上廉长一尺八寸，内辅之上廉以下至下廉长三寸半，内辅下廉下至内踝长一尺三寸，内踝以下至地长三寸，膝腘以下至跗属长一尺六寸，跗属以下至地长三寸，故骨围大则太过，小则不及（束一笔。以上叙身前之直长也）。角以下至柱骨长一尺，行腋中不见者长四寸，腋以下至季胁长一尺二寸，季胁以下至髀枢长六寸，髀枢以下至膝中长一尺九寸，膝以下至外踝长一尺六寸，外踝以下至京骨长三寸，京骨以下至地长一寸（以上叙身侧之直长也）。

耳后当完骨者广九寸，耳前当耳门者广一尺三寸，两颧之间相去七寸，两乳之间广九寸半，两髀之间广六寸半。足长一尺

---

① 臂：《甲乙经》、《太素》俱作“贲”，当从。

② 纲：《灵枢经》作“网”。

二寸，广四寸半（以上叙头身之横宽也）。肩至肘长一尺七寸，肘至腕长一尺二寸半，腕至中指本节长四寸，本节至其末长四寸半（以上叙两手之直长也）。

项发以下至背骨长二寸半，膂骨以下至尾骶二十一节长三尺，上节长一寸四分分之一，奇分在下，故上七节至于膂骨九寸八分分之七（以上叙身后之直长也），以文义推之上句，当是一寸四分又十分分之一也。下句当是九寸八分又十分分之七也，经文词简意晦，数不吻合。此众人骨之度也（应醒），所以立经脉之长短也（缴清，神回气合）。是故视其经脉之在于身也，其见浮而坚，其见明而大者，多血；细而沉者，多气也。以理推之，当是其见浮而坚者多气，明而大者多血，细而沉者少气也。第原文义亦可通，未敢擅改。

本论脉度也，却通篇只说骨度，而脉度仅于首尾见之，结末数语，忽然离开，与前文似断似续，使堆垛尽化烟云。篇中句句皆实事，却句句皆虚境，读时须胸中牢记，目中注视，是为脉度立根，便觉字字皆立于空中。

五十营第十五

黄帝曰：余愿闻五十营奈何？岐伯答曰：天周二十八宿，宿三十六分，人气行一周，千八分（一顿）。以天度起脉度，是言其体也。日行二十八宿，人经脉上下、左右、前后二十八脉，周身十六丈二尺，以应二十八宿（又一顿），以日度起脉度，是言其动也，天日漏三层，愈逼愈紧。漏字一层即从天日中提出，以作五十营之准者也，故百刻正与五十营相映。漏水下百刻（以“漏”字承上，两项挺起），以分昼夜。故人一呼，脉再动，气行三寸；一吸，脉亦再动，气行三寸。呼吸定息，气行六寸（以上提清数根，以下层递说去）。十息，气行六尺，日行二分（笔笔缴醒）。二百七十息，气行十六丈二尺，气行交通于中，一周于身，下水二刻，日行二十五分。五百四十息，气行再周于身，下水四刻，日行四十分。二千七百息，气行十周于身，下水二十刻，日行五宿二十分。一万三千五百息，气行五十营于身，水下百刻，日行二十八宿，漏水皆尽，而脉终矣（顿住）。所谓交通者，并行一数也（横插一笔，摇曳生姿），故五十营备，得尽天地之寿矣（又以重笔压住，文气紧极），凡行八百一十丈也（雄鸡一声天下白）。

寥寥二百余字，有许多故事，许多议论，涵盖其中。题只“五十营”三字，篇中幻出许多数目字，是烘托极热闹者。

营气第十六

黄帝曰：营气之道（点题，直起），内谷为宝。谷入于胃，乃传之肺，流溢于中，布散于外（先统营卫言），其精专者行于经隧（折入营气），常营无已，终而复始，是谓天地之纪（顿住）。故气从太阴出（直接），注手阳明，上行注足阳明，下行至跗上，注大指间，与太阴合。上行抵脾[①]，从脾注心中，循手少阴出腋下臂，注小指，合手太阳。上行乘腋，出𩑰内，注目内眦，上巅下项，合足太阳。循脊下尻，下行注小指之端，循足心，注足少阴。上行注肾，从肾注心，外散于胸中。循心主脉，出腋下臂，出两筋之间，入掌中，出中指之端，还注小指次指之端，合手少阳。上行注膻中，散于三焦，从三焦注胆，出胁，注足少阳。下行至跗上，复从跗注大指间，合足厥阴。上行至肝，从肝上注肺。上循喉咙，入颃颡之窍，究于畜门。其支别者，上额循巅，下项中，循脊入

① 脾：《灵枢经》作“髀”。

骶，是督脉也。络阴器，上过毛中，入脐中，上循腹里，入缺盆，下注肺中，复出太阴（缴上，顿住）。此营气之所行也，逆顺之常也（回应作结）。

先提大意作冒，后详叙其事，亦行文常格，笔意洁净可喜。

脉度第十七

黄帝曰：愿闻脉度（点题）。岐伯答曰：手之六阳（直叙），从手至头，长五尺，五六三丈。手之六阴，从手至胸中，三尺五寸，三六一丈八尺，五六三尺，合二丈一尺。足之六阳，从足上至头，八尺，六八四丈八尺。足之六阴，从足至胸中，六尺五寸，六六三丈六尺，五六三尺，合三丈九尺。手足各以六阴六阳纪数，是各经左右两脉，气行有先后矣，而跻脉阴阳只叙其一，此事乃本经中一大疑团也。跻脉从足至目，七尺五寸，二七一丈四尺，二五一尺，合一丈五尺。督脉、任脉各四尺五寸，二四八尺，二五一尺，合九尺。凡都合一十六丈二尺，此气之大经隧也（锁住上文）。经脉为里，支而横者为络，络之别者为孙。盛而血者疾诛之，盛者泻之，虚者饮药以补之。以上为第一节，论脉度而以治法束之，是实发题面之文。五脏常内阅于上七窍也（振起，开拓心胸），故肺气通于鼻，肺和则鼻能知臭香矣；心气通于舌，心和则舌能知五味矣；肝气通于目，肝和则目能辨五色矣；脾气通于口，脾和则口能知五谷矣；肾气通于耳，肾和则耳能闻五音矣；五脏不和则七窍不通，六腑不和则留为痈（脏腑不平叙，中间用枢纽，脱卸大方）。故邪在腑则阳脉不和，阳脉不和则气留之，气留之则阳气盛矣。阳气太盛则阴不利，阴脉不利则血留之，血留之则阴气盛矣。此热盛灼津而血涩者也。阴气太盛，则阳气不能荣也，故曰关；阳气太盛，则阴气弗能荣也，故曰格；阴阳俱盛，不得相荣，故曰关格。关格者，不得尽期而死也。以上为第五节。是接发内溉脏腑，外濡腠理之常变也。黄帝曰：跻脉安起安止？何气荣之？岐伯答曰：跻脉者，少阴之别，起于然骨之后，上内踝之上，直上循阴股入阴，上循胸里入缺盆，上出人迎之前，入頄属目内眦，合于太阳、阳跻而上行，气并相还则为濡目，气不荣则目不合。以上为第二节。是接叙跻脉之起止，以补首节未尽之义也。黄帝曰：气独行五脏，不荣六腑，何也？岐伯答曰：气之不得无行也，如水之流，如日月之行不休，故阴脉荣其脏，阳脉荣其腑，如环之无端，莫知其纪，终而复始。其流溢之气，内溉脏腑，外濡腠理。以上为第四节。因上篇营气内注，只言五脏，不及六腑而疑之也。黄帝曰：跻脉有阴阳，何脉当其数？岐伯曰：男子数其阳，女子数其阴，当数者为经，其不当数者为络也。以上为第三节。即第二节之尾也。

词气圆润青雅，足供揣摩，独怪承接有于理解难通之处，僭拟移置，分注篇中，以俟高明指正。

营卫生会第十八

黄帝问于岐伯曰：人焉受气（直起）？阴阳焉会？何气为营？何气为卫？营安从生？卫于焉会（分提头绪）？老壮不同气，阴阳异位，愿闻其会。以上总冒，提清全篇头绪，以下浩然直往，穷原竟委，不必回顾，提笔而自曲折赴节。岐伯答曰：人受气于谷（应受气），谷入于胃，以传与肺，五脏六腑，皆以受气，其清者为营，浊者为卫（应荣卫），营在脉中，卫在脉外，营周不休，五十而复大会。阴阳相贯，如环无端。卫气行于阴二十五度，行于阳二十五度，分为昼夜，故气至阳而起，至阴而止。故曰：日中而阳陇为重阳，夜半而阴陇为重阴。故太阴主内（应阴阳异位），太阳主外，各行二十五度，分为昼夜。夜半为阴陇，夜半后而为阴衰，平旦阴尽而阳受气矣。日中而阳陇，日西而阳衰，日入阳尽而阴受气矣。夜半而大会，万民皆卧，命曰合阴，平旦阴尽而阳受气，如是无已，与天地同纪。以上三意一气贯注，直起直住，为第一节。黄帝曰：老人之不夜瞑者，何气使然？少壮之人不昼瞑者，何气使然（应少壮不同气）？岐伯答曰：壮者之气血盛，其肌肉滑，气道通，营卫之行，不失其常，故昼精而夜瞑。老者之气血衰，其肌肉枯，气道涩，五脏之气相搏，其营气衰少而卫气内伐，故昼不精，夜不瞑。以上专发少壮不同气，义精词湛，为第二节，亦直起直收，与上节为一正一反，一常一变。黄帝曰：愿闻营卫之所行，皆何道从来（以下畅发营卫生会之事）？岐伯答曰：营出于中焦，卫出于下焦。黄帝曰：愿闻三焦之所出。岐伯答曰：上焦出于胃上口，并咽以上贯膈而布胸中，走腋，循太阴之分而行，还至阳明，上至舌，下足阳明，常与营俱行于阳二十五度，行于阴亦二十五度为一周也，故五十度而复大会于手太阴矣。黄帝曰：人有热，饮食下胃（接叙上焦气化之变），其气未定，汗则出，或出于面，或出于背，或出于身半，其不循卫气之道而出，何也？岐伯曰：此外伤于风，内开腠理，毛蒸理泄，卫气走之，固不得循其道，此气慓悍滑疾，见开而出，故不得从其道，故命曰漏泄。上焦为宗气所会，本节似言卫气者，宗气本营卫之所合也，故上半节言其常与营俱，下半节又怪其不循卫道也。黄帝曰：愿闻中焦之所出。岐伯答曰：中焦亦并胃中，出上焦之后，此所受气者，泌糟粕，蒸津液，化其精微，上注于肺脉，乃化而为血，以奉生身，莫贵于此，故独得行于经隧，命曰营气。黄帝曰：夫血之与气（接叙中焦之变），异名同类，何谓也？岐伯答曰：营卫者，精气也，血者，神气也，故血之与气，异名同类焉。故夺血者无汗，夺汗者无血，故人生有两死而无两生。黄帝曰：愿闻下焦之所出。岐伯答曰：下焦者，别回肠，注于膀胱而渗入焉。故水谷者，常并居于胃中，成糟粕，而俱下于大肠，而成下焦，渗而俱下，济泌别汁，循下焦而渗入膀胱焉。黄帝曰：人饮酒（接叙下焦之变），酒亦入胃，谷未熟而小便独先下，何也？岐伯答曰：酒者熟谷之液也，其气悍以清，故后谷而入，先谷而液出焉。黄帝曰：善。余闻上焦如雾（引成语作结，翛然[①]意遍），中焦如沤，下焦如渎，此之谓也。三节畅叙荣卫生会，分三焦而又各推其变，当作一节读之，若分三节，文气便促而弱矣。

布局则前单后双，运意则前总后分，两截似各不相顾，而实大气盘旋，真力弥满，不拘于分提分应之成法，全以议论驾驭，其间笔力又足以副之，词旨圆润，理致深密，耐人涵泳，局阵整肃，尤有正笏垂绅之度。此篇畅发荣卫之源流正变也，前两节合提笔数项而总叙之，一正一变，后分三焦申叙之，又各一正一变也，若拘，拘于分应，提笔转支节矣。

四时气第十九

黄帝问于岐伯曰：夫四时之气，各不同形，百病之起，皆有所生，灸刺之道，何者为定？岐伯答曰：四时之气（用笔简淡），各有所在，灸刺之道，得气穴为定（一顿）。

故春取经血脉分肉之间（分叙），甚者深刺之，间者浅刺之（叙四时）。夏取盛经孙络，取分间绝皮肤。秋取经腧，邪在腑，取之合。冬取井荥，必深以留之。

---

① 翛（音消）然：无拘无束貌。

温疟汗不出(叙百病),为五十九痏。风𤸷[①] 肤胀,为五十七痏,取皮肤之血者,尽取之。

飧泄,补三阴之上,补阴陵泉,皆久留之,热行乃止。

转筋于阳治其阳,转筋于阴治其阴,皆卒刺之。

徒𤸷,先取环谷下三寸,以铍针针之,已刺而筩[②] 之,而内之,入而复之,以尽其𤸷,中有脱文。必坚。来缓则烦悗,来急则安静,间日一刺之,𤸷尽乃止。饮闭药,方刺之时徒饮之,方饮无食,方食无饮,无食他食,百三十五日。

著痹不去,久寒不已,卒取其三里。【骨为干】,三字是"经脉篇"文误衍于此。肠中不便,取三里,盛泻之,虚补之。

疠风者,素刺其肿上,已刺,以锐针针其处,按出其恶气,肿尽乃止,常食方食,无食他食。

腹中常鸣(叙六腑),气上冲胸,喘不能久立,邪在大肠,刺肓之原、巨虚上廉、三里。

小腹控睾引腰脊,上冲心,邪在《甲乙经》有"小肠也"三字。小肠者,连睾系,属于脊,贯肝肺,络心系。气盛则厥逆,上冲肠胃,熏肝,散于肓,结于脐。故取之肓原以散之,刺太阴以予之,取厥阴以下之,取巨虚下廉以去之,按其所过之经以调之。

善呕,呕有苦,长太息,心中憺憺,恐人将捕之,邪在胆,逆在胃,胆液泄则口苦,胃气逆则呕苦,故曰呕胆。取三里以下胃气,逆则刺少阳血络以闭胆逆,却调其虚实,以去其邪。饮食不下,膈塞不通,邪在胃脘,在上脘则刺抑而下之,在下脘则散而去之。

小腹痛肿,不得小便,邪在三焦约,取之太阳大络,视其络脉与厥阴小络结而血者,肿上及胃脘,取三里。睹其色(叙色脉),察其以,以,目之讹也,古目字相近。知其散复者,视其目色,以知病之存亡也。一其形,听其动静者,持气口、人迎以视其脉,坚且盛且滑者病日进,脉软者病将下,诸经实者病三日已。气口候阴,人迎候阳也。

笔力坚卓,惟结末一段,语意无属,笔致亦与上文不一律。

五邪第二十

邪在肺(直起,清气逼人),则病皮肤痛,寒热,上气,喘,汗出,咳动肩背。取之膺中外腧,背三节五脏之傍,以手疾按之(足一笔,便有曲致),快然,乃刺之,取之缺盆中以越之。邪在肝,则两胁中痛,寒中,恶血在内,行善掣节,时脚肿,取之行间,以引胁下,补三里以温胃中,取血脉以散恶血,取耳间青脉,以去其掣(整用四排,笔锋犀利)。邪在脾胃,则病肌肉痛。阳气有余,阴气不足,则热中善饥;阳气不足,阴气有余,则寒中肠鸣腹痛(独详病因,笔势飞舞)。阴阳俱有余,若俱不足,则有寒有热,皆调于三里。邪在肾,则病骨痛阴痹。阴痹者(申一笔),按之而不得,腹胀腰痛,大便难,肩背颈项痛,时眩。取之涌泉、昆仑,视有血者尽取之(又申一笔)。邪在心,则病心痛,喜悲,时眩仆(独用浑括之笔),视有余不足而调之其输也(加"也"字妙)。以一"也"字,结束五项。

五项直起直结,经文常格,妙在每项中间皆有曲笔,遂觉行间字字皆有生气。

寒热病第二十一

皮寒热者(三峰直立),不可附席,毛发

---

① 𤸷(音水):水肿病。

② 筩:原作"筩",筒的异体字,此指中空如筒的针。《九针论》"筩"同。

焦,鼻槁腊,不得汗。腊,皮肤干燥也。取三阳之络,以补手太阴(用单笔)。

肌寒热者,肌痛,毛发焦而唇槁腊,不得汗。取三阳于下以去其血者(用双笔),补足太阴以出其汗。

骨寒热者,病无所安,汗注不休。齿未槁,取其少阴于阴股之络;齿已槁,死不治(用开合之笔,三项笔致不同,便见生趣,带叙一笔,上下钩连在有意无意之间)。骨厥亦然。

骨痹,举节不用而痛,汗注烦心。取三阴之经补之(二字峭)。

身有所伤血出多,及中风寒,若有所堕坠(独先叙病因病证,再点病名,顺逆有致),四肢懈惰不收,名曰体惰。取其小腹脐下三结交。三结交者(顾盼生姿),阳明、太阴也,脐下三寸关元也。

厥痹者,厥气上及腹。取阴阳之络,视主病者,泻阳补阴也(详叙穴法,即所谓主病者)。颈侧之动脉人迎,人迎,足阳明也,在婴筋之前。婴筋之后,手阳明也,名曰扶突。次脉,足少阳脉也,名曰天牖。次脉,足太阳也,名曰天柱。腋下动脉,臂太阴也,名曰天府。

阳迎迎,当作逆。头痛,胸满不得息,取之人迎。

暴喑气鞕[①],取扶突与舌本。出血暴聋气蒙,耳目不明,取天牖。

暴挛痫眩,足不任身,取天柱。

暴瘅内逆,肝肺相搏,血溢鼻口,取天府。此为天牖五部(轻束一句)。以上从寒热,搭到骨厥,即接叙骨痹、体惰、厥痹之证治各不相顾之中,自有草蛇灰线之妙,其笔致之顺逆向背,亦无情而有情也。以下诸篇皆当以此意读之,看似平铺直叙,其中自具开合断续之体。

臂阳明有入頄遍齿者,名曰大迎,下齿龋取之。臂恶寒补之,不恶寒泻之(四峰对起,拔地参天)。足太阳有入頄遍齿者,名曰角孙,上齿龋取之,在鼻与頄前。方病之时,其脉盛,盛则泻之,虚则补之。一曰取之出鼻外。足阳明有挟鼻入于面者,名曰悬颅,属口,对入系目本,视有过者取之,损有余,益不足,反者益甚。足太阳有通项入于脑者,正属目本,名曰眼系,头目苦痛取之,在项中两筋间,入脑乃别。阴跻、阳跻,阴阳相交,阳入阴,阴出阳,交于目锐眦,阳气盛则瞋目,阴气盛则瞑目(硬语横空)。以上叙阳明、太阳二经齿痛目痛之证治,而末条又带叙二跻偏胜,有关于目之事是板中有活也。

热厥取足太阴、少阳,皆留之(热寒对起,映带在有意无意);寒厥取足阳明、少阴于足,皆留之。舌纵涎下(项是申叙其证治),烦悗,取足少阴。振寒洒洒,鼓颔,不得汗出,腹胀,烦悗,取手太阴。

刺虚者(此申叙其刺法,笔致飞舞),刺其去也;刺实者,刺其来也。春取络脉,夏取分腠,秋取气口,冬取经输,凡此四时,各以其时为齐。络脉治皮肤,分腠治肌肉,气口治筋脉,经输治骨髓、五脏。以上叙热厥寒厥证治也,收句整肃,与上节同。

身有五部(前俱用双起,此独用单起):伏兔一;腓二,腓者腨也;背三;五脏之腧四;项五。此五部有痈疽者死。病始手臂者(分叙痈疽症治),先取手阳明、太阴而汗出;病始头首者,先取项太阳而汗出;病始足胫者,先取足阳明而汗出。臂太阴可汗出,足阳明可汗出。故取阴而汗出甚者,止之于阳;取阳而汗出甚者,止之于阴。

凡刺之害(总发刺害,即带叙痈疽致病之由,钩连有致),中而不去则精泄,不中而去则致气;精泄则病甚而恇,致气则生为痈疽也。以上叙痈疽之证治,笔力爽健非常。

① 鞕:通“鲠”,梗塞。

曰汗出者，所谓汗之则疮已，是治疮疽之例也。其论阴阳止汗之义尤精，以药则桂枝汤、生脉散之辨也。

自此以下四篇及杂病篇，皆叙事文体，须玩其整散断续、错综变化之妙，各项毫不相顾，而自然不形支节其故。由于笔势顺逆向背，相承相激行间，勃有生气也。

癫狂第二十二

目眦外决于面者，为锐眦；在内近鼻者为内眦；上为外眦，下为内眦。经中凡叙癫狂，皆关于目，故特提唱之，第嫌篇中少连缀，少发明耳。

癫疾始生（分叙癫证之先见者，三峰屹立，笔健而醒），先不乐，头重痛，视举目赤，甚作极，已而烦心，候之于颜，取手太阳、阳明、太阴，血变而止。作极，盖言身之躁动不安，非有所作为，而令疲极也。

癫疾始作而引口啼呼喘悸者，候之手阳明、太阳，左强者攻其右，右强者攻其左，血变而止。癫疾始作先反僵，因而脊痛，候之足太阳、阳明、太阴、手太阳①，血变而止。

治癫疾者（总释治法，是跟三"血变"句来），常与之居，察其所当取之处。病至，视之有过者泻之，置其血于瓠壶之中，至其发时，血独动矣，不动，灸穷骨二十壮。穷骨者，骶骨也（顿住）。

骨癫疾者（分叙癫疾之不治者），颇齿诸腧分肉皆满，而骨居，汗出烦悗。呕多沃沫，气下泄，不治。筋癫疾者，身倦挛急大，刺项大经之大杼脉。呕多沃沫，气下泄，不治。

脉癫疾者，暴仆，四肢之脉皆胀而纵。脉满，尽刺之出血；不满，灸之挟项太阳，灸带脉于腰相去三寸，诸分肉本输。呕多沃沫，气下泄，不治。

癫疾者（癫狂钩连，奇巧天成），疾发如狂者，死不治（顿住）。

狂始生（起笔势飘逸），先自悲也，喜忘苦怒善恐者（分叙狂证之先见者，与得病之因也），得之忧饥，治之取手太阴、阳明，血变而止，及取足太阴、阳明。

狂始发，少卧不饥，自高贤也，自辨智也，自尊贵也，善骂詈，日夜不休，治之取手阳明、太阳、太阴、舌下、少阴，视之盛者，皆取之，不盛，释之也。

狂言、惊、善笑、好歌乐、妄行不休者，得之大恐，治之取手阳明、太阳、太阴。狂，目妄见、耳妄闻、善呼者，少气之所生也，治之取手太阳、太阴、阳明、足太阴、头、两顑。

狂者多食，善见鬼神，善笑而不发于外者，得之有所大喜，治之取足太阴、太阳、阳明，后取手太阴、太阳、阳明。

狂而新发，未应如此者，先取曲泉左右动脉，及盛者见血，有顷已，不已，以法取之，灸骨骶二十壮（顿住）。

风逆暴四肢肿（推论风逆厥逆是因与癫狂同类而带叙之也），身漯漯② 唏然时寒，饥则烦，饱则善变，取手太阴表里，足少阴、阳明之经，肉清取荥，骨清取井、经也。

厥逆为病也，足暴清，胸若将裂，肠若将以刀切之，烦而不能食，脉大小皆涩，暖取足少阴，清取足阳明，清则补之，温则泻之。

厥逆腹胀满（厥逆二字承上冒下，四项是分释其证治也）。肠鸣，胸满不得息，取之下胸二胁咳而动手者（笔致夭矫，毫无板滞之迹），与背腧以手按之立快者是也。

内闭不得溲，刺足少阴、太阳与骶上以长针，气逆则取其太阴、阳明、厥阴，甚取少阴、阳明动者之经也。

---

① 手太阳：原作"手太阴"，据《灵枢经》改。

② 漯漯（音踏）：汗出貌。

少气，身漯漯也，言吸吸也，骨痠体重，懈惰不能动，补足少阴。短气，息短不属，动作气索，补足少阴，去血络也。

后半带叙厥逆，亦如前篇之带叙痈疽也，二篇乃纪事，文中之极有声色，有气焰者。

热病第二十三

偏枯(偏枯、痱与热病不续)，身偏不用而痛，言不变，志不乱，病在分腠之间，巨针取之，益其不足，损其有余，乃可复也。

痱之为病也，身无痛者，四肢不收，智乱不甚，其言微知，可治，甚则不能言，不可治也。病先起于阳(少“先起于阴”，是有脱文)，后入于阴者，先取其阳，后取其阴，浮而取之。

热病三日(以下文义古奥，词气朴厚)，而气口静，人迎躁者，取之诸阳，五十九刺，以泻其热而出其汗，实其阴以补其不足者(是治热病要义)。身热甚，阴阳皆静者，勿刺也；其可刺者，急取之，不汗出则泄。所谓勿刺者，有死征也。热病七日八日，脉口动喘而短者，急刺之，汗且自出，浅刺手大指间。热病七日八日，脉微小，病者溲血，口中干，一日半而死，脉代者，一日死。热病已得汗出，而脉尚躁，喘且复热，勿刺肤，喘甚者死。热病七日八日，脉不躁，躁不散数，后三日中有汗；三日不汗，四日死。未曾汗者，勿腠刺之。热病先肤痛，窒鼻，充面，取之皮，以第一针，五十九，苛轸鼻，索皮于肺，不得索之火，火者心也。热病先身涩，倚而热，烦悗，干唇口嗌，取之皮，以第一针，五十九，肤胀，口干，寒寒字疑误衍。然热病实有时噤栗者，此文简意晦矣。汗出，索脉于心，不得索之水，水者肾也。热病嗌干多饮，善惊，卧不能起，取之肤肉，以第六针，五十九，目眦青，索肉于脾，不得索之木，木者肝也。

热病面青脑痛，手足躁，取之筋间，以第四针于[1]四逆，筋躄目浸，索筋于肝，不得索之金，金者肺也。

热病数惊，瘈疭而狂，取之脉，以第四针，急泻有余者，癫疾毛发去，索血于心，不得索之水，水者肾也。

热病身重骨痛，耳聋而好瞑，取之骨，以第四针，五十九刺，骨痛[2]不食，啮齿耳青，索骨于肾，不得索之土，土者脾也。

热病不知所痛，耳聋不能自收，口干，阳热甚，阴颇有寒者，热在髓，死不可治。

热病头痛，颞颥，目瘳[3]脉痛，善衄，厥热病也，取之以第三针，视有余不足，寒热痔。

热病体重，肠中热，取之以第四针，于其腧及下诸指间，索气于胃络，得气也。

热病挟脐急痛，胸胁满，取之涌泉与阴陵泉，以第四针，针嗌里。

热病而汗且出，及脉顺可汗者，取之鱼际、太渊、大都、太白，泻之则热去，补之则汗出，汗出太甚，取内踝上横脉以止之。

热病已得汗而脉尚躁盛，此阴脉之极也，死；其得汗而脉静者，生。热病脉尚盛躁而不得汗者，此阳脉之极也，死；脉盛躁得汗静者，生。

热病不可刺者有九：一曰，汗不出，大颧发赤哕者死；二曰，泄而腹满甚者死；三曰，目不明，热不已者死；四曰，老人婴儿，热而腹满者死；五曰，汗不出，呕下血者死；六曰，舌本烂，热不已者死；七曰，咳而衄，汗不出，出不至足者死；八曰，髓热者死；九曰，热而痉者死。腰折，瘈疭，齿噤齘也。凡此九者，不可刺也。

---

① 于：原脱，据《灵枢经》补。

② 痛：《灵枢经》作“病”。

③ 瘳：牵掣。

所谓五十九刺者，两手外内侧各三，凡十二痏；五指间各一，凡八痏，足亦如是，头入发一寸傍三分各三，凡六痏；更入发三寸边各五，凡十痏；耳前后口下者各一，凡六痏；“凡六痏”三字移置“项中一”之上方，合五十九之数，且耳前后左右各二，口两角下各一，正凡六痏也。项中一，巅上一，囟会一，发际一，廉泉一，风池二，天柱二。

气满胸中喘息（以下文义又不续。诸刺法乃缪刺也，与前文诸刺法亦大殊），取足太阴大指之端，去爪甲如韭叶，寒则留之，热则疾之，气下乃止。

心疝暴痛，取足太阴、厥阴，尽刺去其血络。

喉痹，舌卷，口中干，烦心，心痛，臂内廉痛，不可及头，取手小指次指爪甲下，去端如韭叶。

目中赤痛，从内眦始，取之阴跻。

风痉身反折，先取足太阳及腘中及血络，出血。

中有寒，取三里。

癃，取之阴跻及三毛上及血络，出血。

男子如蛊，女子如阻，《甲乙》作“阻”，《脉经》：令人嗜甘如阻妇状。阻，即怀娠之称谓，其经阻不行也。作“怚”误，考字书无怚字。按：此湿热内瘫之病也。身体腰脊如解，不欲饮食，先取涌泉见血，视跗上盛者，尽见血也。

此篇前后文意不续，当有错简。

厥病第二十四

厥头痛，面若肿起而烦心，取之足阳明、太阴。

厥头痛，头脉痛，心悲喜泣，视头动脉及盛者，刺尽去血，后调足厥阴。

厥头痛，贞贞头重而痛，泻头上五行，行五，先取手少阴，后取足少阴。

厥头痛，意善忘，按之不得，取头面左右动脉，后取足太阴。

厥头痛，项先痛，腰脊为应，先取天柱，后取足太阳。

厥头痛，头痛甚，耳前后脉涌有热，泻出其血，后取足少阳。

真头痛，头痛甚，脑尽痛，手足寒至节，死不治。

头痛不可取于腧者，有所击堕，恶血在于内，若肉伤，痛未已，可则刺，不可远取也。

头痛不可刺者，大痹为恶，日作者，可令少愈，不可已。

头半寒痛，先取手少阳、阳明，后取足少阳、阳明。

厥心痛，与背相控，善瘛，如从后触其心，伛偻者，肾心痛也，先取京骨、昆仑，发针不已，取然谷。

厥心痛，腹胀胸满，心尤痛甚，胃心痛也，取之大都、太白。

厥心痛，痛如以锥针刺其心，心痛甚者，脾心痛也，取之然谷、太溪。

厥心痛，色苍苍如死状，终日不得太息，肝心痛也，取之行间、太冲。

厥心痛，卧若徒居，心痛间，动作痛益甚，言但可卧，或无事自坐也，若痛时动作，其痛益甚矣。色不变，肺心痛也，取之鱼际、太渊。

真心痛，手足清至节，心痛甚，旦发夕死，夕发旦死。

心痛不可刺者，中有盛聚，不可取于腧。肠中有虫瘕及蛟蛕，皆不可取以小针。心肠痛，憹作痛当是心腹懊憹作痛。肿聚，往来上下行，痛有休止，腹热喜渴涎出者，是蛟蛕也，以手聚按而坚持之，无令得移，以大针刺之，久持之，虫不动，乃出针也。恚[①] 腹侬痛，形中上者。谓满腹侬痛，必正刺其肿，聚往来之形上也。

耳聋无闻，取耳中。

耳鸣，取耳前动脉。

耳痛不可刺者，耳中有脓，若有干耵聍，耳无闻也。

耳聋，取手小指次指爪甲上与肉交者，先取手，后取足。

耳鸣，取手中指爪甲上，左取右，右取左，先取手，后取足。

足髀不可举，侧而取之，在枢合中，以员利针，大针不可刺。

病注下血，取曲泉。

风痹淫泺，病不可已者，足如履冰，时如入汤中，股胫淫泺，烦心头痛，时呕时悗，眩已汗出，久则目眩，悲以喜恐，短气不乐[②]，不出三年死也。淫泺，洗洗然痠疼而无力也。

以头痛心痛为主，耳痛各病附之。气焰不及前篇，而亦有风樯阵马之势。叙事文能见气势，即马、班亦难之。

病本第二十五

先病而后逆者，治其本；先逆而后病者，治其本。先寒而后生病者，治其本；先病而后生寒者，治其本。先热而后生病者，治其本。先泄而后生他病者，治其本，必且调之，乃治其他病。先病而后中满者，治其标。先病后泄者，治其本。先中满而后烦心者，治其本。有客气，有同气，大小便不利，治其标；大小便利，治其本。病发而有余，本而标之，先治其本，后治其标；病发而不足，标而本之，先治其标，后治其本。详察间甚，以意调之，间者并行，甚者独行。先小大便不利而后生他病者，治其本也。

文本无奇义，亦甚浅，而造句坚洁，可喜。客气同气，并行独行，真比精金日炼。

杂病第二十六

厥挟脊而痛者至顶，头沉沉然，目䀮䀮然，腰脊强，取足太阳腘中血络。

厥胸满而肿，唇漯漯，暴言难，甚则不能言，取足阳明。

厥气走喉而不能言，手足清，大便不利，取足少阴。

厥而腹向向然，多寒气，腹中穀穀[③]，便溲难，取足太阴。嗌干，口中热如胶，取足少阴。

膝中痛，取犊鼻，以员利针，发而间之。针大如氂，刺膝无疑。

喉痹不能言，取足阳明；能言，取手阳明。

疟不渴，间日而作，取足阳明；渴而日作，取手阳明。

齿痛，不恶清饮，取足阳明；恶清饮，取手阳明。

聋而不痛者，取足少阳；聋而痛者，取手阳明。

衄而不止，衃血流，取足太阳；衃血，有脱字，疑脱"不流"二字。取手太阳。不已，刺宛骨[④] 下，不已，刺腘中出血。

腰痛，痛上寒，取足太阳阳明；痛上热，取足厥阴；不可以俯仰，取足少阳；中热而喘，取足少阴、腘中血络。喜怒而不欲食，言益小，刺足太阴；怒而多言，刺足少阳。

顑痛，刺手阳明与顑之盛脉出血。

项痛不可俯仰，刺足太阳；不可以顾，刺手太阳也。

小腹满大，上走胃，至心，淅淅身时寒

① 恚(音烹)：满。

② 不乐：原脱，据《灵枢经》补。

③ 穀穀(音谷)：水声。

④ 宛骨：同"腕骨"。宛通腕。

热，小便不利，取足厥阴。

腹满，大便不利，腹大，亦上走胸嗌，喘息喝喝然，取足少阴。

腹满，食不化，腹向向然，不能大便，取足太阴。

心痛引腰脊，欲呕，取足少阴。

心痛，腹胀，啬啬然大便不利，取足太阴。心痛引背不得息，刺足少阴；不已，取手少阳。心痛引小腹满，上下无常处，便溲难，刺足厥阴。

心痛，但短气不足以息，刺手太阴。

心痛，当九节刺之，按，已刺按之，立已；不已，上下求之，得之立已。

颇痛，刺足阳明曲周动脉见血，立已；不已，按人迎于经，立已。气逆上，刺膺中陷者与下胸动脉。

腹痛，刺脐左右动脉，已刺按之，立已；不已，刺气街，已刺按之，立已。

痿厥为四末束悗，乃疾解之，日二，不仁者十日而知，无休，病已止。哕，以草刺鼻，嚏，嚏而已；无息而疾迎引之，立已；大惊之，亦可已。哕，呃也，下所叙皆寻常止呃之法，原作"岁"误。

此篇条目极繁，独以老干无枝之笔行之，字字坚实，纪事文正宗也。数篇刺法多系缪刺，今犹有传之者。

周痹第二十七

黄帝问于岐伯曰：周痹之在身也，上下移徙随脉，其上下左右相应，间不容空，愿闻此痛，在血脉之中邪？将在分肉之间乎？何以致是？其痛之移也，间不及下针，其慉痛之时，不及定治，而痛已止矣，何道使然？愿闻其故。以上是总冒上下，左右并提，周、众不分；下乃以左右上下分周、众，发之。岐伯答曰：此众痹也，非周痹也（挑剔，眉目清爽，挈下二节）。黄帝曰：愿闻众痹。岐伯对曰：此各在其处（即承众痹陪说，是"众"字注脚），更发更止（此用顺拖笔势），更居更起，以右应左，以左应右，非能周也（钩下节周字），更发更休也。黄帝曰：善。刺之奈何？岐伯对曰：刺此者，痛虽已止（应不及定治），必刺其处，勿令复起（顿住）。帝曰：善。愿闻周痹何如（递到周痹是主）？岐伯对曰：周痹者（用逆顶笔势），在于血脉之中，随脉以上，随脉以下（是周字注脚），不能左右（钩上节左右字），各当其所。黄帝曰：刺之奈何？岐伯对曰：痛从上下者（接叙治法，轻束上文），先刺其下以过之，后刺其上以脱之；痛从下上者，先刺其上以过之，后刺其下以脱之（顿住）。黄帝曰：善。此痛安生（上文周、众之辨悉矣，下乃专发周痹病机也）？何因而有名？岐伯对曰：风寒湿气（撑开。气充词沛，蹈厉无前），客于外分肉之间，迫切而为沫，沫得寒则聚，聚则排分肉而分裂也，分裂则痛，痛则神归之，神归之则热，热则痛解，痛解则厥，厥则他痹发，发则如是（略顿）。帝曰：善（略作曲势）。余已得其意矣。当有"未得其事也，愿卒闻之。岐伯对曰"十三字。此内不在脏，而外未发于皮，独居分肉之间，真气不能周，故命曰周痹。故刺痹者，必先切循其下之六经，视其虚实，及大络之血结而不通，及虚而脉陷空者而调之，熨而通之，其瘛坚（一气贯注，如此长句而不嫌弱，不嫌赘者，气盛故也），转引而行之（八字炼得遒劲）。黄帝曰：善。余已得其意矣，亦得其事也。

笔气清畅，一往无前，左萦右拂，自饶情致。

口问第二十八

黄帝闲居，避左右而问于岐伯曰：余已闻九针之经，论阴阳逆顺，六经已毕，愿得口问(点题)。岐伯避席再拜曰:善乎哉问也!此先师之所口传也(略顿)。黄帝曰:愿闻口传。岐伯答曰:夫百病之始生也(总挈全篇,浩气流行),皆生于风雨寒暑,阴阳喜怒,饮食居处,大惊卒恐。则血气分离,阴阳破散,经络厥绝,脉道不通,阴阳相逆,卫气稽留,经脉虚空,血气不次,乃失其常。论不在经者,请道其方。

黄帝曰:人之欠者,何气使然(十二排直下,一如“经脉篇”末)?岐伯答曰:卫气昼日行于阳,夜半则行于阴。阴者主夜,夜者卧;阳者主上,阴者主下。故阴气积于下,阳气未尽,阳引而上,阴引而下,阴阳相引,故数欠。阳气尽,阴气盛,则目瞑;阴气尽而阳气盛,则寤矣(紧密之绪,以简直之笔出之,自然明晓,而神味仍涵濡不尽,故妙。若使司马迁刘更生为之,必词拙而意隐;使枚皋刘歆为之,必词快而体直薄也)。泻足少阴,补足太阳。

黄帝曰:人之哕者,何气使然?岐伯曰:谷入于胃,胃气上注于肺。今有故寒气与新谷气,俱还入于胃,新故相乱,真邪相攻,气并相逆,复出于胃,故为哕。补手太阴,泻足少阴。

黄帝曰:人之唏者,何气使然?岐伯曰:此阴气盛而阳气虚,阴气疾而阳气徐,阴气盛而阳气绝,故为唏。补足太阳,泻足少阴。

黄帝曰:人之振寒者,何气使然?岐伯曰:寒气客于皮肤,阴气盛,阳气虚,故为振寒寒栗。补诸阳。

黄帝曰:人之噫者,何气使然?岐伯曰:寒气客于胃,厥逆从下上散,复出于胃,故为噫。补足太阴、阳明。一曰补眉本也。

黄帝曰:人之嚏者,何气使然?岐伯曰:阳气和利,满于心,出于鼻,故为嚏。补足太阳荣、眉本。一曰眉上也。

黄帝曰:人之亸[①] 者,何气使然?岐伯曰:胃不实则诸脉虚,诸脉虚则筋脉懈惰,筋脉懈惰则行阴用力,气不能复,故为亸。因其所在,补分肉间。

黄帝曰:人之哀而泣涕出者,何气使然?岐伯曰:心者,五脏六腑之主也;目者,宗脉之所聚也,上液之道也;口鼻者,气之门户也。故悲哀愁忧则心动,心动则五脏六腑皆摇,摇则宗脉感,宗脉感则液道开,液道开故泣涕出焉。液者,所以灌精濡空窍者也。故上液之道开则泣,泣不止则液竭,液竭则精不灌,精不灌则目无所见矣,故命曰夺精。补天柱经侠颈。

黄帝曰:人之太息者,何气使然?岐伯曰:忧思则心系急,心系急则气道约,约则不利,故太息以伸出之。补手少阴、心主、足少阳留之也。

黄帝曰:人之涎下者,何气使然?岐伯曰:饮食者皆入于胃,胃中有热则虫动,虫动则胃缓,胃缓则廉泉开,故涎下。补足少阴。

黄帝曰:人之耳中鸣者,何气使然?岐伯曰:耳者,宗脉之所聚也,故胃中空则宗脉虚,虚则下溜,脉有所竭者,故耳鸣。补客主人,手大指爪甲上与肉交者也。

黄帝曰:人之自啮舌者,何气使然?岐伯曰:此厥逆走上,脉气辈至也。少阴气至则啮舌,少阳气至则啮颊,阳明气至则啮唇矣。视主病者则补之。

凡此十二邪者(总束上文),皆奇邪之走空窍者也。故邪之所在(纽句),皆为不足。故上气不足(总叙三部不足之事,笔干直立,得此便前后文不嫌剽滑矣),脑为之不满,耳为之苦鸣,头为之苦倾,目为之眩;中气不足,溲便为之变,肠为之苦鸣;下气不足,乃为痿厥心悗(顿住)【补足外踝下留之】。黄帝曰:治之奈何(直下接叙治法)?

① 亸(音妥):下垂貌。

岐伯曰：肾主为欠，取足少阴。肺主为哕，取手太阴、足少阴。唏者，阴盛阳绝，故补足太阳，泻足少阴。振寒者，补诸阳。噫者，补足太阴、阳明。嚏者，补足太阳、眉本。亸，因其所在，补分肉间。泣出，补天柱经侠颈，侠颈者，头中分也。太息，补手少阴、心主、足少阳留之。涎下，补足少阴。耳鸣，补客主人、手大指爪甲上与肉交者。自啮舌，视主病者则补之。目眩头倾，补足外踝下留之。痿厥心悗，刺足大指间上二寸留之，一曰足外踝下留之。

前提后束，中间十二排，平铺直叙之中，自有浩气流行之概。其论人身气机相引之理，胜于近日西医之说万万矣。乃圣人仅以为余事耳。或谓西医详于形而昧于气固矣，即形亦正未能详也。《洗冤录》尚非圣人之所作也，而能辨骨之制命不制命，此亦形之事也。西人知之乎？西医之圣者，仅胜于今医之庸者。

师传第二十九

黄帝曰：余闻先师，有所心藏，弗著于方。余愿闻而藏之，则而行之，上以治民，下以治身（民为上，身为下，慈祥恺恻之心时流露行间），使百姓无病，上下和亲，德泽下流，子孙无忧，传于后世，无有终时，可得闻乎？岐伯曰：远乎哉问也！夫治民与自治，治彼与治此，治小与治大，治国与治家，未有逆而能治之也（语淡味长），夫惟顺而已矣。顺者，非独阴阳脉论气之逆顺也（曲一笔），百姓人民皆欲顺其志也（叫醒）。以上提唱顺字大意，下乃实叙其事。

黄帝曰：顺之奈何？岐伯曰：入国问俗，入家问讳，上堂问礼，临病人问所便。黄帝曰：便病人奈何（直下）？岐伯曰：夫中热消瘅则便寒，寒中之属则便热。胃中热则消谷，令人悬心善饥，脐以上皮热；肠中热，则出黄如糜，脐以下皮热。胃中寒，则腹胀；肠中寒，则肠鸣飧泄。胃中寒、肠中热，则胀而且泄；胃中热、肠中寒，则疾饥，小腹痛胀。顿住。是歇后语气。

黄帝曰：胃欲寒饮（承上起下），肠欲热饮，两者相逆，便之奈何？且夫王公大人，血食之君（又添出一层，开下二节），骄恣从欲，轻人，而无能禁之，禁之则逆其志，顺之则加其病，便之奈何？治之何先？

岐伯曰：人之情（此节先申叙王公大人，应治之），莫不恶死而乐生，告之以其败，语之以其善，导之以其所便，开之以其所苦，虽有无道之人，恶有不听者乎？黄帝曰：治之奈何？岐伯曰：春夏先治其标，后治其本；秋冬先治其本，后治其标。

黄帝曰：便其相逆者奈何（此节申叙寒热相逆，应便之）？岐伯曰：便此者，食饮衣服，亦欲适寒温，寒无凄怆，暑无出汗。食饮者，热无灼灼，寒无沧沧。寒温中适，故气将持。乃不致邪僻也。以上为前半篇，论治之贵顺也。

黄帝曰："本脏"以身形肢节䐃肉（另提），候五脏六腑之小大焉。今夫王公大人，临朝即位之君而问焉（是因上文而推论及此），谁可扪循之而后答乎？岐伯曰：身形肢节者，脏腑之盖也，非面部之阅也。谓尚有面部之阅，无待扪循者也。笔妙。黄帝曰：五脏之气，阅于面者（此以面色言），余已知之矣，以肢节知而阅之奈何（此以面形言）？言以肢节知五脏六腑，而亦有阅于面也，其法奈何。岐伯曰：五脏六腑者，肺为之盖（此叙五脏之外阅于面形者），巨肩陷咽，候见其外。黄帝曰：善。岐伯曰：五脏六腑，心为之主，缺盆为之道，骺骨有余，以候髑骬。黄帝曰：善。岐伯曰：肝者主为将，使之候外，欲知坚固，视目大小。黄帝曰：善。岐伯曰：脾者主为卫，使之迎粮，视唇舌好恶，以知吉凶。黄帝曰：善。

岐伯曰：肾者主为外，使之远听，视耳好恶，以知其性。黄帝曰：善。愿闻六腑之候。岐伯曰：六腑者（此叙六腑之外阅于面形者），胃为之海，广骸，大颈，张胸，五谷乃容；鼻隧以长，以候大肠；唇厚，人中长，以候小肠；目下果大，其胆乃横；鼻孔在外，膀胱漏泄；鼻柱中央起，三焦乃约：此所以候六腑者也。上下三等（补一笔，压住），脏安且良矣。

前论治病之贵顺，后论脏腑之外阅，两截各不相顾，篇法无可言者，惟用笔坚厚朴直之中，自饶温润委婉之致，令人读之不厌。

决气第三十

黄帝曰：余闻人有精、气、津、液、血、脉（点清条目），余意以为一气耳（曲一笔），今乃辨为六名，余不知其所以然。岐伯曰：两神相搏（分叙体用），合而成形，常先身生，是谓精。何谓气？岐伯曰：上焦开发，宣五谷味，熏肤，充身泽毛，若雾露之溉，是谓气。何谓津？岐伯曰：腠理发泄，汗出溱溱，是谓津。何谓液？岐伯曰：谷入气满，淖泽注于骨，骨属屈伸，泄泽补益脑髓，皮肤润泽，是谓液。何谓血？岐伯曰：中焦受气取汁，变化而赤，是谓血。何谓脉？岐伯曰：壅遏营气，令无所避，是谓脉（顿住）。

黄帝曰：六气者，有余不足，气之多少，脑髓之虚实，血脉之清浊，何以知之（下文分叙病变，此用渡笔，经文于此等关节，皆一丝不苟）？岐伯曰：精脱者，耳聋；气脱者，目不明；津脱者，腠理开，汗大泄；液脱者，骨属屈伸不利，色夭，脑髓消，胫痠，耳数鸣；血脱者，色白，夭然不泽，其脉空虚[①]，此其候也（轻锁一笔）。黄帝曰：六气者，贵贱何如（总发大意，以束通篇）？岐伯曰：六气者，各有部主也，其贵贱善恶，可为常主（行到水穷处，坐看云起时），然五谷与胃为大海也。言六气各主其部，而互相资，无贵贱也，但发源于五谷与胃耳。

前后两截均以六项平叙，板实之中自饶腴味，尤妙在末尾，用单笔作结，探原星宿，悠然不尽，使通身经脉皆活。此经文极谨严之作。

肠胃第三十一

黄帝问于伯高曰：余愿闻六腑传谷者，肠胃之小大长短（总提一笔），受谷之多少奈何？伯高曰：请尽言之，谷所从出入浅深远近长短之度：唇至齿长九分，口广二寸半。齿以后至会厌，深三寸半，大容五合；舌重十两，长七寸，广二寸半；咽门重十两，广一寸半，至胃长一尺六寸；胃纡曲屈，伸之，长二尺六寸，大一尺五寸，径五寸，大容三斗五升；小肠后附脊，左环回周叠积，其注于回肠者，外附于脐上，回运环反十六曲，大二寸半，径八分分之少半，长三丈二尺；回肠当脐，左环回周叠积而下，回运环反十六曲，大四寸，径一寸寸之少半，长二丈一尺；广肠传[②]脊，以受回肠，左环叠积上下；辟大八寸，径二寸寸之大半，长二尺八寸。肠胃所入至所出（总束一笔），长六丈四寸四分，回曲环反，三十二曲也。

此当与下篇合为一也。中间“叠积”或作“叶积”或作“叶脊”，皆字之伪也。“回运环”下或少“反”字，“胃之容三斗五升”而“三”或作“二”，今皆正之，不必曲解也。

平人绝谷第三十二

黄帝曰：愿闻人之不食，七日而死何

---

① 其脉空虚：《甲乙经》“其”上有“脉脱者”三字。

② 传：《太素》作“傅”，依附。

也？伯高曰：臣请言其故。胃大一尺五寸，径五寸，长二尺六寸，横屈受水谷三斗五升。其中之谷，常留二斗（申一笔，以辨水谷之数），水一斗五升而满。上焦泄气（再申一笔，以明两焦之气化），出其精微，慓悍滑疾，下焦下溉诸肠（随手领下）。小肠大二寸半，径八分分之少半，长三丈二尺，受谷二斗四升，水六升三合合之大半。回肠大四寸，径一寸寸之少半，长二丈一尺。受谷一斗，水七升半。广肠大八寸，径二寸寸之大半，长二尺八寸，受谷九升三合八分合之一。肠胃之长（总束一笔），凡五丈八尺四寸，受水谷九斗二升一合合之大半，此肠胃所受水谷之数也（叫醒数字，此总数也，总数实数分两截发，中间作一枢纽）。平人则不然，胃满则肠虚，肠满则胃虚，更虚更满，故气得上下，五脏安定，血脉和利，精神乃居（略顿）。故神者（高唱"神"字，与末句呼应），水谷之精气也。故肠胃之中，当留谷二斗，水一斗五升（此实数也）。故平人日再后，后二升半，一日中五升，七日五七三斗五升，而留水谷尽矣（轻轻顿住）。故平人不食饮七日而死者（缴醒），水谷精气津液皆尽故也。

先叙事，后发论，词旨洁净精微。

海论第三十三

黄帝问于岐伯曰：余闻刺法于夫子，夫子之所言，不离于营卫血气。夫十二经脉者，内属于腑脏，外络于肢节，夫子乃合之于四海乎（点题）？岐伯答曰：人亦有四海、十二经水。经水者，皆注于海，海有东西南北，命曰四海（先点四海）。黄帝曰：以人应之奈何？岐伯曰：人有髓海，有血海，有气海，有水谷之海（再点人身之四海）。凡此四者，以应四海也。黄帝曰：远乎哉，夫子之合人于天地四海也！愿闻应之奈何？岐伯答曰：必先明知阴阳表里荥输所在，四海定矣（再点四海之所在，三层愈逼愈紧）。

黄帝曰：定之奈何？岐伯曰：胃者水谷之海（紧顶），其输上在气街，下至三里。冲脉者，为十二经之海，其输上在于大杼，下出于巨虚之上下廉。膻中者，为气之海，其输上在于柱骨之上下，前在于人迎。脑为髓之海，其输上在于其盖，下在风府。黄帝曰：凡此四海者，何利何害？何生何败？岐伯曰：得顺者生，得逆者败，知调者利，不知调者害（顿四句，以养局）。黄帝曰：四海之逆顺奈何（直下）？岐伯曰：气海有余者，气满胸中，悗息面赤；气海不足，则气少不足以言。血海有余，则常想其身大，怫然不知其所病；血海不足，亦常想其身小，狭然不知其所病。水谷之海有余，则腹满；水谷之海不足，则饥不受谷食。髓海有余，则轻劲多力，自过其度；髓海不足，则脑转耳鸣，胫痠眩冒，目无所见，懈怠安卧。

黄帝曰：余已闻逆顺，调之奈何？岐伯曰：审守其输，而调其虚实（以淡笔作收，与起处相映），无犯其害，顺者得复，逆者必败。黄帝曰：善。

布局整暇，运笔清挺。此与"本神"、"决气"皆叙内伤证也，而此篇摹绘尤妙。

五乱第三十四

黄帝曰：经脉十二者，别为五行，分为四时，何失而乱？何得而治（"治"、"乱"双提）？岐伯曰：五行有序，四时有分，相顺则治，相逆则乱（顿四句，以养文度）。

黄帝曰：何谓相顺（分承）？岐伯曰：经脉十二者，以应十二月。十二月者，分为四时。四时者，春秋冬夏，其气各异，营卫相随，阴阳已和，清浊不相干，如是则顺之而治（应醒）。

黄帝曰：何谓逆而乱？岐伯曰：清气在

阴，浊气在阳，营气循脉，卫气逆行，清浊相干，乱于胸中（应醒），是谓大悗。

故气乱于心（紧跟上文，单叙五乱之证），则烦心密嘿，俯首静伏；乱于肺，则俯仰喘喝，接手以呼；乱于肠胃，则为霍乱；乱于臂胫，则为四厥；乱于头，则为厥逆，头重眩仆（顿住）。

黄帝曰：五乱者，刺之有道乎（接叙治法）？岐伯曰：有道以来，有道以去，审知其道，是谓身宝（又顿，四句以养度）。黄帝曰：善。愿闻其道。岐伯曰：气在于心者，取之手少阴、心主之输。气在于肺者，取之手太阴荥、足少阴输。气在于肠胃者，取之足太阴、阳明；不下者，取之三里。气在于头者，取之天柱、大杼；不知，取足太阳荥输。气在于臂足，取之先去血脉，后取其阳明、少阳之荥输。黄帝曰：补泻奈何？岐伯曰：徐入徐出（申明治法大旨，与补泻常法不同），谓之导气，补泻无形，谓之同精，是非有余不足也，乱气之相逆也（缴醒）。疾而徐之为泻，徐而疾之为补。此徐入徐出，无分补泻，但导其逆气，和其精气，以其病非有余不足，而起于一时之逆乱也。黄帝曰：允乎哉道！明乎哉论！请著之玉版，命曰治乱也。

运笔布局与前篇同，通体一气直下，而前后各顿四句，便有曲致。此等文须看炼句之清健，尤看著字之精确，有一字松泛即全体为之懦而不振。

胀论第三十五

黄帝曰：脉之应于寸口（突从脉起，倒叙而），如何而胀？岐伯曰：其脉大坚以涩者，胀也（顿住）。黄帝曰：何以知脏腑之胀也（提脏腑，提血脉，随即撇去，是过峡之笔，反主作宾，逆折有势）？岐伯曰：阴为脏，阳为腑。黄帝曰：夫气之令人胀也，在于血脉之中邪？脏腑之内乎？岐伯曰：三者皆存焉，然非胀之舍也（撇上即带领下）。黄帝曰：愿闻胀之舍（直下）。岐伯曰：夫胀者（搒搒[①] 胀舍，笔干直立，涵盖下文），皆在于脏腑之外，排脏腑而郭胸胁，胀皮肤，故命曰胀（顿住）。

黄帝曰：脏腑之在胸胁腹里之内也（撑开），若匣匮之藏禁器也，各有次舍，异名而同处一域之中，其气各异，愿闻其故（从胀舍递入胀形，亦过胀之笔）。黄帝曰：未解其意，再问。岐伯曰：夫胸腹，脏腑之郭也。膻中者，心主之宫城也。胃者，太仓也。咽喉小肠者，传送也。胃之五窍者，闾里门户也。廉泉玉英者，津液之道也。故五脏六腑者，各有畔界（落到胀形），其病各有形状（略顿）。营气循脉，卫气逆行为脉胀（接叙胀形），卫气并脉循分为肤胀（此营卫表证也，应血脉之中）。三里而泻，近者一下（表证治法），远者三下，无问虚实，工在疾泻（顿住）。

黄帝曰：愿闻脏腑之胀形也。岐伯曰：夫心胀者（此内证也，应脏腑之内），烦心短气，卧不安；肺胀者，虚满而喘咳；肝胀者，胁下满而痛引少腹；脾胀者，善哕，四肢烦悗，体重不能胜衣，卧不安；肾胀者，腹满引背央央然，腰髀痛。六腑胀：胃胀者，腹满，胃脘痛，鼻闻焦臭，妨于食，大便难；大肠胀者，肠鸣而痛濯濯，冬日重感于寒，则飧泄不化；小肠胀者，少腹䐜胀，引腰而痛；膀胱胀者，少腹满而气癃；三焦胀者，气满于皮肤中，轻轻然而不坚；胆胀者，胁下痛胀，口中苦，善太息。凡此诸胀者，其道在一，明知逆顺，针数不失（此内证治法）。泻虚补实，神去其室，致邪失正，真不可定，粗之所败，谓之天命。补虚泻实，神归其室，久塞其空，谓之良工。

---

① 搒搒（音朋）：触及。

黄帝曰：胀者焉生？何因而有（叙胀因，与前胀舍相照应）？岐伯曰：卫气之在身也，常然并脉循分肉，行有逆顺，阴阳相随，乃得天和，五脏更始，四时循序，五谷乃化。然后厥气在下，营卫留止，寒气逆上，真邪相攻，两气相搏，乃合为胀也（反正开合，动荡有致）。黄帝曰：善。何以解惑？岐伯曰：合之于真，三合而得。帝曰：善（顿住）。黄帝问于岐伯曰[①]：夫子[②] 言无问虚实（遥承前文，申论治法之得失，先用单笔，申疾泻之事），工在疾泻，近者一下，远者三下。今有其三而不下者，其过焉在？岐伯对曰：此言陷于肉肓而中气穴者也。不中气穴，则气内闭；针不陷肓，则气不行；上越中肉，则卫气相乱，阴阳相逐。其于胀也（更用双笔缴足，兜裹完密），当泻不泻，气故不下，三而不下，必更其道，气下乃止，不下复始，可以万全，乌有殆者乎（以上申论外证治法）？其于胀也（以下申论内证治法），必审其胗[③]，当泻则泻，当补则补，如鼓应桴，恶有不下者乎。胗，即诊也，诊即证也，即指五脏六腑之胀形也。

通篇俱以逆取势，不独起笔也。乍读似杂乱无次，细寻皆衔接而下，其清在骨，其雄在神。

五癃津液别第三十六

黄帝问于岐伯曰：水谷入于口，输于肠胃（总提），其液别为五（点题）：天寒衣薄则为溺与气（分提）；天热衣厚则为汗；悲哀气并则为泣；中热胃缓则为唾；邪气内逆，则气为之闭塞而不行，不行则为水胀。余知其然也，不知其何由生，愿闻其道。

岐伯曰：水谷皆入于口（先总叙，应上总提），其味有五，各注其海，津液各走其道。故三焦出气（次分叙，应上分提），以温肌肉，充皮肤，为其津（先分别津液之体）；其流而不行者，为液（再历叙其变，一气直下）。天暑衣厚则腠理开，故汗出；寒留于分肉之间，聚沫则为痛。天寒则腠理闭，气湿不行，水下溜于膀胱，则为溺与气。五脏六腑，心为之主，耳为之听，目为之候，肺为之相，肝为之将，脾为之卫，肾为之主外。故五脏六腑之津液，尽上渗于目，心悲气并则心系急，心系急则肺举，肺举则液上溢。夫心系与肺，不能常举，乍上乍下，故咳而泣出矣。中热则胃中消谷，消谷则虫上下作，肠胃充郭故胃缓，胃缓则气逆，故唾出。五谷之津液，和合而为膏者（此即液也），内渗入于骨空，补益脑髓，而下流于阴股。阴阳不和，则使液溢而下流于阴，髓液皆减而下，下过度则虚，虚故腰背痛而胫痠。阴阳气道不通，四海塞闭，三焦不泻，津液不化，水谷并行肠胃之中，别于回肠，留于下焦，不得渗膀胱，则下焦胀，水溢则为水胀，此津液五别之逆顺也。

一问一答，布局无奇，措词亦无甚精警处。五癃，五津之癃也。气之逆行曰厥，津之逆行曰癃。津液别者，津与液之质有五种之不同也。

五阅五使第三十七

黄帝问于岐伯曰：余闻刺有五官[④] 五阅，以观五气（点题直起）。五气者，五脏之使也，五时之副也。愿闻其五使当安出（逼下）？岐伯曰：五官者（浑点五官），五脏之阅也。黄帝曰：愿闻其所出（再逼一笔），令可为常。岐伯曰：脉出于气口（以脉作衬），色见于明堂（点明堂，仍是浑说），五色更

① 黄帝问于岐伯曰：原脱，据《灵枢经》补。

② 夫子：《灵枢经》作“胀论”。

③ 胗：原作“胗”，胗的异体字。

④ 五官：原脱，据《灵枢经》补。

出，以应五时，各如其常，【经气入脏，必当治里】（二句上下不续）。

黄帝曰：善。五色独决于明堂乎（再逼一笔）？岐伯曰：五官以辨，阙庭必张，乃立明堂（仍只说明堂，而未叙五色所出）。明堂广大，蕃蔽见外，方壁高基，引垂居外，五色乃治，平博广大，寿中百岁。见此者，刺之必已。如是之人者，血气有余，肌肉坚致，故可苦以针。

黄帝曰：愿闻五官（至此方入正面）。岐伯曰：鼻者，肺之官也；目者，肝之官也；口唇者，脾之官也；舌者，心之官也；耳者，肾之官也（又停顿一笔，断续有致）。黄帝曰：以官何候？岐伯曰：以候五脏。故肺病者，喘息鼻张；肝病者，眦青；脾病者，唇黄；心病者，舌卷短，颧赤；肾病者，颧与颜黑（顿住）。

黄帝曰：【五脉安出，五色安见】（二句无着落），其常色殆者如何（推论不病而色常殆者，其形不全也，与次段遥接）？岐伯曰：五官不辨，阙庭不张，小其明堂，蕃蔽不见，又埤其墙，墙下无基，垂角去外。如是者，虽平常殆，况加疾哉！

黄帝曰：五色之见于明堂（推论五色之形度，与三段遥接），以观五脏之气，左右高下，各有形乎？岐伯曰：腑脏之在中也，各以次舍，左右上下，各如其度也（诸意未完）。

步步搜搒，节节展开，用笔有官止神行之妙，但铸词不甚精湛耳。五阅，五脏之外部也，即五官；五使，五脏之气化也，即五色。通篇注重在五官之五色，其明堂一层前作陪笔，后作补笔，是文字烘托法。

逆顺肥瘦第三十八

黄帝问于岐伯曰：余闻针道于夫子，众多毕悉矣，夫子之道应若失，而据未有坚然者也，夫子之问学熟乎？将审察于物而心生之乎（开下两项）？言用针之应与失，未有确然先见之据也，而能无失者，此由于问学之熟乎，抑随时审物而心生之乎，下乃两答之也。岐伯曰：圣人之为道者（承问学），上合于天，下合于地，中合于人事，必有明法，以起度数，法式检押，乃后可传焉。故匠人不能释尺寸而意短长，废绳墨而起平直也，工人不能置规而为圆[①]，去矩而为方。知用此者，固自然之物（自然，即因物生心之义。束上即带趋下），易用之教，逆顺之常也。言此乃自然之事，易晓之说，针道得失之常也。

黄帝曰：愿闻自然奈何（系上起下，是过峡文字）？岐伯曰：临深决水，不用功力，而水可竭也。循掘决冲，而经可通也。此言气之滑涩（唱起下文），血之清浊，行之逆顺也。此逆顺指气之来往，与上文异。

黄帝曰：愿闻人之白黑肥瘦小长，各有数乎（承审察于物，与前叙问学详略迥殊，是偏重于此也）？岐伯曰：年质壮大，血气充盈，肤革坚固，因加以邪。刺此者，深而留之，此肥人也（此句贯下五条）。广肩腋项，肉薄厚皮而黑色，唇临临然，其血黑以浊，其气涩以迟，其为人也，贪于取与。刺此者，深而留之，多益其数也。黄帝曰：刺瘦人奈何？岐伯曰：瘦人者，皮薄色少，肉廉廉然，薄唇轻言，其血清气滑，易脱于气，易损于血。刺此者，浅而疾之。黄帝曰：刺常人奈何？岐伯曰：视其白黑，各为调之，其端正敦厚者，其血气和调。刺此者，无失常数也。黄帝曰：刺壮士真骨者奈何？岐伯曰：刺壮士真骨，坚肉缓节监监然，此人重则气涩血浊，刺此者，深而留之，多益其数；劲则气滑血清，刺此者，浅而疾之。重骨，体厚重也。劲骨，体轻捷也。黄帝曰：

① 圆：原作“员”，据《灵枢经》改。

刺婴儿奈何？岐伯曰：婴儿者，其肉脆，血少气弱。刺此者，以豪针，浅刺而疾发针，日再可也。

黄帝曰：临深决水奈何（遥释前文，收束本节）？岐伯曰：血清气滑，疾泻之，则气竭焉。黄帝曰：循掘决冲奈何？岐伯曰：血浊气涩，疾泻之，则经可通也（以上顶气血清浊滑涩，以下顶行之逆顺）。

黄帝曰：脉行之逆顺奈何？岐伯曰：手之三阴，从脏走手；手之三阳，从手走头；足之三阳，从头走足；足之三阴，从足走腹（总叙六经）。黄帝曰：少阴之脉独下行何也（单辨少阴）？岐伯曰：不然。夫冲脉者（仍关合十二经），五脏六腑之海也，五脏六腑皆禀焉。其上者，出于颃颡，渗诸阳，灌诸精；其下者，注少阴之大络，出于气街，循阴股内廉，入腘中，伏行骭骨内，下至内踝之后属而别；属，所也。言内踝后之处所也。其下者，并于少阴之经，渗三阴；其前者，伏行出跗属，下循跗入大指间，渗诸络而温肌肉。故别络结则跗上不动，不动则厥，厥则寒矣。黄帝曰：何以明之？岐伯曰：五官[1]导之，"五官"二字误。据经意，当是"循而"二字。切而验之，其非必动，非，邪气也，"经脉"曰：脉之卒然动者，皆邪气居之。然后乃可明逆顺之行也（叫醒本节注意）。

黄帝曰：窘乎哉，圣人之为道也！明于日月，微于毫厘，其非夫子，孰能道之也。

此篇论刺法之逆顺，外视其人之肥瘦，内视经脉之行度也。法有坚据，因人而施。篇法整齐，词旨清畅。言针道所以无失者，由于问学之熟，而临诊又须审物生心也，两层串说。

血络论第三十九

黄帝曰：愿闻其奇邪而不在经者。岐伯曰：血络是也（点题响）。黄帝曰：刺血络而仆者，何也（分领下文，笔笔飞舞）？血出而射者，何也？血少黑而浊者，何也？血出清而半为汁者，何也？发针而肿者，何也？血出若多若少而面色苍苍者，何也？发针而面色不变而烦悗者，何也？多出血而不动摇者，何也？愿闻其故。岐伯曰：脉气盛而血虚者，刺之则脱气，脱气则仆。血气俱盛而阴气多者，其血滑，刺之则射；阳气畜积，久留而不泻者，其血黑以浊，故不能射。新饮而液渗于络，而未合和于血也，故血出而汁别焉；其不新饮者（多一笔），身中有水，久则为肿。阴气积于阳，其气因于络，故刺之血未出而气先行，故肿。阴阳之气，其新相得而未和合，因而泻之，则阴阳俱脱，表里相离，故脱色而苍苍然。刺之血出多（上文皆先叙后应，此条独先提后叙），色不变而烦悗者，刺络而虚经。虚经之属于阴者阴脱，故烦悗（应烦悗，此条独分两截应）。阴阳相得而合为痹者，此为内溢于经，外注于络。言阴阳不虚实相倾而病痹痛者，此其血多而内外俱壅也。如是者，阴阳俱有余，虽多出血而弗能虚也（应色不变）。黄帝曰：相之奈何？岐伯曰：血脉者（申释多血之验），盛坚横以赤，上下无常处，小者如针，大者如筯[2]，则而泻之万全也。故无失数矣。失数而反，反，即"胀论"所谓必更其道也。各如其度。黄帝曰：针入而肉著者，何也（另叙）？岐伯曰：热气因于针则针热，热则肉著于针，故坚焉。

布局与"五癃津液别"同，而词旨修洁过之，末段叙不动摇，独用另笔，可悟行文断续之妙。

---

① 五官：《灵枢经》作"以言"。

② 筯：原作"筋"，据《灵枢经》改。同"箸"，筷子。

阴阳清浊第四十

黄帝曰：余闻十二经脉，以应十二经水者，其五色各异，清浊不同，人之血气若一，应之奈何（曲一笔，逼下）？岐伯曰：人之血气，苟能若一，则天下为一矣，恶有乱者乎（反顿一笔）。黄帝曰：余问一人，非天下之众。岐伯曰：夫一人者（纽合上下），亦有乱气，天下之众，亦有乱人，其合为一耳。黄帝曰：愿闻人气之清浊（落到正面，冒下二节）。岐伯曰：受谷者浊，受气者清。清者注阴，浊者注阳。浊而清者，上出于咽；清而浊者，则下行。清浊相干，命曰乱气（顿住）。

黄帝曰：夫阴清而阳浊（申叙清浊之分行）。浊者有清，清者有浊，清浊别之奈何？岐伯曰：气之大别，清者上注于肺，浊者下走于胃。胃之清气，上出于口；肺之浊气，下注于经，内积于海。黄帝曰：诸阳皆浊，何以浊甚乎[①]（申叙清浊之互行）？岐伯曰：手太阳独受阳之浊，手太阴独受阴之清。其清者上走空窍，其浊者下行诸经。诸阴皆清，足太阴独受其浊。

黄帝曰：治之奈何（以治法总束通篇）？岐伯曰：清者其气滑，浊者其气涩，此气之常也。故刺阴者，深而留之；刺阳者，浅而疾之；清浊相干者，以数调之也。

笔清而健，可谓雷霆走精锐，冰雪净聪明。

阴阳系日月第四十一

黄帝曰：余闻天为阳，地为阴，日为阳，月为阴，其合之于人奈何？岐伯曰：腰以上为天，腰以下为地，故天为阳，地为阴。故足之十二经脉（提清头绪），以应十二月，月生于水，故在下者为阴；手之十指，以应十日，日主火，故在上者为阳。

黄帝曰：合之于脉奈何（接叙应十二经脉）？岐伯曰：寅者，正月之生阳也，主左足之少阳；未者，六月，主右足之少阳。卯者，二月，主左足之太阳；午者，五月，主右足之太阳。辰者，三月，主左足之阳明；巳者，四月，主右足之阳明。此两阳合于前，故曰阳明。申者，七月之生阴也，主右足之少阴；丑者，十二月，主左足之少阴。酉者，八月，主右足之太阴；子者，十一月，主左足之太阴。戌者，九月，主右足之厥阴；亥者，十月，主左足之厥阴。此两阴交尽（支对整齐），故曰厥阴。

甲主左手之少阳（接叙应十指），己主右手之少阳。乙主左手之太阳，戊主右手之太阳。丙主左手之阳明，丁主右手之阳明。此两火并合，故为阳明。庚主右手之少阴，癸主左手之少阴。辛主右手之太阴，壬主左手之太阴。

故足之阳者（总束上文），阴中之少阳也；足之阴者，阴中之太阴也。手之阳者，阳中之太阳也；手之阴，阳中之少阴也。腰以上者为阳（带叙身之阴阳），腰以下者为阴。其于五脏也（带叙脏之阴阳），心为阳中之太阳，肺为阳中之少阴，肝为阴中之少阳，脾为阴中之至阴，肾为阴中之太阴。

黄帝曰：以治奈何（接叙治法）？岐伯曰：正月、二月、三月，人气在左，无刺左足之阳；四月、五月、六月，人气在右，无刺右足之阳。七月、八月、九月，人气在右，无刺右足之阴；十月、十一月、十二月，人气在左，无刺左足之阴。

黄帝曰：五行以东方甲乙木王春（申辨阴阳不合于数，通篇皆拶得此便活），春者，苍色，主肝。肝者，足厥阴也。今乃以甲为左手之少阳，不合于数，何也？岐伯曰：此

① 何以浊甚乎：浊，《甲乙经》作“独”，与下文合。

天地之阴阳也(叫醒),非四时五行之以次行也。且夫阴阳者,有名而无形,故数之可十,离之可百,散之可千,推之可万,此之谓也。

此篇之义,今无可考,而笔自清利可喜。

病传第四十二

黄帝曰:余受九针于夫子(以泛论起),而私览于诸方,或有导引行气、乔乔即跻字。摩、灸、熨、刺、焫、饮药之一者,诸方之书,各明其一法也。可独守耶?将尽行之乎?岐伯曰:诸方者,众人之方也,非一人之所尽行也。黄帝曰:此乃所谓守一勿失万物毕者也(轻束一笔,撇过问文,落到正义)。今余已闻阴阳之要(用开合之笔入题),虚实之理,倾移之过,可治之属,愿闻病之变化(到题),淫传绝败而不可治者,可得闻乎?

岐伯曰:要乎哉问!道(撑开),昭乎其如日醒,窘乎其如夜瞑,能被而服之,神与俱成,毕将服之,神自得之,生神之理,可著于竹帛,不可传于子孙。黄帝曰:何谓日醒?岐伯曰:明于阴阳,如惑之解,如醉之醒。黄帝曰:何谓夜瞑?岐伯曰:瘖乎其无声,漠乎其无形,是故折毛发理(合到题旨),正气横倾,淫邪泮衍[1],血脉传溜,大气入脏,腹痛下淫,可以致死,不可以致生(以上总发,以下分叙)。

黄帝曰:大气入脏奈何(急下)?岐伯曰:病先发于心,一日而之肺,三日而之肝,五日而之脾,三日不已,死。冬夜半,夏日中。病先发于肺,三日而之肝,一日而之脾,五日而之胃,十日不已,死。冬日入,夏日出。病先发于肝,三日而之脾,五日而之胃,三日而之肾,三日不已,死。冬日入,夏蚤食。病先发于脾,一日而之胃,二日而之肾,三日而之膂膀胱,十日不已,死。冬人定,夏晏食。病先发于胃,五日而之肾,三日而之膂膀胱,五日而上之心,二日不已,死。冬夜半,夏日昳。病先发于肾,三日而之膂膀胱,三日而上之心,三日而之小肠,三日不已,死。冬大晨,夏晏晡。病先发于膀胱,五日而之肾,一日而之小肠,一日而之心,二日不已,死。冬鸡鸣,夏下晡。诸病以次相传(总束),如是者,皆有死期,不可刺也;间一脏及二三四脏者,乃可刺(用反笔收劲)。

布局运笔缓急得宜,操纵有力。

淫邪发梦第四十三

黄帝曰:愿闻淫邪泮衍奈何(承上篇起)?岐伯曰:正邪从外袭内,而未有定舍(从病源说入,高据题巅),反淫于脏,不得定处,与营卫俱行,而与魂魄飞扬,使人卧不得安而喜梦(到题,分领下文)。气淫于腑,则有余于外,不足于内;气淫于脏,则有余于内,不足于外。

黄帝曰:有余不足有形乎?岐伯曰:阴气盛则梦涉大水而恐惧,阳气盛则梦大火而燔焫,阴阳俱盛则梦相杀。上盛则梦飞,下盛则梦堕。甚饥则梦取,甚饱则梦予。肝气盛则梦怒,肺气盛则梦恐惧、哭泣、飞扬,心气盛则梦善笑恐畏,脾气盛则梦歌乐、身体重不举,肾气盛则梦腰脊两解不属。凡此十二盛者,至而泻之立已。

厥气客于心,则梦见丘山烟火;客于肺,则梦飞扬,见金铁之奇物;客于肝,则梦山林树木;客于脾,则梦见丘陵大泽,坏屋风雨;客于肾,则梦临渊,没居水中;客于膀胱,则梦游行;客于胃,则梦饮食;客于大肠,则梦田野;客于小肠,则梦聚邑冲衢;客

① 泮衍:扩散。

于胆，则梦斗讼自刳；客于阴器，则梦接内；客于项，则梦斩首；客于胫，则梦行走而不能前，及居深地窌[①]苑中；客于股肱，则梦礼节拜起；客于胞膻，则梦溲便。凡此十五不足者，至而补之立已也(加“也”字)。

布局如时文之两大比者，每比中，又各有十二排、十五排，所谓大阵包小阵，大营包小营也。文势如怒潮涌上，千夫辟易。

顺气一日分为四时第四十四

黄帝曰：夫百病之所始生者，必起于燥湿寒暑风雨，阴阳喜怒，饮食居处(精金百炼之句)，气合而有形，得脏而有名，余知其然也(撇一笔)。夫百病者(入题，领下，笔如苍鹰下击)，多以旦慧昼安，夕加夜甚，何也？岐伯曰：四时之气使然(先点四时)。黄帝曰：愿闻四时之气。岐伯曰：春生夏长，秋收冬藏，是气之常也，人亦应之。以一日分为四时(再点一日)，朝则为春，日中为夏，日入为秋，夜半为冬。朝则人气始生(再点人气，层次井井)，病气衰，故旦慧；日中人气长，长则胜邪，故安；夕则人气始衰，邪气始生，故加；夜半人气入藏，邪气独居于身，故甚也。黄帝曰：其时有反者何也(翻进一笔，以尽其变而足其理)？岐伯曰：是不应四时之气，脏独主其病者(先交代四时，再提出脏字，笔阵横扫千人军)，是必以脏气之所不胜时者甚，以其所胜时者起也。黄帝曰：治之奈何(随手拖到治法，仍不离时字)？岐伯曰：顺天之时，而病可与期。顺者为工，逆者为粗。

黄帝曰：善。余闻刺有五变(以下畅叙治法，分四节，总带定“时”字)，以主五输，愿闻其数。岐伯曰：人有五脏，五脏有五变，五变有五输，故五五二十五输，以应五时。黄帝曰：愿闻五变。岐伯曰：肝为牡脏，其色青，其时春，其音角，其味酸，其日甲乙；心为牡脏，其色赤，其时夏，其日丙丁，其音徵，其味苦；脾为牝脏，其色黄，其时长夏，其日戊己，其音宫，其味甘；肺为牝脏，其色白，其音商，其时秋，其日庚辛，其味辛；肾为牝脏，其色黑，其时冬，其日壬癸，其音羽，其味咸。是为五变(以上叙五变)。黄帝曰：以主五输奈何？岐伯曰：脏主冬，冬刺井；色主春，春刺荥；时主夏，夏刺输；音主长夏，长夏刺经；味主秋，秋刺合。是谓五变，以主五输(以上叙五输，从上节蝉联而下)。黄帝曰：诸原安合以致六输(以下二节皆申发上节之义，此推论六腑之原所合，是补叙上文未尽之事也)？岐伯曰：原独不应五时，以经合之，以应其数，故六六三十六输。黄帝曰：何谓脏主冬，时主夏，音主长夏，味主秋，色主春(此申论五输主时之义，是余释上文未明之理也)？愿闻其故。岐伯曰：病在脏者，取之井；病变于色者，取之荥；病时间时甚者，取之输；病变于音者，取之经，经满而血者；病在胃及以饮食不节得病者，取之于合。故命曰味主合，是谓五变也。

先将本题正面叙毕，即从“时”字折出“脏”字，以下脏时合发，穷原竟委，五花八门，有风樯阵马之势。

外揣第四十五

黄帝曰：余闻九针九篇，余亲授其词[②]，颇得其意。夫九针者，始于一而终于九，然未得其要道也。夫九针者，小之则无内，大之则无外，深不可为下，高不可为盖，恍惚无穷，流溢无极，余知其合于天道、人事、四时之变也，然余愿杂之毫毛，浑束为一，可乎？岐伯曰：明乎哉问也！非独针道

---

① 窌(音叫)：地窖。后写作窖。

② 词：《灵枢经》作“调”。

焉，夫治国亦然。黄帝曰：余愿闻针道，非国事也。岐伯曰：夫治国者，夫惟道焉，非道，何可小大深浅杂合为一乎？黄帝曰：愿卒闻之。岐伯曰：日与月焉，水与镜焉，鼓与响焉。夫日月之明，不失其影；水镜之察，不失其形；鼓响之应，不后其声。动摇则应和，尽得其情。黄帝曰：窘乎哉，昭昭之明不可蔽！其不可蔽，不失阴阳也。合而察之，切而验之，见而得之，若清水明镜之不失其形也。五音不彰，五色不明，五脏波荡，若是则外内相袭，若鼓之应桴，响之应声，影之似形。故远者司外揣内，近者司内揣外，是谓阴阳之极，天地之盖，请藏之灵兰之室，弗敢使泄也。

笔机清利而理无发明，但极称针法之神妙耳。

五变第四十六

黄帝问于少俞曰：余闻百疾之始起也（总提），必生于风雨寒暑，循毫毛而入腠理（分提），或复还，或留止，或为风肿汗出，或为消瘅，或为寒热，或为留痹，或为积聚，奇邪淫溢，不可胜数，愿闻其故。夫同时得病（宕跌生姿），或病此，或病彼，意者天之为人生风乎（语妙解颐），何其异也？少俞曰：夫天之风者，非以私百姓也，其行公平正直，犯者得之，避者得无，殆非求人而人自犯之（轻轻一顿）。黄帝曰：一时遇风，同时得病（再逼一笔），其病各异，愿闻其故。少俞曰：善乎哉问！请论以比匠人。匠人磨斧斤砺刀（推开以展其局，笔致曲折蜿蜒），削斫材木。木之阴阳，尚有坚脆，坚者不入，脆者皮弛，至其交节，而缺斤斧焉。夫一木之中，坚脆不同，坚者则刚，脆者易伤，况其材木之不同，皮之厚薄，汁之多少，而各异邪。夫木之蚤花先生叶者，遇春霜烈风，则花落而叶萎；久曝大旱，则脆木薄皮者，枝条汁少而叶萎；久阴淫雨，则薄皮多汁者，皮溃而漉；卒风暴起，则刚脆之木，枝折杌伤；杌通蘖字。秋霜疾风，则刚脆之木，根摇而叶落。凡此五者，各有所伤，况于人乎（先轻轻落到人上）！黄帝曰：以人应木奈何？少俞答曰：木之所伤也（再以开合坐实人字，便见局度大方），皆伤其枝，枝之刚脆而坚，未成伤也。人之有常病也，亦因其骨节皮肤腠理之不坚固者，邪之所舍也，故常为病也（长剑倚天）。黄帝曰：人之善病风厥漉汗者（分叙），何以候之？少俞答曰：肉不坚，腠理疏，则善病风。黄帝曰：何以候肉之不坚也（每条皆叙出外候，事理既备，而文气亦厚）？少俞答曰：䐃肉不坚而无分理者，粗理，粗理而皮不致者，腠理疏。此言其浑然者。黄帝曰：人之善病消瘅者，何以候之？少俞答曰：五脏皆柔弱者，善病消瘅。黄帝曰：何以知五脏之柔弱也？少俞答曰：夫柔弱者，必有刚强，刚强多怒，柔者易伤也。此言脏气之相凌也。黄帝曰：何以候柔弱之与刚强？少俞答曰：此人薄皮肤，而目坚固以深者，长冲直扬，其心刚，刚则多怒，怒则气上逆，胸中畜积，血气逆留，髋皮充肌，血脉不行，转而为热，热则消肌肤，故为消瘅。此言其人暴刚而肌肉弱者也。黄帝曰：人之善病寒热者，何以候之？少俞答曰：小骨弱肉者，据下文此句缺色字一层。善病寒热。黄帝曰：何以候骨之小大，肉之坚脆，色之不一也？少俞答曰：颧骨者，骨之本也。颧大则骨大，颧小则骨小。皮肤薄而其肉无䐃，其臂懦懦然，其地色殆然，不与其天同色，污然独异，此其候也。然后臂薄者，其髓不满，故善病寒热也。“地”，地阁也。“天”，天庭也。“然后”犹“而”、“又”也，“寒热”，王冰云，疟也。据此可知疟邪之源流与治法矣。黄帝曰：何以候人之善病痹者？少俞答曰：粗理而肉不坚者，善病痹。黄帝曰：痹之高下有处乎？少俞答曰：欲知其高下者，各视其部。详后“五色”篇中。黄帝曰：人之善病肠中积聚者，何以候之？少俞答曰：皮肤薄而不泽，肉不坚而淖泽。如此[①]肠胃恶，恶则邪气留止，积聚乃伤。脾胃之间，寒温不次，邪气稍至，蓄积留止，大聚乃起。积聚多在胃小肠之外络，由内伤饮食，外感寒湿，表里相迫，血气以凝也。凡暑天形劳，大渴饮冷，最易成积，以内血沸腾得冷，乍遏故也。黄帝曰：余闻病形，已知之矣，愿闻其时（从“形”字推出“时”字作结）。少俞答曰：先立其年，以知其时，时高则起，时下则殆，高下，面骨之满陷也。此即风鉴家面部分年之事也。虽不陷下，当年有冲通，其病必起，冲通，流年克犯生命也，此即星命家干支生克之事也。先立其年，谓先立其人之生年也。是谓因形而生病（兜裹完密，滴水不漏），五变之纪也（结题）。

专以形之坚脆论人之病，反复详明，气充词沛。结笔推出“时”字，仍归到“形”字，笔力尤见遒劲。

本脏第四十七

黄帝问于岐伯曰：人之血气精神者（总提一笔），所以奉生而周于性命者也。经脉者（分提），所以行血气而营阴阳（开局宏敞，为全书之最），濡筋骨，利关节者也。卫气者，所以温分肉，充皮肤，肥腠理，司开阖者也。志意者，所以御精神，收魂魄，适寒温，和喜怒者也。是故血和则经脉流行（再接再厉，云垂海立），营覆阴阳，筋骨劲强，关节清利矣。卫气和则分肉解利，皮肤调柔，腠理致密矣。志意和则精神专直，魂魄不散，恚[②]怒不起，五脏不受邪矣。寒温和则六腑化谷，风痹不作，经脉通利，肢节得安矣。此人之常平也。五脏者，所以藏精神血气魂魄者也；六腑者，所以化水谷而行津液者也。此人之所以具受于天也，无愚智贤不肖（顿足上文，淋漓酣畅），无以相倚也。然有其独尽天寿（折入正意，以起下文），而无邪僻之病，百年不衰，虽犯风雨卒寒大暑，犹有弗能害也。有其不离屏蔽室内，无怵惕之恐，然犹不免于病，何也？愿闻其故。岐伯曰：窘乎哉问也！五脏者，所以参天地，副阴阳，而运[③]四时，化五节者也。五脏者（领清通篇头绪），故有小大、高下、坚脆、端正、偏倾者，六腑亦有小大、长短、厚薄、结直、缓急。凡此二十五者，各不同，或善或恶，或吉或凶，请言其方（顿住）。

心小则安（分叙，先叙其病，后叙外候，作逆入之势，便不平板），邪弗能伤，易伤以忧；心大则忧不能伤，易伤于邪。心高则满于肺中，悗而善忘，难开以言；心下则藏外，易伤于寒，易恐以言。心坚则脏安守固；心脆则善病消瘅热中。心端正则和利难伤；心偏倾则操持不一，无守司也。

肺小则少饮，不病喘喝；肺大则多饮，善病胸痹喉痹逆气。肺高则上气，肩息咳；肺下则居贲迫肝，善胁下痛。肺坚则不病咳上气，肺脆则苦病消瘅易伤。肺端正则和利难伤，肺偏倾则胸偏痛也。

肝小则脏安，无胁下之病；肝大则逼胃迫咽，则苦膈中，且胁下痛。肝高则上支贲切胁，悗为息贲；肝下则逼胃，胁下空，胁下空则易受邪。肝坚则脏安难伤；肝脆则善病消瘅易伤。肝端正则和利难伤，肝偏倾则胁下痛也。

脾小则脏安，难伤于邪也；脾大则苦凑䐈而痛，不能疾行。脾高则䐈引季胁而痛；脾下则下加于大肠，下加于大肠，则脏苦受邪。脾坚则脏安难伤，脾脆则善病消瘅易

① 如此：其后《灵枢经》有“则”字。
② 恚：《灵枢经》作“悔”。
③ 运：《灵枢经》作“连”。

伤。脾端正则和利难伤,脾偏倾则善满善胀也。

肾小则脏安难伤,肾大则善病腰痛,不可以俯仰,易伤以邪。肾高则苦背膂痛,不可以俯仰;肾下则腰尻痛,不可以俯仰,为狐疝。肾坚则不病腰背痛,肾脆则苦病消瘅易伤。肾端正则和利难伤,肾偏倾则苦腰尻痛也。

凡此二十五变者(轻锁一笔),人之所苦常病也。黄帝曰:何以知其然也?岐伯曰:赤色小理者心小,粗理者心大。无䯏骬者心高,䯏骬小短举者心下。䯏骬长者心下坚,䯏骬弱小以薄者心脆。䯏骬直下不举者心端正,䯏骬倚一方者心偏倾也。

白色小理者肺小,粗理者肺大。巨肩反膺陷喉者肺高,合腋张胁者肺下。好肩背厚者肺坚,肩背薄者肺脆。背膺厚者肺端正,胁偏疏者肺偏倾也。

青色小理者肝小,粗理者肝大。广胸反骹者肝高,合胁兔骹者肝下。胸胁好者肝坚,胁骨弱者肝脆。膺腹好相得者肝端正,胁骨偏举者肝偏倾也。

黄色小理者脾小,粗理者脾大。揭唇者脾高,唇下纵者脾下。唇坚者脾坚,唇大而不坚者脾脆。唇上下好者脾端正,唇偏举者脾偏倾也。

黑色小理者肾小,粗理者肾大。高耳者肾高,耳后陷者肾下。耳坚者肾坚,耳薄不坚者肾脆。耳好前居牙车者肾端正,耳偏高者肾偏倾也。

凡此诸变者,持则安(又轻锁一笔顿作),减则病也。

帝曰:善。然非余之所问也(不经接五脏总论,忽用撇笔作一曲热,博大之中饶风韵)。愿闻人之有不可病者,至尽天寿,虽有深忧大恐,怵惕之志,犹不能减也,甚寒大热(复述前文,愈雷同愈妙,将前路堆垛尽播弄于空中),不能伤也;其有不离屏蔽室内,又无怵惕之恐,然不免于病者,何也?愿闻其故。岐伯曰:五脏六腑,邪之舍也,请言其故。

五脏皆小者(总论一番,以束前半篇,滴滴归源,使前文之义愈醒),少病,苦焦心,大愁忧;五脏皆大者,缓于事,难使以忧。五脏皆高者,好高举措;五脏皆下者,好出人下。五脏皆坚者,无病;五脏皆脆者,不离于病。五脏皆端正者,和利得人心;五脏皆偏倾者,邪心而善盗,不可以为人平,反复言语也。

黄帝曰:愿闻六腑之应(另提)。岐伯答曰:肺合大肠,大肠者,皮其应(从脏卸到腑,中权扼要,五脏先叙病,后叙外应;六腑,先叙外应,后叙病,隐寓顺逆回环之致);心合小肠,小肠者,脉其应;肝合胆,胆者,筋其应;脾合胃,胃者,肉其应;肾合三焦膀胱,三焦膀胱者,腠理毫毛其应(以上提纲)。

黄帝曰:应之奈何(急下)?岐伯曰:肺应皮。皮厚者大肠厚(紧跟上文分叙);皮薄者大肠薄;皮缓腹裹大者,大肠大而长;皮急者,大肠急而短;皮滑者大肠直;皮肉不相离者,大肠结。

心应脉。皮厚者脉厚,脉厚者小肠厚;皮薄者脉薄,脉薄者小肠薄;皮缓者脉缓,脉缓者小肠大而长;皮薄而脉冲小者,小肠小而短;诸阳经脉皆多纡屈者,小肠结。

脾应肉。肉䐃坚大者胃厚,肉䐃麽[①]者胃薄;肉䐃小而麽者胃不坚,肉䐃不称身者胃下,胃下者下管约不利;肉䐃不坚者胃缓;肉䐃无小裹累者胃急,肉䐃多小裹累者胃结,胃结者上管约不利也。

肝应爪,爪厚色黄者胆厚,爪薄色红者胆薄。爪坚色青者胆急,爪濡色赤者胆缓。爪直色白无约者胆直,爪恶色黑多纹者胆

---

①　麽(音磨):微小。

结也。

肾应骨。密理厚皮者三焦膀胱厚，粗理薄皮者三焦膀胱薄；疏腠理者三焦膀胱缓，皮急而无毫毛者三焦膀胱急；毫毛美而粗者三焦膀胱直，稀毫毛者三焦膀胱结也。黄帝曰：厚薄美恶皆有形，愿闻其所病。岐伯答曰：视其外应（叙病，忽用浑括之笔，余味曲包），以知其内脏，则知所病矣。起极宏敞，结极涵蓄。

起节词义精湛，入后头绪极繁，而驭之以整，云垂海立，气象万千，其篇法词藻均极可观，如大将登坛，千军万马中自有羽扇纶巾之度。

禁服第四十八

"经脉篇"引作"禁脉"

雷公问于黄帝曰：细子得受业，通于九针六十篇，旦暮勤服之，近者编绝，久者简垢，然尚讽诵弗置，未尽解于意矣。"外揣"言浑束为一（提明全篇大旨），未知所谓也。夫大则无外，小则无内，大小无极，高下无度，束之奈何？士之才力，或有厚薄，智虑褊浅，不能博大深奥，自强于学若细子，细子恐其散于后世，绝于子孙，敢问约之奈何？黄帝曰：善乎哉问也！此先师之所禁（点"禁"字），坐私传之也，割臂歃血之盟也，子若欲得之，何不斋乎。雷公再拜而起曰：谨闻命于是也。乃斋宿三日而请曰：敢问今日正阳，细子愿以受盟。黄帝乃与俱入斋室，割臂歃血。黄帝亲祝曰：今日正阳，歃血传方，有敢背此言者，反受其殃。雷公再拜曰：细子受之。黄帝乃左握其手，右授之书，曰：慎之慎之（一路纡回，至此愈逼愈紧），吾为子言之。

凡刺之理，经脉为始（点脉字，仍远远说来），营其所行，知其度量，内刺五脏，外刺六腑，审察卫气，为百病母，调诸[1]虚实，虚实乃止，泻其血络，血尽不殆矣。雷公曰：此皆细子之所以通，未知其所约也（跌到本旨）。

黄帝曰：夫约方者，犹约囊也，囊满而弗约，则输泄（仍用数折而始趋下），方成弗约，则神与弗俱。雷公曰：愿为下材者，勿满而约之。黄帝曰：未满而知约之，以为工，不可以为天下师。雷公曰：愿闻为工（开下）。

黄帝曰：寸口主中，人迎主外，两者相应，俱往俱来，若引绳大小齐等。春夏人迎微大，秋冬寸口微大，如是者名曰平人。

人迎大一倍于寸口，病在足少阳；一倍而躁，在手少阳。人迎二倍，病在足太阳；二倍而躁，病在手太阳。人迎三倍，病在足阳明；三倍而躁，病在手阳明。盛则为热，虚则为寒，紧则为痛痹，代则乍甚乍间。盛则泻之，虚则补之，紧痛则取之分肉，代则取血络且饮药，陷下则灸之，不盛不虚，以经取之，名曰经刺。人迎四倍者，且大且数，名曰溢阳，溢阳为外格，死不治。必审按其本末，察其寒热，以验其脏腑之病。寸口大于人迎一倍，病在足厥阴；一倍而躁，在手心主。寸口二倍，病在足少阴；二倍而躁，在手少阴。寸口三倍，病在足太阴；三倍而躁，在手太阴。盛则胀满、寒中、食不化，虚则热中、出糜、少气、溺色变，紧则痛痹，代则乍痛乍止。盛则泻之，虚则补之，紧则先刺而后灸之，代则取血络而后调之，陷下则徒灸之。陷下者，脉血结于中，中有著血，血寒，故宜灸之，不盛不虚，以经取之。寸口四倍者，名曰内关，内关者，且大且数，死不治。必审察其本末之寒温，以验其脏腑之病。通其营输，乃可传于大数。

大数曰（总释前文作结，即从大数接下，断续无迹）：盛则徒泻之，虚则徒补之，紧则灸刺且饮药，陷下则徒灸之，不盛不

[1] 诸：《灵枢经》作"其"。

虚,以经取之。所谓经治者,饮药,亦曰灸刺。脉急则引,脉大以弱,则欲安静,用力无劳也。

前路纡徐,后路整肃,极奔放又极谨严,字里行间具阴阳开合之妙。此篇约万病诊治之法于人迎寸口,惜今失传不能用也,合《难经》覆溢关格之义参之,人迎似关前,寸口似即关后,其以大小倍数分三阴三阳,当是浮中沉之事也,恨无明文可证之。

五色第四十九

雷公问于黄帝曰:五色独决于明堂乎(直起)?小子未知其所谓也。黄帝曰:明堂者鼻也,(叙面部分名之大概)阙者眉间也,庭者颜也,蕃者颊侧也,蔽者耳门也,其间欲方大,去之十步,皆见于外,如是者,寿必中百岁。雷公曰:五官之辨奈何?黄帝曰:明堂骨高以起(叙面部脏腑分次之大概),平以直,五脏次于中央,六腑挟其两侧,首面上于阙庭,王宫在于下极,五脏安于胸中,真色以致,病色不见,明堂润泽以清,五官恶得无辨乎?雷公曰:其不辨者,可得闻乎?黄帝曰:五色之见也(叙五色吉凶之大概),各出其色部。部骨陷者,必不免于病矣。其色部乘袭者,虽病甚,不死矣。雷公曰:官五色奈何?黄帝曰:青黑为痛(叙五色主病之大概),黄赤为热,白为寒,是谓五官。

雷公曰:病之益甚(承上病字发挥),与其方衰如何?黄帝曰:外内皆在焉(总挈一句)。切其脉口,滑小紧以沉者(此诊脉口人迎以辨病之间甚也,是陪笔),病益甚,在中;人迎气大紧以浮者,其病益甚,在外。其脉口浮滑者,病日进;人迎沉而滑者,病日损。其脉口滑以沉者,病日进,在内;其人迎脉滑盛以浮者,其病日进,在外。脉之浮沉及人迎与寸口气小大等者,病难已。病之在脏,沉而大者,易已,小为逆;病在腑,浮而大者,其病易已。人迎盛坚者,伤于寒;气口甚坚者,伤于食。

雷公曰:以色言病之间甚奈何?黄帝曰:其色粗以明(此分色与部,以辨病之间甚也,是正笔),沉夭者为甚,其色上行者病益甚,其色下行如云彻散者,病方已(以上分色,以下分部)。五色各有脏部,有外部,有内部也。色从外部走内部者,其病从外走内;其色从内走外者,其病从内走外。病生于内者,先治其阴,后治其阳,反者益甚;其病生于阳者,先治其外,后治其内,反者益甚。其脉滑大以代而长者,病从外来,目有所见,志有所恶,此阳气之并也,可变而已。“变”谓移精变气也。

雷公曰:小子闻风者百病之始也(申辨风厥主病之色,是承阳气之并来),厥逆者寒湿之起也,别之奈何?黄帝曰:当候阙中,薄泽为风,冲浊为痹,在地为厥,此其常也,各以其色言其病。雷公曰:人不病卒死(申辨卒死之脉,又是承风厥来,而推类言之也,此一节只是补发上节余义),何以知之?黄帝曰:大气入于脏腑者不病而卒死矣。雷公曰:病小愈而卒死者,何以知之?黄帝曰:赤色出两颧,大如母指者,病虽小愈,必卒死。黑色出于庭,大如母指,必不病而卒死。雷公再拜曰:善哉!其死有期乎?黄帝曰:察色以言其时。以上为前半篇,论色、论部、论病、论死,大义已晰,下文乃申释之耳。

雷公曰:善乎!愿卒闻之(语气似顺下,而义实复提,从头申叙也)。黄帝曰:庭者,首面也;阙上者(申叙面部),咽喉也;阙中者,肺也;下极者,心也;直下者,肝也;肝左者,胆也;下者,脾也;方上者,胃也;下谓面王,即鼻准也,方上谓正当鼻准之上,即准上低扼之处。凡胃气虚陷者,其处必低陷,可征也。方义与前“本腧”篇“大陵掌后两骨之间方下者也"义相同，旧以为迎香者，失之。中央者，大肠也；挟大肠者，肾也；当肾者，脐也；面王以上者，小肠也；面王以下者，膀胱子处也；颧者，肩也；颧后者，臂也；臂下者，手也；目内眦上者，膺乳也；挟绳而上者，背也；循牙车以下者，股也；中央者，膝也；膝以下者，胫也；当胫以下者，足也；巨分者，股里也；巨屈者，膝膑也：此五脏六腑肢节之部也，各有部分（勒住）。有阴阳（从部分说到主病），用阴和阳，用阳和阴，当明部分，万举万当，能别左右，是谓大道，男女异位，故曰阴阳，审察泽夭，谓之良工。沉浊为内，浮泽为外，黄赤为风，青黑为痛，白为寒，黄而膏润为脓，赤甚者为血，痛甚为挛，寒甚为皮不仁。五色各见其部，察其浮沉，以知浅深；察其泽夭，以观成败；察其散抟[①]，以知远近；视色上下，以知病处；积神于心，以知往今。故相气不微，不知是非，属意勿去，乃知新故。色明不粗，沉夭为甚；不明不泽，其病不甚。其色散，驹驹然未有聚，其病散而气痛，聚未成也（略顿）。肾乘心（提起，以领下文），心先病，肾为应，色皆如是。男子色色，黑色也，跟肾乘心说来。在于面王（分男女言之），为小腹痛，下为卵痛，其圜直为茎痛，高为本，下为首，狐疝㿉阴之属也。女子在于面王，为膀胱子处之病，散为痛，抟为聚，方员左右，各如其色形。其随而下至胝为淫，有润如膏状，为暴食不洁。左为左，右为右，其色有邪，聚散而不端，面色所指者也。色者，青黑赤白黄，皆端满有别乡。别乡赤者，其色赤，大如榆荚，在面王为不月。其色上锐，首空上向，下锐下向，在左右如法（随手整理通篇大旨作结）。以五色命脏，青为肝，赤为心，白为肺，黄为脾，黑为肾。肝合筋，心合脉，肺合皮，脾合肉，肾合骨也。以上二节为后半篇，详列面色之部，详叙察色之法，皆申释前半篇之义。其词繁不杀，看似芜杂，而实句句皆指点神情。

头绪既繁，布局亦散，然细审其宾主轻重之理，断续脱卸之法，自觉起伏奇正，步步相生，中间有正叙，有带叙，有补叙，有插叙，忽分忽合，忽即忽离，官止神行，极行文变化之能事。

论勇第五十

黄帝问于少俞曰：有人于此，并行并立，其年之长少等也，衣之厚薄均也，卒然遇烈风暴雨（文亦如烈风暴雨），或病或不病，或皆病，或皆不病，其故何也？少俞曰：帝问何急（略顿）？黄帝曰：愿尽闻之。少俞曰：春青风（叙风），夏阳风，秋凉风，冬寒风。凡此四时之风者，其所病各不同形。黄帝曰：四时之风，病人如何？少俞曰：黄色薄皮弱肉者（叙病），不胜春之虚风；白色薄皮弱肉者，不胜夏之虚风；青色薄皮弱肉，不胜秋之虚风；赤色薄皮弱肉，不胜冬之虚风也。黄帝曰：黑色不病乎（将黑色另写，局便活）？少俞曰：黑色而皮厚肉坚，固不伤于四时之风。其皮薄而肉不坚，色不一者，长夏至而有虚风者病矣。其皮厚而肌肉坚者，长夏至而有虚风，不病也。其皮厚而肌肉坚者，必重感于寒，外内皆然，乃病（顿住）。黄帝曰：善。黄帝曰（另提）：夫人之忍痛与不忍痛者（从忍痛不忍痛，递到勇怯），非勇怯之分也（先钩勇怯一笔，即从勇怯分出忍痛不忍痛，笔峰森立）。夫勇士之不忍痛者，见难则前，见痛则止；夫怯士之忍痛者，闻难则恐，遇痛不动。夫勇士之忍痛者，见难不恐，遇痛不动；夫怯士之不忍痛者，见难与痛，目转面盻，恐不能言，失气惊[②]，句有脱字。颜色变化，乍死乍生。

---

① 抟：原作"搏"，与搏形近而误。聚之义。

② 惊：其后《类经》有"悸"字。

余见其然也，不知其何由，愿闻其故。少俞曰：夫忍痛与不忍痛者，皮肤之薄厚（缴清上文），肌肉之坚脆缓急之分也，非勇怯之谓也（仍用反笔束上，即带趋下）。黄帝曰：愿闻勇怯之所由然（落到勇怯）。少俞曰：勇士者（叙勇），目深以固，长冲直扬，三焦理横，其心端直，其肝大以坚，其胆满以傍，怒则气盛而胸张，肝举而胆横，眦裂而目扬，毛起而面苍，此勇士之所由然者也。黄帝曰：愿闻怯士之所由然（叙怯）。少俞曰：怯士者，目大而不减，阴阳相失，其焦理纵，𩩲骬短而小，肝系缓，其胆不满而纵，肠胃挺，胁下空，虽方大怒，气不能满其胸，肝肺虽举，气衰复下，故不能久怒，此怯士之所由然者也。黄帝曰：怯士之得酒（此叙勇怯之变相），怒不避勇士者，何脏使然？少俞曰：酒者，水谷之精，熟谷之液也，其气慓悍，其入于胃中，则胃胀，气上逆，满于胸中，肝浮胆横。当是之时，固比于勇士，气衰则悔。与勇士同类，不知避之，名曰酒悖也。

前后两截不续，前论五色之人，后论勇怯之性，前论外邪之伤，后论中情之变，笔致醒快，生动可喜。

背腧第五十一

黄帝问于岐伯曰：愿闻五脏之腧，出于背者。岐伯曰：胸中大腧在杼骨之端，肺腧在三椎[①]之间，心腧在五椎之间，膈腧在七椎之间，肝腧在九椎之间，脾腧在十一椎之间，肾腧在十四椎之间，皆挟脊相去三寸所，则欲得而验之，按其处，应在中而痛解，乃其腧也。灸之则可，刺之则不可。气盛则泻之，虚则补之。以火补者，毋吹其火，须自灭也。以火泻者，疾吹其火，传其艾，须其火灭也。

简净。揣“应在中而痛解”及“灸可，刺不可”句，是本篇之前，当有脱简，必是专论结痛之病也。

卫气第五十二

黄帝曰：五脏者（天骨开张），所以藏精神魂魄者也；六腑者，所以受水谷而化行物者也。其气内干五脏，而外络肢节。其浮气之不循经者，为卫气；其精气之行于经者，为营气。阴阳相随，外内相贯，如环之无端，亭亭淳淳乎（极力撑开），孰能穷之？然其分别阴阳（折入有力），皆有标本虚实所离之处。能别阴阳十二经者（分领，句句如长剑倚天），知病之所生；候虚实之所在者，能得病之高下；知六腑之气街者，能知解结契绍于门户；能知虚石之坚软者，知补泻之所在；能知六经之标本者，可以无惑于天下（屹然而止）。

岐伯曰：博哉，圣帝之论！臣请尽意悉言之。足太阳之本，在跟以上五寸中，标在两络命门。命门者，目也。足少阳之本，在窍阴之间，标在窗笼之前。窗笼者，耳也。足少阴之本，在内踝下上三寸中，标在背腧与舌下两脉也。足厥阴之本，在行间上五寸所，标在背腧也。足阳明之本，在厉兑，标在人迎颊挟颃颡者也。颊下当有脱字，揣文义是申释人迎穴在颊下，挟颃颡之处也。足太阴之本，在中封前上四寸之中，标在背腧与舌本也。手太阳之本，在外踝之后，标在命门之上一寸也。手少阳之本，在小指次指之间上二寸，标在耳后上角下外眦也。手阳明之本，在肘骨中，上至别阳，标在颜下合钳上也。手太阴之本，在寸口之中，标在腋内动也。手少阴之本，在锐骨之端，标在背腧也。手心主之本，在掌后两筋之间二寸中，标在腋下下三寸也（以上应

① 椎：原作“焦”，据《太素》、《甲乙经》改。本篇下同。

十二经标本)。凡候此者，下虚则厥，下盛则热；上虚则眩，上盛则热痛。故石者绝而止之，虚者引而起之(即应高下虚实坚软，以束上文)。

请言气街(将气街抽出单写，与上十二经作对待)：胸气有街，腹气有街，头气有街，胫气有街。故气在头者，止之于脑。气在胸者，止之膺与背腧。气在腹者，止之背腧与冲脉于脐左右之动脉者。气在胫者，止之于气街与承山踝上以下。取此者用毫针，必先按而在久应于手，乃刺而予之。所治者(增出主治之病，与上节虚石作对待，文阵整齐)，头痛眩仆，腹痛中满暴胀，及有新积，痛可移者，易已也；积不痛(结笔短峭)，难已也。

文气如天马行空，蹈历无前，气盛言宜，极行文之乐事。通篇是多少者字却不厌，复以气盛也。篇中依事理而立言不拘，拘于分应提笔也，用意与“营卫生会”大同。

论痛第五十三

黄帝问于少俞曰：筋骨之强弱，肌肉之坚脆，皮肤之厚薄，腠理之疏密，各不同，其于针石火焫之痛何如？肠胃之厚薄坚脆亦不等，其于毒药何如？愿尽闻之。少俞曰：人之骨强筋弱肉缓皮肤厚者，耐痛，其于针石之痛、火焫亦然。黄帝曰：其耐火焫者，何以知之？少俞答曰：加以黑色而美骨者，耐火焫。黄帝曰：其不耐针石之痛者，何以知之？少俞曰：坚肉薄皮者，不耐针石之痛，于火焫亦然。黄帝曰：人之病，或同时而伤，或易已，或难已，其故何如？少俞曰：同时而伤，其身多热者易已(气之盛不盛也)，多寒者难已。黄帝曰：人之胜毒，何以知之？少俞曰：胃厚色黑大骨及肥者(观此可悟用药之猛驯，必视其人也)，皆胜毒；故其瘦而薄胃者，皆不胜毒也。

此篇起讫鹘突，义无归宿，颇似他处错简，或本篇前后有脱简也。

天年第五十四

黄帝问于岐伯曰：愿闻人之始生，何气筑为基，何立而为楯，何失而死，何得而生？岐伯曰：以母为基，以父为楯(此所谓先天禀赋也)，失神者死，得神者生也(浑括大意，总冒通篇)。黄帝曰：何者为神(以下从源头层递说下)？岐伯曰：血气已和，营卫已通(叙始生之本)，五脏已成，神气舍心，魂魄毕具，乃成为人。

黄帝曰：人之寿夭各不同(叙寿夭之原)，或夭寿，或卒死，或病久，愿闻其道。岐伯曰：五脏坚固，血脉和调，肌肉解利，皮肤致密，营卫之行，不失其常，呼吸微徐，气以度行，六腑化谷，津液布扬，各如其常，故能长久(单说“寿”字，将“夭”字留在篇末)。黄帝曰：人之寿百岁而死(上节叙寿者之气，此叙寿者之形)，何以致之？岐伯曰：使道隧[①] 以长(重提百岁，以领下节)，基墙高以方，通调营卫，三部三里起，骨高肉满，百岁乃得终。

黄帝曰：其气之盛衰，以至其死(申叙百岁)，可得闻乎？岐伯曰：人生十岁，五脏始定，血气已通，其气在下，故好走。二十岁，血气始盛，肌肉方长，故好趋。三十岁，五脏大定，肌肉坚固，血气盛满，故好步。四十岁，五脏六腑十二经脉，皆大盛以平定，腠理始疏，荣华颓落，发颇斑白，平盛不摇，故好坐。五十岁，肝气始衰，肝叶始薄，胆汁始减[②]，目始不明。六十岁，心气始衰，苦忧悲，血气懈惰，故好卧。七十岁，脾气虚，皮肤枯。八十岁，肺气衰，魄离，故言

① 隧：原作“队”，据《灵枢经》改。

② 减：《灵枢经》作“灭”。

善误。九十岁，肾气焦，四脏经脉空虚。百岁，五脏皆虚，神气皆去，形骸独居而终矣（顿住）。

黄帝曰：其不能终寿而死者（应前"夭"字，是用反笔，以束通篇），何如？岐伯曰：其五脏皆不坚（句句与前文反照），使道不长，空外以张，喘息暴疾，又卑基墙，薄脉少血，其肉不石，数中风寒，血气虚，脉不通，真邪相攻，乱而相引，故中寿而尽也（勒住）。与上节收句有直压横勒之异，此文情向背相映之致，出于天籁之自然者也。

义精矣，而琢句坚卓短峭，在经文中别是一格。通篇层递而下，末忽用反笔兜裹，文阵亦奇。凡文之一反一正相对待者，古多一详一略，如此篇寿夭两项相平，既于寿上分年详叙，则夭上无待分叙矣，此等只作滚串文字，不得以对待视之。

逆顺第五十五

黄帝问于伯高曰：余闻气有逆顺，脉有盛衰，刺有大约，可得闻乎？伯高曰：气之逆顺者，所以应天地、阴阳、四时、五行也。脉之盛衰者，所以候血气之虚实有余不足。刺之大约者，必明知病之可刺，与其未可刺，与其已不可刺也。黄帝曰：候之奈何？伯高曰：兵法曰：无迎逢逢之气，无击堂堂之阵。刺法曰：无刺熇熇之热，无刺漉漉之汗，无刺浑浑之脉，无刺病与脉相逆者。黄帝曰：候其可刺奈何？伯高曰：上工，刺其未生者也，其次刺其未盛者也，其次刺其已衰者也；下工，刺其方袭者也，与其形之盛者也，与其病之与脉相逆者也。故曰：方其盛也，勿敢毁伤，刺其已衰，事必大昌。故曰：上工治未病，不治已病。此之谓也。

如此短幅，通体俱用排比而不嫌板滞者，气盛故也。

五味第五十六

黄帝曰：愿闻谷气有五味，其入五脏，分别奈何？伯高曰：胃者，五脏六腑之海也，水谷皆入于胃，五脏六腑皆禀气于胃。五味各走其所喜：谷味酸，先走肝；谷味苦，先走心；谷味甘，先走脾；谷味辛，先走肺；谷味咸，先走肾。谷气津液已行，营卫大通，乃化糟粕，以次传下（落到营卫，顿住）。

黄帝曰：营卫之行奈何（承营卫说，蝉联而下）？伯高曰：谷始入于胃，其精微者，先出于胃之两焦（叙营卫宗气，化三为两，神气俱旺），以溉五脏，别出两行，营卫之道。其大气之抟而不行者，积于胸中，命曰气海，出于肺，循喉咽，故呼则出，吸则入。天地之精气（振一笔，昂头天外），其大数常出三入一，故谷不入，半日则气衰，一日则气少矣（顿住）。

黄帝曰：谷之五味，可得闻乎（以上发明五味气化，以下陈列五味宜忌）？伯高曰：请尽言之。五谷：粳[1]米甘，麻酸，大豆咸，麦苦，黄黍辛。五果：枣甘，李酸，栗咸，杏苦，桃辛。五畜：牛甘，犬酸，猪咸，羊苦，鸡辛。五菜：葵甘，韭酸，藿咸，薤苦，葱辛。五色：黄色宜甘，青色宜酸，黑色宜咸，赤色宜苦，白色宜辛。凡此五者（束上起下，以上叙平人常色定味也，下乃叙五病之宜忌），各有所宜。五宜：所言五宜[2]者，脾病者，宜食粳米饭、牛肉、枣、葵；心病者，宜食麦、羊肉、杏、薤；肾病者，宜食大豆、黄卷、猪肉、栗、藿；肝病者，宜食麻、犬肉、李、韭；肺病者，宜食黄黍、鸡肉、桃、葱。五禁：肝病禁辛，心病禁咸，脾病禁酸，肾病禁甘，肺病禁苦。肝色青（又推五宜之变，脏气有

① 粳：原作"秔"，粳的俗字。

② 宜：原作"色"，据《太素》改。

虚实，五味有补泻也。肝色青，木胜土矣，故宜甘。上文脾病正为肝克也。经文两面夹写，而实一义耳)，宜食甘，粳米饭、牛肉、枣、葵皆甘。心色赤，宜食酸，犬肉、麻、李、韭皆酸。脾色黄，宜食咸，大豆、豕肉、栗、藿皆咸。肺色白，宜食苦，麦、羊肉、杏、薤皆苦。肾色黑，宜色辛，黄黍、鸡肉、桃、葱皆辛。

用笔与“天年”篇同，而布阵尤奇。前从五味说到营卫，随即接叙营卫，是本题里面一层，却提于题前发之；及入五味，正面先叙五物，与五色之人所宜，是言平人所宜也；次叙五病宜禁，正义毕矣；又复叙五脏色所宜，自是谆复申明之意。独怪叙五物，不厌繁复，反略于五禁，不与前五宜作对待，而详于后五宜，与前五宜似对不对，使人目眩，极寓奇于正之妙。精悍之色不可逼视。

水胀第五十七

黄帝问于岐伯曰：水与肤胀、鼓胀、肠覃、石瘕、石水，何以别之？岐伯答曰(分叙)：水始起也(笔亦跃起)，目窠上微肿，如新卧起之状，其颈脉动，时咳，阴股间寒，足胫肿，腹乃大，其水已成矣。以手按其腹(逐段映带有致)，随手而起，如裹水之状，此其候也。黄帝曰：肤胀何以候之？岐伯曰：肤胀者，寒气客于皮肤之间，鼟鼟然不坚，腹大，身尽肿，皮厚，按其腹，窅而不起，腹色不变(加四字，与下节激射，便有精神)，此其候也。鼓胀何如？岐伯曰：腹胀身皆大，大与肤胀等也，色苍黄(腹色变矣)，腹筋起，此其候也。肠覃何如？岐伯曰：寒气客于肠外(叙病机，字字坚卓)，与卫气相搏，气不得营，因有所系，癖而内著，恶气乃起，息肉乃生。其始生也，大如鸡卵，稍以益大，至其成，如怀子之状，久者离岁，按之则坚，推之则移，月事以时下，此其候也。石瘕何如？岐伯曰：石瘕生于胞中，寒气客于子门，子门闭塞，气不得通，恶血当泻不泻，衃以留止，日以益大，状如怀子，月事不以时下。皆生于女子，可导而下(拖到治法作结，先结近二节)。黄帝曰：肤胀、鼓胀可刺邪(再结前二节)？岐伯曰：先泻其胀之血络，后调其经，刺去其血络也。通篇缺石水，结笔缺水，均别详。

前提后束，中间分叙，笔阵整暇。

贼风第五十八

黄帝曰：夫子言贼风邪气之伤人也(用衬笔起)，令人病焉，今有其不离屏蔽，不出室穴之中，卒然病者，非必离贼风邪气(曲一笔)，其故何也？岐伯曰：此皆尝有所伤于湿气，藏于血脉之中，分肉之间，久留而不去；若有所堕坠，恶血在内而不去。卒然喜怒不节，饮食不适，寒温不时，腠理闭而不通。其开而遇风寒，则血气凝结，与故邪相袭，则为寒痹。其有热则汗出，汗出则受风，虽不遇贼风邪气，必有因加而发焉(亦曲一笔，以应前文，顿住)。黄帝曰：今夫子之所言者，皆病人之所自知也(锁上)。其毋所遇邪气(起下)，又毋怵惕之所志，卒然而病者，其故何也？唯有因鬼神之事乎(急透一笔)？岐伯曰：此亦有故邪留而未发(仍跟前文说)，因而志有所恶，及有所慕，血气内乱，两气相搏。其所从来者微，视之不见，听而不闻，故似鬼神(应醒)。黄帝曰(另叙)：其祝而已者，其故何也？岐伯曰：先巫者，因知百病之胜，先知其病之所从生者，可祝而已也(应醒)。

通篇一气贯注，笔笔凌空。前半笔势驰骋，后半笔势紧缩，极操纵之能。

卫气失常第五十九

黄帝曰：卫气之留于腹中，蓄积不行，苑蕴不得常所，使人支胁胸中满，喘呼逆息者，何以去之？伯高曰：其气积于胸中者，上取之；积于腹中者，下取之；上下皆满者，傍取之。黄帝曰：取之奈何？伯高对曰：积于上，泻大迎、天突、喉中；积于下者，泻三里与气街；上下皆满者，上下取之，与季胁之下一寸；重者，鸡足取之。诊视其脉大而弦急，及绝不至者，及腹皮急甚者，不可刺也（以上论胀，与下不续）。黄帝曰：善。

黄帝问于伯高曰：何以知皮、肉、气、血、筋、骨之病也（呼起下文）？伯高曰：色起两眉薄泽者（叙外应），病在皮。唇色青黄赤白黑者，病在肌肉。营气霈[①]然者，病在血脉[②]。"脉"一作"气"，非。此即上篇伤于湿气，藏于血脉之中也。目色青黄赤白黑者，病在筋。耳焦枯如受尘垢者，病在骨。黄帝曰：病形何如（叙部位），取之奈何？伯高曰：夫百病变化，不可胜数，然皮有部，肉有柱，血气有输，骨有属。黄帝曰：愿闻其故。伯高曰：皮之部，输于四末。肉之柱，在臂胫诸阳分肉之间，与足少阴分间。血气之输，输于诸络，气血留居，则盛而起。筋部无阴无阳，无左无右，候病所在。骨之属者，骨空之所以受益[③]而益脑髓者也。黄帝曰：取之奈何？伯高曰（叙治法）：夫病变化，浮沉深浅，不可胜穷，各在其处，病间者浅之，甚者深之，间者小之，甚者众之，随变而调气，故曰上工（以上三段为一事）。

黄帝问于伯高曰：人之肥瘦大小寒温，有老壮少小，别之奈何（总提）？伯高对曰：人年五十已上为老，二十已上为壮，十八已上为少，六岁已上为小（应老壮少小）。黄帝曰：何以度知其肥瘦（应肥瘦）？伯高曰：人有肥、有膏、有肉。黄帝曰：别此奈何？伯高曰：䐃肉坚，皮满者肥。䐃肉不坚，皮缓者膏。皮肉不相离者肉。黄帝曰：身之寒温何如？伯高曰：膏者，其肉淖，而粗理者身寒，细理者身热。脂者，其肉坚，细理者热，粗理者寒。黄帝曰：其肥瘦大小奈何（应大小）？伯高曰：膏者，多气而皮纵缓，故能纵腹垂腴。肉者，身体容大。脂者，其身收小。黄帝曰：三者之气血多少何如（推论气血多少）？伯高曰：膏者多气，多气者热，热者耐寒。肉者多血，多血则充形，充形则平。脂者，其血清，气滑少，故不能大。此别于众人者也。黄帝曰：众人奈何（带叙众人）？伯高曰：众人皮肉脂膏不能[④]相加也，血与气不能相多，故其形不小不大，各自称其身，命曰众人。黄帝曰：善。治之奈何（接叙治法）？伯高曰：必先别其三形，血之多少，气之清浊，而后调之，治[⑤]无失常经。是故膏人，纵腹垂腴；肉人者，上下容大；脂人者，虽脂不能大也（以上七段为一事）。

前后三事文义不贯，文气亦不接续。

玉版第六十

黄帝曰：余以小针为细物也（以针妙间间说入），夫子乃言上合之于天，下合之于地，中合之于人，余以为过针之意矣，愿闻其故。岐伯曰：何物大于天乎？夫大于针者，惟五兵者焉（点"五兵"，与下节相映带）。五兵者，死之备也，非生之具。且夫人者，天地之镇也，其不可不参乎？夫治民者，亦唯针焉。夫针之与五兵，其孰小乎？

---

① 霈：《灵枢经》作"濡"。
② 脉：《灵枢经》作"气"。
③ 益：《甲乙经》作"液"。
④ 能：原脱，据《灵枢经》补。
⑤ 治：原脱，据《灵枢经》补。

黄帝曰：病之生时，有喜怒不测，饮食不节，阴气不足，阳气有余，营气不行，乃发为痈疽。阴阳不通，两热相搏，乃化为脓，小针能取之乎（呼下）？岐伯曰：圣人能不使化者，为知邪不可留也（推开）。言圣人能不使化脓者，为知邪不可留而早治之也，待脓已成岂小针之治乎？故两军相当（更推开，极力展局），旗帜相望，白刃陈于中野者，此非一日之谋也。能使其民，令行禁止，士卒无白刃之难者，非一日之教也，须臾之得也。夫至使身被痈疽之病（合到正义，笔致纡徐曲折），脓血之聚者，不亦离道远乎。夫痈疽之生，脓血之成也，不从天下，不从地出，积微之所生也（唱醒。顿住）。故圣人自治于未有形也，愚者遭其已成也。黄帝曰：其已形（逼一笔），不予遭，脓已成，不予见，为之奈何？岐伯曰：脓已成，十死一生，故圣人弗使已成，而明为良方，著之竹帛，使能者踵而传之后世，无有终时者，为其不予遭也。黄帝曰：其已有脓血而后遭乎（更逼一笔，宛转关生），不导之以小针治乎？岐伯曰：以小治小者其功小，以大治大者多害，故其已成脓血者，其唯砭石铍锋之所取也（一路委宛说来，至此始断定）。

黄帝曰：多害者其不可全乎？岐伯曰：其在逆顺焉。黄帝曰：愿闻逆顺。岐伯曰：以为伤者，其白眼青，黑睛小，是一逆也（详叙逆字）；内药而呕者，是二逆也；腹痛渴甚，是三逆也；肩项中不便，是四逆也；音嘶色脱，是五逆也。除此五者为顺矣（略叙顺字，束住）。

黄帝曰：诸病皆有逆顺，可得闻乎？岐伯曰：腹胀，身热，脉大，是一逆也；腹鸣而满，四肢清，泄，其脉大，是二逆也；衄而不止，脉大，是三逆也；咳且溲血脱形，其脉小劲，是四逆也；咳，脱形，身热，脉小以疾，是五逆也。如是者，不过十五日而死矣（分轻重两层写）。其腹大胀，四末清，脱形，泄甚，是一逆也；腹胀，便血，其脉大，时绝，是二逆也；咳，溲血，形肉脱，脉搏，是三逆也；呕血，胸满引背，脉小而疾，是四逆也；咳，呕，腹胀且飧泄，其脉绝，是五逆也。如是者，不及一时而死矣。工不察此者而刺之，是谓逆治。

黄帝曰：夫子之言针甚骏（遥承起节针妙而推论针害也），以配天地，上数天文，下度地纪，内别五脏，外次六腑，经脉二十八会，尽有周纪，能杀生人，不能起死者，二句承上起下，在有意无意之间。不能起死，即暗指前诸逆也。夫子能反之乎？岐伯曰：能杀生人，不能起死者也（顿一笔）。黄帝曰：余闻之则为不仁，然愿闻其道，弗行于人。岐伯曰：是明道也，其必然也，如刀剑之可以杀人，如饮酒之使人醉也（又顿一笔，纡曲委宛，与前文相称），虽勿诊，犹可知矣。黄帝曰：愿卒闻之。岐伯曰：人之所受气者，谷也（畅叙）。谷之所注者，胃也。胃者，水谷气血之海也。海之所行云气者，天下也。胃之所出气血者，经隧也。经隧者，五脏六腑之大络也，迎而夺之而已矣。黄帝曰：上下有数乎（直下）？岐伯曰：迎之五里，中道而止，五至而已，五往而脏之气尽矣，故五五二十五而竭其输矣，此所谓夺其天气者也，非能绝其命而倾其寿者也（先轻笔勒住）。句义与上下不续，“非”字疑当作“是”字。黄帝曰：愿卒闻之。岐伯曰：窥门而刺之者，死于家中；入门而刺之者，死于堂上（再重笔，顿住）。黄帝曰：善乎方！明哉道！请著之玉版，以为重宝，传之后世，以为刺禁，令民勿敢犯也。

帝先疑小针之无大功也，而岐伯极称之，下乃接叙痈疽之重者，诸病之逆者，皆非小针所能治，以结小针之果无大功也。末乃推论针害以结之。通篇一气贯注，前后尤笔致纡徐，婉转关生，深情窈窕。

五禁第六十一

黄帝问于岐伯曰：余闻刺有五禁，何谓五禁？岐伯曰：禁其不可刺也。黄帝曰：余闻刺有五夺。岐伯曰：无泻其不可夺者也。黄帝曰：余闻刺有五过。岐伯曰：补泻无过其度。黄帝曰：余闻刺有五逆。岐伯曰：病与脉相逆，命曰五逆。黄帝曰：余闻刺有九宜。岐伯曰：明知九针之论，是谓九宜。黄帝曰：何谓五禁？愿闻其不可刺之时。岐伯曰：甲乙日自乘，无刺头，无发蒙于耳内；丙丁日自乘，无振埃于肩喉廉泉；戊己日自乘四季，无刺腹去爪泻水；庚辛日自乘，无刺关节于股膝；壬癸日自乘，无刺足胫：是谓五禁。黄帝曰：何谓五夺？岐伯曰：形肉已夺，是一夺也；大夺血之后，是二夺也；大汗出之后，是三夺也；大泄之后，是四夺也；新产及大血之后，是五夺也。此皆不可泻。黄帝曰：何谓五逆？岐伯曰：热病脉静，汗已出，脉盛躁，是一逆也；病泄，脉洪大，是二逆也；著痹不移，䐃肉破，身热，脉偏绝，是三逆也；淫而夺形，身热，色夭然白，及后下血衃，血衃笃重，是谓四逆也；淫，旧注房室过度也。窃谓肠澼沃沫，精遗淋沥，盗汗之类，皆是谓津气荡泆而不收者也。寒热夺形，脉坚搏，是谓五逆也。

前提其五，后叙其三，其二绝无交代，篇法不足言矣，而笔自谨严。按：九宜，详前"官针"篇。

动腧第六十二

黄帝曰：经脉十二，而手太阴、足少阴、阳明独动不休（一句总挈全篇），何也？岐伯曰：是明胃脉也（总承一句）。言诸动脉皆胃气所贯也，故下文三项皆跟定"胃"字。胃为五脏六腑之海，其清气上注于肺（分叙。手太阴即寸口也），肺气从太阴而行之，其行也，以息往来，故人一呼脉再动，一吸脉亦再动，呼吸不已，故动而不止。黄帝曰：气之过于寸口也（申辨一笔），上出焉息？下入焉伏？出入原作十八，今从《甲乙经》改。何道从还？不知其极。岐伯曰：气之离脏也，卒然如弓弩之发，如水之下岸，上于鱼以反衰，其余气衰散以逆上，故其行微。

黄帝曰：足之阳明何因而动（叙足阳明即人迎也）？岐伯曰：胃气上注于肺，其悍气上冲头者，循咽，上走空窍，循眼系，入络脑，出顑，下客主人，循牙车，合阳明，并下人迎，此胃气别走于阳明者也（对上注于肺言）。故阴阳上下，其动也若一（是合上节总发）。故阳病而阳脉小者为逆，阴病而阴脉大者为逆。故阴阳俱静俱动，若引绳相倾者病。

黄帝曰：足少阴何因而动（叙足少阴即太溪也）？岐伯曰：冲脉者（提出冲脉关合胃脉），十二经之海也，与少阴之大络，起于肾下，出于气街，循阴股内廉，邪入腘中，循胫骨内廉，并少阴之经，下入内踝之后（此太溪也），入足下（此涌泉也）；其别者，邪入踝，出属跗上（此跗阳也，乃胃脉而属于少阴），入大指之间，注诸络，以温足胫，此脉之常动者也（勒住，上文带激下文，上分叙其常，下总叙其变也）。

黄帝曰：营卫之行也，上下相贯，如环之无端，今有其卒然遇邪气，及逢大寒，手足懈惰，其脉阴阳之道，相输之会，行相失也，气何由还？岐伯曰：夫四末阴阳之会者，此气之大络也。四街者，气之径路也。故络绝则径通，四末解则气从合，相输如环。黄帝曰：善。此所谓如环无端，莫知其纪，终而复始，此之谓也。

前三节分叙脉气之源流，后节总叙经气之变。气充词沛，机神流畅。据此则人迎果系结喉两旁动脉矣，与寸口分阴阳，以大小分顺逆，后世实难遵用。

五味论第六十三

黄帝问于少俞曰：五味入于口也，各有所走，各有所病（总提）。酸走筋（分提），多食之，令人癃；咸走血，多食之令人渴；辛走气，多食之令人洞心；苦走骨，多食之令人变呕；甘走肉，多食之令人悗心。余知其然也，不知其何由，愿闻其故。少俞答曰：酸入于胃（分承），其气涩以收，上之两焦，弗能出入也，不出即留于胃中，胃中和温，则下注膀胱，膀胱之胞薄以懦[1]，得酸则缩绻，约而不通，水道不行，故癃。阴者，积筋之所终也，故酸入而走筋矣。黄帝曰：咸走血，多食之令人渴，何也？少俞曰：咸入于胃，其气上走中焦，注于脉，则血气走之，血与咸相得则凝（故血分燥热者不用咸也），凝则胃中汁注之，注之则胃中竭，竭则咽路焦，故舌本干而善渴。血脉者，中焦之道也，故咸入而走血矣。黄帝曰：辛走气，多食之令人洞心，何也？少俞曰：辛入于胃，其气走于上焦，上焦者，受气而营诸阳者也，姜韭之气薰之，营卫之气不时受之，久留心下，故洞心。辛与气俱行，故辛入而与汗俱出。黄帝曰：苦走骨，多食之令人变呕，何也？少俞曰：苦入于胃，五谷之气皆不能胜苦（苦味不益，人可知也）。苦入下脘，三焦之道皆闭而不通，故变呕。齿者，骨之所终也，故苦入而走骨，故入而复出，知其走骨也。黄帝曰：甘走肉，多食之令人悗心，何也？少俞曰：甘入于胃，其气弱小，不能上至于上焦，而与谷留于胃中者，令人柔润者也，胃柔则缓，缓则虫动，虫动则令人悗心。其气外通于肉，故甘走肉。

思清笔健，不染纤尘。

阴阳二十五人第六十四

黄帝曰：余闻阴阳之人何如（先点阴阳）？伯高曰：天地之间，六合之内，不离于五，人亦应之，故五五二十五人之政（再点二十五人），而阴阳之人不与焉。其态又不合于众者五，余已知之矣。愿闻二十五人之形，血气之所生，别而以候，从外知内何如？岐伯曰：悉乎哉问也！此先师之秘也，虽伯高犹不能明之也（撇一笔）。黄帝避席遵循而却曰：余闻之，得其人弗教，是谓重失，得而泄之，天将厌之。余愿得而明之，金匮藏之，不敢扬之。岐伯曰：先立五形金木水火土，别其五色，异其五形之人，而二十五人具矣（振裘挈领，气象万千）。

黄帝曰：愿卒闻之。岐伯曰：慎之慎之！臣请言之。木形之人，比于上角，似于苍帝（分叙）。其为人苍色，小头，长面，大肩背，直身，小手足，好有才，劳心，少力，多忧，劳于事。能春夏不能秋冬，秋冬感而病生，足厥阴佗佗然。太[2]角之人，比于左足少阳，少阳之上遗遗然。左角之人，比于右足少阳，少阳之下随随然。钛角之人，比于右足少阳，少阳之上推推然。判角之人，比于左足少阳，少阳之下括括[3]然。火形之人，比于上徵，似于赤帝。其为人赤色，广剧，脱面，脱，疑“锐”字。小头，好肩背髀腹，小手足，行安地，疾心，行摇，肩背肉满，有气轻财，少信，多虑，见事明，好颜，急心，不寿暴死。能春夏不能秋冬，秋冬感而病生，手少阴核核然。质徵之人，比于左手太阳，太阳之上肌肌然。少徵之人，比于右手太阳，太阳之下慆慆然。右徵之人，比于右

① 懦：《太素》作“濡”，当是。

② 太：《灵枢经》作“大”。下文太宫、太羽的“太”同。

③ 括括：《灵枢经》作“栝栝”。括通“栝”，正直貌。

手太阳,太阳之上鲛鲛然。质判之人,比于左手太阳,太阳之下支支颐颐然。土形之之人,比于上宫,似于上古黄帝。其为人黄色,圆面,大头,美肩背,大腹,美股胫,小手足,多肉,上下相称,行安地,举足浮,安心,好利人,不喜权势,善附人也。能秋冬不能春夏,春夏感而病生,足太阴敦敦然。太宫之人,比于左足阳明,阳明之上婉婉然。加宫之人,比于左足阳明,阳明之下坎坎然。少宫之人,比于右足阳明,阳明之上枢枢然。左宫之人,比于右足阳明,阳明之下兀兀然。金形之人,比于上商,似于白帝。其为人方面,白色,小头,小肩背,小腹,小手足,如骨发踵外,骨轻,身清廉,此十字中疑有误字,今以“如骨发”句,“踵外骨轻”句,“身清廉”句。如骨发者,谓手足瘦,如骨支也;踵外骨轻即后外踝瘦,无肉,及跟空者也。急心,静悍,善为吏。能秋冬不能春夏,春夏感而病生,手太阴敦敦然。钛商之人,比于左手阳明,阳明之上廉廉然。右商之人,比于左手阳明,阳明之下脱脱然。左商之人,比于右手阳明,阳明之上监监然。少商之人,比于右手阳明,阳明之下严严然。水形之人,比于上羽,似于黑帝。其为人黑色,面不平,大头,廉颐,小肩,大腹,动手足,发行摇身,下尻长,背延延然,不敬畏,善欺绐人,戮死。能秋冬不能春夏,春夏感而病生,足少阴汗汗然。太羽之人,比于右足太阳,太阳之上颊颊然。少羽之人,比于左足太阳,太阳之下纡纡然。众之为人,比于右足太阳,太阳之下洁洁然。桎之为人,比于左足太阳,太阳之上安安然。是故五形之人二十五变者(束一笔,横扫千人军),众之所以相欺者是也。相欺谓难辨也。

黄帝曰:得其形,不得其色何如(承上形色,接叙年忌,以束前文)?岐伯曰:形胜色,色胜形者,至其胜时年加,感则病行,失则忧矣。感邪则病,行失则有所丧,而忧行失即为奸事也。形色相得者,富贵大乐。黄帝曰:其形色相胜之时年加,可知乎?岐伯曰:凡年忌下上之人,即前节所叙诸阳上下之人。大忌常加七岁,十六岁,二十五岁,三十四岁,四十三岁,五十二岁,六十一岁,皆人之大忌,不可不自安也,感则病行,失则忧矣。当此之时,无为奸事,是谓年忌(顿住)。

黄帝曰:夫子之言脉之上下(承上),血气之候(开下),以知形气奈何(前叙二十五人之形,此叙诸上下人之气血多少也,应前别而以候从外知内)?岐伯曰:足阳明之上,血气盛则髯美长;血少气多则髯短。故气少血多则髯少,血气皆少则无髯,两吻多画。足阳明之下,血气盛则下毛美长至胸,血多气少则下毛美短至脐,行则善高举足,足指少肉,足善寒;血少气多则肉而善瘃;血气皆少则无毛,有则稀枯悴,善痿厥足痹。足少阳之上,血气盛则通髯美长;血多气少则通髯美短;血少气多则少髯;血气皆少则无髯,感于寒湿则善痹,骨痛爪枯也。足少阳之下,血气盛则胫毛美长,外踝肥;血多气少则胫毛美短,外踝皮坚而厚;血少气多则胻毛少,外踝皮薄而软;血气皆少则无毛,外踝瘦无肉。足太阳之上,血气盛则美眉,眉有毫毛;血多气少则恶眉,面多少理;血少气多则面多肉;血气和则美色。足太阳之下,血气盛则跟肉满,踵坚;气少血多则瘦,跟空;血气皆少则喜转筋,踵下痛。手阳明之上,血气盛则髭美;血少气多则髭恶;血气皆少则无髭。手阳明之下,血气盛则腋下毛美,手鱼肉以温;血气皆少则手瘦以寒。手少阳之上,血气盛则眉美以长,耳色美;血气皆少则耳焦恶色。手少阳之下,血气盛则手卷多肉以温;血气皆少则寒以瘦;气少血多则瘦以多脉。手太阳之上,血气盛则口多须,面多肉以平;血气皆少则面瘦恶色。手太阳之下,血气盛则掌肉充满;血气皆少则掌瘦以寒(顿住)。

黄帝曰:二十五人者(接叙治法),刺之有约乎?岐伯曰:美眉者,足太阳之脉血气多(先总叙血气多少一番,收束上文,再入治法,筋节周密,足太阳为诸阳之主,故举以赅其余也);恶眉者,血气少;其肥而泽者,血气有余;肥而不泽者,气有余,血不足;瘦而无泽者,气血俱不足。审察其形气有余不足而调之,可以知逆顺矣。

黄帝曰:刺其诸阴阳奈何(落到刺法)?岐伯曰:按其寸口人迎(直叙刺法),以调阴阳,切循其经络之凝涩,结而不通者,此于身皆为痛痹,甚则不行,故凝涩。凝涩者,致气以温之,血和乃止。其结络者,脉结血不和,决之乃行。故曰:气有余于上者,导而下之;气不足于上者,推而休之;"休"字疑误。"官能"曰:上气不足,推而扬之。其稽留不至者,因而迎之。必明于经隧,乃能持之。寒与热争者,导而行之;其宛陈血不结者,则[①] 而予之。必先明知二十五人(神龙掉尾,兜裹完密),则血气之所在,左右上下,刺约毕也。

叙二十五人之形,而以年忌束之;叙气血多少之应,而以刺法结之。层次井井,一气贯注,中间许多堆垛,而行神如空,蹈历无前,自有掉臂游行之乐。

五音五味第六十五

右徵与少徵,调右手太阳上。左商与左徵,调左手阳明上。少徵与太宫,调左手阳明上。右角与太角,调右足少阳下。太徵与少徵,调左手太阳上。众羽与少羽,调右足太阳下。少商与右商,调右手太阳下。桎羽与众羽,调右足太阳下。少宫与太宫,调右足阳明下。判角与少角,调右足少阳下。钛商与上商,调右足阳明下。钛商与上角,调左足太阳下。

上徵与右徵同,谷麦,畜羊,果杏,手少阴,脏心,色赤,味苦,时夏。上羽与太羽同,谷大豆,畜彘,果栗,足少阴,脏肾,色黑,味咸,时冬。上宫与太宫同。谷稷,畜牛,果枣,足太阴,脏脾,色黄,味甘,时季夏。上商与右商同。谷黍,畜鸡,果桃,手太阴,脏肺,色白,味辛,时秋。上角与太角同,谷麻,畜犬,果李,足厥阴,脏肝,色青,味酸,时春。

太宫与上角同,右足阳明上。左角与太角同,左足阳明上。少羽与太羽同,右足太阳下。左商与右商同,左手阳明上。加宫与太宫同,左足少阳上。质判与太宫同,左手太阳下。判角与太角同,左足少阳下。太羽与太角同,右足太阳上。太角与太宫同,右足少阳上。

右徵、少徵、质徵、上徵、判徵。右角、钛角、上角、太角、判角。右商、少商、钛商、上商、左商。少宫、上宫、太宫、加宫、左[②]宫。众羽、桎羽、上羽、太羽、少羽。

黄帝曰:妇人无须者(妇人无须),无血气乎?岐伯曰:冲脉、任脉,皆起于胞中,上循背里,为经络之海。其浮而外者,循腹右上行,会于咽喉,别而络唇口。血气盛则充肤热肉,血独盛则澹渗皮肤,生毫毛。今妇人之生,有余于气,不足于血,以其数脱血也,冲任之脉,不荣口唇,故须不生焉。黄帝曰:士人有伤于阴(宦者无须),阴气绝而不起,阴[③] 不用,然其须不去,其故何也?宦者独去何也?愿闻其故。岐伯曰:宦者去其宗筋,伤其冲脉,血泻不复,皮肤内结,唇口不荣,故须不生。黄帝曰:其有天宦者(天宦有无须者),未尝被伤,不脱于血,然

① 则:原作"侧",据《灵枢经》改。

② 左:《灵枢经》其下有"角"字。

③ 阴:原脱,据《灵枢经》补。

其须不生，其故何也？岐伯曰：此天之所不足也，其任冲不盛，宗筋不成，有气无血，唇口不荣，故须不生。黄帝曰：善乎哉，圣人之通万物也（用唱叹，以束上文）！若日月之光影，音声鼓响，闻其声而知其形，其非夫子，孰能明万物之精。

是故圣人视其颜色（归到气血上），黄赤者多热气，青白者少热气，黑色者多血少气。美眉者太阳多血，通髯极须者少阳多血，美须者阳明多血，此其时然也（此以一人言时偶也，与常字对）。夫人之常数，太阳常多血少气，少阳常多气少血，阳明常多血多气，厥阴常多气少血，少阴常多血少气，太阴常多血少气，此天之常数也（此以众人言）。

此似续叙前篇未尽之意也。第五音配合，与上篇异，与“六元正纪”又异，未喻指南。

百病始生第六十六

黄帝问于岐伯曰：夫百病之始生也（点题。直起），皆生于风雨寒暑，清湿喜怒。喜怒不节则伤脏（分提三部），风雨则伤上，清湿则伤下。三部之气（点三部），所伤异类，愿闻其会。岐伯曰（承上，复叙大意）：三部之气各不同，或起于阴，或起于阳，请言其方。喜怒不节，则伤脏，脏伤则病起于阴也；清湿袭虚，则病起于下；风雨袭虚，则病起于上，是谓三部。至于其淫泆，不可胜数（略顿）。黄帝曰：余固不能数（进逼一笔），故问先师，愿卒闻其道。岐伯曰：风雨寒热（提起，笔干直立），不得虚，邪不能独伤人（以下分三层申叙开合，动荡有致）。卒然逢疾风暴雨而不病者，盖无虚，故邪不能独伤人也（此不病也）。此必因虚邪之风（此因虚而病也），与其身形，两虚相得，乃客其形，两实相逢，众人肉坚（此虚实夹杂之病也）。其中于虚邪也，因于天时，与其身形，参以虚实，大病乃成，气有定舍，因处为名，上下中外，分为三员。以上为第一节，是叙病之源，统冒全篇。

是故虚邪之中人也（承上，高唱而入，笔势飘忽，历叙病舍，层次井井），始于皮肤，皮肤缓则腠理开，开则邪从毛发入，入则抵深，深则毛发立，毛发立则淅然（略顿），故皮肤痛。留而不去，则传舍于络脉，在络之时，痛于肌肉，其痛之时息，大经乃代。息，长久也。代，气弱不振也。“岁露”论曰：经气结代。留而不去，传舍于经，在经之时，洒淅喜惊。留而不去，传舍于输，在输之时，六经不通四肢，则肢节痛，腰脊乃强。留而不去，传舍于伏冲之脉，在伏冲之时，体重身痛。留而不去，传舍于肠胃，在肠胃之时，贲响腹胀，多寒则肠鸣飧泄，食不化，多热则溏出糜。留而不去，传舍于肠胃之外，募原之间，留著于脉，稽留而不去，息而成积（重顿）。或著孙脉（随手开下），或著络脉，或著经脉，或著输脉，或著于伏冲之脉，或著于膂筋，或著于肠胃之募原，上连于缓筋，募原，夹膜之中空者也。缓筋，脏腑之系络也。西书谓之网油。邪气淫泆，不可胜论。以上为第二节。叙邪之由浅渐深，是叙病之舍也。

黄帝曰：愿尽闻其所由然（直下）。岐伯曰（备写病形，爽若列楣）：其著孙络之脉而成积者，其积往来上下，臂手孙络之居也，浮而缓，不能句积而止之，故往来移行肠胃之间，水凑渗注灌，濯濯有音，有寒则䐜满雷引，故时切痛。其著于阳明之经，则挟脐而居，饱食则益大，饥则益小。其著于缓筋也，似阳明之积，饱食则痛，饥则安。其著于肠胃之募原也，痛而外连于缓筋，饱食则安，饥则痛。其著于伏冲之脉者，揣之应手而动，发手则热气下于两股，如汤沃之状。其著于膂筋在肠后者，饥则积见，饱则积不见，按之不得。其著于输之脉者，闭塞不通，津液不下，孔窍干壅。此邪气之从外入内，从上下也（束上文，勒住）。以上为第三节。叙病之症也，大义已晰，下文乃补叙病机也。病机者，病源与病舍、病证之交际也。前叙病源，是叙其所由生；下叙病机，是叙其所由成。

黄帝曰（另提）：积之始生（补叙病机），至其已成奈何？岐伯曰：积之始生（提一笔，遥承起节，病源之有根），得寒乃生，厥乃成积也。黄帝曰：其成积奈何？岐伯曰：厥气生足悗（此节叙病机，重在“成”字，故直承“厥”字说下），悗生胫寒，胫寒则血脉凝涩，血脉凝涩则寒气上入于肠胃，入于肠胃则䐜胀，䐜胀则肠外之汁沫迫聚不得散，日以成积（略顿）。卒然多食饮则肠满（加一层，文气亦厚），起居不节，用力过度，则络脉伤，阳络伤则血外溢（随手带垫一笔），血外溢则衄血，阴络伤则血内溢，血内溢则后血，肠胃之络伤，则血溢于肠外，肠外有寒汁沫与血相搏，则并合凝聚不得散而积成矣（略顿）。卒然外中于寒（又加一层），若内伤于忧怒，则气上逆，气上逆则六输不通，温气不行，凝血蕴里而不散，津液涩渗，著而不去，而积皆成矣（重顿）。此病机之自外而内也，是生于阳。

黄帝曰：其生于阴者奈何？岐伯曰：忧思伤心；重寒伤肺；忿怒伤肝；醉以入房，汗出当风，伤脾；用力过度，若入房汗出浴，则伤肾：此病机之自内而成也，是生于阴。此内外三部之所生病者也（束上二节，勒住）。以上第四五节，是叙内外之病机，当作一节读。

黄帝曰：善。治之奈何？岐伯答曰：察其所痛（以治法总束全篇），以知其应，有余不足，当补则补，当泻则泻，毋逆天时，是谓至治。

通篇论积也，来踪去迹，层次井井。其笔坚凝，其气浩瀚，三部之事，或分或合，操纵屈伸，无不如志，可称理达词举。

行针第六十七

黄帝问于岐伯曰：余闻九针于夫子，而行之于百姓，百姓之血气各不同形，或神动而气先针行，或气与针相逢，或针已出气独行，或数刺乃知，或发针而气逆，或数刺病益剧，凡此六者，各不同形，愿闻其方。

岐伯曰：重阳之人，其神易动，其气易往也。黄帝曰：何谓重阳之人？岐伯曰：重阳之人，熇熇高高，言语善疾，举足善高，心肺之脏气有余，阳气滑盛而扬，故神动而气先行。

黄帝曰：重阳之人而神不先行者，何也？岐伯曰：此人颇有阴者也。黄帝曰：何以知其颇有阴也？岐伯曰：多阳者多喜，多阴者多怒，数怒而易解，故曰颇有阴，其阴阳之离合难，故其神不能先行也。

黄帝曰：其气与针相逢奈何？岐伯曰：阴阳和调而血气淖泽滑利，故针入而气出，疾而相逢也。

黄帝曰：针已出而气独行者，何气使然？岐伯曰：其阴气多而阳气少，阴气沉而阳气浮者当有“其气”两字。内藏，故针已出，气乃随其后，故独行也。

黄帝曰：数刺乃知，何气使然？岐伯曰：此人之多阴而少阳，其气沉而气往难，故数刺乃知也。

黄帝曰：针入而气逆者，何气使然？岐伯曰：其气逆与其数刺病益甚者，非阴阳之气浮沉之势也，此皆粗之所败，工之所失，其形气无过焉。

起手分提，中后一一分项布局，措词毫无奇异，妙在前五段皆形气之事，末段非形气之过也。笔势于平中见侧，使通篇精神迸露。此篇与“阴阳二十五人”篇、“通天”

篇义相发明，当互观之。

上膈第六十八

黄帝曰：气为上膈者(用开合之笔起)，食饮入而还出，余已知之矣。虫为下膈，下膈者，食晬时乃出，余未得其意，愿卒闻之。岐伯曰：喜怒不适，食饮不节，寒温不时(三句病源)，则寒汁流于肠中(以下病机，玩"寒汁"二字可悟治法，盖寒汁裹血，而凝为痈也)，流于肠中则虫寒，虫寒则积聚，守于下管，则肠胃充郭，卫气不营，邪气居之。人食则虫上食，虫上食则下管虚，下管虚则邪气胜之，积聚已留，留则痈成，痈成则下管约。其痈在管内者(以下病证)，即而痛深；其痈在外者，则痈外而痛浮，痈上皮热。

黄帝曰：刺之奈何(以下治法)？岐伯曰：微按其痈，视气所行，先浅刺其傍，稍内益深，还而刺之，无过三行，察其沉浮，以为深浅。已刺必熨(玩"刺熨"二字可悟用药法)，令热入中，日使热内，邪气益衰，大痈乃溃。伍以参禁(可知膈之难治)，以除其内，恬憺无为，乃能行气，后以咸苦(此乃后一层事)，化谷乃下矣。此句重在"后"字，若早用咸苦则大误矣。血得咸则凝，而苦又令人呕也。

陈义既高，铸词亦洁，源流俱备，使读者无简略之憾。

忧恚无言第六十九

黄帝问于少师曰：人之卒然忧恚而言无音者，何道之塞，何气出[①] 行，使音不彰？愿闻其方。少师答曰：咽喉者，水谷之道也。喉咙者，气之所以上下者也。会厌者，音声之户也。口唇者，音声之扇也。舌者，音声之机也。悬雍垂者，音声之关也。颃颡者，分气之所泄也。横骨者，神气所使，主发舌者也。故人之鼻洞涕出不收者(借证一笔，以曲其势)，颃颡不开，分气失也。是故厌小而薄，则发气疾，其开阖利，其出气易；其厌大而厚，则开阖难，其气出迟，故重言也。人卒然无音者，寒气客于厌，则厌不能发，发不能下至，似当作上至。其开阖不致，故无音。

黄帝曰：刺之奈何？岐伯曰：足之少阴，上系于舌，络于横骨，终于会厌。两泻其血脉，浊气乃辟。会厌之脉，上络任脉，取之天突，其厌乃发也。

文体直而少曲，而事理颇精，唇口之内，分析功用莫详于此矣。尝论会厌关于督脉，读此乃自信其说之不误也。

寒热第七十

黄帝问于岐伯曰：寒热瘰疬，在于颈腋者，皆何气使生？岐伯曰：此鼠瘘也，皆寒热之毒气[②] 留于脉而不去者也。黄帝曰：去之奈何？岐伯曰：鼠瘘之本，皆在于脏(诸阴脉齐颈而还)，其末上出于颈腋之间，其浮于脉中，而未内著于肌肉，而外为脓血者，易去也。黄帝曰：去之奈何？岐伯曰：请从其本引其末(是养其阴而宣其阳)，可使衰去而绝其寒热。审按其道以予之，徐往徐来以去之，其小如麦者，一刺知，三刺而已。黄帝曰：决其生死奈何？岐伯曰：反其目视之，其中有赤脉，上下贯瞳子，见一脉，一岁死；见一脉半，一岁半死；见二脉，二岁死；见二脉半，二岁半死；见三脉，三岁而死。见赤脉不下贯瞳子，可治也。

前三篇各论一事，理所宜察，而文无可观。

---

① 出：《甲乙经》作"不"。

② 此鼠瘘也，皆寒热之毒气：《灵枢经》作"此皆鼠瘘寒热之毒气也"。

邪客第七十一

黄帝问于伯高曰：夫邪气之客人也，或令人目不瞑不卧出者，疑当作"不汗出者"。何气使然？伯高曰：五谷入于胃也，其糟粕、津液、宗气分为三隧。故宗气积于胸中（长江大河，浑浩流转），出于喉咙，以贯心肺，而行呼吸焉。营气者，泌其津液，注之于脉，化以为血，以荣四末，内注五脏六腑，以应刻数焉。卫气者，出其悍气之慓疾，而先行于四末、分肉、皮肤之间而不休者也。昼日行于阳，夜行于阴，常从足少阴之分间，行于五脏六腑。今厥气客于五脏六腑，则卫气独卫其外，行于阳，不得入于阴。行于阳则阳气盛，阳气盛则阳跻陷；不得入于阴，阴虚，故目不瞑。黄帝曰：善。治之奈何？伯高曰：补其不足，泻其有余，调其虚实，以通其道，而去其邪，饮以半夏汤一剂，阴阳已通，其卧立至。黄帝曰：善。此所谓决渎壅塞，经络大通，阴阳和得者也。愿闻其方。伯高曰：其汤方以流水千里以外者八升，扬之万遍，取其清五升煮之，炊以苇薪，火沸，置秫米一升，治半夏五合，徐炊，令竭为一升半，去其滓，饮汁一小杯，日三，稍益，以知为度。故其病新发者，覆杯则卧，汗出则已矣；久者，三饮而已也。今人用此汤不依此法，故或效，或不效。

黄帝问于伯高曰：愿闻人之肢节，以应天地奈何？伯高答曰：天圆地方，人头圆足方以应之。天有日月，人有两目；地有九州，人有九窍；天有风雨，人有喜怒；天有雷电，人有音声；天有四时，人有四肢；天有五音，人有五脏；天有六律，人有六腑；天有冬夏，人有寒热；天有十日，人有手十指；辰有十二，人有足十指，茎、垂以应之；女子不足二节，以抱人形；虚其位以怀孕人形。天有阴阳，人有夫妻；岁有三百六十五日，人有三百六十节；地有高山，人有肩膝；地有深谷，人有腋腘；地有十二经水，人有十二经脉；地有泉脉，人有卫气；地有草蓂[①]，人有毫毛；天有昼夜，人有卧起；天有列星，人有牙齿；地有小山，人有小节；地有山石，人有高骨；地有林木，人有募筋；地有聚邑，人有䐃肉；岁有十二月，人有十二节；地有四时不生草，人有无子：此人与天地相应者也。

黄帝问于岐伯曰：余愿闻持针之数，内针之理，纵舍之意，扞皮开腠理，奈何？脉之屈折，出入之处，焉至而出，焉至而止，焉至而徐，焉至而疾，焉至而入？六腑之输于身者，余愿尽闻少序[②] 二字有误。别离之处，离而入阴，别而入阳，此何道而从行？愿尽闻其方。岐伯曰：帝之所问，针道毕矣。黄帝曰：愿卒闻之。岐伯曰：手太阴之脉，出于大指之端，内屈，循白肉际，至本节之后太渊，留以澹，外屈上于本节下，内屈与阴诸络会于鱼际，数脉并注，其气滑利，伏行壅骨之下，外屈出于寸口而行，上至于肘内廉，入于大筋之下，内屈上行臑阴，入腋下，内屈走肺。此顺行逆数之屈折也。心主之脉，出于中指之端，内屈，循中指内廉以上，留于掌中，伏行两骨之间，外屈出两筋之间，骨肉之际，其气滑利，上二寸，外屈出行两筋之间，上至肘内廉，入于小筋之下，留两骨之会，上入于胸中，内络于心脉。黄帝曰：手少阴之脉独无腧，何也？岐伯曰：少阴，心脉也。心者，五脏六腑之大主也，精神之所舍也，其脏坚固，邪弗能容也。容之则心伤，心伤则神去，神去则死矣。故诸邪之在于心者，皆在于心之包络。包络者，心主之脉也，故独无腧焉。黄帝曰：少阴独无腧者，不病乎？岐伯曰：其外经病而脏不病，故独取其经于掌后锐骨之端。其

---

① 草蓂（音密）：遍地丛生的野草。

② 少序：《太素》作"其序"，义长。

余脉出入屈折，其行之徐疾，皆如手少阴心主之脉行也（是言身脉皆出于心也）。故本腧者，“本”如原道原毁之“原”，是发明之义也。皆因其气之虚实疾徐以取之，是谓因冲而泻，因衰而补，如是者，邪气得去，真气坚固，是谓因天之序。

黄帝曰：持针纵舍奈何？岐伯曰：必先明知十二经脉之本末，皮肤之寒热，脉之盛衰滑涩。其脉滑而盛者，病日进；虚而细者，久以持；大以涩者，为痛痹；阴阳如一者，病难治。其本末尚热者，病尚在；其热已衰者，其病亦去矣。持其尺，察其肉之坚脆、大小、滑涩、寒温、燥湿。因视目之五色，以知五脏，而决死生。视其血脉，察其色，以知其寒热痛痹。

黄帝曰：持针纵舍，余未得其意也。岐伯曰：持针之道，欲端以正，安以静，先知虚实，而行疾徐，左手执骨，右手循之，无与肉果，果，果累也。泻欲端以正，补必闭肤，辅针导气，邪得淫泆，真气得居。黄帝曰：扦皮开腠理奈何？岐伯曰：因其分肉，左别其肤，微内而徐端之，适神不散，邪气得去。

黄帝问于岐伯曰：人有八虚，各何以候？岐伯答曰：以候五脏。黄帝曰：候之奈何？岐伯曰：肺心有邪，其气留于两肘；肝有邪，其气留于两腋；脾有邪，其气留于两髀；肾有邪，其气留于两腘。凡此八虚者，皆机关之室，真气之所过，血络之所游，邪气恶血，固不得住留，住留则伤筋络骨节，机关不得屈伸，故病[①]挛也。

通篇笔致夭矫，如神龙之蜿蜒空中。惜文义前后不相承，理法无可揣摩。

通天第七十二

黄帝问于少师曰：余尝闻人有阴阳，何谓阴人，何谓阳人？少师曰：天地之间，六合之内，不离于五，人亦应之（总提），非徒一阴一阳而已也，而略言耳，口弗能遍明也。黄帝曰：愿略闻其意，有贤人圣人，心能备而行之乎？谓今但愿闻其略，将来有贤圣之人，当能备而行之。句拙而晦，疑“心”字误。少师曰：盖有太阴之人（分提），少阴之人，太阳之人，少阳之人，阴阳和平之人。凡五人者（领下），其态不同，其筋骨气血各不等。

黄帝曰：其不等者，可得闻乎？少师曰：太阴之人（先叙性情），贪而不仁，下齐湛湛[②]，自下以齐于众。好内而恶出，心和而不发，不务于时，动而后之，此太阴之人也。少阴之人，小贪而贼心，见人有亡，常若有得，好伤好害，见人有荣，乃反愠怒，心疾而无恩，此少阴之人也。太阳之人，居处于于[③]，好言大事，无能而虚说，志发于四野，举措不顾是非，为事如常自用，事虽败而常无悔，此太阳之人也。少阳之人，諟谛好自贵，有小小官，则高自宜，好为外交，而不内附，此少阳之人也。阴阳和平之人，居处安静，无为惧惧，无为欣欣，婉然从物，或与不争，与时变化，尊则谦谦，谭而不治，是谓至治（独用硬煞）。古之善用针艾者（束上领下），视人五态乃治之，盛者泻之，虚者补之。黄帝曰：治人之五态奈何？少师曰：太阴之人，多阴而无阳（叙治法，带叙血气阴阳），其阴血浊，其卫气涩，阴阳不和，缓筋而厚皮，不之疾泻，不能移之。少阴之人，多阴少阳，小胃而大肠，六腑不调，其阳明脉小而太阳脉大，必审调之，其血易脱，其气易败也。太阳之人，多阳而少阴，必谨调之，无脱其阴，而泻其阳，阳重脱者易狂，阴阳皆脱者，暴死不知人也。少阳之人，多阳少阴，经小而络大，血在中而气外，

① 病：《灵枢经》作“痀”，《甲乙经》作“拘”。

② 湛湛：深貌。

③ 于于：行动舒缓自得貌。

实阴而虚阳,独泻其络脉,则强气脱而疾,中气不足,病不起也。强气即卫气也。阴阳和平之人,其阴阳之气和,血脉调,谨诊其阴阳,视其邪正,安容仪,审有余不足,盛则泻之,虚则补之,不盛不虚,以经取之。此所以调阴阳,别五态之人者也(勒住)。黄帝曰:夫五态之人者(承上,折入五态),相与无故,卒然新会,未知其行也,何以别之?少师答曰:众人之属(先叙大概),不如五态之人者,故五五二十五人,而五态之人不与焉。五态之人,尤不合于众者也。黄帝曰:别五态之人奈何?少师曰:太阴之人(详叙五态),其状黮黮然黑色,念然下意,临临然长大,腘然未偻,此太阴之人也。少阴之人,其状清然窃然,固以阴贼,立而躁崄,行而似伏,此少阴之人也。太阳之人,其状轩轩储储,反身折腘,此太阳之人也。少阳之人,其状立则好仰,行则好摇,其两臂两肘则常出于背,此少阳之人也。阴阳和平之人,其状委委然,随随然,颙颙然,愉愉然,㬇㬇然,豆豆然,众人皆曰君子,此阴阳和平之人也。读"阴阳二十五人"篇、"行针"篇及此篇,知人之性情皆分于血气,即圣贤所谓血气之性也。

布局与二十五人篇同,而篇幅较短,搏挖尤觉有力,足供揣摩。先叙性情,后叙形态,有倒入之势。文阵与"本脏"亦相似。

官能第七十三

黄帝问于岐伯曰:余闻九针于夫子众多矣,不可胜数,余推而论之,以为一纪。余司诵之,子听其理,非则语余,请正其道(下文俱从此数语中写出,便全在空中),令可久传,后世无患,得其人乃传,非其人勿言。岐伯稽首再拜曰:请听圣王之道。

黄帝曰:用针之理,必知形气之所在,左右上下(以下如童子背书,心目全注于空中),阴阳表里,血气多少,行之逆顺,出入之合,谋伐有过。知解结,知补虚泻实,上下气门,明通于四海,审其所在,寒热淋露,以输异处,审于调气,明于经隧,左右肢络,尽知其会。寒与热争,能合而调之;虚与实邻,知决而通之;左右不调,把而行之;明于逆顺,乃知可治。阴阳不奇,故知起时,审于本末,察其寒热,得邪所在,万刺不殆。知官九针,刺道毕矣。明于五输,徐疾所在,屈伸出入,皆有条理,言阴与阳,合于五行,五脏六腑,亦有所藏,四时八风,尽有阴阳,各得其位,合于明堂,各处色部,五脏六腑,察其所痛,左右上下,知其寒温,何经所在。审皮肤之寒温滑涩,知其所苦,膈有上下,知其气所在。先得其道,稀而疏之,稍深以留,故能徐入之。大热在上,推而下之;从下上者,引而去之;视前痛者,常先取之。大寒在外,留而补之;入于中者,从合泻之。针所不为,灸之所宜。上气不足,推而扬之;下气不足,积而从之;阴阳皆虚,火自当之。厥而寒甚,骨廉陷下,寒过于膝,下陵三里。阴络所过,得之留止,寒入于中,推而行之,经陷下者,火则当之。结络坚下[①],火所治之。不知所苦,两跷之下,男阴女阳,良工所禁,针论毕矣。用针之服,必有法则,上视天光,下司八正,以避奇邪,而观百姓,审于虚实,无犯其邪。是得天之露,遇岁之虚,救而不胜,反受其殃。故曰:必知天忌,乃言针意。法于往古,验于来今,观于窈冥,通于无穷,粗之所不见,良工之所贵,莫知其形,若神仿佛。邪气之中人也,洒淅动形。正邪之中人也,微先见于色,不知于其身,若有若无,若亡若存,有形无形,莫知其情。是故上工之取气,乃救其萌芽;下工守其已成,因败其形。是故工之用针也,知气之所在,而守其门户,明于

① 坚下:《灵枢经》作"坚紧"。

调气，补泻所在，徐疾之意，所取之处。泻必用员，切而转之，其气乃行，疾而徐出，邪气乃出，伸而迎之，摇[①] 大其穴，气出乃疾。补必用方，外引其皮，令当其门，左引其枢，右推其肤，微旋而徐推之，必端以正，安以静，坚心无解，欲微以留，气下而疾出之，推其皮，盖其外门，真气乃存。用针之要，无忘其神。此处当有岐伯赞叹数语。雷公问于黄帝曰：针论曰：得其人乃传，非其人勿言。何以知其可传（以下当另为一篇，因与起处文义相承，而附编于此耳）？黄帝曰：各得其人，任之其能，故能明其事。雷公曰：愿闻官能奈何？黄帝曰：明目者，可使视色（笔致俱生动，可喜）。聪耳者，可使听音。捷疾辞语者，可使传论语。徐而安静，手巧而心审谛者，可使行针艾，理血气而调诸逆顺，察阴阳而兼诸方。缓节柔筋而心和调者，可使导引行气。疾毒言语轻人者，可使唾痈咒病。爪苦手毒，为事善伤者，可使按积抑痹。各得其能，方乃可行，其名乃彰。不得其人，其功不成，其师无名。故曰：得其人乃言，非其人勿传，此之谓也（申一笔，更见生动）。手毒者，可使试按龟，置龟于器下，而按其上，五十日而死矣；手甘者，复生如故也。

措词之板实，全经中无有甚于此者，而偏能运实于虚，化板为活，布局之巧，可谓妙想天开。

论疾诊尺第七十四

黄帝问于岐伯曰：余欲无视色持脉，独调其尺，以言其病，从外知内，为之奈何？岐伯曰：审其尺之缓急、小大、滑涩，肉之坚脆，而病形定矣（总领下文）。视人之目窠上微痈，如新卧起状，其颈脉动，时咳，按其手足上，窅而不起者，风水肤胀也。尺肤滑，其淖泽者，风也。尺肉弱者，解㑊。安卧脱肉者，寒热，不治。尺肤滑而泽脂者，风也。尺肤涩者，风痹也。尺肤粗如枯鱼之鳞者，水泆饮也。尺肤热甚，脉盛躁者，病温也，其脉盛而滑者，汗[②] 且出也。尺肤寒，其脉小者，泄、少气。尺肤炬然，先热后寒者，寒热也。尺肤先寒，久持之而热者，亦寒热也。

肘所独热者，腰以上热；手所独热者，腰以下热。肘前独热者，膺前热；肘后独热者，肩背热。臂中独热者，腰腹热；肘后粗以下三四寸热者，肠中有虫。掌中热者，腹中热；掌中寒者，腹中寒。鱼上白肉有青血脉者，胃中有寒。尺炬然热，人迎大者，当夺血。尺坚大，脉小甚，少气，悗有加，立死。目赤色者病在心，白在肺，青在肝，黄在脾，黑在肾。黄色不可名者，病在胸中。诊目痛，赤脉从上下者，太阳病；从下上者，阳明病；从外走内者，少阳病。诊寒热，赤脉上下至瞳子，见一脉，一岁死；见一脉半，一岁半死；见二脉，二岁死；见二脉半，二岁半死；见三脉，三岁死。诊龋齿痛，按其阳之来，有过者独热，在左左热，在右右热，在上上热，在下下热。

诊血脉者，多赤多热，多青多痛，多黑为久痹，多赤、多黑、多青皆见者，寒热。身痛而色微黄，齿垢黄，爪甲上黄，黄疸也。安卧，小便黄赤，脉小而涩者，不嗜食。

人病，其寸口之脉，与人迎之脉小大等，及其浮沉等者，病难已也。女子手少阴脉动甚者，妊子。婴儿病，其头毛皆逆上者，必死。耳间青脉起者，掣痛。大便赤瓣飧泄，脉小者，手足寒，难已；飧泄，脉小，手足温，泄，易已。

四时之变，寒暑之胜，重阴必阳，重阳必阴，故阴主寒，阳主热，故寒甚则热，热甚

---

① 摇：原作“遥”，误，据《甲乙经》改。

② 汗：《灵枢经》作“病”。

则寒,故曰:寒生热,热生寒,此阴阳之变也。故曰:冬伤于寒,春生瘅热;春伤于风,夏生飧泄肠澼;夏伤于暑,秋生痎疟;秋伤于湿,冬生咳嗽,是谓四时之序也。

条列事类,而用笔之长短伸缩,无理法可寻,不及前卷"寒热"、"癫狂"诸篇矣。至其事理,明备业道者,宜详察之。

刺节真邪第七十五

黄帝问于岐伯曰:余闻刺有五节(直起),奈何?岐伯曰:固有五节:一曰振埃,二曰发蒙,三曰去爪,四曰彻衣,五曰解惑(点明条目)。黄帝曰:夫子言五节,余未知其意。岐伯曰:振埃者,刺外经,去阳病也(先分叙大意);发蒙者,刺腑输,去腑病也;去爪者,刺关节肢络也;彻衣者,尽刺诸阳之奇输也;解惑者,尽知调阴阳,补泻有余不足,相倾移也。

黄帝曰:刺节言振埃,夫子乃言刺外经,去阳病,余不知其所谓也,愿卒闻之(次分叙其详)。岐伯曰:振埃者,阳气大逆,上满于胸中,愤䐜[①]肩息,大气逆上,喘喝坐伏,病恶埃烟,噎[②]不得息,请言振埃,尚疾于振埃。黄帝曰:善。取之何如?岐伯曰:取之天容。黄帝曰:其咳上气穷诎胸痛者,取之奈何?岐伯曰:取之廉泉。黄帝曰:取之有数乎?岐伯曰:取天容者,无过一里;取廉泉者,血变而止。"里"字义无考,或"往"之讹也。帝曰:善哉。

黄帝曰:刺节言发蒙,余不得其意。夫发蒙者,耳无所闻,目无所见。夫子乃言刺腑输,去腑病,何输使然?愿闻其故。岐伯曰:妙乎哉问也!此刺之大约,针之极也,神明之类也,口说书卷,犹不能及也,请言发蒙,尚疾于发蒙也。黄帝曰:善。愿卒闻之。岐伯曰:刺此者,必于日中,刺其听宫,中其眸子,声闻于耳,此其输也。黄帝曰:善。何谓声闻于耳?岐伯曰:刺之[③]以手坚按其两鼻窍而疾偃之,其声必应于针也。黄帝曰:善。此所谓弗见为之,而无目视,见而取之,神明相得者也。

黄帝曰:刺节言去爪,夫子乃言刺关节肢络,愿卒闻之。岐伯曰:腰脊者,身之大关节也。肢胫者,人之管以趋翔也。茎垂者,身中之机,阴精之候,津液之道也。故饮食不节,喜怒不时,津液内溢,乃下流于睾,血道不通,日大不休,俯仰不便,趋翔不能,此病荥然有水,不上不下,铍石所取,形不可匿,常不得蔽,故命曰去爪。帝曰:善。

黄帝曰:刺节言彻衣,夫子乃言尽刺诸阳之奇输,未有常处也,愿卒闻之。岐伯曰:是阳气有余,而阴气不足,阴气不足则内热,阳气有余则外热,内[④]热相搏,热于怀炭,外畏绵帛,不可近身,又不可近席,腠理闭塞,则汗不出,舌焦唇槁,腊干嗌燥,饮食不让美恶。黄帝曰:善。取之奈何?岐伯曰:取之于其天府、大杼三痏,又刺中膂,以去其热,补足手太阴,以出其汗,热去汗稀,疾于彻衣。黄帝曰:善。

黄帝曰:刺节言解惑,夫子乃言尽知调阴阳,补泻有余不足,相倾移也,惑何以解之?岐伯曰:大风在身,血脉偏虚,虚者不足,实者有余,轻重不得,倾侧宛伏,不知东西,不知南北,乍上乍下,乍反乍覆,颠倒无常,甚于迷惑。黄帝曰:善。取之奈何?岐伯曰:泻其有余,补其不足,阴阳平复,用针若此,疾于解惑。黄帝曰:善。请藏之灵兰之室,不敢妄出也。以上论刺节之义已毕。

黄帝曰:余闻刺有五邪,何谓五邪(另起)?岐伯曰:病有持痈者,有容大者,有狭

① 愤䐜:愤,原作"怀",据《灵枢经》改。䐜,《灵枢经》作"瞋"。
② 噎:原作"饐",古"噎"字。
③ 之:《灵枢经》作"邪"。
④ 内:《甲乙经》作"两",当是。

小者，有热者，有寒者，是谓五邪（点明条目）。黄帝曰：刺五邪奈何？岐伯曰：凡刺五邪之方，不过五章（先叙大概），痹热消灭，肿聚散亡，寒痹益温，小者益阳，大者必去，请道其方（次叙其详）。

凡刺痈邪无迎陇，易俗移性不得脓，诡道更行去其乡，不安处所乃散亡（此五段中俱以七字为句，而协之以韵）。诸阴阳过痈者，过者，盛也。痈者，壅也。取之其输泻之。

凡刺大邪日以小，泄[①] 夺其有余乃益虚[②]，剽其[③] 通，针其邪，肌肉亲，视之毋有反其真。刺诸阳分肉间。

凡刺小邪日以大，补其不足乃无害，视其所在迎之界，远近尽至其不得外，侵而行之乃自费。刺分肉间。

凡刺热邪越而苍，出游不归乃无殃[④]，针[⑤] 为开通辟门户，使邪得出病乃去[⑥]。

凡刺寒邪日以温，徐往徐来致其神，门户已闭气不分，虚实得调其气存也。黄帝曰：官针奈何？岐伯曰：刺痈者用铍针，刺大者用锋针，刺小者用员利针，刺热者用镵针，刺寒者用毫针也。以上论五邪及其治法，下又申明寒热两偏之治法，即从五邪推出言之，以渐渐引入真邪作结也。

请言解谕（承上说下）。解谕，譬喻也。原作解论，非谓以比譬之说，申明前旨。人[⑦] 与天地相应，与四时相副者，人参天地，故可为解。下有渐洳，上生苇蒲，此所以知形气之多少也（此言天地相应，似有脱文）。阴阳者，寒暑也，热则滋雨而在上，根荄少汁（此言四时相副，提起"寒"、"热"二字）。人气在外，皮肤缓，腠理开，血气减，汗大泄，皮淖泽。寒则地冻水冰，人气在中，皮肤致，腠理闭，汗不出，血气强，肉坚涩。当是之时，善行水者，不能往冰；善穿地者，不能凿冻；善用针者，亦不能取四厥；血脉凝结，坚搏不往来者，亦未可即柔。故行水者，必待天温冰释冻解，而水可行，地可穿也。人脉犹是也，治厥者，必先熨调和其经，掌与腋、肘与脚、项与脊以调之，火气已通，血脉乃行，然后视其病。脉淖泽者，刺而平之；坚紧者，破而散之，气下乃止，此所以解结者也。

用针之类，在于调气，气积于胃，以通营卫，各行其道。宗气留于海，其下者注于气街，其上者走于息道。故厥在于足，宗气不下，脉中之血，凝而留止，弗之火调，弗能取之。用针者，必先察其经络之实虚，切而循之，按而弹之，视其应动者，乃后取之而下之。六经调者，谓之不病，虽病，谓之自已也。一经上实下虚而不通者，此必有横络盛加于大经，令之不通，视而泻之 ，此所谓解结者也。

上寒下热，先刺其项太阳，久留之，已刺则熨项与肩胛，令热下合乃止，此所谓推而上之者也。

上热下寒，视其虚脉而陷之于经络者取之，气下乃止，此所谓引而下之者也。

大热遍身，狂而妄见、妄闻、妄言，视足阳明及大络取之，虚者补之，血而实者泻之，因其偃卧，居其头前，以两手四指挟按颈动脉，久持之，卷而切推，下至缺盆中而止，复[⑧] 如前，热去乃止，此所谓推而散之者也。以上为中半篇，承上起下，以下乃发真邪。

黄帝曰：有一脉生数十病者（另起），或痛、或痈、或热、或寒、或痒、或痹、或不仁，

---

① 泄：原脱，据《灵枢经》补。

② 虚：原脱，据《灵枢经》补。

③ 其：原脱，据《灵枢经》补。

④ 殃：《灵枢经》作"病"。

⑤ 针：《灵枢经》无。

⑥ 去：《灵枢经》作"已"。

⑦ 人：《灵枢经》无。

⑧ 止复：《灵枢经》作"复止"。

变化无穷，其故何也？岐伯曰：此皆邪气之所生也。黄帝曰：余闻气者，有真气，有正气，有邪气。何谓真气？岐伯曰：真气者，所受于天，与谷气并而充身也。正气者，正风也，从一方来，非实风，又非虚风也。邪气者，虚风之贼伤人也，其中人也深，不能自去。正风者，其中人也浅，合而自去，其气来柔弱，不能胜真气，故自去。虚邪之中人也，洒淅动形，起毫毛而发腠理。其入深，内搏于骨，则为骨痹；搏于筋，则为筋挛；搏于脉中，则为血闭不通，则为痈；搏于肉，与卫气相搏，阳胜者则为热，阴胜者则为寒，寒则真气去，去则虚，虚则寒；搏于皮肤之间，其气外发，腠理开，毫毛摇，气往来行，则为痒；留而不去，则为痹；卫气不行，则为不仁。虚邪遍容[①]于身半，其入深，内居营卫，营卫稍衰，则真气去，邪气独留，发为偏枯。其邪气浅者，脉偏痛。

虚邪之入于身也深，寒与热相搏，久留而内著，寒胜其热，则骨疼肉枯，热胜其寒，则烂肉腐肌为脓内伤骨，内伤骨为骨蚀（下五项首句皆承"虚邪入于身"来，所谓无常处也）。

有所疾前筋，筋屈不得伸，"经筋"篇有"下散前后"与"前及胸痛"之文。邪气居其间而不反，发为筋溜（是有常名也）。

有所结，气归之，卫气留之，不得反，津液久留，合而为肠溜，久者数岁乃成，以手按之柔也。有所结，气归之，津液留之，邪气中之，凝结日以易甚，易，变易也，流走无定之谓也。故下接云"连以聚居"。马注谓同益未协。连以聚居，为昔瘤，久瘤也，上筋溜、肠溜俱宜作瘤，即瘕块也，又见下卷"九针"论中。以手按之坚。

有所结，深中骨，气因于骨，骨与气并，日以益大，则为骨疽。有所结，中于肉，宗气归之，邪留而不去，有热则化而为脓，无热则为肉疽。凡此数气者，其发无常处，而有常名也。五个"有所"，即悬空指其处而言之，以无常处故也。

三千字只以四节尽之，每节各有五排，却不嫌板。所谓大阵包小阵，大营包小营，笔力坚悍古朴，千古无两。前半论刺节，后半论真邪，中间以五邪寒热作枢纽，笔笔皆系实事，不见承接转换之迹。求道者最宜先读此种文字，为其字字留目也。

卫气行第七十六

黄帝问于伯高曰：愿闻卫气之行，出入之合，何如（点题）？伯高曰：岁有十二月，日有十二辰，子午为经，卯酉为纬。天周二十八宿，而一面七星，四七二十八星，房昴为纬，虚张为经。张当是"星"。是故房至毕为阳，昴至心为阴（略顿），阳主昼，阴主夜（二句承上起下）。故卫气之行，一日一夜五十周于身（总叙阴阳周数），昼日行于阳二十五周，夜行于阴二十五周，周于五脏（略顿）。是故平旦阴尽，阳气出于目（分叙。叙行阳之部），目张则气上行于头，循项下足太阳，循背下至小指之端。其散者（是同时分道并行），别于目锐眦，下手太阳，下至手小指之间外侧。其散者，别于目锐眦，下足少阳，注小指次指之间。以上循手少阳之分侧，下至小指[②]之间。别者以上至耳前，合于颔脉，注足阳明，以下行至跗上，入五指之间。其散者，从耳下，下手阳明，入大指之间，入掌中。其至于足也，入足心，出内踝下，行阴分，复合于目，故为一周。据此经义是手足三阳同时并行，而又从足太阳、足阳明同时并入于阴分也。三阳者，阳经之部分也；阴分者，阴经之部分也。是故日行一舍（叙行阳之数），人气

① 遍容：《甲乙经》作"偏容"，当从。
② 小指：其后，《太素》有"次指"二字。

行一周与十分身之八；日行二舍，人气行三周[1]于身与十分身之六；日行三舍，人气行于身五周与十分身之四；日行四舍，人气行于身七周与十分身之二；日行五舍，人气行于身九周；日行六舍，人气行于身十周与十分身之八；日行七舍，人气行于身十二周与十分身之六；日行十四舍，人气二十五周于身有奇分与十分身之二，阳尽于阴，阴受气矣。其始入于阴（叙行阴之部），当从足少阴注于肾，肾注于心，心注于肺，肺注于肝，肝注于脾，脾复注于肾，为一周也。是故夜行一舍（叙行阴之数），人气行于阴脏一周与十分脏之八，亦如阳行之二十五周，而复合于目。阴阳一日一夜，合有奇分十分身之二[2]，与十分脏之二（总束上文），是故人之所以卧起之时有早晏者，奇分不尽故也（勒住）。

黄帝曰：卫气之在于身也（提起“在”字，是从“行”字推出言之，为后半篇主脑），上下往来不以期，候气而刺之奈何？上文明叙有期矣，此言不以期者，上乃气所行之期，此指气所在之期，以明刺法也。气所行者，手足六阳同时并出，难专所在也。气所在者，气所最盛之部，即气所往来交会之部也。起处“出”、“入”二字是言身与脏气之内外也，此“来”、“往”二字是专言身气之上下也。伯高曰：分有多少，日有长短（亦从天说起），春秋冬夏，各有分理，然后常以平旦为纪，以夜尽为始。是故一日一夜，水下百刻，二十五刻者，半日之度也，昼，日之半也，一日一夜四分之。常如是毋已，日入而止，随日之长短，各以为纪而刺之。谨候其时，病可与期；失时反候，百病不治（略顿）。故曰：刺实者，刺其来也；刺虚者，刺其去也。此言气存亡之时，以候虚实而刺之也（唱醒“在”字，存亡虚实即“在”“不在”注脚）。是故谨候气之所在而刺之（“在”字响），是谓逢时（略顿）。病在于三阳，必候其气在于阳而刺之；病在于三阴，必候其气在阴分而刺之（开下）。水下一刻，人气在太阳（分叙）；水下二刻，人气在少阳；水下三刻，人气在阳明；水下四刻，人气在阴分。水下五刻，人气在太阳；水下六刻，人气在少阳；水下七刻，人气在阳明；水下八刻，人气在阴分；水下九刻，人气在太阳；水下十刻，人气在少阳；水下十一刻；人气在阳明；水下十二刻，人气在阴分。水下十三刻，人气在太阳；水下十四刻，人气在少阳；水下十五刻，人气在阳明；水下十六刻，人气在阴分。水下十七刻，人气在太阳；水下十八刻，人气在少阳；水下十九刻，人气在阳明；水下二十刻，人气在阴分。水下二十一刻，人气在太阳；水下二十二刻，人气在少阳；水下二十三刻，人气在阳明；水下二十四刻，人气在阴分。水下二十五刻，人气在太阳，此半日之度也（应醒，顿住，又整理头绪，以束上文）。从房至毕一十四舍，水下五十刻，日行半度，日行一舍，水下三刻与七分刻之四（从日行之数合漏刻之数）。以每刻十五分计之，其七分之四当八分五七一四二而仍有奇分也。“五十营”篇以下水四刻，日行四十分，是日行一舍又九分舍之一，而亦仍有奇分也。故常以日加宿上，即人气在太阳者，特大略而已，非密率也。大要曰：常以日之加于宿上也，人气在太阳。是故日行一舍，人气行三阳及与阴分（以定人气之数，因前半篇曾以日行纪数，后半篇提笔又有日有长短之文，故补叙），此句“行”字与前半篇“行”字不同，然究未免相混。常如是无已，天地同纪，纷纷盼盼[3]，终而复始，一日一夜，水下百刻而尽矣（一笔与提笔相应，与前半相称，而文法亦回环

① 三周：《灵枢经》作“二周”。

② 二：《灵枢经》作“四”。

③ 盼（音趴）：有条理。

有致矣)。总以水刻为主者,以其数相合而无奇零也。

言明且清,气疏以达。妙在通篇实事,皆以议论行之,化板为活,举重若轻,是何等神勇。

篇中叙卫气行度,看似不合,故戴同甫以水下一刻,人气在太阳以下为衍文,且谓当作"一刻在三阳,二刻在三阴",方符二刻一周之数,此得其一而未得其一也。经义前后本是两截,前叙卫气出于目,下足太阳;其散者,下手太阳;其散者,下足少阳,上手少阳。其别者,下足阳明;其散者,下手阳明。又云其至于足也,从足心入行阴分,是手足三阳同时并行,本无分于先后,而又从足太阳、足阳明同时并入,行于阴分也。何有一刻太阳,二刻少阳,三刻阳明之事?更何有待至四刻,始行阴分之事?此戴氏"一刻三阳,二刻三阴"之说为不谬矣。然当云"一刻行三阳,二刻行三阴",不当云"在三阳,在三阴"也。后叙卫气之在身也,上下往来,各有常期,乃是候其所在而刺之,又别一义,与前文全不相涉。刺法虽已失传,而文义具在,澄心静思,自能觑破。再所称手足太阳、少阳、阳明,皆以部分言,非以经络言也。阴分、阳分统为昼行于阳,内行五脏乃为夜行于阴。

九宫八风第七十七

合八风虚实邪正

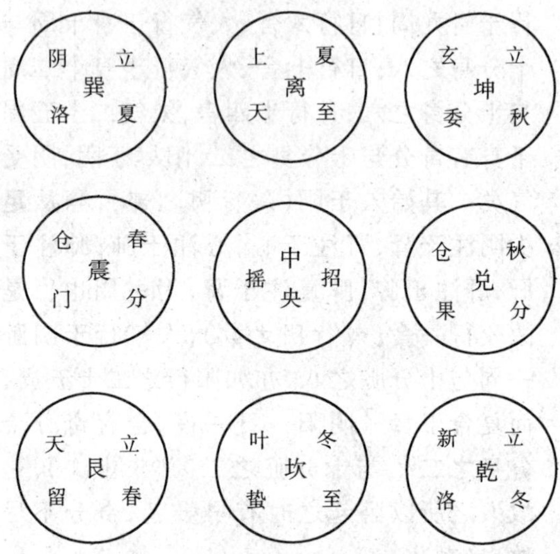

立夏四 阴洛 东南方	夏至九 上天 南方	立秋二 玄委 西南方
春分三 仓门 东方	招摇五 中央	秋分七 仓果 西方
立春八 天留 东北方	冬至一 叶蛰 北方	立冬六 新洛 西北方

太一常以冬至之日(直起),居叶蛰之宫四十六日,明日居天留四十六日,明日居仓门四十六日,明日居阴洛四十五日,明日居天宫四十六日,明日居玄委四十六日,明日居仓果四十六日,明日居新洛四十五日,明日复居叶蛰之宫,曰冬至矣(此一岁也)。

太一日游,以冬至之日,居叶蛰之宫,数所在日,从一处至九日,复反于一,常如是无已,终而复始(此日游也)。

太一移日,天必应之以风雨,以其日风雨则吉,岁美民安少病矣,先之则多雨,后之则多旱。(此移日之也[①],带起"变"字)。

太一在冬至之日有变,占在君;太一在春分之日有变,占在相;太一在中宫之日有变,在中宫之日无考。张景岳以为四季土

① 移日之也:"之"后刻印不清,脱一字。

王之日，以“六元正纪大论”王冰注考之，张说不为无本。第以八宫之日，数推之殊觉未安。占在吏；太一在秋分之日有变，占在将；太一在夏至之日有变，占在百姓。所谓有变者，太一居五宫之日，大风[①] 折树木，扬沙石。各以其所主占贵贱。因视风所来而占之，风从其所居之乡来，为实风，主生长，养万物；从其冲后来，为虚风，伤人者也，主杀，主害者。谨候虚风而避之，故圣人日避虚邪之道，如避矢石然，邪弗能害，此之谓也（此变之占也，带起八方之义）。

是故太一入徙立于中宫，乃朝八风，以占吉凶也（承上虚风说下，领起下文。登高而呼，众山皆应）。风从南方来，名曰大弱风，其伤人也，内舍于心，外在于脉，其气主为热。风从西南方来，名曰谋风，其伤人也，内舍于脾，外在于肌，其气主为弱。风从西方来，名曰刚风，其伤人也，内舍于肺，外在于皮肤，其气主为燥。风从西北方来，名曰折风，其伤人也，内舍于小肠，外在于手太阳脉，脉绝则溢，脉闭则结不通，善暴死。绝字只作“极”字解，是热极而血沸者也。风从北方来，名曰大刚风，其伤人也，内舍于肾，外在于骨与肩背之膂筋，其气主为寒也。风从东北方来，名曰凶风，其伤人也，内舍于大肠，外在于两胁腋骨下及肢节。风从东方来，名曰婴儿风，其伤人也，内舍于肝，外在于筋纽，其气主为身湿。风从东南方来，名曰弱风，其伤人也，内舍于胃，外在肌肉，其气主为体重。此八风者皆从其虚之乡来，乃能病人（承上）。揣此文义，似太一居八宫之日，皆先立于中宫而后徙也。三虚相搏[②]，则为暴病卒死。两实一虚，病则为淋露寒热。犯其雨湿之地，则为痿。故圣人避风，如避矢石焉。其有三虚而偏中于邪风，则为击骨偏枯矣。此篇之义，即中风之病本也。当与《素问·风论》合看，而三虚之义尤宜致思也。后世真中类中刺，刺不休，终是明昧参半之论。夫四时之气，八方之动，寒热燥湿，皆谓之风，而惟燥最厉，则以三虚相搏故也。内外之风，皆生于燥。静观者，当会心不远耳。

先叙所居之宫，次叙所占之变，继叙所主之病，愈摎愈切于身，行文节节有提有束，每节尾与次节有山断云连之势，一气贯注，官止神行，文之极疏畅者。

九针论第七十八

黄帝曰：余闻九针于夫子，众多博大矣，余犹不能寤，敢问九针焉生（点题）？何因而有名？岐伯曰：九针者，天地之大数也，始于一而终于九（总提）。故曰：一以法天（分提），二以法地，三以法人，四以法时，五以法音，六以法律，七以法星，八以法风，九以法野。黄帝曰：以针应九之数奈何（合到针字）？岐伯曰：夫圣人之起天地之数也，一而九之，故以立九野，九而九之，九九八十一（九字发得畅），以起黄钟数焉，以针应数也（顿住）。

一者，天也；天者，阳也。五脏之应天者肺。肺者，五脏六腑之盖也。皮者，肺之合也，人之阳也（分叙。此叙九者之取义，应于人病之九类，而因以制针也。是叙九针之功用也，应焉生）。故为之治针，必大其头而锐其末，令无得深入而阳气出。二者，地也。人之所以应土者，肉也。故为之治针，必筩其身而员其末，令无得伤肉分，伤则气竭。三者，人也。人之所以成生者，血脉也。故为之治针，必大其身而员其末，令可以按脉勿陷，以致其气，令邪气独出。四者，时也。时者，四时八风之客于经络之中，为瘤病者也。故为之治针，必筩其身而

① 大风：《灵枢经》作“病风”，《太素》作“疾风”。

② 搏：《灵枢经》作“抟”。

锐[1]其末，令可以泻热出血，而痼病竭。五者，音也。音者，冬夏之分，分于子午，阴与阳别，寒与热争，两气相搏，合为痈脓者也。故为之治针，必令其末如剑锋，可以取大脓。六者，律也。律者，调阴阳四时，而合十二经脉。虚邪客于经络，而为暴痹者也。故为之治针，必令尖如氂，且员且锐，中身微大，以取暴气。七者，星也。星者，人之七窍。邪之所客于经而为痛痹，舍于经络者也。故为之治针，令尖如蚊虻喙，静以徐往，微以久留，正气因之，真邪俱往，出针而养者也。八者，风也。风者，人之股肱八节也。八正之虚风，八风伤人，内舍于骨解腰脊节腠之间，为深痹也。腠下原有理字，昧者妄增，删之。故为之治针，必长其身，锋其末，可以取深邪远痹。九者，野也。野者，人之节解皮肤之间也。淫邪流溢于身，如风水之状而溜，不能过于机关大节者也。故为之治针，令尖如梃，其锋微员，以取大气之不能过于关节者也。

黄帝曰：针之长短有数乎？岐伯曰：一曰镵针者，取法于布针[2]（此叙九针之形度也，应何因而有名），去末寸半，卒锐之，长一寸六分，主热在头身也。二曰员针，取法于絮针，筒其身而卵其锋，长一寸六分，主治分肉间气。三曰鍉针，取法于黍粟之锐，长三寸半，主按脉取气，令邪出。四曰锋针，取法于絮针，筒其身，锋其末，长一寸六分，主痈热出血。五曰铍针，取法于剑锋，广二分半，长四寸，主大痈脓，两热争者也。六曰员利针，取法于氂针，微大其末，反小其身，令可深内也，长一寸六分，主取痈痹者也。七曰毫针，取法于毫毛，长一寸六分，主寒热痛痹在络者也。八曰长针，取法于綦针，长七寸，主取深邪远痹者也。九曰大针，取法于锋针，其锋微员，长四寸，主取大气不出关节者也。针形毕矣，此九针大小长短法也。

黄帝曰：愿闻身形应九野奈何？岐伯曰：请言身形之应九野也（此另叙九野应于人身之针禁也），左足应立春，其日戊寅己丑。左胁应春分，其日乙卯。左手应立夏，其日戊辰己巳。膺喉首头应夏至，其日丙午。右手应立秋，其日戊申己未。右胁应秋分，其日辛酉。右足应立冬，其日戊戌己亥。腰尻下窍应冬至，其日壬子。六腑膈下三脏应中州，其大禁，大禁太乙[3]所在之日，及诸戊己。凡此九者，善候八正所在之处，所主左右上下身体有痈肿者，欲治之，无以其所直之日溃治之，是谓天忌日也。

形乐志苦，病生于脉，治之以灸刺。形苦志乐，病生于筋，治之以熨引（以下条件各事不相联贯，以备览耳，然许多数目字亦自映带有情）。形乐志乐，病生于肉，治之以针石。形苦志苦，病生于咽喝，咽即嗌字，喝者喘也。治之以甘药。形数惊恐，筋脉不通，病生于不仁，治之以按摩醪药。是谓五形。

五脏气：心主噫，肺主咳，肝主语，脾主吞，肾主欠。六腑气：胆为怒，胃为气逆、哕，大肠小肠为泄，膀胱不约为遗溺，下焦溢为水。

五味：酸入肝，辛入肺，苦入心，甘入脾，咸入肾，淡入胃，是谓五味。

五并：精气并肝则忧，并心则喜，并肺则悲，并肾则恐，并脾则畏，是谓五精之气并于脏也。

五恶：肝恶风，心恶热，肺恶寒，肾恶燥，脾恶湿，此五脏气所恶也。

五液：心主汗，肝主泣，肺主涕，肾主唾，脾主涎，此五液所出也。

---

① 锐：《灵枢经》作“锋”。
② 布针：《灵枢经》作“巾针”。
③ 太乙：《灵枢经》作“太一”。

五劳：久视伤血，久卧伤气，久坐伤肉，久立伤骨，久行伤筋，此五久劳所病也。

五走：酸走筋，辛走气，苦走血，咸走骨，甘走肉，是谓五走也。

五裁：病在筋，无食酸；病在气，无食辛；病在骨，无食咸；病在血，无食苦；病在肉，无食甘。口嗜而欲食之，不可多矣，必自裁也，故命曰五裁。

五发：阴病发于骨，阳病发于血，阴病发于肉[①]，阳病发于冬，阴病发于夏。

五邪：邪入于阳，则为狂；邪入于阴，则为血痹；邪入于阳，转则为癫疾；邪入于阴，转则为瘖；阳入之于阴，病静；阴出之于阳，病喜怒。

五藏：心藏神，肺藏魄，肝藏魂，脾藏意，肾藏精志也。

五主：心主脉，肺主皮，肝主筋，脾主肌，肾主骨。

阳明多血多气，太阳多血少气，少阳多气少血，太阴多血少气，厥阴多血少气，少阴多气少血。故曰：刺阳明出血气，刺太阳出血恶气，刺少阳出气恶血，刺太阴出血恶气，刺厥阴出血恶气，刺少阴出气恶血也。

足阳明太阴为表里，少阳厥阴为表里，太阳少阴为表里，是谓足之阴阳也。手阳明太阴为表里，少阳心主为表里，太阳少阴为表里，是谓手之阴阳也。以上俱见《素问·宣明五气论》、“血气形志论”两篇中。

条列事类，以整饬出之，是经文定律也。文境平正博大，绝人攀跻。前三节自是题中正义，形志以下，亦用针者，所必讲也，故类聚之。

岁露论第七十九

黄帝问于岐伯曰：经言夏日伤暑，秋必[②]病疟，疟之发也以时，其故何也（以疟陪起）？岐伯对曰：邪客于风府（即唱带“风”字），循膂而下[③]，卫气一日一夜，常大会于风府，其明日，日下一节，故其作日晏[④]。此其先客于脊背也，故每至于风府则腠理开，腠理开则邪气入，邪气入则病作，此所以日作[⑤]也。卫气之行风府也，日下一节，二十一日下至尾底，二十二日入脊内，注于伏冲之脉，其行九日，出于缺盆之中，其气上行，故其病稍益早也。至其内搏于五脏，横连募原，其道远，其气深，其行迟，不能日作，故次日乃畜积而作焉。黄帝曰：卫气每至于风府，腠理乃发，发则邪入焉。其卫气日下一节，则不当风府奈何（虽叙疟病，“风”字却渐渐认真）？岐伯曰：风府无常，卫气之所应，必开其腠理，气之所舍，即其府也。黄帝曰：善。夫风之与疟也（从疟却到风），相与同类，而风常在，而疟特以时休，何也？岐伯曰：风气留其处，疟气随经络沉以内搏，故卫气应乃作也。帝曰：善（顿住）。此论疟而映带“风”字，是客笔。

黄帝问于少师曰：余闻四时八风之中人也（入“风”字正面），故有寒暑，寒则皮肤急而腠理闭，暑则皮肤缓而腠理开（以下三段逐层搜逼）。贼风邪气因得以入乎？将必须八正虚邪，乃能伤人乎？少师答曰：不然。贼风邪气之中人也，不得以时，然必因其开也，其入深，其内极病，其病人也卒暴；因其闭也，其入浅以留，其病也徐以迟（顿住）。黄帝曰：有寒温和适，腠理不开，然有卒病者（进逼一笔），其故何也？少师答曰：帝弗知邪入乎？虽平居，其腠理开闭缓急，其故常有时也。黄帝曰：可得闻乎？少师曰：人与天地相参也，与日月相应也。故月

---

① 阴病发于肉：《灵枢经》作“以味发于气”。

② 必：《灵枢经》无。

③ 循膂而下：其前《灵枢经》有“病”字。

④ 故其作日晏：《灵枢经》作“故其日作晏”。

⑤ 日作：其后《灵枢经》有“尚晏”二字。

满则海水西盛，人血气积，肌肉充，皮肤致，毛发坚，腠理郄，郄义当同“翕”。烟垢著。当是之时，虽遇贼风，其入浅不深。至其月郭空，则海水东盛，人气血虚，其卫气去，形独居，肌肉减，皮肤纵，腠理开，毛发残，膲理薄，烟垢落。当是之时，遇贼风则其人深，其病人也卒暴（顿住）。黄帝曰：其有卒然暴死者何也（又逼一笔）？少师答曰：三虚者，其死暴疾也；得三实者，邪不能伤人也。黄帝曰：愿闻三虚。少师曰：乘年之衰，逢月之空，失时之和，因为贼风所伤，是谓三虚。故论不知三虚，工反为粗。黄帝曰：愿闻三实。少师曰：逢年之盛，遇月之满，得时之和，虽有贼风邪气，不能危之也。命曰三实（顿住）。黄帝曰：善乎哉论！明乎哉道！请藏之金匮。然此一夫之论也（撇上）。此风之乘虚而入，非天行之时病也。与“九宫八风”篇义同，在本篇仍是主中实。黄帝曰：愿闻岁之所以皆同病者，何因而然（开下）？少师曰：此八正之候也。黄帝曰：候之奈何？少师曰：候此者，常以冬至之日，太一立于叶蛰之宫（先举冬至虚风，总发“病”字），其至也，天必应之以风雨者矣。风雨从南方来者为虚风，贼伤人者也。其以夜半至也，万民皆卧而弗犯也，故其岁民少病。其以昼至者，万民懈惰而皆中于虚风，故万民多病。虚邪入客于骨而不发于外，至其立春，阳气大发，腠理开，因立春之日，风从西方来，万民又皆中于虚风，此两邪相搏[①]，经气结代者矣。故诸逢其风而遇其雨者，命曰遇岁露焉。因岁之和而少贼风者，民少病而少死；岁多贼风邪气，寒温不和，则民多病而死矣。黄帝曰：虚邪之风，其所伤贵贱何如？候之奈何？少师答曰：正月朔日（次举立春虚风，详叙“病”字），太一居天留之宫，其日西北风，不雨，人多死矣。正月朔日，平旦北风，春，民多死。正月朔日，平旦北风行，民病多者十有三也。正月朔日，日中北风，夏，民多死。正月朔日，夕时北风，秋，民多死。终日北风，大病死者十有六。正月朔日，风从南方来，命曰旱乡；从西方来，命曰白骨，将国有殃，人多死亡。正月朔日，风从东方来，发屋，扬沙石，国有大灾也。正月朔日，风从东南方行，春有死亡。正月朔日，天和温不风，籴贱，民不病；天寒而风，籴贵，民多病。此所谓候岁之风，残伤人者也（束一笔，谓立春为岁之首，故候之也，又带叙诸月天气不正之病）。二月丑不风，民多心腹病。三月戌不温，民多寒热。四月巳不暑，民多瘅病。十月申不寒，民多暴死。诸所谓风者（特唱“风”字，收束通篇），皆发屋，折树木，扬沙石，起毫毛，发腠理者也。后半篇所论诸风，乃指时行之病，与“九宫八风篇”不同，读者详之。

先以疟陪说入八风正义，后首详三虚三实，次备叙风邪伤人之情，条列风邪伤人之候，汪洋浩瀚，文中巨观。此篇义凡三变，上截重在人气，中截天气、人气并重，下截重在天气。分野中峰变阴晴，众壑殊文，境有烟云往来，乍阴乍阳之妙。

大惑论第八十

黄帝问于岐伯曰：余尝上于清冷之台（直起），中阶而顾，匍匐而前则惑。余私异之，窃内怪之，独瞑独视，安心定气，久而不解，独博独眩，博义难通，当是转之讹也。被发长跪，俯而视之，后久之不已也。卒然自止[②]，何气使然？岐伯对曰：五脏六腑之精气，皆上注于目而为之精（探源。立论）。精之窠为眼，骨之精为瞳子，筋之精为黑眼，血之精为络，其窠气之精为白眼，肌肉

① 搏：《灵枢经》作抟。
② 止：原作“上”，据《甲乙经》改。

之精为约束，裹撷筋骨血气之精而与脉并为系，上属于脑，后出于项中。故邪中于项（叙眩转之因于邪者），因逢其身之虚，其人深，则随眼系以入于脑，入于脑则脑转，脑转则引目系急，目系急则目眩以转矣。邪中[①]其精，其精不相比也则精散，精散则视歧（叙视歧之因于邪者，两层皆陪笔也），视歧见两物。目者（入正义，另提起说），五脏六腑之精也，营卫魂魄之所常营也，神气之所生也（叙眩惑之因于神乱者）。故神劳则魂魄散，志意乱。是故瞳子黑眼法于阴，白眼赤脉法于阳也，故阴阳合传而精明也。目者，心之使也；心者，神之舍也。故神精乱而不转，卒然见非常处，精神魂魄，散不相得，故曰惑也。黄帝曰：余疑其然。余每之东苑，未曾不惑，去之则复，余唯独为东苑劳神乎（又推究一番）？何其异也？岐伯曰：不然也。心有所喜，神有所恶，卒然相惑[②]（是申叙卒见非常所以散惑之理），则精气乱，视误，故惑，神移乃复。是故间者为迷，甚者为惑（顿住。以下推论诸邪）。

黄帝曰：人之善忘者，何气使然？岐伯曰：上气不足，下气有余，肠胃实而心肺虚（浊气多而清气少），虚则营卫留于下，久之不以时上，故善忘也。

黄帝曰：人之善饥而不嗜食者，何气使然？岐伯曰：精气并于脾，热气留于胃，胃热则消谷，谷消故善饥。胃气逆上，则胃脘寒，寒似当作"实"。故不嗜食也。

黄帝曰：病而不得卧者，何气使然？岐伯曰：卫气不得入于阴，常留于阳。留于阳则阳气满，阳气满则阳跷盛，不得入于阴则阴气虚，故目不瞑矣。

黄帝曰：病而目不得视者，何气使然？岐伯曰：卫气留于阴，不得行于阳。留于阴则阴气盛，阴气盛则阴跷满，不得入于阳则阳气虚，故目闭也。

黄帝曰：人之多卧者，何气使然（上四项措词俱略叙多卧，复加详与首节相称，经中叙事之文，每于无可照顾之中而隐相映带）？岐伯曰：此人肠胃大而皮肤湿，而分肉不解焉。肠胃大则卫气留久，皮肤湿则分肉不解，其行迟。夫卫气者，昼日常行于阳，夜常行于阴，故阳气尽则卧，阴气尽则寤。故肠胃大，则卫气留久；皮肤湿，分肉不解，则行迟。留于阴也久（中焦有菀陈之气也），其气不清，则欲瞑，故多卧矣。其肠胃小，皮肤滑以缓，分肉解利，卫气之留于阳也久，故少瞑焉。黄帝曰：其非常经也，卒然多卧者，何气使然？岐伯曰：邪气留于上焦，上焦闭而不通，已食若饮汤，卫气留久于阴而不行，故卒然多卧焉。黄帝曰：善。治此诸邪奈何（以治法结通篇）？岐伯曰：先其脏腑，诛其小过，后调其气，盛者泻之，虚者补之，必先明知其形志之苦乐，定乃取之。

重论眩惑，附论诸邪，而以治法结之，篇法数见不鲜矣。运笔自夭矫，可喜。

痈疽第八十一

黄帝曰：余闻肠胃受谷（此叙血汁生行之源流最详），上焦出气，以温分肉，而养骨节，通腠理。中焦取汁如露（先叙血之源流以起痈疽），上注溪谷，而渗孙脉，津液和调，变化而赤是为血。血和则孙脉先满，孙脉满溢乃注于络脉[③]，络脉皆盈，乃注于经脉。阴阳已张，因息乃行，行有经纪，周有道理，与天合同，不得休止。切而调之，从虚去实，泻则不足，疾则气减，留则先后。从实去虚，补则有余。血气已调，形气乃

---

① 中：《灵枢经》无。

② 惑：原作"感"，据《灵枢经》改。

③ 血和则孙脉先满，孙脉满溢乃注于络脉：《灵枢经》作"血和则孙脉先满溢，乃注于络脉"。

持。余已知血气之平与不平，未知痈疽之所从生，成败之时，死生之期，各[①]有远近，何以度之，可得闻乎？以上叙血之源流，跌入痈疽，以起下文。

岐伯曰：经脉留行不止，与天同度，与地合纪。故天宿失度，日月薄蚀，地经失纪，水道流溢，草萓不成，萓，盖蓂之讹也，见"邪客"篇，萓音宜，萓蒡草，鹿葱也，一名宜男。五谷不殖，径路不通，民不往来，巷聚邑居，则别离异处，血气犹然，请言其故（接叙痈疽之本末，总发大旨以冒全篇）。夫血脉营卫，周流不休，上应星宿，下应经数。寒邪客于经络之中则血泣，血泣则不通，不通则卫气归之，不得复反，故痈肿。寒气化为热，热胜则腐肉，肉腐则为脓，脓不泻则烂筋，筋烂则伤骨，骨伤则髓消，不当骨空，不得泄泻，血枯空虚，则筋骨肌肉不相荣，经脉败漏，熏于五脏，脏伤故死矣。以上承上文，叙痈疽之本末，跟定"血"字，而纬之以寒热，统冒下文。

黄帝曰：愿尽闻痈疽之形，与忌曰名（分叙形名与忌）。岐伯曰：痈发于嗌中，名曰猛疽，猛疽不治，化为脓，脓不泻，塞咽，半日死；其化为脓者，泻则合[②]豕膏，冷食，三日而已。

发于颈，名曰夭[③]疽，其痈大以赤黑，不急治，则热气下入渊腋，前伤任脉，内熏肝肺，熏肝肺，十余日而死矣。

阳留[④]大发，消脑留项，名曰脑烁，其色不乐，项痛而如刺以针，烦心者，死，不可治。

发于肩及臑，名曰疵痈，其状赤黑，急治之，此令人汗出至足，不害五脏，痈发四五日逞焫之。

发于腋下赤坚者，名曰米疽，治之以砭石，欲细而长，疏砭之，涂以豕膏，六日已，勿裹之。其痈坚而不溃者，为马刀挟缨，急治之。

发于胸，名曰井疽，其状如大豆，三四日起，不早治，下入腹，不治，七日死矣。

发于膺，名曰甘疽，色青，其状如谷实瓜蒌，常苦寒热，急治之，去其寒热，十岁死，死后出脓。

发于胁，名曰败疵。败疵者，女子之病也，灸之，其病大痈脓，治之，其中乃有生肉，大如赤小豆，挫陵𦺇草根各一升，以水一斗六升煮之，竭为取三升，则强饮，厚衣，坐于釜上，令汗出至足已。

发于股胫，名曰股胫疽。其状不甚变，而痈脓搏骨，不急治，三十日死矣。

发于尻，名曰锐疽，其状赤坚大，急治之。不治，三十日死矣。

发于股阴，名曰赤施，不急治，六十日死；在两股之内，不治，十日而当死。

发于膝，名曰疵痈，其状大痈，谓铺大而壅硬也。色不变，寒热，如坚石，勿石，石之者死，须其柔，乃石之者生。

诸痈疽之发于节而相应者，谓痛应于内之脏腑也。不可治也（忽总叙一笔，夹叙夹议，局便生动）。发于阳者，百日死；发于阴者，三十日死。

发于胫，名曰兔啮，其状赤至骨，急治之，不治害人也。

发于内踝，名曰走缓，其状痈也，色不变，数石其输，而止其寒热，不死。

发于足上下，名曰四淫，其状大痈，不[⑤]急治之，百日死。

发于足傍，名曰厉痈，其状不大，初如小指发，急治之，去其黑者，不消辄益，不治，百日死。

发于足指，名脱痈，其状赤黑，死不治；

---

① 各：《灵枢经》无。《甲乙经》作"或"。

② 合：《太素》作"含"。

③ 夭：原作"天"，据《甲乙经》改。

④ 留：《甲乙经》、《太素》俱作"气"。

⑤ 不：原脱，据《甲乙经》补。

不赤黑，不死。不衰，急斩之，不则死矣。以上只叙形名而缺其忌，当有脱文。《甲乙经》中详之。

黄帝曰：夫子言痈疽，何以别之（辨痈疽之别，以总束前文，以回应篇首）？岐伯曰：营卫稽留于经脉之中，则血泣而不行（应血字），不行则卫气从之而不通，壅遏而不得行，故热。大热不止，热胜则肉腐，肉腐则为脓（折笔遒劲）。然不能陷，骨髓不为燋枯，五脏不为伤，故命曰痈。

黄帝曰：何谓疽？岐伯曰：热气淳盛，下陷肌肤，筋髓枯，内连五脏，血气竭，当其痈下，筋骨良肉皆无余，故命曰疽。疽者，其上之皮夭以坚，坚如牛领之皮。痈者（再醒一笔，事类既明而文笔亦倍，灵活不板），其皮上薄以泽，此其候也。

前后总叙，中间分叙，常法也，而词旨修洁，格律谨严，中间许多条目却首尾一气贯注，炼气归神，岂徒才大。按：疽者，索而陷也；痈者，壅而盛也。林屋山人以平起坚软辨其形，以疼痛麻木辨其情，以赤白鲜黯辨其色，以阴阳寒热辨其气，大致与经旨不悖。而于热气浑盛，下陷肌肤之义未备者，盖痈疽毕起于津液之燥结，而微甚判之，一寒而燥结，一热而燥结。寒则内陷，热则外壅，故浅深不同。经统言热者，以其统归于燥结也。林屋劈分寒热者，恶其混也。

上《内经评文》，凡《素问》篇八十一，卷二十四，唐·王启玄所分卷也。《灵枢》篇八十一，卷十二，相传亦启玄分卷，或曰宋·史崧所分也，失古九九之义矣。其遗篇传于宋之刘温舒，世遂谓温舒伪作，非也。盖温舒以前，为启玄学者之所作也，始未必敢僭以补经；而指为遗篇，是温舒之过。然圣经日湮，旧文所存，无分真伪，皆可珍惜，则附经以传，固未可厚非也。“大论”诸篇，古本《内经》所无，启玄并《内经》篇数而取此以益之，后人因张仲景有“阴阳大论”之语，谓即此是也，当不谬矣。又有斥为伪作者。夫“大论”既见称于仲景，虽非《内经》本文，要自古圣之精旨也，相附以传，得至不没启玄之功，何可诬哉？故居今之日，犹获见“大论”“遗篇”之文者，非二公之力，殆不及此。《灵枢》缺脱弥甚，史崧取皇甫士安《针灸甲乙经》文补之，亦犹是爱古之深情，利世之盛意也。且夫古籍之散佚也，每览历代艺文之志，考之于世，百不存一二。彼以一生心血之所聚，既已见称当时，得列名于史官矣，犹尚不能永其传，其他又何论焉？后之人，宜有不胜惋惜之情者矣。乃反肆口诋娸，不遗余力，若必欲使世不存其书而后快，此其用心何在也？兹者，取两经全文而评之，极知浅陋无可观，第其用心，世或有能谅之者。虽然生斯世也，不能扬风振烈，抗迹于古之大丈夫，而区区于寻行数墨之间，犹且俯首胁肩，折腰瞠目，求谅于不知谁何之人，其亦委琐之至矣。抚躬自念，能无赪然惭恧[①] 也乎。

诰授通议大夫赐进士出身三品衔，在任候补知府、江南扬州府粮捕、河务水利同知，皖南建德周学海澄之识于秦邮工次。

① 赪（音称）然惭恧（音衄）：脸红自愧的样子。

伤寒补例

皖南建德周学海澄之甫著

李敬林　郑洪新　校注

目　　录

叙　　目

伤寒，病因也，非病证也。以因为名，求本也。伤寒见证，变化无端，非仲景六经主证所能赅括。后人拘执，凡不在仲景文内者，概不敢求之伤寒，间有窥见一隙，又不敢显违众论，但曲为之说曰：是伤寒杂证也。夫伤寒之证自杂，安得复有伤寒杂证也者？晋唐诸贤，以温病、热病本于伤寒之转变，而别以温毒与寒毒相对待，至哉言乎！温病热病，且以为本于伤寒，况其本寒证者乎？学者能知伤寒见证，不止仲景原文，仲景文外，尚有伤寒证治，庶乎其可与读伤寒之论，治伤寒之病矣乎！王叔和作《伤寒例》，以明即病为伤寒，伏气变为温热之事，用意甚盛。惜其语焉不详，揆之事例，仍多未备。学海读《内经》后，读仲景书，参以临诊，觉于伤寒偏死下虚人一语，稍有领会。于是有见辄录，积久成帙。虽无深义，要是拾遗发覆[①] 之一端，名曰《伤寒补例》，不敢补仲景也，补叔和云尔。

乙巳孟冬健之记

---

① 发覆：揭开覆蔽使露其相。

卷　上

伤寒论难读并宜补大指

医惟实事，弗尚空谈。仲景书所以传世不朽者，以其言皆实事，百家莫及也。然缺略难读，尤在叙证太简，常与方药不相对。近贤多以方释证，惟成氏能先证后药，亦未能大畅厥旨，非成氏拙于注释，实仲景之文有难释者也。前人谓初学必先读《伤寒论》，以立根本，予独谓不然。当先读《内经》、《难经》，接读《金匮》，参以《外台》、《千金》，而后及《伤寒论》，以考其变。即如每节首署太阳病云云，有直指发热恶寒，项背强痛者，有谓先见太阳病，今又接见下文诸证者，有谓本是太阳病，今忽转见下文诸证者，果有日久及发汗吐下后等语，犹有转接之迹可寻，无之，便苦上下不贯矣。况夫邪气之何以发为太阳病、少阳、阳明、三阴病也？三阳三阴病之何以各见某证也？发汗吐下后之何以变见某证也？某证之何以应用某方加减某药也？一概不曾道破，间有一二亦断碎而不续。此虽智者不能得其脉络之所在，而责之初学，不亦难乎？王叔和作《伤寒例》，仅提其纲，陶节庵作《六书》与《全生集》，未竟其绪。深望世有高贤，取仲景书，合之《内经》，参之诸家，补发其所未备。三阳三阴病上补发邪气来路，病下补发转证机括，某方主之，上下补发，对治气宜切定实事，勿谈空理。初中末候，条理分明，使读者对书如对病人焉。确有可循，不致眩惑，斯生灵之幸也。小子愚陋，愧不及此，仅发其端，以待来者。

三阳三阴分经名义

经也者，分野之谓也，犹孟子所谓经界，在人身谓之部位，无专物而命物者也。部位既定，于是筋与脉之行于太阳、少阴之部者，命曰太阳之筋，太阳之脉；少阴之筋，少阴之脉。行于阳明、太阴之部者，命曰阳明之筋，阳明之脉；太阴之筋，太阴之脉。行于少阳、厥阴之部者，命曰少阳之筋，少阳之脉；厥阴之筋，厥阴之脉。故《灵枢》经脉、经筋两篇，并冠以经者，以筋之与脉，皆分经而行，非筋脉之外，别有所为经也。大者为经，支者为络。以脉之大者，各据专部，故得独被以经之名，非以经络相对，屹然二物也。然则三阴三阳，果本于何义而有此名也？曰：本于天地四象也。“阴阳离合论”曰：圣人南面而立，前曰广明，后曰太冲，太冲之地，名曰少阴，少阴之上，名曰太阳。中身而上，名曰广明，广明之下，名曰太阴，太阴之前，名曰阳明。厥阴之表，名曰少阳。太阴之后，名曰少阴。少阴之前，名曰厥阴。由此观之，前曰阳明者，阳者，表也，明者，盛也，耳目之精，手足之用，皆聚于前，故曰阳明。其里太阴，人身背为阳，腹为阴，居腹之里，故曰至阴。后曰太阳者，太者，至也，阳者，表也，居背之表，而又为耳目手足之所不及，在人身为至远，故曰太阳，远之也。其里少阴，少者，小也，居背之里，稍近于前，故曰少阴。两侧曰少阳者,分据两侧,部位狭隘,故曰少阳。其里厥阴,厥者,逆也,前后之交,两气相触故也。是故阴阳者,表里之雅名。太少厥明者,前后两侧之雅名耳。三阳经之气血,亦运行于三阴;三阴经之气血,亦运行于三阳,不得以表里分经之阴阳,为气血本性之阴阳也。气血之阴阳,当各从其脏腑之本体求之,与分经之阴阳,两不相涉者也。故"至真要大论"曰:以名命气,以气命处,而言其病。谓以四象阴阳之名,命于六气。以六气阴阳之名,命于人身上下表里之处,处即经之义也。盖天下无无名之物也,必分立诸名,而后便于讨论病机焉。言者,讨论之谓也。由是推之,命燥金曰阳明,湿土曰太阴,特假其名而已,非燥金之气属阳,湿土之气属阴,而居前也。命寒水曰太阳,君火曰少阴,亦假其名而已,非寒水属阳,君火属阴,而居后也。命相火曰少阳,风木曰厥阴,亦假其名而已,非相火属阳,风木属阴,而居两侧也。总之,三阴三阳分经,只是人身分野之空名,非如筋脉之有专物也。邪在分野,是为腠理,是为表病。故无论三阴三阳,当其邪在分野,见证只在躯壳之外。必其邪入经脉,见证乃及脏腑之中,其有未入经脉,遽见里证者,是邪气直中三焦也。三焦者,里之分野也。三阴三阳者,外之分野也。分野者,卫之部也。经脉者,营之道也。

此义诸家发明,不一而足。西医解剖,见无所为六经者,便诮中医诞妄,而不自知其疏陋也。略看医书小本,便肆狂吠。中国士子且然,于西医乎何责!《易》曰:圣人有以见天下之赜[①],而拟诸其形容,象其物宜,是故谓之象,至哉言乎!圣人通于天地万象之本,无不可以阴阳也者。如高下之升降浮沉也,前后之向背表里也,往来之顺逆也,清浊寒热也,牝牡雌雄也。凡属对待之象,皆可命以阴阳之名,岂特分经而已哉?即心肺为阳,肝肾为阴,脾胃六腑为至阴,亦阳清阴浊之一端耳。清者多静而居里,浊者多动而居表,故又有阳浊阴清之说。若不开拓心胸,洞见本原,而欲执一义以印万象,亦安往而不窒乎?万象可通于一义,而不能拘于一义者也。有体之阴阳,有性之阴阳,有气之阴阳,有象之阴阳,有数之阴阳,有部位之阴阳,有功用之阴阳,有角立之阴阳,有相生之阴阳,有交变杂错之阴阳。故曰:阴阳者,数之可十,推之可百,引之可千[②],推之可万,然其要一也。知其要者,一言而终,不知其要,流散无穷。

伤寒重病多是下焦伏寒

伤寒中有一种极显极要之义,仲景未曾道破,后人暗中摸索,全未道著。只有伤寒偏死下虚人一语,是从已败之后,归咎于病人自己之不慎,而不知其治法之差,用药之误也。夫冬伤于寒者,大率伤于下焦膝胫也。若伤于头面肩背,是阳气刻刻升越之道,未有不立见恶寒发热者,早伤暮病,夕伤朝病,一汗即邪散而解。且有不汗而自解者,乌有[③]深入于里,而为六经传变种种幻证者乎。其所以传变者,正为邪伏于下,与阳气不相冲激,得以宴然久据,侵淫于里,久而上越,过膝入腹,阳气不得安窟,乃始发病,或再加以上焦新感,则其发愈暴。治此者,必选温散药中之沉降下行者,或温散而佐以沉降之品,导之下行,使邪气之自下而上者,仍退返于下而出焉,则邪气下退,元气归窟而身安矣。所谓沉降下行之品者,威灵仙、独活、吴萸、沉香、牛

① 赜(音责):幽深难见。

② 引之可千:《素问·阴阳离合论》为"阴阳者,数之可十,推之可百,数之可千,推之可万,万之大,不可胜数,然其要一也。"

③ 乌有:不存在。

膝、泽泻之属是也。若专以麻桂发其上，上焦得汗，则上焦元气愈空，下焦邪气，愈因之而上移，是非逐邪也，直驱正以引邪耳。故前人以邪气由太阳下行入少阴为深入，吾正以邪气由太阳少阴上行入阳明太阴为深入也。凡发汗后，腹胀满及水药不得入口者，是不仅中焦湿邪为汗所动，而下焦寒邪上越，与中焦之湿邪相搏也。发汗或吐或下后，心下逆满，气上冲胸，及眩悸瞤振者，是不仅上焦之清阳、经络之津液为汗所扰，而下焦寒邪上越，百脉之气血，举[①]为其所逆乱，不得循经也。下后，脉促胸满及胸满烦惊，不得小便，谵语，身重不可转侧者，是上脘药力与下焦寒邪，两寒相搏，阳气遏于中焦而不得舒也。"辨脉篇"中，脉浮而大，医反下之，又饮冷水，水寒相得，其人即噎，事正类此。即所谓太阳随经，瘀热在里，以致畜血发黄，亦是寒邪上争，血脉不得下行之故。总因麻桂只能发上焦之表汗，不能搜下焦之伏寒。而伤寒为病，率是邪伏下焦日久郁极，有触乃发，不在上焦阳气出入之冲道，是以药力不能与之相值，反虚上焦正气，为邪气辟升腾猖獗之路，又何怪乎横肆传变，不可方物哉？或曰太阳病初起，项背强痛，非上焦病乎？此时未闻膝胫有所苦也。曰项背强痛，正以下焦邪气上冲，而擎之与新感相搏而然，是时两髀以下，必酸胀疼痛异常矣，安得谓无苦？果无苦也，不过寻常感冒而已，何待古今诸贤，费如许心力？故治伤寒，起手必察下焦元气之虚实寒热。虚而寒者，是真阳不足，即所谓下虚也，温搜兼补之。虚而热者，是燥火也，温搜兼润化之。实而寒者，重温搜之。实而热者，是邪在外络而内藏瘀热也，温搜而兼清化之。药力达于病所，使邪从何道而入者，仍从何道而出。而上焦新感之风寒，即温搜之药，自能随带而解散之。此外，如病人脾肺素弱，上焦表湿胶固，中焦痰水凝结，或温热久蕴于中焦，或虚火常冲于头面，皆可随证加药，且明斯义也。凡伤寒而兼脚气，兼疝气，兼痞块，兼饮癖，兼心胃气痛者，举可赅而治之，不犯手矣。即有血块及脱血症，亦可加行血药，以合治之，而不犯上焦矣。纵横挥洒，无不如志，何至变证蜂起，触处棘手哉！每见冬月伤寒者，至雨水惊蛰后，或暴呕吐，或暴呃逆，或暴喘促，或暴泻泄，或暴眩晕心悬，或两腿无力，数武[②]即喘，或二便猝闭，又忽大下，无端烦躁，夜不安眠，或上热下冷，烦躁气喘，半夜后，又两足转热如焚，此皆遍身筋骨酸痛，两髀以下尤甚，第身虽发热，而往来无定，不似表证，世遂以为杂病，未有知是冬寒下伏者。若加以上焦新感，重见恶寒发热，又专以为表证，专以麻桂发之，转见气浮作喘，两腿棒肿，元气不根矣。更有夏暑内伏，交冬寒邪自下上冲，而始发病者，其证胸中烦热，如破皮状，两足彻冷如冰，及夜转热如焚，此寒暑相搏，三焦之血络瘀痹也，益无有知其病情者。

伏寒触发与伤寒时温脉证并病机异同

久寒下伏，有因新感风寒而触发，有因春月时阳上升而触发，有因饮食劳倦而触发。

新感触发，外证与伤寒相似而不同者，上焦伤寒，恶寒发热，遍身筋络拘急疼痛而头项为甚，脉象沉紧而数，呼吸稍促而不甚粗，常欲仰卧，展布四体；伏寒虽已发热，心常凛凛畏寒，筋骨诸节痠痳胀痛，而两髀以下膝胫为甚，脉象浮弦而大，重按反小，起伏应指，战栗，呼吸喘粗，身热足冷，胸虽烦

① 举：全部。

② 武：引申为活动、运动。

躁，而两足常欲踡曲，不能伸展。

时阳与饮食劳倦触发，外证与冬温、春温相似而不同者，时温，大热气粗，久抚肌里灼手，脉象洪缓而数，来疾去迟，舌苔满黄，渴欲冷饮，时时欲呕，筋骨微胀而不痛，神识不清，不待胸满，即不思食；伏寒微热，动即气喘，寒热往来，久抚肌里不热，或反冷如冰，脉象洪缓而迟，其来不盛而去甚疾，沉候与尺后反紧，舌苔前黄后白，表黄里白，渴不欲饮，或欲热饮，少腹气冲，暴大呕吐，筋骨疼胀，神识清明，食稍减而易饥。

以上皆初起见证也。血气尚未浊乱，邪正尚未混淆，是伤寒，温病与伏寒之最要关头。入手辨症不差，施治不误，刻期可已。过此失治，变证蜂涌，高下相引，表里相攻，斑疹隐见，而痰嗽频仍，口烂龈蚀，而脐痛腹泻，寒热之真假难明，虚实之浅深莫辨，心慌手乱，顾此失彼，鲜不败者。

旧说辨伤寒、温病，有曰：温病从里，伤寒从表。又曰：温病分三焦，伤寒分六经。予更续之曰：伤寒重证自下而上，温病重证自上而下。伤寒死证自上而下，温病死证自下而上。伤寒在下而不上，轻证也；在上而不下，轻之轻也。温病在上而不下，轻证也；在下而不上，轻重之间，未可知也。夫温病发于伏气者，由口鼻吸受，伏于膈上膜原，侵淫三焦血分。其即病者，亦由口鼻散布肺胃，消灼津液，血分浊恶也。伤寒发于伏气者，由足胫浸受，伏于筋络骨节，侵淫肌膜气分。其即病者，乃由腠理布于上焦，闭遏阳气，气分搏激也。伤寒伏气变为温病者，非寒能化温也，其人本体气血多热，寒伏于下，阳气不得下通，三焦菀热，日积月盛，及至发病，只见三焦热证，不见下焦寒象。且有清利上热，自能借逐下寒者，故虽有髀胫痠痛胀痛诸证，前人往往皆强属于温，而不敢议其为寒也。若下寒太盛，上热不及借逐者，当俟热势半减后，加药分治之，须得《内经》病所远而中道气味之者，食而过之之义。否则温去寒存，上呕下利，中焦隔塞，有合偏死下虚人之说矣，其实非下虚也，乃下寒而失治耳。

即病伏气直中传经四证异同

伏气、即病、直中、传经之说，聚讼纷纭，全在文字上计较，不在实事上指陈。或曰：中而即病为伤寒，久伏化热为温病。或曰：三阳在表，三阴在里，邪气何能飞度而直中三阴。或曰：伤寒卒病，以寒邪伤人最为毒厉也。三时感冒，不必传经，即传经亦不似伤寒之急。夫中而即病，即感冒之类也。伏气有浅深之别，或伏寒于冬，至春夏而发病，或伏寒于前月，至后月而发病，皆谓之伏气，皆有化热不化热之辨。何得一言伏气，便专属于温病，与伤寒截然无涉？况三时温凉湿热，腠理疏豁，传经反迟；冬寒腠理密致，里气充实，传经反急，理不可通，遂归咎于邪气之毒厉，更造为越经传、错经传诸说，以回护之。此皆所谓遁词，中有所蔽故也。盖尝思之，仲景论中，明明有六经中风之文。岂风能直中，寒反不能直中耶？中而即病者，其机有二：一伤于上焦，正当阳气冲道，朝伤夕病，夕伤朝病，其证先恶寒而后发热，谓之太阳病。恶寒发热，一时齐发，所谓发热恶寒者，发于阳也，阳指上焦。迁延失治，为诸变幻，谓之传经，此前人所已言也。一伤于下焦，不当阳气冲道，其证或微恶寒而不发热，或微发热而甚恶寒，或寒热往来无定。此时尚无大热，所谓无热恶寒者，发于阴也。阴指下焦。二三日不解，邪气乘太阳经气，上入项背，乃大发热，至此乃大发热，故有或已发热，或未发热之辨，而成正太阳病矣。亦有入少阳而为寒热烦躁，亦有入阳明而为便秘谵语，亦有直入三阴。太阳见证独重，谓之太阳病。各经见证独重，谓之直中。迁延失治，为诸变幻，谓之传经。太阳病有传经，直中三阴，亦有传经也。故三阳亦有里证，三阴亦有表证，此前人言之而未详者也。伏气发病者，其机亦有二：一为触发，一为晚发，详见前后篇文。大抵邪气偏伏下焦肌肉之分，附著筋骨血脉之外，不与阳气相值，故往往必待有大气以触之，而后发病，其机甚厉，可表可里，化寒化热，全视体气强弱，为之转移。或随太阳经气上行项背而为太阳表证，或直冲膀胱小肠而为太阳里证，其证小便猝闭而气喘，转为椟肿发黄。或直入少腹命门而为少阴证。或冲过少阴，旁溢血脉，血脉逆乱，而为厥阴证。此二者所谓偏死下虚人也，其证下利，四逆踡曲自温，气上撞心，两肋坚胀，转为口烂蚀龈，自汗不止，脐筑湫痛，五液注下。或厥阴气血强壮，不肯受邪，邪气外行，而为少阳证，血脉细络燥涩，故其脉弦细，其证寒热往来，转为瘾疹。或循少腹之前表，上行胸胃之膜络，而为阳明证。或循少腹之前里，上行膈膜之分野，而为太阴证。如此者邪气虽行经分，实与脏腑相近，藩篱尽撤，听其所之，正气失权，传变最速，此又前人言之而未详者也。仲景论中，专叙足六经见证，其手六经见证皆属里病者，正以伏气先发于足，必待上行入里，而后及于手经也。又太阳传阳明、少阳皆属热证，三阴皆属寒证者，正以邪气外行于表，即里阳内菀而为热，直攻于里，即里阳下泄而为寒也。若如上焦伤寒，必待传阳已遍，而后入阴，则阳明、少阳早已化热，三阴之菀热当更甚矣，何反忽转为寒也？又太阳病，头痛至七日以上自愈者，以行其经尽故也，若欲作再经者，针足阳明，使经不传则愈。旧注以邪气传遍六经为经尽，后有斥之，以为行其经尽，非传经也，邪气之行于本经者尽也，似矣。然七日之义无著，殊不知此谓诸经不受病耳。如太阳病头痛，次日行阳明，而阳明不受，又次日行少阳，而少阳不受，又次日行太阴、少阴、厥阴，而三阴不受，始终止于头痛，邪浅易散，故自愈。作再经者，邪重不得散，菀热欲转病，故针足阳明，使经不传，以泄菀气也，是太阳病中传变之一端，未可以为伤寒传经之总例。此等紧要关节，向来俱未觑破，总缘于病所从来之路，与其所转化之机，未能悉心近取远譬，确见实际，故但能各执经文之一语，以相攻击，而不能切合病家之情形，以征适用也。不适用三字，本于嘉善俞氏，知言哉！知言哉！

晚发是伤寒正病

晚发，缓发也，与即病相对待，又与触发相对待。专邪自发，不感外气，本是伤寒中之正病。成注谓后来之疾也，语意不明，他家更以伤寒杂证释之。殊不知此乃下焦伏寒，日久化湿，留连淫溢，以渐上行，故病之来势甚缓，停蓄于中，至六七日，结为水气，与即病恶寒发热之表证不同，又不似触发者之暴急也。自脉阴阳俱紧，口中气出，唇口干燥，踡卧足冷以下，皆晚发见证。不知者分作两截，专以若脉迟至六七日不欲食，属之晚发，是泥于此为晚发之句。不知此乃从六七日后，追思而通括之，只作一读，连下成句，晚发二字，是现成语气，犹言此因晚发，以致水停故也。六七日句，与上文七日以来句、八日以上句平列，皆晚发转证。一寒盛而阳气争之，一寒湿两盛，阳气不能自持。一寒去而湿存也。只因此为晚发句倒装于此，遂致眩惑，若提在勿妄治也前，便自晓然。大抵此病，寒邪久伏，菀为夹湿，湿性濡滞，故其势甚缓，其脉甚迟，其证寒多热少，神昏肢软。迁延日久，有误作虚证，而用补者。予曾诊治，见《读医随笔》。寒湿下受,直伤少阴,变证多端,搜治匪易。篇中又有汗病篇,亦晚发之病也,当参观之,兹不赘录。夫前言脉阴阳俱紧者,寒盛也。此言脉迟者,寒势稍衰而湿盛也。

按:晚发,只训缓发。寒中夹湿,以病势之缓立名,非以发时之迟取义。冬月伏寒,发于春夏,固为晚发;上月伏寒,发于下月,亦为晚发。事所常有,不必怪说。不但本章是晚发,即前自脉浮而迟,后至病六七日手足三部脉皆至章,亦皆是晚发之类。清邪中上,浊邪中下章,是邪入血分,荣卫不通,初起似可麻黄升麻汤主之。本章是邪在气分,上热下寒。三转证中,以吐利为最危。脉浮而迟章,是湿搏于表,中气不足。口噤躁扰章,是湿结膻中,热搏于里,即汗病篇所说是也。

两感有三

两感有三:有阴阳两感,有脏腑两感,有寒温两感。

阴阳两感者,阴阳两经并感于寒毒也。《素问》、《灵枢》所说两感,并是此义。此有故寒先伏于下焦,新寒复中于上焦,上下两邪相引,故邪由阴道而上冲,新邪由阳道而内入。亦有同时并感者,必由薄衣露处,及冒寒远行,劳力汗出,邪气乘虚而入,此时邪气直是漫天盖地而来,何暇展转传经?由浅渐进,又何暇阴阳匀配,范[①]我驰驱哉?故太阳少阴两病未必不兼见阳明太阴证,阳明太阴两病未必不兼见少阳厥阴证。然邪气究须有从入之先道,细审机括,亦自有孰正孰兼、孰重孰轻之辨。

脏腑两感者,外经与脏腑同感于寒毒,非传腑传脏之谓也。此或由饮食伤于肠胃,或由呼吸入于膻中,故小儿当风饮食,当风啼哭,极宜慎之。外既感受风寒,而又内寒上冲于肺,下侵于肾,于是恶寒发热,筋骨强痛之中,又有咳嗽、呕吐、泻泄、腹痛之苦。仲景先救其里,后攻其表,是缓治也。急者温中发表并用。风扰于中,其势极恶,霍乱转筋,非桂不足以制之。

寒温两感者,寒温两毒相伏,非伤寒化温,温病转寒之谓也。外邪所伤谓之毒,内气所化不得谓之毒,即不得谓之两感。伤寒有初起即见寒死证,无初起即见热死证。其有热死者,日久失治也,否则先有温邪内伏也。温病有初起即见热死证,无初起即见寒死证。其有寒死者,日久失治也,否则先有寒邪下伏也。常有秋月久晴,燥邪由呼吸伏于膻中,霜降以后,天气乍寒,腠理开豁,邪气乘之,其证寒热强痛,而初起即神识昏迷,谵语气粗,口渴索水。又有夏月伏暑,为秋凉所遏,不得发越,入冬感寒而发病者,其证胸中烦热,如破皮状,两足如冰,入夜转热如焚,烦躁不能安眠,此暑毒在血之故。又有冬月寒伏下焦,入春感于风温而发病者,其证初起上见喘粗,声如瓮中,渐见面目梼肿,神识昏迷,反胃干呕也。大法先治其温,后治其寒,与真寒假热、真热假寒诸治法不同。

水气凌心即是三焦伤寒杂病皆有之

史载之论水气凌心,证治甚详,《读医随笔》已备录之。近年历验,似于病机稍有确见。史载之叙:疫痢水气凌心者,初起寒甚,大热不退,心中凛凛,时时呕恶,治以肉桂、白芷、细辛、茯苓诸品,此水气凌心证治之枢要也。巢氏《病源候论》言:噤黄、隐黄初起,心中寒栗,口噤齿介[②],神识冥漠,不知东西,杀人甚速,此水气凌心之急证也。

① 范:界限。

② 齿介:上下齿相碰有声。

又近见疟疾,有寒起于少腹,不复转热而死者;脚气,有气起于少腹,上冲急喘而死者,此皆水气凌心之类。大抵此病,病机有轻重缓急之别,而皆由于真阳不足。如前所言,噤黄、脚气者,是命门真火不足,膀胱阴邪暴涨,上攻于心也,其证气高目努,口噤肢战,其脉尺中动摇如豆。若遇寒月,一经四肢作冷,即苦心寒凛栗;或遇感冒,一经恶寒发热,即苦心气迫塞者,是阳明冲任血虚,血中畜水,膻中阳微,不堪寒气侵逼也,其脉左寸动摇,或右寸鼓搏。又有肺气与少阳经气为风寒所袭,脉络乍闭,仆倒不省者,此肝肾阳明大气为邪所摄也。下焦无病,上焦不虚,大气得转,即复省矣,其脉两寸丸丸,或乍见短缩。大凡病中觉冷气侵心,如受霜雪,及心悬心悸,情绪孤危,张皇失措者,皆阳明不足,膻中虚寒也。气喘及左寸脉或短或断者,邪已逼心也。尺脉断者,邪发下焦也。不短不断,而来势郁勃不扬,如物制之者,外邪内扑也。并宜开上纳下法,如菖蒲、远志、细辛、白芷、附子、肉桂、桃仁、半夏、茯苓、鹿角、龟板、紫石英之属,选用之。

前文久成,因推求所以脉见丸丸不续之故。忽忆"辨脉篇"形冷恶寒三焦伤之义,正与此合,此节是倒卷文例。阳动则汗出,阳已透阴,所谓阳加于阴谓之汗。又脉盛而滑者,汗且出也,阴动则发热,阳欲透阴,能与阴争,而不肯服也。至于身形作冷,心情恶寒,膻中凛凛,如受霜雪侵逼状,是阳气欲熄而不振矣。古说皆以三焦为命门,上属于心主。三焦伤者,命门元阳之气,为寒水所犯,而其根不固。心主血脉之气,为寒水所犯,而其气不续。气为寒伤,血为水伤,故脉来指下,丸丸动摇,不能长续也,其动必应指少力,与《金匮》动则为惊,弱则为悸相近。弱字承动说下,谓动而弱也。诸气冲心,皆为恶证,寒水凌犯尤恶,以其能扑灭生阳之气也。或膀胱水邪自下上逆,或风寒由呼吸挟水饮而乱于膻中,其势能令命火上浮,心火下熄,任督二脉分绝而不交。史载之谓:寒邪所伤,虽治愈亦不能久,其谓此乎。西医谓凡以霍乱、绞肠痧死者,剖视内膜白绉,如久受水浸状,此由凉风遏暑,汗闭不得出之故,亦水邪泛溢,三焦受伤之一征也。

又有两证与水气凌心相似。一为火郁,一为风痰入络,总归于血虚。火郁者,《内经》所谓:诸禁鼓栗,如丧神守,皆属于火是也。此证急发者,为风寒内扑,阳气乍郁,即水气凌心之类;常发者,是血虚而气不能宣,阳气久郁,化为阴火,一经触发,即内灼于心,心孔鼻窍,如烟熏火燎,刻不可堪也。风痰者,是体弱血少,或久患脱血,血去水存,菀为痰涎,侵于膜络,络无血护,遂淫淫内痒,习习应心,心气张皇,不能自持矣。此血虚化风生痰,肺困气滞而膜络乏力也。其脉象迟软,兼见洪长,而细审带弦,按之反细。其病情触物皆畏,遇事难任,怯弱迫塞之苦,直同心痿,远甚心悸。其病机,日落时及天阴与乍凉为甚。其兼证常苦筋骨胀痛,走注无定。其始多起于暑月贪凉太过,及秋月患疟痢瘕疹,汗出不彻之故。治法以补血导气行水强筋为主,随四时加减,佐以导引针灸,调其饮食起居,需以岁月,仅堪末减,罕能除根。古百合病近似之,而百合困肺,绝不可用。予身患之,又迭见亲友患之,甚矣!风痰入络之奇苦而难治也。

无端暴喘即是寒入命门伤寒杂病皆有之

无寒热他病,饮食如常,忽然大喘,有行动即喘,静卧稍减者;有行动稍可,不能正卧者,此二大病也,皆寒湿冷痰,注入命门之故。前证由于冬月伏寒,或多年久湿,自膝胫上冲少腹,过膀胱而入肺,亦有外循太阳经上行脊背而入肺者,必先见咳嗽,邪气自下上逆,元气浮动不能归窟,故动甚也。后证由于冷痰发于阳明,循冲任而下溜,必先见两乳间隐隐不舒之兆;或发于脊背,循腰肾而下溜,必先有两腰内隐隐酸胀之兆,冷痰有形,自上下扑,元气遏抑,正卧则膻中气愈不续,故卧甚也。治法:前证宜仿寒湿脚气、疝气、奔豚法,逐邪下出。兼咳者,兼仿小青龙法,轻剂饭后,微开其上。后证宜生鹿角、紫石英、肉桂、泽泻直捣命门,佐生附子、石菖蒲以温阳明冲任,狗脊、独活、刀豆以温腰脊。古方如赤丸、大建中汤、大乌头煎、黑锡丹、破阴丹、半硫丸、三石寒食散,皆良方也。待痰开喘定,再视转证,而随调之。曾诊谢妇,患前证,其脉两寸短缩,关后洪弦,隐指动摇,如战栗状,以法治之,畏药峻不肯服,逾月而逝,时在于春。又诊杨某,患后症,其脉左关陷而不起,两尺厥厥动摇,断而不续,以法治之,三剂喘定,脉起且续矣,却嫌太盛,戒曰:宜静养,而以敛阳安阴之药调之,勿懈也。奔走酒食如故,又止药半月,喘复发,自服麻杏石甘汤而逝,时在于秋。杨自命精医者也,予为言病势甚险,根甚深,机甚微,将来邪气出路,或在二便,或在于肺,幸发于秋,尚可从容调治,若发于春,神丹不及也。杨颇谓然,且袒示背有痰瘤,大如覆碗数十年,今忽消,以征冷痰下溜之妙识也,而竟中途易辙,天命乎,人事乎!又程某因冶游宵征,忽于夜半后冷气自脐上冲,心慌气浮,脑顶高摇,自汗不止,势如欲脱,以生附子、肉桂子、胡卢巴、桑螵蛸,加山萸、牛膝,一剂定,连十剂已。又杨某因先患热病,重用茯苓、泽泻而愈,遂畏温药如鸩砒。一日胸痹气窒,上下不续,呼吸抬肩,势欲作喘,予曰:非沉香、肉桂不可,勉强服之,一剂定,四五剂已。此非自病,但因药误,故挽回较易也。

又按:暴喘与前篇水气凌心证,若势急药力不及施,势重药力不能制,须灸膻中、关元,并灸肩井、缺盆、大椎,极效。关元在脐下三寸,以名中食三指横度取之。又尝治风湿入络,气痹似喘,分上下前后灸法,厥功甚伟,附录于此。凡脊背气下引,不能升提,甚至尾闾两臀坠胀者,灸肓门、胃仓,兼灸章门。肓门当腰外两旁各三寸所,季肋骨上缝中。胃仓又在其上一肋骨缝中也。胸前气下陷,不能升提,甚至脐腹坠胀者,灸关元及脐旁肓俞及章门,或兼灸乳下两旁食窦。胸背绕肩上气壅塞,呼吸不舒者,灸肩井、大椎、缺盆,亦或兼灸食窦及膈俞也。若鼓胀作喘者,灸上诸穴外,并灸水分、天枢、水道及侠尻上两傍也。每灸诸穴后,皆兼灸肩井各二三壮,以防火气上冲。

卷　下

《伤寒论》读法十四条

伤寒，非奇病也。《伤寒论》，非奇书也。仲景据其所见，笔之于书，非既有此书，而天下之人依书而病也。其三阴三阳，转变之处，前人往往词涉硬派，一似暗有鬼物，指使邪气如何传法，并不得如何传法。读者须消去此等臆见，每读一段，即设一病者于此，以揣其病机治法，而后借证于书，不得专在文字上安排。

第一，须辨伤寒为何等病。此本四时皆有之病也，但三时多有挟温、挟湿、挟燥、挟风之异，其气不专于寒。其肤腠疏松，初伤即兼二三经，再传而六经已遍。惟冬时腠理固密，寒邪必先伤皮肤，以渐深入。故谓三时伤寒治法不同则可，谓三时无伤寒则不可。仲景是专论冬时伤寒，惟即病于冬，与迟病于春，中多相间错出，未曾分析。其迟病于春者，亦系专指寒病，未及化热者，与《内经》冬伤于寒春必病温之旨不同。

第二，须辨论中寒热二字为何等气。寒者，天地之邪气也。热者，人身之正气也，为寒邪所束，不得宣发，郁结而成，与寒邪是两气，非寒能化热也，与温热病伤于天地之热邪者不同。寒邪既散，即当阳气伸而热解。其有不解者，正气久困，经脉凝滞，不能自运，抑或误治使然。

第三，须将传字看得活。非邪气有脚，能自初中传变，步伐正齐也。病证变见何象，即为邪伤何经。如少阳主行津液，津液灼乾，即少阳证。阳明主运渣滓，渣滓燥结，即阳明证。读者须思何以头痛、呕吐、晕眩、胁胀，何以大便秘结、潮热、自汗，不得浑之曰：邪入少阳故尔也，邪入阳明故尔也。当在气化上推求，不得专在部位上拘泥。

第四，须辨初伤有三阳，有两感，有直中。太阳行身之后而主表，其时阳明、少阳，决无不伤。《内经》曰：中于项，则下太阳；中于面，则下阳明；中于颊，则下少阳；中于阳，则溜于经；中于阴，则溜于腑。即仲景所叙太阳中风，鼻鸣乾呕，岂专太阳？但邪在大表，治法不外麻桂葛根，故不必多立名色。两感直中，皆因其人阳气之虚，或邪气之猛也。太阳少阴，阳明太阴，皆有两感，少阳厥阴，两感殊少，直中亦然。少厥两感，即阳气蔑[①]矣。直中与两感不同者，两感是一阴一阳同病，其邪相等。直中是邪甚于阴也，其阳一断无不伤，但阴分之病，较两感为急。

第五，须识伤营伤卫不能判然两途。仲景风则伤卫，寒则伤营，只略叙于麻黄证中，不过分析风寒所伤之偏重如此，其意侧重在寒，是串说，非平说。况夫中风脉缓自汗，汗即营也，营液外泄，桂枝汤是充助营气之剂。伤寒脉紧无汗，是卫气为寒所拘，麻黄轻迅是过营透卫以开表，其力正注于卫，何得谓风伤卫不伤营，寒伤营不伤卫？更何得以此劈分两大纲？

① 蔑：(音灭)，小也。

按：冬月腠理闭密，寒邪以渐而深，初伤皮肤，只在气分，此时发之，不必得汗，其邪自散。次伤肌肉，乃在津液，邪与汗俱，汗出邪退。次伤经脉，乃入血分，既入经脉，则或窜筋骨，或溃三焦而据脏腑，亦有已及筋骨，而仍未入经脉之中者，故三阴亦有表证可汗也，既入经脉，必连脏腑，非可专恃汗法矣。其未入经脉时，所称太阳病、阳明病、少阳病及三阴病者，只是三阳三阴之部，非经也。

第六，须辨寒热传化之机。初伤固总是寒，日久有寒邪内陷者，是其人本内寒也。有寒去热不解者，是其人阴不足也。寒邪内陷必下利，即所谓阴传太阴也，其实即阳明之下陷耳。继即少阳之气陷，继即少阴之气陷，至厥阴肝气亦陷，无复生机矣。始终总不离乎下利，若利早止于厥阴未陷之前，即不得死；止于厥阴已陷之后，息高时冒，阴气竭矣。热气不解必秘结，必自汗，即所谓阳传阳明也，此时太阴之津液必已亏矣。治之失法，而少阴之精又亏，厥阴之血又亏，始终总不离乎秘结，非邪至阳明，即无复传也，总不离乎阳明耳。

第七，须识伤寒温病始异终同之说，不可执也。此只说得热传阳明一边，其寒传太阴，迥乎不同。伤寒有寒死证，无热死证。阳明内实，非死证也，其有死者，皆由误治。若温热病，则有自然一成不变之热死证。

第八，须识合病并病之中，有真假之不同。前人分别合病并病，语多牵强。当是两阳同感谓之合病；由此连彼，谓之并病。更有邪气未及彼经，而彼经为之扰动者，其见证必有虚实之不同。如素胃寒者，一伤于寒，即口淡，即便滑。素阴虚者，一伤于寒，热气内菀，即喘喝，即口渴，岂真邪传阳明太阴耶！但散其寒，诸证即瘳。亦有略须兼顾者，必其内虚之甚，预杜邪气内陷之路也。

第九，须求寒热气化之真际。六经传次，本不必依仲景篇次也。无如前人越经传、表里传等语，说得过泥，并未靠定各经。切发其所以然，如少阳主经脉之津液，经脉灼乾，即见少阳证。太阴主肠胃之津液，肠胃灼乾，即见太阴证。阳明主肠胃之渣滓，渣滓燥结，即见阳明证。厥阴主津膜之津液，筋膜枯索，即见厥阴证。少阴主下焦之气化津液，津竭气散，即见少阴证，此从热化也。从寒化者，阳气不足而下泄，寒水淫溢而上逆，总是何脏受伤，即何经见证。

第十，寒化热化，各视本体之阴阳虚实，此语浅而极真。论中误汗后，有为内寒者，有为内热者。误下后亦有内寒者，有内热者。若执过汗亡阳，过下亡阴之例，便不可通。故读者以随文生义为贵，夫六经乘虚而传，寒热随偏而化也。

第十一，须知表里之说。有形层之表里，有经络之表里，有脏腑之表里，有气化之表里。形层即前所谓皮肤、肌肉、筋骨，所谓部分也。邪在三阴之部，里而仍表，仍宜汗解。邪入三阳之经，表而已里，只有清化，即和解也。少阳半表半里，亦有数解。以部位言，则外在经络，而内连三焦也。以气化言，则表寒未清，而里热已盛也，总是气化燥结之象。

第十二，须知手经足经，并无分别。足经部位大，邪气在表，尚在经脉之外，其气是一大片，故见足经证。邪入经脉之中，反多见手经证矣。大抵足经证见者，多在躯壳之外；手经证见者，多关脏腑之中。足证有在经者，手证绝少在经也。经者，身形之事也。脏腑者，神明气化之事也。

第十三，须知三阴三阳，只是经络表里之雅名，于脏腑气血之阴阳，不相涉也。若谓邪入三阳，即为伤阳；邪入三阴，即为伤阴，则差矣。《内经》：心为太阳，肝为少阳，肺为少阴，肾为太阴，脾与六腑为至阴，此以气血清浊言之，今人已不讲。其实各经各脏各腑之中，各有阴阳，此说甚长，细读《内经》，自能辨之。

第十四，读书须知阙[1]疑。论中叙证，有极简者，有极繁者，有方证不合者，有上下文义不贯者，一经设身处境，实在难以遵行，安知非错简、脱简耶？不必枉费心机，以俟将来之阅历。即如少阳阳明合病，自下利者，黄芩汤；太阳误下利不止者，此协热利也，承气汤。此必内有伏热，三焦肠胃秽气郁浊，颇似温病之发于伏邪者，于伤寒自利及误下而利者，殊不合格。又太阳误下结胸，正宜兼开兼降，以宣内陷之阳，而开邪气之结，乃反用甘遂、巴豆以重泄之，是以一误为不足，而又益之也。又太阳阳明合病自利者，葛根汤；不下利，但呕者，葛根汤加半夏。即不下利，何以仍用原方？是原方只治合病，并非治下利也，前文何必特署下利字样？此类宜详思之，前人只说三阳合病皆有下利，绝不说合病所以下利之故，此之谓半截学问。

总之，读伤寒论，只当涵泳白文，注家无虑数十，以予所见二十余种，皆不免穿凿附会，言似新奇，莫能见之行事。鄙[2]见当分作四层：曰伤寒初起本证治法，曰伤寒初起兼证治法，曰伤寒日久化寒并误治化寒证治，曰伤寒日久化热并误治化热证治。其霍乱、风湿、食复、劳复以杂证附之。再参之陶节庵书及各家论温热书，互相考证，庶于读书有条理，而临诊亦可有径途矣。盖经脉部位与夫形层表里浅深之事，固不可不讲，而究不可过执也，著力仍在气化上。此书在唐以前，已非一本，其章节离合，本无深意。读者只应各就本文思量，不必牵扯上下文，积久自能融会贯通。

南北伤寒温病异治

伤寒温病，南北证治，其大纲有不同者。北方天地之气化皆燥，人身呼吸腠理之间皆燥化也。燥之为政，清冷而坚削，故其治常宜兼滋血而舒筋。南方天地之气化皆湿，人身呼吸腠理之间皆湿化也。湿之为政，浑浊而壅滞，故其治常宜兼清血而坚筋。又南人乍北，多患疟痢，北人乍南，多患伤寒温热。所以然者，腠理水湿之邪，为天气所敛，不得熏蒸发泄，透入血脉，气困血滞则为疟，气陷血溃则为痢。下焦久伏之寒，为地气所冲，升腾上越，或盈溢于三焦，或散布于脉络，寒盛而中焦无热，即为下寒触发之伤寒。中焦积热，同时冲发，即为寒温相伏之温病。凡如此者，虽有新感表证，俱不宜重用发汗。疟痢，并和血行气以化湿。伤寒，温降而微清之。温热，先清而后温降之。或曰：子尝论疟痢皆宜透汗，今乃谓虽有新感，不宜重汗，何也？曰：南方疟痢，皆是夏伏暑湿，交秋发病，其时湿热熏蒸，腠理疏豁，若不振卫阳以御表邪，邪气浸灌，来源不断，病何由愈？若至北方，气燥肌敛，邪气来源已断，故只宜从里化，不得逆其气以虚其表，暗损真元。岂竟不汗哉？不得辛温重剂强汗耳。伤寒温热何如？曰：此必有大汗，然亦非发散之谓也。温之清之，微散以导之，待时自作，若迫而汗之，气行而邪不能从，汗出而热不得退，致成坏病，谁之咎乎？大凡坏病，率由治上遗下，治气遗血故也。

---

① 阙：缺也。

② 鄙：自谦之词。

附治疟宜破血发汗

疟者，风凉暑湿之邪伏于血脉之中而作也。凉湿为尤重，先伤于暑湿，复伤于风凉，迫湿深入，故邪气既外据筋络骨节之一处，而其内入者，又随血脉以上下，此血与筋骨受病之一处，相触即发病矣。血行有常度，故其发有定时。渐早者，阳气渐盛，血行渐速也。渐宴者，湿胜气困，血行渐迟也。病之轻重，在邪气之微甚，正气之强弱，不在部位之浅深高下焉。逐日为轻，间日、三日为重之说，不足据也。治法必重以破血之品，散恶血以搜伏邪，使邪气无容藏之地。加发汗之品，使通身上下透汗，以托邪外出，虽湿彻衾褥不忌也，第其汗宜多而不宜急，急者，下咽即汗，逆乱正气，反不能与邪相值。必下午及临卧连次服药，俟药力细缊百脉，半夜后接服一次，以助其力，依旧熟睡，于睡态朦胧之中，溱溱周浃，湿散暑消，百脉得畅，汗自渐减，撤衾换衣，衣宜稍厚，仍令手足常温，微汗续续，直过前日发病之时而不断也，则愈矣。《伤寒论》所谓：先其时发汗是也，《夷坚志》曰：暑毒困脾，湿气连脚，不泄则痢，不痢则疟。独炼雄黄，蒸饼和药，甘草作汤，服之安乐。困脾者，困血也。连脚，故汗必过膝也。每仿其法，应手辄效。又吾乡俗以生鹿血酒服，截疟奇效。此固山深水寒体气所宜，热盛者未可概施，亦可见疟邪在血，治疟之必温通血脉也。

附治痢宜和营卫养筋膜

王损庵论治痢，必和营卫，其义甚精。喻嘉言逆流挽舟之法，即从此脱化。盖痢疾或由生冷内伤，胃络血痹，或由风湿外束，暑郁血乱。无论赤白，皆湿热搏结于血分，而筋膜之力弛，气化之行滞也。湿盛则血滞而气困，热盛则膜肿而血溢。以破血之品疏营，而邪气无伏藏之地；以发汗之品宣卫，而邪气有宣泄之路。表里之脉络既通，其痢宜止。而有不止者，三焦筋膜之力，久为湿热熏蒸，椿肿，弛缓不能自束，故为涎为血，时时淫溢自下而不固也。以酸苦之味坚敛之，乃能收功。《内经》谓下利身大热者，死。陈修园谓：兼外感者，先发之。史载之谓：疫痢水邪犯心，恶寒发热者，难治。用细辛、白芷、肉桂、附子皆和营卫之类也。凡痢止而饮食不复者，湿热未清也。饮食如常，大便作坠者，肠肿未消，血络痹也。肿痹之久，流为休息；休息之久，转为肠痿。休息者，血络不净，膜力不复也。噤口者，湿热太盛，胃脘血痹而肿也。肠膜微痿，酸苦坚之。某老医治痢后脱肛，以白芍四钱为君，即上。若肠体全痿，气不能贯，右尺中沉之分，应指丸丸，软弱无力，《内经》所谓按之如丸泥，大肠气予不足也。大便脱血及血痢，重久者有之。

男妇伤寒温病舌黑异治

男妇气血异体，证治亦有大端不同者。男子气壮，血不易瘀，舌黑耳聋，血络痹也，为热入血室。舌卷囊缩，血痹之甚，筋失养也。亦有未及化热，两肋血络先痹者，其证舌苔忽黄忽白，必带灰黑，小便忽闭忽通，烦躁不能安眠。或有一边不良于眠，其脉忽长忽短，忽洪忽紧，全无定象。必得明医，善攻其血，乃可治之，未有瘀不化黑不退而病能愈者也。若妇人血盛，常有经水适来适断，与病相触，肝胃之络，最易停瘀，舌黑谵语，事所常有，但耳不聋，乳不缩，不为败证。即耳微聋而谵妄狂躁者，亦邪正相搏之象。惟声息低微，不能转侧，乃在所忌。其舌或蓝或灰或黑，有仅在一偏，有全体皆透，均不得据为凶候。故治妇科伤寒温病，起手即宜兼和血以防之，否则病愈而络瘀不净，积为胃痛、腰疼、痼疾。又世以黑而芒刺为热，湿润为寒。然瘀血舌黑，虽热而不生芒刺，有烟瘾人，虽寒而亦见燥裂，在察其兼证以别之。盖男子之血，必因寒而瘀，因热而瘀，因温病过服寒剂，遏热闭络而瘀。女子不必因寒因热，邪与血不必相入，而血能自瘀，故病愈而黑不退者有之。

附读《伤寒论》杂记四篇

传经始太阳终厥阴解

传经必始太阳，终厥阴者，太阳主气，厥阴主血也。邪气初伤，必在于气，渐深必及于血。血脉者，脏腑之道路也。邪既入血，遂听其入腑入脏而不可御矣。治之必以行血活络，使血络松活，邪乃易消；养津强膜，使津膜相养，正气乃固。否则血死气散，水停筋弛，脏腑之腠理系络渐见肿硬，无嘘噏[①] 之气，以相循环，无伸缩之力，以自兜裹，而肩肋引痛，不能转侧，一边不能眠，唇面青黑，椗肿气喘，小涩大滑，脐筑湫痛，五液注下，诸败证见矣。故少阴一经虽多死证，而偏属于寒，犹可温化。厥阴死证，寒热夹杂不清，无从著手。由是言之，太阳病，只是表之气分病，不必拘于膀胱、小肠经也。厥阴病，只是里之血分病，不必拘于肝与心主经也。推之阳明、太阴、少阳、少阴，莫不皆然。故曰：当在气化上讲求，勿在部位上拘泥。

寒温疫瘴解

伤于寒毒为伤寒，伤于温毒为温病，与伤寒传化之温病，治法大异而小同。温毒起手须用凉散，接手即宜苦寒以化之，咸寒以润之，甘寒以补之而收功焉。甚有迭用苦寒，如吴又可所谓俟热邪复瘀到胃，再三下之者。伤寒转化之温，乃正气所化，是无根之邪，不宜重用驱逐，不但无须凉散，即苦寒亦不宜早用，更不宜迭用，故有下不厌迟之说。王叔和《伤寒例》剖析界限极明，后人反从而斥之，何也？至于瘟疫，别是天地一种乖戾之气，或偏于湿，或偏于燥，或偏于寒，不专属热也。初起即在血分，血分浊恶，甚于温病，末候与温病为别派，如《慎柔五书》辨虚损痨瘵之例相似。虚损无虫而瘵有虫，温热无虫而疫有虫，一常气，一奇气也。惟其奇也，故猪瘟不死鸡，鸡瘟不死牛。其伤人也，或专杀贵逸，或专杀劳贱，或专杀强壮，或专杀幼稚，有不可以常理喻者。温病重症，与瘟疫轻症，往往相似。即瘢疹、软脚、大头、粗颈，温病亦间有此症。大抵温病必由渐而成，气候专属于热；瘟疫一起，即见气候寒热燥湿并有之，又有瘴毒、溪毒，与瘟疫异源同派。疫有寒有热，多偏于燥；瘴亦有寒有热，而多偏于湿。一发于天气，一发于地气也。

妄下变呃

"辨脉篇"脉浮而大，医反下之，更饮冷水，其人即噎，此节是仲景作论本旨。族人误死于伤寒者，误以治温法治之也。寒水相搏，胃气愈促，能无呃乎？曾诊龚某，正与此合。二月先忽大吐，喉伤碍食，以为火也，用凉剂，遂发寒热，以为春温也，加重之，遂作呃。三日邀诊，脉来弦长挺互应指，战栗，沉分尺中尤甚，呃声频仍，气从脐下直上撞心。曰：此下焦伏寒，乘时阳而上越，为凉药所抑而作呃耳。三日内当转关，否则再七日可危。以生附子、肉桂子、细辛、吴萸、羌活、独活、胡芦巴、破故纸，加泽

---

① 嘘噏：亦作"嘘吸"，呼吸吐纳。

泻、牛膝导之，嘱令停温急服。三日复诊，其父喜迎于门口，呃大减矣，小便畅矣，筋骨痛减，能自起坐矣。及入诊，见面色枯黄，唇舌燥萎，脉来软长无神，摇摆尤甚。惊曰：得毋改方乎？乃言小儿体弱，尊方力大，前日头煎分三次服，每次皆呃止，熟睡两时，夜得微汗，昨日某医来，以尊方一剂已足，改用平补，视之，则大剂参芪归术加姜汁、胆汁也。我避中焦急趋下焦，彼补中焦升提下焦，况术尤动气所忌。病人自室中大喊曰：自服彼方，小便复闭，胸满气急难受也。此时若肯重服黑锡丹、破阴丹，或可希冀，勉照前方加竹茹、知母与之，应期见鬼而逝。

字训正误

平脉之平，读若骈[①]，犹辨也。

关，犹部也。寸关尺三部，谓之三关。动脉见于关上无头尾者，谓形圆如豆。分见于各关之上，而不能通长有头尾也。

微，脉名，又不甚也。以句中有无而字别之。

若，或也。发汗若下之，又此以曾经发汗若吐若下若亡血。

坐，犹因也。但坐汗出不彻故也。如"陌上篇"：归来怨新妇，但坐观罗敷。又无因而突然也。以手把刃，坐作疮也。如鲍照"芜城赋"：孤蓬自振，惊沙坐飞。

反，脉名，来微去大，故名反。又《金匮》：来近去远故曰反。又不应也。脉浮而大，医反下之。又复也。少阴病，始得之反发热，脉沉者，谓既始得之，复有发热表证也。太阳病，项背强几几，复汗出恶风也。又却也，语助词。其数先微，脉反但浮，谓其脉先微后数，却始终只在于浮也。又脉濡而弱，弱反在关，濡反在巅。

牢脉病机

牢脉，为气血交困，寒湿深固之极象。当脉证初起之时，未见困惫，人每忽之，而不知其机之甚危，势之甚急也。凡寒之所在，则脉弦。今坚大搏击，见于极沉，里寒可知。然病人往往不自觉其内寒，而反苦内热者，以此寒不在脏腑，而在阴络也。阴络者，筋骨之间，内膜之部也。胸肋骨缝之中，隐隐拘急而不适，俯仰摇扭之际，隐隐牵绊而不和。因此躯壳之表里隔塞，不得交通。表气散于表，不得交于里，故四肢乏力，皮肤微肿，搔之如有所隔，自腰以上，流汗不止。里气结于里，泄于里，不得通于表，故胸膈支满，稍动即喘，大便溏秘无定。此皆风湿内袭，浸淫日深，大率由于先经劳力汗出，当风受邪，继又劳力汗出，邪气欲出未尽，续又受邪，如此更迭反复，以致邪气跋前疐后[②]，不得入于里，亦不得闭于表，而独留滞于夹缝之筋膜。故此脉此证，多见于冲冒风露，寝处卑湿，劳心劳力，表里交瘁之人。仲景"辨脉篇"，寸口脉，阴阳俱紧，清邪中下，浊邪中下一节，前后叙证，全是荣卫隔绝，气困血滞，无一不与牢脉主病相合。治法当深明阴阳开合之枢，先以行气化血，舒筋活络为主。始见声如瓮中，鼻流清涕，状如伤风，是阳气内振也；继见寒热忽作，状如疟疾，是阳气外达也；继见寐中多汗，清凉似水，是邪气渐出也；继见大便滑坠，微似痢疾，是内膜温舒，结痰下注也，急以强筋固气之剂调之。盖先撑筋膜之邪气于表，而后收脏腑之正气于里，迭为君臣，需以岁月，乃克有济。若迁延日久，百脉已痹，病势已急，其能待乎？寒热

① 骈：音蹁。

② 跋前疐（音至）后：比喻进退两难。

互攻，气血交败，未有甚于此脉此证者。仲景所谓脐筑湫痛，下如汗泥，即失治而筋弛血溃者也。

发汗别法

别法，非通法也。我独用之，聊记以备一格焉。予脾肺气弱，久困湿邪，平时常苦体重气短而脉迟，及患感冒如伤寒疟疾之类，即心气迫塞难堪，急用防风、浮萍、二活、威灵仙、水荭子、苦杏仁、牛膝，甚者加麻黄、川芎、炒白芷。因有便血证，不敢犯细辛、桂枝，又加炒白芥子、石菖蒲、焦山楂以开痰，桃仁、茜草以和血，贯仲、老鹳草以化湿。虑中气之不充也，酌加山药、龙骨、荠苨、菟丝子以助脾肺。虑元气之不固也，又加桑螵蛸、冬虫夏草、龟板以安下元。邪气渐退，即加牡蛎、鳖甲以和肝，而防虚阳上越，屡试辄效。且无病后虚弱，久待调理之患。又尝治木匠某，感冒发热，依常力作不休，数日困极求诊，呼吸喘促，腊槁无汗，身热如焚，久抚反凉，六脉浮散，仅在皮毛，不分起伏，一息不知十几至也。若以正汗法发之，必汗出而气脱。破故纸、益智仁，并盐水炒菟丝子、怀山药、巴戟天、狗脊、牛膝、木瓜、山萸肉，加羌、防、麻、辛，一剂。天明得汗，脉息匀调矣。汗漏不止，以附子桂枝汤与之，遂愈。此劳力伤寒重证也，带病力作，劳伤筋骨，元气外越，不能归窟，故不仅助脾肺，而必注意肝肾。大凡汗出不彻，以致邪浮正结，相搏于皮毛之间，必先敛之，而后发之，何者？阴阳开合之机，必先一噏，而后能一嘘也。此中微妙，全在会心。

读医随笔

皖南建德周学海澄之甫著

李敬林　郑洪新　校注

目　录

自　　序

《读医随笔》者，学海之所以备遗忘也。意在温故以求新，实无新意之可采，徒以同志传诵一二，远方君子多来索观，且促付梓，不能拂其请也而应之，迹近于自炫矣。夫学海之治医也，先治脉，次治药。脉有《脉义简摩》、《诊家直诀》之刻；药以亲尝未遍，不敢臆说，久未成书。若夫病证众矣，治法繁矣，虽古之名医，犹不能以一身尽历天下之病变也，何况小子，敢以管蠡[①]之见，妄事窥测乎！仅于读书临诊之际，随所见而记之，缺略琐碎，固不足为成书，亦复凌躐拉杂，未有体例，粗为分类，以付手民[②]。其中陈陈相因者，蹇涩未畅者，繁沓不检者，前后重复异同互见者，触目皆是，识浅笔孱[③]，贻讥大雅，知不免矣。昔之人，或广蒐[④]旧说，辑为宏编；或澄炼精思，约为枕秘[⑤]。以此方彼，不亦蔑[⑥]乎！虽然窃有说焉，宋人怀燕石[⑦]而自以为宝也，一旦出示于人，乃悟其非宝矣；朱奉议作《伤寒百问》，早刊行世，得某友指摘之，遂改著《活人书》而传矣。学海深羡宋人之善悟，而将勉为奉议之能改也。然则是刻也，非自炫也，亦非非自炫也。

光绪戊戌暮春皖南建德周学海澄之甫书于邵伯埭舟中

① 管蠡（音离）：亦作“管窥蠡测”。蠡，瓢；测，量。管窥蠡测，比喻以管窥天，以蠡测海，所见狭小短浅。

② 手民：排字工人。

③ 孱（音缠）：低劣。

④ 蒐：搜的异体字。

⑤ 枕秘：即“枕中书”。珍藏的书。

⑥ 蔑（音灭）：小。

⑦ 燕石：石似玉有符彩缨带。比喻不足珍贵的假古董。

卷一　证治总论

气血精神论

医者，道之流也。道家以精、气、神谓之三宝，不言血者，赅于精也。是故气有三：曰宗气也，荣气也，卫气也。精有四：曰精也，血也，津也，液也。神有五：曰神也，魂也，魄也，意与智也，志也，是五脏所藏也。凡此十二者，为之大纲，而其变则通于天地万物，而不可以数纪。

《内经·邪客》曰：五谷入于胃也，其糟粕、津液、宗气，分为三隧。故宗气积于胸中，出于喉咙，以贯心肺，而行呼吸焉。营气者，泌其津液，注之于脉，化而为血，以荣四末，内注五脏六腑，以应刻数焉。卫气者，出其悍气之慓疾，而先行于四末、分肉、皮肤之间，而不休者也。“五味”曰：谷入于胃，其精微者，先出于胃之两焦，以溉五脏，别出两行，营卫之道。其大气之抟而不行者，积于胸中，命曰气海，出于肺，循喉咙，呼则出，吸则入。“营卫生会”曰：谷入于胃，以传与肺，五脏六腑，皆以受气。其清者为营，浊者为卫，营在脉中，卫在脉外，营周不息，阴阳相贯，如环无端。营出中焦，卫出下焦。中焦受气，泌糟粕，蒸津液，化其精微，上注于肺脉，乃化而为血，以奉生身，莫贵于此，故独得行于经隧，命曰营气。营卫者，精气也。血者，神气也。上焦如雾，中焦如沤，下焦如渎。“刺节真邪”曰：气积于胃，以通营卫，各行其道。宗气留于海，其下者注于气街，其上者走于息道。“决气”曰：两神相搏，合而成形，常先身生，是谓精。上焦开发，宣五谷味，熏肤、充身、泽毛，若雾露之溉，是谓气。腠理发泄，汗出溱溱，是谓津。谷入气满，淖泽注于骨，骨属曲伸，泄泽、补益脑髓，皮肤润泽，是谓液。中焦受气取汁，变化而赤，是谓血。壅遏营气，令无所避，是谓脉。“五癃津液别”曰：水谷入口，输于肠胃，其味有五，各注其海，其液别为五，各走其道。故三焦出气，以温肌肉，充皮肤，为其津；其流而不行者，为液。天暑衣厚，则腠理开，故汗出；天寒衣薄，腠理闭，气湿不行，水下溜于膀胱，则为溺与气。悲哀气并，则为泣。中热胃缓，则为唾。“本神”曰：天之在我者德也，地之在我者气也，德流气薄而生者也。故生之来谓之精，两精相搏谓之神，随神往来谓之魂，并精出入谓之魄，所以任物谓之心，心有所忆谓之意，意有所存谓之志，因志而存变谓之思，因思而远慕谓之虑，因虑而处物谓之智。“天年”曰：血气已和，营卫已通，五脏已成，神气舍心，魂魄毕具，乃成为人。“本脏”曰：人之血气精神者，所以奉生而周于性命者也。经脉者，所以行血气而营阴阳，濡筋骨利关节者也。卫气者，所以温分肉，充皮肤，肥腠理，司开合者也。志意者，所以御精神，收魂魄，适寒温，和喜怒者也。是故血和则经脉流行，营复阴阳，筋骨劲强，关节清利矣。卫气和则分肉解利，皮肤调柔，腠理致密矣。志意和，则精神专直，魂魄不散，恚怒不起，五脏不受邪矣。寒温和则六腑化谷，风痹不作，经脉通利，肢节得安矣。此人之常平也。五脏者，所以藏精、神、血、气、魂、魄者也。六腑者，所以化水谷而行津液者也。此人之所以具受于天者，无智愚贤不肖，不能相倚也。伟哉论也！美矣！备矣！

其合之于五脏，则有肝木、心火、脾土、肺金、肾水，五行之气之不同也；有肝泪，心汗、脾涎、肺涕、肾唾，五液之精之各足也；有肝魂、心神、脾意、肺魄、肾志，五蕴之神之至灵也。其为变也，气之乱，则为五胀，出《灵枢·胀论》。为癫厥；精之乱，则为五水，为淋浊；血之乱，则为痈疽，为积聚，为衄衃，为咯泄；神之乱也，精神虚而相并，并于心则喜，并于肺则悲，并于肝则忧，并于脾则畏，并于肾则恐。纷纭纠错，盖有不可以数计而口辨者，而兹乃括之以三气、四精、五神者，何也？道其常而已矣。其常奈何？气者，无形而有机者也，以其机之所动，有三焦之分出也。精者，有形者也，有形则有质，以其质之所别，有四等之不同也。神者，无形无机而有用者也，以其用之所成，故推见五性之大本也。

卫气者，本于命门，达于三焦，以温肌肉、筋骨、皮肤，慓悍滑疾，而无所束者也。营气者，出于脾胃，以濡筋骨、肌肉、皮肤，充满推移于血脉之中而不动者也。宗气者，营卫之所合也，出于肺，积于气海，行于气脉之中，动而以息往来者也。是故卫气者，热气也。凡肌肉之所以能温，水谷之所以能化者，卫气之功用也。虚则病寒，实则病热。营气者，湿气也。凡经隧之所以滑利，发肤之所以充润者，营气之功用也。虚则皴揭槁涩，实则淖泽痔肿，光浮于外。“卫气失常”曰：营气沛然者，病在血脉。宗气者，动气也。凡呼吸言语声音，以及肢体运动，筋力强弱者，宗气之功用也。虚则短促少气，实则喘喝胀满。凡人之身，卫气不到则冷，荣气不到则枯，宗气不到则痿痹而不用。此三者，《内经》谓之肉苛，谓其枯槁缩瑟，而光采不发也。故卫气有寒热病；营气有湿病、燥病；宗气有郁结病，有劳倦病。三气互为体用，有两得而无两离者也。

秦景明曰：气犹火也，水谷犹薪也，火大则能化薪，薪多则益能生火。此先天后天，还相为质者也。故热气蒸则湿气生，湿热盛则动气疾，而热亢则孔窍生烟，湿胜则水精不布。世谓补火即是补气，又谓降气即是降火，是止言卫气而已。柯韵伯曰：水谷之精气，行于脉中者为营气；其悍气行于脉外者为卫气；大气之积于胸中而司呼吸者为宗气，是分后天运用之元气而为三也。又外应皮毛，协营卫而主一身之表者，为太阳膀胱之气；内通五脏，司治节而主一身之里者，为太阴肺金之气；通行内外，应腠理而主一身之半表半里者，为少阳三焦之气，是分先天运行之元气而为三也。是有六气矣，谬立名义，显悖经旨。试思所谓先天三气，何尝越于卫出下焦之外耶？后世言气者，遗宗气而言卫出上焦。其说始于华佗《中藏经》，盖误会《难经》心营、肺卫之义也。《难经》言心营、肺卫者，气行之机，非气出之本也。是故三气者，各有其本，各行其道，而不可相干，失常则变矣。“寿夭刚柔”曰：营之生病也，寒热少气，血上下行。卫之生病也，气痛，时来时去，怫忾贲响，风寒客于肠胃之中，寒痹之为病也，留而不去，时痛而皮不仁。“平人气象”曰：胃之大络，名曰虚里，贯膈络肺，出左乳下，其动应脉，宗气也，其动应衣，宗气泄也。此三气之自敝也。“五乱”曰：气乱于心，则烦心密默，俛首静伏；乱于肺，则俛仰喘喝，接手以呼；乱于肠胃，则为霍乱；乱于胫臂，则为四厥；乱于头，则为厥逆，头重眩仆。“病能”曰：有病怒狂者，病名曰阳厥。阳气者，因暴折而难决，故善怒也。何以知之？阳明者常动，巨阳、少阳不动，不动而动大疾，此其候也。"癫狂"曰：厥逆为病也，足暴清，胸若将裂，肠若将以刀切之。"著至教"曰：三阳独至者，是三阳并至，并至如风雨，上为巅疾，下为漏澼。"口问"曰：人之自啮舌者，此厥逆上走，脉气辈至也。少阴气至则啮舌，少阳气至则啮颊，阳明气至则啮唇矣。"调经"曰：气血以并，阴阳相倾，气乱于卫，血逆于经，血气离居，一实一虚。血并于阴，气并于阳，故为惊狂；血并于阳，气并于阴，乃为炅[①]中；血并于上，气并于下，心烦惋，善怒；血并于下，气并于上，乱而善忘。气之所并为血虚，血之所并为气虚，血气相失，故为虚焉，血与气并，故为实焉。此数病者，是三气之并而相乱也。"调经"曰：阳虚生外寒者，阳受气于上焦，以温皮肤分肉之间。今寒气在外，则上焦不通，上焦不通则寒气独留于外，故寒栗。阴虚生内热者，有所劳倦，形气衰少，谷气不盛，上焦不行，下脘不通，胃气热，熏胸中，故内热。言劳倦伤气，不能鼓动谷气精微达于周身，是以上下不通。而胃中水谷气热，仅能熏积于胸中也。此隔病之所起也。"生气通天"曰：阳畜积则当隔，隔者当泻。阳盛生外热者，上焦不通利，则皮肤致密，腠理闭塞，玄府不通，卫气不得泄越，故外热。阴盛生内寒者，厥气上逆，寒气积于胸中而不泻，不泻则温气去，寒独留，则血凝泣，凝则脉不通，其脉盛大以涩，故中寒。"生气通天"曰：阴不胜其阳，则脉流薄疾，并乃狂；阳不胜其阴，则五脏气争，九窍不通。此三气之虚实相胜，所谓阴虚阳往，营竭卫降，即其事也。

精之以精、血、津、液，列为四者，何也？"本神"曰：五脏主藏精者也，故统谓之精。夫血者，水谷之精微，得命门真火蒸化，以生长肌肉、皮毛者也。凡人身筋骨、肌肉、皮肤、毛发有形者，皆血类也。精者，血之精微所成，生气之所依也。生气者，卫气之根，即命门真火是也，精竭则生气绝矣。髓与脑，皆精之类也。津亦水谷所化，其浊者为血，清者为津，以润脏腑、肌肉、脉络，使气血得以周行通利而不滞者此也。凡气血中，不可无此，无此则槁涩不行矣。发于外者，泪、唾、汗，皆其类也。小便，其糟粕也。液者，淖而极厚，不与气同奔逸者也，亦水谷所化，藏于骨节筋会之间，以利屈伸者。其外出于孔窍，曰涕、曰涎，皆其类也。四者各有功用，而体亦不同。血之质最重浊；津之质最轻清；而液者，清而晶莹，厚而凝结，是重而不浊者也；精者合血与津液之精华，极清极厚，而又极灵者也，是神之宅也。西医谓精中有三物：一曰虫，能蠕动者，男女交媾，即此虫与女精合而成形也；一曰珠，极细极明而中空，精平方一寸，约有珠五百颗；一曰白汁，极明而淖，珠与虫皆藏汁中。汁与珠二者，其于交媾结形，不知何用也。西医徒恃窥测，而不能明理，虽曰征实，然未免滞于象矣。四者之在人身也，血为最多，精为最重，而津之用为最大也。内之脏腑筋骨，外之皮肤毫毛，即夫精也、血也、液也，莫不赖津以濡之，乃能各成其体而不敝[②]。津枯则精血可粉，毛发可折。故"决气"曰：精脱者，耳聋。气脱者，目不明。津脱者，腠理开，汗大泄。液脱者，骨属屈伸不利，色夭，脑髓消，胫酸，耳数鸣。血脱者，色白，夭然不泽，其脉空虚。"经脉别论"曰：饮食饱甚，汗出于胃；惊而夺精，汗出于心；持重远行，汗出于肾；疾走恐惧，汗出于肝；摇体劳苦，汗出于脾。此非汗出于脏也，各因其脏气之动，鼓津以外出也。"营卫生会"曰：夺血者无汗，夺汗者无血。夫汗即津也，其与血，非一物也。而有无相应者？气相应也。故三气为阳，而营为阳

① 炅（音炯）：热也。

② 敝（音闭）：破坏。

之阴，以气与津并也。四精为阴，而津为阴之阳，以津随气行也。"生气通天"曰：阳气者，烦劳则张，精绝，辟积于夏，使人煎厥。目盲不可以视，耳闭不可以听，溃溃乎若坏都，都，堤防也。高士宗曰国都。汩汩乎不可以止。精绝者，津耗也。叶香岩"温热论"谓养阴不在补血，而在生津。王孟英释之曰：此增水行舟之法也。有味乎其言之也。

五神者，血气之性也。喜、怒、思、忧、恐，本于天命，人而无此，谓之大痴，其性死矣。然而神之病，其变不可测，而又最不易治，则其本末不可不知也。大抵神之充也，欲其调；神之调也，欲其静。"痹论"曰：阴气者，静则神藏，躁则消亡。"生气通天"曰：阳气者，静则养神，柔则养筋。柔者，动而和也。又曰：阳气者，大怒则形气绝。形气乖离。血菀于上，使人薄厥。有伤于筋，纵，其若不容。"阴阳应象"曰：暴怒伤阴，暴喜伤阳，厥气上行，满脉去形，喜怒无度，生乃不固。故"四气调神篇"大义，所恶者逆，而所以奉生、奉长、奉收、奉藏者，必赖乎豫[①]也。故"阴阳应象"曰：怒伤肝，悲胜怒；喜伤心，恐胜喜；思伤脾，怒胜思；忧伤肺，喜胜忧；恐伤肾，思胜恐。此五性之相制也。"举痛"曰：怒则气上，喜则气缓，悲则气消，恐则气下，惊则气乱，劳则气耗，思则气结。此五性之病机也。"本神"曰：肝藏血，血舍魂，虚则恐，实则怒；脾藏营，营舍意，虚则四肢不用，五脏不安，实则腹胀，泾溲不利；心藏脉，脉舍神，虚则悲，实则笑不休；肺藏气，气舍魄，虚则鼻塞不利，少气，实则喘喝，胸盈仰息；肾藏精，精舍志，虚则厥，实则胀。此五性之病之虚实也。脾、肺、肾三脏，不言神病者，已具肝、心二脏之病之中，可推而知也。又曰：心怵惕思虑则伤神，神伤则恐惧，自失，破䐃脱肉，毛悴色夭，死于冬；脾忧愁不解则伤意，意伤则悗乱，四肢不举，毛悴色夭，死于春；肝悲哀动中则伤魂，魂伤则狂妄不精，不精则不敢正当人，阴缩而挛筋，两胁骨不举，毛悴色夭，死于秋；肺喜乐无极则伤魄，魄伤则狂，狂者意不存人，皮革焦，毛悴色夭，死于夏；肾盛怒不止则伤志，志伤则善忘其前言，腰脊不可以俛仰屈伸，毛悴色夭，死于长夏；恐惧而不解则伤精，精伤则骨痠痿厥，精时自下。故五脏主藏精者也，不可伤，伤则失守而阴虚，阴虚则无气而死矣。此五性之病因、病形与其死期也。经曰死于秋、死于冬，则治之不当用秋、冬之剂可知矣。经曰死于春、死于夏，则治之不得用春、夏之剂可知矣。秋、冬之剂者，寒燥敛降之剂也；春、夏之剂者，温热升散之剂也。此治法之可以对观而得也。"邪气脏腑病形"曰：愁忧恐惧则伤心；形寒寒饮则伤肺；有所堕坠，恶血留内，有所大怒，气上而不下，积于胁下，则伤肝；有所击仆，若醉入房，汗出当风，则伤脾；有所用力举重，若入房过度，汗出浴水，则伤肾。"经脉别论"曰：夜行则喘出于肾，淫气病肺；有所堕恐，喘出于肝，淫气害脾；有所惊恐，喘出于肺，淫气伤心；度水跌仆，喘出于肾与骨。当是之时，勇者气行则已，怯者则著而为病也。此又外之不节，以伤其内，孟子所谓蹶[②]者、趋者是气，而反动其心者也。凡察病机，惟鬼来克身，与子来泄气，二者其势最重。华佗曰：如心病入肝，是亦难治，子不合乘母之逆也。所谓思虑伤心，盛怒伤肾是也。又神病多征[③]于梦，《灵枢·淫邪发梦篇》是其义也。

大气者，精之御也。精者，神之宅也。神者，气与精之华也。各生于五脏，而五脏

---

① 豫：悦乐，安适。

② 蹶（音决）：倒；颠仆。

③ 征：验，征兆。

之中，又各有所主。是故气之主，主于命门；精之主，主于肾；神之主，主于心，而复从于胆。《难经》曰：寸口脉平而死者，何也？然：诸十二经脉者，皆系于生气之原。所谓生气之原者，谓十二经之根本也，谓肾间动气也。此五脏六腑之本，十二经脉之根，呼吸之门，三焦之原。一名守邪之神。故气者，人之根本也。根绝则茎叶枯矣。寸口脉平而死者，生气独绝于内也。又曰：脐下肾间动气者，人之生命也，十二经之根本也，故名曰原。三焦者，原气之别使也，主通行三气，经历于五脏六腑。又曰：命门者，精神之所舍，原气之所系也，男子以藏精，女子以系胞。此所谓气主于命门者也。"上古天真"曰：肾者主水，受五脏六腑之精而藏之，故五脏盛，乃能泻。"六节脏象"曰：肾者主蛰，封藏之本，精之处也。此所谓精主于肾者也。"灵兰秘典"曰：心者君主之官，神明出焉。肺者相傅之官，治节出焉。肝者将军之官，谋虑出焉。胆者中正之官，决断出焉。膻中者臣使之官，喜乐出焉。脾胃者仓廪之官，五味出焉。补遗云：脾者谏议之官，智周出焉。大肠者传道之官，变化出焉。小肠者受盛之官，化物出焉。肾者作强之官，伎巧出焉。三焦者决渎之官，水道出焉。膀胱者州都之官，津液藏焉，气化则能出矣。凡此十二官者，不得相失也，故主明则下安，主不明则十二官危，使道闭塞而不通，形乃大伤。"经脉别论"曰：太阴脏搏[①]者，用心省真[②]，五脉气少，胃气不平。谓过用其心，伤其真气，致五脏脉气俱少也。《脉经》曰：思虑伤心，其脉弦是也。此所谓神主于心者也。"奇病"曰：口苦者，病名曰胆瘅。夫肝者，中之将也，取决于胆，咽为之使。此人者，数谋虑不决，故胆虚气上溢，而口为之苦矣。"六节脏象"曰：凡十一脏皆取决于胆也。仲景谓心气虚则魂魄妄行。华佗谓胆实热则精神不守。此所谓复从于胆者也。心胆神之主，脑又神之会也，故凡有思忆，则目上注。

又尝论之，气之三也，精之四也，神之五也，此十二者，尤必以营卫为之宰。营卫之生也，各具其体而不可相离也，各成其用而不可相胜也，各行其道而不可相干也。赵晴初曰：津虽阴类，而犹未离乎阳气者也。《内经》谓熏肤、充身、泽毛，若雾露之溉，是谓气。雾露所溉，万物皆润，岂非气中有津乎？验之口中呵气水，愈征气津之不相离矣。气若离乎津，则阳偏胜，即气有余便是火是也。熊三拔《泰西水法》云：凡诸药系草木果蓏[③]谷菜诸部，其有水性者，皆用新鲜物料，依法蒸馏得水，名之为露，以之为药，胜诸干质。诸露皆是精华，不待胃化脾传，已成微妙，且蒸馏所得，既于诸物体中最为上分，复得初力则气厚势大。夫蒸露以气上蒸而得，虽属水类，而随气流行，体极清轻，以治气津枯耗，其功能有非他药所能及。所谓气津枯耗者，伤阴化燥，清窍干涩。《内经》谓九窍者，水注之气。干涩者，病人自觉火气从口鼻出，是津离乎气，而气独上注者也。所谓其体不可相离者此也。柯韵伯谓气上腾便是水，此语最足玩味。盖阴气凝结，津液不得上升，以致枯燥。治宜温热助阳，俾阴精上交阳位，如釜底加薪，釜中之水气上腾，其润泽有立至者。仲景以八味丸治消渴，即此义也。但枯燥有由于阴竭者，必须大剂濡养，如救焚然。故同一枯燥，而有阴凝、阴竭之分，二证霄壤，至宜细审，不可误也。所谓其用不可相胜者此也。微火缓烘，即令物燥，而盛火急炙，转令物润，故阴凝而见燥化者，当加大热品于清润之中，则力能蒸腾

---

① 搏：跳动。

② 省（音醒）真：省，察看，检查；真，本原。

③ 蓏（音裸）：瓜类植物的果实。

其气以开结而回阳，若但取小温小润，谬谓和平，而不知真阴转暗为所伤矣。病势日进，遂谓病不受温，改用清凉，致人于死，可叹也！赵晴初谓病重药轻，亦能增病，即此类也。此又始于相胜，成于相平者也。

气行之乱也，大率卫强营弱，营为卫扰而不得宁，而卫之为营所滞者，则惟水肿一端而已。卫气之窜入营道也，乱之于在表肌腠之隙，则令人汗出而不可止，所谓卫气不共营气和谐也。风鼓其卫，不能自固，津随气行，而亦外越。以桂枝汤复发其汗则愈，不得援有汗禁汗之常例矣。乱于在里血络之隙，则令人血涌倾碗盈盘而不可御。或寒束其脉，血无所容；或痰壅其脉，血不能行；或火鼓其气，血为之奔逸而外溢。下文泄肺、肝，是治火盛。若痰壅，则宜兼温疏；若寒束，更重用温散矣。世医概用清降，以致成劳而死。《内经》"示从容"曰：脉急者血泄，血无所行也。此理甚明，恨无知者。叶香岩治涌血，必先泄肺者，是急泄卫气也，然不如泄肝为尤切。二者皆气在于隙，故皆有所泄也。若气乱于大经之中，其机向外，而无所泄也，则壅盛于四肢，而逾垣上屋之事见矣。所谓巨阳、少阳，其动大疾，病为怒狂也。其机向内而无所泄也，则壅窒于脏腑，而昏厥颠仆之事见矣。更有气并于气之细络，而胀闷不堪，致生自啮自刃之变者；又有气滞于血之细络，而怫郁不解，致成为痒、为疹之灾者。至于营竭道涩，而卫气内伐，则不瞑；营盛肤湿，而卫气久留，则多卧。《内经》谓胃不和则卧不安。《中藏经》谓胆热则多睡，胆冷则无眠。温病逆传心包，则神昏谵妄，此津伤而神机不利，清气不生也。经曰：津液相成，神乃自生。神借津以养也。是又因气之盈亏，而神为之累矣。盈亏虽殊，总由于推行不利而已矣。此气之失其道而相干者也。

升降出入论

"六微旨[①] 论"曰：出入废则神机化灭，升降息则气立孤危。故非出入则无以生长壮老已，非升降则无以生长化收藏。升降出入，无器不有，器散则分之，生化息矣。王氏释之曰：凡窍横者，皆有出入去来之气；窍竖者，皆有阴阳升降之气往复于中。即如壁窗户牖，两面伺之，皆承来气冲击于人，是则出入气也。西医谓人居室中，不可两面开窗，则人之中气，为往来之气所冲击不能支，即头空痛矣。又如阳升则井寒，阴升则水暖，以物投井，及叶坠空中，翩翩不疾，皆升气所碍也。虚管溉满，捻上悬之，水固不泄，为无升气而不能降也。空瓶小口，顿溉不入，为气不出而不能入也。可谓发挥尽致矣。刘河间曰：皮肤之汗孔者，谓泄汗之孔窍也。一名气门，谓泄气之门户也。一名腠理，谓气液之隧道纹理也。一名鬼门，谓幽冥之门也。一名玄府，谓玄微之府也。然玄府者，无物不有，人之脏腑、皮毛、肌肉、筋膜、骨髓、爪牙，至于万物，悉皆有之，乃出入升降道路门户也。经曰：升降出入，无器不有。故知人之眼、耳、鼻、舌、身、意、神、识，能为用者，皆由升降出入之通利也。有所闭塞，则不能用也，故目无所见，耳无所闻，鼻不闻香，舌不知味，筋痿、骨痹、爪退、齿腐、毛发堕落、皮肤不仁、肠胃不能渗泄者，悉由热气怫郁，玄府闭塞，而致津液、血脉、荣卫、清浊之气不能升降出入故也。各随怫郁微甚，而为病之大小焉。李东垣曰：圣人治病，必本四时升降浮沉之理，权变之宜，必先岁气，无伐天和。经谓升降浮沉则顺之，寒热温凉则逆之。仲景谓阳盛阴虚，下之则愈，汗之则

① 六微旨：《素问》该篇此下有"大"字。

死；阴盛阳虚，汗之则愈，下之则死。大抵圣人立法，且如升阳或散发之剂是助春夏之阳气令其上升，乃泻秋冬收藏殒杀寒凉之气。此升降浮沉之至理也。天地之气，以升降浮沉，乃生四时。如治病，不可逆之，故顺天者昌，逆天者亡。夫人之身，亦有四时天地之气，不可只认在外，人亦体同天地也。《吴医汇讲》引蒋星墀说曰：《伤寒论》所谓传经，即是出入精义。盖正气出入，由厥阴而少阴、太阴，而少阳、阳明、太阳，循环往复。六淫之邪，则从太阳，入一步，反归一步，至厥阴而极。此邪气进而正气退行，不复与外气相通，故开、合、枢三者最为要旨。见《素问·阴阳离合论》、《灵枢·根结篇》中。分言之，为出入，为升降；合言之，总不外乎一气而已矣。观东垣《脾胃论》浮沉补泻图，以卯酉为道路，而归重于苍天之气。考其所订诸方，用升、柴、苓、泽等法，实即发源于长沙论中葛根、柴胡、五苓之意。引而伸之，所谓升之九天之上，降之九地之下。虽内伤、外感殊科，而于气之升降出入，则无以异耳！吴鞠通《温病条辨》有曰：风之体不一，而风之用亦殊。春风自下而上，夏风横行空中，秋风自上而下，冬风刮地而行。其方位也，则有四正、四隅，此方位之合于四时八节也。诸家之论，阐发无余蕴矣。

升降出入者，天地之体用，万物之橐龠[①]，百病之纲领，生死之枢机也。兹更举天地之气、人身之气，与夫脉象、病机、治宜，一一而条析之。

四时之气，春生、夏长、秋收、冬藏。其行也，如轮之转旋，至圆者也。如春气自下而上，直行者，是冬气横敛已极，坚不可解，若径从横散，则与冬气骤逆矣。气不可逆也，故先从直行以活其机，而后继以夏之横散也。夏气疏散已极，若径从横敛，又与夏气骤逆矣。转旋之机不可骤也，故先以秋之直降，而后继以冬之横敛也。所以然者，各以其横行、直行之极也。直行极，则不可以径从直升、直降，而必先有横行开合之气以疏之；横行极，则不可以径从横散、横敛，而必先有直行浮沉之气以达之。若直行未极，则升者未尝不可以直降，降者未尝不可以直升；横行未极，则散者未尝不可以横敛，敛者未尝不可以横散。即如春日未尝无秋风，而春之后，决不可继以秋也；夏日未尝无冬风，而夏之后，决不可继以冬也。此天地四时斡旋[②]之机妙也。

人身肌肉筋骨各有横直腠理，为气所出入升降之道。升降者，里气与里气相回旋之道也；出入者，里气与外气相交接之道也。里气者，身气也；外气者，空气也。鼻息一呼，而周身八万四千毛孔，皆为之一张；一吸，而周身八万四千毛孔，皆为之一翕[③]。出入如此，升降亦然，无一瞬或停者也。《内经》曰：阳在外，阴之使也；阴在内，阳之守也。又曰：阳气者，卫外而为固也；阴气者，藏精而起亟也。此出入之机也。又曰：天地之精气，其大数常出三而入一，故谷不入，半日则气衰，一日则气少矣。此出入之数也。《推求师意》曰：在肝则温化，其气升；在心则热化，其气浮；在脾则冲和之化，其气备；在肺则凉化，其气降；在肾则寒化，其气藏。《内经》曰：浊气在上，则生䐜胀；清气在下，则生飧泄。又曰：夏暑汗不出，秋成风疟。冬不藏精，春必病温。此升降出入之常变也。内而脏腑，外而肌肉，纵横往来，并行不悖，如水之流，逝者自逝，而波浪之起伏自起伏也。

其合四时也，春则上升者强，而下镇者

---

① 橐龠（音驼跃）：古代冶炼鼓风用的器具。

② 斡（音卧）旋：旋转；调整。此指四时万物变化的方式。

③ 翕（音吸去）：敛缩。

微矣；夏则外舒者盛，而内守者微矣；秋则下抑，而上鼓者微矣；冬则内敛，而外发者微矣。此其常也。逆冬气，则奉生者少矣；逆春气，则奉长者少矣；逆夏气，则奉收者少矣；逆秋气，则奉藏者少矣。太过不及，皆为逆也，此其变也。故圣人必顺四时，以调其神气也。

其在脉象，则有三部九候。三部者，寸关尺也，以候形段之上下，以直言之也。九候者，浮中沉也，以候形层之表里，以横言之也。病在上则见于寸，在下则见于尺；病在里则见于沉，在表则见于浮；里寒外热，则沉紧浮缓，里热外寒，则沉缓浮紧；上虚下实，则寸小尺大，上实下虚，则寸强尺弱。此脉象之大略也。

其在病机，则内伤之病，多病于升降，以升降主里也；外感之病，多病于出入，以出入主外也。伤寒分六经，以表里言；温病分三焦，以高下言，温病从里发故也。升降之病极，则亦累及出入矣；出入之病极，则亦累及升降矣。故饮食之伤，亦发寒热；风寒之感，亦形喘喝。此病机之大略也。

至于治法，则必明于天地四时之气，旋转之机，至圆之用，而后可应于无穷。气之亢于上者，抑而降之；陷于下者，升而举之；散于外者，敛而固之；结于内者，疏而散之。对证施治，岂不显然而易见者乎？然此以治病之轻且浅者可耳！若深重者，则不可以径行，而必有待于致曲。夫所谓曲者，何也？气亢于上，不可径抑也，审其有余不足。有余耶，先疏而散之，后清而降之；不足耶，先敛而固之，后重而镇之。气陷于下，不可径举也，审其有余不足。有余耶，先疏而散之，后开而提之；不足耶，先敛而固之，后兜而托之。气郁于内，不可径散也，审其有余不足。有余者，攻其实而汗自通，故承气可先于桂枝；不足者，升其阳而表自退，故益气有借于升、柴。气散于外，不可径敛也，审其有余不足。有余者，自汗由于肠胃之实，下其实而阳气内收；不足者，表虚由于脾肺之亏，宣其阳而卫气外固。此皆治法之要妙也。苟不达此，而直升、直降、直敛、直散，鲜不偾[①]事矣！尝忆先哲有言，胸腹痞胀，昧者以槟榔、枳、朴攻之，及其气下陷，泄利不止，复以参、芪、升、柴举之，于是气上下脱而死矣。此直升、直降之祸也。况升降出入，交相为用者也，用之不可太过。当升而过于升，不但下气虚，而里气亦不固，气喘者将有汗脱之虞矣；当降而过于降，不但上气陷，而表气亦不充，下利者每有恶寒之证矣；当敛而过于敛，不但里气郁，而下气亦不能上朝；当散而过于散，不但表气疏，而上气亦不能下济矣。故医者之于天人之气也，必明于体，尤必明于用；必明于常，尤必明于变。物性亦然。寒热燥湿，其体性也；升降敛散，其功用也。升、柴、参、芪，气之直升者也；硝、黄、枳、朴，气之直降者也；五味、山萸、金樱、覆盆，气之内敛者也；麻黄、桂枝、荆芥、防风，气之外散者也。此其体也，而用之在人，此其常也。而善用之，则变化可应于不穷；不善用之，则变患每生于不测。王汉皋论温病大便秘，右寸洪实，而胸滞闷者，宜枳、朴、菔子横解之，苏子、桔梗、半夏、槟榔竖解之。其言横解、竖解是矣，其所指诸药，则未是也。即东垣诸方，惯用升、柴、枳、朴，亦未免直撞之弊。若洁古枳术丸，以荷叶烧饭为丸，则有欲直先横之妙矣。吁！医岂易言者乎？

又尝论之，气之开合，必有其枢。无升降则无以为出入，无出入则无以为升降，升降出入，互为其枢者也。故人之病风寒喘咳者，以毛窍束于风寒，出入之经隧不利，而升降亦迫矣。病尸厥卒死者，以升降之

① 偾（音奋）事：犹言败事。

大气不转，而出入亦微矣。“生气通天”曰：大怒则血菀于上，使人薄厥。“调经”曰：血气并走于上，则为大厥。扁鹊曰：阳脉下队[①]，阴脉上争，会气闭而不通，阴上而阳内行，下内鼓而不起，上外绝而不为使，上有绝阳之络，下有破阴之纽，破阴、绝阳之色已废，脉乱，故形静如死状。凡人出入之气，本微于升降，升降既息，出入更微矣。故扁鹊谓当闻其耳鸣而鼻张，循其两股以至于阴，当尚温也。此所谓出入更微者也。又尝著“左右阴阳论”、“劳痹证治论”，文义浅陋，而与此相发。其论左右阴阳曰：朱丹溪谓脾具坤静之体，而有乾健之运，故能使心、肺之阳降，肝、肾之阴升，而成地天交之泰矣。近世黄元御著书，专主左升右降立说，以为心、肺阳也，随胃气而右降，降则化为阴；肝、肾阴也，随脾气而左升，升则化为阳。故戊己二土[②]中气，四气[③]之枢纽，百病之权衡，生死之门户，养生之道，治病之法，俱不可不谨于此。其书八种，直将《素问》、《灵枢》、《伤寒》、《金匮》、《本草》五大部圣经俱笼入左升右降四字之中。盖自以为独开生面，得《内经》左右阴阳道路之奥旨矣。窃思《内经》之论阴阳也，不止言升降，而必言出入。升降直而出入横，气不能有升降而无出入，出入废则升降亦必息矣。止论升降，不论出入，是已得一而遗一，况必以升降分属左右，则尤难通之义也。左右俱有阴阳，俱有升降。尝推求西医所论人身脉络功用与夫气血之流行，合之《内经》大旨，荣行脉中，卫行脉外，荣气是随六阴、六阳之经循环往来，终而复始，即以经脉之升降为升降也，卫气不拘于经，行于手足六阳之部分则上升，行于手足六阴之部分则下降，是表升而里降也。《内经》以左右为阴阳之道路，未尝以左即升、右即降也。其义如寸口候阴主中，人迎候阳主外，举其大概而已。脉法又以左尺主膀胱、前阴；右尺主大肠、后阴。其于《内经》背阳腹阴，将何以合之？故确求升降之道路，止当分表里，而无分于左右也。或曰：人之患半身不遂者，何也？曰：半身不遂，是横病，不是直病。何以言之？人身腠理毛窍，在左边者，俱左外向，在右边者，俱右外向，前自鼻柱，后自脊骨，截然中分。故人侧卧，汗出显有界畔者，因侧卧则向上半边毛窍热气上蒸，向下半边毛窍热气不能下蒸也。《内经》曰：汗出偏沮[④]，使人偏枯。故偏枯者，横气不能左右相通也；下痿者，直气不能上下相济也。左有左之升降，右有右之升降；上有上之升降，下有下之升降，上下左右，又合为一大升降者也。是故先天八卦坎离分东西，此左阳右阴之义也；后天八卦坎离分南北，此表升里降之义也。即如人身，热气蒸腾，只是向上，其表升可知也；水谷入胃，糟粕下传，此必有气以行之，其里降可知也。经必以左右分阴阳者，日月升于东，降于西，人为日月所照，气亦随之而转旋。表之升也，动于左而右随之；里之降也，动于右而左随之。左则表升之力强，右则里降之力强耳！经谓人左手足不及右强，右耳目不及左聪明者，亦此意也。

其论劳痹证治曰：痹者，闭也。其病有二：有虚劳之痹；有积聚、痈疽、麻木、疼痛之痹。其积聚、痈疽、麻木、疼痛之痹，有在经络者，有在脏腑者，前人论之详矣。《内经》、《中藏经》诸篇，可熟读也。至于虚劳之痹，即俗所谓干血劳者。人身外而经络，内而脏腑，其气不外五行。自上而下直分之，有直五行，即直五层，一肺、二心、三脾、

---

① 队（音坠）：同“坠”。丧失，坠落。

② 戊己二土：十天干中戊己均属土，戊为阳土，代表胃；己为阴土，代表脾。故戊己二土指脾胃。

③ 四气：此即心、肺、肝、肾之气。

④ 沮（音咀）：终止。

四肝、五肾也；自外而内横分之，有横五行，即横五层，亦一肺、二心、三脾、四肝、五肾也。《内经》升降息则气立孤危，言直也；出入废则神机化灭，言横也。脉法：左寸心、关肝、尺肾，右寸肺、关脾、尺命，亦言直也；三菽[①] 肺，六菽心，九菽脾，十二菽肝，按之至骨肾，亦言横也。升降出入，虽分横直，统归于阴阳之嘘吸[②] 而已。人病虚劳，真气不能布于周身。若阴气先伤，则吸力先微，内不能至肾，至肝而还，而有骨痿之事矣；若阳气先伤，则呼力先微，外不能至肺，至心而还，而有皮聚毛悴之事矣。所谓肝肾心肺者，谓分野之表里浅深也。如是则脉行十六丈二尺为一周者，其数有不盈[③] 矣；不盈则升降出入之期促，故脉数也。《难经》论损至之脉曰：一呼三至，至一呼六至，此至之脉也；一呼一至，至四呼一至，此损之脉也。至脉从下上，损脉从上下。损脉之为病，始于皮聚毛落，而极于骨痿不能起于床；反此者至之为病也。从下上者，皮聚而毛落者死；从上下者，骨痿不能起于床者死，穷之于其极也。卢子由曰：脉来之损至，即脉至之疾徐，至固不离乎至，损岂独外于至乎？是盖疑虚损之脉，必数而无迟也。扁鹊亦曰：一呼脉四至以上，谓痹者脱脉气，谓失十六丈二尺一周之常经也。然虚损脉迟者甚多，但其情不同。脉数者，血液先败，塞其气道，气悍而不通，故短促也；脉迟者，血液未败，而真气之力不能劲达，如人行路遥，力倦而欲息也。是其病始于气，而未坏有形之血液，故易治，补其气而血自生也；气不能周，反见脉数者，是血坏而气无所归，故难治，补其气而血愈壅也。是故初病即见脉数者，是因痹致虚，血病累气，故曰从下损上，即由里而表也；先脉迟而渐见脉数者，是因虚致痹，气病累血，故曰从上损下，即由表而里也。至于气不能至肾至肺，非全无气也，正气为邪气所据，不能应期而至耳！若全无气，则一脏气绝，五脏俱无以自存矣。此劳痹之大义也。积聚、痈疽、麻木、疼痛之痹，在经络之中，只是两头有气，中间隔塞，其本未伤，疏之而即复矣。譬如一管之中，有物结之，去其结而气自行矣。此实痹之大义也。实痹之治无论矣。劳痹之治，《难经》有曰：损其肺者，益其气；损其心者，调其荣卫；损其脾者，调其饮食，适其寒温；损其肝者，缓其中；损其肾者，益其精。此皆以虚言之也。而劳痹之为病，往往虚实夹杂。仲景治血痹风气百疾，有薯蓣丸，是补其虚也；有大黄䗪虫丸，是攻其实也。更有外邪久结，证同虚损，如徐灵胎所谓风寒不醒成劳病者。近日凡病咳嗽，辄称肺热，桑叶、麦冬摇笔即来，生地、知母满纸俱是，于是阳气日衰，风寒与水饮合力盘踞膻中，渐致夜不伏枕，涎中带红，头面裿肿，呼吸喘促，饮食呕逆，大便溏泄而危矣。故今之病五苓、青龙证者，无不逼入劳损，覆辙[④] 相寻，至死不悟。张景岳曰：外感之邪未除，而留伏于经络，饮食之滞不消，而积聚于脏腑，或郁结逆气，有不可散，或顽痰瘀血，有所留藏，病久致羸，似形不足，不知病本未除，还当治本，若误用补，必益其病矣。医能明此，其寡过矣乎！

大抵治病必先求邪气之来路，而后能开邪气之去路。病在升降，举之、抑之；病在出入，疏之、固之。或病在升降而斡旋于出入，或病在出入而斡旋于升降。气之上逆，下不纳也；气之下陷，上不宣也；气之内结，外不疏也；气之外泄，内不谐也。故赵晴初曰：人身内外作两层，上下作两截，而

---

① 菽：本谓大豆。

② 嘘吸：亦作“嘘噏”。吐纳；呼吸。

③ 盈：满，圆满。

④ 覆辙：犹言覆车。比喻失败的教训。

内外上下，每如呼吸而动相牵引。譬如攻下而利，是泄其在内之下截，而上截之气即陷，内上既空，其外层之表气连邪内入，此结胸之根也。譬如发表而汗，是疏其在外之上截，而在内之气跟出，内上既空，其内下之阴气上塞，此痞闷之根也。故在上禁过汗，在内慎攻下，此阴阳盈虚消长之理也。

抑吾尤有默会之旨，不欲为外人道，而不得不道也。《内经》以升降出入关于生长壮老已者，何也？本草称日能松物，以絮久曝日中，则松矣，是日有提摄之力也。凡物皆向日，不独葵、藿也。非物有知，日有摄力也。人在日下，其气亦为日所提摄矣。物置地上，久则下陷，以地心有吸力也。人在地上，其气亦为地所吸引矣。至于气之往来于空中，更无一息之或间。庄子曰：人在风中。仲景曰：人因风气而生长。人为风所鼓荡，其气之出入不待言矣。人之初生，合父精母血而成形。其体象地，各有自具之吸力。其力多藏于五脏及骨髓之中，故气能自固于体中而不散也。及其生也，则上为日所摄，下为地所吸，中为风所鼓荡，而日长日壮矣。及其衰也，摄之久而气渐上脱矣，吸之久而气渐下脱矣，鼓荡之久而气渐外散矣，故为老为已也。大抵三气之中，惟地之吸力最强，故人死则体重，以本体不能自主，全为地所吸也。又人死，其尸不可见日，恐复为日气所提摄而尸走也。生人不可与尸骑牛临面，生人身有吸力，恐尸中游气未尽，二气相感而相吸，而亦有尸走之事也。是说也，前人未言，得毋骇俗乎？夫人劳则气动，而心劳则五脏之吸力皆疏，故气易散，而易老易已也。人静则气固而心静，则五脏之吸力尤固，故气常完而多寿难老也。然则明于斯义，是亦养生之助也，而又何骇乎？"痹论"曰：阴气者，静则神藏，躁则消亡。"生气通天"曰：阳气者，静则养神，柔则养筋。"大惑论"曰：心劳则魂魄散，志意乱。故"经脉别论"叙五脏喘汗之事，而申其戒曰：四时之病，常起于过用也。故曰无形无患，与道合同，惟真人也。

承制生化论

天地一倾轧之宇也，阴阳一摩荡之气也，五行一倚伏之数也，万物一推移之象也，四时一更代之纪也。此之谓日新，此之谓不息。不制则不生，不胜则不复，而天地之机息矣，人物之类灭矣。其机不激则不动，不动则钝而不灵，而阴阳五行积于无用之地矣，天地万物有不摧裂破坏者乎？《内经·六微旨大论》曰：相火之下，水气承之；水位之下，土气承之；土位之下，风气承之；风位之下，金气承之；金位之下，火气承之；君火之下，阴精承之。亢则害，承乃制。制则生化，外列盛衰。害则败乱，生化大病。夫曰下、曰承云者，此以六气之步言，其措词不得不如此。若推究万物之体，则所谓下者，非本体之外，别有所为下也，乃本体之中，自有此气浑于无间者也。所谓承者，非从其外而附之，乃具其中而存之者也。何者？天下无一物不备五行，四时无一刻不备五行之气，但有多寡之数，盛衰之宜。一或运行有差，则胜者亢，而不胜者害矣。其所以不终于害者，以有制之者也。其制也，非制于既亢之后也。火承以水，则火自有所涵而不越；水承以土，则水自有所防而不滥；土承以木，则土自有所动而不郁；木承以金，则木自有所裁而不横；金承以火，则金自有所成而不顽。承者，隐制于未然，斯不待其亢而害，消于不觉矣。

至于制之云者，世皆以为抑其生之过，而不知制者，正以助其生之机也。木得金制，则不致横溢而力专于火矣；火得水制，则不致涣散而精聚于土矣。此言生也。木亢不成火，以其湿也，得金制之，则木燥而火成矣；火亢不成土，以其燥也，得水制之，则火湿而土成矣。此言化也。制也者，万物之所以成始而成终也，既防亢害之后，而又开生化之先，其诸乾坤阖辟[①] 阴阳不测之妙乎！明斯义也，其于病气胜复倚伏之机，治法气味合和之道，豁然贯通矣乎！谨采先哲之名谈，一得之管见，有关于运气之旨，病机之变，治法之要者，条列于下，以备观览焉。

夫以四时、五行、运气之变也，其机甚微。亢之害也，木亢则土害，土害则水肆而火熄，土愈失发生之源矣；火亢则金害，金害则木横而土微，金愈乏资生之本矣。土、金、水仿此。此亢之害，害及于他者也。亦有亢之害，害反及于身者。史载之曰：经言天火下临，则肺金上从，白起金用，而草乃眚[②]；燥气下临，则肝气上从，苍起木用，而土乃眚。以常所胜论之，则火至而肺病，金至而肝病。今也天火下临，则金以从天之气，而白乃用，故病反生于肝；天金下临，则木以从天之气，而苍乃用，故病反生于脾。举此类推，则厥阴司天，脾气上从，而水斯眚；太阳司天，心气上从，而金斯眚；太阴司天，肾气上从，而火斯眚，皆可知矣。此天度之尊，独异于他。经言天能制色，以其能制胜已，而使不为害。至于司地，则气化之正，各随其证矣。惟胜复之候不同，亦随其气之多寡以求之。胜之为病轻，复之为病重，胜则所不胜者顺受其克，复如报怨仇焉，此不可不知也。如木之受病，本于肺金所制，则不过肺气有余，凌犯于肝，生眼昏、眦痒、耳无所闻、胸痛、体重诸病耳！若乃木化之盛，肝气妄行，大伤于脾，则金必相救，邪反伤肝，能使人体重、烦冤、胸痛引背、两胁满，痛引少腹，故经言上应太白星者，谓金之复也。载之之论如此。所谓胜者，亢之害也；所谓复者，承之制也。经曰：风伤肝，燥胜风；热伤气，寒胜热；湿伤肉，风胜湿；燥伤皮毛，热胜燥；寒伤血，湿胜寒。此胜之气也。又曰：风胜则动，热胜则肿，燥胜则干，寒胜则浮，湿胜则濡泻，甚则水闭胕肿。此胜之证也。又曰：有余而往，不足随之；不足而往，有余随之。此复之机也。又曰：胜复盛衰，不能相多也；往来小大，不能相过也；用之升降，不能相无也。又曰：气有余，则制己所胜，而侮所不胜；其不及，则己所不胜，侮而乘之，己所胜，轻而侮之。侮反受邪，侮而受邪，寡于畏也。此胜复之大数也。所以然者，如木亢害土，则土气无所泄而专精于金矣；土亢害水，则水气无所用而积力于木矣。金反报木，而土气得伸矣；木反报土，而水气得伸矣。不但此也，今日之亢，即是前日之制，而今日之制，又为来日之亢。制之不已，则又亢矣，经曰侮反受邪。史载之曰：复之病重者。复之气以积久而力厚，胜之气以发泄而无余也。故经曰：所谓胜至，报气屈伏而未发也，胜至而复，复已而胜，无常数也。故经又曰：无翼其胜，无赞其复。谓治胜气者，宜预安其屈伏，无令复气之反侮也。呜呼！圣人之教深矣。此亢之害，害反及于身者，所谓不戢[③] 自焚也。所谓制也，所谓复也，此皆承制之实也。

更有承制之虚。实者能生能化，虚者不能生化也。何以言之？承制之实者，木亢而金来制木，实已生化金气来复也；金亢而火来制金，实已生化火气来复也。虚者，乃木亢极，而见金之幻象，其金不但不能制木，而实害土之极也；金亢极，而见火之幻象，其火不但不能制金，而实害木之极也。

---

① 阖（音盒）辟：阖，关闭；辟，打开，开辟。

② 眚（音省）：疾苦，灾祸。

③ 戢（音集）：收敛；止息。

刘河间曰：疮疡属火，而反腐出脓水者，犹谷、果、肉、菜，热极则腐烂，而溃为污水也。溃而腐烂者，水之化也。所谓五行之理过极，则胜己者反来制之，故火热过极，则反兼于水化也。又曰：诸暴强直，支痛软戾，里急筋缩皆属于风者，燥金主于紧敛，短缩劲切，风木为病，反见燥金之化，由亢则害，承乃制也。况风能胜湿而为燥也。一部《原病式》，其论皆如此。此承制之虚也。其承制乃亢害，非生化也。易老《保命集》中，所谓兼化之虚象者也。而刘氏乃曰：经云亢则害，承乃制者，谓亢过极，反兼胜己之化，制其甚也。如以火炼金，热极则反为水。五行之理，微则当其本化，甚则兼其鬼贼，如此，是直以亢极之幻象，误为承制之实用矣。认似作是，岂不谬乎？河间所论，乃承制之虚，此辨最精透，自古无人见及。

治病者，于承制之实，必能安其屈伏，而始有防微之功；于承制之虚，必能察其本原，而后为见真之智也。

且夫五行之相生相制也，万物由此而成，万法由此而出。故张隐庵有曰：枣色黄味甘，脾家果也。凡木末之实，而为心家果者，生化之道也。木生心火。木末之实，而为脾家果者，制化之道也。木制脾土。盖天地所生之万物，咸感五运六气之生化，明乎阴阳生克之理，则凡物之性，皆可用之而生化于五脏六腑之气矣。故桃为肺之果，核主利肝血；杏为心之果，核主利肺气，皆制化之理然也。《本草述》大黄条，引卢不远曰：大黄味大苦，气大寒，似得寒水正化，而炎上作苦，苦性走下，不相反乎？《参同》云：五行相克，更为父母。《素问》曰：制则生化。是故五行之体，以克为用。其润下者，正炎上之用乎！则凡心用有所不行，变生痰疾者，舍同类之苦，巽[①] 以入之，不能彰其用而复其常也。夫是说也，即《六元正纪》曰：六气之用，各归不胜而为化。故太阴雨化，施于太阳；太阳寒化，施于少阴、少阳；少阴、少阳热化，施于阳明；阳明燥化，施于厥阴；厥阴风化，施于太阴。此有所施，则彼有所奉。所谓太阴雨化，施于太阳者，太阳寒水之用，必受太阴雨化之施，而其用乃成；而太阴雨化之用，亦必受太阳寒水之奉，而其用乃成也。故制也者，六气之所以成己而成物也。卢氏不引《内经》而引《参同》，舍近取远，非引掖[②] 后学之道也。此生物之体性也。

至于制方之法，则柯韵伯论四神丸方义，有曰：鸡鸣至平旦，天之阴，阴中之阳也。阳气当至不至，虚邪得以留而不去，故作泻于黎明。其由有四：一为脾虚不能制水；一为肾虚不能行水。故二神丸君补骨脂之辛燥者，入肾以制水；佐肉豆蔻之辛温者，入脾以暖土；丸以枣肉，又辛甘发散为阳也。一为命门火衰，不能生土；一为少阳气虚，无以发陈。故五味子散君五味子之酸温，以收坎[③] 宫耗散之火，少火生气，以培土也；佐吴茱萸之辛温，以顺肝木欲散之势，为水气开滋生之路，以奉春生也。此四者，病因虽异，而见症则同，皆水亢为害。二神丸是承制之剂，五味散是化生之剂也。二方理不同而用则同，故可互用以助效，亦可合用以建功。合为四神丸，是制生之剂也，制生则化，久泄自瘳矣。此制方之法，必本于五行承制生化之理也。

若此者，皆往哲之名论，或论运气，或论物性，或论病机，或论方法，亦云备矣。至于平日读书之管见，则有论五行体性、功用与病机吉凶、缓急之篇曰：肝主东方风木，其体温润，是土气也。木克土，即为土所供奉也。其性疏泄，是木之正气也。其

① 巽(音逊)：通“逊”。让。

② 引掖：引导扶持。

③ 坎：八卦之一，卦形☵，象征水。

用燥，凡湿得风则干，是金气也。金克木，木含金气即为金所制伏，不使疏泄太过也。心主南方火热，其体干燥，凡物必干燥始能著火，又物得火则坚，是金气也。火克金，即为金所供奉也。其性大热，是火之正气也。其用蒸，凡物为火所逼则潮，是水气也。水克火，火含水气即为水所制伏，不使炎热太过也。脾主中央湿土，其体淖泽，是水气也。土克水，水为土之奴，当供奉夫土者也。其性镇静，是土之正气也。静则易郁，必借木气以疏之，土为万物所归，四气具备，而求助于水与木者尤亟。何者？土不可燥亦不可郁，故脾之用主于动，是木气也。肺主西方燥金，其体劲洁，是木气也。其性清肃，是金之正气也。其用酷烈，酷暑烈火，火使人畏，金亦使人畏，是金中有火神也。火有光明，金亦有光明者也。肾主北方寒水，其体流动，是火气也。其性沉下，是水之正气也，其用温润，是土气也。由是观之，五行之中，各有五行，不待外求，而本体自足。此天地相生相成，自然之数，当然之常也，停停匀匀，不偏不倚，至于有变，则为病矣。变者，谓自病而所不胜者乘之，与自病而乘所胜者，皆是也。二者吉凶缓急，前人皆混统立说，未曾分析。今吾思之，凡自病而所不胜者乘之，其吉凶未可知，而其势必缓也；自病而乘所胜者，其势急而必凶矣。何以言之？自病则本当为人所乘，其势顺；自病而反能乘人，其势逆也。其顺逆奈何？正虚与邪实之别也。正虚者，脾土虚则肝木盛，心火虚则肾水盛，肝、肾本无邪，本无意来克脾、克心，不过五脏之气，此亏则彼溢，有互相挹注[①] 之势，故土虚不运，则木气满闷；火气不扬，则水气寒凝耳！其病在自虚之脏，而不在来乘之脏也。其吉凶不可知者，何也？谓自虚之脏气微，则相生之力微，但以药助之，而可复矣，并无事泻来乘之脏也。是其治最易，而无待辗转斡旋也。必自虚之脏气竭，而后相生之力竭，而不可为矣，故曰其势缓也。邪实者，肝邪实则克土，不必土脏之虚也，而径克之；肾邪实则克火，不必火脏之虚也，而径克之。克之则传之，七传[②]而生气绝矣。其绝也，不待其七传而知也，当其初传，而预决之矣。何也？有病之脏，本不当力能乘人，今其力能乘人者，邪盛而本脏之元气已绝，不能自主，惟邪气之所欲为而肆行无忌也。若本脏元气未绝，则自能监制邪气，不使横溢至此矣。本脏气绝，则生生之源竭，而所胜之脏失其所恃，故克而传之易易也。如肝邪实，则肝之正气不能生火，而土之化源已虚，肝邪来逼，略无救援，既经传脾，肝脾合气，邪力愈大，正力愈微，势如破竹，初或数日而传一脏，继则一日而传一脏，或一日而传数脏矣。当其初传，化源已绝，用药补泻，皆穷于无可施，故曰其势凶而急也。何也？所谓邪实者，以其得母气之生助也。肝挟水邪而克土，则火不能生；脾挟火邪以克水，则金不能助故也。是同一相乘相克，而其吉凶缓急，如是悬隔，临诊决病，视人生死，其可不尽心乎？故越人、仲景论治未病，皆曰见肝之病，必先实脾，是当其未传而急防之也。急防云者，抑木之亢，扶土之衰，仍资火气，以导木之去路，培土之来源。其法攻补兼施，辗转斡旋，如隔二隔三，泻南补北，良工心苦，正为此耳！至如薛立斋、张景岳辈，每曰补正则邪自去。此乃自虚而为人所乘者，变因自虚，人本无邪，故直补本宫，无事诛伐也。

又尝论寒者热之，热者寒之，微者逆之，甚者从之，假者反之之义，曰：前贤有

---

① 挹（音邑）注：把液体从一个盛器中取出，注入另一个盛器。引申为以有余补不足的意思。

② 七传：《难经·五十三难》："七传者死……七传者，传其所胜也。"纪天锡注："自心而始，以次相传，至肺之再，是七传也。"

言，实热以苦寒折之，虚热以甘温除之。用苦寒者，是热者寒之、微者逆之之义也；用甘温者，是假者反之之义也。又言阴盛格阳，阳盛格阴，则先其所主，伏其所因，或寒药而热服，或热剂而寒佐，是甚者从之之义也，所谓反佐是也。此三者，逆之义为最显，从之义前贤发之为最详，独所谓假者反之，自昔未有笃论，而又往往混于甚者从之之中，漫无分别。不揣狂愚，聊献一得，以质高明。即如甘温除大热一事，岂真大热而可用甘温耶？是必虚热也。夫所谓虚者，何也？气虚则必寒，寒非热也；血虚则必燥，燥为次寒，亦非热也。其热何也？是亢极而见胜己之化也。燥为金气，热为火气，寒为水气。燥之化热，是化其所不胜，以火克金，即经之所谓承也；寒之化热，是化其所胜，火反侮水，即仲景之所谓横，是阴阳二气之对化也。虚热生于寒，燥热由虚生。虚、热二字，当折看，不当连读。惟其虚也，燥也，故以甘润燥，以温煦寒也。虚燥去而热自除，是真火蒸腾，而物转润矣。故不知者以为大热，其知者以为寒燥；不知者以为甘温除大热，其知者以为甘温除寒燥；不知者以为反治，其知者以为正治。就其假者而言之，则谓之反；就其真者而言之，则犹是正也。刘河间谓己亢过极，反似胜己之化。似也者，假之谓也。医者能见其真，而不眩于假，斯可矣。虽然甘温除假热，固矣。而用甘温之法，又有术焉，非徒曰甘温，遂尽厥[①]妙也。凡病气正来者，其气多实而强；病气反来者，其气多变而幻，故《内经》每致警于虚邪也。何者？其气既能自化，是已挟人身之灵气以为气矣。以甘温治其本原，直捣老巢，而真相可见矣。但气灵而药不灵，往往药力为病气所据，而不得达其巢窟，将甘温反助病气以为虐，故药之中亦必具有灵气，而后足以与病气相敌。所谓灵者，何也？凡物必力有余而后能化。寒燥化热，必寒燥厚积日久可知也。厚积日久者，郁结之谓也。气虚不足以推血，则血必有瘀；血虚不足以滑气，则气必有聚。东垣诸方，多用升、柴。而滑伯仁谓每用补剂，加桃仁等破血疏络之品，其效最捷。经谓反佐治实热者，苦寒而佐之以热；治虚热者，甘温亦可佐之以寒。虚劳大热，每用热药凉服。又昔人论连理丸治吞酸，能变胃而不受胃变，是皆灵之类也。病有化气，药亦有化气。如酸甘化阴，辛甘化阳是也。善用者，且能借病之假气，以助药之真力，是即兵法之招抚者也。昔人又谓化气之力，甚于本气。盖气之所以能化者，必其人之正虚，而邪气之力厚，有以胜夫人之正气，于是化良为寇，反挟人之气以还而伤人。如寒燥化热，非寒燥已化为热也。寒燥自在，而其力又能驱使人身之正气为热，以为之疑阵作障于外也。所谓承制之虚也，其气最幻而最锐，故医者必以全神全力制之，视其变化而捷应焉，乃可有济。此虚劳内伤大病之所以难治也。虚劳大病，往往近于鬼神，非鬼神也，化气之灵者也，仍即人身本气之灵者也。

此二篇者，或论物性，或论病机，或论治法，揆之经旨，固未能发明万一，又尝综而论之，世间无物不本于五行也。天地之气，有常有变。风，其性升，其体寒，其用温，其化燥；寒，其性敛，其体湿，其用寒，其化风；暑，湿热之合也，生于郁，体用俱同湿热，其化风燥；湿，其性重，其体热，其用湿，其化寒；燥；其性降，其体风，其用燥，其化火；火，其性散，其体燥，其用热，其化湿。此顺化也，亦曰传化。更有对化，即湿极化燥、寒极化热是也。对化有虚有实。传化是气机更代之常，对化是气机愤激之变，故

---

① 厥：犹“其”。

必极而后化也。又有兼化，亦虚化之类也。又有合化，如风合热而化燥，寒合湿而化热，亦实化之类也。五行之气，金木皆有燥，水土皆有湿，但金燥而敛，风燥而散，土湿而热，水湿而寒，火则能燥能湿，其燥者木亢而水不交也，其湿者土郁而木不畅也，故火得风而焰长，以器掩之，而器即润矣。此五行生化之性情也。

四时更代，成功者退，一盛一衰，互相牵制，不独天地之气然也，即人之性情亦如之。经曰：怒伤肝，悲胜怒；喜伤心，恐胜喜；思伤脾，怒胜思；悲伤肺，喜胜悲；恐伤肾，思胜恐。又胆为中正之官，谋虑久不决则伤胆也。肝为将军之官，郁怒不得发则伤肝也。恐惧不止，注而为思；思虑不得，激而为怒；盛怒不止，郁而为悲；喜无节，则易恐；悲太过，则易喜。此五脏性情之承制生化也。故扁鹊、华佗皆能以激怒起沉疴，张子和亦能以引笑开痼疾。非大具神通者乎！

至于治病之法，则以安仇之义为最奥，要其义大著于"至真要论"中。如太阳寒水之胜而克火矣，治之者，必以甘温土性之药制水，以苦温火性之药扶火是矣。然水之亢者，不可徒制也，必有以顺其性而导之，故复以酸温木性之药，开水气滋生之路，即以培火气发生之源也，佐以所利，资以所生，法至密矣。而未已也，如此治之，则水必退，火必进，水衰火锐，土气又将上僭[①]矣。故仍以咸寒水性之药小佐其间，合酸温木性以并力制土，此所以安其屈伏，无使胜复之相寻无已也。前贤医案，常有先用热药以愈病，后用凉药以清余患者。此类多矣，非熟于气化，能如是乎？

总之，五行之气，有亢而后有制，有制而后有生有化，此自然之数也。故业医者，必讲求亢害承制生化六字，而善用之，于是每遇一病，可以逆而制之，亦可顺而导之，调其气使之平，而生化之常复矣。试更以经义证之。经曰：木得金而伐，火得水而灭，土得木而达，金得火而缺，水得土而绝。此五行之相制也。又曰：木郁达之，火郁发之，土郁夺之，金郁泄之，水郁折之。然调其义，过者折之，以其畏也，所谓泻之。又曰：折其郁气，资其化源，无翼其胜，无赞其复，迎而夺之，恶得无虚，随而济之，恶得无实。又曰：佐以所利，资以所生，是谓得气。此五胜、五郁之治法也。故木位之主，其泻以酸，其补以辛，而厥阴遂先酸后辛矣；火位之主其泻以甘，其补以咸，而少阴、少阳遂先甘后咸矣。土、金、水仿此。先用泻者，制其胜也；后用补者，安其复也。

又如气味之用，互有生化。经曰：服寒而反热，服热而反寒者，不治五味属也。五味入胃，各归其所喜攻。酸先入肝，苦先入心，甘先入脾，辛先入肺，咸先入肾。久服增气，物化之常也。气增而久，夭之由也。盖以自来用药者，只求其气，不求其味。但取气寒以治热，而不知寒之苦者入心化火也；但取气热以治寒，而不知热之咸者入肾化水也。味久则化气者，经曰：味归形，形归气。又曰：五味入口，藏于肠胃，味有所藏，以养五气。故五味久服，即增气也。味阴气阳，阳动而散，阴静而留，留则久积力厚，与脏气合同而化，用药者当知防微矣。李东垣曰：同味之物，必有诸气；同气之物，必有诸味。用其味者，必审其气；用其气者，必防其味也。

又如脉象之至，亦本六气。经曰：天地之变，无以脉诊，间气左右，随其所在。何者？谓不得以天地之气，主诊一岁，必随六气之至，分诊四时也。六气之脉奈何？曰：厥阴之至，其脉弦；少阴之至，其脉钩；太阴之至，其脉沉；少阳之至，大而浮；阳明之

① 僭（音荐）：超越本分或规定的范围。

至，短而涩；太阳之至，大而长。其至也，或太过，或不及，更有涩极似滑，弦极似缓，虚寒似热，大热似寒，病内寒而脉中空，邪外充而脉内陷，故承制有虚实，生化有真假，虽明者往往为所眩矣。经曰：脉从病反者，脉至而从，按之不鼓，诸阳皆然；诸阴之反者，脉至而从，按之鼓甚而盛也。明乎此，而脉无遁矣，而病无遁矣，而治亦无难矣！

虚实补泻论

虚实者，病之体类也。补泻者，治之律令也。前人论之详矣。兹撮其要者，与平日读书之所记，汇辑于此，以为温故之一助云。夫《内》、《难》、仲景之论虚实也，其义甚繁。有以正气盛衰分虚实者，所谓脉来疾去迟，外实内虚；来迟去疾，外虚内实也。有以邪盛正衰分虚实者，所谓邪气盛则实，精气夺则虚也。有以病者为实，不病为虚者，所谓内痛外快，内实外虚；外痛内快，外实内虚也。有以病者为虚，不病为实者，所谓阳盛阴虚，下之则愈，汗之则死；阴盛阳虚，汗之则愈，下之则死也。有以病在气分无形为虚，血分有形为实者，白虎与承气之分也。有以病之微者为虚，甚者为实者，大小陷胸与泻心之辨也。有以病之动者为虚，静者为实者，在脏曰积，在腑曰聚是也。有以病之痼者为实，新者为虚者，久病邪深，新病邪浅也。有以寒为虚，以热为实者，阳道常实，阴道常虚之义也。有以寒为阴实阳虚，热为阳实阴虚者，阴阳对待，各从其类之义也。有以气上壅为实，下陷为虚，气内结为实，外散为虚者，是以病形之积、散、空、坚言之也。至如从前来者为实邪，从后来者为虚邪，此又五行子母顺逆衰旺之大道也。《内经》首篇，即以虚邪与贼风同警，所谓去而不去，命曰气淫，乘其所胜，而侮所不胜也。后世以虚邪为不治自愈，不亦谬乎？此虚实之大略也。

虚实既辨，则补泻可施。《灵枢·终始》曰：所谓气至而有效者，泻则益虚，虚者脉大如其故而不坚也，坚如其故者，适虽言故，病未去也；补则益实，实者脉大如其故而益坚也，大如其故而不坚者，适虽言故，病未去也。故补则实，泻则虚，痛虽不随针，病必衰去矣。此补泻之机也。若夫补泻之法之妙，则莫详于《素问》及“阴阳大论”①，而越人、仲景各从而发明之。“脏气法时论”本五脏苦欲之性，以明补泻。其文曰：肝苦急，急食甘以缓之；心苦缓，急食酸以收之；脾苦湿，急食苦以燥之；肺苦气上逆，急食苦以泄之；肾苦燥，急食辛以润之，开腠理，致津液，通气也。肝欲散，急食辛以散之，用辛补之，酸泻之；心欲软，急食咸以软之，用咸补之，甘泻之；脾欲缓，急食甘以缓之，用苦泻之，甘补之；肺欲收，急食酸以收之，用酸补之，辛泻之；肾欲坚，急食苦以坚之，用苦补之，咸泻之。“至真要②论”本司天在泉六气之胜复，以明补泻，其文甚详。今举其司天胜气之治，而以其余附之。曰司天之气，风淫所胜，平以辛凉，佐以苦甘，以甘缓之，以酸泻之。在泉，风淫于内，治以辛凉，佐以苦，以甘缓之，以辛散之。风司于地，清反胜之，治以酸温，佐以苦甘，以辛平之。风化于天，清反胜之，治以酸温，佐以甘苦。厥阴之胜，治以甘清，佐以苦辛，以酸泻之。厥阴之复，治以酸寒，佐以甘辛，以酸泻之，以甘缓之。木位之主，其泻以酸，其补以辛，先酸后辛。厥阴之客，以辛补之，以酸泻之，以甘缓之。热淫所胜，平以咸寒，佐以苦甘，以酸收之。

---

① 阴阳大论：指今《素问》中“天元纪大论”至“至真要大论”七篇文章，习称“七篇大论”。以其主要论述阴阳五行、五运六气学说，故称“阴阳大论”。

② 至真要：《素问》该篇此下有“大”字。下同。

在泉，热淫于内，治以咸寒，佐以甘苦，以酸收之，以苦发之。热司于地，寒反胜之，治以甘热，佐以苦辛，以咸平之。热化于天，寒反胜之，治以甘温，佐以苦酸辛。少阴之胜，治以辛寒，佐以苦咸，以甘泻之。少阴之复，治以咸寒，佐以苦辛，以甘泻之，以酸收之，辛苦发之，以咸软之。火位之主，其泻以甘，其补以咸，先甘后咸。少阴之客，以咸补之，以甘泻之，以咸收之。按末句收当是软，或咸是酸。**湿淫所胜，平以苦热，佐以酸辛，以苦燥之，以淡泄之；湿上甚而热，治以苦温，佐以甘辛，以汗为故而止。**在泉，湿淫于内，治以苦热，佐以酸淡，以苦燥之，以淡泄之。湿司于地，热反胜之，治以苦冷，佐以咸甘，以苦平之。湿化于天，热反胜之，治以苦寒，佐以苦酸。太阴之胜，治以咸热，佐以辛甘，以苦泻之。太阴之复，治以苦热，佐以酸辛，以苦泻之、燥之、泄之。土位之主，其泻以苦，其补以甘，先苦后甘。太阴之客，以甘补之，以苦泻之，以甘缓之。**火淫所胜，平以咸冷，佐以苦甘，以酸收之，以苦发之，以酸复之。热淫同。**在泉，火淫于内，治以咸冷，佐以苦辛，以酸收之，以苦发之。火司于地，寒反胜之，治以甘热，佐以苦辛，以咸平之。火化于天，寒反胜之，治以甘热，佐以苦辛。少阳之胜，治以辛寒，佐以甘咸，以甘泻之。少阳之复，治以咸冷，佐以苦辛，以咸软之，以酸收之，辛苦发之，发不远热，无犯温凉。少阴同法。火位之主，与少阴同。少阳之客，以咸补之，以甘泻之，以咸软之。**燥淫所胜，平以苦湿，**新校正云：湿当是温。**佐以酸辛，以苦下之。**在泉，燥淫于内，治以苦温，佐以甘辛，以苦下之。新校正云：甘辛，当是酸辛。燥司于地，热反胜之，治以辛寒，佐以苦甘，以酸平之，以和为利。燥化于天，热反胜之，治以辛寒，佐以苦甘。阳明之胜，治以酸温，佐以辛甘，以苦泄之。阳明之复，治以辛温，佐以苦甘，以苦泄之，以苦下之，以酸补之。金位之主，其泻以辛，其补以酸，先辛后酸。阳明之客，以酸补之，以辛泻之，以苦泄之。**寒淫所胜，平以辛热，佐以甘苦，以咸泻之。**在泉，寒淫于内，治以甘热，佐以苦辛，以咸泻之，以辛润之，以苦坚之。寒司于地，热反胜之，治以咸冷，佐以甘辛，以苦平之。寒化于天，热反胜之，治以咸冷，佐以苦辛。太阳之胜，治以甘热，佐以辛酸，以咸泻之。新校正云：甘热当作苦热。太阳之复，治以咸热，佐以甘辛，以苦坚之。水位之主，其泻以咸，其补以苦，先咸后苦。太阳之客，以苦补之，以咸泻之，以苦坚之，以辛润之，开发腠理，致津液，通气也。**揆厥[①]大义，无非制其胜，安其复而已。如木之胜也，金虚寡畏，而乘土矣，于是补金以制之，扶土以逆之。又以胜气不可直折也，导之以补火之味，以开木气资生之路，使其气有所发而不郁，所谓泻也，是已妙之至矣。然自此金进木退，而土寡于畏，恐又将克水也，于是平之，以补水之味以滋水之元神，使不致受邪于反侮也。此治当今之胜气也。若夫反胜者，乃虚邪鬼气，不当令者也。彼反胜则此郁，郁之发也必暴，尤当预有以防之。复气即郁气之发也，一发无余。其治又有再安复胜之法，审其脉证而调之。故曰：所谓胜至，报气伏屈而未发也；复至，则不以天地异名，皆如复气为法也。又曰：大复其胜，则主胜之，故反病也。又曰：必折其郁气，资其化源，无翼其胜，无赞其复，是谓至治。此之谓也。**

《难经》言东方实，西方虚，泻南方，补北方者，旧解纷出，穿凿支离，其实文意浅直，不须深求。东实西虚，非必不可泻东补西，而必泻南补北也。以为泻东之外，仍可

① 揆（音葵）厥：揆，度量，揣度；厥，其也。

泻南，而决不可补南也；补西之外，仍可补北，而决不可泻北也。下文推究五行当更相平，及子能令母实，母能令子虚之义，乃专就所以泻南补北而发挥之。水胜火句束上，子能令母实二句起下，是提空立论，不粘上木之子、木之母也，故复以故泻南补北句遥遥接下。后人只因不识经文用笔离合之致，泥定上下子母字面，遂窒碍难通也。试于子能令母实上，加一“凡”字，便豁然矣。

《金匮》首篇论治未病之道曰：上工治未病，何也？曰：见肝之病，知肝传脾，当先实脾，四季脾旺不受邪，即勿补之。中工不晓相传，见肝之病，不解实脾，惟治肝也。夫肝之病，补用酸，助用焦苦，益用甘味之药调之。酸入肝，焦苦入心，甘入脾。脾能伤肾，肾气微弱则水不行，水不行则心火气盛，则伤肺，肺被伤则金气不行，金气不行则肝气盛，则肝自愈。此治肝补脾之要妙也。肝虚则用此法，实则不在用之。经曰：虚虚实实，补不足，损有余。是其义也。余脏仿此。此章之义，徐氏随文衍释，尚发真诠，但于“虚实”二字，未见分晓，遂令后人致疑耳！尤氏、黄氏径将中段删去，其言曰：五脏之病，实者传人，而虚者不传。是未明虚实之义者也。夫实者传人，此事理之常，不待上工而知也。虚者亦能传人，此事理之微，故中工不能知之。凡经言虚实者，皆当从五行气化推之。肝属木，其气温升；心属火，其气热散；脾属土，其气湿重：肺属金，其气清肃；肾属水，其气寒沉。此五脏之本气也。本气太过，谓之实；本气不及，谓之虚。虚实皆能为病，《金匮》之义，就其虚者言之也。肝失其温升，而变为寒降，则为虚矣。肝寒传脾，肝不上举，脾寒下陷，将下利不止而死矣。补用酸，助用焦苦，益用甘者，皆就其性之温者用之，非酸寒、甘寒、苦寒之用也。脾能伤肾，肾气微弱则水不行，是寒气辟易[①]也。肺被伤则金气不行，是清气屈伏也。金气不行则肝气盛，是肝遂其温升之性也。所谓肾与肺者，俱指其气化，非指其正体、正用也。肾即肝中之寒气，肺即肝中之清气。金气不行、水气不行云者，肝中之寒气、清气不得肆行也。只是肝受寒邪，失其本性，不可专于泻肝，当补肝之本体，而温土以养其气耳！若肝热者，多见痉厥，不专传脾，而兼传心矣，是为有余为实邪。治之但直泻其本宫，或兼泻心脾矣，不得用焦苦助心实脾法也，故曰实则不在用之。旧注于“虚实”二字，囫囵读过，遂致难通。《难经》曰：从后来者为虚邪，从前来者为实邪。此虚实之旨也。肝之后为肾，肾属寒水，肝挟寒水之势，欲反侮脾，故实脾之中，即寓制肾以治其本，肝脾温润腾达，而清寒之邪自退矣。此之谓伤肾、伤肺也，即伤肝中之寒邪、清邪也。东垣谓凡言补之以辛甘温热之药者，助春夏升浮之气，即是泻秋收冬藏之气也。若《内经》谓肾受气于肝，传之于心，至脾而死；肝受气于心，传之于脾，至肺而死。此气之逆行也，是言实邪之相传也。事与此殊，义可对勘。肝受气于心，是从前来者为实邪，当泻心、肝，而补脾、肺矣。肾受气于肝，当泻肝、肾，而补心、脾矣。不得肝有病，反补用酸也。至《内经》以酸为泄，《金匮》以酸为补，此体、用之别也，前贤已论之矣。夫肝实之治，《内经》有曰：风淫于内，治以辛凉，是其义也。此皆补泻之大经大法也。

其他，则汗、吐、下，皆泻也；温、清、和，皆补也。有正补、正泻法，如四君补气，四物补血是也。有隔补、隔泻法，如虚则补母，实则泻子是也。有兼补、兼泻法，如调胃承气、人参白虎是也。有以泻为补、以补

① 辟易：惊退。

为泻法，如攻其食而脾自健、助其土而水自消是也。有迭用攻补法，是补泻两方，早晚分服，或分日轮服也。此即复方，谓既用补方，复用泻方也。有并用补泻法，与兼补、兼泻不同，是一方之中，补泻之力轻重相等。此法最难，须知避邪，乃无隐患。钱仲阳曰：肺有邪而虚不可攻者，补其脾而攻其肺也。尤有要者，病在气分而虚不任攻者，补其血而攻其气；病在血分而虚不任攻者，补其气而攻其血。如是则补药之力不与邪相值[①]，不致连邪补著矣。又叶天士谓久病必治络。其说谓病久气血推行不利，血络之中必有瘀凝，故致病气缠延不去，必疏其络而病气可尽也。徐灵胎、陈修园从而讥之；然刘河间力发玄府之功用；朱丹溪治久病，必参用郁法；滑伯仁谓每用补剂，参入活血通经之品，其效更捷；史载之之方之多用三棱、莪术；王清任之方之多用桃仁、红花。不皆治络之谓耶？且《内经》之所谓升降出入，所谓守经隧，所谓疏气令调，所谓去菀陈莝，非此义耶？《内经》又曰：寒之而热者求之水，热之而寒者求之火，所谓求其属也。又曰：治病必求其本。受病为本，见证为标；先病为本，后病为标。有客气，有同气。间者并行，甚者独行。此皆补泻参用之大义也。

补泻因虚实而定者也，补泻之义既宏，虚实之变亦众，请更举先哲之论虚实者。华佗《中藏经》曰：病有脏虚脏实，腑虚腑实，上虚上实，下虚下实，状各不同，宜深消息。肠鸣气走，足冷手寒，食不入胃，吐逆无时，皮毛憔悴，肌肉皱皴，耳目昏塞，语声破散，行步喘促，精神不收，此五脏之虚也。诊其脉，举指而活，按之而微，看在何部，以断其脏也。又按之沉、小、弱、微、短、涩、软、濡，俱为脏虚也。虚则补益，治之常情耳。饮食过多，大小便难，胸隔满闷，肢节疼痛，身体沉重，头目昏眩，唇口肿胀，咽喉闭塞，肠中气急，皮肉不仁，暴生喘乏，偶作寒热，疮疽并起，悲喜时来，或自痿弱，或自高强，气不舒畅，血不流通，此脏之实也。诊其脉，举按俱盛者，实也。又长、浮、数、疾、洪、紧、弦、大，俱曰实也。看在何经，而断其脏也。头疼目赤，皮热骨寒，手足舒缓，血气壅塞，丹瘤更生，咽喉肿痛，轻按之痛，重按之快，食饮如故，曰腑实也。诊其脉，浮而实大者是也。皮肤瘙痒，肌肉䐜胀，食饮不化，大便滑而不止，诊其脉，轻手按之得滑，重手按之得平，此乃腑虚也。看在何经，而正其时也。胸膈痞满，头目碎痛，饮食不下，脑项昏重，咽喉不利，涕唾稠粘，诊其脉，左右寸口沉、结、实、大者，上实也。颊赤心忪[②]，举动颤栗，语声嘶嗄，唇焦口干，喘乏无力，面少颜色，颐颔肿满，诊其左右寸脉弱而微者，上虚也。大小便难，饮食如故，腰脚沉重，脐腹疼痛，诊其左右手脉，尺中脉伏而涩者，下实也。大小便难，饮食进退，腰脚沉重，如坐水中，行步艰难，气上奔冲，梦寐危险，诊其左右尺中，脉滑而涩者，下虚也。病人脉微涩短小，俱属下虚也。

张景岳曰："通评虚实论"曰：邪气盛则实，精气夺则虚，此虚实之大法也。设有人焉，正已夺而邪方盛者，将顾其虚而补之乎？抑先其邪而攻之乎？见有不的，则死生系之，此其所以宜慎也。夫正者，本也。邪者，标也。若正气既虚，则邪气虽盛，亦不可攻，盖恐邪未去而正先脱，呼吸变生，则措手无及。故治虚邪者，当先顾正气，正气存则不致于害，且补中自有攻意，盖补阴即所以攻热，补阳即所以攻寒。世未有正气复而邪不退者，亦未有正气竭而命不倾者。如必不得已，亦当酌量缓急，暂从权

① 值：逢着。

② 忪（音忠）：即怔忪，惶惧貌。

宜，从少从多，寓战于守，斯可矣。此治虚之道也。若正气无损者，邪气虽微，自不宜补。盖补之，则正无与[①]，而邪反盛，适足以借寇兵而资盗粮。故治实证者，当直攻其邪，邪去则身安。但法贵精专，便臻速效。此治实之道也。要之能胜攻者，方是实证，实者可攻，何虑之有？不能胜攻者，便是虚证，气去不返，可不寒心？此邪正之本末，不可不知也。

日本元坚字廉夫者，尝论列虚实夹杂之证治，甚为明备。其文曰：为医之要，不过辨病之虚实也已。虚实之不明，妄下汤药，则冰炭相反，坐误性命，是以临处之际，不容毫有率略矣。盖尝考之，厥冷、下利，人皆知大虚宜补；潮热、谵语，人皆知大实宜泻。此则其病虽重，而诊疗之法，莫甚难者矣。如夫至虚有盛候，大实有羸状者，诚医之所难也。虽然，此犹难乎辨证，而不难乎处治。何者？假证发露，抑遏真情，自非至心体察，则不能辨其疑似而认其真，然既认其真也，纯补纯泻，一意直到而病可愈矣，岂有他策耶？唯医之所最难者，在真实真虚，混淆糅杂[②]者而已。何者？其病视为虚乎，挟有实证，视为实乎，兼有虚候，必也精虑熟思，能析毫厘，而其情其机，始可辨认。及其施治，欲以补之，则恐妨其实，欲以泻之，则恐妨其虚，补泻掣肘，不易下手，必也审之又审，奇正攻守，著[③]著中法，而后病可起矣。此岂非辨认难而处治亦难者乎？岐伯有五有余、二不足之说，而仲景之经所云难治者，概此之谓也。盖虚实之相错，其证不能一定，其治不能各无其别也。区而论之，有虚实相兼者焉。病本邪实，当汗如[④]下，而医失其法，或用药过剂，以伤真气，病实未除，又见虚候者，此实中兼虚也。治之之法，宜泻中兼补，倘虚甚者，或不得已，姑从于补，虚复而后宜议泻矣。其人素虚，阴衰阳盛，一旦感邪，两阳相搏，遂变为实者，此虚中兼实也。治之之法，不清凉无由解热，不转刷无由逐结，然从前之虚不得不顾，故或从缓下，或一下止服。前哲于此证，以为须先治其虚，后治其实，此殆未是也。大抵邪不解则不受补，有邪而补，徒增壅住，且积日之虚，岂暂补所能挽回乎？考之经文，如附子泻心、调胃承气，即泻中兼补之治也。阳明病至，循衣摸床，微喘直视，则既属虚惫，而犹用承气者，以实去而阴可回，纵下后顿见虚候，其实既去，则调养易施也。扩充触长[⑤]，无适而不可矣。此虚实之相兼，大较如此，如夫虚实之相因而生，是亦不可不辨也。有人于此焉，脾气亏损，或久吐，或久利，中气不行，驯至腹满、溺闭，此自虚而生实也。至其满极，则姑治其标，主以疏导，然不以扶阳为念，则土崩可待也。又有人焉，肾阴不足，下亏上盈，或潮热、心烦，或血溢、痰涌，亦是虚生实者也。至其火亢，则姑治其标，专主清凉，然不以润养为念，则真元竭绝矣。有人于此焉，肠澼赤痢，腹痛后重，如其失下，则病积依然，而津汁日泄，羸劣日加，此自实而生虚也。治法或姑从扶阳，然不以磨积为先，则邪胜其正，立至危殆。又有人焉，肝气壅实，妄言妄怒，既而脾气受制，饮食减损，日就委顿[⑥]，亦是实生虚者也。治法或姑从补中，然不兼以清膈，则必格拒不纳矣。在仲景法，则汗后胀满，是自虚而实，故用且疏且补之剂。五劳虚极，因内有干血，是自实而虚。宿食脉涩，亦自实而虚。故一用大黄䗪虫丸，一用大承气汤。

① 与：援助。

② 糅（音柔）杂：混杂之意。

③ 著（音招）："着"的本字，此比喻计策或手段。

④ 如：疑为"吐"字形近之误。

⑤ 触长：触类而长之。后谓掌握了某一事物的知识或规律，对同类的问题也可以类推了解。

⑥ 委顿：极度疲困。

盖于血下而虚自复，宿食去而胃必和也。此虚实相因而生之大略也。要之，相兼者与相因者，病之新久，胃之强弱，尤宜参伍加思，亦是诊处之大关钥也。更论虚实之兼挟，则表里上下之分，又不可不知也。实在表而里虚者，补其中而病自愈。以病之在外，胃气充盛，则宜托出，且里弱可以受补，如发背、痘疮之类是也。实在里而兼虚者，除其实而病自愈，以病之属热，倘拦补之，必助其壅，如彼虚人，得胃实与瘀血、宿食之类是也。病上实素下寒者，必揣其脐腹，而后吐、下可用；病下虚素上热者，必察其心胸，而后滋补可施。此表里上下之例也。虽然，今此所论，大概就病之属热者而立言已。如病寒之证，亦不可不辨焉。经云：气实者热也，气虚者寒也。盖胃强则热，胃弱则寒，此必然之理也，故寒病多属虚者。然有如厥阴病之上热下寒，此其上热虽未必为实，而未得不言之犹有阳存，故凉温并用，方为合辙矣。寒病又有阳虽虚而病则实者，固是胃气本弱，然关门犹有权，而痼寒宿冷僻在一处，或与邪相并，或触时气而动，以为内实也。倘其初起满闭未甚者，须温利之；满闭殊剧者，攻下反在所禁，唯当温散之。盖以寒固胃之所畏，其实之极，必伤胃气，遂变纯虚耳！观仲景太阴病及腹满、寒疝之治，而其理可见也。然则病寒之实，必要温补，固不可与病热之虚，犹宜清涤者一例而论矣。《玉函经》曰：寒则散之，热则去之。可谓一言蔽之已。是寒热之分，诚虚实证治之最吃紧也。病之虚实，药之补泻，各有条例，其略如此，而微甚多少之际，犹有不可计较者，实如张景岳氏之言焉。夫虚实之不明，补泻之不当，而栩栩[①]然欲疗极重极险之病者，岂足与语医哉！

要之，病之实，实有百也，病之虚，虚有百也；实之泻，泻有百也，虚之补，补有百也。而大旨总视胃气之盛衰有无，以为吉凶之主。《内经》曰：五实死，五虚死。脉盛，心也。皮热，肺也。腹胀，脾也。前后不通，肾也。闷瞀，肝也。此谓五实。脉细，心也。皮寒，肺也。气少，脾也。泄利前后，肾也。饮食不入，肝也。此谓五虚。其时有生者，何也？曰：浆粥入胃，泄注止，则虚者活；身汗得后利，则实者活。全注云：此皆胃气之得调和也。韪[②]哉言乎！缪仲淳曰：谷气者，譬国家之饷道也。饷道一绝，则万众立散；胃气一败，则百药难施。若阴虚，若阳虚，或中风，或中暑，乃至泻利、滞下、胎前、产后、疔肿、痈疽、痘疮、痧疹、惊疳，靡不以保护胃气、补养脾气为先，务本所当急也。故益阴宜远苦寒，益阳宜防增气，祛风勿过燥散，消暑毋轻下通，泻利勿加消导，滞下之忌芒硝、巴豆、牵牛，胎前泄泻之忌当归，产后寒热之忌黄连、栀子，疔肿痈疽之未溃忌当归，痘疹之不可妄下，其他内外诸病应投药物之中，凡与胃气相违者，概勿施用。夫治实者，急去其邪；治虚者，治专于补。其顾胃气，人所易知也，独此邪盛正虚，攻补两难之际，只有力保胃气，加以攻邪，战守具备，敌乃可克。昔人谓孕妇患病，统以四物，加对治之药。此固不足为训，然其意可师，推而行之，保胃气以攻邪，其理正如是也。

---

① 栩栩（音许）：欣然自得貌。

② 韪（Wěi）：是；对。

卷二上　形气类

三阴三阳名义一

论六经、五脏不能强合。

三阴三阳者，天之六气也，而人身之血气应焉。然血气之行于身也，周流而无定，而三阴三阳之在身也，有一定之部分，则何也？人身三阴三阳之名，因部位之分列而定名，非由气血之殊性以取义也。《素问》之叙阴阳离合也，曰圣人南面而立，前曰广明，后曰太冲。太冲之地，名曰少阴；少阴之上，名曰太阳；中身而上，名曰广明；广明之下，名曰太阴；太阴之前，名曰阳明；厥阴之表，名曰少阳；太阴之后，名曰少阴；少阴之前，名曰厥阴。由此观之，三阴三阳以人身之部位而定名也，不昭昭乎？部位既定，由是经络血气之行于太阳之部者，命曰太阳经；行于少阳、阳明之部者，命曰少阳、阳明经；行于三阴之部者，命曰太阴、少阴、厥阴经。故膀胱为寒水之经，水，阴也，而曰太阳，以其行于太阳之部也；而小肠之为太阳无论矣。心为君火之经，火，阳也，而曰少阴，以其行于少阴之部也；而肾之为少阴可知矣。若血气之行于经脉者，则三阳之血气，亦运行于三阴，三阴之血气，亦运行于三阳，岂有阴阳截然画界者哉？是故经络之三阴三阳，止以定人身前后、左右、表里部分之名者也，而血气之阴阳，仍各从其脏腑之本气求之。不得因其经之行于三阴，遂谓其脏之本气皆阴也；因其经之行于三阳，遂谓其腑之本气皆阳也。明乎此，则“金匮真言论”所谓心为太阳，肺为少阴，肾为太阴，肝为少阳，脾胃为至阴之旨，可以豁然矣。经络之三阴三阳，以其所行之部分表里言之也；脏腑之阴阳，以其脏腑之本气刚柔清浊言之也。明乎此，则肾为少阴，不必强合于君火；小肠为太阳，不必强合于寒水。余脏仿此。与夫阳浊阴清，阴浊阳清，诸文之互异，亦无不可以豁然矣。故“阴阳离合论”曰：今三阴三阳不应阴阳，其故何也？正疑十二经之三阴三阳，不应脏腑之阴阳也。能知心、肝为阳，肺、肾为阴之为本义，即知十二经之三阴三阳之为借名矣。顾世人习于十二经之三阴三阳，转疑心、肝为阳，肺、肾、脾、胃六腑为阴，少见而可怪也。岂非徇[1]末而忘本也乎？

三阴三阳名义二

直指本义起于分野，而广引以明之。

十二经之三阴三阳，其于脏腑不能执而强合也，前论详之矣。十二经之三阴三阳，其名称起于人身之分野，而分野则何为有三阴三阳也？曰：象于天地之义也。南面而立，阳明在前，阳之盛也，非燥气在前也；太阳在后，远而外之也，非寒气在后也；少阳在侧，前后之间也，非火气在侧也。三阴同法。只因分野、方位、表里以定名，非因风寒燥火暑湿六气以起义也。故人身之三阴三阳者，虚位也。或曰：三阴三阳为虚位，而《内经》每言燥病即曰阳明，寒病即曰太阳，火病即曰少阳，土病即曰太阴，热病

---

① 徇（音训）：曲从；偏私。

即曰少阴，风病即曰厥阴者，何也？曰：此假其名也。阳明即燥金病假名，不必在身之前也；金气通于肺，不专于胃与大肠之经矣。厥阴即风木病假名，不必在身之侧也；风气通于肝，不及于包络之经矣。太阳、少阳、太阴、少阴，俱同此义。此气病而假其名也，亦有经病而假其名者。胃经病曰足阳明，大肠经病曰手阳明，不必皆燥气为病也。肾经病曰足少阴，心经病曰手少阴，不必皆火气为病也。夫人之中于邪也，中于面则下阳明，中于项则下太阳，中于颊则下少阳，此所谓阳明、太阳、少阳者，皆以分野言，非以经络言也，非以六气言也。邪之中人也，先中于皮毛分野之间，而经络脉管之中，未能即病也。脉管中血气不盛，则邪气渗入脉中矣。有渗入阳经者，有渗入阴经者，有邪已至于三阴之分野，而犹未渗入脉管者。经脉之气通于脏腑，其机至捷。邪入经脉，则其入于脏腑也，不可御矣。故阳经亦有里证，若邪至三阴分野，而未入脉管，是即三阴表证，犹可汗而愈也。昔人疑《伤寒论》只言足经，不及手经者，论中所称三阴三阳，只是分野也。足经分野大，故见证多，手经分野小，故见证少。若邪入于脉管之中，则气行有道，脉络相引，手经亦自有手经之病矣。故《伤寒论》有时及手经病证者，皆里证也。陶节庵曰：足之六经，盖受伤之方分境界也。张景岳曰：足经脉长而远，自上及下，遍络四体，故可按之以察周身之病；手经脉短而近，皆出入于足经之间，故伤寒但言足经，不及手经者。伤寒，表邪也，欲求外证，但当察之于周身，而周身上下脉络，惟足六经尽之耳！周身者，躯壳也，对脏腑言。张石顽曰：只传足经者，邪气在身，未入脏腑也，若入脏腑，则不得独在足经矣。呜呼！观于诸家之论，不亦可以恍然矣乎？独是邪在分野者，概于皮肤分肉之谓也，而病证竟分见某经，划然各有界畔者，何谓也？"胀论"曰：五脏六腑各有界畔，其病各有形状。曰：邪之来也，必有其道。如中于项，则下太阳，太阳分野，为邪所拥，则此分野中正气困矣，正气困，则不能与脉中之气升降迟速相应，邪虽未入脉中，而脉中之正气已为所累矣，故周身上下，皆独见太阳证也。累之日久，则里气亦虚，邪乃乘虚而内侵矣。总之，邪在分野，见证只在躯壳之外；邪入经脉，见证必及脏腑之中。其有未入经脉而遽见里证者，必是邪气直中三焦也，直中三焦，则其入脏腑也亦易矣。三焦者，内之分野也；三阴三阳者，外之分野也。分野者，卫之部也；经脉者，荣之道也。

三阴三阳名义三

论六经、六气不能强合，又推论其余意也。

"至真要论"曰：以名命气，以合命处，而言其病，名谓四象之名。即"阴阳离合论"所称三阴三阳之名也。气，风、寒、暑、湿、燥、火之六气也。处，人身十二经之部位也。由此观之，以天地四方之象，起三阴三阳之名，因即以其名加之六气，因即以其名加之人身，此不过借以分析气与处各有所属，俾得依类以言其病耳！言者，讨论之谓也。其不可以气之名、处之名，即指为病之实也，不昭昭乎？不但此也，以人身前、后、两侧之表里，分三阴三阳者，是固常说，熟于人口者也；又有以人身之形层，分三阴三阳者；又有以人之身形分三阳，三焦分三阴者。且也，少阳为一阳，厥阴为一阴，阳明为二阳，少阴为二阴，太阳为三阳，太阴为三阴。三阴为极表，一阴为极里，数由一而至三，即由里而达表也。而脉象之三阴三阳，其表里名义，则又不同。《素问》曰：鼓一阳曰钩，鼓一阴曰毛。夫钩、毛，皆浮之象也，而曰一阴一阳，是以一为极外矣。鼓者，谓脉之来而应指也，其脉来见于浮分，而其气属阳者，钩之脉也；脉来见于浮分，而其气属阴者，毛之脉也。气属阳者，来盛去衰也；气属阴者，来衰去盛，所谓秋日下肤，蛰虫将去也。由此推之，脉见于中分，其来盛者，谓之二阳，其去盛者，谓之二阴可知矣；脉见于沉分，其来盛者，谓之三阳，其去盛者，谓之三阴可知矣。明于斯义，则知一阳结谓之隔，决非手足少阳也；二阳结谓之消，决非手足阳明也。三阴、三阳结谓之喉痹，决非太阴、太阳也。故《脉经》引扁鹊言曰：出者为阳，入者为阴。脉来一出一入为平，再出一入为少阴，三出一入为太阴，四出一入为厥阴；再入一出为少阳，三入一出为阳明，四入一出为太阳。以出入之多少，分阴阳之太少，其义皎然而有征矣。其以出多为阴，入多为阳者，指病脉之反乎常数也。夫三阴三阳之所属众矣，引之可十，推之可百，引之可千，推之可万。独未闻有以脉之浮沉出入，分属三阴三阳者，而求之经文，确有此义，故纵言及之，以质之有道者。明乎此，则知三阴三阳之名，随处可称而不可互相牵合者也。黄坤载曰：小肠属太阳者，火从水化也；胃属阳明者，湿从燥化也；肾属少阴者，寒从热化也；肺属太阴者，燥从湿化也；少阳、厥阴，木、火同化也。是以六气强合六经者谬矣。张隐庵曰：《伤寒论》治六气之全书也，是以六经牵合六气也。

高骨大骨非一骨也

“生气通天论”曰：因而强力，肾气乃伤，高骨乃坏。又曰：味过于咸，大骨气劳，短肌，心气抑。王冰云：高骨，腰高之骨也。喻嘉言云：大骨即高骨，常有高僧绝欲，只因味过于咸，以致精泄溃败，堕其前功。窃以为二说皆非也。高骨者，阴上毛际之横骨也，非腰高之骨。腰有何高骨耶？强力者，即强力入房，交合太过也。此骨为肝、肾之经所系，交合太过，不但内脏之气伤，而外经所系之高骨亦坏。每有多战强泄者，毛际横骨隐作痠疼，是其征也。《洗冤录》辨俗言妇人贞洁从一者，其阴骨洁白；其淫而多夫者，则全变成黑。非也。凡室女及妇人未生产者，其骨皆白；生育多者，其骨皆黑，无关贞淫也。妇人生产多而骨坏，不可知男子交合多而骨坏乎？此骨为肝、肾所系，大筋所结，横束下焦。若坏，则筋弛而无束，五脏之气、膀胱之津液、肾之精，皆有下泄不禁之虞矣，岂尚堪长寿乎？

大骨，则举人身脊骨、臂骨、肘骨、胻骨[①]而赅之也。气劳者，咸走骨，骨病无多食咸，咸味入胃，则津液凝涩，骨失所养，骨中之气热而燔矣，故曰劳也。凡人食咸则渴，血汁举[②]为所涩，骨髓不得荣养，其烦劳也，不亦宜乎？然则高骨也，大骨也，一乎二乎？高骨坏者，精不固，传为虚损；大骨劳者，骨内蒸发为痈、疽、痿、痹，甚则枯槁。

三焦水道膀胱津液论

陈修园曰：经云三焦者，决渎之官，水道出焉。膀胱者，州都之官，津液藏焉，气化则能出矣。此数语，向来注家皆误。不知津液为汗之源，膀胱气化则能出汗，故仲景发汗取之太阳。水道，为行水之道。三焦得职，则小水通调。须知外出为膀胱之津液，下出为三焦之水道也。故凡淋沥等证，皆热结膀胱所致，而治者却不重在膀胱，而重在三焦。按此说本于张隐庵，乍读似新奇可喜，而实违经背理之甚者也。夫

① 胻(音衡)骨：脚胫骨。
② 举：全；皆。

下出为三焦之水道，是矣；外出为膀胱之津液，则非也。三焦者，水所行之道，非水所藏之府也。汗与小便，俱由三焦经过，故汗多则小便少者，水在三焦，即为热气蒸动，泄于膜外，达于皮肤，而不待传入膀胱也。非既入膀胱，复外出而为汗也。气化则能出者，膀胱无下口，必借三焦之气化，有以转动之，使之俯仰而倾出也，故曰“能“也。其曰水曰津 液云者，水在三焦，气味清淡，犹是本质，发而为汗则味咸，传为小便则气臊，是已受变于人气矣，故皆可以津液名之。非汗为膀胱之津液，小便为三焦之水也。乃汗与小便皆三焦之水，而外出、下出者也。发汗取之太阳者，太阳主表，以其经，非其腑也。

饮入于胃游溢精气上输于脾脾气散精上归于肺通调水道下输膀胱水精四布五经并行合于四时五脏阴阳揆度以为常也

尝谓读书，须知其笔法之断续、起伏、伸缩、单复，今于此节备之矣。“饮入于胃”一句，当作一大断；“游溢精气”四句直下，再作一大断；“通调水道”二句，是双承肺、胃，非单承肺也。水道本自胃取道三焦，以下膀胱，非上入肺而后下也。然必借肺气以通调之，故“通调”二字近承肺，“水道”二字远承胃也。水精者，水之精也，是遥承肺与水道，非承膀胱也。肺受脾之精而布之矣，其精之吸取未尽者，复于取道三焦时，沿途抛洒也，故不竟曰精，而仍曰水精也。五经者，五脏之经也。水精由五脏之经行于周身，是一时并行，而无或先后者也。“痹论”曰：水谷之精气，和调于五脏，洒陈于六腑，乃能入于脉也。其是之谓乎？如是，则本节凡四断，俱有天梯石栈相钩连之妙矣。张隐庵谓津液出于膀胱，而以“下输膀胱，水精四布”二句连读，是人身之精气皆臊矣。然乎否乎？

气能生血血能藏气

前贤谓气能生血，血不能生气，固矣。然血虽不能生气，气必赖血以藏之。所谓气生血者，即西医所谓化学中事也。人身有一种气，其性情功力能鼓动人身之血，由一丝一缕，化至十百千万，气之力止，而后血之数止焉。常见人之少气者，及因病伤气者，面色络色必淡，未尝有失血之症也，以其气力已怯，不能鼓化血汁耳！此一种气，即荣气也，发源于心，取资于脾胃，故曰心生血，脾统血，非心、脾之体，能生血、统血也，以其脏气之化力能如此也。

所谓血藏气者，气之性情慓悍滑疾，行而不止，散而不聚者也。若无以藏之，不竟行而竟散乎？惟血之质为气所恋，因以血为气之室，而相裹结不散矣。故人之暴脱血者，必元气浮动而暴喘；久脱血者，必阳气浮越而发热；病后血少者，时时欲喘欲呕，或稍劳动即兀兀[①] 欲呕，或身常发热。此皆血不足以维其气，以致气不能安其宅也。此其权，主乎肝肾。肝之味酸，肾之味咸，酸咸之性皆属于敛。血之所以能维气者，以其中有肝肾之敛性在也。故曰肝藏血，非肝之体能藏血也，以其性之敛故也。精由血化，藏气之力更强，故又必肾能纳气，而气始常定也。明乎此，则知气血相资之理，而所以治之者，思过半矣。血虚者，当益其气；气暴者，尤当滋其血也。

夫生血之气，荣气也。荣盛即血盛，荣衰即血衰，相依为命，不可离者也。藏于血之气，卫气也，宗气也。气亢则血耗，血少

① 兀兀：昏沉貌。

则气散,相辅而行,不可偏者也。荣气主湿,卫气主热,宗气主动。荣气不能自动,必借宗气之力以运之。卫气虽自有动力,而宗气若衰,热亦内陷。故人有五心悗热,骨蒸烦热者,宗气之力不能运热于外也,水停心下,困倦濡泄者,宗气之力不能运湿于外也。

卷二下 脉法类

此卷是发《脉简补义》未尽之余义也。

单诊总按不同

脉有单诊、总按不同者，或单诊强总按弱也，或单诊弱总按强也，或单诊细总按大也，或单诊大总按细也。凡单按弱总按强者，此必其脉弦滑，一指单按，气行自畅，无所搏激，三指总按，则所按之部位大，气行不畅，而搏激矣。此脉本强，而总按更强于单按也。单按强总按弱者，此必其脉气本弱，但食指较灵，单按指下较显，名、中二指较木，总按即不显其振指也。此脉本弱而总按更弱于单按也。单按细总按大者，是其脉体弦细而两旁有晕也。总按指下部位大，而晕亦鼓而应指矣。单按大总按细者，必其人血虚气燥，脉体细弱，而两旁之晕较盛也。食指灵，而晕能应指，名、中二指木，而晕不能应指矣。更有单按浮总按沉，单按沉总按浮者，其浮即晕也。抑或脉体本弱，轻按气无所搏，力不能鼓，重按气乃搏鼓也。又有医者操作用力，指尖动脉盛大，与所诊之脉气相击，而亦见盛大者。又有医者久行久立，指头气满，皮肤膹起，因与脉力相隔而不显者。此皆极琐细之处，前人所不屑言，而所关正非浅鲜也。

大抵单诊、总按，而指下显判大小强弱之有余不足者，其有余总属假象，在无病之人固为正气衰微，即有病之人亦正气不能鼓载其邪，使邪气不能全露其形于指下，而微露此几希[①]也。当以正虚邪实例治之，固不得重于用攻，亦不得以为邪气轻微，专于用补也。即如总按大单诊细者，其细多是指下梗梗如弦，起伏不大，其中气之怯弱可知。单诊大总按细者，其细多是指下驶疾，累累似滑，是气力不足于上充，而勉强上争也，其中气之竭蹶更可知矣。强弱亦如是也，总是因禀赋薄弱，或劳倦内伤，或久病气血困惫，胸中窄狭，动作乏力，乃多见之，是因虚生实，清浊混处，气郁不舒之象也。

浮沉起伏中途变易

旧说脉之浮沉不同者，不过浮大沉小，浮小沉大，浮滑沉涩，浮涩沉滑云云耳！未有于起伏之间，察其中途变易者也。近来诊视，曾见有两种脉，一种其气之初起，自沉分而至于中也，滑而踊跃有势，及至中分，忽然衰弱无力，缓缓而上至于浮，形如泥浆；其返也，亦自浮缓缓而下于中，由中至沉，滑而有势，轻按重按，指下总是如此。其证身体困倦，终日昏迷，似寐非寐，心中惊惕，恶闻人声，目畏光明，面带微热，四肢微冷，不饥不欲食，但口渴索饮不止。此卫湿、营热、风燥在肺、痰热在胃也。身中伏有湿邪，而又吸受亢燥之新邪也。以防风、藁本，通卫阳、驱表湿；紫苑、白薇、杏仁、蒌皮，宣泄肺中浊气；焦楂、竹茹、煅石膏、煅

---

① 几（音机）希：微小。

瓦楞子，降涤胃中热痰；兼以白芍清肝，天竹黄清心，而神清气爽，身健胃开矣。一种脉气，正与此相反。其初起自沉而中也，艰涩少力，由中而浮也，躁疾如跃；其返也，亦由浮而疾下于中，由中而沉迟弱无势，轻按重按，指下总是如此。其人嗜好洋烟。饮食不强，阴痿不起。此表分无病，而里有痰饮，又上虚热下虚寒也。治当疏中温下。此二脉者，皆古书所未言也，岂真古人未见此脉哉？见之而词不能达，徒以浮滑、沉涩、浮数、沉迟了之，不知浮沉之间，迟数不能有二，滑涩各自不同，与此之起伏中变者迥别也。故凡著医案，于脉证曲折处，必不惮反复摩绘，方能开发后学。

脉不应病及脉平而死

《难经》曰：脉不应病，是为死病也。仲景曰：邪不空见，中必有奸，设有不应，知变所缘。二者其义不同。知变所缘者，以其必有所挟之宿疾、所伏之隐疾也。其脉虽不应显见之证，而仍与隐伏之病相应也，故曰中必有奸。若《难经》直言死病者，是其并无所挟、无所伏而真不应者也。何也？凡病之应见于脉者，为其邪在于经，搏于正气，正气失其常度，脉遂失其常形也。若脏气溃败，阴阳失维，升降出入之顺逆迟速，一随邪气之所为，而正气之力不能与之相搏而相激，其脉往往通畅如常，起伏如常，不见邪气格拒之象，仅微觉指下呆长，乏于神力而已。此真气已漓[①]，其人必困乏无力，饮食少思，有时又饥，迫欲得食，行动气喘，面色苍黄，或耳暴聋，或目暴无所见。又有老痰伏结，以及痞块僻在偏隅，不当气血冲道，气血与之相避，不致相格，而脉自长滑流利者，此迁延不已之痼疾也。故每见阴阳离脱之人，肾水虚寒，脾阳枯燥，肝风内煽，两尺长缓起伏条畅，此所谓缓临水宫也。指下颇似充足有余，而圆而无晕，呆而不灵，且或左或右，或寸或关，必有一部稍见沉弱不及，此虚损久病，及老年气尽，未死前数月必见之。大率多起于冬至，死于春分者，以水楛[②] 不能涵木，其始肝风内灼，其继肝气外脱也。前人谓缓临水宫，弦居土位，同为败脉。据生平所诊，弦居土位，犹有可以挽回；缓入水宫，未有能济者。岂非以缓为真阴真阳之涣散乎？阴散，故脉不能紧；阳散，故脉不能洪。不紧、不洪，故似缓也。《难经》又谓人病脉不病，虽困无害。此措词 轩轾[③] 失当。脉不病者，脉不败也。若病久且困，不能饮食，不能转侧，虽神识清明，言语不乱，脉来匀滑长缓，亦终于败而已。何者？五脏清枯，故神明不乱；大气孤行，故脉不变；血络已竭，故身不能动也。故《难经》又谓寸口脉平而死者，生气独绝于内也。至于老痰痼疾，不见于脉者，以其不当气血冲道也，故有患积而情急欲死者，正当冲道也；有发之频数者，迫近冲道也；有宽缓无事者，远于冲道也。前人以此为气血与之相习，非也。夫果气血相习，是阴阳失维，正气无权矣。

脉中有线有吉有凶

慎柔谓虚损脉洪大，按之中间尚有一条者，可治；空散无一条，虽暂愈，亦必死。此所谓一条者，即脉中之脊也，非指下别有一条也。吾尝谓喘脉，多是满指虚动，不见正形，有根可治，无根即死。根，即脉之脊也。元廉夫谓散脉中有一线，为肝邪脾败之征。此所谓一线者，乃弦劲挺于指下，死

① 漓（音离）：薄也。

② 楛（音苦）：《大成》本作“枯”。

③ 轩轾（音至）：车子前高后低叫轩，前低后高叫轾。引申为轻重。

硬无生气也,血死于里,气无所归。前人谓阳气不到之处,则脉为之弦。此弦见于里,足征五脏真阳之已漓矣。慎柔亦曰劳证寒热作泻,脉数而按之洪缓著骨,指下如丝,此不可为也。王汉皋谓痰饮凝结,脉多于弦洪之中,夹一细线,隐指有力。此细滑见于中沉之分,乃胃阳之郁而不宣也。凡脉中有细线上驰如驶者,皆内热而有物以制之,或热痰之内结,或热血之内瘀也。此三者,形各不同吉凶相远,宜详辨之。热血内瘀者,防成内痈。其证烦渴夜甚,隐隐有肿胀作痛之处,又兼小便赤涩也。

脉有数道

《脉简补义》论脉有如引数线,以为痰病,及将死气尽血散之象,详矣。顷读《仓公传》有曰:切其脉,得肺阴气,其来数道,至而不一也,色又乘之,故知其当十日溲血死。夫得肺阴气,谓得肺之真脏也。《内经》曰:所谓阴者,真脏也。肺脉短涩而散,故曰其来散。数道者,即如引数线也。至而不一,是真涩也。以溲血死,是气血不相维之过也。其病由于堕马僵石上而肺伤也。仲景"辨脉"曰:咳逆上气,其脉散者死,谓其形损也。拙注以形损为肺体伤损,正与此义暗合。以其脏体瘀败,真气不荣,故脉开散而不聚也。以此推之,凡喘咳病剧,及一切痈疽、跌仆、失血诸证,见此脉者,若兼涩结,至而不一,即短期至矣。盖此脉重按,其线仍攒聚指下者,痰实也,其线开散两边者,气散也。旧说八怪脉中,有所谓如解索者即此。

止脉形势吉凶辨

凡癥瘕、积聚、痰凝、水溢、胕肿、痞满、喘促、咳逆、蓄血、停食、风热瘾疹、寒湿筋骨疼痛、心胃气痛,以及忧愁、抑郁、大怒、久思、久坐、夜深不寐,与夫因病过服凉泄,胃气遏伏不通,妇人月闭、妊娠,脉皆常有停止,有停一二至者,有停二、三十至而复来者,即仲景所谓厥脉也。又小儿脉多雀斗不匀,此其多寡疏密之数,举不足为吉凶之据也。详考其辨,盖有四端:一察其不停之至,应指之有力无力,起伏之有势无势也。力与势盛,即为有神;力与势衰,即为无神。一察其停至之顷,是在脉气下伏之后,其力不能外鼓而然者,是为邪所遏,阳不能嘘也;若在脉气上来之后,其力不能内返,因从指下即散,如弦之绝,而不见其下去者,是元根已离,阴不能吸,其余气游奕[①]经络之中而将外脱也。一察其停至之至,是于脉气下伏之后,全不能起,径少一至,是邪气内结也;若非全不能起,已至中途,不能上挺,指下喘喘然摇摆而去者,是中气内陷不振,而将下脱也,稍迟即当变见虾游、鱼翔之象矣。一察其既停之后,复来之至,将起未起之际,有努力上挣艰涩难起之意者,即知其停是邪气所阻也;若起伏自然,如常流利,略无努挣艰涩之情,是其停为元根已离,其余气徘徊于三焦胸腹之空中,进退无定,而将上脱也,稍迟即当变见雀啄、屋漏之象矣。更察其脉之形,无论为紧敛,为洪大,但能通长匀厚,应指有力,高下停匀,或来微衰而去盛者吉也;若应指少力,来盛去衰,及宽大中挟一细线,指下挺亘不移,或上驶如驰如射,又断而累累如珠,及指下如引数线不能敛聚者,是中气败散,为痰所隔而不合,即所谓解索也。故有偶停一二至,而即决其必死者,为其气败而不续也;有久停二三十至,而仍决其可治者,为其气闭而内伏也。更察其证,有病之人必痰塞气逼,不得宣畅,神识昏迷,谵妄

---

① 奕:《大成》本中作"弋"。

躁扰，狂越可骇者，吉也；若气高不下，时时眩冒，及神识清明而静者，凶也。无病之人，必胸膈不清，肋胀腹痛，气闷不舒，心中惊惕，寐中肢掣，夜梦纷纭，及见恶物入暗洞者，吉也；若四肢无力，稍动即喘，气高不能吸纳，胸中时时如饥而又不欲食，二便清利频数者，凶也。

摇摆之脉有来去辨

摇摆之脉，《脉简补义》论之详矣。夫邪痼于外，其脉摇摆，在于脉之起而来，此不过邪气痰血之阻滞；正虚于内，其脉摇摆，在于脉之返而去，是必元气脱根，内吸无力，故气不能深稳也。此乃中气虚怯之极，或下寒、内寒，真阳无主，或下热、内热，真阴无主，其情似不欲内返，而其势衰弱，又似迫欲下息，故为之摇摆而下也。如人之力弱举重者，方其举时，犹可撑持，及其下时，遂战栗不支矣。在内寒暴病，尚可急救，其久病及内热而然者，内竭已极，复何能为？

此脉急病，远行入房，寒邪直入命门者有之；久病，虚劳骨蒸，及温热骨髓枯竭，痉而齿龂口噤，与脚气冲心者有之。张石顽论痰饮短气，分呼吸出入，用肾气丸、苓桂术甘汤。其义甚精，与此参看。《史记·仓公传》有云：脉实而大，其来难者，是蹶阴之动也。所以然者，为其气滞于血中，即来而摇摆也。又云：脉来数疾，去难而不一者，病主在心。此即去而摇摆之脉也。曰病在心者，心主脉，脉之不宁，心气之不能内宁也。津气消灼，燥痰据于心络，以致怔忡、谵语者，所谓狂言失志者死也。夫气升出不利，其来也摇；降入不利，其去也摇。邪气外束，升出不利，宜也；至降入不利，非邪踞于内，即正竭于内也，其危也何如乎？

躁脉有浮沉辨

躁脉有浮沉两种：沉而来去如掣，或兼细、兼滑、兼弦，而无远近盛衰之异者，阳气之虚而内陷，是自郁也；若为寒湿所遏者，必兼紧数矣。浮而来盛去衰，来远去近，甫去即来，未能极底，如人之以手探汤而回者，此内热而中气不安于内，是阴气不吸也。兼洪缓者，为风热、湿热之有余；兼弱散者，为阴虚骨蒸之不足。凡患血燥，脉多如此。其证为懊侬烦躁，夜不安眠，大便秘结，头目昏眩，呼吸短促，多梦纷纭。又骨性坚敛，气主内吸。骨热者，脉来上促，出多入少。其证为骨中如空，肢软欲痿，头颅胀疼，筋脉抽掣，心中惊惕，是髓中有热也；若加浮散，是髓枯也。《内经》曰：热病髓热者死。此之谓也。

实洪实散虚洪虚散四脉辨

《脉简补义》论实散之脉，近于洪而不数不盛。其所以异同之故，尚未揭出。夫洪者，或阴虚阳陷，而阳盛于阴，或阴本不虚，而阳邪自盛。此偏于阳盛一边，故其脉洪大而充实有力。实散者，或内湿菀[①]久化燥，或风邪内扰其阴。此偏于阴虚一边，故其脉涣散而平软少力。《慎柔五书》又谓虚损久病，其脉中沉之分，必见虚洪。此又气虚血少，阴阳两亏，而中枢不运者也。血少故不聚不坚，气虚故起伏甚小而无力，是虚散之未甚者。虚洪见于中沉，升降无力，阳气弱而犹未离根；虚散仅见于浮，阴不维阳，阳气散而无根也。故治洪脉，重在泄火，而兼养阴；治实散，重在养阴，而兼理气；治虚洪，补血益气，而剂取轻清；治散

① 菀（音遇）：通“郁”。郁滞。

脉，益气补血，而剂取温润重浊，收摄滋填矣。此四脉者，其辨只在阴阳虚实、偏轻偏重、一微一甚之间。

濡弱二脉辨

《脉简补义》谓濡、弱二脉，止以浮、沉分名，主病并无分别。究竟非无分别也，前人未经发明耳！夫濡即软也，形不硬也；弱无力也，气不强也。故濡主湿邪，弱主气虚。凡肢体困倦，肌肤栲肿，以及疮疡癣疥，其脉多濡。史载之所谓按如泥浆者，湿兼热也，偏于邪实；呼吸不足，不能任劳，以及盗汗自汗，泄利注下，其脉多弱，气衰不鼓也，偏于正虚。湿能滞气，形软者，应指多是无力；虚能生寒，力弱者，其形不必皆软。故软而不弱，必湿中热盛，浊气上逆也；弱而不软，必虚中挟寒，脉为寒急也，其软、弱并见，而软甚于弱者，湿邪深入肝、脾，而肺、胃气郁也，证见胸膈痞满，肢体痠痿；弱甚于软者，心、肾真阳内怯，而脾、肺气虚也，证见饮食不化，腹痛时泄。阴虚伤湿，脉多沉软；气虚伤风，脉多浮弱。风者，温而毗于燥者也。若形软无力，指下如死曲蟮，患风湿表证者可治，为其气血膹郁停滞也；久病虚损必死，为其气血已呆而不灵，指下之形，乃阴浊之气浮溢经络而仅存未散也。治濡脉者，芳香为主，甘温佐之；治弱脉者，甘温为主，芳香佐之。软而不弱，略加苦寒；弱而不软，再入辛温。此大法也。

牢脉本义

牢脉者，沉阴无阳之脉也，是寒湿深入肝脾；肝脾之体，其腠理为瘀血布满而胀大也。故其证气呼不入，稍动即喘，两胫无力，腰强不便，两胁疞[①]胀，皮肤微栲似肿，最易出汗，声粗气短，喉中介介不清，皆肝脾气化内外隔绝所致，以其本体内塞，气无所输也。近年迭诊四人，大率是忧思抑郁之士也。一以会试留京苦读，冬寒从两足深入上攻，立春之日，忽觉两腿无力，行及数武，即汗大出、气大喘，延至长夏，痿废栲肿，五液注下。一以久居卑湿，经营伤神，春即时觉体倦食少，夏遂全不思食，体重面惨，腰下无汗，身冷不温，行动即喘，肢软腰痠，不能久坐，入冬痿废，次春不起。一以经营劳力，又伤房室，寒湿内渍，夏患咳嗽，误用清肺，咳极血出，入秋遂唾血沫，色赤如朱，遍身微膹似肿，行动即喘，汗出如注，肤凉不温，医仍作内热，治以清泄，秋分不起。一以被劾褫职[②]，先患遍身膹肿，气促喘急，日夜危坐，不能正卧，医治暂愈，仍觉声粗气浮，两腿少力，秋分复发，无能为矣。此四人者，其脉皆沉大而硬，以指极按至骨，愈见力强，冲指而起，虽尽肘臂之力以按之，不能断也。指下或弦紧不数，或浑浊带数，或浑浊之中更带滑驶，指下如拖带无数粘涎也。两寸皆短，两关先左强右弱，后左右皆强，或右强于左，中间亦有时忽见和缓，而未几仍归于牢，且或更甚于前日也。大便不硬而艰秘不下，仲景所谓腹满便坚，寒从下上者也。推其本原，大率是体质强壮，气血本浊，加以湿邪深渍，原借肝脾正气以嘘噏而疏发之，而乃劳以房室，抑以忧思，久之肝脾正气内陷，不能疏发，而寒湿遂乘虚滞入肝脾之体矣。血遂凝于腠理，不得出入，而体为之胀满肿大矣。血凝而坚，气结而浊，故脉为之沉伏坚大也。何以知其为肝脾胀大也？凡六腑五脏，皆有脉以通行于身。寒湿之邪，由脉内传于脏，脏气分布之细络，闭塞不得输泄，而气

① 疞（音虚）：病。

② 褫（音齿）：剥夺。

专注于大脉矣。肝脾主血，其体坚实而涩，最易凝结，故斗殴跌仆瘀血内蓄之人，其脉多有沉弦而大，重按不减者。又疟疾死者，西医谓肝脾胀大，倍于常人。《千金翼方》第二十六卷末，有疟证不能俯仰，目如脱，项似拔。叶天士《临证指南》亦谓疟疾腰痛胀为肝病，是中医早有此说矣。西医谓此即疟母，殊未是。每诊久疟败证，胁胀腰急，其脉亦多是沉大而弦，重按不减也。且见是脉者，多死于秋，或死于春，罕见死于正冬、正夏者。肝、脾受克之期，于病机尤宛然可征者也。当微见未甚之时，急用芳香宣发之剂，疏化寒湿，舒肝醒脾，佐以苦降淡渗，使寒从下上者，仍从下出，加以行血通络，使腠理瘀痹者，渐得开通，或可挽回一二，峻药急服，非平疲之法所能为力也。

弦脉反为吉象说

旧皆以弦为百病之忌脉，今伏思之，亦有以弦为吉者。此必其始，脉来指下累累，断而不续，得药后脾、肺气续，而脉形通连也；其始寸不下关，或尺不上寸，或两头有脉，关中不至，其后三焦气通，而脉形挺长也；其始澼澼[①] 浮泛，空而无根，其后肾气归元，而脉形厚实也；其始沉弱无力，委靡不振，其后肝、脾气旺，而脉势强壮也；其始涣散无边，模糊不清，其后阴回气聚，而脉形坚敛也；其始细数无神，起伏不明，其后阳回气充，而脉势畅大，能首尾齐起齐落也。此皆以弦为败脉之转关，以其气由断而续，由屈而伸，由空而实，由散而聚，由衰而振也。其不谓之长，而谓之弦者，阴阳初复，其气只能充于脉管之中，使 脉形为之挺亘而有力，尚未能洋溢脉管之外，使脉势条畅温润而有余也。仲景曰：伤寒吐下后，不大便五六日，循衣妄撮，谵语不识人，微喘直视，脉弦者生，涩者死。又曰：汗多重发汗，亡阳，谵语，脉短者死，脉自和者不死。又曰：痉病，脉伏坚，发汗后，其脉浛[②]浛如蛇，暴腹胀大者欲解。慎柔曰：虚损，六脉和缓，服四君、保元，热退而脉渐弦，反作泻下血，此阴火煎熬，血结经络者，邪从下窍出也，有作伤风状者，邪从上窍出也。又曰：紧数之脉，表里俱虚，紧犹有胃气，数则无胃气。喻嘉言解仲景下利脉反弦，发热身汗者自愈，谓久利邪气深入阴分，脉当沉弱微涩，忽然而转见弦，是少阳生发之气发见生机，宛然指下。此皆以弦为吉之义也。故久病之人其脉弦紧有力者，是真气内遏而有根也，此尤当于尺部占之，病势困笃，寸关或结或陷，而尺中充长弦实起伏有力者，根本未动也。何者？真气不能充达于上，即当蓄积于下也。世只知尺脉忌弦，而不知尺脉不当忌弦，而忌缓、忌滑也。缓者，呆软无气也；滑者，断而不续也。所谓忌弦者，孤硬之谓也，非长实之谓也。

浮脉反宜见于闭证说

浮泛无根之脉，气之外越也，却宜于闭塞不通之证，若多汗与滑泄者见之，反为气散气脱而不治矣。故伤风化热，久不得汗，热灼津干，肌肤悗燥，肺气迫塞，呼吸喘促。其脉每趯趯[③] 于皮毛之间，而不见起伏，不分至数。所谓汗出不彻，阳气怫郁在表。又所谓正气却结于脏，故邪气浮之，与皮毛相得者也。以酸甘入辛散剂中，津液得回，大气得敛，即汗出而脉盛矣。何者？气必一噏而后能一嘘也，若夫温热之病，汗出不止，而浮滑数疾，是真阴内脱也；伤寒邪深，

---

① 澼澼（音辟）：漂浮貌。

② 浛（音含）：广大。

③ 趯趯：通“跃”。跳跃貌。

脉微欲绝，得药后脉暴浮，与下利甚而脉空豁，是真阳内脱也；困病日久，屡次反复，其脉渐见浮薄，是阴阳并脱也。大抵此脉，久病沉困痿倦，与外感新病得汗下后，俱不宜见。其久病，间有因于燥痰，痰结便秘，气浮而然者，所谓滑而浮散，摊缓风，用清痰理气，脉转沉弱，无虑也；若药不应，又常汗出，必死。新病，有伤寒、疟疾，断谷数日，胃气空虚而然者，督令进食，脉即沉静矣。所谓浆粥入胃，则虚者活也。不能进食，与食即注下者死。盖浮薄者津空也，津空而气结者生，津空而气散者死。

浮脉反不宜发散说

凡脉空大无根，按之即散，此阴虚而元气将溃也。用酸甘之剂，敛气归根，脉渐坚敛而实，即为转关，可望生机；若敛而不实，愈硬愈空，又去生远矣。尝见湿温，夹伤生冷，先妄发汗，继过清渗，三焦气怯，膀胱气陷，咳而气上冲击，遍身大汗，大便微溏，小便短涩，舌淡白无苔，小腹胀硬如石，两胫胕肿，脉来空大，稍按即指下如窟，动于两边，应指即回，一息十动以上。急用酸温，枣仁、龙骨、山萸、南烛[1]、首乌、牛膝，入附子、木香、远志、桃仁化积剂中。先两尺敛实，继两关坚实，舌苔渐见白厚转黄，而诸证见瘳。此误汗、误渗，表里俱伤，真阳离根，大气外越，若专用辛热，大汗而脱矣。若用酸温之后，脉愈空愈硬，而应指犹能有力者，不得即委[2] 不治，又当减酸，俾得微汗，虚甚者，以甘温佐之。其汗必先战也。汗后，脉必转沉弱，转用酸温调之补之。大凡浮而无根之脉，俱宜兼用酸敛，其真阳离根，脉见芤弦者，每数至一息十动以上，是元阳不安其宅也，宜以酸入辛热剂中。其真阴离根，虚热游奕，脉见瀫瀫浮散者，宜以酸入甘温剂中。至于温暑，热伤气分，脉浮而洪数且散者，喘促汗出，宜以酸入甘寒剂中，如生脉散之类。得酸而脉敛者，正气有权也；不敛而加数者，真气败也。此皆内虚脉浮者之治法也，皆无与于表邪发散之例。

数脉反不宜用清散说

虚寒而脉数者，元气不能安其宅，如人之皇皇无所依也。其形浮大而芤，其情势应指即回，无充沛有余之意。夫元气所以不安其宅者，有风、寒、湿邪，从足心、从腰脐上冲，直捣元穴；有因病误服清肺利水之剂，使三焦膀胱真气下泄太过，发为上喘下癃之证，是从下、从里撤其元气之根基也。故气浮于外，瀫瀫而数，宜用酸敛入辛温剂中。若因劳倦、忧思，伤其大气，以致内陷，而沉细而数者，是阳虚于表，阴又虚于里，非如上文之阳伤于里而越于表也，不但不宜酸敛，亦并不宜辛温，而宜用甘温，如东垣补中益气、仲景小建中之制。《内经》所谓阴阳俱竭，调以甘药者也。故脉之浮数者，有阳伤于内，自越于外者，以酸温敛阳；有阴盛于内，格阳于外者，以辛温消阴。脉之沉数者，有阴虚于内，而阳内陷者，以甘润益阴，甚者以咸温佐之；有阳伤于表，而自内陷者，以甘温助阳，佐以气之芳香者鼓舞之。此四者，皆内伤之数脉，偏属虚寒，而无与实热者也。其治皆宜于补，皆宜于温，而有辛甘酸之不同。

浮缓反不如弦涩说

朱丹溪以弦、涩二脉为难治，而慎柔谓

---

① 南烛：杜鹃花科植物。据考证，我国古籍所载的“南烛”指乌饭树。

② 委：听任。

老人或久病人，六脉俱浮缓，二三年间当有大病，或死。何也？脉浮无根，乃阳气发外，而内尽阴火也，用四君、建中服之，阳气内收，反见虚脉，或弦或涩，此正脉也。照脉用药，脉气待和，病愈而寿亦永矣。盖浮缓者，直长而软，如曲蟮之挺于指下，起伏怠缓，中途如欲止而不前者，重按即空，或分动于两边而成两线矣。此脉，凡寒湿脱血，血竭气散，将死之人多有之，老年无病而见此者，精华已竭也。

伏脉反因阳气将伸说

伏脉大旨，《简摩补义》言之悉矣。陶节庵谓伤寒两手脉乍伏者，此将欲得汗也，邪汗发之，正汗勿发之。其所以乍伏之故，尚未指出。夫欲汗而脉反乍伏者，皆因邪气滞入血脉，正气欲伸而血阻之不能骤伸，以致折其方伸之锐气，而相格如此也；或伤寒日久，阴盛阳虚，血脉凝泣，得温补之剂，阳气乍充，鼓入血脉，寒邪不得骤开，故相搏而气机乍窒也；或温病大热，津灼血燥，得养阴之剂，津液初回，正气鼓之，以入血脉，血燥不能骤濡，气机不能骤利，故相迫而致闭也；亦有内伤生冷，外伤风寒，胸口结痛，呼吸喘促，得温化之剂，脾阳乍动，冷食初化，而表邪未开，以致格拒，而气乍窒者；亦有燥屎内结，表邪尚在，得润降之剂，燥屎将下，正气运于内，不及捍于表，表邪乘机内移，正气又旋外复，以致相激，而气乍窒者。此皆气急欲通，而未得遽通所致。若本有汗，及下利不止，而忽然无脉者，直气散、气脱也；又有伤风日久，或先经误汗，阴虚戴阳，津空气结，气搏于表，其脉浮薄，止趯趯于皮毛之间，稍按即散，得生津之剂，阳气乍交于阴，其脉内敛。何者？凡气必先一噏而后能一嘘也。此证若不先用生津，以辛温强汗之，脉气不得先伏，而即出汗，即刻气喘而脱矣。前伏为邪正之相搏，此伏为阴阳之相交。其得汗，皆所谓战汗之类。邪正相搏者，其躁扰往往甚厉，吴又可谓之狂汗。阴阳相交者，正虚邪微，但略见口噤、肢厥而已。陶节庵有正汗、邪汗之辨。邪汗即邪正相搏者也，故曰发之，谓助其正气也。

代脉结脉反为阳气将舒伏气将发说

止歇之脉，有无关败坏者，以其气结也；亦有见于阳气将舒之际者，正伸而邪不肯伏，所谓龙战于野，其血元黄也。大旨与上篇伏脉之义相近，但有脉已浮盛，仍自参伍不调，或夹一二至小弱无力，或径停止一二至；又有过服寒降，胃阳内陷，右关独沉，或初来大，渐渐小，更来渐渐大，即仲景所谓厥脉也。其渐小之时，有小至于无，相间二三十至之久，而始复渐出者。此脉须与证相参，有阴阳格拒之证，且指下不散不断，尺中见弦，有力有神，即是阳气初伸未畅，进退交争之象；若尺中散断无力，气脱何疑？又尝见痘疹、瘟疫、痈疽大证，伏气将发未发，其脉每先于半月十日前，忽见结涩，疏密不一，参伍不调，此阴阳邪正已交争于内也，亦是气机将欲发动之兆，而吉凶未分。大抵弦细而疾者多凶，宜豫[①]为补气益血；洪缓而数者少凶，宜豫为生津活血也。

短脉余义

《脉简补义》叙短脉详矣，然犹有未畅也。凡脉形短缩，不能上寸者，有气虚与气郁之辨。察其关之前半部紧而有力，似欲

---

① 豫：事先有所准备。

上鼓而不得者，是气郁也，必有实邪。察其风寒痰饮，分表里治之。若软散无力，无上鼓之势者，是气虚也。其虚又有肺、脾、肾之辨：脾、肺气虚者，关后脉平；肾气虚者，尺中必陷而起伏小也。至于厥厥累累，如豆如珠，亦短脉也，必形坚有力，乃为阴阳邪正之相搏；若漉漉欲脱，驶而无力，气衰不续也，关后尺中见之，尤为气脱无根之兆。

已死有脉复生无脉

常有死后一日半日，气口脉犹动者，此惟富贵人多有之。其故由于平日颐养丰厚，所谓取精多用物宏，魂气深固难散，或病中多服人参，摄其无根虚阳，结于胸中，不得遽散也。故少年急病，及强死之人，有半日身温者，亦以生气未尽也。更有死后暂复回生者，身凉无脉，神气清明，言谈娓娓，曲尽情理，反胜平日。此游魂为变，亦惟少年屈死，及志奢未遂者有之。此皆无关于诊治，而不可不知其理。

胎怪脉鬼胎脉

胎脉变幻最多，《脉经》总以阴阳嘘噏停匀为主。乃近尝诊有细弱而两旁涣散有晕，一息五至以上，来盛去衰，仅在浮中之侯，重按即空，细审举按之间，指下微见滑疾，全似血虚气燥之脉。此血虚有热之妇，一二月之孕多见之。若专据脉，不知为孕也，亦必以甘酸之剂养之，方保不堕。鬼胎[①]脉，曾诊一人，其尺部沉细而驶，指下似滑，短居关后，不能上寸，三部脉俱不扬，起伏甚小，诊于八九月之期，仅似初孕二三月者，别无奇怪之处，气血不足之妇，多有此脉。当时殊不知为鬼胎也，其后屡次腹痛欲产，而腹渐消索矣，亦无他病。

王汉皋谓有始孕不及十日半月，其人狂厥欲死，但时发时止，发如病危，止即如常，即须防是有孕，而未明言，所以致此之故也。历验所诊始孕，怪脉、怪证甚夥。其证或极寒内栗，或极热如焚，或气短欲绝，或汗出不止，或遍身发斑，或腹痛如撮。其脉或一部不见，或一部坚搏，或忽来忽止，形如雀啄，或时大时小，早晚不定。推原其故，皆因受胎之顷，或正值劳倦，或正值醉饱，正值饥渴，或正值风凉，正值暑热，或正值惊恐，或正值忧虑，或正值忿怒，或素体血虚，经后肝燥，津液未回而即孕，或睡未足而惊醒，血未归心。此皆正气未复，而即受胎，诸气即挟之而入胎矣。胞脉络心，其气相感，故见诸脉证也。私胎多有此象，以其神明不定也。二三月后，邪气渐散，正气渐复，即不见矣。亦有必须以药调之者，否则有伤堕之虞也。

伏湿冲气脉

湿脉皆呆软也，挟寒兼敛，挟热兼散，而湿之深伏血分及下焦者，大率挟寒为多。其脉专见于沉分，若挟热者，必连及中，浮也。尝诊上感风寒，痰多肺闭，热遏于胃，素又肝燥，上寒中热，肝胃火冲，而肺不得宣，以致气逼欲喘，舌苔薄黄而燥，两边反厚，然证甚于夜。其脉右弦左弱，中按皆弱而散，沉按皆指下有线，长而呆软不动，知其下焦小肠、膀胱伏有寒湿也。其气冲喘逼，固由肝火，亦由寒湿自下格火上迫也。《脉简补义》谓湿据阴分，其沉分必呆板不灵者，即此。法以芳香轻清宣上，苦坚咸润清中，辛降淡渗探下，此三焦异气并治之法也。若上焦无外感，即无须宣上，而下焦辛降，不妨稍从燥烈矣。若下焦湿已化热，脉

① 鬼胎：非正常之胎。

浊不清，即无须探下，而苦坚可以兼治矣。按《金匮》以桂苓味甘汤治冲气，加干姜、细辛。即冲气复动，其为肾寒而肝燥有热可知。此宜得《内经》食而过之之义。

结气伏热脉辨

结气与伏热在内者，其脉皆沉滑也。何以别之？大抵气脉必兼弦，以其气实于内也；热脉必兼洪，以其热鼓于内也。亦有气脉单沉弦而不滑者，不兼热也；若热盛，即兼洪，而兼伏热矣。热脉单沉洪而不滑者，以无郁也；若郁甚，即兼弦，而兼结气矣。结气之治，辛平宣散，不必降也；伏热之治，苦寒清降，必兼散之。凡病日久，大率皆有伏结，三焦之气不能专一，故丹溪治病，必兼郁法。

太素[①] 约旨

彭用光书繁杂无绪，兹撮其要，撰为此篇，以备诊家一法。

男子左手为主，以肾为己身之位。按男女皆以左为主，以肾为己身，但女有夫位之异。谓女以右为主者，非。

左主贵，右主富；左主内，右主外。如性情为内，官禄为外；本身为内，他人为外之类。又浮主外，沉主内。

两寸主早年，两关主中年，两尺主末年。

心主性情邪正，主智愚，沉候主之。主父母，主官爵，亦主科名。浮候主之。下并同。

肝主谋略，主威权，主忠诈，主科名，亦主官爵。凡诸部所主，事有相类者，即须合参之。

肾主寿元，主子孙，主志气坚定。命门亦同。脉来闪灼[②]，志即不定。

肺主节操，主祖业。凡在我上者，如君相鉴赏、贵人提拔之类，升迁降调之事，皆主之。与肝脉合参。

脾主兄弟，主妻妾，主财禄，主忧乐，主劳逸。忧脉沉陷，劳脉洪浊。

命门主寿元，主奴仆，亦主子孙。两尺亦主祖业根基。

寸宜稍浮，尺宜稍沉。左宜清长匀滑，忠正清贵；右宜缓洪匀滑，富厚宽和。六部浮沉匀滑，来去分明有力，不涩不散，不空不断，不紧不细，为吉也。涩者，艰窘悭吝之象。空散者，虚浮放荡无根之象。断者，变幻无常，短缩不足之象。细者，萧条之象。紧者，坚僻孤露之象。故涩、细、空散，主贫贱无业，富贵见之，失官失财；紧、细主贫，主孤，主悭吝，主奸诈；断主诈，主夭。洪浊奔涌，左主性情乖张，主劳碌，主风波；右主富不好礼，主孤露无后，亦主劳碌；沉陷者，气不扬也，主性情阴贼，抑郁忧思不解，卒然见之，必有丧失刑克。心、肝弱陷，肺脉洪浊，庸懦贪污；心脉细短，肾脉沉弱，卑鄙无志，甘为下流。奴仆又宜此脉。肝脾匀缓，即忠其主。

左手清长，而紧急不舒，起伏不大，主贵而不富，刻薄躁急褊吝；清长匀滑，宽和慈惠，富贵无忧；紧细而滑，机巧变诈。

左手洪缓，主性情宽和，家道丰裕；洪浊，主愚鲁，劳碌，风波。

右手清长匀滑，主富而好礼；清坚而孤，主贫，主僧道，骨肉无亲。

右手洪浊，主富而不贵；洪紧，主富而悭吝；洪中见涩，先富后贫。

心脉弦细，肝脉沉陷，脾脉弦紧，主境遇蹇涩，忧郁不舒；兼涩，失官失财；空散，

---

① 太素：指太素脉。彭用光著《体仁汇编》，善言太素脉。古人用太素脉以臆测富贵贫贱。

② 灼：《大成》本作“烁”。

破家荡产；两尺孤涩，主无子丧子，祖业萧条；沉滑相得，子孙众贤；浮盛匀滑，奴仆得助。

诸脉常见如此者，主一生之定局；乍见如此者，主暂时之祸福。须看清中有浊，滑中有涩，散中有聚，总以起伏上下有力有神察之，其吉凶祸福微甚迟速，以四时五行生克决之。

女子心肺为夫，在家主肺，出嫁主心。按肝亦主夫之显晦得失也。

女子肝脉长缓，夫旺；洪浊，夫旺身劳。肝脉弦紧，心脉弦细，性情阴险，刻薄寡恩。脾脉洪缓，衣食丰盈。心脉匀滑，善于持家。心肝脉清长而缓，主夫荣贵；坚长而孤，主贞节；细短沉陷，主刑克。

大抵男子脉宜充长，而浮盛于沉也；女子脉宜柔润，而沉盛于浮也。性急人脉急，性缓人脉缓。肥人脉宽缓清细者，正是福德；瘦人脉宽大长秀者，正是发达。衰弱之脉来势颇盛，是为将进；洪缓之脉来势颇衰，或兼微涩，是为将退。

卷三　证治类

冬伤于寒春必病温 冬不藏精春必病温 冬不按跻春不病温义不同

冬伤于寒，是感受冬时闭藏之令太过也。不藏精与按跻，是疏泄之太早，冬行春令，而奉生者少也。判然两义，王好古混而同之，张景岳、喻嘉言从而和之。一若冬时只有疏泄太早之病，而无闭藏太过之病，是不通也。且《内经》冬不藏精、冬不按蹻，不与四时递言。何者？此但主阳舒阴敛之义，对夏暑汗不出而言，不合四时五行循环之气也。冬伤于寒，是与春伤于风、夏伤于暑、秋伤于湿递言，皆各因其时令本气之太过也。夫冬伤于寒者，寒气外逼，则卫气内陷，而荣气为所灼耗也。冬日皮肤宜温，夏日皮肤宜凉。若冬日薄衣露处，皮肤皆寒，则腠理致密，卫气略无伸舒，而内积于荣分，津液隐为所销，内热有太盛欲焚之虑矣。人身八万四千毛孔，皆气所出入之道也；气不出入，则必内郁。西医谓人身有炭气、有养气之分。养气即平气也。炭气即郁浊之毒气也。冬伤于寒，束住卫气，郁而不舒，则为炭气，其发病为温热，不亦宜乎！不藏精者，荣气外泄，与此异矣。然二者病机虽各不同，而多出于贫苦。何者？力食则汗泄非时，而不藏精；游手则薄衣露处，而伤于寒。其病也，一由宣泄之太早，一由闭遏之太过，虽同为温病，而治法又有不同矣。不藏精者，宜固本而养阴；伤于寒者，宜宣郁而解表也。诿[①]曰不藏精即伤于寒也，以虚为实，其治法有不误而杀人者乎？

燥湿同形同病

燥湿同形者，燥极似湿，湿极似燥也。《内经》以痿躄为肺热叶焦，以诸痉强直皆属于湿，其义最可思。故治法有发汗利水以通津液者，有养阴滋水以祛痰涎者。张石顽曰：常有一种燥证，反似湿痹，遍身疼烦，手足痿弱无力，脉来细涩而微。重按则芤，以阴虚也。此阴血为火热所伤，不能荣养百骸，慎勿误认湿痹而用风药，则火益炽而燥热转甚矣。宜甘寒滋润之剂，补养阴血，兼连、柏以坚之。又曰：凡脉浮取软大，而按之滑者，湿并在胃之痰也；按之涩者，湿伤营经之血也。夫《内经》云：湿流关节。又云：地之湿气，感则害人皮肉筋脉。如此，则血液不得流通，而燥结之证见矣。故湿之证，有筋急，《内经》因于湿，大筋软短也。口渴，有欲饮、有不欲饮者。大便秘结，肺中浊气不降。小便赤涩，太阳经、腑气皆郁滞。燥之证，有肢痿，胸满溏泻，微溏而泻不多。痰坚，粘结胸中，力咯不出。咳嗽。湿咳夜甚、卧甚；燥咳昼甚、劳甚。更有病湿脉涩，以气滞也，必兼弦紧；病燥脉滑，以阴虚也，必兼芤弱，按之即无。此皆同形而异实也，宜求其本而委曲以治之。

---

① 诿（音委）：推诿；推辞。

按：风、寒、暑、湿、燥、火六淫之邪，亢甚皆见火化，郁甚皆见湿化，郁极则由湿而转见燥化。何者？亢甚则浊气干犯清道，有升无降，故见火化也；郁则津液不得流通，而有所聚，聚则见湿矣；积久不能生新，则燥化见矣。故吾尝说六气之中，皆有正化，惟燥是从转化而生。前人谓燥不为病，非无燥病也，谓无正感于燥之病也。凡转筋、疔疮、阴疽、心腹绞痛，皆燥化之极致也，皆从湿、寒、风、热转来。

燥湿同病者，燥中有湿，湿中有燥，二气同为实病，不似同形者之互见虚象也。张石顽曰：每有脾湿肺燥之人，阴中之火易于上升，上升则咽喉作痛而干咳，须用贝母之润，以代半夏之燥，煨姜之柔，以易干姜之刚，更加姜汁、竹沥，以行其滞。又有素禀湿热而挟阴虚者，在膏粱辈少壮时每多患此，较之中年已后触发者更剧，又与寻常湿热治法迥异，当推东垣、河间类中风例，庶或近之。原文云：素禀湿热而挟阴虚者，以其平时娇养，未惯驰驱，稍有忧劳，或纵恣酒色，或暑湿气交，即虚火挟痰饮上升，轻则胸胁痞满，四肢乏力，重则周身疼痛，痰嗽喘逆；亦有血溢、便秘、面赤、足寒者，甚则痿厥瘫废不起矣。大抵体肥痰盛之人，则外盛中空，加以阴虚则上实下虚，所以少壮犯此最多。若用风药胜湿，虚火易于僭上；淡渗利水，阴津易于脱亡；专于燥湿，必致真阴耗竭；纯用滋阴，反助痰湿上壅。务使润燥合宜，刚柔协济，始克有赖。如清燥汤、虎潜丸等方，皆为合剂。复有阴阳两虚，真元下衰，湿热上盛者，若乘于内，则不时喘满、眩晕；溢于外，则肢体疼重麻瞀。见此，即当从下真寒上假热例治之，否则防有类中之虞。即此痰厥昏仆，舌强语涩，或口角流涎，或口眼㖞斜，或半肢偏废，非内热招风之患乎？历观昔人治法，惟守真地黄饮子，多加竹沥、姜汁，送下黑锡丹，差堪对证。服后半日许，乘其气息稍平，急进大剂人参，入竹沥、姜汁、童便，晬时中分三次服之。喘满多汗者，生脉散以收摄之。若过此时，药力不逮[①]，火气复升，补气之药又难突入重围矣。服后元气稍充，喘息稍定，更以济生肾气丸，杂以黑锡丹一分，缓图收功可也。至于但属阳虚而阴不亏者，断无是理。虽邪湿干之，亦随寒化，不能为热也。即使更感客邪，自有仲景风湿、寒湿治法可推，不似阴虚湿热之动辄扼腕也。按此论义理精微，治法确凿，真不厌百回读云。

按上所论，乃脾湿热而肾虚燥之事也。尝考《金匮》黑疸，亦即脾胃湿热流积于肾之所致也。《折肱漫录》云：脾胃湿热盛，则克伤肾水。《内经》云：肾者，胃之关也。水之入胃，其精微洒陈于脏腑经脉，而为津液，其渣滓下出于膀胱，而为小便，皆赖肾中真阳有以运化之。肾阳不足，则水之清浊不分，积而为饮，泛而为肿，此脾肾湿寒之证也。若脾胃湿热，肾阴又虚，则湿热下陷于肾，而为黑疸。何者？肾恶燥者也。肾燥而适脾湿有余，遂吸引之不暇矣，遂不觉并其热而亦吸之矣。湿热胶固，菀结浊气，不得宣泄，熏蒸渐渍，久郁下焦，致血液之中久不得引受清气，而色为浊暗矣，故为黑疸也。若早治得法，肾阴早复，则阳气有所助，而力足以运浊下出矣。若其始肾阴不亏，则本无借于脾之湿，而不致吸受其毒矣，故黑疸发原于肾燥也。故治法往往有滋阴与利水并用者，此之谓也。按肾气丸，即滋阴利水之剂。内泽泻、茯苓、桂枝，即五苓之法也；地黄、薯蓣、山萸，滋阴之药也；丹皮、附子，所以行经通络也。

---

① 逮（音带）：及；到。

寒热同形同病

寒热同形者，寒极似热，阴寒逼其微阳外越也；热极似寒，所谓热深厥深也。更有久服温补，清浊混处，畏寒异常，攻以寒下之剂，而阳达寒退者。前人之名论、治案夥矣。同病者，真寒、真热二气并见也。如伤寒大青龙证，是寒束于外，卫陷于内，而化热也。其人必胃热素盛者。太阳中暍，是先伤于暑，后伤冷水，乃寒热两感之病也。《内经》论疟，义亦如此。此表寒里热也。须辨其浅深轻重，气分血分，而分治之。表热里寒，则有内伤生冷，外伤烈日，发为霍乱者；瓜果酒肉，杂然并食，发为痢疾者。至于上热下寒，是肺热肾寒，内虚之病也；亦有下受寒湿，逼阳上升者，前人皆有名论。独有上寒下热，真阳怫郁之证，近日极多。其脉沉之见滑，或兼大；浮之见弦，或兼细。其病因，或由久受湿寒，阳气不得流通，或因微热，过服清肃之剂。每怪前贤，绝无论及，及读许叔微破阴丹一案，乃深叹其独具只眼也。又有气寒血热、血寒气热之辨，即仲景荣寒卫热、卫寒荣热之事也。血热则脉形缓大，气寒则起伏不大而无力，血寒则脉形紧小，气热则来势盛大而有力矣。此亦前人之所未及也，惟叶天士通络之说，于此等病治法甚合。吾每窃取而用之，其效殊捷。又有其人本寒而伤于热，及本热而伤于寒，日久往往与之俱化。若初起未化，与邪盛而不化者，其治法须仿《内经》治胜安伏之义，恐得药后复化也。

许　案　附

乡人李信道得疾，六脉沉不见，深按至骨，则若有力，按周本“若”字作“弦紧”。头痛，身温，烦躁，指末皆冷，中满恶心，两更医矣。医皆不识，止供调气药。予因诊视曰：此阴中伏阳也。仲景法中无此证，世人患此者多。若用热药以助之，则为阴邪隔绝，不能导引真阳，反生客热；若用冷药，则所伏真火，愈见消烁。须用破散阴气，导达真火之药，使火升水降，然后得汗而解。授破阴丹二百粒，作一服，冷盐汤下。不半时，烦躁狂热，手足躁扰，按周本“躁”作“燥”。其家大惊。予曰：此欲所谓换阳也，无恐。须臾稍定，略睡，已中汗矣。自昏达旦方止，身凉而病除。硫黄、水银、陈皮、青皮四味，面丸，冷汤下，名破阴丹。

阴盛阴虚脉证辨

篇中所援诸论，并出张石顽《医通》

《内经》云：阴盛生内寒，阴虚生内热。其证候不同矣。阴虚之脉，数散而涩；阴盛之脉，迟紧而涩。其脉象不同矣。阴虚宜甘润填阴，阴盛宜辛温振阳。其治法更不同矣。况阴盛格阳于外，与阴虚阳越于外，其机括尤不同也。阴踞于内，升降不调，阳欲内返而不得，此阴力之能格阳也；阴虚不能维阳，无根之阳不能内返，游奕于外，此微阳之自外越也。而前贤每以脉浮而大，按之无力，为阴寒内盛之脉；以面热戴阳，烦躁不安，为阴寒内盛之证。喻嘉言所讥为传派不清者也，殊不知此正阴虚阳越之事。其治宜温润填阴以安阳，无大热温经以回阳也。至于脉沉细而疾，渴欲饮水，烦躁闷乱，此阴痼于外，阳怫于内之象也，而曰阴盛格阳，水极似火，不亦误乎？即用热剂，如许氏之破阴，亦彻外阴以透伏阳，岂驱逐伏阴之谓乎？若夫所谓内外有热，其脉沉伏，不洪不数，但指下沉涩而小急，此为伏热，不可误认虚寒，以温热治之，是益其热也。此又阴虚而阳气下陷，入于阴中，所谓荣竭卫降者也，与上文阴盛阳郁之证，又自霄壤。大抵阴盛于内，为内实，其脉象决无按之反芤者，非牢坚，即细紧耳！惟阴虚者，精血内空，阳气外迫，其脉则浮大而芤矣。第阴盛之人，有阳虚，有阳不虚；阴虚之人，有阳盛，有阳不盛。从阴引阳，从阳引阴，喻嘉言有三分七分、昼服夜服之论矣。此专就虚劳一病言之也。若寻常杂病，只于本病对治剂中，用药略有偏寒偏热、兼升兼降、重散重敛之不同耳！即如阴盛之人，阳虚者，直用温经回阳矣；阳不虚者，用温化之药，加以微苦微酸，清肃浮阳，使之内合也。阴虚之人，阳盛者，是内热也，宜甘润咸润以填阴，佐以参、芪、升、柴补气建中之品，提挈阳气出返阳位也；阳不盛者，即浮阳外越也，宜温润兼补脾肾，酸辛并用可矣。此内伤治法之大略也。总宜审察脉象，以决病机，无惑于重按全无，是为伏阴之说，庶不致寒热攻补之倒施耳！

东垣治一人脚膝痿弱，下尻臀皆冷，阴汗臊臭，精滑不固，脉沉数有力，是火郁于内，逼阴于外也。精不固者，髓中混以湿热也。小柴胡去参，加茯苓、胆草、黄柏苦寒泻之而愈。

节庵治一壮年，夏间劳役后，食冷物，夜卧遗精，遂发热，痞闷。至晚，头额时痛，火热上乘也；两足不温，脾气不下也。医谓外感夹阴，以五积散汗之，烦躁，口渴，目赤，便秘。明日，以承气下之，但有黄水，身强如痉，烦躁更剧，腹胀喘急，舌苔黄黑，已六七日矣。诊其脉，六七至而弦劲，急以黄龙汤，下黑物甚多，腹胀顿宽，烦躁顿减，但夜间仍热，舌苔未尽，更与解毒汤，合生脉散，加地黄，二剂热除，平调月余而安。

瘟疫脉沉

近日时疫之病，有所谓喉痧者，初起脉俱沉细，三部以两尺为甚，两尺又以左手为甚，其初至数尚清，应指有力，一二日后渐见躁疾，模糊伏匿，按之即散。旧谓瘟病邪从中道，起于阳明，其脉右大于左。窃谓此乃热浊之毒气熏蒸肺胃，脉形必是缓长洪大，浑浑不清，为气浊而中焦湿热也。近时病情，乃邪伏少阴，或冬暖不寒，阳气不潜，阴精消散；或膏粱无节，脾胃浊热下流，克伤肾水；或房室无度，阴精下夺，至春阳气欲升，阴精不能载阳上达。故虚阳之已升者，中道而止于咽喉，不能达于大表也。其毒气之未能全升者，下陷于肾中，熏蒸燔灼，阴尽而死。所谓逆冬气则少阴不藏，肾气独沉也。治法，尝拟用猪肤汤、麻辛附子汤，二方并用，减麻黄，附子改用生者，并重加党参，以达其毒，毒散阴可存矣。世每泥于喉症发于肺胃之成法，用苦寒清降，以清肺胃，故热毒愈无由达也。张石顽曰：伤寒以尺寸俱沉为少阴；少阴一经，死证最多，为其邪气深入，正气无由自振也。若夫春夏温病热病，而见沉小微弱短涩者，此伏热之毒滞于少阴，不能撑出阳分，所以身大热而足不热者，皆不救也。惟沉而实，见阳明腑实证者，急以承气下之，不可拘于阳证阴脉例也。凡时行疫疠，而见沉脉，均为毒邪内陷，设无下证，万无生理。此论可谓详矣。至谓脉沉无下证必死者，为其不可下也，下之亦必死。然则于万死之中，而求一生，宜何道之从？曰：不从下夺，而从上提，重填其阴，以举其阳，庶有几乎！何者？此人金水并虚，木火并实，实者散之，虚者滋之，金复则自上而挈之，水复则自下而托之，如此而不生，可告无罪矣。近有自负明医，专用桂、附、椒、姜，燥阴耗血，谬称托邪外出，引火归原，应手辄毙。其罪与用苦寒清上者等。

血热血干

伤寒阳明病，有热入血室证。妇人伤寒，经水适来适断，血室空虚，邪易陷入，有热入血室证。其证皆谵言妄语，甚或狂走见鬼，午前明了，午后昏瞀，入夜尤甚，倦卧，不知饮食，不能转侧。其病之轻重，固由热之微甚，而亦有血虚、血实之分。血实，则邪热之浊气有所聚而见重；血虚，则津枯神散，邪不得聚，反能略知人事。其治法亦有偏重攻血，偏重养津之殊矣。

赵晴初曰：凡外感之病涉心者，皆在心包络与血脉也。邪入包络则神昏，邪入血脉亦神昏，但所入之邪有浅深，所现之证有轻重。如邪入包络，包络离心较近，故神昏全然不知人事。如入血脉，血脉离心较远，故呼之能觉，与之言亦知人事，若任其自睡而心放，即昏沉矣。有邪在血脉，因失治而渐入包络者，此由浅而入深也；有邪在包络，因治得其法，而渐归血脉者，此由深而出浅也。又有邪盛势锐，不从气分转入，不由血脉渐入，而直入心包络者，陡然昏厥，其证缓则不过一日，速则不及一时告毙，以其直入包络，而内犯心也。此论血脉，心包邪有浅深，证有微甚也。

李东垣曰：伤寒传至五六日间，渐变神昏不语，或睡中独语，一二日，目赤，唇焦，舌干，不饮水，稀粥与之则咽，不与则不思，六脉细数而不洪大，心下不痞，腹中不满，大小便如常，或传至十日以来，形貌如醉人状，虚见神昏，不得已，用承气下之，误矣。不知此热邪传手少阴经也，导赤泻心汤主之。与食则咽者，邪不在胃也。不与则不思，以其神昏也。既不在胃，误与承气下之必死。伤寒温热传变，多有此证，不可不察也。

张石顽曰：有一种舌苔，中黑而枯，或略有微刺，色虽黑而无积苔，舌形枯瘦而不甚赤。其证烦渴，耳聋，身热不止，大便五六日或十余日不行，腹不硬满，按之不痛，神识不昏，昼夜不得睡，稍睡或呢喃一二句，或带笑，或叹息。此为津枯血燥之候，急宜炙甘草汤，或生料六味丸，换生地，合生脉散，加桂，滋其化源，庶或可生，误与承气必死，误与四逆亦死。此与上条，皆论血干之证也。

温热发癍其人反清

附虚劳将死，其人反清。

凡人周身百脉之血，发源于心，亦归宿于心，循环不已。热入血脉，必致遗毒于心，故神昏、谵妄也。前论患温热者，津枯血少，则神明不昏，昼夜不寐。何也？盖血实则浊聚，血虚则神散也。更有津血全无，神明全散，温毒之极，至于发癍，而人清反异于平日者，此为不治。前人未道，独车质中曰：温病发癍，独有阳证人清者，见洪滑之脉，宜细心参酌，勿可轻许妄治。又曰：发癍之证，神气清楚，仰卧不能屈伸者不治，神气昏沉者可生。张石顽曰：温热之病，外感与正气相搏，则神气昏瞀；内伤正气本虚，则神志清明，至死不惑。此皆阅历深到之言，昔贤所未齿及也。曾忆某年秋月，天津盛疫，温毒发癍，患者身如釜蟹，鼻准独白，其人倦卧难动，神清语朗，临死犹委婉言谈。起病即属不治，且专在幼童，传染至速，其死在五六日之间。不过一月，死者数千，真奇惨也。夫邪攻包络，或入血脉，与夫血液燔灼干涩，神机既息，清气全无，自应昏昧，反见精灵，能知门外之事，与人言皆曲尽情理，甚于平日，总由血虚津枯，菁华已竭，元神离根而外越，不较之元气离根而上越者，更危乎？故凡病伤寒、温热、痘疹、癍痧、痈疽，为日稍久，转见神气清明，长卧难动者，即为心绝，是命尽也。每见读书苦思之士，一病温热，阳明未实，血室未热，即见谵妄者，心虚气怯，望风先靡也。又见孤臣、寡妇，忧愁郁结，饮食不甘，夜不成眠，渐见肌肉消瘦，毛发、面色转见鲜美，目光外射，直视不瞬，及至临死，谈论欷歔，拱谢而逝。观者莫不异之，此皆元神离根而外越也。

自啮狂走是气血热极非祟也

《灵枢·口问》人之自啮舌者，何气使然？曰：此厥逆上走，脉气辈《甲乙》作皆。至也。少阴气至，则自啮舌；少阳气至，则自啮颊；阳明气至，则自啮唇矣。《素问·阳明脉解》阳明主肉，其脉血气盛，邪客之则热，热甚则弃衣而走，登高而呼，或至不食数日，反能逾垣上屋者。四肢为诸阳之本，阳盛则四肢实，实则能登高也；热盛于身，故弃衣而走也；阳盛则使人妄言骂詈，不避亲疏，而不欲食，故狂走也。二者证见于气，而病本于血。何者？凡血热极，津枯而燥则肉痒难忍，虽抓搔至血流，犹不能止，恨不刀割而针刺也；热势稍杀[①]，则痛作矣。夫人身之血，如胭脂然，有色有质，可粉可淖，人血亦可粉可淖者也。其淖者，津液为之合和也。津液为火灼竭，则血行愈滞，火热既盛，则气行愈悍，血滞于前，气悍于后。凡气之行也，前者往，后者续，以是循环无已。今则前气滞而未往，后气悍而涌至，气气相挤，而迫于血脉之中，于是血脉之中逼迫不通，胀闷万状，其余气旁溢于细络，更与脉外之气相逆，则皮肤之下又隐隐作痒，遂不自觉其自啮，破肉坏形而不可止矣。仲景亦谓持强击实，以手把刃，坐作疮也。故病有嚼舌而死者，有遍身抓搔，皮破血流，寸无寒肤，辗转床褥，气尽而死者。世皆指为冤业，孰知伤寒时病，此类极多，实为心脾血热之所致耶！此固由邪热太亢，而由误服热药，温中发汗者，尤众，本承气、白虎证，而妄用四逆、理中，势必至此矣。医者指为鬼祟，以文其过；病家认为夙业，以诬死人，岂不枉哉！事已至此，无策可施矣。若先于势未盛时，重用石膏、大黄、生地、丹皮、栀子之属，大剂温[②]凉服之，犹可救也。凡患时气热病，初宜清热养液，如白芍、二冬、茅根、竹叶、石膏、知母之类，以掣出热邪，若大便不利，证显阳明，即防热入血分，三承气不可缓也。夫血犹舟也，津液水也。医者于此，当知增水行舟之意。叶天士所谓救阴不在补血，而在养津，即此义也。苟不知此，妄行温补，或妄发散，则血燥而气盛，气盛则壅，壅于小络，则为自啮，壅于大经，则为狂走，其轻者壅于肌腠，亦变为瘾疹，欲出不出，而同归于死。经曰脉气辈至者，骈[③]至也。骈至，故阳盛气实，脉胀自破也。

痰饮分治说

缪仲淳、柯韵伯俱有此说，而未畅未确，今为伸其说如下。

饮者，水也，清而不粘，化汗、化小便而未成者也。痰者，稠而极粘，化液、化血而未成者也。饮之生也，由于三焦气化之失运；三焦之失运，由于命火之不足。经曰：三焦者，决渎之官，水道出焉。膀胱者，州都之官，津液藏焉，气化则能出矣。盖水入于胃，脾气散精，上输于肺，此即津也。其渣滓注于三焦，为热气蒸动，则不待传为小便，即外泄而为汗，故汗多则小便少也。下行入于膀胱，而膀胱有上口，无下口，仍借三焦之气化，始能下出，故曰气化则能出矣。其在三焦，则曰水，在膀胱，则曰津液者，水在三焦，质清味淡，外泄为汗则味咸，下泄为溺则气臊，皆受人气之变化，而非复清淡之本质矣。故汗与小便，皆可谓之津

① 杀（音晒）：减退。

② 温：《大成》本作“清”。

③ 骈（音偏）：并列；对偶。

液，其实皆水也。火力不运，水停中焦，上射于肺。治之之法，补火理气，是治本也；发汗利小便，是治标也。痰则无论为燥痰，为湿痰，皆由于脾气之不足，不能健运而成者也，盖水谷精微，由脾气传化，达于肌肉而为血，以润其枯燥；达于筋骨而为液，以利其屈伸。今脾气不足，土不生金，膻中怯弱，则力不能达于肌肉，而停于肠胃，蕴而成痰矣。已达于皮膜者，又或力不能运达于筋骨，故有皮里膜外之痰也。又多痰者，血必少，而骨属屈伸，时或不利，此其故也。治之之法，健脾仍兼疏理三焦，以助其气之升降运化，是治本也；宣郁破瘀，是治标也。燥痰则兼清热生津，痰乃有所载而出矣。所以必用破瘀者，痰为血类，停痰与瘀血同治也。治痰不得补火，更不得利水。补火、利水，即湿痰亦因火热郁蒸，愈见胶固滋长，而不可拔矣。此痰饮分治之大义也。至于患饮之人，必兼有痰，患痰之人，亦或有饮，二证每每错出，此古人治法所以不别也。不知病各有所本，证各有所重。患饮兼痰者，治其饮而痰自消，痰重者，即兼用治痰法可也；因痰生饮者，治其痰而饮自去，饮重者，即兼用治饮法可也。

论咳嗽

前人每以有声无痰、有痰无声，细分咳嗽二字，今概不取。无声即不得为咳嗽矣，且亦安能无痰？但多少、厚薄、难出易出有不同耳！

《素问·咳论》分五脏、六腑、四时，以决其病之吉凶。凡百病皆以自腑入脏者为渐深，而咳病独以由脏出腑者为日久。盖百病是邪气内侵，咳是真气外脱耳！咳之为病也，五脏皆为之振动，内气不宁，渐离其根矣。今条析其证之轻重如下：

卒然咳嗽，连声不可暂止者，此冷风随呼吸而袭肺也。此风袭肺则咳嗽，袭胃则吐逆，吐逆更厉于咳嗽，杀人更速，故小儿当风饮食，最所忌也。急宜温散，以桂枝为君，力制风木猖獗之势。故凡风势之来，其风之头最厉，急入户避之，即卒无可避，亦宜谨护口鼻为佳。

外感风寒，恶寒发热，亦多有咳嗽者。此风寒由经入肺也，宜先表散，久则兼清降。其咳声清响，而昼夜相等。经曰：形寒寒饮则伤肺，咳逆而上气。然饮冷是由胃络入肺也，其声略重，宜温胃，略兼利湿。

有清晨咳嗽数十声，吐出浓痰碗许而始安者，此胃中湿热蒸肺也。声如在瓮中者，经所谓声如从室中言，是中气之湿也。其咳声沉重，治宜宣郁流湿。亦有寒湿致此者，但其痰较清，其声略急，治宜温健脾土也。

有咳嗽甚重，入夜尤甚，不可伏枕者，此肾水上泛，土弱不能行水，水气冲肺也。声重而又急，连连不绝，逼迫万状，气不能续，治用仲景小青龙法、真武汤法，分有无外感而治之。若水气重甚，目下肿，如新卧起者，十枣汤以泻之，轻则葶苈大枣汤，但必以附子白术汤善其后，乃无余患也。

有停食嗳腐吞酸而作咳者，其证喉痒，而天明与日晡抢[①] 咳较甚，此亦挟风湿而然也。治宜渗湿化食，温化大肠。其病在胃与大肠之气滞而水停也。宿食不尽，咳必不止。

有因燥而咳者，声干无痰，断续不匀，如为烟所呛，亦无定时，时吐涎沫。治宜降气养液。此多由时气亢旱，燥气所伤也。过食煿炙者亦有之。静卧则安，劳动则剧，与水饮昼平夜剧者相反。有阴火烁肺而咳嗽者，此劳气也。其咳五更黎明，连连不绝，声干少痰，喉中燥痒，由于肾竭肝虚，

---

① 抢：《大成》本中作“呛”。

火升液耗，肺不能自润也。喉中常觉有一点干结，如树皮草叶，咳咯不出者，是少阴之精不上潮而脉络燥结者，非肺燥也。急宜滋润肝肾，清宣肺胃，开结行瘀，杀虫。凡风寒咳嗽，亦喉中作痒，但旋痒即咳，痒甚咳急；劳瘵咳嗽，渐痒始咳，咳缓痒微，此为异也。

有喉中岕岕然，似有物以梗之，颇碍呼吸，呼吸触之，即偶咳一两声，言语发声多不能畅，必先咳一两声，乃能出言。此脾湿不运，浊气上蒸也。治宜健脾行滞，疏利大肠，使浊气下降即愈矣。更有咽中如炙脔，如桃李核者，其病根亦如此，而甚焉者也。《内经》及《中藏经》、《脉经》多论此病，或以为肾，或以为胆，或以为肺，或以为大肠，或以为脾，有气横逆，有气郁结，横逆即湿浊不降，郁结者忧思莫解，大便必秘，经所谓“二阳之病发心脾”者也。喉中岕岕一证，《素问·咳论》以此为心咳之证。又曰：心脉大甚，为喉岕。《金匮》五水篇论此，为寒结关元，肾气上冲。

若夫肺痈、肺痿，则由肺家燥热太盛，实由脾家湿热熏蒸太久，浊气日增，清气不复，渐致液竭血沸而腐败矣。初起可治，宜清热宣郁，养液行瘀。三消、五隔诸证，亦是如此。此血热之所致也。

陈修园谓久咳肺燥，可用人参生津。此必病起风热，素无水饮，日久风去热存故也。若风寒久咳，肺气不降，水道不调，愈久而水邪愈盛，不能伏枕，夜无宁刻矣。水饮上射，浮热逆升，俗每自谓热咳，求用凉药，医亦以肃肺，自求速效，遂令风寒永无出路，而成劳损矣。故吾谓今日咳劳，皆小青龙证也。

论喘 附哮

喘之为病也，其类有四：曰气急，曰气逆，曰气短，曰气脱。其因有寒，有热，有虚，有实。缕析于下。

气急者，寒也。气之呼吸，取道肺脘，而胃脘附之，二脘者气之所并行也。或风寒从毛窍，从背脊，入于肺络，侵及肺脘；或饮食寒冷太过，伤于胃脘。二脘相附，其气相通，有寒则彼此相移，二脘俱缩而不展，不展则气之道窄。寒微但呛咳而已，甚则肺中诸窍皆紧，气出不利，逼迫膻中不得上达，风寒与水饮相搏，夜不安枕，渐致摇肩仰息矣。经曰：形寒寒饮则伤肺，气逆而上行。非逆而上也，乃伏而不得上也。近时医见呛咳，即投清降，以致二脘得药愈紧，阳气愈下，结愈上促，病者烦悗不堪，如有捉其咽喉，缚其胸膈者是也。故近时患小青龙证，无不终致劳损者，徐灵胎谓为风寒不醒成劳病也。

气逆者，痰也。有湿寒，有湿热，病属在里，非由外感，肥人多有此证。凡人之气，由口鼻呼吸出入者，其大孔也。其实周身八万四千毛孔，亦莫不从而嘘噏。痰阻经隧，则气之呼吸不得旁达，而聚于膻中，只能直上咽喉，出于口鼻，已觉冲激矣。更有时痰涎壅盛，横格膻中，而气道愈狭矣，此湿寒、湿热成痰成饮者所常有也。此人若感风寒，即近哮症矣。

气短者，热也。亦有水气射肺，非风寒之外束，非痰症之有形，乍觉呼吸至膈而止，不能下达，非全不达也，入迟出疾，不能久留于内也。所以然者，肝、肾血热，阴气不敛也。又有感受风热，肺中津液为亢气所耗，不得柔润，膻中干燥，孔窍生烟，是气管因津耗而燥急，气行不能开合匀布也。伤暑者必有此证。凡气之流行，必有津以润之，始能开合滑利，燥则阴虚阳亢，觉开而不得合矣。水气射肺者，或因渴饮乍多，或因汗出乍闭，湿遏热气上冲，如火得水以沃之，非真有胶固之水饮也。更有略无所因，而脾胃不运，大便久秘，肠中浊气上蒸于肺，以致升降不利，呼吸短促者。仲景曰：平人无寒热，短气不足以息者，实也。注谓实为饮邪，非也，大便秘结之故也。温病有燥屎冲膈，气喘、舌黑、齿枯者，不治。

气脱者，乃真喘也。真气离根，呼吸至胸而还，不能下达丹田，自觉气无所依，张皇失措，摇肩俯仰，烦躁不宁，无力下吸，出多入少。此或因久咳，或因大汗、吐、下、亡血、失精，阴脱而阳无所恋矣。急则危在顷刻，缓亦不过数日。仲景曰少阴病，下利止，息高者死是也。亦有下焦肝肾久受寒湿，渐逼命火上越，肺气不能下纳者。

其他自觉气少下陷，呼吸不足、不利，而不见喘促低昂、抬肩撷胸外形者，或禀赋不足，或脾胃有湿，或大病初愈，或过泄伤气，不可枚举，然病因大略如此，但有微甚而已。

夫气急者，气不得出也，哮之微者，非喘也。气逆者，气不得散也，近于呕哕而非呕哕，亦非喘也。气短者，气不得聚，呼吸不续，近于喘矣，以其乍见，无他证，故无伤于根本也。三者皆病在于肺，而兼在胃。气脱者，散而不聚，升而不降，病独在肾，与前证情形迥别，本最易辨，惟夫气急之久，气逆之甚，渐至于脱者，其形相象，然病至此，真气已孤，直谓之脱亦可矣。尝诊一妇，自冬病喘，至春不愈，始延予诊。至则见其形状，非喘也，乃哮也。寒气束肺，气塞不出，日久邪深，真气内陷，便溏下气，肺中寒涎注满，真气已不能到。其脉两关以下，洪大滑数，两关以上，细微如丝。其肤外凉内热，重抚如焚，病人自觉头上胸中不知何处，缺少一件本体，是肺中已无生气矣。夜静昼剧，阳气孤危，其哮逼苦状，实不忍见。予谢不敏，延后一月始殁。故知邪气逼塞，非正气自脱者，虽至极危，犹可稍延时日云。

又按：喘有三焦之辨。经云邪气在上，此风寒伤肺，气之不得升也；浊气在中，此湿热痰饮聚于胃，气之滞于升降也；清气在下，此寒湿之地气，从下焦脚膝之筋骨上入肝肾，直捣命门，命火不得安其宫，肺气不得归其窟，有呼无吸，此气之不得降也，是真喘也。其上二焦之病，非喘也，乃哮也。然哮亦有二，皆风寒与痰饮相结，但互有轻重耳！凡不分四时，受寒即发，发即气闭，迫塞欲死，滴水不入，彻夜无眠者，此上焦之风寒重于痰饮者也，数日即愈，复如常人矣。凡春暖即愈，秋凉即发，发即呼吸短促，昼夜相等，饮食减少或如常者，此中焦痰饮，因天寒肺气不舒而激发者也。若不新感风寒，其病势未至逼急欲死也。治之之法，上焦之治，从小青龙；中焦之治，从平胃散。各随轻重而互参之。此即太阳、阳明之别也。太阳者，风寒由肺俞内侵肺络，入伤肺脘，是病起于气分，致太阳之气化不行，而后水邪上泛也。阳明者，是胃中本有湿痰，肺中久为浊气所据，天寒呼吸寒气，而肺中浊气遂结矣。一由俞络，一由呼吸，故治异也。若夫正气离根，气上不下，及胸而还，稍动即汗出，久卧又气阻，仅能伏几危坐者，命火熄，水邪肆，阴风惨淡，日色无光，是何等象耶！治之惟黑锡丹一法，差堪[①] 尝试，不敢必效也。经曰：喘喘连属，其中微曲。此言脉也，而摩绘喘病，亦自逼真，谓其气连连直上，微有反曲耳！然则喘之为气升不降也。岂可与气塞而不得出者同称耶？

伤寒伤风俱有戴阳　附黄汗

发热，恶寒，无汗，脉紧，为伤寒。发热，恶风，有汗，脉缓，为中风。中风者，津

① 差堪：可能。

液为风所鼓动而外泄，外虽润而内实燥也。若加之以温邪，或误用麻、辛发散，便有鼻干，气促，唇红，舌燥，面赤如醉，孔窍生烟之患矣。伤寒者，腠理为寒所紧束而不得泄，外虽燥而内实润也，惟久而化热，卫气不得泄越，而内灼以耗其荣，乃有鼻燥气迫之事。喻嘉言谓伤风小恙，亦有戴阳，总由真阴素亏，一经风热熏灼，遂致津液不能上腾，而呼吸逼迫，干燥万状耳！故知治伤寒者，亦有时不可径用辛温，而治伤风者，断不可不佐以清润。

伤寒、伤风，汗之太过，或为亡阳，或传为阳明内实，昔人论之详矣。汗之不彻，身肤作痒，面色正赤，仲景有二一、各半汤[①]之治矣。更有津液素充者，伤寒发热，日久不退，往往面色正黄，皮肤胕肿，有时作痒，甚且搔之破而流汁，余每仿二一、各半法汗之。其汗染衣皆黄，汁流如涎，著手皆粘，气味腥臭，此乃津液菀蒸日久所化也。此汁若再热久不退，必为灼干，或过用凉药清热，热退汁凝，阻塞玄府，卫气不通，营气不行，将成血痹骨蒸，而入劳瘵之途矣。故仲景以二一、各半汤，助生新津而峻汗之，其意深矣。旧解以二汤为缓汗法者，非也。

痉厥癫痫　奔豚

痉、厥、癫、痫四者，皆有猝倒无知之证，而病名各异者，其病机、病体有不同也。痉之病成于燥也，属于太阳，故项背必强，甚者角弓而反张矣。此筋病也。《内经》、仲景谓痉属于湿者，推其原也，无论湿寒、湿热，必化燥而后痉，是津液凝结也。厥亦有寒热之分，而身不强，是卫气逆乱之病也，病在脉外，皆属于实。其虚而厥者，直脱而已。虽曰有寒、有热，究竟统归于热，但有外寒逼热而然者，总是荣气消耗，卫气无所系恋，而奔逸迫塞于心包也。癫无寒热之分，而有久暴之别，是营气窒闭之病也，病在脉中。经曰心营肺卫，又心主知觉。心包络之脉，为痰血所阻塞，则心之机神停滞而无知矣。是营气壅实，而卫气力不足以推荡之，蓄积以致此也。又心与小肠脉络相通，小肠脉中有凝痰瘀血，阻窒心气，亦发为癫也。厥之病，气实而血虚；癫之病，血实而气虚。其邪皆实，其正皆虚。若夫痫者，由于血热，发于肝风，手足抽掣，五兽同鸣。昔人以五兽分五脏，而总归于肝者，肝藏血，热生风，风性动也。此脏病外连经络，盖气血俱实者也，而其本必由于寒。钱仲阳以小儿急、慢惊风，为阴阳痫，乃别一证，名同而实异也。急惊由于肝热生风化燥，其证尚介痫、痉之间。其异乎痉者，手足拘挛，而不必反张；异乎痫者，手足抽掣，而绝无兽鸣也。慢惊则全属脾脏阴阳两虚，故阴邪内拒，虚阳上迫，气机乍窒，卒然无知也。虚则易脱，故称难治。方中行作“痉书”，以小儿惊风属之，亦只可指为痉之类，不可径指为此即是痉也。《千金方》曰：温病热入肾中，亦为痉；小儿病痫热甚，亦为痉。其意是以痫为惊风，而以痉专属之拘挛缩急之证也。

《金匮》云：奔豚病，从少腹起，上冲咽喉，发作欲死，复还止，此从惊恐得之。《素问》曰：人有生而病癫者，此得之在母腹中时，有所大惊，气上而不下，精气并居，故令子发为癫也。是奔豚与癫，皆生于惊。《金匮》遍论杂病，而无癫痫，窃疑奔豚即痫也。痫作猪声者最多，豕，水畜，属肾，奔豚发于肾也。《千金方》第十四卷风眩门，小续命汤方前引徐嗣伯曰：痰热相感而动风，风心相乱则闷瞀，故谓之风眩。大人曰癫，小儿为痫，其实是一，此方为治，万无不愈。而

① 二一、各半汤：即桂枝二麻黄一汤和桂枝麻黄各半汤。

奔豚为患，发多气急，死不可救。故此一汤，是轻重之宜。观此，是以奔豚为癫痫之重者。私尝论之，痉、厥，暴病也，其因皆津耗血干而气悍，脉管迫塞之所致也。治之重以凉润生津，辛香泄气，而佐以行血豁痰之品，病可即愈矣。癫、痫，痼疾也，有得寒即发者，有得怒、得劳即发者，其机不外《内经》气上不下之一语。其所以不下之故，必由寒湿从下上犯，从胫足腰髀之经脉内侵弥漫，先使肾阳不得下通，邪气渐渐入于脊膂，上逼心胃，阳气不得下降，故癫痫之人，即未发病，目多不能下视，两足行动隐隐不便，肾丸时或隐痛，如㿗疝之状，二便不能调畅。推此以求治法，必须用辛温，如细辛、羌活、藁本、威灵仙、生附子、吴茱萸、小茴香以通经脉之寒；而以牛膝抑之下行，更以破血，如虻虫、䗪虫、蛴螬、延胡索、五灵脂、当归须、穿山甲、硇砂、雄黄、枯矾温化之品，以通小肠膂脊血脉之瘀，而以二丑导之下出。作为丸散，缓服久服，庶可渐瘳。又有寒湿自肺胃扑灭心阳，使心气乍抑而熄，昏厥如死者，此寒湿伤于脑气，所谓阳中雾露之邪也。与中寒相类，用辛温发散，使水气从上扬出，与寒湿从下上逆者不同。此多见于暴病，而痼疾亦间有之。其人常俯视不仰，目胞下垂如睡，面色自额至颧深黑者是也。夫天下病，有热而不可清，虚而不可补者，其惟癫痫乎！

论脏无他病时发热自汗出而不愈以桂枝汤先其时发汗则愈

夫时汗出而不愈，是邪不以汗解，其邪必非可汗解矣。乃曰先其时发汗则愈，何也？按原文云：此卫气不和也。桂枝汤是从荣通卫，卫为风邪所扰，不能内和于荣，发其汗者，是助荣之力以出而和于卫，荣卫之气相合，邪无地自容矣。其自汗不愈者，卫与荣乖[①]，正气不能固护于外，津液泄于其隙，而不与邪相值也。发其汗则漐漐蒸遍，真气充周矣。风邪鼓卫气于外，今更从邪气之后，壮荣气以逐风邪也。

荣行脉中，卫行脉外，俱日夜五十度周于身，若或迟速互有参差，即病矣。卫伤于风，则卫行速，而荣不能应之，荣不能应则卫力亦有不继，而腠理豁疏矣，故时汗出也。桂枝汤是鼓荣之液，以润卫之燥，俾开合利而机关密也。荣伤寒脉紧无汗之麻黄证，是荣卫俱伤于寒也，前人谓寒伤荣不伤卫者，误矣。其专荣伤于寒者，是寒湿下受，不从皮毛，而直窜经脉，内入筋骨，血液凝聚，其行渐迟，不与卫应，而寒热病作矣。近时寒疟，多是寒湿下受，治宜仿九味羌活汤法，重温下焦，开通少阴、太阳之表里经气，非桂枝、柴胡所能胜任也。桂枝汤止汗之力胜于发汗，故欲发汗者，必啜热粥温覆以助之。

药对证而增剧

《千金方》曰：凡服止痢药，初服皆剧，愚人不解，即止其药不服，此特不可。但使药与病源的相主对，虽剧但服，不过再三服。渐渐自知，惟非其主对者，本勿服也。《慎柔五书》谓久服寒凉，阳气郁陷者，改用四君、保元，温脾理肺，阳气升举，邪气渐渐退出于表。退至阳明，则有呕吐、便溏、水泄之事矣；退至少阳，则有头痛、寒热往来之事矣；退至太阳，则有发热、恶风寒、项脊强痛之事矣。此时正宜加力辅正，随证施治，以收全功，不得疑为新受外感，更不得疑为药误，改用他法，再误即难治矣。窃谓今人最虑肝阳，每于伤风头痛，即曰肝阳上升，即以清凉浇灌，及至真火下陷，阴霾弥

---

① 乖：背戾；违背；不和谐。

漫，头重颅胀，仍曰肝阳太亢。明者用宣阳逐阴之剂以挽之，稍见阳气上达，口干微渴，即斥为药误，助动肝阳，必求灭阳而死。可慨也！

如治外感，外证虽减，而内证转剧，此即邪气之内陷也。外邪内陷，治之能使渐透于表，表证日增，而内证日减，此即正气之充而渐复也。先见恶寒、发热，治之但使寒热稍轻，而增见胸满、呕吐、不食，是风寒内陷矣；先见胸腹膨胀，治之但使膨胀不见，而转见大便滑泄不禁，是正气下脱矣。故有外证见增，而实为医之功；外证见减，而转为医之过者。医家、病家于此，皆须有定识定力，不为摇惑，方能临变不改，亦能临变知改矣。

周慎斋曰：脾气虚而脉弦者，服补中益气汤后，必发疟；脾气虚而湿胜者，服补中益气汤后，必患痢。此邪寻出路也，仍服前汤，自愈。此与《慎柔五书》意同。

朱丹溪治一虚人患痢，先用六君，多服久服，病证日增，略不为动，正气既充，以治痢药一剂迅扫之，而病除矣。此绝顶识力也。又凡寒湿内伏，必先用温药，使化湿热。其化热时，痞满昏倦，反不如初时之神气清爽也。

更有猝然变症可骇者，尤须有定识以镇之。如许叔微治李信道，伏阳肢冷，与破阴丹，不半时，烦躁狂扰。曰：此换阳也。逾时，果汗出而定。此即仲景所谓其人大烦、口噤、躁扰，为欲解也。又赵晴初谓治某伤寒，日久失下，与四物承气加减，片晌腹中刺痛欲死，口噤目瞪，不省人事，至天明，下黑粪累累而解。

卷四　证治类

阴虚注夏阳虚注秋　并阳虚注夏

凡人三四月，天气乍暑，腠理乍开，内气不胜其散，而为神昏、发热、体倦、不思食之症，谓之注夏，世医论之多矣。至于七八月间，暑气初收，新凉乍来，腠理乍闭，而内气久经夏汗外泄，其力孱弱，不能自充，多见肺气下陷，呼吸短促不足之象，继则连暑气、凉气、湿气一齐吸受皮腠之内，发为晚热、恶寒、体重肢倦、饮食无味、口渴不欲饮诸症。此与注夏之病，正相对待：一为阴虚，天气乍开，而力不足于开也；一为阳虚，天气乍合，而力不足于合也。世医论之者少，惟张石顽《医通·劳倦门》有之。吾名之以"注秋"，而录其文曰：脾胃虚，则怠惰嗜卧，四肢不收，时值秋燥令行，湿热少退，体重节痛，口干舌燥，饮食无味，不欲食，食不消，大便不调，小便频数，兼肺病洒淅恶寒，惨惨不乐，而色槁不和，乃阳气不伸故也，升阳益胃汤。又曰：劳役辛苦，肾中阴火沸腾，后因脱衣，或沐浴，歇息阴凉处所，其阴火不行，还归皮肤，腠理极虚无阳，被风与阴凉所遏，以此表虚，不任风寒，与外感恶寒相似，其症少气短促，懒于言语，困弱无力，不可同外感治，补中益气加柴、苏、羌活，甚者加桂枝最当。此条虽不言秋令，而风与阴凉，非秋气乎？故乍凉见证，每多如此。后条较前条尤重者，为凉气乍至，尤觉有猝不及防之势也。

又按注夏一病，前人有指为三四月乍暑之时，即见此证者；有指为长夏六月暑湿交蒸之时，而见此证者。窃谓二者当并有之。如乍暑见此证，盛夏未有不加甚者也；盛暑见此证，初夏未有不先兆者也。且病名注夏，本统夏令三月而言。其病由于阴虚，不任疏散，自是夏令之月，无日不然，而其机总发动于初夏，与初秋为一开一合之对待，故以初夏见证为当也。但时有初盛，即病有微甚耳！亦有初夏见证，至盛夏转精神清爽者，此阳气不足，经络伏有寒湿，初时阳力不能伸达，非如阴虚者内气先已不固，不胜天气之再散也。其证多见烦悗躁扰，不似注夏之怠惰少气也，是又注夏之别一证矣。戴元礼以七月初凉见证为注夏，殊觉名义未协，吾故创"注秋"之说也。

论　嚏

《金匮》痰饮篇曰：水在肝，胁下支满，嚏而痛。徐注曰：肝与少阳胆为表里，所以主半表半里者，水气乘之，阴寒内束，故少阳气上出，冲击而嚏，如伤风然。喻注曰：火气冲鼻，故嚏也。按《内经》肾主嚏，故凡太阳伤寒，寒气深入，随督入脑，为热所击，则嚏矣。太阳与督，即少阴之部也，其脉皆与脑通。嚏者，寒热相激，逐于脉中，致脉内作痒，痒极突出。徐曰寒束，喻曰火冲，其义一也，惟不言肝肾相通，而牵说少阳，殊属无稽。夫肝水见嚏者，肝寒感于肾也。且嚏之来路有二：因寒束肺窍，热气撩于肺中而上冲者，其气发于胸中，上过上腭之内，而下出于鼻也；因寒束督脉，热气激于脊膂而上冲者，其气起于腰俞，循脊上出脑顶之巅，而下出于鼻也。一缕寒邪，孤行气脉，而不为正气所容，故冲击而出也。本属微邪，不足为病，然见有早起，必嚏数十次，无间寒暑，而寒天较甚，妇人妊娠尤为有碍，此不得为微邪矣。治法宜仿肝水例，宜达肝与膀胱之阳，与肺气相接，使水邪下伏，宿寒外攘，即止。

论呕哕

《伤寒论》湿病篇，湿家下之早，则哕。此丹田有热，胸上有寒。又太阳篇，邪高痛下，故使其呕，小柴胡汤主之。邪者，伤寒之邪也。痛者，热之所郁而激也。又云：伤寒胸中有热，胃中有邪气，腹中痛，欲呕吐，黄连汤主之。《脉经》平呕吐哕篇曰：寒气在上，暖气在下，二气相争，但出不入，其人即呕而不得食，恐怖即死，宽缓[①]即瘥。朱丹溪曰：呃逆，有痰闭于上，火起于下，而不得伸越者。大凡人身四维[②]有寒束之，气行横窍之出入不利，遂从直窍上冲；又或寒压于上，热郁于下，气上升道狭，不如其常，则升气冲激，此皆作呕哕也。若肠胃秘结，浊气上蒸，肝肾血热，火气上浮，而无寒遏于上者，不过愠愠欲吐，不至冲激也。干呕与哕，证有轻重，而因无异同，前人剖析太过，转乱人意。按上论呕哕，非论吐也。吐之病，有因寒气从下上冲而然者，有因中焦胃热、肝热而然者，有因外风袭胃者。

惊躍[③]

常于欲寐未寐之际，霎然[④]举身振躍者，世皆谓为血不养筋，而实非也，乃津不濡脉之候也。人身气脉一动，周身百脉涌应，其中必有津以濡之，故能自然无碍也。若有一脉竟塞不通，则气亦竟不至其处，亦遂寂然不动矣。无如脉终不能不通，气终不能不至也。脉中津汁耗燥，一有不濡之处，或略有痰丝以格之，则气之既动而窒，窒而复动，一控送[⑤]之间，而百脉为之撼躍矣。其动之所发无定处，或起四肢，或起胸中，随其气之所触而起也。此象偶然一见，不足为病，若欲治之，惟甘凉生津而已。凡小儿寐中，多作此象，俗谓骨气撑长之兆，实即痰格其气也。若大人逐日方寐，即见惊掣，是为痰盛，是津虚之燥痰也。生津为主，而祛痰佐之，津盛则痰有所载，而滑利易出也。若血液亏虚，不能养筋者，当见肢节拘急不便，或举身振振欲擗然。此风热所伤，与发汗太过之所致，所谓筋惕肉瞤也。是故心津虚燥之人往往神明散越，欲寐之际，心中无故惊惕，四肢微有瘈疭，甚至累累不已，令人不能成寐者，其势虽微，病根反深。若骤因风热与过汗者，宜甘酸以养之，经谓心苦缓，急食酸以收之是也；若久病与无病而然者，更宜大剂甘寒酸温之药，生津补血以溉之，所谓津液相成，神乃自生也；又有水饮冲心而发者，必辛散淡渗，兼滑润之剂，载痰上下分出以涤之，此又所谓心中憺憺大动，恐如人将捕之者，是心阳为水邪遏抑，而神不自安也。

表里俱病治各不同

表里俱病者，俱伤于邪也，非表邪实、里正虚之谓也。邪气者，六淫是也。试以寒热明其例。

表里俱寒者，治宜温中以散寒，里气壮

---

① 宽缓：此为心情宽阔愉悦之意。
② 四维：指四肢。
③ 躍（音替）：同“趯”，跳跃貌。
④ 霎然：突然。
⑤ 控送：控，开弓；送，追逐。控送指一瞬间。

而外邪可退矣。仲景于身体疼痛，下利清谷，先温其里，后攻其表者，是指示大法如此。其实表里两感于寒，温里、发表，一时并用，正不必分先后也。

表里俱热者，治宜甘寒，佐以辛凉解散，如叶香岩温热治法。若阳明腑实者，更先以苦寒咸寒攻下之，如服承气，大便得通，而汗自出是也。二者表里同气，故重在里，治其里而表亦即应手而愈矣。即或表有未尽余邪，再略清其表可也。若先攻其表，不但里虚，而表不能净，即令表净，而正气受伤，里邪又将从何路以驱除之？

表热里寒者，如其人素属中寒，而新感风热，治宜解表而已。如其人内伤生冷，外伤风热，表里俱属新邪，则治宜辛凉疏表之中，佐以芳香理气，以化内寒。

表寒里热者，如其热是因表邪，腠理闭遏所致，但解表而已。如其热，是温邪蕴结，而表又新感风寒，轻者辛凉疏其里热，而外寒自祛；重者寒力足蔽其热，治宜辛香轻悍，急通其表，免致表邪久束，里热愈深，溃入经络，惉滞[①] 血分，便难措手，但剂中宜佐凉滋，不可过燥，表解急清里热。二者表里异气，故重在表，所谓先攻其易也。若先攻里，不但表邪内陷，恐里邪未易去，而表邪已坚矣。此法之大体也。又当随时消息病势之缓急，以为施治之先后神明于法中，而非死板法也。其庶几乎？

大抵病由外陷内者，须开其表而撑其里，使邪仍从原路出也。昔人尝谓少阴之邪，仍以太阳为出路，太阴之邪，仍以阳明为出路，故凡外邪内陷日久者，服药后能转见表证，即是邪气退出也。又如内伤饮食，以致恶寒，则攻滞之中，必兼理气；内伤精血，以致发热，则养阴之中，必寓潜阳。此又表里互虚、互实之治法也。

伤寒邪在阳经则脉浮在阴经则脉沉

旧说谓伤寒邪在阳经，其脉浮；邪入阴经，其脉沉。此浮表、沉里之大义也。其实寒邪初感在表，脉多沉紧而数，不见浮也。此事景岳已曾辨之矣。邪入阴经，惟寒邪直中者，脉见沉紧；若由阳经化热传里者，脉多洪盛，未有转变沉细者。然则旧说非耶？曰：所谓阳经脉在浮者，非谓其脉之浮也，谓诊者当于浮分诊候其变象也；阴经脉在沉者，非谓其脉之沉也，谓诊者当于沉分诊候其变象也。大抵初感外邪，如属风热，则脉浮，然风热之象，止见于浮，若重按则不见也；如属风寒，则脉沉不能浮，然风寒之象，止在指力初到脉皮之上，若重按至脉底，亦不见也，且其势有欲浮不得之意，即此可见寒邪据表，阳气不得外达矣。此邪在阳经则脉浮之说也。邪入于里，若属沉寒，或寒湿从下受，直入阴经者，重按沉分，必见细紧；若系热邪入里，外有寒束，则必见浮紧而沉滑矣。至伤寒由阳经化热传入阴经，只是邪气内连，非邪气内移，表邪全罢也。其脉当较病在阳经时更觉洪实，其邪气之变象不止见于浮分，连沉分亦如是矣。此邪在阴经则脉沉之说也。若表邪入里，而表分全退，只见里证，此必内虚，而致邪气内陷也；或热结于胸，而为神昏、谵语，其脉必沉细而数；或寒陷于中，而为下利、足冷，其脉必沉微欲绝，亦有沉紧而迟。邪盛正虚，比之邪气直中者，更难挽回也。内连者，是邪气蔓延，而正气之力不敌也。内陷者，是正气全虚，而邪气据其巢穴也。直中者，虽亦正气之虚，而邪气单刀直入，尚

---

① 惉(zhān)滞：同“怗滞”。声音不和。此指邪入血分，致血分不和。

未蔓延四布，盘踞未牢，故可急攻，稍迟亦无及矣。又有邪盛于表，正虚于里，如所谓尺中微，不可发汗，尺中迟，不可下者。此犹虚处无邪，正当急补其虚，助正驱邪也。稍迟邪即内陷矣，虚处有邪，便难措手。

少阳三禁辨

旧说谓胆为清净之腑，无出无入，故邪在少阳，禁汗、吐、下。此说相沿已久，不知始自何人，而不知其不通之甚也。夫五苓泻太阳之腑，承气泻阳明之腑，若少阳胆腑，诚无如此泻法矣。若少阳之经，本与诸经之气相通，何得谓无出无入耶？吐、下无涉于经，禁之可也；汗乃通经之事，而何以禁之？然则仲景不径用桂枝、麻黄者，何也？盖尝思之，少阳之经，行身之侧，为人身之奥区[①]。凡人之身，前后部位大，则气力大；两侧部位小，则气力小。百药下咽，皆藉膻中大气以运行之。今两侧为身之奥区，药力总是先行太阳、阳明，而后缓达少阳，如此则用药者，亦当以缓法行之。若径用麻、桂性急之药，则直走太阳、阳明，汗先出而少阳仍未到也，正气又已衰矣。故用柴胡性缓之药，又以人参柔缓者监制之，半夏下降者疏通之，无非缓缓横撑之意也。故知少阳非忌汗也，忌急汗也，缓撑微降，斯药力旁渗而达于少阳之经，邪乃得汗而解矣。不但此也，经谓邪在胆，逆在胃，善呕苦汁，温温欲吐。温温，当作愠愠。是邪在少阳，其气上逆，本自欲吐，治以柴胡、半夏，降其逆气，故不得比于胃中夹食，温温欲吐者，当遂吐之也，吐之则气愈上逆而不降矣。是禁吐，亦非因胆腑之无出无入也。邪在少阳之经，每于手少阳三焦之腑，其气相通，故少阳有心胸痞满，即属于三焦矣。治法虽不用硝、黄，而必以黄芩、黄连、半夏理其痞结，以其邪在气分故也。若有痰涎有形之邪，结于胸胁，则大陷胸、大柴胡以及瓜蒌薤白、旋覆代赭，此皆少阳三焦之治也，亦何尝不用下耶？大抵六腑惟胆腑之体同于五脏，五脏受邪，皆因六腑牵累，若直伤其脏即死矣。胆之受邪，亦因胃与三焦之牵累，若直伤胆，亦无治矣。故五脏受邪，治在六腑，胆腑受邪，治在胃与三焦。即如逾垣上屋，骂詈不避亲疏，皆胃实以致胆横也。由此观之，缓汗微降，治胆之经，而陷胸、硝黄之通胃与三焦者，实以治胆之腑也。

按：陶节庵曰：伤寒因下早而成满硬痛者，为结胸；未经下者，虽满闷，不硬痛，此为痞气，属少阳部分，宜从缓治，不宜峻利。观此则予之前说，非杜撰矣。再邪伤太阳、阳明，则正气辟易，积于两侧，稍久，邪势张大，渐入两侧，则有邪正分争之势矣。故时时作呕者，上下相争也；往来寒热者，表里相争也；身重胁痛，不能转侧者，正气为邪气所逼，僻处偏隅，而不流利通行也。此皆邪在于经之事，若胸胁痛胀，则入里而在胃与三焦矣，均无与胆腑之本体也。此论邪入少阳之经脉部位也。

又按胆主津液，凡邪伤津液，即属少阳，不必入于身侧之经也。故胸满、惊烦、往来寒热、小便不利、一身尽重不可转侧者，津液伤则气机不利也；或热入血室，昼日明了，夜则谵语者，津液伤则血分受灼也。小柴胡乃养荣之方，生津益荣以托邪也。胡玉海论阳明下证有云：须先使邪气浮动，毒不粘连于肝，乃可用大承气下之。此即少阳禁下之义也。明于津虚、血燥之义，则少阳之所以三禁，与其所以有热入血室证，俱了然矣。少阳坏证为多者，津液伤则血失所养，易为热邪所灼败也。此论邪伤少阳之气化功用也。

---

① 奥区：腹地；深处。

虫脉虫证

关上脉微浮，积热在胃中，呕吐蚘虫，心健忘。关上脉紧而滑者，蚘动。尺中脉沉而滑者，寸白虫。

腹中痛，脉当沉若弦，而反洪大，此为有蚘虫。

腹中痛，多喘呕，而脉洪者，为虫。按喘，疑当作唾。

疳蚀，其脉细数，若虚小者生，紧急者死。

按：虫病多起于湿热太盛，木郁土中而化生也。亦有瘀血所化者，世谓痨虫是也。大抵在肠胃者易除，在经络者难治。其脉不外弦滑、细数之两途，然亦有弦迟者，胃中寒湿也，亦有细涩者，胃汁为虫所消耗也。至于《洄溪医案》所称肠胃为虫蚀尽，而人犹不遽死，则怪诞之说矣。然事亦有甚奇者。族有贫妇，初觉七窍内如细虫萦援[①]，数年后，目盲，皮肤枯槁，而遍身振掉不息，夜寐稍静，偶一言动，即肢体无一不战战栗栗然者。已十余年矣，今尚未死，此必伤于微风，化生细虫，吸血伤筋也。大抵虫证与痰证相类，痰多怪证，虫亦多怪证也。为晕眩昏厥，为癫痫狂妄，为吐利血水，为皮肤顽麻，奇痛奇痒，为四肢拘急，痿缓振掉，为怪梦纷纭，不可思议。世称人有患虱瘤者，《神农本草》水银，有杀皮肤中虱之文，不诬也。予近治汪君，初起颧上有水，常如屋溜一滴，并不破皮，后遂右半面常自觉振动，如吹大风状，一日数发，已六七年，发时即须尖亦手不可近，触之，其痛彻心也，皮色如常，不肿不变，内外药治，仅得小效，后挑出牙虫无数而愈，平时牙并不痛。此亦奇证，与前贫妇之类，皆所亲睹者也。

汗　病

西席汪幼纯先生，盱人也，家洪泽湖之蒋坝镇。一日为予言，吾乡有所谓汗病者，每发于三四月间，一人患此，即举家传染，同时并发。其证初起觉毛耸，即发热昏卧，不省人事，不言不动不食，但口渴索饮，日夜不休，若家有五六病人，以一人供茶水不给[②]也。至六七日，必大发狂躁，汗出乃愈，未有药治者，若不能狂躁，即不起矣。此何病也？予沉思良久，曰：此即伤寒也。必冬日天之寒风，与湖之水气相合，人自口鼻吸受，伏于膜原，不与荣卫出入之道相触，故不即时发，交夏心中阳气当升，而寒湿所伏适当其冲，阻其升发之气，遂相激而成病矣。西医谓人脑气受伤，则知觉、运动之灵皆失。脑气与心气相依者也。心气为伏寒所扑，与手少阴直中之伤寒相似，此仲景所未言者。其年冬月有异风，挟水邪而至，人受之者，斯为病矣。故每三五年而一见，盖与运气相关也。未病之先，邪气内伏，必当有头脑时或沉重，隐隐痛胀，心气偶然一阵如闷之状。治法，桂枝、麻黄皆不合格，当以小青龙加生津药主之，以中有桂枝、细辛，能入心宣阳而散寒水也。若欲预防，则先于立春之月，多服桂枝汤可矣。发病之时，脉必沉伏不见，或沉紧细数；未病之先，其脉必紧小不盛也。此不过一时据理拟议之词，实未知汗病果何义也。嗣读《千金方》，乃知汗病即伤寒之别名也。俗每谓不可用药，须俟自愈，枉死者多，是敝俗已千余年矣。仲景“辨脉”有曰：病至六七日，手足三部脉皆至，大烦，口噤不能言，其人躁扰者，为欲解也。情形与此符合，但

---

① 萦援：盘旋，牵绕。

② 给(音几)：丰足。

未明六七日间，当用何药，岂束手坐待耶？此病若邪重，当时即发，卒倒无知者，即为手少阴中寒也。拙注仲景“辨脉”此条，谓其人躁扰句是眼目，若无此，则烦、噤乃气脱也。观此益醒。

肺中伏风有专寒夹温不同

肺中伏风，有专寒者，有夹温者。专寒是口鼻吸受风寒于内，其证呛咳不已，入夜尤甚，为日稍久，肺气不能清肃，即挟水饮上犯，面目胕肿，隐见青色。治之宜用温散，如桂枝、茯苓、干姜、细辛，皆要药也。夹温是先吸受天地亢燥之气，肺中津液为亢气扰耗，大气出入不得滑利，呼吸喘促，因之表气不充，腠理不固，或夜寐盗汗，或劳汗当风，风寒乘虚内袭，遂时觉恶寒发热，肺气愈不得畅，亢气愈菀于中，时作呛咳，遇劳即甚，痰涎干结，成块成裹，气味腥腐，舌苔薄黄干燥，唇焦引饮，脉象浮候弦而带滑，中沉洪大而散，大便秘结，小便赤涩，甚至胸中腹中有一点结痛。是时正当仿大青龙、越婢之意，以两解之，即愈矣。而医乃有意深求，以为此肺痈也，又不遵古肺痈治法，而用桑叶、桔梗、连翘、银花，一派苦寒沉降之品，致温燥之气愈结愈深，毫无出路，呛唾脓血，而肺真腐矣。当肺未坏之先，挽回得法，间有发为斑疹、疮疡而愈者，然而难矣。其死也，面白唇枯，发焦目陷，吾见屡矣。此病近时极多，医者不可不知。《内经》劳风一病，证候与此相近。巢氏风热候正引此文。是因劳倦津液内伤，风温外袭，久不得出，蔓延于太阳、少阴之经脉，以内达于脏，致肺肾脏气为之扰乱浮越。所以然者，正气先伤，其力不能撑邪外出也。治之惟有滋助肝肾元气，宣通肺与膀胱之经气，需以时日，庶有瘳乎！

寒湿下受直伤少阴变证多端搜治匪易

自古皆谓寒伤肺，湿伤脾，同气相感也，展转乃伤他经。今据吾所见，凡人久在湿地坐卧，寒湿之气尽从太阳、少阴深入矣。《内经》谓伤于湿者，下先受之。又谓清湿地气之中人也，常从足胻始。况人坐则以足置地，卧多以背向下，故内气充足者，邪气不遽内袭，即从腨髀上窜膂脊，过顶入鼻，一路筋络牵引，酸疼胀急，此伤于太阳之经，而内连督脉也，重者即菀为脚气矣。若内之真阳稍怯者，邪气即从涌泉上入胫骨，而内侵腰俞、背俞，先使肾阳不得下降，大便溏滑，小便赤涩，两胫时冷，渐渐弥漫三焦，心胃之阳又为所抑矣。甚者即水气凌心也。其始筋骨酸胀，精神猥软，呼吸气高，两腿沉重。治之必仿少阴伤寒治法，而加以温行湿邪之品，方能奏效，若仅治中焦，药力不能与邪针对，无益也。若见其上热，误认为热，而以寒凉浇灌，其祸更不堪言。仲景“辨脉”篇清邪中上，浊邪中下一条，即此病之久延败证也。前人指为瘟疫者，非是。拙著《章句》[①] 论之甚详。

《灵枢》曰：厥逆者，寒湿之起也。又曰：厥成为癫疾。《金匮》妇人篇中有曰：因虚积冷，结气在下，奄忽眩冒，状如厥癫。其叙痉证也，亦有面赤、足冷、目脉赤、背反张之候，是痉厥初起，皆由寒湿下受，上入脊膂，肾阳不得下降，上冲于心，两阳相搏于膻中，治不得法，积之日久，遂有热痰胶固不可拔之痫证矣。嗣后饮食、惊恐、风寒暑湿，有感即发。医者以为病在于心，专用牛黄、犀角，以清心热、祛心痰，心气愈虚，而邪愈痼。殊不知此寒湿下受之邪，太阳、

① 章句：指《辨脉平脉章句》。

少阴之来路也。《千金方》谓小续命为癫痫要药,即此义矣。陶节庵槌法有曰:病始得之,无热,谵语,烦躁不安,精采不与人相当,诸证皆气高不下,神明上越之象,为寒湿从下冲激也。庸医不识,呼为狂发,殊不知此热结膀胱之证也,用桂苓散,即五苓加味。石顽老人亦谓五苓散能分水去湿,胸中有停饮,及小儿吐哯[①],欲作痫者,五苓散最妙。此皆寒湿痼于下焦,大气遏痹不舒之所致也。热结膀胱者,邪气外束故也。

何子詹之子媳,有孕,患自两足跟,上腓肠,入髀臀腰脊,过项,上顶,复前至于鼻,一路皆胀急酸疼,四肢懒怠,腰软不支,脉六部沉紧,右手重按略滑,此胎气也。其病乃寒湿伤于太阳,内连督脉,用细辛五分,羌活二钱,藁本、威灵仙各钱半,菟丝子、桑寄生、巴戟、狗脊、白术、杜仲、茯苓、牛膝各二钱,决以三剂知,五剂已。果验,其苦如脱。夫辛、羌、威、藁、牛膝,号称伤胎,今既有病当之,又加强筋固气之品以佐之,不但能防其偏,而且能助其力,故病愈而胎无伤也。若用参、芪、归、地,便有妨寒湿,而诸味不得展其长矣。

何子詹之孙,三岁,先于七月患湿疮,渐愈矣,微见溏泄,忽半夜发热,日出始退,次日依时而至。医遂以为疟,忽又大声惊喊,目瞪昏厥,旋复如常,医又以为惊风,更以危言吓之。越数日,乃邀诊。至则见其精神委顿,面色惨黯,目胞下垂,四肢胕肿,而左尤甚,头面亦右温左凉,舌苔薄白,在后半部,脉息沉紧。审思良久,曰:异哉!此寒湿深入骨髓也。疏方用桂枝、良姜、乌药、香附、陈皮、菖蒲。服四剂,病无增损,而委顿弥甚,然脉息浮弦矣。因思邪从下上犯,此药仅温理中焦,宜无益也。于是用细辛、川芎各五分,羌活、藁本、威灵仙、生附子、牛膝、巴戟、苍术、桃仁、杏仁各二钱。决以三剂病已,至期果面色清亮,言笑有神,饮食倍进,胕肿全消,脉息畅大矣。惟肢体尚见微倦,舌尖有小红累,是虚热也,用桃仁、杏仁、蛤粉、蒲黄,略清结痰,继用香附、青皮、白术、鸡内金、川芎、郁金、党参、山药,调理脾胃,发水痘而复元。是病也,其初见发热者,是寒湿从阴分上蒸,与卫阳交战也;惊喊昏厥者,声发于心,寒湿内逼心阳,乍掩热痰,乍涌于包络,所谓积冷在下,状如厥癫也。若作疮后惊风治之,即败矣。若以子后发热,天明即止,为伤食所致,而概用消导,亦危矣。诸医以为久病正虚,须用气血两补,其识更陋。夫患湿疮月余而渐愈矣,谁复议其寒湿内伏耶?无怪血虚不能养心,不能荣筋之说纷纷也。水痘即豌豆疮,伤寒病后多有,见陶节庵书中,痘发于骨,益征寒湿在骨之非臆说耳!

史载之论水气凌心诸脉证

所谓水气者,非必有形之水也,或外中于风寒,或内伤于饮食,或七情所感,脏气虚实,自相乘侮,皆是也。夫五脏皆有中寒,而入心最急,古人论之矣。亦有脾阳不足,下焦寒盛,自然心气下陷,肾气上凌,非关风寒外入者,此为内虚,其势较缓,而其本益深。又有饮食寒冷及难化之物,坐卧不动,困遏中气,自损脾阳,遂致水饮泛溢膈上,心气不得上升,卒然心大动,怔忡嘈杂,呕吐大作,阴风内起,二便频泄不禁,昏厥不省人事,或无端自觉凄怆不乐,或忽然气闷,逼迫无赖,呼号求救,大喘大汗,脑痛如裂,皆心火不扬,为水所扑之验也。《内经》逆夏气则秋为痎疟,冬至重病,是心虚畏水之义也。《金匮》牡疟,徐氏正如此说。《脉经》三部动摇,各各不同,得病以仲夏桃花落而死。此心气受伤,至次年心气当旺

① 哯(音现):小儿吐乳。

之时，有遇缺难过之虞也。大抵风挟寒自外入者，其气猛而急；湿挟寒自下犯者，其气沉而锐。史载之尝谓人之病寒水犯心者，虽治愈，亦不永年。此人世之大病，亟宜讲明者也。若诊脉见动而应指无力，其人惨淡委顿者，凶之兆也。兹将史氏所说，条列如下：

水邪攻心气，用桂与姜壮心气以胜之。其病狂言，身热，骨节疼痛，面赤，眼如拔，而脑如脱。

心脉搏坚而长，当病舌卷不能言。凡脉之搏，以有所犯，而鬼气[①]胜之则搏。心脉之搏，肾邪犯之也。舌卷不能言者，舌固应心，而舌本又少阴脉之所散也。治之之法，不独凉其心，而且暖行其肾。凉字作泻字说，泻即攻也。

心脉大滑，而肾脉搏沉，以汗为心液，今心脉大滑，则水犯之而动，故汗。此心气先为寒水所遏，而渐透重阴者也，故脉动而有力。载之有论肾寒作喘曰：六脉沉重而浊浑革至，如物制之，此为肾寒太过也。如物制之四字，真为动脉传神。

心脉搏滑急，为心疝；小急不鼓，为瘕。故曰诊得心脉而急，病名心疝，少腹当有形。此心气不足，血为寒邪所犯也。凡脉之滑而搏者，皆津液壅结之故也。

元气虚弱，肾气不足，膀胱气虚，冲任脉虚，丈夫㿉疝，妇人癃闭。其脉六脉皆动，细数而轻弦，肾脉小击而沉，膀胱涩而短。此二节皆寒湿久结，心气渐为所抑者也。

元气虚乏，肾水极寒，发为寒战，冷汗自出，六脉微细而沉。

寒邪犯心，则肾脉必击而沉，心下大动不安，甚则仆倒，宜先暖其肾，后保其心。此心气虚而卒乘之者也。《内经》赤脉喘而坚，积气在中，时害于食，名曰心痹。得之外疾思虑而心虚，故邪从之。故劳心太过者，火衰而水易乘之也。

湿气寒气之胜，同犯于心，心气上行，不得小便。

肾水之胜，凌犯于心，经言心气上行，痛留眉顶间，甚则延及胸，头痛，脑户间痛，宜暖其肾。

寒邪犯心，血气内变，伤损于中，因而下注赤白。此病世之罕有，盖伤犯人之极也。其证发热如火，头身俱痛，色如紫草，汁如胶涎，如茶脚，不急治之，杀人反掌。毒痢伤人不一，惟水邪犯心最重。凡人初患痢，先发寒热、头痛，即是寒邪犯心。此专就痢疾辨之，即所谓下利身热者也。

案：上列诸证，有缓有急，有轻有重，其脉有微细，有弦紧，有搏大滑动。大抵邪浅，犯于心气运行之部，而内感于心者，其始邪在气分，则脉弦滑，日久邪入血分，则脉细紧矣。若大邪直中心之本经，而内犯于脏，其乘心虚而侵之者，脉多细涩；其心气实而强遏之者，脉多搏大滑动也。备胪[②]诸证，而不及悲伤不乐者，悲伤不乐，寒燥之轻邪也。

和解法说

与《少阳三禁》篇参看

和解者，合汗、下之法，而缓用之者也。伤寒以小柴胡为和解之方，后人不求和解之义，囫囵读过，随口称道，昧者更以果子药当之。窃思凡用和解之法者，必其邪气之极杂者也。寒者、热者、燥者、湿者，结于一处而不得通，则宜开其结而解之；升者、降者、敛者、散者，积于一偏而不相洽，则宜平其积而和之。故方中往往寒热并用，燥湿并用，升降敛散并用，非杂乱而无法也，

① 鬼气：即克己之邪气。

② 备胪（音卢）：全部陈列。

正法之至妙也。揆其大旨，总是缓撑微降之法居多，缓撑则结者解，微降则偏者和矣。且撑正以活其降之机，降正以助其撑之力。何者？杂合之邪之交纽而不已也，其气必郁而多逆，故开郁降逆，即是和解，无汗、下之用，而隐寓汗、下之旨矣。若但清降之，则清降而已耳，非和解也；但疏散之，则疏散而已耳，非和解也。和解之方，多是偶方、复方，即或间有奇方，亦方之大者也。何者？以其有相反而相用者也。相反者，寒与热也，燥与湿也，升与降也，敛与散也。

血痹疟母合论

《金匮》论血痹曰：尊荣人，骨弱，肌丰盛，重因疲劳，汗出而卧，不时动摇，加被微风，遂得之。此即《内经》所谓厥逆、颠疾、仆击、偏枯，肥贵人则膏粱之疾也。盖尊荣肥盛，是素本气虚血滞之质矣。疲劳汗出，则气伤津耗，气不足以运血，津不足以载血矣。而又继以坐卧不动，加被微风，血行遂不得反其故道，而为之凝涩矣。凡气怯津虚之人，忽遇劳倦，即气血沸腾，旋复静息，即气血澄凝，忽驶忽停，失其常度，即不得反其故道，而瘀痹作矣。尊荣丰盛，不过为气虚血滞立影，其实农工力食之人，年岁稍高，即多此证。为其汗出衣薄，风寒屡袭而不已也。疟疾日久，多成疟母者，即血之所积而痹也。大寒大热，二气迭乘，寒至即周身血液为之结涩，热至即周身血液为之奔驶，脉络之中必有推荡不尽之渣滓，前血未净，续来之血，行至此处，必有所挂，积之日久，而癥块成矣。此即血痹之机括也。但血痹之证，散在周身脉络之中，而疟母则结聚于内膜之一处。要其痹，皆在经脉络膜，而不在肠胃，故治之总宜红花、䗪虫，曲折搜剔，不宜大黄、芒硝之直下而迅扫也。吾每于力食之人，患偏废、注痛者，率以补气破血施之，疟母则兼化冷痰，其奏效皆甚捷。此即从仲景鳖甲、䗪虫、抵当化瘀诸方中来。

中风有阴虚阳虚两大纲

中风者，人间第一大病也，而《金匮》论之甚简，吾初亦怪仲景之太率略矣。细考其义乃知察脉审证、施治之法，已提纲挈领而无遗也。后世论中风者，分中经、中腑、中脏，而口歪眼斜，流涎吐沫，偏枯不遂，四肢拘急，痿软瘫痪，呼吸喘促，统列为中风之证，而不辨其阴阳虚实也。大秦艽汤、排风汤、八风汤、续命汤诸方，统列为治中风之方，而亦不辨其阴阳虚实也。河间以为火，东垣以为气虚，丹溪以为湿热生痰，未有辨别阴虚阳虚者，所立之方，终未有出小续命之范围者也。王节斋始畅发阴虚之论，叶天士始重讲阴虚之治，一洗前人惯用辛燥之习，而又遗阳虚一层矣。后静读《金匮》脉迟而紧，是阳虚之寒证也，其下系以口眼歪斜，四肢拘急，口吐涎沫诸证；脉迟而缓，是阴虚之热证也，其下系以心气不足，胸满短气，缓纵不收之证。黄连泻心汤治心气不足吐血者，义与此同。前人所称邪盛为真中风者，其所指之证，即皆在阳虚挟寒之条者也；所称正虚为类中风者，其所指之证，即皆在阴虚生燥之条者也。故知阴虚、阳虚为中风两大关键，而真之与类，正无庸琐琐也。何者？二证之本，皆由正气大虚，转运之权无以自主，而猝为时令升降敛散之气所变乱，以失其常度也。阳虚者，遇寒冷之令，其阳气不胜天气之敛抑，故多病于秋冬；阴虚者，遇温热之令，其阴气不胜天气之发越，故多病于春夏。挟寒者，气内结，多现外感之象，世遂以为真中矣；挟温者，气外泄，多现内虚之象，世遂以为类中矣。治之之法，虚有微甚，即药有重轻，不待言也。所尤当辨者，阳虚有阴盛，有阴不盛；阴虚有阳盛，有阳不盛。阴盛者为寒冷，治之以重热，阴不盛为寒燥，治之以温润；阳盛者为燥热，治之以凉润，阳不盛为虚燥，亦治之以温润也。大抵阳虚之治，药取其气，气重在辛；阴虚之治，药取其味，味重在酸。而总须重佐之以活血。何者？阳虚血必凝，非此无以拨其机；阴虚血必滞，非此无以通其道也。或曰：气既虚矣，而复活其血，不速之脱乎？曰：固其气则不脱矣。且活血者正以疏其机关，为气之脱者辟归之之路也。西医谓病 此者，脑中有水，或有死血。殊不知水者，阳衰而水凌也，死血者，阴虚而血沸也，皆中气暴乱，激之以至脑也。上古之世，所谓真中，必感异风，猝伤脑气，以致仆倒，稍延即内变五脏而不治矣。其证不数见，故仲景不论也。华佗《中藏经》、巢氏《病源候论》中有灸法，宜并考之。

虚劳损极有内因外因两大纲

虚劳损极，统谓之劳，《内经》论之详矣。其绪旁见侧出，令人难寻，惟四乌鲗骨一藘茹丸一方，纯从血分攻补，实开千古治劳之妙诀。《难经》剖析损至脉证传变，补《内经》所未及，至仲景则治法大备矣。小建中汤，治劳之初起也；复脉汤，治病后之阴虚不复也；薯蓣丸，治久病大虚，纯补之剂也；大黄䗪虫丸，治久病血痹，通脉生新之剂也。其义即发原于四乌鲗骨一藘茹丸，诸方或攻或补，莫不从血分讲求手法。盖劳病乃先因气虚，久之气不能运血，卫阳内陷，津液又为所燔灼，血行不能滑利，而因之瘀痹矣。东垣立补中益气汤，是杜渐防微之意，非正治之法也。后世不明此义，以参、芪为补虚治劳之药，往往气壅不利，遂以为不受补矣。又或重任桂、附，而觉燥热，遂以为不受温矣。不但此也，人世真劳病少，假劳病多。吴师朗曾著《不居集》辨之，风寒咳嗽，饮食停滞，误治以致吐血，因吐血而即用凉润，遂逼入劳门矣。此等病治法，更宜重用温散于攻血药中，为其风寒邪气为药所逼，固结于血分也。近医只用清凉浇灌，枉死累累，真可悯也！读张石顽劳损门治案，悉仿乌鲗、䗪虫之义，攻令便血、吐血，使瘀尽而病除，又有用辛温透表之法，使 汗出而邪尽，真开千余年之蒙昧，而上接仲景真传者也。私尝综核此病原委，凡由劳倦忧思内因而起者，亦必兼挟外邪，以正气内陷，外邪即相随而入也。其脉多弦芤，或紧涩。治宜补正而兼去邪，攻血以开结塞，生津以活脉络，疏气以鼓阳撑邪，补血以安中润下。命门火亏者，兼用补火；脾肺气虚者，略兼补气。犹且不可重用补气、骤用补火，更断断乎不可破气也。予每用温散发表之药，与沉锐攻血之药，以开其络而鼓其气，佐以生津，使之脉络滑利，佐以补火，使之元气温固，即补气且少用矣，况破气之降泄乎？况寒凉清肃之扑灭元阳乎？凡由风寒暑湿外因而渐致者，其脉多紧细，或弦滑，重用温里发表以鼓阳撑邪，攻血理气以开结降浊，不但补血降气不可妄用，即生津补火，且不可滥施。何者？其人阳气素弱者，至此必水饮内结；其人阳气素盛者，至此必湿热内菀。水结者，宜重宣散；热菀者，宜兼凉泄。故生津、补火二者，皆微有不合也。至于用药之法，甘酸者可取味，而苦辛者必取气，气走而味守也。内因之治，宜走守并用；外因之治，宜重用走。若苦辛用味，味厚不走，恐苦积而化燥，辛积而化热，故连、柏、姜、桂，皆慎用之，其羌活、藁本、细辛、威灵仙、防风、薄荷、三棱、莪术、姜黄、郁金、虻、䗪、蛴螬之属，能散邪气而不破正气，能攻瘀血而又不坏新血，皆治劳之要品也。况近日外因劳病，多是寒湿下受，上入少阴肾经，命门真火为邪气冲越，不得归根，渐见上热下痿，喘促泻泄，梦魇鬼交，其脉形尺中动弱，或弦涩，诸品尤为救命仙芝矣。《脉经》曰：沉而滑，为下重，亦为背膂痛。即此脉、此病也。是理也，不但市医无从梦见，即高明博雅之士，一闻此说，亦不免胡虑。医法之失传，岂一日耶！

篇中所叙要品诸药，非谓专以诸药成方也，谓此乃治病之正药，当与补虚之药并用为佐使也。世人于此病，只认定一虚字，全不推求所以致虚之故，无怪熟地、当归、人参、白术、龟板、鳖甲、猪髓、羊肾，日日贪饵，至死不悟。若夫真正虚损，不挟外邪者，无论先天不足，后天戕贼，皆以金石之精、血肉之华，为填补妙品。今人不敢用金石，而血肉又但取渣滓，间或偶用金石，亦属煅炼太过，精气全销，只能伤人，不能益人矣。况不对证，其祸更烈。此正调所以绝响，而沉疴永无救挽之期也。予身患此，以重用石药，得延残喘，而韩飞霞自谓饵鹿，峻以补先天缺陷，其效彰彰。此治真虚之法也，虚损病中之万一耳！此外又有传尸鬼注，世称劳瘵，此乃𧏾[①]蚀怪证，不在虚劳之列。其治法须重用杀虫攻血，亦不在虚劳治法之中，别出可也。

疟疾肝体坏外证

西医谓人以疟死者，其肝体每大于常人二三倍，故病疟者，摸试肝大，即不治矣，夫肝大者，寒湿盛而血瘀之故也。寒湿内盛，又以逐日之忽寒忽热，血行一驶一澄[②]，度数失常，遂致瘀结矣。西医以为此即中医所谓疟母，其实非也。疟母不得为死证，且其部位，多在两乳开下，与肝位甚远。窃以为肝大者，其外必有腰胁胀痛，不能转侧之证。仲景曰：肝中风者，头目瞤，两胁痛，行常伛，令人嗜甘，如阻妇状。又曰：肝水者，其腹大，不能自转侧，胁下腹痛，时时津液微生，小便续通。盖肝之体，后近于脊，下藏于季胁，一经胀大，便僵痛不能俛仰转侧矣，甚则腰不能伸而行伛矣。其败也，上下气绝，下为大便滑泄，注液五色，小便脓血膏脂，时时欲起，烦躁不宁，少腹拘急不仁，两胁骨如殴伤，胁内胀极，欲人重按其上，膝胫时时转筋，神昏谵语，呕哕不纳水谷，目直欲脱，不能见人，唇鼻青惨，或面色紫浊，脉象牢坚，硬如铁箸，如此者，予之短期矣。所谓摸试者，揣其季胁空软之处，其内坚硬胀急，即是也。吾得此义，凡治疟疾，必问其未发之先，与既止之后，腰胁胀痛不转，是肝体已大矣；若正发之时，腰胁胀痛，疟止即愈者，是血尚未坏，即预加行血药于剂中以疏之，往往默收奇效。时人不知用药之义，有指为怪僻支离者。

富贵贫贱攻补异宜其说有辨

前人皆谓富贵之病利用补，贫贱之人利用攻。初未临诊之时，亦深以此语为然，乃至今而觉其非也。富贵之人，安居厚奉，脏腑经络，莫不痰涎胶固，气机凝滞，不能流通，故邪气据之而不得去者，非正气之不足，乃正气之不运也。治之宜重用攻散，且气血充裕，能任攻散者，正此辈也；若重之以补，是益之滞矣。贫贱之人，藜藿不充，败絮不暖，四时力作，汗液常泄，荣虚卫散，经脉枯槁，及至有病，初起隐忍，劳役不辍，势至重困，乃始求医，故其邪气之不去者，非正气之不运，实正气之不足也。治之须

---

①　𧏾(音匿)：小虫。

②　澄：清澈不流动。

助正气,正气一充,其气机之流利,自能鼓舞驱邪,非似富贵安逸者之气滞,必待重施攻散也。吾每诊贫贱力食之人,病脉或粗大挺硬,或短弱细微,起伏总是无力,应指总是少神,求似富贵之脉之洪滑搏结者,殊不多觏[①]也。盖富病属气血之郁滞,贫病属气血之匮乏。若谓筋骨柔脆与坚强之不同也,此在无病时则然耳!每治贫病,佐以参、术、归、地,其效甚捷。此无他故也,地瘠者易为溉,气滑者易为滋也。《内经》曰:形苦志乐,病生于筋,治之以熨引。是温助其气而运之,形已苦者,不得复开泄也。形乐志乐,病生于肉,治之以针石;形乐志苦,病生于脉,治之以灸刺。是形乐者,皆有血实决之之义也。若攻苦之士,家徒四壁,谋道谋食,百计经营,此又不得与膏粱酣豢者同论矣。故形苦志苦,病生于困竭,治之以甘药,谓表里荣卫俱不足也。形苦宜补,形乐宜泻,不校然可睹耶!

病后调补须兼散气破血

东垣谓参、术补脾,非以防风、白芷行之,则补药之力不能到。慎斋谓调理脾胃,须加羌活,以散肝结。此皆发表散气之品也,是能运补药之力于周身,又能开通三焦与经络之滞气也。此外尚有川芎、乌药、香附、降香、白檀香、郁金,皆可选用,以皆芳香,有通气之功也。防风、秦艽,尤为散中之润。若味辛者,不可混用,味辛则燥,能耗津液矣。

滑伯仁谓每加行血药于补剂中,其效倍捷。行血之药,如红花、桃仁、茜草、归须、茺蔚子、三棱、莪术之属皆是也。叶天士亦谓热病用凉药,须佐以活血之品,始不致有冰伏之虞。盖凡大寒、大热病后,脉络之中必有推荡不尽之瘀血,若不驱除,新生之血不能流通,元气终不能复,甚有传为劳损者。又有久病气虚,痰涎结于肠胃,此宜加涤痰之品,如蒌皮、焦楂、蒲黄、刺蒺藜、煅牡蛎、海蛤粉、海浮石、青黛、煅石膏,皆可随寒热而施之。行血之药,以水蛭为上,虻虫、䗪虫、蛴螬次之。坏痰之药,以硼砂为上,礞石、皂荚次之,今人已不敢用矣。痰本血液,非津水之类也。世以茯苓、泽泻利之;血属有形,瘀积膜络曲折之处,非潜搜默剔不济也,世以大黄、芒硝下之,大谬。著有"痰饮分治说"、"仲景抵当汤丸解",具在集中,可以互览。

病在肠胃三焦大气流行空虚之部与淫溢沾滞经脉膜络曲折深隐之部其治不同

虞天民曰:水肿之病,因脾土气虚,肝木气逆,而水湿妄行也,虽有停痰留饮,实无郁积胶固,故参、术为君,佐以清金、利湿、去热,即有十全之功。彼黄肿者,或酒疸,或谷疸,沉积顽痰,胶固郁结于中,土气外溢而黄也。故以苍术、厚朴、香附、陈皮之类,以平土气之敦阜[②];铁粉、青皮之类,以平木气之横逆;加以曲蘖,助脾消积。黄退之后,再用参、术,以收全功。此标而本之之治也。若二病互易而治,祸不旋踵。

胡玉海曰:伤寒至舌苔黑,邪气已入太阴,可更衣散下之。服后,或一周时,大便无有不解者。如服到解而不解之时,肝脏已无粘滞,毒尽归于阑门,可即用大黄下之。何则?人之真阴藏于肝,大黄为脾经之药,必待毒不沾连于肝,方可用之。如此分其先后,则真阴不伤,元气易复也。按此必先用甘寒生津、活血之剂,清血分之热,

① 觏(音构):同"遘"。遇见。

② 敦阜:敦,厚;阜,盛多,丰富;敦阜,此指太过。

使热毒浮载于空分，乃可随渣滓而俱下也。若毒在血脉，而攻其肠胃，则津气俱伤，血分之菀毒愈滞着无出路矣。肝即血分也，脾即肠胃也。

上二条，即气分、血分之辨也。病在气分，与在血分，其治自不可混。在气分者，其邪气虚悬，无所滞着，可以径汗、径下，邪气即随汗、下而出；若浸淫于脉络曲折之处，浥滞不能流通，则必须提出归于气分，然后可以尽之，而不可径行迅扫也。其所以提归气分之法，有用缓缓撑托之法，屡使微汗，以渐达于表；有用滋血生津之法，使津液充盈，浮载邪气于表，然后一汗而尽之；有用轻轻攻下之法，屡使肠胃清空，膜络邪气逐节卸入肠，以渐而净；又有用酸涩收敛之品，于大黄、芒硝、牵牛、巴豆之剂中，使肠胃四维膜络之邪，举吸摄出于空中，随渣滓而俱下也；有用补血益气之法以运之；有用破血化瘀之法以搜之。仲景以承气治燥屎，以抵当治蓄血。痘疹家谓用红花、紫草，使血分松动而易透出。其义大可思也。

向来邪气入脏入腑之说，脏腑即气血之别名也。析而言之，有经络之气血，有脏腑之气血。在经络之气分，为寒热走注；在经络之血分，为疼痛麻木。在腑，其神志清明；在脏，其神明昏愦也。夫邪气溃入血分，与血液合为一体，是血液之质必坏矣。治之必通泄其既坏之血液，或有黄臭汗出，在经络者。或下污秽杂汁，在脏腑者。皆外邪之变乱血液也。若内伤之病，血液自坏，或为干结，外为枯痿，内为血痹。或为湿腐，外为痈疽，内为五液注下。或为泛溢。血化为水，变见胕肿，即血分水分是也。在经络犹有可治，在脏者，新血无从生，即败血无从去矣。总由气分之菀结太深太久，浊气无所泄故也。治之必用前节托补诸法，使邪能撑出气分，方有希冀。盖血分之病，总以气分为出路也。

身中腹中一股热气冲动者有虚实二因

朱丹溪曰：人有气如火，从脚下起，入腹者，此虚极也。火起九泉[①]之下，此病十不救一。治法，以四物加降火药服之，外以附子末津调贴涌泉，以引火下行。虞天民曰：此证果系劳怯之人，固从阴虚法治之矣；若壮实之人有此，则湿郁成热之候也。予尝冒雨徒行衣湿，得此证，以苍术、黄柏，加防己、牛膝等药，作丸服之，而愈。后累治数人皆效。误作阴虚，即成痿证，死矣。窃维临诊以来，每见患寒湿之证，如筋骨疼痛，四肢困软，咳嗽哮喘者，多自言有一股热气，从脐处上冲，绕背入心，或言有热气从脚心上冲少腹，或上冲腨髀，入于脊膂，更有直上脑面者，莫不自以为热，求用凉润滋阴之剂。予概置不顾，只照寒湿本证，再加入羌活、白芷、细辛、藁本、威灵仙、生附子，在脚心者，加牛膝、苡仁又佐以菖蒲、茜草、郁金、姜黄、降香、三棱、莪术活血之品，即吐血咳喘，证似劳怯者，亦皆酌用此法，无不应手取效。可见此证，总由寒湿满布经络，卫气不能畅达，而错道以入于脉中，或抑遏于皮里膜外夹缝之处，随左升右降之大气而转旋也。其自觉大热者，固由此气之郁久，热性太过，亦因体中寒湿气盛真阳已减，遂映之而倍觉其热也。其从脐上冲者，脐乃小肠之部，人之饮食必待入小肠，始能化精气以行脉中，化悍气以行脉外，气管血管皆由小肠上达心肺，而内通脏腑，外布周身。今寒客于小肠之脉外，玄府闭塞，饮食新化之热气，不能匀布三焦，五经并行，而涌溢于脉中，遂觉热盛于常矣。

---

① 九泉：犹九渊，泛指深渊。

故其热之起也，多在食远，或天明阳气上升之时，不似阴虚阳亢者，必发于日晡也；胸中多烦闷，四肢多恶寒无力，又不似阴虚阳亢者之烦躁不安，神气浮越也。前贤论此者，丹溪家以为阴虚阳亢，东垣家以为阳虚下陷，未有指为寒湿者，而历数生平所治，又无一不是寒湿，心窃疑之久矣。得虞氏此论，为之一快，累治皆效之语，信不诬也。

五脏内伤外应见证

凡表邪之伤于外者，只以邪气所伤之部位论之，不必内动脏气也；即令病久，脏气亦为扰累，要总以邪气所伤之部为主，病在何部，即证见何部，无难察识也。惟脏气内伤，病隐于内，证见于外，各有定象，察之不真，每易混淆。何者？五脏外应之候，每多相似，难于拘泥，况又有兼脏之互相出入，故辨之不可不预也。兹撮其要，约有数端：一在经络所行之部，如太阳、少阴行身之后，阳明、太阴行身之前，少阳、厥阴行身之侧是也。一在气化所充之部，如脾主四肢与唇，肺主鼻与肩背，肝主宗筋、乳头与目，肾主二阴、腰脊与耳，心主面与舌是也。一见于脏气之功用，如肝主疏泄，心主神明，肺主出气，肾主纳气，脾主中焦，升降诸气是也。一见于脏气所主之体，如肝主筋，心主脉，脾主肉，肺主皮毛，肾主骨是也。一见于色与色之部，色即肝青、心赤、脾黄、肺白、肾黑之五色；部即心额、肾颐、脾鼻准、肺右颊，肝左颊，及《灵枢》所叙面之色部是也。以此数者，互合考之，病之所在，当无遁矣。但其中尤以脏气之功用为主，经所谓省察病机，无失气宜也。察其前后数日证象之递变者，其机属于何脏，即可了然病之所属矣。凡五脏真气自病，未有不相乘克者，如肝病克脾，或脾虚为肝所乘，莫不先病之脏其证先见，后病之脏其证后见。《内经》曰：肾乘心，心先病，肾为应，色皆如是。此之谓也。故察外感者，必明五行之性情，与其功用之常变也；察内伤者必明五脏之性情，与其功用之常变也。

论痉不当以刚柔分虚实

朱丹溪谓前人以刚、柔二痉分属风湿者，非也，当以虚实分之。刚痉属外感，宜栝蒌桂枝葛根汤及承气汤之类；柔痉属内伤，宜四物、八物、补中益气之类。愚按此明暗参半之论也。刚柔二痉，皆属于实，其虚痉乃别一证，不得以柔痉当之。盖有风寒之痉，有湿热之痉，有产后之痉，有热病之痉。风寒之痉，是风寒凝滞津液，筋脉不能濡润舒缓，寒性收引，故拘急也；湿热之痉者，即《内经》所谓湿热不攘，大筋软短，小筋弛长，软短为拘，弛长为痿者也；产后之痉，虽由血虚，亦由风寒。若不伤风寒者，即血虚不能成痉。故风寒之痉，有刚有柔。寒盛为刚，风盛而内热，即为柔也。湿热之痉，有柔无刚，二者体各不同，同归于实。惟热病之痉，《灵枢·热病篇》曰：热而痉者，腰折瘈疭，口噤齿龂也。此则津枯血败，筋无所养之败证也，谓之虚痉，而何有刚柔之辨耶？徐灵胎谓痉为伤寒坏病，仲景诸方，未尝一效。是不知刚柔二痉之病情，而并不知虚痉之治法也。风寒之痉，属于太阳，即产后风寒，亦太阳也，桂枝葛根主之，产后佐以养血可矣。湿热之痉，与热病之痉，有属于阳明内实者，承气主之；其热病之属于厥阴者，是肾水枯而肝风逆乱也，四物尚不对证，岂仲景实证诸方可施者乎？拟大剂生地，少加桃仁擂浆冲服，或再加防风。仲景猪肤汤法，亦可用。夫虚实者，以体气言也。刚柔者，以病形言也。刚柔二字，只以分风寒、湿热之轻重，若细求之，即刚痉亦何尝不由津气之不足？津充气旺，即风寒深入，亦可至成痉耶？

痉有寒湿外束，阳气内伏而然者，脉紧、无汗是也；有寒湿下冲，阳气上格而然者，面赤、足冷是也。其证颇与脚气相类。脚气有冲心者，是寒湿由下从气化而上冲于里，此乃循经络而上冲于表也。上下之升降既格，表里之嘘吸亦闭，而大气膹郁于脉中矣，故脉伏而坚直也。脉沉细者，阳气内伏也。脉涾涾如蛇，腹暴胀大，为欲解者，必其脉由沉细变见粗长而软，是湿中生热，有温润之意，津液渐见流通，阳气之机拨动，与寒湿战于中焦，故相激而为腹胀也。此乃刚痉由阴化阳之转关也，与柔痉无涉，与虚痉更无涉。

仲景论列痉证多条，并不执定刚、柔二字。读者须就各条，研究其义，不可专以刚、柔二字横住胸中。夫病痉者，其人平日必湿重而气滞，或血燥而气涩也。平日已有不能运化津液，濡养筋脉之势，及风寒伤之，无汗而津愈凝矣，风温伤之，多汗而津愈耗矣。此初起病即见痉者也。大致一缓不复痉者，为轻；时缓时急，一日数见者，为重。在经与入里之分也。发热二三日而痉者，如未见汗，筋骨疼痛，仍即刚痉也；已见汗，有阳明内实证者，仍即柔痉也；病久而痉，表里证俱不见者，气败而津枯血燥之死证也。其证必时缓时急，时迷时醒。盖凡痉者，多兼见厥。痉之实者，昏迷反甚，而口闭手紧；痉之虚者，谵妄无常，而口开手撒，如中风绝证也。中风有见痉者，有不见痉者，痉有因风者，有不因风者。前人或以痉即中风者，亦谬也。又有身俯不仰，四肢踡曲，头膝相抵者，在新感为邪中阳明，在久病为阳明虚竭。阳明为气血之海，而五脏六腑之所禀也。困败如此，脏腑何所禀而活耶？较之反张上窜者，尤为难治，而其死尤速也。

黄疸黑疸

黄之为色，血与水和杂而然也。人身血管、液管，相副而行，不相淆乱者，各有管以束之也。血分湿热熏蒸，肌理缓纵，脉管遂弛而不密，血遂渗出，与液相杂，映于肤，泄于汗，而莫不黄。故治之法，或汗或下，必以苦寒清燥，佐入行瘀之品，为摄血分之湿热而宣泄之也。湿热去则脉管复坚，血液各返其道，而清浊分矣。阴黄者，以其本体内寒也。虚阳外菀，与湿相搏肌肉腠理之间，仍自湿热，非寒能成黄也。阳黄色深厚者，热盛则津液蒸腐，化为黄粘之汁，与血相映，故色厚也；阴黄色暗淡者，无根之热，不能蒸腐津液，尽化稠粘，而水多于血，故色淡也。夫血之所以旁渗者，以血既为湿所停凝，而前行有滞，气又为热所逼迫，而横挤有力，加以肌理松弛，而血因之旁渗矣。蓄血发黄，亦此理也。《内经》谓瘅成为消中，湿热菀久而化燥火也，亦有消成为瘅者。燥火得凉润滋清之剂，已杀其势，未净其根，余焰内灼，转为湿热也。

黑疸，乃女劳疸、谷疸、酒疸日久而成，是肾虚燥而脾湿热之所致也。肾恶燥而脾恶湿，肾燥必急需他脏之水精以分润之，适值脾湿有余，遂直吸受之，而不觉并其湿热之毒，而亦吸入矣。脾肾浊气，淫溢经脉，逐日饮食之新精，亦皆为浊气所变乱，全无清气挹注，周身血管，不得吐故纳新，遂发为晦暗之黑色矣。第微有辨焉：其肾水不甚虚，而脾胃自虚，浊气下溜者，病在中焦，为易治也；其色黑而浮润，肾水虚甚，吸受脾之浊气，如油入面，深不可拔，病在下焦，其色黑而沉滞。治中焦者，清胃疏肝，滋肾利水，即小柴胡、茵陈五苓是也；阴黄者，黄连枳实诸理中汤主之。治下焦者，滋肾补肺，不得清胃，更不得利水，滋肾丸、大补阴丸加参、芪可也，必待肺气已充，肾阴已复，始从清胃利水；若阴黄者，茵陈四逆主之。总须兼用化血之品一二味，如桃仁、红花、茜草、丹参之类。为其已坏之血不能复还原质，必须化之，而后无碍于新血之流行也。

注　　冬

前人有阴虚注夏之说，余又创阳虚注秋之说，近察人间之病，似有可名注冬者。常见有人每次冬令，即气急痰多，咳嗽喘促，不能见风，不能正眠，五更以后，即须危坐，面色苍黄，颧颊浮肿，腿痠背胀，举动不便，饮食、二便如常，亦或赤涩溏泄，春分渐暖，始渐平愈。此乃脾、肾之阳两虚，肾中水邪上溢于肺，脾中湿邪下溜于肾，上下湿热浊阴弥漫，肝阳疏泄宣发之性抑郁而不得舒。其人目胞浮而似肿者，脾气滞也；目光露努而少神者，肝气滞也。故必待木气得令许久，肝气始能升举，始能泄肾邪而醒脾阳，与《内经》秋伤于湿，冬生咳嗽之证相似。然伤湿为新病，此乃逐年如此，至时即发，形同痼疾，得不谓之注冬乎？朱丹溪谓逐年入冬即患咳喘者，时令之寒，束其内热也。先于秋月，泄去内热，使寒至无热可包，则不发喘矣。即此证也。第泄热之说，犹有可议者。此证虽因内有湿热，实因阳气虚弱，寒湿在表，三焦不得宣通，始蕴蓄而成痰热也，虽无表证，实由表邪。治法当以苦淡清其里，辛温疏其表。苦淡如二妙散、胃苓汤之属；辛温如荆防败毒散、冲和汤之属。古用越婢半夏汤，麻黄、石膏并用，最为有义。若年深岁久，痰涎胶固，寒湿深刺筋骨者，更非海浮石、海蛤粉、瓦楞子、煅牡蛎、焦楂、桃仁、赭石、礞石，不能涤其痰；非细辛、羌活、白芷、葛根诸品，不能攻其表；非黄柏、侧柏、胆草、柴胡、苦参大苦大寒，不能泄其浊而坚其阴。且宜先于夏月，乘阳气宣发之令，预为加减多服，使筋骨腠理无有留邪，肠胃三焦无有伏湿，则阴邪下泄，真阳外充，膻中泰然，百体俱适矣。其补药止宜菟丝、杜仲、牡蛎、海螵蛸，苦坚咸温，镇固肾气，不宜姜、桂辛烈灼阴也，更不宜承气、陷胸重泄脾肾真气也。若以苏、杏降气，则伐气而上虚；芪、术补脾，则助邪而中满。

食填太阴证似结胸似温毒似阴虚

凡生冷、坚硬难化之物，过食停于胃脘，以致发热、气喘、胸口结痛拒按、大便秘结，有五六日、十余日不动者，全似结胸，而断不可以大、小陷胸法治也。陷胸是因误下，邪气内陷，与内痰相裹，此乃初起即见结痛，是有形之物阻塞气化，非气化壅结也。若依陷胸治之，洞肠穿胃，形气俱伤矣。其证两侧头痛，是食阻少阳之生气也。舌苔或白厚，或黄厚，而上覆以黑，是胃脘之血为冷食所逼而停凝也。舌尖起小红粟累累，甚则紫黑，延及两边，心热如焚，口干索水而不欲咽，是胃阳不能斡运而上越，又挟有死血也。故小儿伤食寒热，病愈后，多有吐血数口，及下血一二次者，此也。凡寒热证及内痛证，多挟死血也。三五日，有饮水无度者，是宿食蒸腐化热也。此时遍身悗热，神识昏迷，胸高气粗，若误作温毒，治以凉解，阳气泄伤，食转不化而洞下矣。亦有肢冷额热，困倦无力，呼吸不续，自汗盗汗者，若误作阴虚，治以滋补，中气愈郁，痞满愈甚，甚者化为肠痈、胃痈，积为肺痈，轻亦传为痢疾矣。此病阳明胃腑形气俱困，太阴肺脏气化大伤，更有先伤他物，未及消化，旋又加以生硬者，其势尤重，是胃之上下脘俱困矣。治之失法，死生反掌，故东垣首兢兢于此也。近时小儿最多此证，或当风乳食，或谷果杂下。其初起身忽大热，面颊尤甚，腹痛夭纠，旋变寒热往来，入夜即热，五更为甚，天明即止，额与手心常热，爪尖时冷，肚腹膨胀，渐见胸高气急，鹜溏不畅，或先水泻。禀赋弱者，不能化热，即致洞下不起；化热者，痰生于内，壅肺迫心，传为惊风。病家、医家以为既经泄泻，不疑有食，起手则发表以虚其中气，继则清热以冰其胃阳，久则或以为慢惊而坠痰，或以为阴虚而养肾，又以为气虚而健脾补肺，亦有与槟榔、木香者。病家畏而不敢服，或服之而不知善其后，杂投攻补，而儿已胸过于头，肚大于箕，不可为矣。此焦楂、桃仁、陈皮、紫菀一二剂之事耳！而众医集议，迁延无策，目睹情形，可笑可慨！

阴阳不别由于传派不清

前人每于阴虚阳陷，热郁于内，脉见沉散之证；阴虚阳亢，热浮于外，脉见浮洪之证；阴虚阳熄，内外皆寒，脉见芤弦之证；阳虚内陷，阴为阳扰，脉见紧数之证，一概指为阴证。与阴盛格阳，寒沍[1]于内；阴盛遏阳，寒锢于外之证，略无分别。此喻嘉言所讥为传派不清者也。倘概用附子理中、四逆、真武，贻误岂浅鲜哉！更有口称阴证，而方用四物、六味；口称阴虚，而方用四逆、白通者，尤当会意，勿致害词。夫阴虚者阳必凑之，阳虚者阴必凑之，此一说也；阴虚者阳必无根，阳虚者阴必不固，此又一说也。故阳虚内热，与阴虚内热，致不同也。阴虚者，如房室过度，或用心过度，阴气消耗，发为骨蒸，骨髓如空，小便赤涩，此阴虚而阳气因以陷之也。治之必填精补血，以充其阴而擎其阳，宣发升举之品，只可为佐。阳虚者，如劳力过度，汗出过多，一经宁息，时时洒淅恶寒，内发烦渴，四肢困倦，筋骨痠痛，此阳虚不能行表，而内缩于阴也，此时阴分亦必受伤。但病起于阳，治之必健脾益气，以充壮其阳，生津清热之品，亦只可为佐。东垣补中益气之制，为阳虚内热设也。丹溪大补阴丸之制，为阴虚内热设也。二者岂可差互乎？重以填精补血治阳虚，必致阳愈郁滞，而不可复振；重以健脾益气治阴虚，必致阴愈消灼，而不可复回。

辨阳旺阴生

阳旺未有不胜阴者，其阳旺而阴生，必剂中有阴药为之引导。若人参本具生津益气之大力，与肉桂、附子纯阳者迥别，其益阴，本不得谓之阳旺之功也。至于真火衰歇，沉阴沍寒，津气因寒不得敷布，发为烦渴；精血因寒不得充壮，发为枯瘦；渣滓因寒不得运动，发为秘结，以姜、桂、萸、附补益真阳，遂能蒸动津液，宣化水精，使五脏百脉为之充润也。此阳旺而阴始化，非阳旺而阴自生也。又有暴病，阴盛格阳，寒结于内，热浮于上，烦躁，狂妄，谵语，喘促，以桂、附开其下寒，而虚火遂返其宅者，此亦阴化，非阴生也。且皆以其阴盛，而益阳以胜之，使归于和平，非以阴少，而益阳以助之也。岂真有精枯血燥，虚火亢炎，而桂、附能以独力致阴消火者乎？必用阴药而资桂、附熏蒸鼓舞之力也。《内经》谓辛能开腠理，通气致津液。其所谓"致"，是自此而之彼，非自无而之有；是熏蒸、鼓舞、宣通、敷布之谓，非包涵、孕育、滋长、增益之谓也。前人措词过当，每多如此，其病根总由于语欲惊人也。后人习为常谈，漫不加察，贻误匪浅，故敢正之。

---

[1] 沍：（音互）：本作"冱"。冻结。

用药须使邪有出路

吴又可谓黄连性寒不泄，只能制热，不能泄实。若内有实邪，必资大黄以泄之，否则畏大黄之峻，而徒以黄连清之，反将热邪遏住，内伏益深，攻治益难。此义甚精。凡治病，总宜使邪有出路。宜下出者，不泄之不得下也。宜外出者，不散之不得外也。近时于温热证，喜寒清而畏寒泄；于寒湿证，喜温补而畏温通。曾闻有患痰饮者，久服附子，化为胕肿，是不用茯苓、猪苓之苦降淡渗以导邪，而专益其阳，阳气充旺，遂鼓激痰水四溢矣，即补而不泄之过也。张子和变化于汗、吐、下之三法，以治百病。盖治病非三法不可也，病去调理，乃可专补，补非所以治病也。且出路又不可差也。近时治病，好用利水，不拘何病，皆兼利小便，此误会前人治病以小便通利为捷径之说也。尝有患痰饮而胕肿者，医以真武、五苓合与之，不效。余曰：此因三焦阳气不得宣通于表，表气郁而里气始急也。虽有痰饮，并不胀满，宜以温补合辛散，不得合淡渗也。治之果汗出而愈，渗之是益伤其里矣。当时有谓须泄虚其里，使表水退返于里以泄之，而后可愈者，是真杀之也。前人有用此法者，是邪伏里膜，非在肤表也。虚其肠胃，俟里膜之邪复聚于肠胃，然后从而竭之。如吴又可所谓俟膜原热邪复淤到胃，再用下法是也。盖肿，表证也，为风，为寒湿，其证动而后喘，法宜散之；胀，里证也，为湿热内盛，脾实肝滞，木郁土中，其证不待动而自喘，法宜泄之；肿胀兼有，散之、泄之。未有肤肿而反泄之，使陷入于里者也。

发明欲补先泻夹泻于补之义

孙真人曰：凡欲服五石诸大汤丸补益者，先服利汤，以荡涤肠胃痰涎蓄水也。初亦赞此法之善，乃今益有味[1]乎其言也。凡人服人参、白术、黄芪、地黄而中满者，皆为中有邪气也。盖服此药之人，总因虚弱，虚弱之人，中气不运，肠胃必积有湿热痰水，格拒正气，使不流通。补药性缓守中，入腹适与邪气相值，不能辟易邪气，以与正气相接也，故反助邪为患矣。故凡服补益者，必先重服利汤，以攘辟其邪，以开补药资养之路也；或间攻于补，必须攻力胜于补力，此非坏补药之性也。如人参、白术，合槟榔、厚朴用，即补力大损，合黄柏、茯苓、桃仁、木香用，乃分道扬镳，清湿热以资正气者也。抑又有要焉，胃中痰水，不先涤去，遽行健脾补气，气力充壮，将鼓激痰水四溢，窜入经络，为患更大。每见有服补药，反见遍身骨节疼痛，或有块大如桃李，行走作痛，或肢节忽然不便，或皮肤一块胕肿麻木，冷痛如冰，如刺如割，或脉伏结不调，人以为补药将痰补住，非也，是补药将痰鼓出也。张石顽谓有一种肥盛多痰之人，终日劳动，不知困倦，及静息，反困倦身痛者，是劳动之时气鼓痰行，静息即痰凝阻其气血也。夫痰饮既已窜入经络，断不能复化精微，从此败痰流注，久郁腐坏，而痈瘘、瘫缓、痹痛、偏枯不遂之根基此矣。不知者，以为补药之祸，非也，不肯攻泄之祸也。喻嘉言亦谓痰盛之人，常须静息，使经络之痰退反于胃，乃有出路，不宜贪服辛热之剂，反致激痰四溃，莫由通泄也。然但禁辛热，不如用苦涩沉降之剂，轻轻频服，以吸摄膜络之浊恶，挟之而俱下，斯胃中常时

---

① 味：研究体会。

空净，而可受温补，亦不妨辛热矣。凡药味辛麻者，最能循筋而行，亦最能引痰入络也。

伏邪皆在膜原

膜原者，夹缝之处也。人之一身，皮里肉外，皮与肉之交际有隙焉，即原也；膜托腹里，膜与腹之交际有隙焉，即原也；肠胃之体皆夹层，夹层之中，即原也；脏腑之系，形如脂膜，夹层中空，即原也；膈肓之体，横隔中焦，夹层中空，莫非原也！原者，平野广大之谓也。故能邪伏其中，不碍大气之往来，古书所谓皮中淫淫如虫行，及行痹、周痹左右上下相移者，皆在皮肉夹缝之中也。药力亦复不能直达其处，何者？药力不过鼓正气以攻邪，今气道宽大，中虽有邪，而正气仍绰有可行之道，即不必与邪气相值矣。若夫吴又可所谓瘟疫之邪，盈溢膜原，是邪气自行发动，与正气相触也。犹以外皮既坚，内膜亦固，中道宽大，疏泄维艰，故有屡淤到胃、屡泄始尽之法，更有必俟复淤到胃，方能再下之议，此从里泄也。叶天士治温热，有再从里托于表之说，是从外泄也。故养生者，只当闭密，使邪勿入膜原。既入膜原，必待发病，邪气舒张，始能攻泄。当其未发，邪正相避，无从著力。故《难经》谓温病之脉，行在诸经，不知何经之动也，各随其所在而取之，即俟其既动而后治之之义也。既动则有所动之专经，而可施专攻矣。《内经》四时之伤，伏气为病，皆伏于膜原也。吴又可既知有膜原之事，又力斥伏气之非，谓人身之中，何处可容邪伏，越时许久，而后发耶？仍未彻膜原之情形者也。夫果百邪皆即伤即病，是人身只有邪伤肤表之病，何以有邪在膜原之病？且如人之一病，累愈累发，或一年，或数年，不能除根者，当其暂愈，岂非内伏之明验耶？其所伏，必不在呼吸之冲道，亦必不在血气之细络，而必在空阔无所拘束之部，此即膜原是也。然则邪又何以遽入膜原也？曰：其由皮毛入者，方始中于表也，必发寒热；由呼吸入者，其始中于肺也，必发呛咳；中于胃也，必发呕满。或以其势微而忽之，或攻之而未尽，适遇劳力汗出，及与房室，膜原之中大气暂虚，遂摄人之而不觉矣。亦有不发寒热、咳、呕，而浸润渐渍以深入者。邪入膜原，身中即隐隐常不自在，或头常晕眩，或身常汗出，或常畏寒畏热，或骤苦气短，不能任劳，或四肢少力，或手心常热，或小便赤涩，或大便常泄，或大便常秘，或饮食不消，或饮食倍增，或口常渴，或口淡少味，或舌苔倍厚，或夜不成眠，或多梦纷纭。及其发也，随邪毒之微甚，正力之强弱，而变化焉。寒化为温者，其阳盛也；风化为泄者，其阴盛也；暑化为疟者，发于表也；湿化为咳者，发于里也；更有发为痹痛，身中累累如桃李核，久不愈者；有发为瘾疹，发于一肢一脔[①]，逐年应期即发，不得断根者。尝治此证，疏表清里，展转搜剔，久而乃效。以其邪在膜原，不在腠理，又仅发于一脔，能与药力相避故也。当其既愈，中气必虚，《千金方》论治肿胀，必攻之使其人虚弱，病乃可愈，即此义也。始表散之，继清泄之，乘其外发而散之，因其内留而泄之，散而泄之，泄而散之，而邪可净矣，而其人有不虚弱者乎？是又在调理之得法也。常有调理之后，余焰复炽，诸证微发，仍复间用攻泄，始得净尽者。甚矣！膜原之邪之不易治也。

瘀血内热

腹中常自觉有一段热如汤火者，此无

① 脔（音挛）：肌肉。

与气化之事也。非实火内热，亦非阴虚内热，是瘀血之所为也。其证口不干，而内渴消水。盖人身最热之体，莫过于血。何则？气之性热，而血者气之室也，热性之所附丽也。气之热散而不聚，其焰疏发；血之热积而独厚，其体燔灼。火犹焰也，血犹炭也，焰热于炭乎？抑炭热于焰也？故病人或常如一阵热汤浇状，是心虚而血下溜也；又常如火从胸腹上冲于喉，是肝脾郁逆而血上冲也；皆仍在血所当行之道，故不为泛溢外出之患。又有两肋内或当胸一道如火温温然，有心窝中常如椒桂辛辣状，或如破皮疼胀状，喉中作血腥气者，是皆瘀血积于其处也。其因或由寒热病后，或由渴极骤饮冷水，或由大怒，或由用力急遽，或由劳后骤息，或由伤食日久，或由嗜食煿炙太过，在妇人或由经水不尽。治之必兼行瘀之品，如桃仁红花之属，或吐紫块，或下黑粪，乃止。若误以为实火，而用寒清，以为阴虚，而用滋补，则瘀血益固，而将成干血证矣。凡瘀血初起，脉多见弦，兼洪者易治，渴饮者易治，其中犹有生气也；短涩者难治，不渴者难治，以其中无生气也。如汤火上冲下溜者，血虽瘀而犹行；如辛辣、如破皮，常在其处者，血已结于膜络，不得行也。血行者，凉化之，佐以补气；血结者，温化之，佐以行气。本草称三棱能消刀柄，亦甚言其能化无气之血块也。

劳伤阳虚发热

前人多言阴虚发热，罕言阳虚发热者，惟东垣曾力辨之。夫劳伤阳虚者，大劳大汗及强力入房，汗出如浴，阳气内竭，即亡阳之例也。发为表热，粗看与外感无别，若兼外感，更难别矣；头面胸腹燔灼如火，自觉心中如焚，又与温病相似。治法却与外感与温病毫不相涉，若或差误，死在顷刻，轻者亦不出五日七日也。其辨别处，外感脉必弦紧；温病脉必洪大，上涌有力；劳伤脉必迟弱无力，或浮虚而促，或沉细而疾，或断而漉漉如珠，或涩而参伍不调，或应指即回而无势，或软长圆净而无晕。外感四肢俱热；劳伤两足必冷，不能甚热。温病以手按皮肤上，必久而愈热；劳伤久按反觉冷气侵入。外感热盛，必烦躁气粗；劳伤气平身静，不能转侧。温病内热，必全腹上下皆热；劳伤只热在心中，是阳气离根，而上结于此也。温病内热，必渴而索饮无厌；劳伤口干，索水不欲饮，饮亦不多。外感舌苔先白而转黄；温病舌苔先或白或黄而转黑，干燥生刺；劳伤或舌白苔薄，或淡红无苔，或舌黑而润，或舌尖有红紫黑点，而舌心自净。外感温病热盛，面色必赤；劳伤面色不赤，或两颧浮红，而额上晦暗。外感温病热盛，必昏惑谵妄，手足躁扰；劳伤神识清明，但卧而身重难动，睡中呢喃一二句，而声息甚微。如上诸象，即不全见，总有二三处可辨。若舌微强短，及言谈委婉详尽，异于平日者，此真气已离，神丹莫救矣。治之先宜微酸入温补剂中，敛阳归根。有外感者，俟中气有权，发见躁扰之象，再以补中加散可也。其中又有夹食、夹血、夹痰、夹湿、夹郁之辨，更有兼阴虚者，并宜兼顾。若素有痞块，尤难措手。误用白虎、三黄及犀角地黄，但一入口，即心气衰息，口不能言，万无挽回之策。若外感重而劳伤轻者，即陶节庵所谓劳力伤寒也，与虚人病感，皆散中加补可已。

末病尤当治本

凡病偏着于一处，必有致病之本，在于脏腑之中，宜求其本而治之，非可泛治也。即如鼻生息肉，手指麻木胀痛，症虽见于极杪，根乃发于至深。何则？以其气行于专经而不旁及也。若外邪所伤，岂能如是之专乎？亦有外邪伤于专部而为病者，此必滞入血脉，发为肿痛，则有之。若气分之病，而偏着不移，久而不愈，或时愈时发者，未有不根于内者也。或邪气由脏腑而溢于本经，或脏腑不足，以致经气不充，而邪气乘虚中之也。各视兼证，以辨虚实而治之。凡由内脏外溢者，大致于神明之间必有变动，或饮食、二便有异也。

利小便

世但知大便滑利之伤气，而不知小便滑利之更伤气也；但知小便频数之伤阴，而不知以二苓、泽泻、木通等强利小便，而小便并不能利者之更伤阳也。近日医家，惑于前人治病以小便清利为捷径之语，不拘何病，率用二茯、泽泻，往往真气下脱，邪气内陷，缠绵不解。殊不知前人之意，是谓三焦气化通畅，即自小水通行，所谓里和也，以小便清利为里和之标验也。后人只当求所以和里之法，不当但利小便。盖膀胱贴切命门，为命门元气发嘘之第一关隘。《内经》谓三焦膀胱，应于毫毛腠理。以元气行于膀胱，充于三焦，达于毛理也。今泻膀胱，是直泻元气发嘘之根矣。故阴虚之人不可利小便，阳虚之人尤不可利小便。

钱仲阳曰：小热解毒，大热利小便。李东垣曰：肺受热邪，津液气化之源绝，则寒水断流，膀胱受湿热，癃闭约束，则小便不通，宜木通以治之。朱二允曰：小便利，则诸经火邪皆从小便而下降矣。夫火蓄于内，有宜通大便者，是热结于肠胃之渣滓，在浊道，不在清道也；有宜利小便者，是热邪淫溢于三焦之血脉，清道为热浊所搏，宜以养阴之药，如生地、花粉之类，复其津液，使热邪浮动，从血脉退出于津水之中，而以渗药利之而俱下，故小便利者，阴生而火退也；亦有热邪清浊两结者，张子和有玉烛散，陶节庵有黄龙汤，皆四物、承气合方，胡宗宪更谓先养阴活血，使毒不沾连于肝，然后可以承气下之，是又分先后治法也。故水蓄于内，宜利小便；火蓄于内，亦不外利小便。

仲景治伤寒蓄水，用五苓散，多饮暖水者，岂所蓄之水不足利耶？盖此证虽云蓄水，亦兼蓄热，水与热各搏于一偏，泽，茯、暖水并进，使两邪一齐并去，不致水去热起。且其时表邪未净，方中桂枝既宣膀胱气化，亦以清理表邪也。邪水不能作汗，必借暖水之精，以蒸动作汗也，手法之密何如耶？以一方一法，而两解里邪，一解表邪，手法之迅何如耶？

古人利小便法，不可胜纪，大致不外养阴、理气两途，是利小便之先，正有大段事在，而小便之利，特其征验耳！今人不求所以利小便之故，不拘何病而混用之，又不求所以利小便之法，仅取泽、茯而直用之。在外感则邪气内陷，在内伤则真阳下泄，抑更有丧心之说焉。小便一利，表气乍陷，升气乍匿，病形必为之暂隐，遂指为病减，以欺病家，旋即推手，以卸祸于后来之医也。误用麻、桂而汗脱，误用硝、黄而泄脱，世皆知之；误用泽、茯而渗脱，独无有知者，以其虽用渗药，而小便不必见利，元气脱于无形故也。此祸近日儿科尤甚，不问何病，一利之后，垂头丧气，中气不续，不能自言，旋变喘促，更谓气拥而破降之，遂四肢微掣，目胞下垂，额冷汗出，而魂不返矣。大抵小儿病，平日多是风寒、乳滞，或久卧湿褥，身伤于湿也；夏月拥抱太久，是大人身上热气、汗气，逼入小儿身中、腹中也。治宜宣开疏化，佐以清降，其渗利敛涩，皆未可轻试。

利止遗止反为死证

仲景论伤寒少阴病利止，息高者死，时眩冒者死。又谓霍乱利止者，亡血也，脉不出者死。吾诊病虚损者两人，皆上咳下遗，遗止两三月即死。盖遗者，阴阳不相维也，然犹有精，而气犹足以激出之，止则精神当日旺，病症当日瘳，乃反身日见困，神日见衰，脉形日细，至数日数，断续不匀，早晚无定，此乃阴阳偏绝，无气以激其离根之元气，仅萦萦于中焦而未散耳！故咳声日低，呼吸日短，饮食时进时退，渐见稍动即喘，神魂不宁，此时补脾则中满，补肺则上壅，而补肾与命门真阴真阳，温养摄纳，引气归元，虽为对病之剂，亦是催命之符。何者？下焦元气空虚无主，五脏运行之气久已不归其根，一旦补药得力，中焦气将下运，如桶脱底而一去不得返矣。孙一奎治马二尹伤食，误服大黄、芒硝、巴豆重剂，尚未得泻，以六君子救之，而曰虑其得药后，脾阳内动，诸药性发，将大泻不止，如瓶水底漏而不可禁也，须备人参数斤以预之。其机括正与此同。孔毓礼亦谓痢止而手足厥逆，脉反沉细无神，不能食者，死也。仲景为利止脉不出者，出人参四逆汤，亦不忍坐视，聊尽人事而已。夫利出浊道，又属暴病，犹且如此，况遗出命根，又在久病之后者乎！

平肝者舒肝也非伐肝也

肝之性，喜升而恶降，喜散而恶敛。经曰：肝苦急，急食辛以散之，以辛补之，以酸泄之。肝为将军之官，而胆附之，凡十一脏取决于胆也。东垣曰：胆木春升，余气从之，故凡脏腑十二经之气化，皆必藉肝胆之气化以鼓舞之，始能调畅而不病。凡病之气结、血凝、痰饮、胕肿、臌胀、痉厥、癫狂、积聚、痞满、眩晕、呕吐、哕呃、咳嗽、哮喘、血痹、虚损，皆肝气之不能舒畅所致也。或肝虚而力不能舒，或肝郁而力不得舒，日久遂气停血滞，水邪泛滥，火势内灼而外暴矣。其故由于劳倦太过，致伤中气，以及忧思不节，致伤神化也。内伤饮食，外感寒湿，脾肺受困，肝必因之。故凡治暴疾、痼疾，皆必以和肝之法参之。和肝者，伸其郁、开其结也，或行气，或化血，或疏痰，兼升兼降，肝和而三焦之气化理矣，百病有不就理者乎？后世专讲平肝，不拘何病，率入苦凉清降，是伐肝也。殊不知肝气愈郁愈逆，疏泄之性横逆于中，其实者暴而上冲，其虚者折而下陷，皆有横悍逼迫之势而不可御也，必顺其性而舒之，自然相化于无有。如东垣重讲脾胃，必远肝木，所指药品，乃防风、羌活、川芎、白芷诸辛散之品也，即陈皮、厚朴，且屡伸泄气之戒矣。其义不大可思乎？丹溪号善用苦寒，而意重开郁，常用之药，不外香附、川芎、白芷、半夏也。其义不更可思乎？故知古人平肝之法，乃芳香鼓舞，舒以平之，非白芍、枳壳寒降以伐之也。然则肝盛者当何如？曰：肝盛固当泄也，岂百病皆可泄肝乎？医者善于调肝，乃善治百病。《内经》曰：升降出入。又曰：疏其气而使之调。故东垣之讲胃气，河间之讲玄府，丹溪之讲开郁，天士之讲通络，未有逾于舒肝之义者也。所谓肝盛者，风火自盛，升散之力太过也。后人每郁而上冲者，头痛、头胀者，为肝阳太旺，更有以遗精、白浊、烦躁、不眠诸下陷之证，指为肝阳太旺者，不亦戾乎！

风厥痉痫　附中恶、五尸

《内经》论中风，皆指外中于风者，只是隐伤天地不正之气，如前所谓阴虚者，感温升之气而发病，阳虚者，感敛肃之气而发病是也。荣血耗燥，不与卫气相维，卫气衰散，无力自主，遂隐为空气暗风所持矣。张景岳毅然发“非风”之论，直指为即古之“煎厥”，其理固是，而情形究有不同。天地之间，空中转运之大气，即风也。其力甚锐，岂必拔木扬沙哉？庄子曰：人在风中。仲景曰：人因风气而生长。皆谓空气即风也。当中风发病时，其周身脉络皆有空气驰骤乎？其中非如厥证之专为本气内乱也。《内经》又谓阳之气，以天地之疾风名之。此“风”字与外风全不相涉，正合厥证机括。中风之风，虽亦有此亢阳之气，而其发病，究因感于空气，窜入筋脉也。故前人治法，总兼散风之意，不为无见。其与痉、厥、癫痫异者：风之为病，其伤在筋，故有口眼㖞斜，肢节痿缓之象。厥之为病，其伤在气，血虚气逆，加以外寒束于皮肤，逆气内迫上奔而发病也。故气复即醒，醒即如常，而无迁延之患，以其在气分故也。但正当气逆之时，血未尝不随之而逆，故昏不知人。其形静者，气机窒塞之甚也。其有放血而愈者，邪不在血，血未瘀败也。若血败而色全黑，及血瘀而放不得出者，死矣。癫痫之病，其伤在血，寒、热、燥、湿之邪，杂然凝滞于血脉，血脉通心，故发必昏闷，而又有抽掣叫呼者，皆心肝气为血困之象，即所谓天地之疾风是也。厥有一愈不发，癫痫必屡发难愈者，正以在血故也。《内经》谓厥成为癫疾。气病日久，亦将滞入血脉也。痉之为病，亦伤在筋，而暴因风、寒、湿之外邪，其来也骤。筋中之本气未亏，故证见邪正格拒之象，而愈后并无似中风之余患也。一为筋中之血虚，而暗风走之，一为筋中之气滞，而外邪持之也。其热病血不养筋而痉者，乃转筋之败证，血竭气衰，但略见口噤、齿龂、瘈疭，而无脊反、头摇、目赤、格拒之象也。中恶客忤而卒死者，即厥也。但所感或挟空中秽恶之气，故其治或放血，或汗，或下，皆以泄气血中有余之邪也。要之，此四病者，虽有病机病体之不同，而吾有一言以该之，归于调肝也。经谓十一脏取决于胆，肝胆一气也。肝胆之气充足条畅，嘘噏停匀，其根不空，其标不折，断不致有仓皇逆乱之事。故治法虽各因其脏，各因其气，而总必寓之以调肝。肝者，贯阴阳，统血气，居贞元之间，握升降之枢者也。木曰曲直，肾阴不燥，则肝能曲而藏，而心得下交；脾阳不陷，则肝能直而伸，而心得外照。世谓脾为升降之本，非也。脾者，升降所由之径；肝者，升降发始之根也。

又有所谓五尸者，飞尸、伏尸、遁尸、风尸、疰尸。其发也，或目光一眩而厥仆，或身上胸内一处急痛，如刺如裂，瞬息攻心，而即厥仆。或怒而发，或忧而发，或劳而发，或惊而发，或食恶味而发，或闻秽气而发，或入庙、入墓、问病、见尸、见孝服而发，或闻哭而发，或自悲哭而发，或见血而发，或遇大风骤寒而发。此皆风、寒、燥、湿杂合之邪，刺入血脉，内伤五脏之神也。自古医书，未有确指病根者，以泰西医说考之，乃逆气鼓激，恶血上攻于脑也。其先痛而后厥者，由脑气筋而渐感于脑也。所谓脑气筋者，如脂如膜，发原于髓，资养于血。故邪伏于营血之分而不散，以致血络有变，一经外有所触，感动其邪，与血相激，其机如电之迅而病作矣。《内经》曰：血气者，人之神也。又曰：血者，神气也。故血乱而神即失常也。此皆痼疾，与癫痫同类。治之总以疏肝、宣心、濡血、搜筋为法；肝气舒、心气畅、血流通、筋条达，而正气不结，邪无所容矣。其用药，大致多生津、化瘀也；津充则五脏皆润，瘀行则百脉皆通。而古书只有祛痰、理气之议，宜其百无一效耳！

中风实在上焦虚在下焦

中风者，内燥化风，而复感于邪之所作也。内燥之故，亦致不同，有湿热久菀化为燥痰，壅满胃络，一旦或因劳倦，或因忧郁，或因天时不正，忽然晕倒，昏迷无知，四肢抽掣，呼吸有痰者，此热痰拥入心包，而气闭不通之证也。其证神昏而不醒，肢瘈而不缓，或更兼拘急不便也。病在中焦以上，为肝脾之邪实，治宜开之、降之，涤痰、化血，佐以养阴。有阴虚内涸，无以奉心，心气大溃，筋脉缓弛，一旦不因劳倦，不因忧郁，不因天时不正，卒然仆倒，口目㖞僻，流涎不止，两腮晕红，手足微掣，缓纵不收，偏痿不用，呼吸有声无痰，神识忽明忽昧无定者，此下焦阴津耗竭，无以维气，气散筋枯之所致也。病在下焦肝肾，阴空阳散，大开不合，治宜滋之、敛之，养心、平肝，佐以行气。盖此之所谓中风，即《内经》所谓发为痿厥，是痿、厥合并之病也。观于《内经》论厥，有寒有热，而论痿独曰生于大热也。玩于斯义，亦可知阴阳、虚实、微甚之别矣。夫中风未有不由于阴虚者，但有阴虚而阳气内陷，有阴虚而阳气外散，有专真气内空，有兼痰涎内实。故前证偏于厥多，厥多者，阳气怯而陷，故内攻有力。何者？痰血有以滞之也，其后恒积为内热。后证偏于痿多，痿多者，阳气悍而散，故瘫缓无力。何者？津血不足以维之也，其后或转为内寒。有病而即死者，有病而迁延岁月者，入脏与入络之辨也，又虚脱与实闭之分也。至于其脉，大率左沉弦而右洪缓。何者？阳气内陷而结，阴津内竭而枯也。有两手沉细弦劲者，纯于阳虚也；有沉而洪散，重按指下一片模糊者，纯于阴虚也。又有浮弦细劲者，浮薄而散者，有汗即死，无汗可治。有三部断续不匀，漉漉如珠者，有两关孤硬，而尺浮空者，此皆元气已脱也。有三部洪弦滑实，粗硬如索，冲指而起者，是阴竭而痰涎内实也，身静即死，四肢躁扰，有力如狂，宜大承气加人参、地黄急下之。有浮候弦细，中沉缓滑兼洪，重按始空者，此阳微虚，而内有湿热之痰，中风极善之脉也。又有下焦阳气虚寒，中焦肝胃燥热，寒格其热，上冲于心，其脉浮空，或洪大，而按之弦细呆长也。

夫中风，大病也。前人议论歧出，莫衷一是，故于此三致意焉。东垣言虚，其时有内实者，何也？河间言火，其时有无火者，何也？丹溪言痰，其时有无痰者，何也？惟探其本于津枯血滞，明其机于阳气内陷与阳气外散，辨其证于痰之有无、外感之轻重，究其变于化寒、化热，而大义赅于此矣。

厥逆奔豚脚气攻心

《内经》曰：厥逆者，寒湿之起也。《千金方》及董及之谓此即脚气。似矣。脚气有风湿、寒湿之不同。风湿，多挟热也。又有奔豚，亦下焦寒湿证。皆邪气自下部鼓肝、肾之虚阳上冲于心，使真气离根而上浮，最为危急之候。其故由于风、寒、湿邪，自足心涌泉穴窜入，或自腰脐窜入。其缓者，菀为湿热，化内风而上冲；其急者，是风胜也，不待化热，而即上冲。久延不愈，遂结为肾积之奔豚，所谓猪癫风也，是膀胱气逆也。又有一种本无外邪，肝肾内冷，阴风鼓动水邪，上掩心肝生阳，迫闷卒厥，神昏不醒，舌强不语，口眼㖞僻，四肢瘈疭拘急者，亦奔豚之类，急证也。宜温宜重镇，如黑锡丹之类主之。其轻者，拟方如下：熟附片、煅龙骨各四钱，乌药、九节菖蒲各三钱，桂枝、牛膝各二钱，木瓜、吴萸各一钱，细辛、沉香各六分。此方宜通心肺清阳，温化肝肾伏阴，即《金匮要略》首条所叙之证治也。《金匮》曰：见肝之病，知肝传脾，即当实脾；脾能伤肾，肾气微弱，则水不行；水不行，则心火气盛，则伤肺；肺被伤，则金气不行；金气不行，则肝气盛，则肝自愈。此治肝补脾之要妙也。肝虚则用此法，实则不在用之。此谓肝之阴气，挟肾之水邪，上胜脾阳，治当建脾之阳，制肾之水，水退火升，则肺金清肃之令不行，而肝木生发之令得矣。此专指肝肾虚冷言，故曰肝虚用此法也。后人不识其义，疑误疑衍，亦昧矣。故中风有一种纯寒无阳之证，其根发于里，即寒湿脚气、奔豚之类，于东垣、河间、丹溪所称痰火之中风，渺不相涉。历来论中风者，泥于三家，不暇及此矣。喻嘉言《医门法律》中寒篇末，发明许叔微椒附汤方证，其义与此相发，当详玩之。

虚　损　奇　证

天下有奇证，即在常病之中，令人不可捉摸者。族弟成室太早，先吐血，继咳嗽，二年，始得诊之，脉数而涩，以温补脾肾，兼理肺气治之，即愈。半年回家，又接考试，病复发，又半年，始得诊之，身热，时时汗出，咳嗽气急，自言少腹有气上涌，当其涌时，鼻出不及，从口冲出，其势汹涌，不可吸止，日夜数发，逼迫难堪，诊脉浮弦而数，此有风湿在表也，先以芳香宣理脾肺，佐以固肾，一剂，得冷汗续续半日，诸证顿瘳，继以温固肝肾之剂调理之，气病仍复时发，发时或兼咳，或不兼咳，脉象必数疾，而不洪大，及愈，即平调如常人。但身体日渐疲软，中间疑其风邪从脐入，疑其寒从足心入，用药温补下元，更佐以外治，莫不暂效，而旋发，再用即无功。所更奇者，教令静坐，吸气稍长，用意深纳，旋即身大寒热如疟状，初尚以为药力能振动阳气而化疟也，及次日，不寒热矣，身体轻爽倍常，方大喜。间不半月，又冲发如故，再教纳气，又发寒热如前，殊莫解吸气深纳之何以遂致寒热也？小便赤涩，大便艰秘，口味初强渐弱，自秋及冬，经余手治，皆用温润镇固之法。间或别延他医，指为阴虚，稍用凉润，即水泻而气陷不续；又疑有虫，药中佐入百部、雷丸；又思寒邪深伏下焦，宜用温下，以大黄、牵牛入温补剂中，得下，亦于病无增损也。其后渐觉喉痛如破，又如肿塞，不能下食，视之，略无红肿之事，但小舌坠下，脉象亦渐细涩少神，知其肾气不能上朝，督脉萧索，无能为矣。腊月回家，迁延三月，身痿不能起于床矣，终莫得救挽之术也。冲气虽损病常证，亦未有似此汹涌莫遏者，详述之，以俟高明者之指示焉。

敛散升降四治说略

凡风、寒、湿、热，散漫于周身之腠理者，无聚歼之术也，则因其散而发之。痰、血、水、食，结积于胃与二肠、膀胱之内者，已属有形，势难消散，则因其聚而泄之、渗之。邪在上脘，愠愠欲吐，是欲升不遂也，则因而吐之。邪在大肠，里急后重，是欲下不畅也，则因而利之。此顺乎病之势而利导之之治也。湿热无形，散处于肠胃膜络之中，既不外越，又不内结，则以酸敛入泄剂，撮其邪而竭之。瘀血有形，结聚于肠胃膜络之中，其质凝滞，不能撮而去也，则以辛温入攻血剂，温其血而化之。肾气不纳，根本浮动，喘、呕、晕眩，酸咸重镇，高者抑之。中气虚陷，泄利无度，呼吸不及，固涩升补，下者举之。此矫乎病之势而挽回之之治也。凡病误降者，欲救之，不可急升也；误升者，欲救之，不可急降也；误寒者，欲救之，不可急以大热也；误热者，欲救之，不可急以大寒也。寒、热犹或可急也，升、降断不可急也。尝见先以承气误下，中气

下陷，急以参、芪升之，虚气上越，喘逼不能食而死矣。此当建中涩下，不可升提其上也。

新病兼补久病专攻

凡病皆宜攻也，而有时兼补者，以其内虚也。内虚之义有二：一为内之正气自虚也；一为邪气在表，其表为实，邪未入里，其内尚虚也。新病邪浅，加补气血药于攻病剂中，故病去而无余患；若久病正气受伤，邪已内陷，一加补药，便与邪值，而攻药不能尽其所长矣。故华元化、张仲景、孙真人书中，治久病诸方，反重用攻击，不佐以补者，为邪气在里故也。此法率以丸而不以汤者，急药缓服也。待到攻去其邪，里邪势杀，而后以补药尽其余焰，故效捷而亦无余患也。后人识力不及，每谓风寒初起，正气未亏，无庸兼补，更有谓邪气在表，兼补即引邪入里者，往往攻药不得补药之力，邪气纠缠不尽，或攻伤正气，邪转内陷者，其弊由于不识古人急补之义也。及治久病，邪气胶固，反夹杂补药，更有专补不攻，谓正气充足，病自渐瘳者，殊不知邪气盘踞于里，补药性力皆走里而守中，其气正与邪气相值，不能与正气相接也，往往使邪气根株愈牢，坚不可拔，迁延不救者，其弊由于不识古人急攻之义也。大凡攻补兼施者，须详虚处有邪无邪为第一要义。虚处有邪，则补虚之药，不免固邪矣。此施治之最棘手者。古人补母泻子之法，殆起于此。如肺气既虚，而又有风热或痰饮之实邪，此宜补脾而攻肺，不得补肺与攻肺并用也。

欲不可遏法宜疏肝健脾

肾主志，肝主怒，脾主思。凡肝热郁勃之人，于欲事每迫不可遏，必待一泄，始得舒快。此肝阳不得宣达，下陷于肾，是怒气激其志气，使志不得静也。肝以疏泄为性，既不得疏于上，而陷于下，遂不得不泄于下，泄之不止，肾精为肝风煽尽，而气脱矣。治法：酸凉、辛凉清肝之燥，疏肝之郁而升发之，使不下陷；若不应者，是脾虚不能升载肝气也，加健脾以托之。若以苦寒清心，心肝木火之邪一齐下溜，搏于肾阴，愈令勃勃欲出矣。大抵兼升、兼开、兼滋、兼敛，而不可清降也。此证男妇皆有。若湿热盛者，可加苦寒、咸寒以坚之。

卷五　方药类

石膏性用

石膏性寒，理直体重而气清，最清肺胃气分之热。而自仲景青龙、越婢方中用之，后世释本草者，遂谓力能发表。其说谓石膏理直，故能疏表，穿凿极矣。窃尝深体此物必能利湿，仲景方意，盖取其清热利水也。后读《洄溪医案》又谓石膏能降胃中逆气，吴鞠通又以石膏、半夏治痰喘。其性用不皎然乎！但生用则清热之力胜，熟用则利湿之力胜。洁古增损柴胡汤，用石膏治产后中风，是又培土镇风之药矣。陈修园《金匮歌括》中"水气篇"杏子汤方下，亦极论石膏质重性寒，只能清肺胃，镇逆气，去内蕴之热，不能发外感之汗，即或温病有时热气亢逆，肺叶焦满，不得运转，以石膏清之、降之，而肺气遂滋润而汗出者，此亦非发散之功，乃清滋之效也。又疗小儿急惊，用生石膏十两，加辰砂五钱，研极细末，每服一岁至三岁一钱，四岁至七岁一钱五分，是石膏确为重镇清痰之品，少加辰砂，借引导以达于心也。又仲景薯蓣丸下云：欲肥者，加敦煌石膏。是又能令人肥壮也。何者？以其合山药、大枣，能清养脾胃故也。

丹皮不凉　并桔梗

张石顽曰：牡丹皮虽凉，不碍发散也。窃尝丹皮辛膻异常，能通行血分，非性凉之药，盖平而近温者，功用在归、芎之间，而其气沉降，不致不僭，故为良品。

王孟英曰：丹皮虽凉血，而气香走泄，能发汗，惟血热有瘀者宜之。又善动呕，胃弱者勿用。此论已略能不汩[①] 于旧说矣。动呕一层，亦实有之，但物性终非上升者。

丹皮之苦，不敌其辛；桔梗之辛，不敌其苦。故二药皆以降为用，而敛散不同矣。

论远志石菖蒲秦艽柴胡

昔人谓读书须从对面看，此语最有意味。远志、菖蒲，书谓开心气，世遂凡于心虚之证，皆避之如砒毒矣。殊不知书谓开心气者，以其味微辛而力缓，止能内开心气，不能外通肤表也。不然，如麻黄、细辛、桂枝者岂不大开心气，而何以书绝不言之？以其力不止于此也。若以此开心气，是病在心，而药力直致之肤表矣，是不可也。惟远志、菖蒲驯静力缓者，足当开心气耳！且心虚之病，又各不同。如阴虚心燥，是心气已不得阴以养之，其开散已不可支，岂可复以此开之？如阳虚心气为痰水所凌，以致怔忡恍惚者，非以此开散痰水，心气何由得舒？若亦以枣仁、五味滋之，不益之闭乎？

秦艽、柴胡退无汗之骨蒸。此语出于东垣，本不足据。然揆其义，亦不过以其苦能入骨，辛凉微散能清泄郁热耳！世遂谓其能发骨中之汗。夫发骨中之汗者，惟细辛、独活可以任之。麻黄、桂枝力迅气浮，

① 汩（音骨）：沉沦、埋没。

尚且不能沉搜入骨，而谓秦艽、柴胡之苦辛凉降，能透发骨气，致之于表而为汗，其谁欺乎？

敛降并用

凡治痢疾，用白芍、槟榔、木香、黄连者，此数药皆味极苦涩，性极沉降者也。因痢疾是湿热邪毒，旁渍肠胃细络夹膜之中，苦涩之味能吸而出之，随渣滓而俱下矣。故里急后重用此等药，攻下秽涎而病愈者，肠胃络膜之浊气泄尽也。若用大黄、芒硝，伤正留邪，每至不救；若用粟壳、乌梅，固脱留邪，多成休息，得其一而遗其一也。钱仲阳治小儿惊痫，轻粉、巴豆、牵牛并用，一敛一泄，即摄取痰涎而驱下之也。古方此类甚多。

敛散并用

凡欲发汗，须养汗源，非但虑其伤阴，亦以津液不充，则邪无所载，仍不得出也。故桂枝汤中用芍药，或更加黄芩；麻黄汤中用杏仁，或更加石膏。匪[①] 但意清内热，以为胃汁充盈，邪乃有所附而聚，聚乃可驱之使尽耳！故《伤寒论》有发热自汗而病不愈，以桂枝汤先其时发汗则愈者，充其荣，则卫不能藏奸也。张石顽曰：凡患温热，烦渴不解，往往得水，或服黄芩、石膏等寒药，浃[②] 然汗出而解者，肠胃燥热，力不胜邪，寒清助胃生津故也。凡辛散之剂，佐用甘酸，皆此义也。小青龙之五味子，大青龙之石膏，桂枝汤之白芍，最可玩味。

桂枝正治吐血

桂枝是温通血脉之为寒闭者。吐血病中，有一种肾寒而元阳虚者，胃寒而中气怯者，皆令血脉不能通畅，遂旁溢而妄行。《内经》所谓血泄者，是脉急血无所行也。其证得节即动，迟速不定期。如妇人月信者，脉既不畅，血盈即倾之而出也。每以桂枝为君治之，应手辄效。章虚谷亦盛称桂枝能通血脉之寒闭也。若咳嗽见血，不因吐出者，尤属寒闭无疑。而世人每谓桂能动血，一见血证，辄循例概禁用桂。误哉！

暴病忌术

《伤寒论》霍乱条理中丸后，有脐上筑筑有动气者，去术，加桂。《金匮》水气篇苓桂术甘汤下，有少腹有气上冲胸者，去术，加五味子。世谓动气忌术，以术能闭气也。盖动气上冲者，气之不能四达也。寒水四塞，肾中真气不得旁敷，而逼使直上，故气动也。桂枝、细辛所以散水而通络，使气旁达也。五味子所以敛肺而降逆，使气归根也。若白术能利腰脐结气，似于证无甚相违，而不知腰脐无结，而忽利之，是欲虚其地以受邪，邪将固结腰脐，上下格拒，肾阳因之扑灭矣。且甘苦能坚能升，津液不得流通，气机为之升提，即有碍于桂枝、细辛之功用也。故吾以为凡遇上吐、下泻，以及心腹急痛、痧胀转筋、晕眩颠仆之急病，又或干呕、噎隔、哕呃之危病，皆以慎用白术为宜。前人谓动气难诊于脉，当问而知之，亦不尽然。其脉当是圆疾如豆丸，丸不去时，上驰如矢也。

按：动气皆因气行有阻，冲激而然。其动有微有甚，总是中热下寒，肾寒肝热，加以上有寒闭，其情更急。凡痰饮停积，以及素患疝瘕，时时冲动者，只是升气相碍也。若误汗、误下、误吐，致气从少腹上冲者，

---

① 匪：通“非”。

② 浃（音佳）：湿透之象。

则防暴脱矣。若久病阳微，肾气上越者，其势更难挽回。前人指为肝肾气绝，阴邪上犯，故动气之暴发而危者，总由肾阳骤熄，水精不能四布，寒极化燥，如水成冰，其气上逆，直欲凌犯君火之位故也。人身亦如六合，此时地与四维，气皆闭塞，只得一线直上。辛能开腠理，通气，致津液，故重用桂枝、细辛以开之。白术之忌，盖恶其涩津升气也；汗、吐、下之禁，盖恶其伤津损气也。又按：齿暴长，为髓溢，浓饮术汁即消。魏玉横谓此即术消肾气之征。非也。齿暴长者，肝肾湿热太盛，火郁风生，故静者动也。术能收摄湿邪，培土镇风，风定，故齿复其坚静之本体矣。是镇肝也，非消肾也。

调经安胎同药之误

世传佛手散一方，即当归、川芎二味，谓专治胎动不安，生胎能安，死胎能下，将产又能催生，妊妇常服，可免半产。余十年前，即疑其理，无如世医莫不信用，即名医如陈修园书中亦盛称之，且间有用之得效者。然余究只敢用以催生，屡施有验，未尝肯用以安胎也。嗣读某名家书，极论世以调经之药安胎之谬，为祸甚烈，乃私幸先得我心矣。近日目睹其祸，爰取而论之。夫安胎本无定药，亦视其妇之体质而已。既孕之后，体质无非血气之寒热虚实两途，故丹溪谓白术、黄芩为安胎之圣药者，亦举此以明虚寒、实热之两大端耳！然寒亦有实，热亦有虚，总须辨明气血为要。若气寒血实，附子、桂枝可并用，以温气而行血也；气寒血虚，当归、川芎可并用，以行气而补血也。若气热血实，则不免有胀满冲激之虞矣，而可复以芎、归助热而增实乎？气虚血热，更不免腾沸躁扰，缓纵不任而下堕矣，而可复以芎、归耗气而温血乎？故气虚血热胎动下漏者，急用甘寒、苦寒，助以补气生津，使血定而筋坚，力能兜举，其势渐缓。再看有无凝血，于补气清热剂中，略佐行瘀，便万全矣。盖人之子宫，万筋所细结也，筋热则纵弛，寒则坚强。太寒则筋急，而兜裹不密，气散血漏；太热则筋弛而兜裹无力，亦气散血漏。今人之体，虚热居多，故孕后脉多洪滑数疾；若太滑或按之即芤者，多堕，以其气热而血虚也。余于妇科经产，深佩孙真人之训，颇切讲求用药不拘成例，总从气血、寒热、虚实六字上着想，而于脉象上定其真假，故病无遁情，治未或误也。古人以桂枝汤为妊娠主方，今人以四物汤为妊娠主方，真古今人识力不相及也。至谓胎产百病，均以四物加味，极谬之谈，而百口称述，殊不可解。余见妊妇、产妇外感，致成劳损者，皆此方加味之所致也。

桔梗不能升散

李东垣谓桔梗为药中舟楫，能载诸药上浮于至高之分。当时未曾分明甘、苦，而推其功用，则当属于甘者；若苦梗泄肺，是能泄至高之气，不能升气于至高也。近日著本草者，列其说于苦桔梗条内，谬矣。甜桔梗味甘而静，能升发胃气，故能解百药毒，与葛根相近。后人又谓桔梗能开肺发表。此则甘、苦皆无此功。且诸书并明言咳嗽以苦梗开之，何也？彼盖见苦梗中挟辛膻之气也，而孰知其辛不敌苦耶！故徐灵胎谓外感作咳，用桔梗、麦冬清肺，便成劳损。可称伟论！

仲景抵当汤丸大黄䗪虫丸

时医无术，不议病而议药，无问病之轻重，但见药力之稍峻者，遂避之如虎，而不察其所为峻者，果何在也？故病之当用攻者，轻则桃仁、桑皮，重则大黄、芒硝，再重则宁用牵牛、巴豆，而所谓蟅虫、虻虫、水蛭、蛴螬，则断断乎不敢一试。何者？其认病、认药皆不真，故但取轻者以模棱了事也。误人性命，岂浅鲜耶！夫牵牛、巴豆等药，直行而破气，能推荡肠胃有形之渣滓，而不能从容旁渗于经络曲折之区，以疏其瘀塞也。故血痹之在经络脏腑深曲之处者，非抵当辈断不为功，而误用硝、黄、牵牛、巴豆，直行破气，是诛伐无过矣。且血痹而破其气，气虚而血不愈痹耶？世之乐彼而恶此者，亦曰虻虫、水蛭有毒耳！牵牛、巴豆独无毒耶？窃以狂夫一得，为天下正告之曰：牵牛、巴豆破气而兼能破血者也，其行直而速，病在肠胃直道之中，而未及四渗，则以此下之愈矣。若血络屈曲，俱有瘀滞，非虻、蛭之横行，而缓者不能达也。虻、蛭止攻血，略无伤于气，且其体为蠕动之物，是本具天地之生气者，当更能略有益于人气也，有气则灵，故能屈曲而旁达也。海藏云：妊娠蓄血，忌抵当、桃仁，只以大黄合四物服之，则母子俱可无损而病愈。以胎倚血养，故不得以虻、蛭破血太急也。然胎亦借大气举之，若气虚者，又不如抵当、桃仁加补气药之为稳矣。

大黄泻心汤是实则泻子法

《难经》云：虚则补母，实则泻子。此亦互文见义，以明补泻有活法，不必专执本脏也，故常有实泻母而虚补子者。仲景泻心汤中用大黄，却确是实则泻子之义。是火为土壅，湿热菀结胸中，致火气不能遂其升降之用，发为喘满痞结者也。补泻母子，是因本脏不可直补直泻，而委曲求全之法也。凡病须补泻兼到者，不能一脏而两施补泻也，则权母子而分施之。

燥屎与宿食用药不同

燥屎为津液耗虚，肠胃枯结，而屎不得下，是阳之有余、阴之不足也。宿食为胃有寒湿，水谷久停不化，是阴之有余、阳之不足也。故仲景用承气治燥屎，以芒硝清热，大黄润燥，而以枳、朴推其气使之下行。若宿食不得熟腐，必以干姜、豆蔻、山楂、麦芽温而化之矣。近医燥屎、宿食不分，每以山楂、麦芽治燥屎，致愈坚而不得下；以大黄，芒硝下宿食，每致洞泄完谷，阳脱而死。此等浅证，尚不能辨治，何以医为？

东垣以大便秘结，为血中伏火。此指常秘者言。又有卒秘于春分前后者，亦多因肝阳初升，伏火乍动所致。若卒秘于秋分前后，或夏月久旱暑盛之时，则多属肺气虚燥之故。暑燥既已开泄肺气，而汗多又伤津液，加以口鼻呼吸亢气，遂致肺气不足以下降，津液不足以濡润大肠，是为肺移燥于大肠，与血中伏火无涉。吾每以沙参、萎根各用两许投之，其效甚捷，不待用血药也。

小儿乳食停滞

小儿乳滞，或夹食，或夹风寒。乳为血质，非寻常药力所能攻。古人用硇砂、巴豆，其意深矣。今人不敢用，吾每重用桃仁、山楂于剂中，取效甚捷；甚者加槟榔、牵牛，无不应手。乃有不但不敢用槟榔、牵牛，并讥山楂、桃仁之峻，非小儿弱质所能胜者。然则吾以山楂、桃仁杀人之小儿，不亦多矣乎？有面滞者，加杏仁。且吾家小儿，一遇夹食，即用京都万应散，此乃钱氏方，内有牵牛、巴豆、轻粉、硃砂，每用辄效，未见有损。呜呼！小儿元气几何，若不认证真切，峻药急治，而畏怯尝试，迁延日久，元气漓矣，即神丹其能救耶！人谓小儿脏腑弱，不堪峻药之攻刷，吾亦谓小儿脏腑弱，不堪久病之蹂躏也。只在认证真而已，认证不真，无论峻药平药，皆能杀人。

金银薄荷汤下
金银花薄荷汤下　金银箔

钱仲阳《小儿直诀》方中，凉惊丸、五色丸后，有金银薄荷汤下之文。他书引此，每于金银下加"花"字。《绛雪园古方选注》真珍圆下，有金银花薄荷汤下。此方出许叔微《本事方》，原书并无"花"字，是"花"字之为妄增无疑矣。凡此等方，皆治小儿惊痫，与大人痰厥诸病。金银之气，能镇肝逆，薄荷之气，辛散通络，义本昭然，于"花"何与耶？又《颅囟经》治惊牛黄丸方下有云：加金银箔五片。考"箔""薄"古通用，故败脉之象，有如悬薄，即谓宽散如帘箔之悬也。况金银箔更因其形体之薄而立名，其通用更不仅音之相近矣。窃恐钱、许方中，不但"花"字衍文，即"荷"字亦恐后人附会妄增耳！第相沿已久，不敢定斥为误，姑论而存之。

后阅一年，得读《全幼心鉴》，书中极论金银入药之误，谓薄荷家园叶小者，名金钱薄荷，"银"字误也。此说虽异，而用意正与予同，是读书细心者也。存以参考。

娑罗果

近有以娑罗果治心胃痛甚效。其形如栗，外有粗皮，故欲或名天师栗。此物来自西域，古方少用，本草不载，惟近人赵恕轩《本草纲目拾遗》载之，亦仅言治胃痛心疾而已。嗣读《肘后方》药子一物方，所言形象、制法、主治，一一皆与娑罗果合，且言娑罗门胡名那疏树子，是字音正相近矣。其主治于心腹痛外，更治宿食不消，痈疽疔肿，毒箭、蛇螫、射工[①]诸毒入腹，难产及恶露不止、不下，带下，龋齿各证，外敷内服，均无不效。中国谓之药子，去外粗皮，取中仁，研细末用。《千金方》第九卷，治瘟疫，以药子二枚，研末，水服。是皆前人之所未考也。娑罗树，今京都西山卧佛寺有之。

小柴胡非治疟正方

世莫不以柴胡为治疟正药者，以小柴胡汤能治寒热往来之证也。予尝深思此方，乃治寒热往来之方，非治疟之正方也。《金匮》以此方去半夏，加栝蒌，以治疟发而渴者。又曰：亦治劳疟。其大旨可见矣。盖疟之正病，乃寒湿伤于太阳，暑热伤于太阴，二气交争于脊膂膜原之间而发也。其治宜九味羌活加味。又有瘅疟，经谓阴气独绝，阳气孤行，此暑盛于内，微寒束于外，津液耗竭而作也，治宜白虎汤加味。二者一寒一热，皆邪盛之正疟也。小柴胡方中药味，是滋荣以举卫，必荣气不足，卫气内陷，荣卫不和，寒热往来之虚证，始得用之。人参、甘草、黄芩，以益荣清热；柴胡、半夏，以提卫出荣；姜、枣以两和之。故人之劳倦伤气，中气内陷，津液耗竭，卫气滞于荣分而不得达者，得之其效如神，故曰治劳疟也。若近日正疟，皆是寒湿下受，随太阳之经，上入脊膂，内犯心包，暑气上受，入太阴之脏，而内伏膜原，外再新感微寒，暑气益下，寒气益上，遂交争而病作矣。小柴胡虑其助寒，不可用也。若用于瘅疟，又嫌其助燥矣。近有见柴胡无效，或病转增剧，不得其故，妄谓用之太早，引邪入里，又谓升散太过，有伤正气，皆未得柴胡之性者也。

---

① 射工：有毒之物。

《神农本经》柴胡功用等于大黄，是清解之品，其疏散之力甚微，性情当在秦艽、桔梗之间，能泄肝中逆气，清胆中热气浊气。自唐以前，无用柴胡作散剂者，宋以后乃升、柴并称矣。伤寒邪至少阳，是大气横结而渐化热矣，故以此兼开兼降之剂缓疏之，岂发散之谓耶？

仲景方当分四派

昔人谓仲景伤寒方分三大纲：曰桂枝，曰麻黄，曰青龙是也。然此三方，皆隶太阳，何得以该全书之旨耶？窃尝反复《伤寒》一部，其方当分四派：桂枝、麻黄、葛根、青龙、细辛为一派，是发表之法也；理中、四逆、白通、真武为一派，是温里之法也；柴胡、泻心、白虎、栀豉为一派，是清气分无形虚热之法也；承气、陷胸、抵当、化瘀为一派，是攻血分有形实邪之法也。其中参伍错综，发表之剂，有兼温中，有兼清气，有兼攻血；清理之剂，有兼攻血，有兼发表，更有夹用温里者。变化无方，万法具备。故学者但熟读《伤寒》、《金匮》方而深思之，有得于心，如自己出，自能动中规矩，肆应无穷矣。

阿片体性

阿片味苦性敛，苦属火而燥，走骨走血，敛属金而急，行肺行肤，清中含浊，能束人之气，缩人之血。气初得束则势激而鼓动有力，血初得缩则脉松而周运无滞，筋节亦借其束力、缩力，顿觉坚强，故为之神清气爽而体健也。其能止痛，亦以其能束气而缩血故也。其性阴险，中有所伏。其毒力能变化人之血性，使血脉、骨髓、脏腑之中化生一种怪气，其形如虫，能使人之性情俱变。盖性情随气血而变者也，虫即血中之灵气也，气血久束久缩，反被困而乏生机。故日久则气短而音粗，血变而色坏，其常苦燥结者以血气之热力，为烟力所束缩不得宣发，而内积也，脱瘾则气弛而汗出，血散而身寒，筋骨亦为之缓纵而不收，甚至喘咳不止者，以气血惯受束缩，一经松懈，遂涣散颓唐，无以温里而卫表也。治之必用苦燥敛急之品，合行血固气之品，并能搜入骨脉深隐之处，抉其伏气，使其伏气逐渐外泄，正气日渐内充，吐故纳新，渐复常度，乃真断瘾也。常须谨慎，稍有忽略，即易生病，而瘾象复见矣。若气血本虚，瘾又深久，更难断戒，是终身之苦也。

当　　归

当归，辛甘，香膻，大温，入肝，通行气血，开结散郁，壮肝胆阳气，化血脉寒痹。凡寒湿凝滞，筋骨疼痛、拘急，不能得汗者，以此温通之。性虽能润，而血分虚燥、肝胃火冲、晕眩、呕吐、多汗者忌与，以其温升开散也。秦产甘润，川产辛劣。亦能通督脉，达巅顶，以升阳气而辟阴邪鬼魅。

青蒿桔梗柴胡泽泻龙骨

青蒿，苦微辛，微寒，清而能散，入肝胆，清湿热，开结气，宣气之滞于血分者。凡芳香而寒者，皆能疏化湿盛气壅之浊热，及血滞气虚之郁热，不宜血虚气亢之燥热也。即茵陈、夏枯、苦梗、柴胡、秦艽之属，皆是。

苦桔梗，大苦甘辛而凉，能降能开，入肺，清热，散风，风火菀亢于上焦。故神农主两胁胀痛，本草主咽痛，化斑疹，止咳，解温毒，痈疽排脓，皆火邪菀结之病，宜用苦者。甜梗生津益气，功近黄芪，而力较薄。

柴胡，苦寒清降之品也，入肝胆，清结

热，降逆气，疏理肠胃湿热，止晕眩、呕吐，除胁胀，坚痿缓，并无宣发升腾之性。但气清，能燥不能润，燥则近于升散，故湿热菀结者宜之，阴虚火亢未合也。其主寒热往来，是疏理湿热结气之功，能清疏营分之结热，不能开发卫分之表邪。而世以治寒湿疟，失之。

泽泻，辛麻苦寒，入三焦、膀胱，迅逐水邪。其辛麻能使三焦、膀胱之细络为之开疏，而水得畅下，故渗窍之力甚猛。若无水邪，即伤津液，尤能泄命门真火、下焦元气。夫阳虚水蓄，合桂、附用；阴虚火炽，合地黄用。而桂、附、地黄，不能敌其渗泄之力，每用一钱，且合山萸、五味、木瓜之酸收，至三四剂，即中气不续，下焦如开，古谓过服损目，正以肾津竭而肝气陷也。暂用少许，以为导水、导火之引子。

龙骨，土也，而形色象木，其味甘涩，能收敛木气，清利土气，故主肝气犯胃，木土相激，气逆不和诸证。其镇水邪，安心气，皆平肝逆之功也。健脾，涩大肠，皆益土制水之功也。燥涩无润，大致水湿上泛者宜之。

卷六 评释类

读《伤寒论》杂记

三阴三阳者，阳经为阳，阴经为阴，此以外言之也；五脏为阴，六腑为阳，此以内言之也。在外者，又以寒伤营，在脉中者为阴；风伤卫，在脉外者为阳。在内者，六腑又以胃为阳，大肠为阴，膀胱为阳，小肠为阴，胆为更阴也；五脏又以肺为阳，心、脾为阴，肝、肾为至阴也。《内经》以脾为至阴。

三阳亦有里证，三阴亦有表证。在表者，无论阴阳，多在足经见证，在里则手足俱有矣。阳明承气，攻大肠非攻胃也，岂有燥屎而在胃耶？太阳抵当，攻小肠非攻膀胱也；膀胱果有蓄血，当如血淋，而小便不利矣，何得小便利而反大便黑耶？且其证兼见昏昧、谵妄如狂者，心证也；心与小肠脉络相通，故气相通也。

陶节庵谓伤寒至沉脉，始分阴阳。意谓邪在三阳之经者，脉皆浮也；至脉沉，则有三阳之里，与三阴之经矣，然浮而无力无神，乃阴虚之极，比邪陷于里，以致里实者，更属危险。张景岳重论此义，最为有功，正不得谓阴脉皆沉，而浮必无阴也。

三阴皆有吐利、四肢逆冷证。盖邪入三阴，非遽入脏也，必先动于腑。寒邪在腑，故变见诸证，若动脏，即死矣。《灵枢》曰：邪中于阴，则溜于腑，是也。且吐属胃，利属大肠，四肢属脾，故邪入三阴，最重脾胃，脾胃不败，邪虽入里，易治也。

胆为清净之腑，无出无入，故禁三法。然所谓足少阳证者，以其经也，经气岂无出入耶？若入里，则不必在胆，而在三焦矣。三焦属气，虽不似抵当、承气之有形可攻，而升降调气之法，于胆犹远，于三焦最切，故大柴胡亦加入攻药者，为三焦设也。故丹溪《脉因证治》谓少阳禁三法，亦宜三法。

三阴下利，与阳明之燥实对看。三阴大便寒实，即为阴结；三阳下利，即为协热。然则岂无寒利耶？曰：寒利即三阴也。

外淫有六，而仲景以伤寒名论。方中行、张隐庵必以三阴三阳属于六气，大谬。谓讲明此书之理，即通于治六气则可耳！然自古及今，未见有此通人也。

伤寒邪在表，则分六经；入里，则亦分三焦。吴鞠通谓温病分三焦，伤寒亦何独不分三焦？是矣。而不言在表在里，语欠分晓。

少阴一经，赅左右肾，为水火同居。寒邪与水合气，而火为所抑，故脉沉细，但欲寐，阳抑而不得伸也；火抑而又常欲伸，故常有心烦欲吐之象也。或曰少阴入里，即通于心，其心烦者，非即心证耶？不知寒邪果入心，必至昏迷不寤矣，何得尚有烦也？其心烦者，乃下元真火为寒邪所抑，不得抒发，但能一线直上，以扰包络之气也。

心不受邪，惟少阴一经不入手，以手厥阴心包络代之。包络者，心之外宫城也。妇人热入血室之证，即男子热入心包之证，验之屡矣。仲景于热入血室，治以小柴胡。叶天士于此证，独忌柴胡，非无见也。徐灵胎讥之，未免孟浪。细思此证，与小柴胡何涉？仲景此方，盖治少阳之热感于心包者，热入心包，身静不欲动，神昏谵语，其邪气实者，亦或躁扰如狂，皆热证也。何以无寒入心包络证也？盖心包虽代心君受邪，究为纯火之脏，与神明之主只隔一间，若寒水贼邪上犯，必是火衰神去，其窜入心脏，致人于死，顷刻间事，故中寒伤心之证，其死极速，不及施救。伤寒之邪，不及中寒之猛，不得遽入心包，必待化热而后薰蒸渐渍，同气相召矣。故有热入血室，无寒入血室；有热入心包，无寒入心包也。非无也，有之则死。如吐利、恶寒、身踡、四逆、烦躁，即心阳之渐熄也，而况其卒中者耶！

大便闭结，亦有潮热、谵语、神昏不识人之证，全与热犯心包无异者，以其皆是热在血分也。当以脉辨之：心包热者，左寸脉必缓而滑；大便闭者，右尺脉必长而实也。又少阴病，咳而下利，谵语者，以火劫汗故也，小便必难。又伤寒脉浮，以火劫汗，惊狂，起卧不安者，救逆汤主之。此二者，皆强汗亡阳之证。汗为心液，心液虚，不能养神故也。大抵谵语，总属于心神迷乱之所致，但有邪气正在包络者，有邪气感动包络者，邪之虚实不同，病之微甚有别。即如肝乘脾，腹满，谵语，寸口脉沉而紧，名曰纵，刺期门，亦以邪气有与心相感者也。

伤寒传经，有此经之邪延及彼经者，有前经之邪移及后经者。合病、并病，皆邪气实至于其经也。更有邪在此经，而兼见彼经之证者；邪在阳经，而兼见阴经之证者。邪气未入，证何由见？盖人身经络相通，一气相感，虽有界畔，终难板分。如少阳病，脉浮大，上关上，但欲眠睡，合目则汗，此少阴心证也，心气不任少阳之疏泄而然也。此气之所感，非邪由少阳已入心也。他经此类甚多。气相感者，大抵寒从寒、热从热，寒多感于肺、肾，热多感于心、肝，所谓同气相求也。其与传经证候，虚实微甚之间，自有辨别。有先感而邪因传之者，有先感而邪亦终不传之者，前人于传经之说，刺刺不休，皆未发明及此，岂以浅不足道耶？王勋臣极诋分经之谬，是又但知气之相感，而未知有形之邪气，固各有界畔也。

《伤寒》、《金匮》中，每为死证立方，此义最可思。

伤寒有证异而治同，如自利不渴属太阴，自利而渴属少阴，皆用四逆温之；有证同而治异，如阳明自利、腹痛者，此内实也，宜下之；太阴为病，下之则胸下结硬矣。究竟同者必有其所以同，少阴渴而用四逆者，以其小便色白，下焦虚寒，太阴不渴，亦以其脏寒也；异者必有其所以异，腹痛宜下不宜下，一能食，一不能食也。读书须从此等处，用心参校，自有会悟，然必先逐条熟读，方可如此，否则抛荒本义，彼此错综，徒乱人意。

尝读"至真要论"所谓胜至，报气屈伏而未发也。因思凡治胜气，必宜顾忌复气，不可太过，反助伏气为患也。不然，复已而胜，宁有止期耶？伤寒诸方，有寒热合用、咸辛酸苦并投者，虽曰对证施治，亦未始非顾虑复气之微意也。六经复气，少阳、厥阴二经最甚，《内经》所谓火燥热也。又曰木发无时，水随火也。汗则伤阳，阴盛者寒起矣；下则伤阴，阳盛者热生矣。且或汗之而阳愈炽，下之而阴愈深，以汗药多热，下药多寒也。大法：如火胜治以咸，必佐以甘酸，咸者正治，甘为子气，导其去路，所谓泻之，酸为母气，护其根基，防本气受制之太过也；火之复为水，甘以制水，而酸又泄水矣，故火淫所胜，以酸复之。王注云：不复其气，则淫气空虚，招其损矣。厥旨精微，读《伤寒》者，必须透此。

治病必求其本。所谓本者，有万病之公本，有各病之专本。治病者当求各病专本，而对治之，方称精切。薛立斋一流，专讲真水、真火，特治公本者耳！《伤寒》、《金匮》乃真能见病治病，故药味增损，确切不移。读者每于一方药味，须一一从本证来源去路、本经虚实、子母本气、标本胜复上，委曲搜求，确有见地，如自己出，他日自能独出手眼，无俟扶墙摸壁，岂非快事！

凡读成方，须先揣摹方前所列之证，再看方中药味主对，如有不协于心，尽可拟改旁注，以俟异日考正。《伤寒》、《金匮》中，有许多今人不能遵用之方，向来注者，皆循例解说，甚或穿凿，求深反浅；惟舒驰远能不讳所疑，然不自任不知，而必诋古人传误，未免讪[①]上。

实则谵语，虚则郑声。然谵语亦有虚实。实者，阳明腑实证，协热下利证，热入血室证，太阳蓄血证；虚者，如过汗亡阳，过下亡阴，《内经·评热论》所谓汗出不衰，狂言失志者，皆是。乃五脏之津液干枯，脏体燥热，神无所养也。经曰：津液相成，神乃自生。津虚，故神愦也。郑声者，邪声也。旧解谓郑重也，尾声重浊。此实也，非虚也。凡气虚者，发语之始，其声如常，及其中、末，气有不续，声忽转变如他人，语不似其人平日之本声，故曰邪也。

六经篇首，皆列中风脉证一条，是借以衬明伤寒之脉证也。盖中风间有不挟寒者，而伤寒则必因于风，风力挟寒伤人，极重者为中寒，次为伤寒，轻即中风也。可见六经有中风表证，即皆有伤寒表证。陶节庵直中之说，讵[②]为杜撰？况《内经》更有中阳溜经，中阴溜腑之明文耶！但风寒初伤在经络，虽属于阴，在病气仍属于表，其治法总不外温散。太阳篇中六经初伤之证具在，可按而考也。

伤寒一病，初起多同于中风，死证多类于中寒。

《伤寒》一部书，只有寒死证，无热死证。白虎、承气，本非死证也。若温病，则反是矣。

"反"字有数解：不应也，却也，复也。如弱反在关，濡反在巅，只是语助，俗言却也。当不能食，而反能食，乃不应也。始得之，反发热，脉沉者，麻辛附子汤，谓既始得之，复有发热表证，虽脉沉，亦宜汗法也。读者当随文生义，勿执一而例百。

《伤寒》全论外感，《金匮》亦有外证。不见一方用羌活者，何也？即风湿，亦只用麻黄、薏苡、附子、白术、黄芪、防己。

诸家皆言六经每篇有提纲，其后凡浑言某经病者，即某经提纲所列诸证也。然太阴病，脉浮者，可发汗，宜桂枝汤。若果腹满而吐，食不下，自利益甚，时腹自痛，纯属阴寒内证，可仅据脉浮而用汗耶？此等更须参详，读书固不可执一而例百也。

寒极反热[③]，热极反寒，此化气也，真假勿淆，前人辨之矣。至于所以反热、反寒之故，讫无发明。若谓寒邪在内，而逼人身之热气于外，似于寒极反热之义，未甚切矣。窃思寒极反热者，若果外见面赤、唇红，尚是真阳外越，仅可谓之假热；惟外无热象，而燥渴索饮，漱水不咽，小涩大秘，时下微溏，此乃阴寒内结，微阳欲熄，不能运化津液，以潮于经络脏腑，所谓水冷成冰之寒燥也，此真反热者矣。热极反寒者，若因腠理开泄，卫阳不固，尚是正气内怯，仅可谓之假寒；惟热邪涌盛，奔逸于经络脏腑之中，内外津液全为灼干，气管全为槁涩，热邪奔迫不利，如人之疾趋而蹶者，壅积而不得四达，此真反寒者矣。前人于此等治法，每以回阳泄热，约略立言。殊不知治假热者，引火归元；治反热者，温化津液。岂可同耶？治假寒者，生津益气；治反寒者，生

① 讪(音善)：毁谤。

② 讵(音巨)：岂。

③ 热：原作"寒"，据《大成》本改。

津泄气。岂可同耶？假寒、假热，为虚气之游行，犹有此二气也。反寒、反热，为虚象之疑似。其寒也，正其热之极；其热也，正其寒之极也。

读《内经》志疑五条

附考一日　二十四时　释左升右降

《难经》脉例，以一动为一至，而《脉经》引扁鹊脉例，以再动为一至。此一人而两例也。“玉机真脏”云：若人一息五六至，其形肉虽不脱，真脏虽不见，犹死也。此再动之例也。“大奇论”浮合如数，一息十至以上，是又一动为一至矣。此一书而两例也。前人绝无辨之者，而林亿转疑“玉机真脏”为误文，何也？

营卫皆一日五十度周于身，而“卫气行”篇所论，人气一刻在太阳，二刻在少阳，三刻在阳明，四刻在阴分。是四刻一周，不合其数。然其下文云一十二度半，是半日之度也。又明明一日二十五度，一夜二十五度矣。此必当时有以一日一夜二百刻纪数者也。前人绝无辨之者，而戴同甫转疑《灵枢》为衍文，何也？

经言左右者，阴阳之道路也。又曰阳从左，阴从右。而人身之气，左右并行，绝无左右先后低昂之迹，然则何升何降耶？前人绝无辨之者，何也？

气之运行于十二经也，虽各经之脉，左右各有一条，而气之左右并行，卒无分于彼此先后也。乃脉度十六丈二尺，以手足之经，各具六阴六阳，分纪其数，然则果如所谓左升右降耶？果尔，则气之行也，必有左右参差之迹矣。而“三部九候论”曰：上下左右之脉，相应如参舂者病甚，相失不可数者死。是明明左右并行矣。此大可疑者也，而前人绝无疑之者，何也？

六气之加临也，少阴所在，其脉不应，理殊难通。若谓少阴君火不主令，则五气足矣，何必虚设君火之位耶？至谓心君位尊，无为而治，更属荒谬。人身气化之事，岂等于人伦之体制耶？六气分主六年，一年之中，又分主四时，何以五气皆应，此独不应耶？且其脉不应，是绝无少阴脉象矣，何以又云少阴之至，其脉钩耶？此大可疑者也，而前人绝无疑之者，何也？

考一日二十四时

近泰西制时辰表，以一日夜分二十四小时。此乃近事，且出外夷，难证中国古书之义。顷读张洁古《保命集》，近托名刘河间书，刻入《河间三书》中。中卷煮黄丸条下，言一时服一丸，每日二十四丸。自注云：一日二十四时也。夫一日既可析为二十四时，独不可析为二百刻乎？此亦可以借证者矣。一日，一日夜也。《内经》以日为昼，故半日止得四分之一云。

释左升右降

曾著“左升右降论”，谓人身之气，本是表升里降，因左升气盛，右降气盛，故遂曰左升右降耳！其论已列入“证治总论”，文繁不复赘述。“至真要论”少阴之复条有云：气动于左，上行于右。张石顽《医通·劳倦门》，曾治一人，遍身淫淫如虫行，从左腿脚起，渐次上头，复下至右脚，脉浮涩而按之不足，决其气虚，用补中益气加味而愈。由此观之，人身果实有左升右降之气矣。吾为此事，行思坐想，近取诸身，远揣诸物，乃似微有所获者。夫人身之荣气，行于血脉之中矣。宗气，行于动脉，而外为呼吸矣。独卫气之行于脉外者，其道有二：一在肌肉脉络之外，一在皮肉交际之间。人身皮与肉交际之处，有膜以横络其中，皮肉之气，虽能相通，而不能相从，不独人身为然，凡万物之体，皮里干外，其际莫不有隙，卫气之行于肌肉者，日夜五十度，与荣气相应，所行之道，即“卫气行篇”之所叙是也。若皮膜之气横行皮里，以固护于大表，其度数与日月相应，左升右降，日夜一周。若有痰湿以滞之，则气行缓而淫淫如虫矣。是左升右降者，卫气之在皮膜者也。《内经》虽无明文，而其理似有可通。谨书所见，待质高明！

读书须是笃信方能深入

百年以来，经学家专讲读书得间[①]，每执一卷，未领真趣，先求其疵，遂以号[②]于人，而自矜有得矣。此欺世盗名之术。若医者，身命之事，死生所关，岂可以虚名了事哉？不料丹溪作《局方发挥》以后，此风滔滔不可止，每著一书，必痛诋前贤，以为立名之地。惟仲景不敢毁，则迁怒于叔和，识者见之，真不值一笑也。尝谓胸中存一丝菲薄之心，则心便不能入，虽读遍百家，终无所得。故读《内经》，即深信其为黄帝、岐伯书；读《难经》，即深信其为越人书；读《伤寒》、《金匮》，即深信其为仲景原文；读《甲乙经》、《脉经》、《千金方》、《翼方》诸辑录古书，即深信其理法必有所授；读东垣、河间、洁古、丹溪、立斋、景岳诸家，即深信其学问必有所胜；即肤庸[③]至于《冯氏锦囊》、《沈氏尊生》，平心求之，皆有至理。如此久久，豁然贯通，自能臻于万殊一贯之妙。是从脚踏实地，真积力久而得，非从超颖顿悟，浮光掠响而来，自无明暗相兼，得失参半之敝矣。孔子曰：信而好古。又曰：笃信好学。不笃信又焉能好学乎？

旧案有败证收功太速者

尝读前人医案，有叙证迭见败象，忽以一二剂挽回振起，三五剂即收全功者。此必非本元之真阴真阳有败也。此必前医误药，及病前有伤也。或伤于劳倦，或伤于忧怒，或伤于饮食，或伤于房室，正气未及复元，而即生病，故病本不重而似重，证本不败而似败。败证杂沓之中，必有一二紧要之处未见败形，若果元气既败，岂真医能回天，药能续命耶！所谓紧要之处者，脾、肾居其大半，而各脏亦皆有之。前人医案，多不能分别指出，但自夸功效而已，读者须是觑[④]破。

四因正义

朱丹溪擅改经文，窃未为安。今依经衍义，颇觉通畅，虽改一字，增二字，皆协于本文上下词意，考于全书，确有证据，名曰正义，似当本旨。明者鉴之！

阳气者，若天与日，失其所，则折寿而不彰，故天运当以日光明，是故阳因而上，卫外者也。

此合论天人，以起下文也。人有阳气，如天之有日。“与”当作“于”。二字古文通用。若阳气失所，则损折夭寿，而不见其天命之本数矣。故天之运行也，以日光在上而始明，人之有阳气也，亦充因于上，不陷于下，始得周行卫外，不致为邪所侵也。因，充积之义也。

因于寒，欲当作咳如运枢，起居如惊，神气乃浮。

此下四节，皆言阳气失所，不能卫外之病也。“欲”，盖“咳”之讹也。《灵枢》曰：形寒寒饮则伤肺，气逆而上行；气上逆，故咳也。如运枢者，言其咳之连连不已，内动五

---

① 得间（音建）：找到漏洞；得到机会。后亦谓读书能寻究问题而得其理。

② 号：宣称。

③ 肤庸：浅薄，平庸之义。

④ 觑（音去）：细看。

脏，外振经脉也。若曰"欲如运枢"，则不致伤于寒，似与"冬不按跷"之义不合，且与上下文气不续。坐卧不宁，神采不定，其状如惊狂者然。"至真要论"曰：寒气大来，水之胜也。火热受邪，心病生焉。心病则神敝，故起居如惊也。久则大气浮越，而为吐血、咯血诸症矣。所谓风寒不醒成劳病也。"荣卫生会"曰：血者，神气也。

因于暑，汗，当有"不出"二字。烦则喘喝，静则多言，体若燔炭，汗出而散。

此暑闭于内之症也，故知"汗"下当有"不出"二字。烦者，暑扰于气也，气扰则喘喝。静者，暑陷于阴也。阴伤则神明颠倒而多妄言。是症也，体若燔炭，仍宜汗出，暑气乃散，以其始因于汗不出而暑郁于内也。但体若燔炭，津液已伤，仍必出汗始散，则急宜养津之意自在言外。或曰烦、静，即东垣动暑、静暑义也。动暑伤气，故喘喝；静暑中气郁而不宣，故多言也。亦通。

因于湿，首如裹。湿热不攘，大筋软短，小筋弛长。软短为拘，弛长为痿。

此节丹溪所议极是。湿则浊气上升，头重而神识不清，故如裹。久则化热，不急攘除，则热气内烁，伤液而大筋软短矣；湿气外淫，而小筋弛长矣。夫湿热者，发为痿躄，而拘急者，必因于寒。此乃湿热，亦有拘急者，何也？热，内也；湿，外也。大筋居内，小筋居外。在内者，湿不敌热，则液燥，燥则缩矣。寒而拘急者，亦以其化燥也。寒热不同，其燥一也。在外者，热不敌湿，则肉濡，濡则纵矣。大筋软短，则屈伸不能；小筋弛长，则操纵无力，而合病为痿矣。

因于气，为肿，四维相代，阳气乃竭。

此卫气郁滞也。血滞于脏，则为积；气滞于脏，则为聚。血滞于身，则为痹；气滞于身，则为肿。肿则四肢必有废而不用者，则不废者代其职矣。脊以代头，尻以代踵，代之义也。四末为诸阳之本，有所废而不用，久则阳气必偏竭矣，非气竭而死也。不曰不用，而曰相代者，痹气走刺无定，彼此互易，非四肢全废也。仲景曰：病人一臂不遂，时复转移在一臂，是也。

阳气者，烦劳则张，精绝，辟积于夏，使人煎厥。目盲不可以视，耳闭不可以听，溃溃乎若坏都，汩汩乎不可止。

此言养阳者，宜调其形体也。形体烦劳，则血脉争张，津液必有偏绝，屡犯而辟积以至于夏，则阴精内竭，时火外迫，如煎而厥矣。辟积，即襞积，犹言零碎积累也。盖烦劳偶犯，津液犹可渐复，惟屡犯不止，而至于夏，则内外合邪，变症作矣。目盲以下，煎厥证状也。都，防也。凡中风卒倒，痰涎潮涌，腹中比水流波浪之声更甚。煎厥由于阴虚，薄厥由于阳实。煎、薄二字可味。

阳气者，大怒则形气绝，而血菀于上，使人薄厥。有伤于筋，纵，其若不容。

此言养阳者，宜和其心性也。若大怒，则形与气必相离绝，不相维矣。何则？怒则气逆，而血随气升，亦菀于上，血气相薄，上实下虚，其人必厥。薄者，迫也。气血并迫，经络壅塞而不通，故厥也。亦有不发为厥者，怒生于肝，肝主于筋，怒则血气奔逸，火升液耗而筋伤，筋伤则肌肉无所束，而形体纵大，若不容矣。此皆形气离绝之证也。筋非骨会之大筋，乃散络之管摄肌肉者，常有怒骂叫号，以致头面椁肿，四肢痿软难动，如痿废者，见之屡矣。气复即愈，此形与气绝，非死绝也。经中言"绝"，义多如此。薄厥见症于气，筋纵见症于形。"阴阳应象"曰：暴怒伤阴，暴喜伤阳，厥气上行，满脉去形。即此义也。

君一臣二奇之制也君二臣四偶之制也君二臣三奇之制也君二臣六偶之制也

一三五七，二四六八者，品数之单骈也。奇偶者，所以制缓急厚薄之体，以成远近汗下之用者也。于品数之单骈何与耶？品数之单骈，于治病之实又何与耶？制病以气，数之单骈无气也。盖尝思之，用一物为君，复用同气之二物以辅之，是物性专一，故曰奇也；用二物一补一泻为君，复用同气者各二物以辅之，是两气并行，故曰偶也。君二而臣有多寡，则力有偏重，故亦曰奇；臣力平匀，则亦曰偶。推之品数加多，均依此例。此奇偶之义。不可易者也。旧解皆专指数之单骈，且曰汗不以奇，而桂枝用三；下不以偶，而承气用四。以此为神明之致也，可为喷饭！

天气清净光明者也藏德不止故不下也天明则日月不明邪害空上声窍阳气者闭塞地气者冒明云雾不精句则上应白露不下交通句不表万物句命故不施句不施则名木多死

天气以清净而成其光明者也。清净，谓无云雾不精之事。四时寒暑，雨旸[①]时若，守其常度而不失，故不下，为地气所冒也。藏，守也。德，常度也。不止，犹不改也。若天气亢于上，则日月不能明照，而邪气充塞太虚矣。天明之明，作高明说，犹亢也。旧解谓大明彰则小明隐。夫天之明，即日月之明也。岂有日月不明而天独明之事？且又何所分于大小乎？天气闭塞，不下交通，地气上腾，蒙冒日月。如是者，天地不交，阳亢阴郁，必见满天云雾，不化精微。云雾之精，即白露也，不能下而交通于地，不能旁敷于万物。表，如表海之表，谓广被也。命，令也。当旸不旸，当雨不雨，当寒不寒，当燠不燠，四时正令不能顺施，有不名木多死者乎？凡亢旱之日，夜必有云，晨必无露，土燥尘起，草木苍干，此人之所共知也。盖人之身，身半以上，天气主之；身半以下，地气主之。升降不利，清浊不分，渐成上盛下虚之病矣。是皆白露不下，正命不施之患也。以白露譬人身真阴，义最可思。

成而登天

"上古天真"

成者，圣人之道成也。登天，即天位，为天子也。鼎湖之事，乃秦汉诸儒附会之谈，古无是说，岂可援为注释？且果上升矣，下文乃问于天师句，何以接得上？殊不知此即舜典乃命以位之义耳！

逆秋气则太阴不收肺气焦满逆冬气则少阴不藏肾气独沉

"四气调神"

"生气通天论"曰：肝为阳中之少阳，心为阳中之太阳，肺为阴中之少阴，肾为阴中之太阴，脾胃为至阴。此五脏阴阳本体之真气也，与六经之三阴三阳，因人身左右前后之部位起义者，迥不侔[②]矣。上文逆春气少阳不生，逆夏气太阳不长，则秋当作少阴，冬当作太阴，上下文义始贯。前人多忽略读过。

---

① 旸（音阳）：日出；天睛。

② 侔（音谋）：相等。

夫自古通天者生之本本于阴阳天地之间六合之内其气九州九窍五脏十二节皆通乎天气

"生气通天"

自古，犹从来也。言从来所谓通天者，万物生生之本，莫不本于阴阳，故天地之间，六合之内，其气充塞九州，而人在气中，其九窍、五脏、十二节，皆通乎天气也。天气，即阴阳也。王启玄以"其气九州九窍"为句，既嫌穿凿，而吴鹤皋以"自古通天者生"为句，"之本本于阴阳"为句，无理特甚！

男子如蛊女子如怚

《灵枢·热病篇》

怚者，阻之讹也。《甲乙经》引此作阻。《脉经》有肝中风者，令人嗜甘，如阻妇状。是明明以阻为妊娠之称矣。谓妊娠则经阻不下也。故妊娠之病曰恶阻，谓恶作剧于阻妇也。丹溪解为呕恶以阻饮食者，谬矣。马注径作怚解。考字书无"怚"字，揣其注意，颇似"怛"字之义，穿凿极矣。张隐庵起而正之，宜也，惜未见《甲乙经》耳！又见《太素》作妲，尤非。

太阴脏搏者用心省真五脉气少胃气不平

用心省真，谓用心太过，省其真气也。省，即损字，犹邪即斜字。思虑不节，则心之真阴为其所耗。心为十二官之主，而脾者孤脏，以灌四旁者也。主不明则十二官危，脾有病则五脏不安。《脉经》有曰：忧愁思虑伤于心者，其脉必弦。故太阴脏搏者，因用心以省其真，脾不能输精于五脏，而五脉气少，不能为胃行其津液，而胃气不平也。气少与不平，即气不冲和，而脉弦之义也。旧说未安。

阴阳结斜多阴少阳曰石水少腹肿

阴阳结，为句，谓尺寸皆紧也。斜字，为句，谓脉形低昂，即多阴少阳，关前浮少，关后沉多也。"大奇论"所谓肝肾并沉，为石水是也。此阳虚阴结，后世所谓单腹胀者，故曰少腹肿也。前人每论单腹胀，未尝指为即石水；注石水者，亦未尝言即单腹胀。盖因不知是石水，故立单腹胀之名耳！石者，坚也，冷也。

反仰其手

《脉经》有脉深伏不见，反仰其手乃得之之文。前人不知反仰之义，竟有解作覆手者，殊不可通。窃思此所谓伏，非真伏也，乃沉之极也。凡诊脉，皆仰置其手。反仰，谓将腕高枕，而手掌反折垂下，于是筋脉为之牵引绷急而挺起矣，故沉者亦外见而可诊也。

应天者动五岁而右迁应地者静六期而环会

此数语，旧解皆未甚明晰，其实乃极浅之语。所谓应者，主三阴三阳之六气言也。天地以干支言，非司天司地之谓也。应天者，谓六气之合于天干也，如甲年起太阳，行至五年，必右迁一步，而始复起太阳，甲与太阳，不复相值也，故曰动。应地者，如子年起太阳，行至六年临午，再六年而复临子矣，其数有定，而无所参差也，故曰静。天以六为节，地以五为制，周天气者，六期为一备，终地纪者，五岁为一周。此谓天以地之六为节，地以天之五为制，互相节制，而不得相值。地周于天，六期乃备，天终于地，五岁已周。二语乃明其不相值也。不相值而相生相制，变化其中矣。故五六相合，而七百二十气为一纪，凡三十岁；千四百四十气，凡六十岁，而为一周。不及太过，斯皆见矣。君火以明，相火以位，张景岳解得最好。二句亦无深义，只以明六气所以有二火之义也。

数动一代者病在阳之脉也泄及便脓血

诸过者切之：涩者，阳气有余也，为身热、无汗；滑者，阴气有余也，为多汗、身寒。

前人多以此三句连读，殊觉脉证不相属，而下文诸过者，亦嫌突起而无著也。予以上二句为一段，以下五字连下文“诸过者”读，属下滑涩寒热为义。其义即“通评虚实论”所谓肠澼下脓血白沫者，身热则死，寒则生；脉涩则死，滑则生之义也。上二句前人亦未剖析透彻。夫气之动于脏也，如弓弩之发。若里脉有病，则气初发之处，即为之阻滞，而脉之应指必软弱矣。今其脉迫促而数，搏滑而动，是其气已涌至于表，因表脉有阻而不得畅达，故有此郁勃之象，而仅偶间一至软弱而代也。数音促，不音索，旧读去声者误。代之本义为弱，详“平人气象论”，后人专释为止，是不读《内经》之过也。

折齿

《金匮》备急丸方下，有若口噤亦须折齿灌之之语，后世方书，有谓口噤不得人药者，打去一齿灌之，其义盖本诸此。其实《金匮》之意，非谓打去一齿也，只是撬之使开耳！齿根上连于脑，内应于心，敲之即痛彻心脑。口噤本是心气闭塞，若再使痛气入心，不速之毙乎？

或已发热或未发热发热恶寒发于阳无热恶寒发于阴发于阳者七日愈发于阴者六日愈

此数语，虽无深义，而有新感与伏气之殊。前人辨论纷纭，读之迄不能令人心意朗豁者，空谈不切事情也。以己身所未见，天下所必无之事，而大言不怍[①]，强作解人，是何意耶？详玩语气，阴阳二字是指表里之部分，非指风寒温热之气化也。何者？其意是专辨伤寒有此两途，非两辨伤寒、温病之异也。凡感于风寒而即病者，皆因发热，而始恶寒，未见有不热但恶寒者，即初时爪尖略形厥冷，不过片刻之事，临诊之时必已发热，岂得谓之无热、未发热耶？惟伏气之病，激于时令之气而发者，或早恶寒而夜发热，或夜恶寒而早发热，更有迟至一日以外者，以寒邪内伏，至春初阳气当升，邪阻其道，二气相争，荣卫不通，遂见恶寒，待里气奋达于表，始见发热。故发热、恶寒，一时并见者，即已发热之谓也，是新感风寒，病起于表，故曰发于阳；无热恶寒，久乃发热者，即未发热之证也，是伏邪内动，病起于里，故曰发于阴。

凡伏气之病，发于里者，有寒热两途。热即寒邪久郁而化热者也。其人若真阴充裕，寒虽久伏，不能化热，若真阴不足，虚阳亢燥，遂发为春温、风温之病矣。其初起皆不即发热，而治法之寒热虚实迥异。仲景是专指伏气寒病也。近人如叶天士、薛生白、王孟英辈，止知有伏气之温病，而不知有伏气之寒病，皆揣理而谈，未尝征之实事也。汪幼纯所说汗病之事，即伏气之寒病

---

① 怍（音做）：惭愧。

也，详见第四卷“证治类”中。

两“愈”字，乃半面之词，若至期不愈，即不可为矣。如“辨脉”云：表有病者，脉当浮大，今反沉迟，故知愈也；里有病者，脉当沉细，今反浮大，故知愈也。《千金方》引此文而申之曰：若不愈者必死，以其脉与病不相应也。即此义也。愈，非全愈也，只是邪气至此，当已尽头，不能再进，而可渐退也。“六”、“七”两字，前人见原文有阳数、阴数之语，莫不滑口读过，未尝深考其实。夫病之愈也，必藉于气，六、七，数也，何与人身之气耶？鄙见此当指人身之形层言也。刘河间曰：天地自太虚[①] 至黄泉，有六位；人身自头至足，有六位；而胸腹之间，自肺到肾，亦有六位。是人身形层之表里，显有六分也。故发于阴者，自里而表，六日传至极表，而邪气散矣；发于阳者，自表而里，六日行至极里，为里分正气所持，不得久留，越一日而邪气始从三焦消散，故阳病转比阴病多一日也。原文阳数七、阴数六者，即以里必行至六，而邪乃衰；表必行至七，而邪乃衰也。不然，阴阳之数，四、五、八、九皆是也，且五、六尤有合于脏腑之数，何独取六、七耶？

《内经》寸口内外分配脏腑

“脉要精微论”曰：尺内两旁则季胁也，尺外以候肾，尺里以候腹。中附上，左外以候肝，内以候鬲；右外以候胃，内以候脾。上附上，右外以候肺，内以候胸中；左外以候心，内以候膻中。前以候前，后以候后。上竟上者，喉胸中事也；下竟下者，少腹腰股膝胫足中事也。此固显然寸口分配脏腑之诊法矣。其内、外之义，有以浮、沉解者，有以前、后各半部解者，有以内、外两侧解者。总之，浮也，前也，外侧也，皆属阳，当以候腑；沉也，后也，内侧也，皆属阴，当以候脏。而经文相反者，何也？尝思之矣，外以候经络之行于躯壳者也，内以候气化之行于胸腹者也。如尺外以候肾，是候肾之经气外行于身者也；尺里以候腹，则指定腹内矣。左外以候肝，是候肝之经气外行于身者也；内以候鬲，则指定鬲内矣。右外以候肺，是候肺之经气外行于身者也；内以候胸中，则无与躯壳之事矣。左外以候心，是候心之经气外行于身者也；内以候膻中，则直指心体之处矣。即右外以候胃，内以候脾，亦非以脏腑分也。候胃，候其经气之行于身者也；候脾，候其气化功用之行于里者也。又云：前以候前，谓关前候胸腹也，主阳明、冲、任；后以候后，谓关后候脊背也，主太阳、督脉。是推广上义，以寸、关、尺三部之正位，为脉之中段，以候身之中段矣。上竟上者，喉胸中事，下竟下者，少腹、腰、股、膝、胫、足中事也，是更推广于寸之上、尺之下，以分候躯壳之极上极下矣。人之一身，四维包中心，故以内外言之；两头包中段，故以上下言之；两面夹中间，故以前后言之。可知寸口之部位，其分配有三：一以浮沉候表里也；一以关前关后候身之前后也；一以寸上尺下候身之上下也。李士材以内外为前后各半部，谓脏气清，故居上；腑气浊，故居下。此不但自古无人用此诊法也，即士材亦岂能据此为诊乎？且胸、膻、鬲、腹，又何能专指以为腑乎？

尺内，谓尺之正部也。两“旁”字，与下文竟下之“下”字同义，谓两尺之后也，不在正位，故曰旁也，非两侧之谓。季胁，即赅在少腹、腰、股之中者也，经先提而言之者，盖古人诊脉下指，是先定尺部，再取关、寸，故曰中附上、上附上，非如后世有高骨为关之说，先取关而后定尺、寸也。膻中者，心体四旁之空处，在肺叶所护之内也。胸中

---

① 太虚：天空。

者，肺前空大之处皆是也。经意盖即以膻中为心，胸中为肺，鬲为肝，腹为肾矣。六腑各从其脏也，而三焦之空处，亦举赅于其中。于此征经文措词之灵而密。

秋伤于湿冬生咳嗽

喻嘉言改秋伤于湿为伤燥，在喻氏不过借证秋燥之义，而擅改经文，则谬矣。夫湿非燥之讹也。《素问·水热穴论》曰：秋者，金始治，肺将收杀，阴气初胜，湿气及体。盖四时五行之递嬗[①]也，惟土湿与金清相递太急，湿令未衰，而清敛之令已至，故其始湿虽盛而气外散也，及秋而湿乃敛入体中矣，及冬而阳气又入矣。阳湿相激，故咳嗽也。若是伤燥，秋即当嗽，不待冬矣。其所制清燥救肺汤，亦治秋燥，非治冬咳之燥也。

燥为次寒，其气属金，其象为干，为坚，为降，为清析，为锋利，皆金之正令也。若热燥，是挟火在内，与寒燥相对待，不专于金也。喻专以热言燥，则水泽腹坚，又何以说之？

与友条论读《伤寒论》法

伤寒，非奇病也。《伤寒论》，非奇书也。仲景据其所见，笔之于书，非既有此书，而天下之人依书而病也。其三阴三阳转变之处，前人往往词涉硬派，一似暗有鬼物，指使邪气，如何传法，并不得如何传法。读者须消去此等臆见，每读一段，即设一病者于此，以揣其病机、治法，而后借证于书，不得专在文字上安排。

第一须辨伤寒为何等病。此本四时皆有之病也，但三时多有挟温、挟湿、挟燥、挟风之异，其气不专于寒，其肤腠疏松，初伤即兼二三经，再传而六经已遍，惟冬时腠理固密，寒邪必先伤皮肤，以渐深入，故谓三时伤寒治法不同则可，谓三时无伤寒则不可。仲景是专论冬时伤寒，惟即病于冬，与迟病于春，中多相间错出，未曾分析。其迟病于春者，亦系专指寒病，未及化热者，与《内经》冬伤于寒，春必病温之旨不同。前释发阴、发阳篇，可参看。伏气二字，本不必过于深求，今日感寒，今日即病，固即病也。上月感寒，下月始病，亦常有之事，谓之伏气可也，谓之即病可也。岂得一言伏气，便有许多奇怪？

第二须辨论中寒热二字为何等气。寒者，天地之邪气也；热者，人身之正气也，为寒邪所束，不得宣发，郁结而成，与寒邪是两气，非寒能化热也，与温热病伤于天地之热邪者不同。寒邪既散，即当阳气伸而热解，其有不解者，正气久困，经脉凝滞，不能自运，抑或误治使然。

第三须将“传”字看得活，非邪气有脚，能自初中转变，步伐止齐也。病证变见何象，即为邪伤何经。如少阳主行津液，津液灼干，即少阳证；阳明主运渣滓，渣滓燥结，即阳明证。读者须思何以头痛、呕吐、晕眩、胁胀？何以大便秘结、潮热、自汗？不得浑之曰邪入少阳故尔也，邪入阳明故尔也！也在气化上推求，不得专在部位上拘泥。

第四须辨初伤有三阳，有两感，有直中。太阳行身之后而主表，其时阳明、少阳决无不伤。《内经》曰：中于项则下太阳，中于面则下阳明，中于颊则下少阳，中于阳则溜于经，中于阴则溜于腑。即仲景所叙太阳中风，鼻鸣，干呕，岂专太阳？但邪在大表，治法不外麻、桂、葛根，故不必多立名色。两感、直中，皆因其人阳气之虚，或邪气之猛也。太阳少阴、阳明太阴，皆有两

---

① 递嬗(音善)：递相演变。

感；少阳厥阴，两感殊少。直中亦然。少、厥两感，即阳气蔑矣。直中与两感不同者，两感是一阴一阳同病，其邪相等；直中是邪甚于阴也，其阳亦断无不伤。但阴分之病，较两感为急。

第五须识伤营伤卫，不能判然两途。仲景风则伤卫，寒则伤营，只略叙于麻黄证中，不过分析风、寒所伤之偏重如此。其意侧重在寒，是串说，非平说。况夫中风脉缓自汗，汗即营也，营液外泄，桂枝汤是充助营气之剂；伤寒脉紧无汗，是卫气为寒所拘，麻黄轻迅，是过营透卫以开表，其力正注于卫。何得谓风伤卫不伤营，寒伤营不伤卫？更何得以此劈分两大纲？

按冬月腠理闭密，寒邪以渐而深。初伤皮肤，只在气分，此时发之，不必得汗，其邪自散；次伤肌肉，乃在津液，邪与汗俱，汗出邪退；次伤经脉，乃入血分，既入经脉，则或窜筋骨，或溃三焦而据脏腑，亦有已及筋骨，而仍未入经脉之中者，故三阴亦有表证可汗也。既入经脉，必连脏腑，非可专恃汗法矣。其未入经脉时，所称太阳病、阳明病、少阳病及三阴病者，只是三阳三阴之部，非经也。与第二卷“三阴三阳名义”篇参看。

第六须辨寒热传化之机。初伤固总是寒，日久有寒邪内陷者，是其人本内寒也；有寒去热不解者，是其人阴不足也。寒邪内陷必下利，即所谓阴传太阴也，其实即阳明之下陷耳！继即少阳之气陷，继即少阴之气陷，至厥阴肝气亦陷，无复生机矣。始终总不离乎下利，若利早止于厥阴未陷之前，即不得死；止于厥阴已陷之后，息高时冒，阴气竭矣。热气不解，必秘结，必自汗，即所谓阳传阳明也。此时太阴之津液，必已亏矣，治之失法，而少阴之精又亏，厥阴之血又亏，始终总不离乎秘结。非邪至阳明，即无复传也，总不离乎阳明耳！

第七须识伤寒、温病始异终同之说，不可执也。此只说得热传阳明一边，其寒传太阴，迥乎不同。伤寒有寒死证，无热死证。阳明内实，非死证也；其有死者，皆由误治。若温热病，则有自然一成不变之热死证。

第八须识合病、并病之中，有真假之不同。前人分别合病、并病，语多牵强。当是两阳同感，谓之合病；由此连彼，谓之并病。更有邪气未及彼经，而彼经为之扰动者，其见证必有虚实之不同。如素胃寒者，一伤于寒，即口淡，即便滑；素阴虚者，一伤于寒，热气内菀，即喘喝，即口渴，岂真邪传阳明太阴耶？但散其寒，诸证即瘳，亦有略须兼顾者，必其内虚之甚，预杜邪气内陷之路也。

第九须求寒热气化之真际。六经传次，本不必依仲景篇次也。无如前人越经传、表里传等语，说得过泥，并未靠定各经，切发其所以然。如少阳主经脉之津液，经脉灼干，即见少阳证；太阴主肠胃之津液，肠胃灼干，即见太阴证；阳明主肠胃之渣滓，渣滓燥结，即见阳明证；厥阴主筋膜之津液，筋膜枯索，即见厥阴证；少阴主下焦之气化津液，津竭气散，即见少阴证。此从热化也。从寒化者，阳气不足而下泄，寒水淫溢而上逆，总是何脏受伤，即何经见证。

第十寒化热化，各视本体之阴阳虚实。此语浅而极真。论中误汗后，有为内寒者，有为内热者；误下后，亦有内寒者，有内热者。若执过汗亡阳，过下亡阴之例，便不可通，故读者以随文生义为贵。夫六经乘虚而传，寒热随偏而化也。

第十一须知表里之说，有形层之表里，有经络之表里，有脏腑之表里，有气化之表里。形层即前所谓皮肤、肌肉、筋骨，所谓部分也。邪在三阴之部，里而仍表，仍宜汗解；邪入三阳之经，表而已里，只有清化，即和解也。少阳半表半里，亦有数解：以部位言，则外在经络，而内连三焦也；以气化言，则表寒未清，而里热已盛也，总是气化燥结之象。与第四卷"少阳三禁"篇参看。

第十二须知手经足经，并无分别。足经部位大，邪气在表，尚在经脉之外，其气是一大片，故见足经证；邪入经脉之中，反多见手经证矣。大抵足经证见者，多在躯壳之外；手经证见者，多关脏腑之中。足证有在经者，手证绝少在经也。经者，身形之事也。脏腑者，神明气化之事也。

第十三须知三阴三阳，只是经络表里之雅名，于脏腑气血之阴阳，不相涉也。若谓邪入三阳，即为伤阳；邪入三阴，即为伤阴，则差矣。《内经》心为太阳，肝为少阳，肺为少阴，肾为太阴，脾与六腑为至阴。此以气血清浊言之，今人已不讲。其实各经各脏各腑之中，各有阴阳。此说甚长，细读《内经》，自能辨之。

第十四读书须知阙疑。论中叙证，有极简者，有极繁者，有方证不合者，有上下文义不贯者。一经设身处境，实在难以遵行，安知非错简、脱简耶？不必枉费心机，以俟将来之阅历。即如少阳、阳明合病，自下利者，黄芩汤；太阳误下，利不止者，此协热利也，承气汤。此必内有伏热，三焦肠胃秽气郁浊，颇似温病之发于伏邪者，于伤寒自利，及误下而利者，殊不合格。又太阳误下结胸，正宜兼开兼降，以宣内陷之阳，而开邪气之结，乃反用甘遂、巴豆以重泄之，是以一误为不足，而又益之也。又太阳、阳明合病，自利者，葛根汤；不下利，但呕者，葛根汤加半夏。既不下利，何以仍用原方？是原方只治合病，并非治下利也，前文何必特署下利字样？此类宜详思之。前人只说三阳合病，皆有下利，绝不说合病所以下利之故。此之谓半截学问。

总之，读《伤寒论》，只当涵泳[①] 白文[②]。注家无虑数十，以予所见二十余种，皆不免穿凿附会，言似新奇，莫能见之行事。鄙见只当分作四层：曰伤寒初起本证治法；曰伤寒初起兼证治法；曰伤寒日久化寒，并误治化寒证治；曰伤寒日久化热，并误治化热证治。其霍乱、风湿、食复、劳复，以杂证附之。再参之陶节庵书，及各家论温热书，互相考证，庶于读书有条理，而临诊亦可有径途矣。盖经脉部位，与夫形层表里浅深之事，固不可不讲，而究不可过执也，着力仍在气化上。此书在唐以前，已非一本，其章节离合，本无深意，读者只应各就本文思量，不必牵扯上下文，积久自能融会贯通。

---

① 涵泳：沉浸。

② 白文：不附加评点注释的书的正文。

形色外诊简摩

皖南建德周学海澄之甫撰辑

傅海燕　赵鸿君　战佳阳　校注

目　录

序

四诊以望居首，以切居末者，医师临诊之次第，非法之有轻重缓急也。前人每谓切脉为末，三诊为本，及其著书立说，又详于脉而略于三者。明·李言闻著《四诊发明》，无传本。欲求四诊之全书，戛戛乎其不可得。学海初尝致力脉法，临诊略能测人血气之寒热虚实矣。四诊未全，尚多隔阂。夫望、闻、问有在切之先者，必待切以决其真也；有在切之后者，指下之疑，又待此以决其真也。三法之与切脉，固互为主辅矣，三法之中，又望为主，而闻、问为辅。古人洞见五脏癥结，即操此术也。《内经》言之至精且详，《难经》、《中藏经》、《脉经》、《千金方》、《翼方》所述扁鹊、华佗诸法，亦皆明切适用。自是以后，立说者不过约撮大概，诠释古义且不能全。是编也，《内经》三诊之文全在，《难经》以下，择其切要，能补《内经》未备者收之。至于伤寒、温病之舌法，陶节庵、叶天士两家为最，著以其所言，皆其所亲见而施验也。杜青碧之《金镜录》三十六法，张诞先之《舌鉴》一百二十法，各有专书，无烦摘录焉。署曰《形色外诊简摩》，以望为三诊之本，故特详也，闻、问事少，附见末篇，将以质世之知者。

甲午仲冬澄之

卷　上

形诊总义

身形内应脏腑部位篇

面窍、体部

五脏者，肺为之盖，巨肩陷咽，候见其外，心为之主，缺盆为之道，骺骨有余，以候髑骬；肝者主为将，使之候外，欲知坚固，视目大小。脾者主为卫，使之迎粮，视唇舌好恶，以知吉凶。肾者主为外，使之远听，视耳好恶，以知其性。六腑者，胃为之海，广骸大颈张胸，五谷乃容；鼻隧以长，以候大肠；唇厚人中长，以候小肠；目下裹大，其胆乃横；鼻孔在外，膀胱漏泄；鼻柱中央起，三焦乃约，此所以候六腑者也。上下三等，脏安且良矣。

五脏常内阅于上七窍也。故肺气通于鼻，肺和则鼻能知臭香矣。心气通于舌，心和则舌能知五味矣。"五脏别论"曰：五气入鼻，藏于心肺，心肺有病，而鼻为之不利也。肝气通于目，肝和则目能辨五色矣。脾气通于口，脾和则口能知五谷矣。肾气通于耳，肾和则耳能知五音矣。五脏不和，则六腑不通；六腑不和，则留结为痈。痈同壅，谓痞满关格肿胀之类，非专指疮痈也。

肝开窍于目，目藏精于肝，肝病在头，在筋。心开窍于耳，耳藏精于心，心病在五脏，在脉。脾开窍于口，口藏精于脾，脾病在舌本，在肉。肺开窍于鼻，鼻藏精于肺，肺病在背，在皮毛。肾开窍于二阴，二阴藏精于肾，肾病在溪，在骨。上面窍之分应脏腑也。头、脏、舌、背、溪，以体段言；皮毛、肉、脉、筋、骨，以形层言。

肺应皮，肺合大肠，大肠者皮其应。心应脉，心合小肠，小肠者脉其应。脾应肉，脾合胃，胃者肉其应。肝应爪，肝合胆，胆者筋其应。肾应骨，肾合三焦、膀胱，三焦、膀胱者腠理毫毛其应。视其外应，以知其内脏，即知所病矣。膀胱，言其气之磅礴而光大也，又言其体之孤悬无倚而光洁也。爪为筋余，齿为骨余。

肝生筋，筋生心，心生血，血生脾，脾生肉，肉生肺，肺生皮毛，皮毛生肾，肾生骨髓，髓生肝。心合脉也，其荣色，面之色也。其主肾。肺合皮也，其荣毛，其主心。肝合筋也，其荣爪，其主肺。脾合肉也，其荣唇，"生气通天论"曰：其华在唇四白。其主肝。肾合骨也，其荣发，其主脾。合，言其气之所应也；荣，言其血之所华也。此义"生气通天"、"脏气法时"，二篇最详，以文繁故录此。

东风生于春，病在肝，俞在颈项。南风生于夏，病在心，俞在胸胁。西风生于秋，病在肺，俞在肩背。北风生于冬，病在肾，俞在腰股。中央病在脾，俞在脊。俞，应也，非腧穴也。"金匮真言"曰：春气者病在头，夏气者病在脏，秋气者病在肩背，冬气者病在四肢。"诊要经终"、"四时刺逆从"义均相类，不复琐具。

肝气之病，内舍胠胁，外在关节。心气之病，内舍膺胁，外在经络。脾气之病，内舍心腹，外在肌肉四肢。肺气之病，内舍膺胁肩背，外在皮毛。肾气之病，内舍腰脊骨髓，外在溪谷腨膝。

背为阳，阳中之阳，心也；背为阳，阳中之阴，肺也。腹为阴，阴中之阴，肾也；腹为阴，阴中之阳，肝也；腹为阴，阴中之至阴，脾也。

肺心有邪，其气留于两肘。肝有邪，其气留于两腋。脾有邪，其气留于两髀。肾有邪，其气留于两腘。凡此八墟者，皆机关之室，真气之所过，血络之所游，邪气恶血固不得住留，留之，则伤筋络骨节，机关不得屈伸，故病挛也。上并出《内经》。

三焦者，水谷之道路，气之所终始也。上焦当心下，胃上口，主内而不出，其治在膻中；中焦在胃中脘，主腐熟水谷，其治在脐旁；下焦当膀胱上口，主分别清浊，出而不内，其治在脐下一寸，故曰三焦。其府在气街。其府在气街，谓其源在气街之处，即命门也。

腑会太仓，脏会季胁，筋会阳陵泉，髓会绝骨，一曰枕骨。血会膈俞，王勋臣血腑之说，正与此暗合。骨会大杼，脉会太渊，气会三焦，外一筋直两乳内也。热病在内者，取其会之气穴也。上体部之分应脏腑也。诸会谓其气之所聚，非谓其所发源也。上并出《难经》。

按：头面七窍，可望而知；筋骨血脉，不可望也。第事理所关，不容缺略。医者所见谓之望，病者所自见，亦何不可谓之望？又况此篇总义者，实赅闻问于其中，不独文义相连，无可割裂也。

身形内应脏腑病证篇　出《灵枢》

赤色小理者心小，粗理者心大。无髑骬音遏污，一读曷于，心蔽骨，一名鸠尾。者心高，髑骬小短举者心下，髑骬长者心下坚，髑骬弱小以薄者心脆，髑骬直下不举者心端正，髑骬倚一方者，心偏倾也。

心小则安，邪弗能伤，易伤以忧；心大则忧不能伤，易伤于邪。心高则满于肺中，悗音冤，一读郁，一读闷。而善忘，难开以言；心下则脏外，谓脏体外露于肺下。易伤于寒，易恐以言。心坚则脏安守固；心脆则善病消瘅热中。心端正则和利难伤，心偏倾则操持不一，无守司也。司，去声。

白色小理者肺小，粗理者肺大，巨肩反膺陷喉者肺高，合腋张胁者肺下，好肩背厚者肺坚，肩背薄者肺脆，背膺厚者肺端正，胁偏疏者肺偏倾也。

肺小则少饮，不病喘喝；肺大则多饮，善病胸痹、喉痹、逆气；肺高则上气肩息咳，肺下则居贲迫肺，善胁下痛；肺坚则不病咳上气，肺脆则善病消瘅易伤；肺端正则和利难伤，肺偏倾则胸偏痛也。迫肺，似当作迫肝，肝体半在膈下，半在膈上。肺下即逼压之，故胁下痛。贲，膈也。

青色小理者肝小，粗理者肝大，广胸反骹者肝高，合胁兔骹者肝下，胸胁好者肝坚，胁骨弱者肝脆，膺腹好相得者肝端正，胁骨偏举者肝偏倾也。

肝小则脏安，无胁下之病；肝大则逼胃迫咽，则苦膈中且胁下痛。肝高则上支贲切胁，谓拄膈而迫于胁也。悗为息贲；肝下则逼胃，胁下空，肝下不得逼胃，此胃当指小肠。胁下空则易受邪。肝坚则脏安难伤，肝脆则善病消瘅易伤。肝端正则和利难伤，肝偏倾则胁下痛也。

黄色小理者脾小，粗理者脾大，揭唇者脾高，唇下纵者脾下，唇坚者脾坚，唇大而不坚者脾脆，唇上下好者脾端正，唇偏举者脾偏倾也。

脾小则脏安，难伤于邪也；脾大则苦凑䏚而痛，凑，迫也。䏚，音杪，腰两傍空软处。不能疾行。脾高则䏚引季胁而痛；脾下则下加于大肠，则脏善受邪。脾坚则脏安难伤,脾脆则善病消瘅易伤。脾端正则和利难伤,脾偏倾则善满善胀也。肝居胃后而附脊,脾居胃下而附腹,肝下即迫小肠,脾下即迫大肠也。

黑色小理者肾小,粗理者肾大,高耳者肾高,耳后陷者肾下,耳坚者肾坚,耳薄不坚者肾脆,好耳前居牙车者肾端正,耳偏高者肾偏倾也。

肾小则脏安难伤;肾大则善病腰痛,不可以俯仰,易伤于邪。肾高则其背膂痛,不可以俯仰;肾下则腰尻痛,不可以俯仰,为狐疝。肾坚则不病腰背痛,肾脆则善病消瘅易伤。肾端正则和利难伤,肾偏倾则苦腰尻痛也。凡此诸变者,持则安,减则病矣。

五脏皆小者,少病,苦焦心,大愁忧;五脏皆大者,缓于事,难使以忧。五脏皆高者,好高举措;五脏皆下者,好出人下。五脏皆坚者,无病;五脏皆脆者,不离于病。五脏皆端正者,和利得人心;五脏皆偏倾者,邪心而善盗,不可以为人平,反覆言语也。焦,音灼。上叙五脏形证。

肺应皮。皮厚者大肠厚,皮薄者大肠薄。皮缓腹裹大者,大肠大而长;皮急者大肠急而短。皮滑者大肠直,皮肉不相离者大肠结也。肺合大肠,大肠者,皮其应。

心应脉。皮厚者脉厚,脉厚者小肠厚;皮薄者脉薄,脉薄者小肠薄。皮缓者脉缓,脉缓者小肠大而长;皮薄而脉冲小者,小肠小而短。诸阳经脉,皆多纡屈者,小肠结也。心合小肠,小肠者,脉其应。

脾应肉。肉䐃手臂腿肚厚肉,皆谓之䐃。坚大者胃厚,肉䐃么者胃薄。么,么么,尖小也。肉䐃小而么者胃不坚,肉䐃不称身者胃下,胃下者下脘约不利。肉䐃不坚者胃缓,肉䐃无小裹累者胃急,裹音果,作"里",误,肉内坚结而大小成颗者。肉䐃多小裹累者胃结,胃结者上脘约不利也。脾合胃,胃者,肉其应。

肝应爪。爪厚色黄者色,即爪下肉色。胆厚,爪薄色红者胆薄。爪坚色青者胆急,爪濡色赤者胆缓。爪直色白无约者胆直,约,即爪上横纹。爪恶色黑多纹者胆结也。肝合胆,胆者,筋其应。

肾应骨。密理厚皮者,三焦膀胱厚;粗理薄皮者,三焦膀胱薄。疏腠理者,三焦膀胱缓,皮急而无毫毛者,三焦膀胱急。毫毛美而粗者,三焦膀胱直;稀毫毛者,三焦膀胱结也。肾合三焦膀胱。三焦膀胱者,腠理毫毛其应。上叙六腑外形。

故五脏有小大高下坚脆端正偏倾,六腑有小大长短厚薄结直缓急,视其外应,以决其内脏,即知所病矣。

形诊生形类

三人篇　出《灵枢》

人之肥瘦、大小、寒温,与其气血多少,各有度也。何者?人有肥、有膏、有肉。䐃肉坚,皮满者,肥;䐃肉不坚,皮缓者,膏;皮肉不相离者,肉。此言三人之形体也。膏者,其肉淖[①],而粗理者身寒,细理者身热。脂者其肉坚,细理者热,粗理者寒。此言寒热,是指其人本身气血之寒热,非发寒发热,恶寒恶热之病也。凡人身皮肉之温,拊之各有轻重不同,是本于禀赋也。膏者多气而皮纵缓,故能纵腹垂腴;肉者身体容大;脂者其身收小。此言肥瘦大小。膏者多气,多气者热,热者耐寒;肉者多血则充形,充形则平;脂者其血清气滑少,故不能大。此言气血多少。此别于众人者也。众人者,皮肉脂膏不能相加也,血与气不能相多,故其形不大不小,自称其身,命曰众人。

① 淖(音闹):滋润,柔软。

推论众人。故治者必先别其三形，血之多少，气之清浊，而后调之，无失常经。是故膏人者，纵腹垂腴；肉人者，上下容大；脂人者，虽脂不能大也。此概言治法，并补醒三形。

阳人阴人篇 出《灵枢》

重阳之人，熇熇[①]高高，言语善疾，举足善高，心肺之脏气有余，阳气滑盛而扬，故神动而气先行矣。

重阳之人，而气不先行者，何也？曰：此人颇有阴者也。何以知其颇有阴也？曰：多阳者多喜，多阴者多怒，数怒而易解，故曰颇有阴。其阴阳之离合难，故其神不能先行也。阳人血清而气滑，故喜怒即发而不留；阴人血浊而气滞，故神思不能自畅，遂阳阴相激而多怒矣。经曰：阴出之阳则怒。以是知人之性情，皆与气血相关也。

五人篇 出《灵枢》

天地之间，六合之内，不离于五，人亦应之，非徒一阴一阳而已也。故有太阴之人，少阴之人，太阳之人，少阳之人，阴阳和平之人。此五人者，其态不同，其筋骨气血各不等。

太阴之人，贪而不仁，下齐湛湛，自下而齐于众人，湛湛然，深藏不露。好内音纳。而不出，心和而不发，不务于时，动而后之，之，往也，先审于心而后行。此太阴之人也。太阴太阳，即前篇所谓阴人阳人也。

少阴之人，小贪而贼心，见人有亡，常若有得，亡如丧官失财，此所谓幸灾乐祸者。好伤好害，见人有荣，乃反愠怒，心疾狠[②]也。而无恩，此少阴之人也。

太阳之人，居处于于[③]，好言大事，无能而虚说，志发于四野，举措不顾是非，为事好常自用，事虽败而常无悔，此太阳之人也。

少阳之人，諟谛[④]好自贵，有小小官，则高自宜，好为外交而不内附，此少阳之人也。

阴阳和平之人，居处安静，无为惧惧，无为欣欣，婉然从物，或与不争，与时变化，尊则谦谦，谭而不治，是谓至治。或与，谓人有所与也。谭而不治，谓议明事之义理，而不刻期其效也。上五节叙五人性情。

古之善用针艾者，视人五态乃治之。可知叙三人、五人、二十五人诸篇，均为施治之本，非徒托空言而已。

太阴之人，多阴而无阳，其阴血浊，其卫气涩，阴阳不和，缓筋而厚皮，不之疾泻，不能移之。

少阴之人，多阴少阳，小胃而大肠，六腑不调，其阳明脉小，而太阳脉大，必审调之，其血易脱，其气易败也。

太阳之人，多阳而少阴，必谨调之，无脱其阴，而泻其阳，阳重脱者易狂，阴阳皆脱者，暴死不知人也。

少阳之人，多阳少阴，经小而络大，血在中而气外，实阴而虚阳，独泻其络脉，则强气脱而疾，中气不足，病不起也。强气，即人身之悍气，卫外者也，慓悍滑疾见开而出，故泻络即外脱而行疾。

阴阳和平之人，其阴阳之气和，血脉调，谨诊其阴阳，视其邪正，安容仪，审有余不足，盛则泻之，虚则补之。上五节叙五人证治。

夫五态之人，卒然新会，未知其行也，行，即前叙性情。何以别之？别其形状。曰：众人之属，无如五态之人者，故五五二

---

① 熇熇（音贺）：火势炽盛貌。

② 狠：原作“很”，疑误改之。

③ 于于：自得之貌。

④ 諟谛（音是帝）：审慎。

十五人，而五态之人不与焉。五态之人，尤不合于众者也。

太阴之人，其状黮黮然[①] 黑色，念然意下，临临然[②] 长大，䐃然未偻，此太阴之人也。未偻，未至行而似伏之甚也。

少阴之人，其状清然窃然，固以阴贼，立而躁险，行而似伏，此少阴之人也。少阴形性之恶，甚于太阴者，以其禀气更驳也。

太阳之人，其状轩轩储储[③]，反身折䐃，此太阳之人也。

少阳之人，其状立则好仰，行则好摇，其两臂两肘则常出于背，此少阳之人也。

阴阳和平之人，其状委委然，随随然，颙颙然，愉愉然，𦝫𦝫音旋。然，豆豆然，众人皆曰君子，此阴阳和平之人也。委、随，貌之谦也；颙、愉，容之和也；𦝫、豆，视之审也。上五节叙五人形状。

二十五人篇

附形色相胜年忌，附相家五形

二十五人之形，其态不合于众也，而阴阳之人不与焉，血气之所生，别而以候，从外知内。先立五形，金木水火土，别其五色，异其五形之人，而二十五人具矣。

木形之人，比于上角，似于苍帝。其为人苍色，小头，长面，大肩背，直身，小手足，好有才，劳心，少力，多忧，劳于事。能[④] 春夏不能秋冬，秋冬感而病生，足厥阴佗佗[⑤] 然。

太角之人，比于左足少阳，少阳之上遗遗[⑥] 然。

左角一曰少角之人，比于右足少阳，少阳之下随随然。

钛音杕角一曰右角之人，比于右足少阳，少阳之上推推[⑦] 然。判角之人，比于左足少阳，少阳之下栝栝[⑧] 然。

火形之人，比于上徵，似于赤帝。其为人赤色，广剧，脱面，脱当作"锐"。小头，好肩背，髀腹，小手足，行安地，疾心，行摇，肩背肉满，有气轻财，少信多虑，见事明，好颜，急心，不寿，暴死。能春夏不能秋冬，秋冬感而病生，手少阴核核然。疾心即急心，语意重出，或疾心指其心之狠也。

质徵一曰太徵。之人，比于左手太阳，太阳之上肌肌然。少徵之人，比于右手太阳，太阳之下慆慆然。右徵之人，比于右手太阳，太阳之上鲛鲛一作"熊熊"然。质判之人，比于左手太阳，太阳之下支支颐颐[⑨] 然。

土形之人，比于上宫，似于上古黄帝。其为人黄色，圆面，大头，美肩背，大腹，美股胫，小手足，多肉，上下相称，行安地，举足浮，安心，好利人，不喜权势，善附人也。能秋冬不能春夏，春夏感而病生，足太阴敦敦然。

太宫之人，比于左足阳明，阳明之上婉婉然。加宫之人，一曰众之人。比于左足阳明，阳明之下坎坎[⑩] 然。少宫之人，比于右足阳明，阳明之上枢枢[⑪] 然。左宫之人，比于右足阳明，阳明之下一作"上"，非。兀兀[⑫] 然。

金形之人，比于上商，似于白帝。其为人白色，方面，小头，小肩背，小腹，小手足，如骨发踵外，骨轻，身清廉，急心，静悍，善为吏。能秋冬不能春夏，春夏感而病生，手

---

① 黮黮（音振振）然：深黑色。
② 临临然：长大貌。临，大也。
③ 储储：褒然自得。
④ 能：通"耐"，下同。
⑤ 佗佗：雍容自适。
⑥ 遗遗：自得。
⑦ 推推：盛也。引申有前进之意。
⑧ 栝栝：原作"括括"，误，据《灵枢》改，正直之态。
⑨ 颐颐：自得貌。
⑩ 坎坎：喜悦愉快。
⑪ 枢枢：圆滑貌。
⑫ 兀兀：善良貌。

太阴敦敦然。如骨发之“如”同“而”，古通用。

钛商之人，比于左手阳明，阳明之上廉廉然。右商之人，比于左手阳明，阳明之下脱脱然。左商之人，比于右手阳明，阳明之上监监然。少商之人，比于右手阳明，阳明之下严严然。

水形之人，比于上羽，似于黑帝。其为人黑色，面不平，大头，廉颐，小肩，大腹，动手足，发行摇身，下尻长，背延延然，不敬畏，善欺绐[①] 人，戮死。能秋冬不能春夏，春夏感而病生，足少阴汗汗然。

太羽之人，比于右足太阳，太阳之上颊颊然。小羽之人，比于左足太阳，太阳之下纡纡[②] 然。

众之为人，一作“加之人”。比于右足太阳，太阳之下洁洁然。

桎之为人，比于左足太阳，太阳之上安安[③] 然。

五正形外，各有四兼形。左右上下，以经络言。诸然，以形态言。如今之浙人、广人、齐鲁之人、湘湖之人，可一望而辨之者。第左右配合，与“五音五味篇”异同互见，未详厥旨。上二十五人形气。

是故五形之人，二十五变者，众之所以相欺者也。相欺，难辨。如得其形，不得其色，或形胜色，或色胜形者，至其胜时年加，感则病，行失则忧矣。感于邪则为病，若行事有失者，必有忧患之祸也。形色相得，富贵大乐也。对上忧字说，其无病不待言矣。其形色相胜之时年加者，凡年忌，下上之人统二十五人言。大忌，常加七岁，十六岁，二十五岁，三十四岁，四十三岁，五十二岁，六十一岁，皆人之大忌，不可不自安也，感则病，行失则忧矣。当此之时，无为奸事，即行失也。是为年忌。上年忌。观此，知人所生病类，常与命相相关通矣。年忌起于七岁，九年一见，今世明九暗九之说，似本于此，此众人之所同也。其胜时年加，必以本相，合逐年运气求之。如木形金色，是色胜形，而又行金运之年；木形土色，是形胜色，而又行木运之年是也。色胜形者死，形胜色者病。“五变篇”曰：先立其年，以知其时，时高则起，时下则殆，虽不陷下，当年有冲通，其病必起，是谓因形而生病也。此即相家面部流年气色之法，谓面部不能端满者，若流年行至骨高之部，即起病，行至骨陷之部，必危殆矣。亦有端满而病者，必其年有冲通也。冲通即胜时年加也，或流年与本命干支相犯也。上出《灵枢》。

附：相家五形五色五声

出《神相全编》

眉粗并眼大，城廓更团圆，此相名真水，平生福自然。水形主圆，得其五圆，气色不杂，精神不乱，动止宽容，行久而轻也。又曰：水不嫌肥。又曰：水形色黑，要带白忌黄。又曰：水声圆急又飘扬。上水形水色水声。

欲识火形貌，下阔上头尖，举止全无定，颐边更少髯。火形主明，得其五露，气色不杂，精神不乱，动止敦厚，卧久而安也。又曰：火不嫌尖。又曰：火形色红，要带青，忌黑。又曰：火声焦烈。上火形火色火声。

棱棱形瘦骨，凛凛更修长，秀气生眉眼，须知晚景光。木形主长，得其五长，气色不杂，精神不乱，动止温柔，涉久而清也。又曰：木不嫌瘦。又曰：木形色青，要带黑，忌白。又曰：木声高畅。上木形木色木声。

部位要中正，三停又带方，金形人入格，自是有名扬。金形主方，得其五方，气色不杂，精神不乱，动止规模，坐久而重也。

---

① 欺绐：欺骗。

② 纡纡：比喻禀性纡曲而不直爽。

③ 安安：舒缓而徐和。

又曰:金不嫌方。又曰:金形色白,要带黄忌红。又曰:金声和润。上金形金色金声。

端厚仍深重,安详若泰山,心谋难测度,信义动人间。土形主厚,得其五厚,气色不杂,精神不乱,动止敦庞,处久而静也。又曰:土不嫌浊。又曰:土形色黄,要带红,忌青。又曰:土声深厚,如发瓮中。上土形土色土声。

三阳上下气血多少形状篇

附妇宦无须　附六经气血多少

足阳明之上,血气盛则髯美长;血少气多则髯短;气少血多则髯少;血气皆少则无髯,两吻[①]多画。如宦者相。

足阳明之下,血气盛则下毛美长至胸;血多气少则下毛美短至脐,行则善高举足,足指少肉,足善寒;血少气多则肉而善瘃;瘃者皲裂。血气皆少则无毛,有则稀,枯悴,善痿厥足痹。痿厥,痿厥并病,后世所称类中风者是也。

足少阳之上,气血盛则通髯美长;通髯,髯与发通,俗名兜腮。血多气少则通髯美短;血少气多则少髯;血气皆少则无髯,感于寒湿,则善痹、骨痛、爪枯也。

足少阳之下,血气盛则胫毛美长,外踝肥;血多气少则胫毛美短,外踝皮坚而厚;血少气多则胫毛少,外踝皮薄而软;血气皆少则无毛,外踝瘦无肉。

足太阳之上,血气盛则美眉,眉有毫毛;毫即豪字,毛中独长出者。血多气少则恶眉,面多少理;多少言其多也。血少气多则面多肉;血气和则美色。心主血脉,其华在面,此虽系足太阳,而曰血气和,则心气和可知矣。

足太阳之下,血气盛则跟肉满,踵坚;气少血多则瘦,跟空;血气皆少则喜转筋,踵下痛。

美眉者,足太阳之脉,血气多;恶眉者,血气少。其肥而泽者,血气有余;肥而不泽者,气有余,血不足;瘦而无泽者,血气俱不足。

手阳明之上,血气盛则髭美,血少气多则髭恶,血气皆少则无髭。

手阳明之下,血气盛则腋下毛美,手鱼肉以温,血气皆少则手瘦以寒。

手少阳之上,血气盛则眉美以长,耳色美,血气皆少则耳焦恶色。

手少阳之下,血气盛则手卷多肉以温,血气皆少则寒以瘦,气少血多则瘦以多脉。脉即络脉,蓝色隐见皮肤下者。

手太阳之上,血气盛则口多须,面多肉以平,血气皆少则面瘦恶色。

手太阳之下,血气盛则掌肉充满,血气皆少则掌瘦以寒。上,指诸经之行头面者,下,指其行手足者,前篇左右上下部位,义即指此。

审察其形气有余不足而调之,按其寸口人迎,切循其经络之凝涩,结而不通者,此于身皆为痛痹,甚则不行,故凝涩。凝涩者,致气以温之,血和乃止。其结络者,脉结血不和,决之乃行。故气有余于上者,导而下之;气不足于上者,推而休之。“休”疑。其稽留不至者,因而迎之。必明于经隧,乃能持之。寒与热争者,导而行之,其菀即“郁”字。陈血不结者,则因也,马氏云作“侧”,非。而予上声。之,必先明知二十五人,则血气之所在,左右上下,可知逆顺矣。总束上文,末句叫醒大义。上三阳上下气血多少形状。

美眉者太阳多血,通髯极须者少阳多血,美须者阳明多血,然则妇人无须者,无血气乎?曰:冲脉、任脉,皆起于胞中,上循背里为经络之海,其浮而外者,循腹右上行,会于咽喉,别而络唇口。血气盛则充肤

① 两吻:两唇。

热肉，血独盛则澹渗皮肤，生毫毛。妇人之生也，有余于气，不足于血，以其数脱血也。冲任之脉，不荣唇口，故须不生矣。士人有伤于阴，阴气绝而不起，阴气，即阴器，非误。阴不用。然其须不去，而宦者独去，何也？曰：宦者，其宗筋伤，其冲脉血泻不复，皮肤内结，唇口不荣，故须不生矣。其有天宦者，未尝被伤，不脱于血，然其须不生，何也？曰：此天之所不足也。其任冲不盛，宗筋不成，有气无血，唇口不荣，故须不生矣。上妇宦无须。

阳明多血多气，太阳多血少气，少阳多气少血，太阴多血少气，一作"少血多气"。林亿引杨上善《太素》云：太阴与阳明表里，血气俱盛，当是多血多气。厥阴多血少气，一作"多气少血"。少阴多气少血，一作"多血少气"。是故刺阳明出血气，刺太阳出血恶气，恶，去声，不欲出气也。刺少阳出气恶血，刺太阴出血恶气，刺厥阴出血恶气，刺少阴出气恶血也。上六经气血多少，并出《灵枢》。

辨皮色不胜四时之风篇

出《灵枢》

春青风，夏阳风，秋凉风，冬寒风，凡此四时之风，其所病各不同形。黄色薄皮弱肉者，不胜春之虚风；白色薄皮弱肉者，不胜夏之虚风；青色薄皮弱肉者，不胜秋之虚风；赤色薄皮弱肉者，不胜冬之虚风也。黑色而皮厚肉坚，固不伤于四时之风。其皮薄而肉不坚，色不一者，色不正黑。长夏至而有虚风即病矣。其皮厚而肌肉坚者，长夏至而有虚风不病也，必重感于寒，外内皆然乃病，故材木之异也，皮之厚薄，汁之多少，而各不同。木之早花先叶者，遇春霜烈风，则花落而叶萎；久曝大旱，则脆木薄皮者，枝条汁少而叶萎；久阴淫雨[①]，则薄皮多汁者，皮溃而漉[②]；卒风暴起，则刚脆之木，枝折杌[③]伤；秋霜疾风，则刚脆之木，根摇而叶落。凡此五者，各有所伤，况于人乎！杌同蘖。

辨寿夭肥瘦勇怯忍痛不忍痛胜毒不胜毒形状篇

形有缓急，气有盛衰，骨有大小，肉有坚脆，皮有厚薄，以立寿夭。故形与气相任则寿，不相任则夭。皮与肉相裹则寿，不相裹则夭。血气经络，胜形则寿，不胜形则夭。故平人而气胜形者寿，病而形肉脱，气胜形者死，形胜气者危矣。何谓形之缓急也？曰：形充皮肉缓者则寿，形充而皮肉急者则夭。形充而脉坚大者顺也，形充而脉小以弱者气衰，气衰则危矣。若形充而颧不起者骨小，骨小则夭矣。形充而大肉䐃坚而有分者，肉坚，肉坚则寿矣。有分，谓有纵纹，即所谓皮肉缓。形充而大肉无分理不坚者，肉脆，肉脆则夭矣。此天之生命，所以立形定气而视寿夭者也，必明乎此，而后可以临病人，决死生。故墙基卑，高不及其地者，不满三十而死，其有因而加病者，不及二十而死也。

人之寿百岁而死者，使道隧以长，基墙高以方，通调荣卫，三部三里起，骨高肉满，百岁乃得终也。故人生十岁，五脏始定，血气已通，其气在下，故好走；二十岁，血气始盛，肌肉方长，故好趋；三十岁，五脏大定，肌肉坚固，血脉盛满，故好步；四十岁，五脏六腑十二经脉皆大盛以平定，腠理始疏，荣华颓落，发颇斑白，平盛不摇，故好坐；五十岁，肝气始衰，肝叶始薄，胆汁始减，目始不明；六十岁，心气始衰，苦忧悲，血气懈惰，故好卧；七十岁，脾气虚，皮肤

① 淫雨：久雨。
② 漉：渗出。
③ 杌（音务）：树干。

枯；八十岁，肺气衰，魄离，故言善误；九十岁，肾气焦，四脏经脉空虚；百岁，五脏皆虚，神气皆去，形骸独居而终矣。其不能终寿而死者，五脏皆不坚，使道不长，空音孔外以张，喘息暴疾，又卑基墙，薄脉少血，其肉不石，即实字。数中风寒，血气虚，脉不通，真邪相攻，乱而相引，故中寿而尽也。

脉出气口，色见明堂，五色更出，以应五时。五官以辨，阙庭必张，乃立明堂。明堂广大，蕃蔽见外，方壁高基，引垂见外，五色乃治，平博广大，寿中百岁。见此者，刺之必已。如是之人，血气有余，肌肉坚致，故可苦以针矣。五官不辨，阙庭不张，小其明堂，蕃蔽不见，又埤[①]其墙，墙下无基，垂角居外。如是者，虽平常殆，况加疾乎？上寿夭。

人之黑白肥瘦小长，五十以上为老，二十以上为壮，十八以下为少，六岁以下为小。各有数也。年质壮大，血气充盈，肤革坚固，因加以邪，刺此者，深而留之。此肥人也，广肩腋项，肉薄厚皮而黑色，唇临临然，其血黑以浊，其气涩以迟，其为人也，贪于取与，刺此者，深而留之，多益其数也。瘦人者，皮薄色少，肉廉廉然，薄唇轻言，其血清气滑，易脱于气，易损于血，刺此者，浅而疾之。刺常人者，视其黑白，各为调之。其端正敦厚者，其血气和调，刺此者，无失常数也。刺壮士真骨者，坚肉缓节，监监然。此人重则气涩血浊，刺此者，深而留之，多益其数；劲则气滑血清，刺此者，浅而疾之。重，厚浊也。劲，矫捷也。婴儿者，其肉脆，血少气弱，刺此者，以毫针浅刺而疾发，日再可也。上肥瘦常人壮士婴儿。

夫忍痛不忍痛者，皮肤之厚薄，肌肉坚脆缓急之分也，非勇怯之谓也。故勇士之不忍痛者，见难则前，见痛则止；怯士之忍痛者，闻难则恐，遇痛不动。勇士之忍痛者，见难不恐，遇痛不动；怯士之不忍痛者，见难与痛，目转面盻[②]，恐不能言，失气惊战，颜色无定，乍死乍生。夫勇士者，目深以固，长衡当是冲字。直扬，三焦理横，其心端直，其肝大以坚，其胆满以傍，平声，充溢于外。怒则气盛而胸张，肝举而胆横，眦裂而目扬，毛起而面苍，此勇士之所由然也。怯士者，目大而不减，阴阳相失，三焦理纵，䯏骭短而小，肝系缓，其胆不满而纵，肠胃挺，胁下空，虽方大怒，气不能满胸，肝肺虽举，气衰复下，故不能久怒。此怯士之所由然也。上忍痛不忍痛并勇怯。

凡人之骨强、筋弱、肉缓、皮肤厚者，耐痛，其于针石之痛亦然。加以黑色而美骨者，耐火焫[③]矣；坚肉薄皮者，不耐针石火焫之痛也。人之病同时而伤，或易已，或难已者，其身多热者易已，多寒者难已也。伤科，气滑血充者易复，气滞血少而湿多者，每溃烂缠延。人之胜毒不胜毒者，胃厚、色黑、大骨及肥者皆胜毒，其瘦而薄胃者，皆不胜毒也。胜毒者，有病可用大寒大热及诸毒药重剂也。上耐痛不耐痛，胜毒不胜毒，并出《灵枢》。

辨善病风厥消瘅寒热痹积聚善忘善饥不瞑多卧形状篇

附壮不昼瞑、老不夜瞑，并出《灵枢》

人之有常病也，亦因其骨节皮肤腠理之不坚固者，邪之所舍也，故常有病矣。

人之善病风厥漉汗者，肉不坚，腠理疏故也。何以候肉之不坚也？曰：䐃肉不坚而无分理者，粗理；粗理而皮不致者，腠理疏。此言其浑然者。浑然，谓未甚于常人也。

人之善病消瘅者，五脏皆柔弱故也。

---

① 埤：通“卑”，低。

② 盻（音细）：原作“盼”，误，据《灵枢经》改。怒视。

③ 火焫（音若）：烧也。此指艾灸。

五脏脆，与五脏脉微小者，皆苦消瘅。何以知五脏之柔弱也？曰：夫柔弱者，必有刚强，刚强者多怒，柔者易伤也。言其性情刚强，五志火盛，脏体柔脆，不胜其灼，故津燥多怒。此人薄皮肤，而目坚固以深者，长冲直扬。其心刚，刚则多怒，怒则气上逆，胸中畜积，血气逆留，宽皮充肌，血脉不行，转而为热，热则消肌肤，故为消瘅。此言其人刚暴而肌肉弱者也。

人之善病寒热者，必其人小骨而弱肉也。何以候骨之大小，肉之坚脆，色之不一也？上句未及色，盖脱文。一，纯也。曰：颧骨者，骨之本也。颧大则骨大，颧小则骨小。皮肤薄而其肉无䐃，其臂懦懦然，其地色殆然，不与其天同色，污然独异，天，额角；地，颊车。此其候也。而又臂薄者，其髓不满，故善病寒热也。

人之善病痹者，理粗而肉不坚也。痹之高下有处，各视其部。部，面之色部也，义详面色篇中。

人之善病肠中积聚者，皮肤薄而不泽，肉不坚而淖泽也。如此则肠胃恶，恶则邪气留止，积聚乃伤。肠胃之间，寒温不次，积聚，有因饮食生冷，胃中血液瘀凝；有因风寒自经络内袭，日久痰血相裹结。邪气稍渐也。至，畜积留止，大聚乃起。上五条出“五变篇”。

人之善忘者，上气不足，下气有余，肠胃实而心肺虚。虚则荣卫久留于下，不以时上，故善忘也。又曰：气并于上，乱而善忘。

人之善饥而不嗜食者，精气并于脾，热气留于胃，胃热则消谷，谷消则善饥，胃气逆上，则胃脘寒，当是实字。故不嗜食也。

人之病而不得卧者，卫气不得入于阴，常留于阳。留于阳则阳气满，阳气满则阳跷盛，不得入于阴则阴气虚，故目不瞑矣。

人之病而目不得视者，卫气留于阴，不得行于阳。留于阴则阴气盛，阴气盛则阴跷满，不得入于阳则阳气虚，则目常闭也。

人之多卧者，其人肠胃大而皮肤湿，而分肉不解也。肠胃大则卫气留久，皮肤湿则分肉不解，其行迟。湿，痰水也。解，利也。凡人身伤于湿，与多痰者，其性皆好卧。夫卫气者，昼行于阳，经也。夜行于阴，脏也。阳气尽则卧，阴气尽则寤。故卫气留久而行迟者，其气不清，目常欲瞑，故多卧矣。其肠胃小，皮肤滑以缓，分肉解，则卫气留于阳者久，故少瞑也。此皆素性然也。其卒然多卧者，邪气留于上焦，上焦闭而不通，已食若饮汤，卫气留久于阴而不行，亦有因胃实不寐者，所谓胃不和则卧不安也。或食填太阴，或痰饮格于中焦，故凡痰据于阳，令人多卧，痰据于阴，令人不寐。故卒然多卧矣。上五条出“大惑论”。按：《灵枢·口问篇》所论十二邪，亦人之常病也，但言荣卫气血，不及外诊之形，故不具录。

壮者之气血盛，其肌肉滑，气道通，荣卫之行，不失其常，故昼精而夜瞑。老者之气血衰，其肌肉枯，气道涩，五脏之气相搏，其荣气衰少，而卫气内伐，故昼不精，夜不瞑也。出“营卫生会篇”。

辨人身气血盛衰时日篇

人与天地相应，日月相参，故虽平居，其腠理开闭缓急，故常有时也。月满则海水西盛，人气血精，肌肉充，皮肤致，毛发坚，腠理郄[1]，烟垢著。当是之时，虽遇贼风，其入浅不深。月廓空，则海水东盛，人气血虚，卫气去，形独居，肌肉减，皮肤纵，腠理开，毛发残，焦理薄，烟垢落。当是之时，遇贼风，则其入深，其病卒暴。故得三虚者，其死暴疾；得三实者，邪不能伤人也。

---

① 郄(音隙)：指皮肤纹理缝隙。

乘年之衰，本命受流年克制。逢月之空，月魄。失时之和，寒温非时。是为三虚；逢年之盛，遇月之满，得时之和，是为三实。上《灵枢》。

天温日明，则人血淖液而卫气浮，故血易泻，气易行；天寒日阴，则人血凝泣而卫气沉。月始生，则血气始精，卫气始行；月郭满，则血气实，肌肉坚；月郭空，则肌肉减，经络虚，卫气去，形独居。是以天寒无刺，天温无疑，行之无忌。月生无泻，月满无补，月郭空无治，是谓得时而调之。

阳气者，一日而主外。"日"，言昼也。平旦人气生，日中而阳气隆，日西而阳气已虚，气门乃闭。是故暮而收拒，无扰筋骨，无见雾露，反此三时，形乃困薄。上《素问》。薄，迫也，削也。

气阳而应日，血阴而应月，故暑则气泄，寒则气敛，日中则气壮，日下则气衰。所谓日中得病夜半愈，夜半得病日中愈者，阴阳乘除故也。月生人血渐盛，月死人血渐减。凡病在血分，及失血诸证，有血盛邪无所容而病退者，有血减邪失所附而病亦退者，若夫精神之复，必在生明之候矣。故仲景于疟疾曰：以月一日发，当十五日愈；设不瘥，当月尽解。疟为卫邪入荣之病，故以晦朔决瘥剧之期也。昔尝患暑，下血以月满得病，血止后，神明不复，至次月朔日，顿见爽朗矣。世俗谓久病以朔望病势增损定吉凶，岂诬也哉！经脉血气，似于形诊无关。《灵枢》曰：营气之病也，血上下行。东垣谓血上下行者，面部乍肥乍瘦也。血随气升，即面胕而似肥；血随气降，即面消而似瘦。元气不足之人，常有此象。又曰：营气霈然者，病在血脉，是邪气激其血脉，光泽浮越于面部也。观此，岂真无关形诊耶？

形诊病形类

五脏病证总例篇

附五邪病证心例，附六气病证总例

诸风掉眩，皆属于肝；诸寒收引，皆属于肾；诸气膹郁，皆属于肺；诸湿肿满，皆属于脾；诸热瞀瘈，皆属于火；诸痛痒疮，皆属于心；诸厥固泄，皆属于下；诸痿喘呕，皆属于上；诸禁鼓栗，如丧神守，皆属于火；诸痉项强，皆属于湿，诸逆冲上，皆属于火；诸胀腹大，皆属于热；诸躁狂越，皆属于火；诸病有声，鼓之如鼓，皆属于热；诸病胕肿，疼痠惊骇，皆属于火；诸转反戾，水液浑浊，皆属于热；诸病水液，澄澈清冷，皆属于寒；诸呕吐酸，暴注下迫，皆属于热。故《大要》曰：谨守病机，各司其属，有者求之，无者求之，盛者责之，虚者责之，必先五胜，五行之胜，即六气之胜复也。疏其气血，令其调达，而致和平。此之谓也。

东方生风，风生木，木生酸，酸生肝，肝生筋，筋生心。其在天为玄，在人为道，在地为化，化生五味。道生智，玄生神，化生气。神在天为风，在地为木，在体为筋，在气为柔，在脏为肝。其性为暄，其德为和，其用为动，其色为苍，其化为荣，其虫毛，其政为散，其令宣发，其变摧拉，其眚为陨，其味为酸，其志为怒。怒伤肝，悲胜怒；风伤肝，燥胜风；酸伤筋，辛胜酸。"阴阳应象"有在音为角，在声为呼，在变动为握，在窍为目。

南方生热，热生火，火生苦，苦生心，心生血，血生脾。其在天为热，在地为火，在体为脉，在气为息，在脏为心。其性为暑，其德为显，其用为躁，其色为赤，其化为茂，其虫羽，其政为明，其令郁蒸，其变炎烁，其眚燔焫，其味为苦，其志为喜。喜伤心，恐胜喜;热伤气,寒胜热;苦伤气,咸胜苦。“阴阳应象”有在音为徵,在声为笑,在变动为忧,在窍为舌。

中央生湿,湿生土,土生甘,甘生脾,脾生肉,肉生肺。其在天为湿,在地为土,在体为肉,在气为充,在脏为脾。其性静兼,其德为濡,其用为化,其色为黄,其化为盈。其虫倮,其政为谧,其令云雨,其变动注,其眚淫溃,其味为甘,其志为思。思伤脾,怒胜思;湿伤肉,风胜湿;甘伤脾,酸胜甘。“阴阳应象”有在音为宫,在声为歌,在变动为哕,在窍为口。

西方生燥,燥生金,金生辛,辛生肺,肺生皮毛,皮毛生肾。其在天为燥,在地为金,在体为皮毛。在气为成,在脏为肺。其性为凉,其德为清,其用为固。其色为白,其化为敛,其虫介,其政为劲,其令雾露,其变肃杀,其眚苍落,其味为辛,其志为忧。忧伤肺,喜胜忧;热伤皮毛,寒胜热;辛伤皮毛,苦胜辛。“阴阳应象”有在音为商,在声为哭,在变动为咳,在窍为鼻。

北方生寒,寒生水,水生咸,咸生肾,肾生骨髓,髓生肝。其在天为寒,在地为水,在体为骨,在气为坚,在脏为肾。其性为懔,其德为寒,其用为,阙。其色为黑,其化为肃,其虫鳞,其政为静,其令,本阙。其变凝冽,其眚冰雹,其味为咸,其志为恐。恐伤肾,思胜恐;寒伤血,燥胜寒;咸伤血,甘胜咸。“阴阳应象”有在音为羽,在声为呻,在变动为栗,在窍为耳。又按:以例推之,中央热伤皮毛,寒胜热,当作燥伤皮毛,热胜燥。北方寒伤血,燥胜寒,当作寒伤骨,湿胜寒。盖湿热二气相合,热胜燥,是热而湿也。湿胜寒,是湿而热也。此五节字字精切,果能参透,万病机括,无不贯澈。上《素问》。

假令得肝脉,其外证,善洁,面青,善怒;其内证,脐左有动气,按之牢若痛。其病四肢满闭,淋溲便难,转筋,有是者肝也,无是者非也。满闭,即满痹也。旧以闭淋二字句,误。

假令得心脉,其外证,面赤,口干,喜笑;其内证,脐上有动气,按之牢若痛。其病烦心,心痛,掌中热而啘[①],有是者心也,无是者非也。

假令得脾脉,其外证,面黄,善噫,善思,善味;其内证,当脐有动气,按之牢若痛。其病腹胀满,食不消,体重节痛,怠堕嗜卧,四肢不收,有是者脾也,无是者非也。

假令得肺脉,其外证,面白,善嚏,悲愁不乐,欲哭;其内证,脐右有动气,按之牢若痛。其病喘咳,洒淅寒热,有是者肺也,无是者非也。

假令得肾脉,其外证,面黑,善恐欠;其内证,脐下有动气,按之牢若痛。其病逆气,小腹急痛,泄而下重,足胫寒而逆,有是者肾也,无是者非也。上《难经》。

附五邪病证心例 出《难经》

凡病从前来者为实邪,从后来者为虚邪,从所不胜来者为贼邪,从所胜来者为微邪,自病为正邪。假令心病,中风得之为虚邪,伤暑得之为正邪,饮食劳倦得之为实邪,伤寒得之为微邪,中湿得之为贼邪。

假令心病,何以知中风得之?然其色当赤,何以言之?肝主色,自入为青,入心为赤,入脾为黄,入肺为白,入肾为黑。肝为心邪,故知当赤色也。其病身热,胁下满痛,其脉浮大而弦。

何以知伤暑得之?然当恶臭,何以言之?心主臭,自入为焦臭,入脾为香臭,入肝为臊臭,入肾为腐臭,入肺为腥臭,故知心病伤暑得之,当恶臭也。其病身热而烦,心痛,其脉浮大而散。

---

① 啘(音夜):干呕。

何以知饮食劳倦得之？然当喜苦味也，虚为不欲食，实为欲食，何以言之？脾主味，入肝为酸，入心为苦，入肺为辛，入肾为咸，自入为甘，故知脾邪入心当喜苦味也。其病身热，而体重嗜卧，四肢不收，其脉浮大而缓。喜苦味，非心喜之，谓口中常患苦也。

何以知伤寒得之？然当谵言妄语，何以言之？肺主声，入肝为呼，入心为言，入肾为呻，入肺为哭，故知肺邪入心为谵言妄语也。其病身热，洒洒恶寒，甚则喘咳，其脉浮大而涩。寒本肾邪，此以为肺，必兼燥也。谵妄，脉涩，皆出于燥。

何以知中湿得之？然当喜汗出不可止，何以言之？肾主液，入肝为泣，入心为汗，入脾为涎，入肺为涕，自入为唾，故知肾邪入心为汗不可止也。其病身热，小腹痛，足胫寒而逆，其脉沉濡而大。

附六气病证总例　出《素问》

风胜则动，热胜则肿，燥胜则干，寒胜则浮，湿胜则濡泄，甚则水闭胕肿。

厥阴所至，为里急，为支痛，支，柱妨也。为软戾，为胁痛呕泄。所至，谓主令也，后同。

少阴所至，为疡胗、身热，为惊惑、恶寒战栗、谵妄，为悲妄，衄衊[①]，为语笑。

太阴所至，为积饮痞隔，为惊惑、畜满，为中满、霍乱吐下，为重、胕肿。重，体重也。如怠惰四肢不举，湿胜则缓故也。

少阳所至，为嚏、呕，为疮疡，为惊躁、瞀昧、暴病，即暴痛也。为喉痹、耳鸣、呕涌，为暴注、瞤瘛、暴死。

阳明所至，为浮虚，为鼽，尻阴股膝髀腨胻、足病，即痛字。为皴揭，为鼽嚏。

太阳所至，为屈伸不利，为腰痛，为寝汗，为流泄禁止。

尺肤滑涩肘臂腰脐寒热决病篇

出《灵枢》

审其尺之缓急、大小、滑涩，肉之坚脆，而病形定矣。

视人之目窠上微痈，一作壅。如新卧起状，其颈脉动，时咳，按其手足上，窅[②]而不起者，风水肤胀也。“水胀篇”按其腹，随手而起，如裹水之状者，水也。窅而不起，腹色不变者，肤胀也。腹筋起者，臌胀也。

尺肤滑以淖泽者，风也。尺肉弱者，解㑊[③]，尺脉缓涩，谓之解㑊。安卧脱肉者，寒热，不治。

尺肤滑而泽脂者，风也；尺肤涩者，风痹也。面部阙中，色以薄泽为风，冲浊为痹。尺肤粗如枯鱼之鳞者，水泆饮也。尺肤热甚，脉盛躁者，病温也；其脉盛而滑者，汗且出也。人一呼脉三动，一吸脉三动而躁，尺热，曰病温。尺不热，脉滑，曰病风。脉涩，曰痹。

尺肤寒，其脉小者，泄，少气。尺寒脉细，谓之后泄。

尺肤炬然，《脉经》作烜然，下并同。先热后寒者，寒热也；尺肤先寒，久持之而热者，亦寒热也。寒热，疟之类也。

尺涩脉滑，谓之多汗；滑者，阴气有余，为多汗而身寒。脉粗尺常热者，谓之热中。脉粗大者，阴不足，阳有余，为热中也。

肘所独热者，腰以上热；手所独热者，腰以下热。肘前独热者，膺前热；肘后独热者，肩背热。臂中独热者，腰腹热；肘后粗以下三四寸热者，肠中有虫。掌中热者，腹中热；《难经》以掌中热而啘为心病。掌中

① 衄衊：鼻流污血。
② 窅（音杳）：深也，凹陷。
③ 解㑊：身体倦怠。

寒者，腹中寒。尺炬然热，人迎大者，当夺血；人迎指喉脉言，谓此象将必夺血也，当作"尝"，非。尺坚大，脉小甚，少气，色白，悗有加，立死。

胃中热，则消谷，令人悬心善饥。脐以上皮热，肠中热，则出黄如糜；脐以下皮寒，当作"热"。胃中寒，则腹胀。肠中寒，则肠鸣飧泄；胃中寒，肠中热，则胀而且泄；胃中热，肠中寒，则病饥，小腹痛胀。

百病头身手足寒热顺逆死生篇

寒气暴上，因寒而气上暴喘也。脉满而实，何如？曰：实而滑则生，实而逆则死。脉实满，手足寒，头热，何如？曰：春秋则生，冬夏则死。脉浮而涩，涩而身有热者死。其形尽满，身面俱肿。何如？曰：其形尽满者，脉急大坚，尺涩而不应也，如是者，从则生，逆则死。所谓从者，手足温也；所谓逆者，手足寒也。上喘满胕肿。

肠澼便血何如？曰：身热则死，寒则生。脉悬绝此专指悬绝小也，不言小者，对下文滑大而可知也。则死，滑大则生。肠澼下白沫何如？曰：脉沉则生，浮则死。肠澼身不热，脉不悬绝何如？曰：脉滑大者生，悬涩者死，以脏期之。

泄及便脓血诸过者，切之涩者，阳气有余也；滑者，阴气有余也。阳气有余，为身热无汗；阴气有余，为多汗身寒；阴阳俱有余，则无汗而寒。此发明滑涩寒热之义也。

肾脉小搏沉为肠澼下血，血温身热者死。《素问》

下利，脉大者，为未止；脉微弱数者，为欲自止，虽发热不死。少阴病，吐利，手足不逆冷反发热者，不死。脉不至者，灸少阴七壮，脉还，手足温者生，不者死。下利，恶寒而踡卧，手足温者，可治，逆冷者死。身热有不死者，其热在初起，为外感；在日久，为胃中湿热，非阴虚血竭，孤阳飞越之躁热。上肠澼下利。仲景

脉至如搏，血衄，身热者死，脉来悬钩浮，为常脉。《素问》

吐血，咳逆上气，其脉数而有一作"身"。热，不得卧者，死。此虚劳败候，自古无治法矣。上衄血吐血。仲景

乳子中风热，喘鸣肩息者，脉实大也，缓则生，急则死。乳子而病热，脉悬小者，手足温则生，寒则死。上乳子病风热，与常人不同者。乳子则阴血必虚，而阳气亦大耗也。

阴在内，阳之守也；阳在外，阴之使也。阳胜则身热，腠理闭，喘粗为之俯仰，汗不出而热，齿干以烦悗，腹满死，能冬不能夏。阴胜则生寒，汗出，身常清，数栗而寒，寒则厥，厥则腹满，能夏不能冬。上虚劳之偏阳偏阴者，俱以腹满为死者，上损下损过脾皆不治也。《素问》

内伤伤于七情，阴血虚耗。及劳役饮食饥饱不节者，病则手心热，手背不热；掌中热而哕为心病。外伤风寒者，病则手背热盛，过于手心也。上东垣《内外伤辨·手》

凡病初起，手足俱冷，为阴寒；手足常畏冷，为阳虚。若足冷手不冷，身体发热，头或痛或不痛者，有夹阴，有内伤阳虚，亦有湿温病；足冷手温，多汗妄言，此痰气结于中焦，阳气不得下通也。若手冷而足热如火者，此阴衰于下，阳衰于上，三焦痞隔之象也。亦有因脾胃湿热郁盛，而肺虚浊气下流者，当有软弱之候。若加感寒湿，当见赤肿，即脚气是也。石顽

形气有余不足篇

附营卫病形

寒伤形，热伤气，气伤痛，形伤肿。故先痛而后肿者，气伤形；先肿而后痛者，形伤气也。《素问》

病在阳者命曰风，在阴者命曰痹，阴阳

俱病,命曰风痹。病有形而不痛者,阳之类也;无形而痛者,阴之类也。阴痹者,按之不可得。无形而痛者,其阳完而阴伤之也,急治其阴,无攻其阳;有形而不痛者,其阴完而阳伤之也,急治其阳,无攻其阴;阴阳俱动,乍有形,乍无形,加以烦心,命曰阴胜其阳,此谓不表不里,其形不久。《灵枢》

形盛脉细,少气不足以息者危;形瘦脉大,胸中多气者死;形气相得者生。平人气胜形者寿,病而形肉脱,气胜形者死,形胜气者危。目眶内陷者死,皮肤著入声,枯也。者死,脱肉身不去者死,形肉已脱,九候虽调犹死。若夫急虚身中,譬如堕溺,不可为期。其形肉虽不脱,犹死也。病而气胜形者,喘息低昂,抬肩撼胸。

形弱气虚,死;形气有余,脉气不足,死;脉气有余,形气不足,生。

气盛身寒,恶寒。得之伤寒;气虚身热,恶热。得之伤暑。谷入多而气少者,得之有所脱血,湿居下也;谷入少而气多者,邪在胃及与肺也。脉小血多者,饮中热也;脉大血少者,脉有风气,水浆不入也。《素问》

形气不足,病气有余,是邪胜也,急当泻之;形气有余,病气不足,急当补之;形气不足,病气不足,此阴阳俱不足也,不可刺之,刺之重不足,则阴阳俱竭,血气皆尽,五脏空虚,筋骨髓枯,老者灭绝,壮者不复矣;形气有余,病气有余,此阴阳俱有余也,急泻其邪,调其虚实。李东垣曰:病来潮作之时,病气精神增添者,是为病气有余,乃邪气胜也,急泻之;病来潮作之时,神气困弱者,为病气不足,乃真气不足也,急补之。不问形气有余不足,只从病气上分别补泻。形谓皮肉筋骨血脉也,气谓口鼻气息也。东垣释《内经》,出《内外伤辨》

荣之生病也,寒热少气,血上下行;卫之生病也,气通当是冲痛。时来时去,怫忾贲响,风寒客于肠胃之外。寒痹之为病也,留而不去,时痛而皮不仁。寒痹,有椒、姜、桂心,醇酒熨法。

荣气虚则不仁,卫气虚则不用,荣卫俱虚,则不仁且不用,肉如故也。人身与志不相有,曰死。卫虚不用,故治偏废,重用蓍、防。

诸病以肥瘦决难治易治篇

脉一来者入住者,宿病在心主中治;脉二来而久住者,病在肝支中治;脉三来而久住者,病在脾下中治;脉四来而久住者,病在肾间中治;脉五来而久住者,病在肺支中治。五脉病,虚羸人得此者死。所以然者,药不得而治,针不得而及,盛人可治,气全故也。《脉经》

曹山跗病肺消瘅,加寒热,不治。所以然者,其人尸夺。尸夺者形弊,形弊者,不当关灸、镵石及饮毒药也。齐丞相舍人奴伤脾,法当至春死,乃至四月泄血死者,诊其人时愈顺,愈顺者人尚肥也。奴之病得之流汗数出,炙于火而以出见大风也。原文:一愈顺及一时。又安谷者过期,不安谷者不及期。上《仓公传》。

《续名医类案》载:白云集万镃家贫,右臂痿废,一旦,遇人谓之曰:汝少饶今涩,怒盛于肝,火起于脏也。因扪右臂曰:幸尚瘦,可治也。武夷茶,涧水饮之,久自愈。合前诸论,案若不相合者。盖尝思之,肢臂痿废者,正气不至其处,则喜其瘦,为邪气亦所不居,充其正气,而可复也。虚损发于五脏,见于周身,则喜其肥,为津液尚未销尽,扶其正气,而可复也。然肥瘦亦须不失常度,若瘦如枯柴,肥如腐尸,岂可为哉?

凡患脚气诸风,其人本黑瘦者易治,肥大肉厚赤白者难愈。黑人耐风湿,赤白不耐风湿也。瘦人肉硬,肥人肉软,肉软则受疾至深矣。《千金方》

此论其人之本肥本瘦也，故与上文因病变肥变瘦者不同。肥人肉淖理疏，邪气易于深入，而痰多气滞又难于出，故难治也。凡痈疽痿痹者，俱当依此例诊之。

肥人多中风，以形厚气虚难以周流，气滞痰生，痰积生火，故暴厥也。瘦人阴虚，血液衰少，相火易亢，故多劳嗽。张石顽尝谓：有人年盛体丰，冬时腰痛，不能转侧，怯然少气，足膝常冷，与肾气丸，不应，反转寒热喘满者。肥人多湿，脉沉者，湿遏气脉也；腰痛不能转侧者，湿伤经络也；怯然少气者，湿干肺胃，气不舒也；足膝常冷者，阳气不能四达也。法当散气行血，以助流动，而反与滋腻养荣，宜其增剧也。

骨槁肉陷篇 附损至脉证

大骨枯槁，大肉陷下，胸中气满，喘息不便，其气动形，期六月死。真脏脉见，予之期日。肺绝。

大骨枯槁，大肉陷下，胸中气满，喘息不便，内痛引肩项，期一月死。真脏见，乃予之期日。心绝。

大骨枯槁，大肉陷下，胸中气满，喘息不便，内痛引肩项，身热，脱肉破䐃，真脏见，十日原作"月"，非。之内死。脾绝。

大骨枯槁，大肉陷下，肩髓内消，动作益衰，真脏未见，期一岁，见其真脏，乃予之期日。肾绝。肩髓之"肩"，疑是"骨"字之讹。

大骨枯槁，大肉陷下，胸中气满，腹内痛，心中不便，肩项肩项上似当有"引"字。身热，破䐃脱肉，目眶陷，真脏见，目不见人，立死。其见人者，至其所不胜之时则死。肝绝。

急虚身中，卒至五脏闭绝，脉道不通，气不往来，譬于堕溺，不可为期。其脉绝不来，若一息五六至，其形肉虽不脱，真脏虽不见，犹死也。急有虚邪而身中之，猝令五脏气闭，如堕溺，不可期也。脉法，再动一至，故一息五六至者，十动以上也。林亿以为误文，疏矣。上《素问》。

一呼三至，至一呼六至者，此一动一至之例也。此至之脉也。一呼一至，至四呼一至者，此损之脉也。至脉从下上，损脉从上下。上下，即内外也。吴师朗谓虚损有外感内伤两大端，即此义。一损损于皮毛，皮聚而毛落；二损损于血脉，血脉虚少，不能荣于五脏六腑也；三损损于肌肉，肌肉消瘦，饮食不为肌肤；四损损于筋，筋缓不能自收持；五损损于骨，骨痿不能起于床。反此者，至之为病也。从上下者，骨痿不能起于床者死。从下上者，皮聚而毛落者死。《灵枢·本脏篇》叙五脏内伤，均以毛悴色夭为死证，即此义。损其肺者益其气，损其心者调其荣卫，损其脾者调其饮食，适其寒温，损其肝者缓其中，损其肾者益其精。《难经》

诊大肉消长捷法篇[①]

病人大肉已落，为不可救药，盖以周身肌肉瘦削殆尽也。余每以两手大指次指后，验大肉之落与不落，以断病之生死，百不失一。病人虽骨瘦如柴，验其大指次指之后，有肉隆起者，病纵重，可医；若他处肌肉尚丰，验其大指次指之后，无肉隆起，而反见平陷者，病即不治矣。《周慎斋三书》云：久病形瘦，若长肌肉，须从内眦眼下胞长起，以此属阳明胃，胃主肌肉，故也。此言久瘦渐复之机也，不可不知。赵晴初。

目眶为足阳明所系，极与大肉相关。惟下利，专泄胃气，其目眶虽陷，而面色神光未改者，不足为虑。若壮年无病，目眶忽陷，久而不复，咳嗽带红，而目眶常陷，诸病饮食倍增，身面加肥，而目眶独陷，皆脾真

① 篇：原无此字，据目录补。

暗败之先征，即面色神光未改，且觉难于挽回。补救及时，方药针对，仅可侥幸百一。若加见山根黯惨，两角无光，短期速矣。再瘦人与高年，目眶虽陷而无虑者，盖陷之形有不同也。胞皮宽纵，眶骨不至削如锋刃者，是乃常见之事；若胞皮吸入骨里，凹成深坑，得不谓之非常之变乎？

病深而形色毛发有不变者篇

营气霈然者，病在血脉。是邪气激其血脉，光泽浮越于外也。邪气者，湿热也。

五色精微象见矣，其寿不久也。是五脏精华全越于外也，前为邪盛，此为真漓，故曰色明不粗沉夭者为病甚。

尝贵后贱，虽不中邪，病从内生，名曰脱营。尝富后贫，名曰失精。五气流连，病有所并，不在脏腑，不变躯形，身体日减，气虚无精，病深无气，洒洒然时惊。病深者，以其外耗于卫，内夺于荣也。脱营失精，精气外浮，其内愈竭，而毛发面色愈美，此为病在心。心华在面，精气并于心故也。所谓并者，虚而相并也。故凡坐伤于忧愁思虑者，即肌肉消瘦，肢节痠软，而毛发面色自美也。凡男女爱慕，功名抑郁者，多有此候。故《脉经》曰：忧恚思虑，心气内索，面色反好，急求棺椁①。上《素问》。

女子竖，病伤脾，在死法中，而视其颜色不变，不以为意，至春，果呕血死。其病得流汗，流汗者同法，病内重，毛发面色泽，脉不衰，此关内之病也。流汗者，自汗也。内关之病，不自知其所痛，心慧然若无苦，若见一病，即不及救。

寒薄吾，蛲瘕，腹大，上肤黄粗，循之戚戚音瑟。然，饮以芫花一撮，出蛲可数升，病已，三十日如故。病得之于寒湿，寒湿气菀笃不发，化为蛊矣。所以知然者，切其脉，循其尺，其尺索刺粗，而毛发奉美，奉即苇字，茂也。原注当作"秦"，非。是虫气也，其色泽者，中脏无邪气及重病也。前案病内重，而毛发色泽，此脏无重病而亦然者，何也？读者宜深思其故。上《仓公传》。

面色不变，肌肤日瘦，外如无病，内实虚亏，俗名桃花疰。其证必蒸热咳嗽，或多汗，或无汗，或多痰，或无痰，或经闭，或泄精，或吐血，或衄血，或善食，或泄泻，此为阴火煎熬之证，男女婚嫁过时及少寡者，多有之。以阴火既乘阳位，消烁阳分之津液，而阴分津液，亦随气而升，竭力以上供其消烁，故肢体日削，而面色愈加鲜泽也。按阴阳津液之说未莹。面色属心，心华于面，心神外驰，不能内守，是外有所慕，精神驰骛，故心之精华，全浮于面，与忧菀于内者迥别。仓公前案流汗，汗为心液，亦与心精外越之义符合。后案虫气，是正气未伤，而湿热内盛，化生蛲虫，胃中转多一番生气，故上蒸头面而毛发奉美也。若至虫能饮血啮肠，则亦必渐变枯索矣。

传尸疰者，是恶虫啮人脏腑，其人沉沉默默，不知所苦，而无处不苦，经年累月，渐就羸瘦。其证蒸热，咳嗽不止，腰背痠痛，两目不明，四肢无力。或面色脱白，或两颊时红，常怀忿怒，夜梦奇怪，或与鬼交，最易传染，甚至灭门。此面时红，阳浮无根也，非虫气矣。上张石顽《医通》。

百病虚实顺逆篇

邪气盛则实，精气夺则虚。五实死，五虚死。脉盛、皮热、腹胀、前后不通、闷瞀，此谓五实；脉细、皮寒、气少、泄利前后、饮食不入，此谓五虚。其时有生者，何也？曰：浆粥入胃，泄注止，则虚者活；身汗，得后利，则实者活。何以得粥入泄止，何以得汗与利，是必有望于医者。

气血以并，阴阳相倾，气乱于卫，血逆

① 椁（音郭）：原作"槨"，椁的异体字，棺木。

于经，血气离居，一实一虚。

血并于阴，气并于阳，故为惊狂；阴不胜其阳，脉流薄疾，并乃狂；三阳积并，发为惊狂。邪入于阳，重阳则狂，诸文皆指阳气喷激也。血并于阳，气并于阴，乃为炅中；炅，即炯字，热也。此阳气内郁也。血并于上，气并于下，心烦惋善怒；此阳气下抑也。血并于下，气并于上，乱而善忘。此孤阳亢逆，阴津不能上濡也。

血气并走于上，则为大厥，气复返则生，不返则死矣。血气者，喜温而恶寒，寒则泣不能流，温则消而去之。宜用温散、温下，不可温补。是故气之所并为血虚，血之所并为气虚，何者？有者为实，无者为虚，故气并则无血，血并则无气，血与气相失，故为虚焉。络之与孙脉，俱输于经，血与气并，故为实焉。夫阴与阳，皆有俞会，阳注于阴，阴满之外，阴阳匀平，以充其形，九候若一，命曰平人。上虚实。以上《素问》。

喜怒不测，饮食不节，阴气不足，阳气有余，营气不行，所谓气行血止也。阴津不足以载血，使之滑利，而阳气之悍者涌来，血遂拥挤而成痈疽。发为痈疽，阴阳不通，而热相搏，是血愈拥挤，而悍气亦不得通，故蒸而为脓矣。乃化为脓，脓成，十死一生。其白眼青，黑眼小，一逆也；内药而呕，二逆也；腹痛渴甚，三逆也；肩项中不便，四逆也；音嘶色脱，五逆也。除此五者，为顺也。今疡科有五善七恶之说，义即本此。上痈疽顺逆。

热病脉静，汗已出，脉躁盛，是一逆也；病泄，脉洪大，是二逆也；著痹不移，䐃肉破，身热，脉偏绝，是三逆也；淫而夺形，身热，色夭然白，及后下衃血[①]，衃笃重，是四逆也；淫，马注谓好色，非也。凡遗精，漏浊，下利，自盗汗皆是。寒热夺形，脉坚搏，是五逆也。

腹胀，身热，脉大，一逆也；腹鸣而满，四肢清，脉大，二逆也；衄而不止，脉大，三逆也；咳且溲血，脱形，其脉小劲，四逆也；咳脱形，身热，脉小以疾，五逆也。如是者，不过十五日而死矣。

腹大胀，四末清，脱形，泄甚，一逆也；腹胀，便血，脉大时绝，二逆也；咳溲血，形肉脱，脉搏，三逆也；呕血，胸满引背，脉小而疾，四逆也；咳呕，腹胀且飧泄，其脉绝，五逆也。如是者，不及一时而死矣。上杂病顺逆。

热病不可刺者有九，所谓勿刺者，有死征也。一曰汗不出，大颧发赤，哕者死；二曰泄而腹满甚者死；三曰目不明，热不已者死；四曰老人婴儿热而腹满者死；五曰汗不出，呕下血者死；六曰舌本烂，热不已者死；七曰咳而衄，汗不出，出不至足者死；八曰髓热者死；九曰热而痉者死，腰折瘛疭；齿噤龂也。凡此九者，不可刺也。其可刺者，急刺之，不汗且泄。上热病顺逆。以上《灵枢》。

诸病以昼夜静剧辨阴阳气血篇

出丹溪

昼则增剧，夜则安静，是阳病有余，气病而血不病也；、夜则增剧，昼则安静，是阴病有余，血病而气不病也。

昼则发热，夜则安静，是阳气自盛于阳分也。昼则安静，夜则发热烦躁，是阳气下陷入阴中也。热入血室。

昼则发热烦躁，夜亦发热烦躁，是重阳无阴也。补阴泻阳。

夜则恶寒，昼则安静，是阴气自盛于阴分也。夜则安静，昼则恶寒，是阴气上冒于阳中也。

夜则恶寒，昼亦恶寒，是重阴无阳也。补阳泻阴。

---

① 衃血：凝积的死血。

昼则恶寒，夜则烦躁，饮食不入，名曰阴阳交错者，死。

按：昼夜静剧，仍须辨证之寒热有余不足。即如昼静夜剧，其证见阳热之有余者，是阳陷入阴也；其证见阴寒之不足者，是阴气自盛也。其证见虚热而不甚者，则为阴虚，而非阳盛矣；其证见微寒而不甚者，又为阳虚，而非阴盛矣。余依此例推之。

更有寒热日夜数过，寒已即热，热已复寒，无已时者。在初病为风气太盛，所谓风胜则动也，在汗后为里邪外争，在下后为外邪内争，皆为阴阳不和，而有病进病退之别也。在久病为阴阳败乱，元气无主也。

百病善恶形证汇述篇

《素问》、《灵枢》、《难经》、仲景杂家

附东垣内外伤辨证[①]

五脏者，身之强也。头者，精明之府，头倾视深[②]，精神将夺矣。背者，胸中之府，背曲肩随，府将坏矣。腰者，肾之府，转摇不能，肾将惫矣。膝者，筋之府，屈伸不能，行则偻[③]附，筋将惫矣。骨者，髓之府，不能久立，行则振掉，骨将惫矣。《难经》髓会绝骨，义即本此。作枕骨，非。得强则生，失强则死。五强。

精脱者耳聋；气脱者目不明；津脱者腠理开，汗大泄；液脱者，骨属屈伸不利，色夭，脑髓消，胫痠，耳数鸣；血脱者色白，夭然不泽，其脉空虚。《难经》脱阳者见鬼，脱阴者目盲。五脱。

是以夜行，则喘出于肾，淫气病肺；有所堕恐，喘出于肝，淫气害脾；有所惊恐。喘出于肺，淫气伤心；度水跌仆，喘出于肾与骨。当是之时，勇者气行则已，怯者则著而为病也。五喘。

故饮食饱甚，汗出于胃；疾走恐惧，汗出于肝；惊而夺精，汗出于心；持重远行，汗出于肾；摇体劳苦，汗出于脾。故春秋冬夏四时阴阳，生病起于过用，此为常也。五汗。

面肿曰风，足胫肿曰水。颈脉动，喘疾，咳曰水。目裹微肿，如卧蚕起之状，曰水。溺黄赤，安卧者，黄疸。已食如饥者胃疸。风、水、疸。以上《内经》。

病欲得寒而欲见人者，病在腑也；病欲得温而不欲见人者，病在脏也。何以言之？腑者阳也，阳病欲得寒，又欲见人；脏者阴也，阴病欲得温，又欲闭户独处，恶闻人声，故以别知脏腑之别也。阳入之阴则静，阴出之阳则怒，此病机也。《难经》

病六七日，病，谓卧病不动，不知人也。手足三部脉皆至，大烦而口噤不能言，其人躁扰者，必欲解也。若脉和，其人大烦，目重，睑内际黄者，此为欲解也。脉皆至者，其先脉伏也；脉和者，本未伏也。

病人家来请云：病人发热烦极，明日师到，病人向壁卧，此热已去也，设令脉不和，处言已愈。

师持脉，病人欠者无病也，脉之呻者病当是痛字也，言迟者风也，摇头言者里痛也，行迟者表强也，坐而伏者短气也，坐而下一脚《脉经》作"膝"者腰痛也，里实护腹如怀卵物者心痛也。

诸脉浮数，其人当发热，而反时时洒淅恶寒，若身中或腹内有痛处，饮食如常者，必畜积有脓也。在身者为诸痈疽，在内者为肺痈，肠胃诸痈也。

浸淫疮从口起，流向四肢者，可治；从四肢流来入口者，不可治。病在外者可治，入里者即死。肿胀由四肢向腹者死，由腹向四肢者可治。又凡面色，起于耳、目、口、鼻之窍而外行者，病可治；由外部而入窍

---

① 本句为原目录标题下双行小注移于此。

② 视深：指眼睑深陷。

③ 偻（音吕）：背曲。

者，病即死矣。仲景

凡不病而五行绝者死。五行即五官也。绝，如目眶陷、眉系倾、唇反、人中满是。不病而性变者死，不病而暴语妄者死，不病而暴不语者死，不病而暴喘促者死，不病而暴强厥者死，不病而暴目盲者死，不病而暴耳聋者死，不病而暴缓痿者死，不病而暴肿满者死，不病而暴大小便结者死，不病而暴昏冒如醉者死，此皆内气先尽故也。逆者即死，顺者二年无有生者也。凡辨生死之法，声色心性，但一改常，即死矣。又有无病而暴面色惨黯，无病而暴肌肉瘦削，皆凶。《中藏经》

凡察病者，身以轻易转侧而热者为阳。病在气分。若肢体骨节疼痛为表证，以沉重难移动而寒者为阴。病人血分。若腹痛，自利，厥逆，宜温经。然中湿亦主身重痛，湿痹则身痛，关节不利。风湿则身痛而肿，骨节烦疼掣痛，不得屈伸，汗出恶风，而不欲去衣。若少腹硬痛，小便不利为溺涩，小便利为畜血。未发热而厥者，寒也；发热久而后厥者，热深也。背微恶寒者，阳微也；自汗身重鼻鼾多唾，风温也；肉瞤筋惕，汗下虚也；手足瘈疭，虚而有风也。循衣撮空，有阳明实证，又有似撮空而执持坚急者，亦属内热，非尽绝证。石顽

附李东垣内外伤辨证

外感八风之邪，乃有余证也；内伤饮食不节，劳役所伤，皆不足之病也。其内伤，亦恶风自汗，若在温暖无风处，则不恶矣，与外伤鼻流清涕、头痛、自汗颇相似，细分之特异耳。外感风邪，其恶风自汗，头痛鼻流清涕，常常有之，一日一时增加愈甚，直至传入里，作下证乃罢。语声重浊，高厉有力，鼻息壅塞而不通，能食，腹中和，口知味，大小便如常，筋骨疼痛，不能摇动，便著床枕，非扶不起。其内伤与饮食不节、劳役所伤，然亦恶风，居露地中，遇大漫风起，却不恶也，惟门窗隙中些小贼风来，必大恶也，与伤风伤寒俱不同矣。况鼻流清涕，头痛自汗，间而有之。鼻中气短，少气不足以息，语则气短而怯弱，妨食，或食不下，或不欲食，三者互有之。腹中不和，或腹中急而不能伸，口不知五谷之味，小便频数而不渴。初劳役得病，食少，小便赤黄，大便常难，或涩或结，或虚坐，只见些小白脓，时有下气，或泄黄如糜，或溏泄色白，或结而不通。若心下痞，或胸中闭塞，如刀劙之痛，二者亦互作，不并出也。有时胃脘当心而痛，上支两胁痛，必脐下相火之势，如巨川之水，不可遏而上行，使阳明之经逆行，乱于胸中，其气无止息，甚则高喘。热伤元气，令四肢不收，无气以动，而懒倦嗜卧。以其外感风寒，俱无此证，故易为分辨耳。总论

内伤及劳役、饮食不节病，手心热，手背不热；外伤风寒，则手背热，手心不热。“辨手心手背”。

若饮食劳役所伤，其外证必显在口，必口失谷味，必腹中不和，必不欲言，纵勉强对答，声必怯弱，口沃沫多唾，鼻中清涕，或有或无，即阴证也。外伤风寒，则其外证必显在鼻，鼻气不利，声重浊不清利，其言壅塞盛有力，而口中必和。伤寒则面赤，鼻壅塞而干，伤风则流清涕而已。《内经》云：鼻者肺之候，肺气通于天，外伤风寒，则鼻为之不利。口者坤土也，脾气通于口，饮食失节，劳役所伤，口不知谷味，亦不知五味。又云：伤食恶食，伤食明矣。辨口鼻。

外伤风寒者，故其气壅盛而有余；内伤饮食劳役者，其口鼻中皆气短促不足以息，何以分之？盖外伤风寒者，心肺元气初无减损，又添邪气助之，使鼻气壅塞不利，面赤不通，其鼻中气不能出，并从口出，但发一言，必前轻而后重，其言高，其声壮厉而

有力。是伤寒则鼻干无涕，面壅色赤，其言前轻后重，其声壮厉而有力者，乃有余之验也。伤风则决然鼻流清涕，其声嗄，其言响如从瓮中出，亦前轻而后重，高揭而有力，皆气盛有余之验也。内伤饮食劳役者，心肺之气先损，为热所伤，热既伤气，四肢无力以动，故口鼻中皆短气，少气上喘，懒语，人有所问，十不欲对其一，纵勉强答之，其气亦怯，其声亦低，是其气短少不足之验也。明白如此，虽妇人女子亦能辨之，岂有医者反不能辨之乎？辨气少气盛。

内证头痛，有时而作，有时而止；外证头痛，常常有之，直须传入里实方罢。此又内外证之不同者也。辨头痛。

内伤等病，是心肺之气已绝于外，必怠惰嗜卧，四肢沉困不收，此乃热伤元气。脾主四肢，既为热所乘，无气以动，经云：热伤气。又云：热则骨消筋缓，此之谓也。若伤风寒，是肾肝之气已绝于内。肾主骨为寒，肝主筋为风，自古肾肝之病同一治，以其递相维持者也。故经言胆主筋，膀胱主骨是也。或中风，或伤寒，得病之日，便著床枕，非扶不起，筋骨为之痠痛，不能动摇，乃形质之伤。经云：寒伤形。又云：寒则筋挛骨痛，此之谓也。辨筋骨四肢

仲景《伤寒论》云：中风能食，伤寒不能食，二者皆口中和，而不恶食。若劳役所伤，及饮食失节、寒温不适，三者俱恶食，口不知五味，亦不知五谷之味，只此一辨，足以分内外有余不足二证也。伤寒证虽不能食，而不恶食，口中和，知五味，亦知谷味。盖无内证，则心气和，脾气通，知五谷之味矣。辨外伤不恶食，若劳役、饮食失节、寒温不适，此三者皆恶食。

外感风寒之邪，三日已外，谷消水去，邪气传里，始有渴也。内伤饮食失节，劳役久病者，必不渴，是邪气在血脉中有余故也。初劳役形质，饮食失节，伤之重者，必有渴，以其心火炽，上克于肺金，故渴也，又当以此辨之。虽渴欲饮冷水者，当徐徐少与之，不可纵意而饮。恐水多峻下，则胃气愈弱，轻则为胀，重则传变诸证，必反覆闷乱，百脉不安，夜加增剧，不得安卧，不可不预度也。辨渴与不渴

或因劳役动作，肾间阴火沸腾，事闲之际，或于阴凉处解脱衣裳，更有新沐浴，于背阴处坐卧，其阴火下行，还归肾间，皮肤腠理极虚无阳，但风来为寒凉所遏，表虚不任其风寒，自认外感风寒，求医解表，以重绝元气，取祸如反掌。苟幸而免者，亦致虚劳，气血皆弱，不能完复。且表虚之人，为风寒所遏，亦是虚邪犯表。始病一二日之间，特与外中贼邪有余之证，颇相似处，故致疑惑。请医者只于气少气盛上辨之，其外伤贼邪，必语声前轻后重，高厉而有力。若是劳役所伤，饮食不节，表虚不足之病，必短气气促，上气高喘，懒语，其声困弱而无力，至易见也。若毫厘之误，则千里之谬已。辨劳役受病表虚，不可作表实治之。

复有一节，乘天气大热之时，在于路途中劳役得之，或在田野间劳形得之，或更有身体薄弱，食少，劳役过甚，又有修善长斋之人，胃气久虚，而因劳役得之者，皆与阳明中热白虎汤证相似，必肌体扪摸之壮热，必躁热闷乱，大恶热，渴而饮水，以劳役过甚之故。亦身疼痛始受病之时，特与中热外得有余之证相似，若误与白虎汤，旬日必死。此证脾胃大虚，元虚不足，口鼻中气皆短促而上喘，至日转以后，是阳明得时之际，病必少减。若是外中热之病，必到日晡之际大作，谵语，其热增加，大渴饮水，烦闷不止。其劳役不足者，皆无此证，尤易为分解。若有难决疑似之证，必当待一二日，求医疗治，必不至错误矣。辨证与中热颇相似。

五脏阴阳绝证篇

脉浮而洪，一作滑。身汗如油，喘而不休，水浆不下，体形不仁，乍静乍乱，此为命绝也。又未知何脏先受其灾，如汗出发润，喘不休者，此为肺先绝也。

阳反独留，形体如烟薰，直视摇头者，此为心绝也。

唇吻反青，四肢漐习[①] 习者，此为肝绝也。

环口黧黑，柔汗发黄者，此为脾绝也。

溲便遗失，狂言，目反直视者，此为肾绝也。

又未知何脏阴阳前绝，若阳气前绝，阴气后竭者，其人死，身色必青；阴气前绝，阳气后竭者，其人死，身色必赤，腋下温，心下热也。

六腑气绝于外者，手足寒，上气，脚缩；五脏气绝于内者，利不禁，下甚者手足不仁。仲景

五脏气绝于内者，脉口气内绝，不至，其死也，内气重竭，无气以动，故静；五脏气绝于外者，脉口气外绝，不至，其死也，阳气反入，阴气有余，阳并于阴。故躁。《灵枢》

肝绝，八日死，何以知之？面青，但欲伏眠，目视而不见人，汗一作泣。出如水不止。又面肿苍黑，肝败。

胆绝，七日死，何以知之？眉为之倾。

筋绝，九日死，何以知之？手足爪甲青，呼骂不休。

心绝，一日死，何以知之？肩息，目亭亭回视。又手掌并缺盆骨满，心败。

小肠绝，六日死，何以知之？发直如干麻，不得伸屈，自汗不止。

脾绝，十二日死，何以知之？口冷，足肿，腹热胪胀，泄利不觉，出无时度。又脐肿满突出，脾败。

胃绝，五日死，何以知之？脊痛，腰中重，不可反侧，腓肠平。《中藏经》此文云：骨绝。据诸证属肾，当是骨。

肉绝，六日死，何以知之？耳干，舌肿，溺血，大便赤泄。

肺绝，三日死。何以知之？口张，气但出而不还。又鼻黑唇肿，肺败。

大肠绝，不治，何以知之？泄利无度，利绝则死。

肾绝，四日死，何以知之？齿为暴枯，面为正黑，目中黄色，腰欲折，自汗出如流水，足心肿。又阴阳肿不起，肾败。

骨绝，十日死，何以知之？齿黄落，色如熟小豆，或齿忽变黑，或齿光无垢。以上《脉经》，参《中藏经》。

形诊络脉形色类

络解篇

经脉十二者，伏行分肉之间，深而不见。其常见者，足太阴过于外当是“内”字。踝之上，无所隐故也。诸脉之浮而常见者，皆络脉也。故经脉者，常不可见也。其虚实也，以气口知之。脉之见者，皆络脉也。诸络脉者，皆不能经大节之间，必行绝道而出入，复合于皮中，其会皆见于外。

阳明之阳，名曰害蜚，上下同法。上下，手足经也。视其部中有浮络者，皆阳明之络也。其色多青则痛，多黑则痹，黄赤则热，多白则寒，五色皆见则寒热也。络盛则入客于经，阳主外，阴主内。

少阳之阳，名曰枢持，上下同法。视其部中有浮络者，皆少阳之络也。络盛则入客于经。故在阳者主内，在阴者主出以渗于内，诸经皆然。阳注于阴，阴满之外。

---

① 漐(音直)习：病人手足出汗颤抖。

太阳之阳，名曰关枢，上下同法。视其部中有浮络者，皆太阳之络也。络盛则入客于经。

少阴之阴，名曰枢儒，上下同法。视其部中有浮络者，皆少阴之络也。络盛则入客于经。其入经也，从阳部注于经，其出者从阴内注于骨。

心主之阴，名曰害肩，上下同法。视其部中有浮络者，皆心主之络也。络盛则入客于经。

太阴之阴，名曰关蛰，上下同法。视其部中有浮络者，皆太阴之络也。络盛则入客于经。

凡此十二经之络脉者，皆皮之部也。是故百病之始生也，必先于皮毛，邪中之则腠理开，开则入客于络脉，留而不去，传入于经，留而不去，传入于腑，廪于肠胃。邪之始入于皮也，泝然起毫毛，开腠理。其入于络也，则络脉盛，色变；其入客于经也，则感虚乃陷下；其留于筋骨之间，寒多则筋挛骨痛，热多则筋弛骨消，肉烁䐃破，毛直而败。上“皮部论”。

按：络有二说，一经脉之分支者，以其能从此经络于彼经也，在三阳之部曰阳络，三阴之部曰阴络；一脏腑之膜与系也，膜能包络脏腑之体，系能连络脏腑于身，此皆谓之阴络。《素问》脉代而钩者，病在络脉，仓公代者络脉有过，皆以脏腑之系言之。系有病，则脏腑之气，不能畅达于身，而脉来不一矣。至于经脉之分络，行于身者，虽有部位，而人不尽同。故曰：络脉者，实则必见，虚则必下，视之不见，求之上下。人经不同，络脉异所别也。凡以络脉求穴者，须知此义。

络形诊[①] 篇

《素问·缪刺论》叙络脉病证甚详，集隘不能备录。

何谓虚实？曰：邪气盛则实，精气夺则虚。经络俱实，何如？曰：是寸脉急而尺缓也，皆当治之。寸口候经，所谓经不可见，其虚实以气口知之也。尺肤候络，所谓皮之部也。脉实则满而急，络实则䐜起而缓。滑则从，涩则逆也。夫虚实者，皆从其物类始，故五脏骨肉滑利，可以久长也。言虚实无定形，因物类以为推，如其物本涩者，即以得其涩为实，失其涩为虚矣。人之五脏骨肉本滑利，故不失其滑利者，可以久长也。

络气不足，经气有余，何如？曰：脉口热而尺寒也，秋冬为逆，春夏为从，治主病者。

经虚络满，何如？曰：经虚络满者，尺热满，脉口寒涩也。此春夏死，秋冬生。治此者，络满经虚，灸阴刺阳；经满络虚，刺阴灸阳。络阳经阴，刺泻灸补。

色脉与尺之相应也，如桴鼓影响之相应也，不得相失也，此亦本末根叶之出候也。色脉形肉，不得相失，故知一则为工，知二则为神，知三则神且明。调其脉之缓急大小滑涩，而病变定矣。脉急者，尺之皮肤亦急；脉缓者，尺之皮肤亦缓；脉小者，尺之皮肤亦减而少气；脉大者，尺之皮肤亦䐜而起；脉滑者，尺之皮肤亦滑；脉涩者，尺之皮肤亦涩。凡此变者，有微有甚，诸急者多寒，缓者多热，大者多气少血，小者血气皆少，滑者阳气盛，微有热，涩者多血少气，微有寒。是故刺急者，深内而久留之；刺缓者，浅内而疾发针，以去其热；刺大者，微泻其气，无出其血；刺滑者，疾发针而浅内之，

① 诊：原脱，据目录补。

以泻其阳气而去其热；刺涩者，必中其脉，随其逆顺而久留之。必先按而循之，已发针，疾按其痏，无令血出，以和其脉。诸小者，阴阳形气俱不足，勿取以针，而调以甘药也。涩脉多血，后人多疑之。其实经意指气虚血壅。以病形言，如形瘦脉大，胸中多气者死，岂真多气而反死哉？正以其气满而喘息不便耳。

奇邪之不在经者，血络是也。是故刺血络而仆者，脉气盛而血虚，刺之则脱气，脱气则仆。气悍而血少不能维之，刺之则见开而出，气脱而仆矣。凡浮大而散之脉，重用汗剂，则汗出不可止而亡阳，亦此意也。《脉经》曰：其脉青而短，少气甚者，泻之则闷，闷甚则仆不得言。义理正可互参。

血出而射者，血气俱盛，而阴气少，其血滑，刺之则射。血少黑而浊者，阳气蓄积，久留而不泻，其血黑以浊，故不能射矣。

血出清而半为汁者，新饮而液渗于络，而未合和于血也，故血出而汁别焉。其不新饮者，身中有水，久则为肿。血必得水调之，始能滑淖。故经谓水入于经，其血乃成，新饮而未合和，故汁别也。

发针而肿者，阴气积于阳，其气因于络，故刺之血未出而气先行，故肿。按：病有浮沉，刺有浅深，若刺浅不及病，反生外壅而为肿矣。

血出若多若少，而面色苍苍者，阴阳之气，其新相得，而未和合，因而泻之，阴阳俱脱，表里相离，故脱色而苍苍然。血出若多若少，言不必皆因多出血而然。

刺之血出多，面色不变，而烦悗者，刺络而虚经，虚经之属于阴者，阴脱，故烦悗。虚经之属于阴者，谓虚其阴经也，此刺失于深也。多出血而不动摇者，何也？阴阳相得而合为痹者，此为内溢于经，外注于络。如是者阴阳俱有余，虽多出血，弗能虚也。不动摇，言形色神气俱无所变动也。何以知其有余也？曰：血脉者盛，坚横以赤，上下无常处，小者如针，大者如箸，则而泻之，万全也。马氏曰：则，当是侧字，愚按：则，因也。故无失数矣，针入而肉著者，热气因于针，则针热，热则肉著于针，故坚矣。“血络篇”。因，聚结之义也。

是故视其经脉之在于身也，其见浮而坚，其见明而大者多血，其见细而沉者多气也。“骨度篇”。多气即少血也，经每有此文法。

诸刺络脉者，必刺其结上，甚血者，虽无结，急取之，以泻其邪，而出其血。留之，发为痹也。“经脉篇”。

凡人著黄，五种黄皆同，其人至困，冥漠不知东西者，看其左手脉，名手肝脉，两筋中其脉如有如无。又看近手屈肘前臂，当有三歧脉，中央者名手肝脉，两厢者名歧脉。若肝脉全无，两厢坏者，其人十死。若中央近掌三指道，有如不绝，必不死。脉经三日，渐彻至手掌，必得汗而愈。妇人看右手脉也。巢氏有如不绝，谓有而又不散断也。经言：脉之大小、长短、厚薄、缓急、结直，内应小肠，即赅络脉言之。已见前“身形内应脏腑篇”，不复赘录。

络色诊[①] 篇

络脉之见也，其五色各异，何也？曰：经有常色，而络无常变也。经之常色，何如？曰：心赤，肺白，肝青，脾黄，肾黑，皆亦应其经脉之色也。络之阴阳，亦应其经乎？曰：阴络之色应其经，阳络之色变无常，随四时而行。寒多则凝泣，凝泣则青黑；热多则淖泽，淖泽则黄赤。此皆常色，谓之无病。五色俱见者，谓之寒热。应其经脉之色，谓五脏应之也，此皆常色，谓本是常色，多则为病也。

---

① 诊：原脱，据目录补。

邪之入于络也，则络脉盛，色变，其色多青则痛，多黑则痹，黄赤则热，多白则寒，五色皆见，则寒热也。“论疾诊尺”曰：诊血脉者，多赤多热，多青多痛。多黑为久痹，多赤多黑多青者，见者为寒热。盖寒痼于外，热沸于内也。

黄赤为风，青黑为痛，白为寒，黄而膏润为脓，赤甚者为血，痛甚为挛，寒甚为皮不仁。“五色”

凡诊络脉，脉色青则寒且痛，赤则有热。胃中寒，手鱼之络多青矣。“论疾诊尺”曰：鱼上白肉有青血脉者，胃中有寒。胃中有热，鱼际络赤，其暴黑者，留久痹也。其有赤有黑有青者，寒热气也；其青短者，少气也。凡刺寒热者，皆取血络，必间日而一取之，血尽乃止，乃调其虚实。有因畜血而生寒热，有因寒热而致畜血，故有虚实不同。其青而短，少气甚者，泻之则闷，闷甚则仆不得言，闷则急坐之也。急坐，勿使其仆。

面热者，足阳明病。鱼络血者，手阳明病。两跗之上脉坚陷者，足阳明病，此胃脉也。“经脉”

邪在肝者，取耳中青脉，以去其掣。“论疾诊尺”曰：婴儿病，耳间有青筋者掣痛。据此是不仅婴儿有之。“五邪”

臂多青脉，曰脱血。“脉要精微”

络色之变，皆由血生。青黑皆血寒而瘀，而有浅深之辨；黄赤皆血热而沸，而有燥湿之殊。白者血少之甚也，黄兼赤者为湿热，兼白兼青者为湿寒，青黑兼赤者为寒热相搏，赤多为紫，是热极而血涌聚于此，又有毒也。纯青纯黑，推之不动，血已死也，神昏不知人。

血脉通于心，若络色或赤或黑，而腹内作痛，神气清明者，此病在小肠及脉络中也。若狂躁者，血热攻及心包也。若昏迷不省者，血寒而瘀甚矣，全不知人，即死。

卷 下

色诊面色总义

面部内应脏腑外应肢节并男女左右顺逆篇

明堂者鼻也，阙者眉间也，庭者颜也，《千金翼方》云：颜当两目下，貌当两目上、眉下，与此异说。蕃者颊侧也，蔽者耳门也。其间欲方大，去之十步以外，皆见于外，寿中百岁矣。故明堂骨高以起，平以直，五脏次于中央，六腑侠其两侧，首面上于阙庭，王宫在于下极。故庭者，首面也；阙上者，咽喉也；阙中者，肺也；下极者，心也；直下者，肝也；肝左者，胆也；下者，脾也；方上者，胃也；中央者，大肠也；侠大肠者，肾也；当肾者，脐也。面王以上者，小肠也；面王以下者，膀胱子处也；颧者，肩也；颧后者，臂也；臂下者，手也；目内眦上者，膺乳也；侠绳而上者，背也；循牙车以下者，股也；中央者，膝也；膝以下者，胫也；当胫以下者，足也；巨分者，股里也；巨屈者，膝膑也：此五脏六腑肢节之部也。五色所见，各有部分，用阴和阳，用阳和阴，当明部分，万举万当，能别左右，所起所向。是谓大道。男女异位，故曰阴阳。“五色”

热病，肝热病者，左颊先赤；心热病者，颜先赤；脾热病者，鼻先赤；肺热病者，右颊先赤；肾热病者，颐先赤。病虽未发，见赤色者刺之，名曰治未病。热病从部所起者，至期而已。谓如从心部先赤起者，至心主气之期，其病即已。余脏类推。太阳之脉，色荣颧骨，热病也。荣未交，交则其色必由本部入于七窍，如后所谓入门户井灶，所谓伤部而交是也。曰今且得汗，待时而已。与厥阴脉争见者，死期不过三日，其热气内连肾。少阳之脉，色荣颊前，热病也。荣未交，曰今且得汗，待时而已。与少阴脉争见者，死期不过三日。两争见，皆以部位言，谓此部与彼部色并见，与荣交同义。颊下逆颧为大瘕，逆，连也。大瘕泄即痢疾也。下牙车为腹满，颧后为胁痛，颊上者膈上也。“刺热论”。此篇所叙部位，与上节“五色篇”不同，须参观而得之。

色见上下左右，各在其要。上为逆，下为从。详下篇。女子右为逆，左为从；男子左为逆，右为从。易，重阴死，重阳死。其色见浅者，汤液主治，十日已。其见深者，必剂主治，峻剂也。二十一日已。其见太深者，醪酒主治，百日已。色夭面脱，不治，百日尽已。脉短气绝死，病温虚甚死。“玉版”

按：钱仲阳诊李寺丞子三岁，病搐，目右视，大叫哭。钱曰：此逆也。男为阳而本发左，女为阴而本发右。若男目左视，发搐时无声，右视有声；女发时右视无声，左视有声。所以然者，左肝右肺，肝木肺金，男目右视，肺胜肝也。金来刑木，二脏相战，故有声也。此文虽非论面色，而男女左右顺逆之义，与经相反者，盖右视即病在左，左视即病在右耳。陈远公谓男女左右之说，不足信者。其意以为脏腑肢节配合之部位，不当有左右之殊也。第经旨逆从只指气色先起于左，与先起于右，若脏腑肢节部位，经文亦何尝分左右耶？

附：仓公诊色分界法

齐丞相舍人奴病，伤脾气，法当至春，膈塞不通，不能饮食，至夏泄血死。所以知然者，脾气周乘五脏，伤部而交，故伤脾之色，望之杀然黄，察之如死青之滋。交即前荣未交之交。

宋建病肾痹，得之好持重，当腰脊痛，不得溺。所以知然者，见其色，太阳色干肾部上及界腰以下者枯四分所，故以往四五日知其发也。

齐中郎破石病肺伤，得之堕马，当溲血死。所以知然者，切其脉，得肺阴气，其来散，数道，至而不一也，色又乘之。数道谓其脉来指下，如有数条细缕，散而不能聚者，此痰饮常象也。瘀血亦有之。皆由气有所隔，不能周到故也。若死脉是气散也，谓之解索。

面部脏腑肢节分位图说篇[①]

面部脏腑肢节分位图说篇

谨案[②]：面部，当分九行，正中一行，左右各四行也。正中为天庭，为阙上，为阙中，为下极，为方上，为面王，为中央，此中央为人中也。为承浆，为下颏。其侧当内眦以下，为目内眦，为面王以上，为面王以下。次侧当目睛以下，为巨分，一名法令。为颐口角。次侧当颧以下，为颧，一名頄，音求。为中央。此中央为颊中央也。次侧当颧后耳前，为颇，一作颔，以其动与颔应也。为颧后，一名頔，音拙，即颧后横骨。为循牙车以下。次侧在面部之外，为蔽，耳门也；为蕃，颊侧也。侠绳而上者，绳为面部两侧之转角处也，下当颧，上当额角，如引绳者侠而上，即侠额角也。方上谓正当面王之上，即鼻柱与准相接，稍见低扼之处，能候胃气盛虚。胃有瘕聚，即生黯皯[③]；胃气虚怯，即见低陷。言之为义，与“本腧篇”大陵掌后两骨之间方下者也正同，旧谓两迎香上者未协。综观其位，五脏次于中央，而肾居膀胱下，“五色篇”言中央有三，而义各不同。六腑侠其两侧，而胃居脾上，肢节又居六腑之外也。“刺热论”谓颊下逆颧为大瘕，大瘕泄即痢疾也。有谓五更肾泄者，未是。是大肠病也。是中央诊膝，又诊大肠也。故大便久秘，即其处发热。颧后为胁痛，是颧后诊臂，又诊胁也。下牙车为腹满，是牙车以下诊股，又诊腹也。且股与股里，膝膑与膝，似俱不当两出，疑巨分股里当作腹里也。颊上者膈上也，是颧后横骨之上也。

又案：面部之内应脏腑也，有以筋所结，有以脉所过，有以气化所通，有以神明所发。如上文“五色篇”及“刺热论”所叙，盖气化之事也。若内眦膀胱，外眦小肠，上唇人中大肠，下唇环口胃，耳前后耳中，三焦胆，则脉络之事也。目上纲太阳，下纲阳明，鼻足太阳，耳中手太阳，头右角足少阳，左角手阳明，则筋络之事也。舌心，耳肾，鼻肺，唇脾，目肝，眉胆，则神明之事也。病在筋者，视筋络之部；病在脉者，视脉络之部；病在气化者，视气化之部；病在神明者，视神明之部。知此则分部之法，虽各不同，而皆各适其用矣。圣人之言，岂故为多歧以惑人哉？事各有当，不如此则事理不备也。兹详注面部经络如下，以便省览。

额颅头项　膀胱脉，上额，交巅上，下项，胃脉过客主人，循发际至额颅，肝脉上出额与督脉会于巅，胆脉上抵头角，三焦脉

---

① 篇：原脱，据目录补。
② 案：通“按”，下同。
③ 黯皯（音敢）：面色枯焦黝黑。

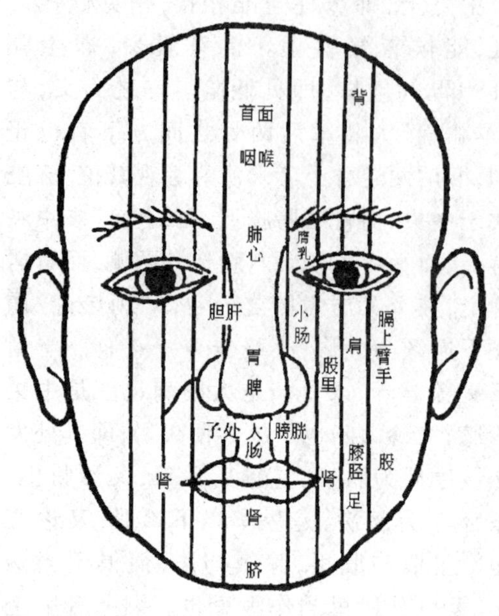

图 1 面部分位图

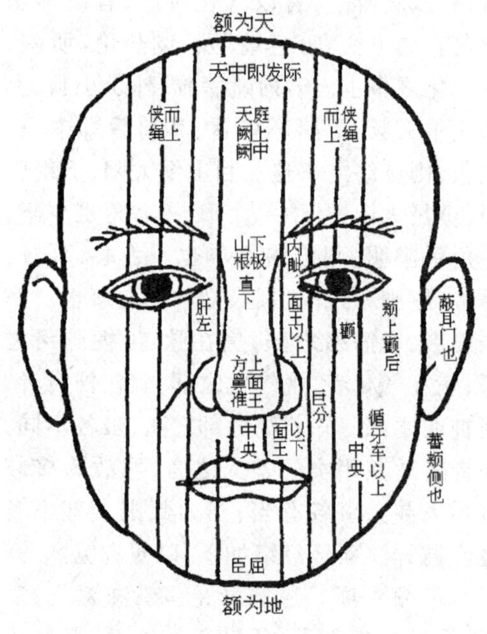

图 2 面部脏腑肢节分位图

过客主人前，三焦正脉别于巅，胃正脉上额颇，胃别脉上络头项。以上经脉所络。

心、肾、肺、脾、胃五络皆会于耳中，上络左角。以上络脉所络。

督脉上额交巅入络脑，还出别下项，营气上巅下项合足太阳，其支者上额循巅下，项中循脊入骶，是督脉也。以上奇经所络。

膀胱筋上头；肾筋结于枕骨；胆筋上额角，交巅上，左络于右；三焦筋上乘颔，结于角；大肠筋上左角络头。以上经筋所络。

面颜 胃阳明脉荣于面，心其华在面，心正脉出于面，胆正脉散于面。以上经脉所络。

任脉循面。以上奇经所络。

膀胱筋上颜。以上经筋所络。

鼻柱、鼻准、鼻孔 胃脉起于鼻之交頞中，旁纳太阳之脉，下循鼻外。大肠脉挟鼻孔，小肠脉抵鼻。以上经脉所络。

膀胱筋结于鼻，胃筋结于鼻。以上经筋所络。

人中 大肠脉交人中左之右，右之左，脾气绝人中满。以上经脉所络。按：人中亦主膀胱、子处、督脉。

唇中 大肠脉挟口，胃脉挟口环唇，胃正脉出于口，肝脉环唇内，故肝气绝唇青。太阴结于太仓，故脾气绝唇反。以上经脉所络。

任脉环唇。以上奇经所络。

三焦络有邪，口干。以上络脉所络。

胃筋挟口，寒则引颊移口，热则缓纵不收，胃小肠筋急则口目为僻。以上经筋所络。

承浆 胃脉交承浆。以上经脉所络。

上齿下齿 胃脉入上齿中，大肠脉入下齿中，大肠别脉入頄遍下齿，膀胱别脉入頄遍上齿。肾气绝齿长而垢，或齿光无垢。以上经脉所络。

舌中、舌本、舌下 脾脉连舌本，散舌下；脾正脉贯舌中。肾脉挟舌本，肾正脉系舌本。膀胱脉挟舌本，心别脉系舌本。少阴结于廉泉，厥阴结于玉英，脾气绝舌萎。

以上经脉所络。"癫狂篇",舌下少阴。

膀胱筋支者入结舌本,三焦筋系舌本。三焦络有邪舌卷。肝气绝,舌卷卵缩。以上经筋所络。

咽喉　胃脉循喉咙,胃别脉合诸经之气,下络喉嗌,胃正脉上循咽,脾脉挟咽,脾正脉结咽,大肠正脉循喉咙,肺正脉循喉咙,小肠脉循咽,心正脉走喉咙,包络正脉循喉咙,胆正脉挟咽,肝脉循喉咙之后上入颃颡,膀胱脉循咽喉,肾脉循喉咙。营气注肺,上循喉咙,入颃颡之后,究于畜门。以上经脉所络。

三焦络有邪喉痹。肾络有邪,咽痛不可内食。以上络脉所络。

任脉至咽喉入喉。以上奇经所络。

目内眦、锐眦、上胞、下胞　胃脉上至目内眦,膀胱脉起目内眦。太阳结于命门,命门者,目也。小肠脉过目锐眦至目内眦,三焦脉至目锐眦,胆脉起目锐眦至锐眦后,其支者别锐眦。心正脉合目内眦,营气注目内眦。以上经脉所络。

任脉入目系、两目之下中央,督脉别络起目内眦,阴跷之脉合太阳、阳跷而上行至目内眦,故目内眦痛,取之阴跷。以上奇经所络。

膀胱筋为目上纲,胃筋为目下纲。胆筋结于目眦为外维,小肠筋属目外眦,三焦筋属目外眦。胃、小肠筋急,口目为噼,眦急不能卒视。以上经筋所络。目下裹大,其胆乃横;水在腹者,目下必肿,是脾气通于下胞也。上为外眦,下为内眦。

目系　膀胱脉正属目本,名曰眼系。胃正脉系目系,心别脉属目系,胆正脉系目系,肝脉连目系,故肝气绝目运。卫气平旦出于目,目者,宗脉所聚也。以上经脉所络。脱阴者目盲,气脱者目不明。

顴𩑶　胃正脉上额𩑶,膀胱脉入頄遍上齿,大肠脉入頄遍下齿,小肠脉上𩑶斜络于顴,三焦脉出𩑶,胆脉抵𩑶下。按:𩑶,音拙,顴后横骨也。頄,音求,即顴也,作"鸠",误。以上经脉所络。

胃筋合于頄,膀胱筋结于頄,大肠筋结于頄,胆筋结于頄。以上经筋所络。

跻脉入頄,营气出𩑶。以上奇经所络。

颊颐　大肠脉贯颊,小肠脉上颊,其支者别颊,三焦脉下颊又交颊,肝脉支者从目系下颊里。以上经脉所络。

任脉上颐。以上奇经所络。

胃筋支者,从颊结于耳前。大肠筋上颊,其支者下右颔。以上经筋所络。

颔曲颊牙车　胃脉循颐后,下廉,下大迎,循颊车。胆脉下颊车,大肠别脉上曲颊,胆正脉出颐颔中。以上经脉所络。

大肠筋上颊,其支者下右颔。小肠筋下结于颔。胆筋下走颔。三焦筋支者,当曲颊入系舌本,其支者上牙车。以上经筋所络。

耳前后、耳上下角、耳中　胃脉上耳前,阳明结于颡大,颡大者钳耳也。大肠别脉,其支者入耳中,合于宗脉。耳者,宗脉之所聚也。小肠脉入耳中。膀胱脉支者从巅至耳上角。三焦脉系耳后,上出耳上角,入耳中,出走耳前。胆脉下耳,其支者,从耳后入耳中,出走耳前。少阳结于窗笼,窗笼者耳中也。包络正脉出耳后,合三焦脉于完骨之下。胃中空则宗脉虚,故耳鸣。液脱者骨属曲伸不利,胫痠,耳数鸣。精脱者耳聋。以上经脉所络。

心、肝、脾、肺、胃五络皆会于耳中,上络左角。以上络脉所络。

胃筋结于耳前,三焦筋循耳前,胆筋循耳后,膀胱筋结于完骨,小肠筋结于耳后完骨,其支者入耳中,直者出耳上。以上经筋所络。

上皆筋脉所络之事也。至于气化、神

明之二义，犹有可得而言者。如额心，鼻脾，颐肾，左颊肝，右颊肺，此高下左右，以应五脏气化之正位也。又面色皆属于心，两目四维皆属于肝，两颊皆属于肺，唇四白皆属于脾，两颧、两耳轮皆属于肾，颊车皆属大肠，舌下两窍皆属胆，又属肾，此旁见侧出，以应脏腑气化之旁溢也。目分五脏者，目虽主肝而出于脑，脑受五脏之精也。舌分五脏者，舌虽主心，而本于胃，胃为脏腑之海也，此皆气化之所通也。神明者，性情之有知觉者也。如耳能知音也，目能知色也，鼻能知臭也，口能知味也，舌能出音也，此皆有五脏知觉以主之，而非外窍所能为也，故曰神明所发也。病在筋，失其形；病在脉，失其形，或失其色；病在气化，失其色；病在神明，失其知觉功用也。能通此者，即观于面，而知筋络脏腑受病之浅深，所谓洞见五脏癥瘕也，可称神良矣。

察色真诀篇

出《灵枢·五色篇》

五色之见也，各出其色部。部骨陷者，必不免于病矣。其色部承袭者，虽病甚，不死也。承袭者，色与部相生也。如水部见木色之类。上部骨起陷。

《千金方》曰：凡人分部骨陷起者，必有病生。胆少阳为肝之部，小肠太阳为心之部，胃阳明为脾之部，大肠阳明为肺之部，侠膀胱并太阳为肾之部。若当其处陷者，必死。脏气通于内，外部亦随而应之，沉浊为内，浮清为外。若色从外走内者，病从外生，部处起；若色从内出外者，病从内生，部处陷。内病前治阴，后治阳；外病前治阳，后治阴也。

按：所称五阳之部，不知在面部何处，与前图说，似有合有不合。若依前图说分之，胆少阳肝部，即鼻茎也；小肠太阳心部，即山根连目两眦以下也；胃阳明脾部，即鼻准也；膀胱太阳肾部，即环口也；大肠阳明肺部，似指阙中，非人中也。如此，则理有可通，而事有可据矣。

五色各有脏部，有外部，有内部也。色从外部走内部者，其病从外走内；色从内部走外部者，其病从内走外。病生于内者，先治其阴，后治其阳，反者益甚；病生于阳者，先治其外，后治其内，反者益甚。上分部内外。

凡色，青黑赤白黄，皆端满有别乡。别乡，即内部、外部之谓也。其色上锐，首空上声上向，下锐下向。在左右如法。左为左，右为右。其色有邪，聚散而不端，面色所指者也。其色上行者，病益甚；其色下行，如云彻散者，病方已。此所谓上为逆，下为从也。端满者，谓人之生也。本有五色之分，其本来正色满面者，不为病也。有邪则独见其邪色，或聚或散而不能端满矣，则有色所起之部，与所指之部矣。所谓别乡也，华佗谓面目俱等者不病，不等则病矣。谓其色独见，异于他部也。故察色，以其起大如拇指者为准。上分部上下左右。

五色各见其部，察其浮沉，以知浅深；察其泽夭，以观成败；察其散抟，以知远近；视色上下，以知痛处；积神于心，以知往今。故相去声。气不微，不知是非，属意勿去，乃知新故。色明不粗，沉夭为甚；不明不泽，其病不甚。其色散，驹驹然未有聚；其病散而气痛，聚未成也。上浮沉泽夭抟散新故。

肾乘心，心先病，肾为应，色皆如是。谓心部先见肾色，次肾部自见其色也。余脏同此。男子色指黑色，承肾来。在于面王，为首腹痛，首腹，大腹。下为卵痛，其圜直为茎痛。高为本，下为首，狐疝㿗阴之属也。女子色在于面王，为膀胱子处之病，散为痛，抟为聚，方圆左右，各如其色形。其随而下至胝为淫，有润如膏状，为暴食不洁。暴食而即出不洁，所谓迥风，入咽旋出也。凡色青黑赤白黄，此特提五色者，以上文是专指黑色也。皆端满有别乡。别乡赤者，其色赤，作“亦”，非。大如榆荚，在面王为不月。原作不日，注者谓不日即愈，或曰不日即死，皆非也。此承女子来，但非肾之黑色，故特笔叙之。读者遂迷，不识其实，蒙上文矣。

风者，百病之始也。厥逆者，寒湿之起也。常候阙中，薄泽为风，冲浊为痹，在地为厥，此其常也，各以其色言其病。青黑为痛，黄赤为热，白为寒，是谓五官。其色粗以明，沉夭者为甚，审察泽夭，谓之良工。沉浊为内，浮泽为外。黄赤为风，青黑为痛，白为寒，黄而膏润为脓，即痰也。赤甚者为血，痛甚为挛，寒甚为皮不仁。上二节形应及主病大义。

按：凡诊面色，以远望而乍视之，为能得其真。华佗谓人面之色，但改其常者，即为病矣。其改常也，往往终日相对之人不觉，而久别乍见者，心窃惊异之矣。又相法，必须天明初起，未盥未食之时，此即诊脉必以平旦之义。在无病之人则然，若病卧于床者，其色脉终日如常，固时时可诊也，第须问其曾食与否而已。食入胃，气乍旺，阳明之脉气乍充，光泽必盛也。然久病即此，亦可占胃气之生死矣。

又按：“端满别乡”，“上向”、“下向”，“走内”、“走外”，与上篇所谓“荣未交”，及“厥阴少阴脉争见”等语，乃察色之本，不可不考也。端满即本来正色之满面者，华佗所谓面目俱等者，不病也。若邪色至于面目俱等，岂得谓之无病耶？别乡即邪色所在之部，异于他部者，故曰别乡。赤者，是其色赤大如榆荚也，以赤为例，他可知矣。上下内外，察其所起，与其所向，以占病之浅深吉凶也。荣，即色荣颧骨之荣，谓浅露于肤也，指初起之部言。交者，谓色满于本部，而又溢于他部，如色起于颧，溢于颊，而复交于颧之类。如此则色必环绕于目、于鼻、于口、于耳矣，故谓即入门户井灶之事也。争见者，彼部复有色起，与此部相应也。故部位不可不详，而色之所起所向，不可不察也。若不识此，即不能以色决病矣。至于所谓色者，隐隐于皮肤之下，若隐若见者也，其浮于皮上者非也。或尘垢所著，或风日所暴，或燥肤之将起白屑，而未退者，过在浮肌，而无与于内脏也。又有为秽恶之气所冲者，亦由阳气不足也。又凡色气退散，必先退出于皮上而散也。故曰积神于心，以知往今，属意勿去，乃知新故，恐其误以将散为方起也。

五色吉凶通义篇

夫精明五色者，气之华也。赤欲如白裹朱，不欲如赭；白欲如鹅羽，不欲如盐；青欲如苍璧之泽，不欲如蓝；黄欲如罗裹雄黄，不欲如黄土；黑欲如重漆色，不欲如地苍。一作炭色。五色精微象见矣，其寿不久也。

色味当五脏。白当肺、辛，赤当心、苦，青当肝、酸，黄当脾、甘，黑当肾、咸。故白当皮，赤当脉，青当筋，黄当肉，黑当骨。故色见青如草兹者死，黄如枳实者死，黑如炲者死，赤如衃血者死，白如枯骨者死，此五色之见死也。青如翠羽者生，赤如鸡冠者生，黄如蟹腹者生，白如豕膏者生，黑如乌羽者生，此五色之见生也。生于心，如以缟裹朱；生于肺，如以缟裹红；生于肝，如以缟裹绀；生于脾，如以缟裹栝楼实；生于肾，如以缟裹紫，此五脏所生之外荣也。裹字最妙，凡真色皆根于皮里。其深含于皮里者，正色也；由皮里而暴露于皮外者，病色、死色也。其薄散而仅浮于皮上者，浮游之气，不根脏腑，无关吉凶者也，直谓之垢而已。上《素问》。

夫五色有光,明亮是也;五色有体,润泽是也。光者无形,为阳,主气;体者有象,为阴,主血。气血俱亡,其色沉晦,经所谓草兹、枳实、炲、衃血、枯骨五者是也;气血尚存,其色光明润泽,经所谓翠羽、鸡冠、蟹腹、豕膏、乌羽五者是也。然此五色,虽为可生,终属一脏独亢,病也,非平也。平人五脏既和,其一脏之色,必待其王而始荣于外。其荣于外也,禀胃气而出于皮毛之间,胃气色黄,皮毛色白,故云如缟裹。如缟裹者,朦胧光泽,虽有形影,犹未灿然,内因气血无乖,阴阳不争,五脏无偏胜故也。苟或不然,五脏衰败,其见色也,昔之朦胧者,一变而为独亢;昔之光明者,一变而为沉浊;昔之润泽者,一变而为枯槁,甚至沉浊枯槁,合而为夭,是光体俱无,阴阳气血俱绝矣,不死又何待乎?

按:此篇之义,与前篇微有不同。前指分部所起之邪色,此指满面自有之本色也。邪色起于别乡,大如榆荚,无论青黄赤白黑,皆有所主之病,有凶无吉者也。本色端满于面,无有分部,而专以色之夭泽辨吉凶者也。一重在部上,一重在色上。

色诊面色应病类

《内经》面部五色应病总述篇

是故圣人视其颜色,黄赤者多热气,青白者少热气,黑色者多血少气。

青黑为痛,黄赤为热,白为寒。薄泽为风,冲浊为痹,沉浊为内,浮泽为外。

大气入于脏腑者,不病而卒死,何以知之?曰:赤色出两颧,大如拇指者,病虽小愈,必卒死。黑色出于庭,大如拇指,必不病而卒死也。上论五色所主之病。经曰:大气入脏,腹痛下淫。谓周身元气皆内陷也,故可以致死,不可以致生。

何以知皮肉气血筋骨之病也?曰:色起两眉薄泽者,病在皮肤;唇色青黄赤白黑者,病在肌肉;营气霈然者,病在血脉;目色青黄赤白黑者,病在筋;耳焦枯如受尘垢者,病在骨。

鼻者,肺之官也;目者,肝之官也;口唇者,脾之官也;舌者,心之官也;耳者,肾之官也。故肺病者,喘息鼻张;肝病者,眦青;脾病者,唇黄;心病者,舌卷短,颧赤;肾病者,颧与颜黑:五脏各有次舍。故五色之见于明堂,以候五脏之气,左右高下,各如其度也。

五痿者,生于大热也。肺热者,色白而毛败;心热者,色赤而络脉溢;肝热者,色苍而爪枯;脾热者,色黄而肉蠕动;肾热者,色黑而齿槁。上论五脏病色。

色以应日,脉以应月,色之与脉,当参相应。见其色而不得其脉,反得相胜之脉者,即死;得相生之脉者,病即自已。假令色青,其脉当弦而急;色赤,其脉当浮大而散;色黄,其脉当中缓而大;色白,其脉当浮涩而短;色黑,其脉当沉濡而滑:此所谓五色之与脉参相应者也。其不应者病矣。假令色青,其脉浮涩而短,若大而缓,为相胜;浮大而散,若小而滑,为相生也。

有故病,五脏发动,因伤脉色,各何以知其久暴至之病乎?曰:征其脉小,色不夺者,新病也;征其脉不夺,其色夺者,久病也;征其脉与五色俱夺者,此久病也;征其脉与五色俱不夺者,新病也。肝与肾并至,其色苍赤,当病毁伤不见血,已见血,湿若中水也。

脉至如颓土之状,按之不得,是肌气予不足也。五色先见黑白,垒即藟字发死。按:此浮濡而芤,阳虚阴散,所谓脾气去胃,外归阳明也。

尺脉数甚,筋急而见,此谓疹筋。腹急,白色黑色见,则病甚。上论色脉相应。

按：此脉“数”字，似当作“急”字解，谓紧敛急引而不舒和也。“见”，谓挺鼓于皮上也，此寒气深痼于筋中也，故曰疹筋。白黑色见，是寒凉清肃之气，内连肝脏，克制生阳之气化，不得宣发也。

溺黄赤，安卧者，黄疸；已食如饥者，胃疸；目黄者，黄疸；身痛而色微黄，齿垢黄，爪甲上黄，黄疸也。巢氏云：身面发黄，舌下大脉起青黑色，舌强不能言者，名曰噤黄，心脾二脏瘀热所为也。卒然发黄，心满气喘，命在顷刻者，名曰急黄。有得病即身面发黄者，有初不知是黄，死后乃身面黄者，其候得病，即发热心战者是也。

癫疾始生，先不乐，头重痛，视举，目赤甚，作极，已而烦心，候之于颜，取手太阳阳明太阴，血变而止。钱仲阳云：目直视而腮赤，肝心俱热，明日午间预防惊搐，即此节义。上杂论疸、癫。

五脏风证并诸风肥瘦寒热形色篇

《内经》、《中藏经》、巢氏

肺风之状，多汗恶风，色皏然白，时咳短气，昼日则差，暮则甚。诊在眉上，其色白。

心风之状，多汗恶风，焦绝，善怒吓，《甲乙》无“吓”字。赤色，病甚则言不可快。仲景曰：风温为病，难以言。又曰：言迟者风也。诊在口，其色赤。

肝风之状，多汗恶风，善悲，色微苍，嗌干，善怒，时憎女子。诊在目下，其色青。

脾风之状，多汗恶风，身体怠惰，四肢不欲动，色薄微黄，不嗜食。诊在鼻上，其色黄。

肾风之状，多汗恶风，面庞然浮肿，脊痛不能正立，其色炲，隐曲不利。诊在肌上，其色黑。肾风者，面胕庞然，壅害于言。又面肿曰风。“肌”恐“颧”字、“颐”字或“耳”字之讹，俟考。

胃风之状，颈多汗恶风，食饮不下，膈塞不通，腹善满，失衣则䐜胀，食寒则泄，诊形瘦而腹大。颈为阳明经脉所盛。

首风之状，新沐中风也，然头风不尽因新沐，经特举其大意耳，后仿此。头面多汗恶风，当先风一日，则病甚。头痛不可以出内，至其风日，则病少愈。

漏风之状，饮酒中风。或多汗，不可单衣，食则汗出，甚则身汗，喘息，恶风，衣常濡，口干善渴，不能劳事。

泄风之状，林亿云当作内风。窃疑内风当是与泄风形证相近，抑或内风即泄风，故不别出。汗出泄衣上，口中干，上渍其风，不能劳事，身体尽痛则寒。“上渍”句与末句，疑有误倒。

风者，百病之长也，善行而数变，腠理开则洒然寒，闭则热而闷。其寒也，衰食饮；其热也，消肌肉，使人怢栗而不能食，故名曰寒热。

风气与阳明入胃，循脉而上至目内眦。其人肥则风气不得外泄，则为热中而目黄；人瘦则外泄而寒，则为寒中而泣出。

风气与太阳俱入，行诸脉腧，散于分肉之间，与卫气相干，其道不利，故使肌肉愤䐜[1] 而有疡，卫气有所凝而不行，故其肉有不仁也。

疠者，有荣气热胕，其气不清，故其鼻柱坏而色败，皮肤疡溃，风寒客于脉而不去，脉风成为疠。名曰疠风，或名曰寒热。一名大风，详“长刺节论”。又《脉经》曰：脉从尺邪入阳明者，大风也；寒热，是其脉必洪长而外鼓也。

风中五脏六腑之腧，各入其门户，则为偏风。上《素问》。

心风之状，汗自出而好偃仰卧，不可转侧，言语狂妄。若唇正赤者生，宜于心腧灸

---

① 愤䐜：高起肿胀的样子。

之；若唇面或青或黄或白或黑，其色不定，眼瞤动不休者，心绝也，五六日死。

肝风之状，青色围目连额上，但坐，不得倨[①] 偻者，可治，宜于肝腧灸之。若喘而目直视，唇面俱青者死。

脾风之状，一身通黄，腹大而满，不嗜食，四肢不收持。巢论有吐咸汁。若手足未青，面黄者可治，不然巢论云：手足青。即死，宜于脾腧灸之。

肾风之状，但倨坐，而腰脚重痛也。视其腰下，未生黄点者，巢论云：如饼粢[②]大。可治，不然，巢论云：若齿黄赤，鬓发直，头面土色者，不可治。即死，宜于肾腧灸之。

肺风之状，胸中气满，冒昧，汗出，鼻不闻香臭，喘而不得卧者，可治。巢论云：视目下，鼻上下两边下行至口，色白可治。若失血及妄语者，巢论云：若色黄，为肺已化为血。七八日死，宜于肺俞灸之。上《中藏经》。

凡中风，鼻下赤黑相兼，吐沫而身直者，七日死。又心脾俱中风，则舌强不能言。肝肾俱中风，则手足不遂。上巢氏。按：小儿脐风与急慢惊风诊法，似当依此例察其面目，以决其生死。

按：百病皆有色诊，而前篇之末，独系痘癫，此篇更专述风证者，以风为百病之长，而痘与癫为急病也。凡急病五色之吉凶生死，皆可取例于此。若必欲备载百病色诊，则《内经》及百家所述繁矣，不胜录也。

《千金》面部五色入门户井灶及五脏卒死吉凶篇

出《千金方》、《翼方》

夫为医者，虽善于脉候，而不知察于色气，终为未尽要妙也。故善为医者，必须明于五色，乃可以决死生，定狐疑。

凡病人面色，入门户为凶，不入为吉。白色见冲眉上者，肺有病，入阙庭者，夏死。黄色见鼻上者，脾有病，入口者，春夏死。青色见人中者，肝有病，入目者，秋死。黑色见颧上者，肾有病，入耳者，六月死。赤色见颐者，心有病，入口者，冬死。所谓门户，阙庭，肺门户；目，肝门户；耳，肾门户；口，心脾门户。若有色气入者皆死。入者，蔓延连合之义也，《素问》谓之"交"。

凡病人有赤白青黑四气，不问大小，在年上者，病甚也，惟黄色得愈。年上，在鼻上、两目间。如下如，而，古通。黑气细如绳，发四墓及两颧上者死。四墓，在两眉坐直上至发际，左为父墓，右为母墓。从口吻下极颐，为下墓。于此四墓上观四时气，春见青气，节尽死；夏见赤气，节尽死；长夏秋见白气，节尽死；冬见黑气，节尽死。春见黄气，暴死；见白气，至秋死，或立夏死。夏见白气，暴死；见黑气，至冬死，或夏至死。秋见青气，暴死；见赤气，节尽死，或至夏死，或冬至死。冬见赤气，暴死；见黄气，至长夏死，或春分死。见本气及来克之气，皆节尽死，或至其节死，或至其胜死。见来克之气，皆暴死，何者？一为自病，为不胜；一为所胜，所谓反侮，本气败也。

凡病人黄色入鼻，从口入井灶，百日死。井在鼻孔上曲中是，灶在口吻两旁上一寸是。年上有黑色横度者，不出百日死。

天中从发际两墓皆发黑色者，三年死。若颧上发黑色应之者，二百日死矣。天中，当鼻直上至发际是也。目下有黑色横度年上者，不出三十日死。黑色入口应天中者，不出一年死。《脉经》云：病人黑色出天中，下至年上、颧上者死。

天中发黑色，年上、命门上并黄色者，

---

① 倨：伸开腿坐。倨，通"踞"。

② 饼粢（音资）：舂捣粟麦做成的糍饼。

未好半恶也，以天中为主，五年内死。天中发黑色，法三年内死。所以然者，有二处得生，故五年死。相法以耳前为命门，两眉之间为命官。

天中发黑色，两颧上发赤色应之者，不出六十日兵死。若年上发赤色应之者，不出三十日死。若命门上发赤色应之者，不出百日市死，妇人产死、兵死同。

青色如针，在目下，春死，或甲乙日死。相法，妇人目下青黯者，克丈夫。

黄色入目币四边，戊己日死。

赤色从眉冲下入目，五日死，或丙丁日死。

赤色入口，三日死，远期丙丁日死。

黑色在左右眉上，一日死，或壬癸日死。若白色亦死，或庚辛日或二三日死。

黑色从天中及年上入目，三日死，或壬癸日，或百日、半年死。

黑色准上行，或入目，壬癸日死，远期二十日死，若入耳鼻三日死。准，鼻端也。行，谓在寿上、年上无定。

黑色横两颧入鼻，一年死。

黑色如拇指在眉上，不出一年暴死，一云三年。前云黑色在左右眉上一日死，当是指病甚者，此指无病者与。

黑色从眉绕目死，赤色在口两傍死，黑色如深漆绕口，或白色，皆死。

病人面色精光，如土色，不饮食者，四日死。

病人及健人面色忽如马肝，望之如青，近之如黑，必卒死。

赤色如马，黑色如乌见面，死。原注口两傍，左名乌，右名马，非。

肝病少愈而卒死者，青白色大如拇指黡点见颜颊上，此必卒死。

凡人肝前病，目则为之无色；若肝前死，目则为之脱精。若天中等分墓色应之，必死不治，看应增损，斟酌赊促。赊则不出四百日内，促则旬日之间。

心病少愈而卒死者，赤黑色黯点如博棋[①]见颜，度年上，此必卒死。

凡人心前病，则口为之开张；若心前死，则面色枯黑，语声不转。若天中等分墓色应之，必死不治，看应增损，斟酌赊促。赊则四百日内，促则不出旬日之间。

脾病少愈而卒死者，青黑如拇指黡点见颜颊上，此必卒死。

凡人脾前病，唇则焦枯无润；若脾前死，唇则干，青白，渐缩急，齿噤不开。若天中等分墓色应之，必死不治，看色厚薄，决判赊促。赊则不盈四百日内，促则不出旬日之间。

肺病少愈而卒死者，赤黑如拇指黡点，见颜颊上，此必卒死。

凡人肺前病，鼻则为之孔开焦枯；若肺前死，鼻则为之梁折孔闭，青黑色。若天中等分墓色应之，必死不治，看色浅深，斟酌赊促。远不出一年，促不延时月。

肾病少愈而卒死者，黄黑色黡点如拇指应耳，此必卒死。

凡人肾前病，耳则为之焦枯；肾前死，耳则为之黚黑焦癖。若天中等分墓色应之，必死不治，看应增损，斟酌赊促。赊则不出四百日内，促则不出旬日之间。

凡五脏吉凶之色，见于分部。肝病者顺顺而见青白，入目必死，不出其年。若年上不应，三年之内，祸必至也。心病者，朏朏而见赤黑，入口必死，不出其年，名曰行尸。若年上无应，三年之内，病必死也。脾病者，霏霏而见黑黄，入唇，不出其年。若年上不应，三年之内，祸必至也。肺病者，顺顺而赤白，入鼻，必病不出其年。若年上不应，三年之内，祸必应也。肾病者，其人天中等分发色不正，此是阴阳官位。相法，

---

① 棋：原作"碁"，棋的异体字。

若不遭官事，即应死也。面目黄黑，连耳左右，年四十以上，百日死。若偏在一边，最凶，必死。两边有，年上无，三年之内，祸必至也。

面部五色吉凶杂述篇

鼻头色青，腹中痛，若冷者死；鼻头色微黑者，有水气；色黄者，胸上有寒；必兼湿也。色白者，亡血也。设微赤非时者，死。其目正圆者痓，不治。又色青为痛，色黑为劳，色赤为风。色黄者小便难，色鲜明者有留饮。《金匮要略》

面青，人中反者，三日死。面无光，牙齿黑者死。面色黑，直视恶风者死。面色黑，胁满不能反侧者死。面色苍黑，卒肿者死。上《中藏经》。

赤色见于耳目及颧颊者，死在五日中。颧颊，一作“额”。

黑色出于额上发际，下直鼻脊两颧上者，亦死在五日中。

黑色起耳目鼻上，渐入于口者，死。谓起于耳，或目或鼻，渐入于口。

病人及健人黑色，若白色起，入目及鼻口，死在三日中。肝病皮白，肺之日庚辛死。

心病目黑，肾之日壬癸死。脾病唇青，肝之日甲乙死。肺病颊赤，目肿，心之日丙丁死。肾病面肿唇黄，脾之日戊己死。上《脉经》。

面目五色生克篇

按：面主气，主阳，主六腑；
目主血，主阴，主五脏。

凡相五色之奇脉，面黄目青，面黄目赤，面黄目白，面黄目黑者，皆不死也。面青目赤，面赤目白，面青目黑，面黑目白，面赤目青，皆死也。《素问》

春面色青，目色赤，新病可疗，至夏愈。此面色生目色也。

夏面色赤，目色黄，新病可疗，至季夏愈。

季夏面色黄，目色白，新病可疗，至秋愈。

秋面色白，目色黑，新病可疗，至冬愈。

冬面色黑，目色青，新病可疗，至春愈。论曰：此四时，王相本色见，故疗之必愈。夫五脏应五行，若有病，则因其时，色见于面，亦犹灼龟于里，吉凶之兆，形于表也。

病人本色青，欲如青玉之泽，有光润者佳；面色不欲如青蓝之色。若面白目青，是谓乱常，以饮酒过多，当风，邪风入肺，络于胆，胆气妄泄，故令目青，虽云天救，不可复生矣。《脉经》、《千金方》并作“面黄目青”。此面色克目色也。

病人本色赤，欲如鸡冠之泽，有光润者佳；面色不欲赤如赭土。若面赤目白，忧恚思虑，心气内索，面色反好，急求棺椁，不过十日死。

病人本色黄，欲如牛黄之泽，有光润者佳；不欲黄如灶中黄土。若面青目黄者，五日死。病人着床，心痛气短，脾竭内伤，百日复愈，欲起徬徨，因坐于地，其立倚床，能治此者，是谓神良。

病人本色白，欲如璧玉之泽，有光润者佳；面色不欲如白垩[①]。若面白目黑，疑当作青。无复生理也。此谓酣饮过度，荣华已去，血脉空索，虽遇岐伯，无如之何。《脉经》无“酣饮过度”句。

病人本色黑，欲如重漆之泽，有光润者佳；面色不欲如炭色。若面黑目白，八日死，肾气内伤也。《脉经》无“也”字，下有“病因留积”四字，以例推之。目白当作目赤。

病人面黄目青者不死，青如草兹死。

---

① 垩：白土。

病人面黄目赤者不死，赤如衃血死。

病人面黄目白者不死，白如枯骨死。

病人面黄目黑者不死，黑如炲死。

病人面目俱等者不死。俱等，谓不改其常，无一部之独异也。上《千金翼方》。

伤寒面部五色应证篇

凡看伤寒，必先察色，然后切脉问证，参合以决死生吉凶。夫色有青黄赤白黑，见于面部皮肤之上；其气有如乱丝乱发之状，隐于皮里也。盖五脏有五色，六经有六色，皆见于面，以应五行。相生者吉，相克者凶；滋荣者生，枯夭者死。自准头、年寿、命宫、法令、人中，皆有气色，其滋润而明亮者吉，暗而枯燥者凶也。又当分四时生克之理而通察之。兹略具五色伤寒之要者，列于下以备览。出《准绳》，陶节庵同。

青色属木，主风，主寒，主痛，及足厥阴肝经之色也。凡面青唇青者，阴极也。若舌卷囊缩者，宜急温之。如夹阴伤寒，小腹痛，则面青也。《内经》曰：青如翠羽者生，青如草兹者死。青而黑，青而红，相生者生；如青白而枯燥者，相克，乃死也。脾病见青气，多难治。

赤色属火，主热，乃手少阴心经之色。在伤寒见之，而有三阳一阴之分。如足太阳属水，寒则本黑，热则红也。经曰：面色缘缘正赤者，阳气拂郁在表，汗不彻故也，当发其汗。若脉浮数，表热，汗不出者，面色红赤而光彩也。经言：阳明病，面合赤色者，不可攻之。合者通也，谓表邪未解，不可攻里也。若阳明内实，恶热不恶寒，或蒸蒸发热，或日晡潮热，大便秘结，谵语面赤者，此实热在里，可攻之也。如表里俱热，口燥舌干，饮水，脉洪面赤，里未实者，且未可下，宜人参白虎汤和之。如少阳经热在半表半里，面红脉弦者，宜小柴胡汤和之，不可下也。经言：少阴病，下利清谷，里寒外热，面赤者，四逆汤加葱白主之。此阴寒内极，逼其浮火上行于面，故发赤色，非热也。若不细察，误投凉剂，即死矣。又夹阴伤寒，虚阳上泛，亦面赤也，但足冷脉沉者是。又烦躁面赤，足冷脉沉，不能饮水者，此阴极也，宜温之。若久病虚人，午后面两颊颧赤者，此阴火也，不可作伤寒治之。然三阳之气，皆会于头额。其从额上至巅顶络脑后者，太阳也；从额至鼻下于面者，阳明也；从头角下耳中耳之前后者，少阳也。但有红气，或赤肿者，以此部分别之，盖大头伤寒证，正要知此部分也。《内经》言心热颜先赤，脾热鼻先赤，肝热左颊先赤，肺热右颊先赤，肾热颐先赤。若赤而青，赤而黄，为相生则吉；如赤而黑，为相克则凶。盖印堂准头有赤气，枯夭者死，明润者生也，如肺病见赤气，则难治。

黄色属土，主湿，乃足太阴脾经之色。黄如橘子明者，热也；黄如薰黄而暗者，湿也。凡黄而白，黄而红，相生则吉；若黄而青，相克者凶也。若准头、年寿、印堂有黄气明润者，病退而有喜兆也；若枯燥而夭者，死。凡病欲愈，目眦黄也，长夏见黄白则吉，若黄而青则凶也。

白色属肺金，主气血不足也，乃手太阴肺经之色。肝病见之，难治。凡年寿、印堂白而枯夭者凶，白而光润者吉。若白而黑，白而黄，相生皆吉；白而赤，相克即凶矣。凡伤寒面白无神者，发汗过多，或脱血所致也。

黑色属水，主寒，主痛，乃足少阴肾经之色。血因寒而瘀败之色。凡黑而白，黑而青，相生则吉，黑而黄，相克则凶。若准头、年寿、印堂黑气枯夭者死，黑中明润者生也。黑气自鱼尾相牵入太阴者死，黑气自法令、人中入口者死，耳目口鼻黑气枯夭者死。凡面，准头、命宫明润者生，枯暗者死。若心病见黑气在额者，死也。华佗曰：

凡病人面色相等者吉，不相等凶。又曰：声色心性但一改常，即死矣，此其大略也。上《准绳》。

青而黑者多寒痛，青而白者主虚风也。厥阴热厥，血热而壅滞，气迫塞而不得通。亦有唇面爪甲青紫而脉伏者，然细察之，其脉必附骨有力也。以下五条出张石顽，凡已见《准绳》者，删去以免繁复。

面赤多热，而有表里虚实之殊。太阳证，头痛发热，喘而面赤者，为表证。阳明腑实，汗多而面赤者，为里证。阴盛格阳，与夹阴伤寒，发热头痛，面赤足冷，脉沉细或浮数无力，按之欲散，亦有浮盛有力，按之弦细，或数道不聚，起伏甚小，治宜以辛温重药，加沉坠之品，大剂急服，使药力直趋下焦，略佐以清肃上焦，使浮阳内合也。为虚阳上泛。伤寒坏病，汗下过多，元气耗散，微阳失守，皆面赤戴阳，此宜温固收摄，并宜滋润，不可辛烈。并宜温补下元。按：阴盛格阳与阴虚阳越，判然两途。前人每统以阴病立论，混施温补，误人不少。

面黄主湿，黄而明者兼热，黄而暗者兼寒，黄而带赤者，为病欲愈。黄白不荣，而多蟹爪纹者，为虫积；黄而浮泽者，为内伤畜血；黄黑而粗槁者，为食积；黄而青黑者，脾胃衰极，为木盛土，而木无制也。是久病血败也，黄乃血水相和之色，以黄之深浅辨血之厚薄，以黄之明暗定血之死活。

白主气虚，语与《准绳》同，不具录。

黑主肾衰，伤寒颜带青黑，为阴寒之色。若久病焦黑者，又为肾热也。神庭黑色如指者，阴晦之色，见于正阳之位，卒死之兆。面惨不光，伤寒也；面光不惨，伤风也；面如锦纹，阳毒也；面垢如油，喘促多汗，足阳明中暍也；面垢生尘，洒然毛耸，手少阴中暑也。上张石顽。

青主惊，青而脱色，惊恐也。青而赤者为肝火，青赤而晦滞者为郁火。以下五条出《脉如》，凡已见上两篇者，删节免复。

赤色主热，面赤如微酣，或两颧浅红，游移不定，此阴症戴阳。必下利清谷，必小便清白，或淡黄，脉沉细，或浮数无力，按之欲散，虽烦躁发热，而渴欲饮水，却不欲咽。肌虽大热，而按之不热，且两足必冷。又有面赤烦躁，遍舌生疮生刺，敛缩如荔枝状，或痰涎涌盛，喘急，小便频数，口干引饮，两唇焦烈，喉间如烟火上冲，两足心如烙，脉洪数无伦，按之有力，扪其身烙手，此肾虚火不归原所致。证最难辨，但病由内伤，其来以渐，是乃干柴烈火，不戢[1]自焚者也。若面赤，目脉赤，身热足寒，头热而动摇，卒口噤，背反张者，痉也。寒湿风邪，内伤于筋，亦有热病筋燥而急者。

黄色属脾，主湿热食积。黄而枯癯者，胃中有火，黄而色淡，胃气虚也。面目黄而小便短涩者，为疸。小便自利，少腹硬痛，为畜血发黄，宜下其瘀。

白色属肺，气血虚寒，纵有虚火，断无实热。白而青，气血寒凝；白而肥，有痰；白而瘦，爪甲鲜赤，气虚有火也。

黑色属肾，为阴寒。焦黑齿槁，为肾热。凡青、黑黯惨，无论病之新久，总属阳气不振。

温病面部五色应证篇

《内经·刺热论》专论赤色所见部位，以决五脏吉凶，已录入面部首篇。又热病顺逆色证，已录入形部顺逆篇，兹不复赘，以省繁文。

天地不外燥湿，病亦不外燥湿，色亦不外燥湿。燥属天气，色多有光而浮；湿属地气，色多有体而晦。光、体，义见前"察色真诀篇"。风燥寒燥，由外搏来，主收敛；收敛则急，面多绷急而光洁。燥搏津液，痰饮外

---

① 戢（音及）：止息。

溢于面，色多红润而浮，挟湿多红润而晦。燥邪化热，色多干红，苗窍干涩，多烦渴，甚则变枯而青黑。枯而青黑则真阴亏极，而色无光体矣。寒湿内生，色必滞暗，变黄变黑，皆沉晦不明。湿兼风，色润而浮，多自汗。湿与暑合，或湿土郁蒸之温邪，三者皆由口鼻吸入三焦，主蒸散。蒸散则缓，面色多松缓垢晦，甚者浊邪由内蒸而外溢，如油腻烟薰者然。若由湿化燥，则又晦而且干，晦而干则湿邪未去，真阴又亏，色由无光而无体矣。经言色见部位，内应脏腑，外辨病证之说，不可枚举，亦不能尽拘。所当权于其大，以燥湿二字为纲，以兼风、兼寒、兼暑、化火、未化火为权衡，以色中之光体为神气，大道不外是矣。《医原》

杂病面部五色应证篇

青色出于太阴太阳，两额，左为太阳，右为太阴。及鱼尾正面口角，如大青蓝叶，怪恶之状者，肝气绝，主死。若如翠羽柏皮者，只是肝邪，有惊病、风病、目病之属。以下五条出徐春甫《古今医统》。

红色见于口唇，及三阴三阳上下，如马肝之色，死血之状者，心气绝，主死。若如槁红马尾色者，只是心病，有怔忡、惊悸、夜卧不宁等证。

白色见于鼻准及正面，如枯骨及擦残汗粉者，为肺绝，丙丁日死。若如腻粉梅花白绵者，只是肺邪，咳嗽之病，有孝服之忧。

黄色见于鼻，干燥如土偶之形，为脾气绝，主死。若如桂花，杂以黑晕，只是脾病，饮食不快，四肢怠惰，妻妾之累。

黑色见于耳轮廓内外、命门悬壁，如污水烟煤之状，为肾气绝，即死。若如蜘蛛纲眼乌羽之泽者，只是肾虚，火邪乘水之病。

肺主气，气虚则色白；肾属水，水涸则面黧。青为怒气伤肝，赤为心火炎上，痿黄者内伤脾胃，紫浊者外感客邪。憔悴黯黑，必悒郁而神伤；消瘦淡黄，乃久病而体惫。山根明亮，须知欲愈之疴；环口黑黧，休治已绝之肾。张三锡

面黑为阴寒，面青为风寒。青而黑，主风，主寒，主痛；黄而白，为湿，为寒，为热，为气不调；青而白，为风，为气滞，为寒，为痛也。大抵黑气见于面，为病最凶。若暗中有光，准头、年寿亮而滋润者生，枯夭者死。王宇泰

黄属脾胃，若黄而肥盛，胃中有痰湿也；黄而枯癯，胃中有火也；黄而色淡，胃中本虚也；黄而色黯，津液久耗也。黄为中央之色，其虚实寒热之机，又当以饮食便溺消息[①]之。

白属肺，白而薄泽，肺胃之充也；肥白而按之绵软，气虚有痰也；白而消瘦，爪甲鲜赤，气虚有火也；白而夭然不泽，爪甲色淡，肺胃虚寒也；白而微青，或臂多青脉，气虚不能统血也。若兼爪甲色青，则为阴寒之证矣。白为气虚之象，纵有失血发热，皆为虚火，断无实热之理。

苍黑属肝与肾，苍而理粗，筋骨劳勚[②]也；苍而枯槁，营血之涸也；黑而肥泽，骨髓之充也；黑而瘦削，阴火内戕也。苍黑为下焦气旺，虽犯风寒，亦必蕴为邪热，绝少虚寒之候。

赤属心，主三焦。深赤色坚，素禀多火也；赤而䐃坚，营血之充也；微赤而鲜，气虚有火也；赤而索泽，血虚火旺也。赤为火炎之色，只虑津枯血竭，亦无虚寒之患。大抵火形之人，从未有肥盛多湿者，即有痰嗽，亦燥气耳。石顽

色贵明润，不欲沉夭。凡暴感客邪之病，不妨昏浊壅滞，病久气虚，只宜瘦削清癯。若病邪方锐，而清白少神，虚羸久困，

---

① 消息：斟酌。

② 劳勚（音义）：劳苦。

而妩媚鲜泽,咸非正色。五色之中,青黑黯惨,无论病之新久,总属阳气不振。惟黄色见于面目,而不至索泽者,皆为向愈之候。若眼胞上下如烟煤者,寒痰也;眼黑颊赤者,热痰也;眼黑而行步艰难呻吟者,骨节疼痛,痰饮入骨也;眼黑而面带土色,四肢痿痹,屈伸不便者,风痰也。病人见黄色,光泽为有胃气,干黄者是津液之槁。目睛黄者,非瘅即衄,目黄大烦为病进。《三昧》。仲景云:脉和,其人大烦,目重,睑内际黄者,为欲解也,不得遽指为病进。

面目色同为顺,色异为逆。同者谓其如常而未改也,异者谓其一部独异于常也。

面色夭然不泽,其脉空虚,为夺血。伤寒汗不出,大颧发赤,哕者死,颧见青气者死。黄兼青紫,脉芤者,瘀血在胃,或胁内有块;面上多白点,是虫积;面色青黄白不常,及有如蟹爪络,一黄一白者,主食积。亦有白斑,如钱大,晕满额面者。目睛黄者酒疸,面黄白及肿连眼胞者谷疸,其人必心下痞。面黑者女劳疸,一曰黑疸。明堂眼下青色,多欲劳伤,精神不爽,即夜未睡。李士材。

色诊目色应病类

目部内应脏腑部位篇

五脏六腑之津液,尽上渗于目。

目者肝之官也,肝开窍于目,目藏精于肝。肝者主为将,使之候外,欲知坚固,视目大小。目下果大,其胆乃横。水者阴也,目下亦阴也。腹者至阴之所居,故水在腹者,必使目下肿也。据此是下胞属脾也。予历诊亦以下属脾、上属胃为合。

足少阳之筋结于目眦,为外维,其病也,颈维筋急,从左之右,右目不开。

足太阳之筋,为目上纲;足阳明之筋,为目下纲。其病也,寒则筋急,目不合;热则筋纵,目不开。

手太阳之筋,属目外眦;手少阳之筋,属目外眦。足之阳明,手之太阳,筋急则口目为噼,眦急不能卒视。

手少阴之脉,系目系,其病目黄,胁痛,掌中热痛。

手太阳之脉,至目锐眦,其支者至目内眦,其病目黄。

足太阳之脉,起于目内眦,其病目黄,目似脱,项似拔。

手少阳之脉,至目锐眦,其病目锐眦痛。

足少阳之脉,起于目锐眦。其支者复至目锐眦后,其病目锐眦痛。

足厥阴之脉连目系,从目系下颊里。

足阳明有侠鼻入于面者,属口对入系目本,足太阳有通项入于脑者,正属目本,名曰眼系,病苦头目痛,入阴出阳,交于锐眦。阳气盛则瞋目,阴气绝则瞑目。绝,极也,谓不交于阳也。

足阳明胃脉,上至目内眦。

阴跻之脉,合太阳阳跻而上行,至于目内眦,故目内眦痛者,取之阴跻。邪客于足阳跻之脉,令人目痛。从内眦始,诊目痛,赤脉从上下者,太阳病;从下上者,阳明病;从外走内者,少阳病。上并出《内经》。

首尾赤眦属心,满眼白睛属肺,其乌睛圆大属肝,其上下肉胞属脾,而中间一点黑瞳如漆者,肾实主之。杨仁斋

黑珠属肝,白珠属肺,瞳人属肾,大角属大肠,小角属小肠。大外小内。上胞属脾,下胞属胃。夏禹铸。按:其赤络属于心。

目胞形色应证篇

凡已见“面目五色生克篇”、“门户井灶篇”者，不复重具，以省繁文。当与前后诸篇参看。

跻脉气不荣，则目不合。以下出《内经》。

视人之目窠上微痈，如新卧起状，其颈脉动，时咳，按其手足上窅而不起者，风水肤胀也。凡上下胞壅起者，皆脾胃有湿。

眼胞上下如烟煤者，寒痰也。以下出李士材。

目下灰色，为寒饮；眼黑颊赤，为热痰。

眼黑而行走艰难，呻吟者，寒湿入骨也。

眼黑而面赤如土色，四肢痿痹，屈伸不便者，风痰也。

眼上下有青色晕者，多欲劳伤，精神不爽，即夜未睡。

面黄白及肿连眼胞者，谷疸，其人必心下痞。

大眦破烂，肺有风也；小眦破烂，心有热也。上胞肿，脾伤也；下胞青色，胃有寒也。

脾间积热，及宿食不消，则生偷针。

按：小儿目胞微肿者，常也，以其乳食、胃中湿气当盛也。若肿甚者，中有停滞也。壮年目胞肿不退者，是生而脾气不足，常受肝制，其人多怒而少寿。

目睛形色应证篇

十二经脉，三百六十五络，其血气皆上于面，而走空窍。其精阳气，上走于目，而为睛。按：凡病虽剧，而两眼有神，顾盼灵活者吉，以目为五脏十二经之精气所发见也。

五脏六腑之精气，皆上注于目，而为之精。精之窠为眼，骨之精为瞳子，筋之精为黑眼，血之精为络。其窠气之精为白眼，肌肉之精为约束，裹撷筋骨血气之精而与脉并为系，上属于脑，后出于项中。故邪中于项，因逢其身之虚，其入深，则随眼系以入于脑，入脑则脑转，脑转则引目系急，目系急则目眩以转矣。邪中其精，其精不相比也，则精散，精散则视歧，视歧见两物。目者五脏六腑之精也，营卫魂魄之所常营也，神气之所生也。故神劳则魂魄散，志意乱，是故瞳子黑眼法于阴，白眼赤脉法于阳也，故阴阳合传而睛明也。目者心之使也，心者神之舍也，故神精乱而不转，卒然见非常处，精神魂魄散不相得，故曰惑也。

太阳之脉，其终也，戴眼；少阳终者，耳聋，目睘[①] 绝系；阳明终者，口目动作，五阴气俱绝，则目系转，转则目运，目运者死。目正圆者痓，不治。

精明者，所以视万物，别黑白，审短长，以长为短，以白为黑，如是则精衰矣。骨槁肉脱，气喘目陷，目不见人即死；能见人，至其所不胜之时而死。

肾脉微滑，为骨痿，坐不能起，起则目无所见。《千金方》曰：人有风疹，必多眼昏，先攻其风，其暗自愈。

阳气者，烦劳则张，精绝，辟积于夏，使人煎厥。目盲不可视，耳闭不可听。气脱者目不明，脱阴者目盲，热病目不明者死，髓海不足，脑转耳鸣胫痠，目无所见也。

目赤色者病在心，白在肺，青在肝，黄在脾，黑在肾，黄色可名者，病在胸中。

目色青黄赤白黑者，病在筋。目黄，爪甲上黄者，黄疸。

诊寒热瘰疬，有赤脉上下贯瞳子，见一脉，一岁死；见一脉半，一岁半死；见二脉，二岁死；见二脉半，二岁半死；见三脉，三岁死。见赤脉，不上下贯瞳子者，可治也。诊

---

① 目睘：目惊视。

目赤脉法，又详部位篇。

诊痈疽，白眼青，黑眼小者，逆，不治。《内经》

咳而上气，此为肺胀，其人喘，目如脱状，脉浮大者，越婢汤主之。

尺脉浮，目睛晕黄，衄未止；晕黄去，目睛慧了，知衄今止。仲景

白轮变赤，火乘肺也；肉轮赤肿，火乘脾也；黑水神光被翳，火乘肝与肾也；赤脉贯目，火自盛也。凡目暴赤肿起，羞明隐涩，泪出不止，暴翳目矇，皆火热所为也。子和

勇视而睛转者，风也；直视不转睛者，肝绝也。黑珠纯黄，凶证也；白珠色青，肝风侮肺也；淡黄色，脾有积滞也；老黄色，乃肺受湿热，疸证也。瞳子属肾，无光采，又兼发黄，肾气虚也。黑珠变黄，肾水为脾土所克，若湿热新病，犹有可治，久病身重，不能转侧，无论湿寒湿热，均难措手。石顽

体肥气盛，风热上行，目昏涩者，胸中浊气上行也。重则为痰厥，亦能损目，常使胸中气清，无此病也。暴失明者，是阳为阴闭，当有不测之疾。翳膜者风热重也，或斑入眼，此肝气盛而发于上也，当发散而去之。若疏利，则邪气内蓄，翳反深矣，当以掀发之物，使其邪气再动，翳膜乃浮，辅以退翳之药，则自去矣。病久者不能速效，当以岁月除之。《医说》

目疼，阳明表证；目赤，经络盛热；目瞑，漱水，鼻燥，为阳邪上盛，欲解，必衄。目黄而头汗，欲疸，目不了了，阳明腑实。若睛不和者，少阴热也。目眩，为痰因火运；目白睛黄，欲发瘅也。目直视不能眴[①]，或白睛黄，此误发汗，将欲衄也。目正圆者，痓，不治。下后目闭，为阴血受伤。目反上瞪，为阴气上逆。石顽。此条伤寒。

肝开窍于目，燥病则目光炯炯，湿病则目光昏蒙。燥甚则目无泪而干涩，湿甚则目珠黄而眦烂，或眼胞肿如卧蚕。目有眵有泪，精彩内含者，为有神气；无眵无泪，白珠色蓝，乌珠色滞，精彩内夺，及浮光外露，皆为无神。凡病开目欲见人者，为阳；闭目不欲见人者，为阴。目能识人者，轻；昏眊不识人者，危。其直视、斜视、上视、下视，目睛微定，移时稍动者，有因痰闭使然，又不可竟谓之不治也。《医原》。此条《温病》、《难经》谓：病人闭目，不欲见人者，脉当弦，当是肝邪有余。

色诊舌色应病类

舌部舌色内应脏腑篇 附咽喉

胃足阳明之脉循喉咙。

胃足阳明之别，上络头项，合诸经之气，下络喉嗌，其病气逆，则喉痹卒喑。

肝足厥阴之脉，循喉咙之后，上入颃颡，其病咽干。

小肠手太阳之脉，循咽下膈，痛则咽痛。

脾足太阴之脉，侠咽，连舌本，散舌下，病则舌本强痛。

心手少阴之脉，从心系上侠咽，病则咽干。

心手少阴之别，系舌本，其病虚则不能言。

肾足少阴之脉，循喉咙，侠舌本，其病舌干咽肿。

膀胱足太阳之筋，入结舌本。肾足少阴之筋，结于枕骨，与足太阳之筋合。按：合则亦入结舌本矣。上出《内经》。

舌者心之窍也，凡病俱见于舌，舌尖主心，舌中主脾胃，舌边主肝胆，舌根主肾。江笔花

---

① 眴（音顺）：动目示意。

舌之尖属心经，中心至根属肾经，两旁肝胆，四边脾经，四边谓中心之四围，平面之处也。两傍谓极边两侧，向外之处也。铺面白苔是肺经，此谓本来自有之白苔也。满舌皆是胃经。又舌尖是上脘所管，中心是中脘所管，舌根是下脘所管，此舌上一定之部位也。胡玉海《伤寒一书》。

至论颜色，黄苔胃经，黑苔脾经，红苔胆经，紫红苔肾经。苔上起杨梅刺，焦干，黑中有红点者，是肝经。再纯黑亦是脾经，鲜红有刺亦是胆经，此各经一定之颜色也。其或黑与黄间，红与紫呈，白与黄杂，红与黑形，此兼经互呈之颜色也。同上。按：苔无红色，是舌质也。前人皆苔质不分，今特辨之如下。

舌质舌苔辨　新订

前人之论舌诊详矣，而只论舌苔，不论舌质，非不论舌质也，混苔与质而不分也。夫舌为心窍，其伸缩展转，则筋之所为，肝之用也。其尖上红粒，细于粟者，心气挟命门真火而鼓起者也。其正面白色软刺，如毫毛者，肺气挟命门真火而生出者也。至于苔，乃胃气之所薰蒸，五脏皆禀气于胃，故可藉以诊五脏之寒热虚实也。若推其专义，必当以舌苔主六腑，以舌质主五脏。舌苔可刮而去者，气分之事，属于六腑；不可刮即渐侵血分，内连于脏矣。舌质有变，全属血分与五脏之事。前人书中，有所谓舌苔当分有地、无地者，地即苔之里层，不可刮去者也，亦无与于舌之质也。尝见人无他苦，但苦常滑遗，视其舌，中心如钱大，光滑无苔，其色淡紫。又见患胃气痛者，其舌质常见通体隐隐蓝色，此皆瘀血阻于胃与包络之脉中，使真气不能上朝，故光滑不起。软刺是血因寒而瘀也，通体隐蓝是浊血满布于细络也。故血苔[①] 无论何色皆属易治。舌质既变，即当察其色之死活。活者，细察柢里，隐隐犹见红活，此不过血气之有阻滞，非脏气之败坏也；死者，柢里全变，干晦枯痿，毫无生气，是脏气不至矣，所谓真脏之色也。故治病必察舌苔；而察病之吉凶，则关乎舌质也。以下诸篇，所论已详，读者当细思之。

按：刘河间极论玄府之功用，谓眼耳鼻舌身意，皆藉玄府以成其功用者也。上言舌体隐蓝，为浊血满布于细络，细络即玄府也。所谓浊血满布，是血液之流通于舌之玄府者，皆挟有污浊之气也，或寒气凝结，或痰涎阻滞于胃与包络之脉中，致血液之上朝者，不能合于常度，即污浊之气生矣，非必其血腐败而后然也，若果败血满塞于中，有不舌强硬而死者耶？

舌苔有根无根辨　新订

脉有有根无根之辨，舌苔亦何独不然？前人只论有地无地，此只可以辨热之浮沉虚实，而非所以辨中气之存亡也。地者，苔之里一层也；根者，舌苔与舌质之交际也。夫苔者，胃气湿热之所薰蒸也，湿热者，生气也。无苔者，胃阳不能上蒸也，肾阴不能上濡也，前人言之晰矣。至于苔之有根者，其薄苔必匀匀铺开，紧贴舌面之上；其厚苔必四围有薄苔，辅之亦紧贴舌上，似从舌里生出，方为有根。若厚苔一片，四围洁净如截，颇似别以一物涂在舌上，不是舌上所自生者，是无根也，此必久病。先有胃气而生苔，继乃胃气告匮不能接生新苔，而旧苔仅浮于舌面，不能与舌中之气相通，即胃肾之气不能上朝以通于舌也。骤因误服凉药伤阳，热药伤阴，乍见此象者，急救之犹或可复；若病势缠绵日久，渐见此象，真气已索，无能为矣。常见寒湿内盛之病，舌根一块白厚苔，如久经水浸之形，急用温里，此苔

---

① 血苔：疑作“舌苔”。

顿退，复生新薄苔，即为生机。又常见病困将死之人，舌心一块厚苔，灰黄滞黯，四面无辅，此阴阳两竭，舌质已枯，本应无苔，而犹有此者，或病中胃强能食，五脏先败，而胃气后竭也，或多服人参，无根虚阳，结于胸中，不得遽散，其余焰上蒸，故生此恶苔，甚或气绝之后，半日胸中犹热，气口脉犹动也。

伤寒舌苔辨证篇一

出胡玉海《伤寒一书》。大旨是论湿温，为伤寒后半截事。

头痛，身热，恶寒，脉浮滑，阳明太阳。

身热，口燥，脉弦滑，阳明少阳。

身热，舌苔白，脉洪滑，正阳阳明。

舌苔微黄，正阳阳明。

舌苔前白后黄，正阳阳明。按：是上寒下热，外寒内热。

前黄后白，正阳阳明。按：是上脘化热，而中焦有水饮。

四围白，中间黄，正阳阳明。

白带灰色，阳明将入太阴。

白带有路，阳明太阴。

微白燥黄色，阳明太阴。

粉白微红，阳明少阳。

无白，微桃红，阳明少阴。

前半红，后半白，少阳太阴。

前半红，后半黄，少阴太阴。

前半黄，后半黑，阳明太阴。

前半黄，后半赤，太阴少阴。

前半黄，后半紫，太阴厥阴。

纯黑色，太阴。

纯黄色，太阴。

黄分八字，阳明太阴。

一边黄，一边白，阳明太阴。

一边黑，一边黄，阳明太阴。

焦黑，太阴。

润黑，太阴。

花黄灰黑，阳明太阴。

纯红，镜面，太阴。其形色光如漆桌，如光而不湿，舌下华池皆干者，重，宜细审之。

舌厚如三个厚，少阴。

舌阔如三个阔，少阴。

舌圆，少阴。

舌平无尖，少阴。按：旧谓舌边缺如锯齿者死。

白苔有一点点红，阳明少阳。

白苔有一点点黑，阳明太阴。

白苔有一点点黄，正阳阳明。

尖红后赤，少阴少阳。

尖赤后紫，少阴少阳。

以上三十五法，乃辨证之大略，余照此类推之可也。

广东、福建、浙江、江南、扬州分野，鱼盐海滨之地，肠胃脆薄，气盛血热，所以风邪一客即病。头虽痛，不如斧劈；项虽强，尚可转侧；背虽牵制，尚可动摇。风邪入胃，肺则凝塞，所以一日为风，二日为热，三日为火，热甚之故。热与风邪相搏，凝塞成毒。此毒，胃主肌，脾主肉，不在肉而在肌。肌，毛窍之内也。故点点然如斑之状，如疹之形，红色鲜明，一日三潮，三日九潮，故毒必三日，虽不治，亦疏散也。脉左寸浮，右关滑，气口大，无有正伤寒也。故太阳经虽病不病，此阳明之正病也，谓之阳明太阳。舌苔白，一日不口渴，二日不大便，至三四五六日，大便解，则腠理开，汗出而解。如阳明第四日，血热成毒，不能发越，毒郁在中，腠理不开，郁遏邪热，则传入少阳。一日口渴，左关洪大，右关洪滑，右寸气口闭遏，此肺经热邪冲遏，气道不舒，斑在肌腠，血凝在皮，少阴虽然受热，而未尝著病。二日目赤，舌苔红，耳鸣，左关脉洪大而数，此热甚邪胜也。第三日谵语，不欲眠，右关洪滑而实。四日斑出，则少解。斑不出，狂叫不安，右关滑实有力，左关脉洪数，微弦，左尺脉虚大，此邪气将入于里。第五日耳聋，不欲眠，起坐不休，谵语欲狂，此斑毒不得发越。口干消水，舌苔红黄色，邪尚未曾传里也。舌苔红紫色，将入于脾，左关弦，右关实，乙木怒极，热郁之甚。耳聋，肾之火闭也。斑毒出于胸项脊背，此阳邪有余，隐于胸项脊背，此阳毒将陷入阴分。六日大便解，邪气得下，斑必发出。六日不解，火气闭于幽门，小便短涩，毒反薰胃，肺闭，大肠热，目直视，不欲见人，脉数，舌焦，邪传太阴，目黄，面黄，此风胜湿郁。第七日耳聋，口渴，目黄，两颊黄赤，舌苔焦，脉与六日同。此病尚在阳分未除，邪虽入里，犹可挽回，少阳不得解。邪传入里，流入太阴脾经。一日右关洪大而软，左关弦动，左寸闭，此热邪客于包络，神昏气短，白珠红，肺经郁抑，斑毒则颈项上见者红色，两颊无有，心胸不见，季胁有微点，腹上点点红色，手臂前俱有红色，舌苔黄黑，虽然传里，阳证未除。二日右寸见弦脉，风邪客于肺，将发白斑。气促者死，鼻煽者死，耳聋者生，面颊红者生，闭目不欲见人者生，鱼口鸦声者死。第三日右关数，左寸不见，右尺洪大，此邪热客于肾，唇紫，舌焦黑，目直视，不欲见人，此毒郁于小肠，燥粪不得下，斑隐在肉内。怒狂叫骂者生，口渴消水者生，小便不滋润者死。第四日左寸闭，左关弦，左尺洪大，右关虚软，右寸见芤脉，右尺不见。血热在中焦，斑见蓝色。第五日左右手寸关脉不见，两尺洪大，声嘶欲哭，斑郁不得发越，目黄身黄者死。第六日尺寸俱无，两关弦紧，舌苔湿滑，此火甚感寒，头凉，舌苔燥裂，仍为火论。或阳明第五日，斑发不透，邪毒不入少阳，竟入太阴，此非越经传也。或饮食所伤，或药饵所误。太阴一二日，季胁痛，下痢，左关弦软，右关弦长，气口脉洪，尺脉大，口渴甚，嘴唇干，舌燥，神气清，舌苔黄厚，黑灰色。第三日舌根黑，中黄，尖白，目赤，面青。左关脉数，右关滑大有力，肺脉大，两尺脉闭。头面有斑，颈项无斑，胸背有斑，肚腹无斑，此阳气不得发越，阴气凝塞。太阴四日左三部闭，右关软，肺脉大，尺脉洪，口渴甚，目红，面赤，鼻青，唇黑者死，伏斑下陷。太阴五日尺寸俱浮，右关芤，左关紧，时作寒战，头痛，目赤，鼻黑，舌青，唇紫者死。斑毒乘于肝，非传厥阴，邪中厥阴也。太阴之脉利于无力，邪入于脾，气盛血热，流于四肢，分布百骸，贯注于心，心神失专其权，是以相火之邪甚炽，心神与相火失位，则一身无所主矣。故四肢百骸俱痛，腹满，口干，舌黄舌黑，唇燥，五脏与大小肠、膀胱、三焦皆受其制。脉之细小者，胃气不伤；脉之滑大者，胃气已坏。胃主纳谷，脾主消谷；胃主受纳，脾主转濡；胃之受纳在于肺，脾之转濡在乎肝。在上者为痰，在下者为糟粕，膈气实则痰滞于膻中，心气热则糟粕滞于小肠。渴欲饮冷者，膈气热也；饮水不小便者，肺叶焦也。肺气盛者，则大肠之道不行。夫邪在阴分，不利见阳脉；病在阳分，不利见阴脉。太阴之病，利于细小虚软，不利于洪大滑实，通其经络，导其闭塞，毋使风木成邪，致人九窍不通而死。太阴之脉，非独取右关，左寸、左关、右尺皆可概见也。独肺居华盖，肺气凝涩，更利于细小，不利于实大。与正伤寒之病，传入太阴，皆脉大者病进，脉小者病退；有力者病进，无力者病退；滑实者病进，虚软者病退；紧实者病进，芤软者病退；洪数者病进，细软者病退。如病之外现，目红面红，舌红唇红，手足摇动，坐立不宁，舌苔焦黑，此毒邪炽甚，脉见细小，此皆有胃气，不可谓不治也。如目青面青，唇青舌白，脉见微细者，毒气下陷，将出汗而死矣。太阴病，面赤目赤，唇紫舌黑，两关见数脉者危,见促脉者死;面白目赤,鼻青唇青,舌苔灰色,左尺右关见紧脉者死;目赤面黄,鼻煽唇青,右寸见数脉,关脉见弦脉,两尺不应者死;神气如常,舌苔微黑,两关见革脉者死。舌黄目青,面白唇白,脉见微弱,手足厥冷,身发白斑者死。舌光如镜,目红面青,两关洪大,两尺洪数,两寸不应,毒陷下焦,颈项斑不出者死。舌上芒刺,苔色灰黑,腹胸胀满,渴甚不欲饮水,右寸见极,右关见软,左关见涩,结胸者死。舌尖平,季胁痛,舌苔焦黑,时下清水,口渴不欲饮汤水,左尺见结,左寸见代,右关见牢,热结小肠死。舌苔黄白,点点红紫,唇青,面白,目赤,左关见软,右关见涩,肺脉不应者死。舌苔厚白,上灰黑色,脾部干燥,唇红,目赤,面白,两尺不应,左关见软,右关沉实,两寸不应,颈项发白斑者死。舌苔红紫,目赤面黄,唇干胸满,神气昏沉,手足厥冷,右关不应,左关弦紧,左尺空大,斑毒陷下者死。舌焦圆厚,华池干燥,唇焦齿黑,目红面赤,神气昏愦,脉见细小,频叫,不知人者死,知人者可生。大便频解,不知人者死;大便频解,渐知人者可生。舌不出口,发战者死。大便解后,舌不润转者死不治;大便解后,神气倏清,舌虽润,即出汗者死;大便解后,脉见狂大,必定血从口鼻出,急服更衣散一服,使肝分得凉,藏血可生,如迟,吐血必死。夫病至太阴,死证已多;若传入少阴,则邪盛正衰,危者十九,死者亦多;传入厥阴,则风木成邪,九窍将闭,不必为之细论矣。此篇所论,与温病相出入,先生亦谓非正伤寒病也。

凡舌红面赤,而两手见阴脉,或脉来摇摆无根,恍惚难凭,舌上肝胆部位,有一点点紫泡,如黄豆大者,此热毒归脏,不治之证。在左者重,在右者轻,在中间而不在肝胆部位者更轻。察其脉可救者,须救之。旧谓舌边缺如锯齿者死,即此义也。

伤寒舌苔辨证篇二

出张石顽《伤寒绪论》,
中间略据鄙见补注。

舌胎之名,始于长沙,以其邪气结里,如有所怀,故谓之胎。一谓之苔,如地之生苔者。伤寒邪在表,则苔不生,邪热传里,则苔渐生,自白而黄,黄而黑,黑甚则燥裂矣。要以滑润而白者,为表邪;灰黑湿润无苔,为阴寒;此即舌质之变色也。灰黑薄滑,为夹冷食,皆不可用寒凉攻下之剂。然中暑夹血,多有中心黑润者,又不可拘此说。若黄黑灰色而干燥纹裂者,为热极,万无虚寒夹血之理。亦有因极热,忽地饮冷而胃口之血瘀结,见黑苔者。惟屡经汗下,舌虽干而有微薄苔,却无燥裂芒刺,此为津液耗亡,不可误认实热而攻之,必致不救。《金镜》三十六治法,举世宗之,又观舌心法一百三十七图,条分缕晰,辨证最详。其间论红为瘟热,紫为酒毒,微酱为夹食,蓝为肝脏纯色,迥出前人未备。所嫌舍本逐末,未免繁紊无纲领,因括其捷要,辨论于下。

如白苔者,邪伤气分。肺主气而色白,又主皮毛,故凡白苔,犹带表证。仲景以为胸中有寒,止宜和解,禁用攻下,攻下必致结痞,变证不测。若温病热病一发,便壮热昏愦燥渴,舌正赤此即舌质。而有白滑苔,即当用白虎汤汗之。白虎汤虽可生汗,初起总宜略加表药。时疫初起,舌上白苔如积粉者,达原饮解之。若伤寒邪入胃府,则白苔中黄,邪传少阴,则白中变黑。若纯色,为一经证,边与中间两色,俱传经证。若从根至尖直分两路者,是合病与夹阴舌也。合病则白中兼两路黄,夹阴则白中兼两路黑润及灰色也。从根至尖,横分两三截苔色者,是并病舌也。合病并病,分别含混。合病者,一邪而伤两经也,或虽由此经传彼经,而仍是寒邪,谓两经合病于一邪也。并病者，此经寒邪，蕴为彼经热病，或一经而有寒热之两病，谓两邪并病于一身也。舌苔之直分横截，与此浑不相涉。直分二三路者，以表里分也。中间为里，两边为表，左为肝胆，右为脾胃。横分两三截者，以三焦分也。尖为上焦，中为中焦，根为下焦，视其色，以决其寒热虚实也。故尖白根黄，尖白根黑，及半边苔滑者，虽证类不同，皆属半表半里。白苔多而滑，黄黑苔少者，表证多也，尚宜和解；黄黑苔多而白苔少，或生芒刺黑点干燥者，里证多也，必下无疑。虽中心黄黑，而滑润边白者，此为表证未尽。所谓表证未尽，即风寒尚未全化热也。鄙见即化热，仍是表邪，与真正里证，总是不同。伤寒则大柴胡两解之，温热时疫，则凉膈散或白虎合承气攻下之。又伤寒坏病，虽白而厚，甚燥裂者，此为邪耗津液，宜小柴胡稍加芒硝微利之。纯白滑苔，为胃虚寒饮结聚膈上之候，每于十三四日过经致变，不可泛视也。一种白厚苔，如煮熟色，到底不变者，必里挟寒物，留滞不散，致脉伏不出，乃心脾气绝，肺气受伤也，慎不可下，寒滞不化，可用温下。宜枳实理中汤。热甚，合小陷胸下之。至于能食自利而白苔滑者，为脏结难治也，黄连汤、连理汤、备急丸选用，间有得生者。

黄苔者，阳明腑实也，黄湿而滑者，为热未盛，结当未定，不可便攻，攻之必致初硬后溏也。冬时宜确守此例，俟结定乃攻，不得已，大柴胡微利之。若在夏月，一见黄苔，便宜攻下。以夏月伏阴在内，多有下证最急而苔不燥者，不可泥也。若黄而燥者，为热已盛，峻下无疑；黄而生芒刺黑点者，为热势极；黄而瓣裂者，为胃液干，下证尤急也。诸黄苔皆属胃热，分缓急轻重下之。有种根黄而硬，尖白而中不甚干，亦不滑，短缩不能伸出，谵妄，烦乱者，与前条半表半里证不同。此痰挟宿食，占据中宫也，大承气加生姜半夏主之。有舌色青紫，此即舌质。而苔却黄厚，甚则纹裂，但觉口燥，舌仍不干者，此阴证夹食也。青紫是有瘀血，非阴证也，是湿邪蕴积，深陷于血分之象。脉或沉细而伏，或虚大而涩，按其心下，或脐旁硬痛，结痰与瘀血相挟，多有此脉象证候。而时失气者，若常失气，非有宿食燥屎，即当为气脱矣。急宜大承气，另煎生附子佐大黄下之。若脉虚大者，黄龙汤主之；热极烦燥者，更加生地、麦冬，夏月尤宜。若冬时阴证夹食，而舌上苔黄不燥者，宜用附子理中合小承气下之。大抵舌有积苔，虽见阴象，亦是虚中，有实急当攻下无疑，但下法与寻常不同耳。又中宫有痰饮水血者，舌多不燥，不可因其不燥，而延缓时日致误也。凡温病热病稍见黄白苔，无论燥润，即宜凉膈、双解。时行疫疠，稍见白苔，即宜白虎、达原；若见黄黑，无论干湿，大承、调胃，急夺无疑。

黑苔者，少阴肾色也。血分瘀浊之极也。燥硬而隐隐见紫者，是因热灼，以致血败；柔润而隐隐见淡者，水饮结而气不流行，以致血瘀也。若五六日后，热传少阴，火乘水位，亢极之火，不为水衰，反兼水化，五行空谈，陋习也。此只是热邪深入，阴液全干，血瘀气浊，发见枯滞之死色也。如火过炭黑是也。始因表证失汗，所以瘀也。致邪入少阴，下之即愈。然有屡下，热不减，苔不退者，此必宿食留滞于中宫也，宜黄龙汤加炮姜、川连。有误用汗下太过，津液枯竭所以瘀也。而苔燥黑者，此为坏病，须量人虚实为治。虚者其苔必薄而润，生脉散合附子、理中；实者其苔必厚而燥，生脉合黄连、解毒。解毒即三黄汤。一则阴虚阳亢，一则阳虚阴亢，不可不审热势盛剧，则黑苔上生芒刺，及燥裂分隔瓣者，须用青布蘸薄荷汤拭润，更以姜片刮去芒刺，撅起隔瓣，看刺下瓣底，即舌质也。色红可治，急下之，若俱黑，不治矣。又黑苔腐烂者，心肾俱绝；舌黑而卷缩者，肝绝，皆不可治。舌黑及灰或黄，而发疱生虫腐烂，虽为湿热，亦属肝伤，俱为危候。又中间一路润黑燥苔，质润而苔燥也。两边或黄或白者，两感舌也。此或夙有畜血，内正虚，外邪实，非两感也，篇中说两感皆未合。边黄则调胃、承气，边白则大柴胡下之。若中间一路黑滑薄苔，两边白滑，此表里俱虚，胃中虽有留结，急宜附子汤温之。凡黑苔多凶，心气为瘀血所阻，邪气内溃甚速。黑而干燥，或芒刺瓣裂，皆为实热，急宜下夺。黑薄湿润，或兼白滑者，皆为阴寒，急当温经也。一种中黑而枯，或略有微刺，色虽黑而中无积苔，舌形枯瘦，而不甚赤。此即舌质。其证烦渴耳聋，身热不止，大便五六日或十余日不行，腹不硬满，按之不痛，神识不昏，昼夜不得睡，稍睡或呢喃一二句，或带笑，或叹息，此为津枯血燥之候，急宜炙甘草汤，或生料六味丸换生地，合生脉散加桂，滋其化源，庶或可生，误与承气必死，误与四逆亦死。凡舌苔，或半黄半黑，或半黄半白，或中燥边滑，或尖干根润，皆为传并之邪，寒热不和之候，大抵尖黑稍轻，根黑至重。黄黑宜大承气，兼白者宜凉膈散，分缓急下之。若全黑，为死现舌，不治。心血全瘀。夏月热病，邪火、时火内外燔灼，苔黑易生，犹可攻治；冬月伤寒，舌苔全黑，决难救也。此乃指黑而润者，是血因寒而瘀。夏热瘀易行，冬寒瘀难行也。若热瘀，即冬夏皆凶。然中暑误认外感而加温覆，多致中黑，边极红而润，脉必虚大，急用白虎汤清之，虚者加人参、竹叶。如更误认阴寒，而与热药，必致烦躁不救也。夏月中暑，多有黑舌，黑而中干者，白虎无疑；黑而滑润或边白者，必夹寒食，前以此为两感，为表里俱虚，此以为夹寒食，当以此文为得之。然尚遗却畜血一证，畜血有寒有热，亦辨于苔之润燥也。挟痰者，多见灰色之苔，总因邪气关及血分致此。古法用大顺散，然不若理中合小陷胸最当。若直中少阴，真寒始病不发热，舌心便黑色，如此必昏厥矣。非由黄白变化，其苔虽黑而滑，舌亦瘦小，此真脏寒，必厥冷，自利呕吐，脉沉迟，四逆附子辈急温之，稍缓则不可救。

灰黑舌者，足三阴互病，如以青黄和入黑中，则为灰色也。痰水主于脉中，致血微停瘀也。然有传经、直中之殊，盖传经热邪，始自白苔而黄，黄而灰黑，或生芒刺黑点，纹裂干燥，不拘在根在尖，俱宜攻下泄热。有淡灰色，中起深黑重晕者，此病久，寒热互结，或夙有痰饮畜血，又新加以停滞也。若因内传一次，即见一重，于理难通；或者邪气化寒、化热、化燥、化湿，转变一次，即增一重；亦或伤冷、伤热、伤食、伤饮，多伤一次，即增一重也。乃温病热毒，急用凉膈、双解治之。热毒内传一次，见晕一重；传二三次，见二三重也；若见三重者，不治。若直中三阴，始病无燥热，便见灰色，舌润无苔，更不变别色者，此必内夹寒食及冷痰水饮，或畜血如狂等证，当随证治之。又有感冒夹食，屡经汗下消导，二便已通，而舌上灰黑未退，或湿润，或虽不湿，亦不干燥者，不可因其湿，误认为寒，妄投姜附，亦不可因其不润，误与硝黄，此因汗下过伤津液，虚火上炎所致。其脉必虚微少力，治宜救阴为急。虽无心悸脉代，当用炙甘草汤主之，内有生地、阿胶、麻仁、麦冬之甘润，可以滋阴润燥。盖阳邪亢盛，则用硝、黄以救阴，阴血枯涸，则宜生地以滋阴，可不辨乎？

红色者，心之正色也。若红极为温热之毒，蕴于心胃，及瘟疫热毒内盛也。若湿者，不可便下，解毒汤或白虎。红中有白苔者，更感非时之寒也，桂枝白虎汤。红中夹两路灰色苔者，温热而夹寒食也，凉膈散加消导药一二味。红中有黑苔者，热毒入少阴也，大承气合白虎汤。红极有黄黑芒刺者，热毒入腑也，调胃承气汤。红极有紫红斑，及遍身发斑者，阳毒入心也，人参白虎汤，加犀角、黄连。红极而纹裂者，燥热入肝也，大承气加柴胡、白芍，甚则加芩、连。坑烂者，湿热入脾也，小承气加芩、连、半夏。白疱者，火气燔灼也，浮浅不入血脉，止起白疱。三黄石膏去麻黄。紫疮者，火气郁伏也，解毒汤。红星者，即红珠鼓起也。心包火炎也，凉膈散。一种柔嫩如新生，望之似润，而燥涸殆甚者，为妄行汗下，津液竭也，多不治，急宜生脉散合人参三白汤主之。舌痿不能转动者，肝绝；舌忽瘦而长，心绝也。

紫色者，酒后伤寒也。世欲庸愚，往往受寒不服汤药，用姜葱酒发汗，汗未当而酒毒藏于心包，多有此证。有化为湿温者，有化为温毒者，推其所以，皆由寒气束于大表，酒力不能外行，而内积于胃与包络也。若纯紫，或中间略带白苔而润者，宜葛根汤加石膏。若紫中有红斑，或紫而干黄，紫而短缩，俱宜凉膈散下之。若全紫而干，如煮熟肝者，死肝色也，其证必厥冷，脉必沉滑，血脉瘀阻，阳郁不达。此阳极似阴也，急宜当归四逆汤加酒大黄下之，再加桃仁。然多不救。当归四逆尚嫌近补，大黄又嫌泄气，此证宜宣散而化血通脉，使血开气达。大抵深紫而赤者，是阳热酒毒，宜用苦寒解毒。宜重化瘀。若淡紫而带青滑者，是则中肾肝阴证，急宜吴茱萸汤、四逆汤温之。宜兼化瘀。然亦有中心生薄青紫苔，或略带灰黑，而不燥不湿，下证复急者，此热邪伤于血分也，犀角地黄汤加酒大黄微利之。红紫二舌，均指舌质言之，固无红苔，亦断无紫苔。其有见紫苔者，必舌面已腐，或黴黑苔，与赤红相映而然也。

黴[①] 酱色苔舌者，乃夹食伤寒也。食填太阴，郁遏不得发越，久之盦[②] 而成酱色也。其证腹满时痛者，桂枝加枳、朴、橘、半，痛甚加大黄，因冷食不消，加炮姜、厚朴，甚则调胃承气加炮姜下之。如胃气绝，脉结代，唇吊齿燥，下利者死。按：此即沉香色也，总是血瘀气浊所致，湿热夹痰，亦常有之，不仅夹食也。

蓝苔色舌者，肝脏纯色也。含糊。伤寒日久，屡经汗下，失于调理，致胃气伤极，心火无气，脾土无依，则肺金不生，肝木无制，侮于脾土，故苔色如靛，或兼身生蓝斑，乃心脾肺三脏气绝于内也，必死。如微蓝色，而不甚深，或略见蓝纹者，为木受金伤，脏气未绝，脉不沉涩，而微弦者，可治。此语极有道理，惜欠发明。沉涩者，正气不至，脉形断续不匀也。微弦者，气能至而血阻之，故脉形绷急也。小柴胡加肉桂、炮姜主之。按：常见痫厥及胃气久痛者，舌体全蓝，此亦瘀血在胃，肝气不舒也。故青黑蓝绛，皆谓之浊，皆涉血分，须辨寒热、燥湿及痰血、宿食、燥屎、癥块而治之，总以松动血分为主。舌之证类虽繁，不外八种苔色，撮其大要，亦辨证之一助也。张石顽《伤寒绪论》

温热舌苔辨证篇

出叶天士《温热论》

若三焦不从外解，必致里结，里结于何？阳明胃大肠也。凡人之体，脘在腹上，其位居中，或按之痛，或自痛，或痞胀，当用苦泄，以其入腹近也，必验之于舌。

舌苔或黄或浊，可与小陷胸汤，或泻心汤，随证治之。或白不燥，或黄白相兼，或灰白不渴，慎不可遽投苦泄。其中有外邪未解，里先结者，或邪菀未伸，或素属中冷

---

① 黴(音酶)：黑色。

② 盦(音安)：覆盖。

者，虽有脘中痞闷，宜从开泄宣通气滞，以达归于肺，如近俗杏、蔻、橘、桔等，是轻苦微辛，具流动之品可耳。

再前云或黄或浊，须要有地之黄。若光滑者，乃无形湿热，中有虚象，大忌前法。其脐以上为大腹，或满或胀或痛，此必邪已入里矣，表证必无，或十之存一，亦要验于舌。或黄甚，或如沉香色，或老黄色，或中有断纹，皆当下之，如小承气汤加槟榔、青皮、枳实、元明粉、生首乌等。若未现此等舌，不宜用此等法。恐其中有湿聚。太阴为满，或寒湿错杂为痛，或气壅为胀，又当以别法治之。

再黄苔不甚厚而滑者，热未伤津，犹可清热透表。若虽薄而干者，邪虽去而津受伤也，苦重之药当禁，宜甘寒轻剂可也。

再论其热传营，舌色必绛。绛深红色，初传，绛色中兼黄白色，此气分之邪未尽也，泄卫透营，两和可也。纯绛鲜泽者，包络受病也，宜犀角、鲜生地、连翘、郁金、石菖蒲等。延之数日，或平素心虚有痰，外热一陷，里络就闭，非菖蒲、郁金所能开，须用牛黄丸、至宝丹之类以开其闭，恐其昏厥为痉也。

再色绛而舌中心干者，乃心胃火燔，劫烁津液，即黄连、石膏，亦可加入。若烦渴烦热，舌心干，四边色红，中心或黄或白者，此非血分也，乃上焦气热烁津，急用凉膈散，散其无形之热，再看其后转变可也。慎勿用血药，以滋腻难散。至舌绛，望之若干，手扪之原有津液，此津亏湿热薰蒸，将成浊痰，蒙闭心包也。

再有热传营血，其人素有瘀伤，宿血在胸膈中，挟热而抟，其舌色必紫而暗，扪之湿，当加入散血之品，如琥珀、丹参、桃仁、丹皮等；不尔，瘀血与热为伍，阻遏正气，遂变如狂、发狂之证。若紫而肿大者，乃酒毒冲心。若紫而干晦者，肾肝色泛也，难治。

舌色绛而上有粘腻，似苔非苔者，中挟秽浊之气，芳香逐之。舌绛欲伸出口，而抵齿难骤伸者，痰阻舌根，有内风也。舌绛而光亮，胃阴亡也，急用甘凉濡润之品。若舌绛而干燥者，火邪劫营，凉血清火为要。舌绛而有碎点白黄者，当生疳也；大红点者，热毒乘心也，用黄连、金汁。其有虽绛而不鲜，干枯而痿者，肾阴涸也，急以阿胶、鸡子黄、地黄、天冬等救之，缓则恐涸极而无救也。

其有舌独中心绛干者，此胃热，心营受灼也，当于清胃方中，加入清心之品，否则延及于尖，为津干火盛也。舌尖绛独干，此心火上炎，用导赤散泻其腑。

再舌苔白厚而干燥者，此胃燥气伤也，滋润药中加甘草，含甘守津还之意。舌白而薄者，外感风寒也，当疏散之。若白干薄者，肺津伤也，加麦冬、花露、芦根汁等轻清之品，为上者上之也。若白苔绛底者，湿遏热伏也，当先泄湿透热，防其就干也，勿忧之，再从里透于外，则变润矣。初病舌就干，神不昏者，急加养正透邪之药，若神已昏，此内匮矣，不可救药。

又不拘何色，舌上生芒刺者，皆是上焦热极也，当用青布拭冷薄荷水揩之，即去者轻，旋即生者险矣。

舌苔不燥，自觉闷极者，属脾湿盛也。或有伤痕血迹者，必问曾经搔挖否，不可以有血而便为枯证，仍从湿治可也。再有神情清爽，舌胀大，不能出口者，此脾湿胃热，郁极化风，而毒延口也，用大黄磨入当用剂内，则舌胀自消矣。

再舌上白苔粘腻，吐出浊厚涎沫，口必甜味也，为脾瘅病，乃湿热气聚，与谷气相搏，土有余也，盈满则上泛，当用省头草芳香辛散以逐之，则退。若舌上苔如碱者，胃中宿滞，挟浊秽郁伏，当急急开泄，否则闭结中焦，不能从膜原达出矣。

若舌无苔，而有如烟煤隐隐者，不渴，肢寒，知挟阴病。如口渴烦热，平时胃燥舌也，不可攻之。若燥者，甘寒益胃；若润者，甘温扶中。此何故？外露而里无也。

若舌黑而滑者，水来克火，为阴证，当温之。若见短缩，此肾气竭也，为难治，欲救之，加人参五味子，勉希万一。舌黑而干者，津枯火炽，急急泻南补北。若燥而中心厚痞者，土燥水竭，急以咸苦下之。

舌淡红无苔者，或干而色不荣者，当是胃津伤而气无化液也，当用炙甘草汤，不可用寒凉药。

若舌白如粉而滑，四边色紫绛者，温疫病。初入膜原，未归胃腑，急急透解，莫待传陷而入，为险恶之病，且见此舌者，病必见凶，须要小心。

杂病舌苔辨证篇

与上两篇参看[①]

仍与伤寒温病相出入

附产妇看唇舌辨母子生死法，

附小儿苗窍看法总论[②]

舌之有苔，犹地之有苔。地之苔，湿气上泛而生；舌之苔，脾胃津液上潮而生。故平人舌中，常有浮白苔一层，或浮黄苔一层。夏月湿土司令，苔每较厚而微黄，但不满不板。其脾胃湿热素重者，往往终年有白厚苔，或舌中灰黄。至有病时，脾胃津液为邪所郁，或因泻痢，脾胃气陷，舌反无苔，或比平昔较薄。尝诊寒湿误服凉剂，呃逆不止，身黄似疸，而舌净无苔，脉象右关独见沉细无力，此脾胃气陷之征也。凡水气凌心，胃阳下陷，每忽变无苔，日久变暗变紫矣。其胃肾津液不足者，舌多赤而无苔，或舌中有红路一条，或舌尖舌边多红点，此平人舌苔之大较[③] 也。尝见平人，舌心钱大一块光亮，淡紫色，但常苦梦遗，无他病也。

若夫有病，则舌必见苔，病藏于中，苔显于外，确凿可凭，毫厘不爽，医家把握，首赖乎此，是不可以不辨。

风寒为寒燥之邪，风温为温燥之邪。风寒初起在表，风温首伤肺经气分，故舌多无苔，即有黄白苔，亦薄而滑。渐次传里，与胃腑糟粕相为搏结，苔方由薄而厚，由白而黄而黑而燥，其象皆板滞不宣，迨下后，苔始化腐。腐者，宣松而不板实之象。由腐而退，渐生浮薄新苔一层，乃为病邪解尽。

其有初起白苔，即燥如白砂者，名白砂苔，此温燥之邪过重，宜速下之，佐以甘凉救液。亦有苔至黑而不燥者，或黄黑苔中，有一二条白者，或舌前虽燥，舌根苔白厚者，皆夹湿夹痰饮之故。亦有苔虽黄黑，浇薄[④] 而无地质者，胃阴虚故也。苔有地质与无地质，此虚实之一大关也。尝见有舌根白苔板厚，如水久泡形，而两边现红肉两点者，是下焦寒水盛结，真阳不宣也。

湿为浊邪，兼证最多。风湿伤表，苔多滑白不厚，寒湿伤里，苔多腻白而厚。

暑温、湿温、温疫、温热，皆湿土郁蒸之气。冬温因阳不潜藏，亦湿土郁蒸之余气，数者皆从口鼻吸入肺胃膜原，由里而发。春温为冬伤于寒，寒郁久而化热，寒燥之气，又能搏束津液，水饮伏于膜原，与热混合，亦由里而发。暑湿晚发，名曰伏暑，因夏伤暑湿，伏于膜原，秋日凉燥之气，又从外搏遏在内之暑湿，此由表邪引动里邪，而发暑湿疟疾，亦多由此。是伏邪时邪，皆由里发，即多夹湿。故初起，舌上即有白苔，且厚而不薄，腻而不滑，或粗如积粉，或色

---

① 与上两篇参看：原目录标题下双行小注移于此。

② 附产妇……总论：原目录标题下双行小注移于此。

③ 大较：大略，大概。

④ 浇薄：不淳厚。

兼痰黄，迨传胃化火，与糟粕相搏，方由白而黄而黑而燥。其暑温、湿温之邪，多黄白混合，似黄似白，或黄腻，或灰黄，而皆不燥，此等舌苔，即有下证；或大便不通不爽，宜熟大黄缓下之。以舌苔不燥，肠中必无燥粪，多似败酱汁，故不宜猛下，此燥邪、湿邪、燥湿混合之邪，舌苔之大较也。上石芾南《医原》。

舌者心之窍，凡病俱现于舌，能辨其色，证自显然。舌尖主心，舌中主脾胃，舌边主肝胆，舌根主肾。假如津液如常，口不燥渴，虽或发热，尚属表症；若舌苔粗白，渐厚而腻，是寒邪入胃，挟浊饮而欲化火也。此时已不辨滋味矣，宜用半夏、藿香。迨厚腻而转黄色，邪已化火也，用半夏、黄芩。若热甚失治，则变黑色，胃火甚也，用石膏、半夏。或黑而燥裂，则去半夏，而纯用石膏、知母、麦冬、花粉之属以润之，至厚苔渐退。而舌底红色者，火灼水亏也，用生地、沙参、麦冬、石斛以养之，此表邪之传里者也。其有脾胃虚寒者，则舌白无苔而润，甚者连唇口面色俱痿白，此或泄泻，或受湿，脾无火力，速宜党参、焦术、木香、茯苓、炙草、干姜、大枣以振之。虚甚欲脱者，加附子、肉桂。若脾热者，舌中苔黄而薄，宜黄芩。心热者舌尖必赤，甚者起芒刺，宜黄连、麦冬、竹卷心。肝热者，舌边赤或芒刺，宜柴胡、黑山栀。其舌中苔厚而黄者，胃微热也，用石斛、知母、花粉、麦冬之类。若舌中苔厚而黑燥者，胃大热也，必用石膏、知母。如连牙床、唇口俱黑，则胃将蒸烂矣，非石膏三四两，生大黄一两，加粪金汁、人中黄、鲜生地汁、天冬、麦冬汁、银花露大剂投之不能救也，此唯时疫发癍，及伤寒症中多有之。尝治一独子，先后用石膏至十四斤余，而癍始透，病始退，此其中全恃识力。再有舌黑而润泽者，此系肾虚，宜六味地黄汤。若满舌红紫色而无苔者，此名绛舌，亦属肾虚，宜生地、熟地、天冬、麦冬等。更有病后绛舌，如钱发亮而光，或舌底嗌干而不饮冷，此肾水亏极，宜大剂六味地黄汤投之，以救其津液，方不枯涸。上江笔花《医镜》。

苔因内热，致脾气闭滞不行，饮食津液，停积于内，故苔见于外。若脾气不滞，则饮食运化，津液流通，虽热甚，不必有苔也。吾每诊寒湿内盛者，往往舌不见苔，及服温散之剂，乃渐生白苔，转黄而病始愈矣。舌青，或青紫而冷滑者，为寒证；青紫而焦燥，或胀大，或卷缩者，为热证。寒甚亦必卷缩，筋脉得寒而收引也，然必不焦燥。凡舌强硬短缩，而神昏语乱者，不治。亦有痰病而舌本硬缩，及神昏不语者，当以形证色脉参之。热病，舌本烂，热不止者死。伤寒，阴阳易，舌出数寸者死。按：此乃房劳复，非阴阳易也。上郭元峰《脉如》。

附：产妇诊唇舌辨母子生死法

天中发黑色，两颧上发赤色应之者，不出六十日兵死。若年上发赤色应之者，不出三十日死。若命门上发赤色应之者，相法以耳前为命门，两眉之间为命官。不出百日市死。妇人产死、兵死同。《千金方》

妇人临产，或难产之际，欲知生死吉凶者，但视产妇面青、唇青、舌青，口吐涎沫，大出不可止者，母子俱死也；唇见青色，而舌赤者，母死子活；唇面俱赤如常，独舌青者，子死母活。上巢氏。

附：小儿苗窍诊法总论

舌乃心之苗。红紫，心热也；熏黑，心火极也；亦有寒湿。淡白，虚也。

鼻准与牙床，乃脾之窍。鼻红燥，脾热也；惨黄，脾败也；牙床红肿，热也；破烂，脾胃火也。

唇乃脾胃之窍。红紫，热也；淡白，虚

也；如漆黑者，脾胃将绝也；口右扯，肝风也；左扯，脾之痰也。

鼻孔，肺之窍。干燥，热也；流清涕，寒也。

耳与齿乃肾之窍。耳鸣，气不和也；齿如黄豆，肾气绝也。目乃肝之窍。勇视而睛转者，风也；直视而不转睛者，肝气将绝也。以目分言之，又属五脏之窍。黑珠属肝，纯是黄色，凶症也；白珠属肺，色青，肝风侮肺也；淡黄色，脾有积滞也；老黄色，乃肺受湿热，疸症也；瞳人属肾，无光彩，又兼发黄，肾气虚也；大角属大肠，破烂，肺有风也；小角属小肠，破烂，心有热也；上皮属脾，肿，脾伤也；下皮属胃，青色，胃有寒也。上下皮睡合不紧，露一线缝者，脾胃虚极也。

面有五位，五脏各有所属。额属心，离火也；左腮属肝，震木也；右腮属肺，兑金也；唇之上下属肾，坎水也。五脏，里也；六腑，表也。小肠，心之表，小便短黄涩痛，心热也；清长而利，虚也。胃乃脾之表，唇红而吐，胃热也；唇惨白而吐，胃虚也；唇色平常而吐，作伤胃论。大肠，肺之表，闭结，肺有火也；肺无热而便闭，必血枯，不可通下；脱肛，肺虚也。胆乃肝之表，口苦，肝旺也；闻声著吓，肝虚也。亦是心包有痰，每闻声，即四肢惊掣。膀胱，肾之表，居脐下气海之右，有名无形，筋肿筋痛，肾水之寒气，入膀胱也。

面有五色。一曰红，红病在心，面红者热；一曰青，青病在肝，面青者痛；一曰黄，黄病在脾，面黄者脾伤；一曰白，白病在肺，面白者寒；一曰黑，黑病在肾，面黑而无润泽，肾气败也。望其色，若异于平日，而苗窍之色与面色相符，则脏腑虚实无有不验者矣。苗窍，即《千金方》门户井灶之义，非仅以辨五脏之部位也。

脐风者，风寒由脐入也，发于七日之内。亦有禀于先天者，命火未全，寒从脐下上冲，故均名脐风。风附木则鸣，目乃肝之窍，故两眼角先有黄色。肝邪克脾，鼻准脾之窍，故准头又有黄色。由脾犯肾，故两唇色黄而口撮。舌强者，肾邪犯心也，初起，吮乳必较前稍松，两眼角挨眉心处，忽有黄色，宜急治之。黄色到鼻，犹易治也，到人中承浆，治之稍难。若已见唇口紧束，舌头强直，不必治矣。集成辨儿之禀厚者，眼角准头，多见黄色，然先生从亲验得来，决非虚语。禀厚者，面色必赤，其黄深隐，而仍黄中透赤也。脐风者，面色必夭，其黄浮滞也。上夏禹铸《幼科铁镜》。

山根之上，有青筋直见，或横见者，俱肝热也；有红筋直见，或斜见者，俱心热也；黄筋见于山根，或皮色黄者，不拘横直，均脾胃之证，或吐或泻，或腹痛，或不思食。上陈远公法。

囟门凸起者，肝肾肺胃风热湿热也；下陷者，或因先天不足，或因泄利过度，脾肾虚寒气怯也；疾跳或断续无伦次者，气脱也。新增

色诊杂法类

诊毛发法

附眉毫鼻毫，须、鬓、阴、腋诸毛详前“三阳上下气血多少篇”，兹不复赘。

肺主身之皮毛。

肾合三焦膀胱。三焦膀胱者，腠理毫毛其应。

五脏伤败，毛悴色夭者，死于脏气所不胜之时也。

手太阴者，行气而温于皮毛者也。故气绝则不荣皮毛，皮毛焦则津液去，皮节爪枯毛折。

手少阴气绝，则脉不通，脉不通，则血

不流，血不流，则髦色不泽。

足少阴者，伏行而濡骨髓者也。气绝则骨不濡，肉不能著也。骨肉不相亲，则肉软却，故齿长而垢，发无泽。

肾其华在发，故丈夫八岁，肾气实，齿更发长，五八肾气衰，发堕齿枯。以上《内经》

发者，血之余也。心与小肠主血，故小肠绝者，发干直如麻，不得曲伸。

小儿病，其头毛皆上逆者，死；其发枯黄者，心肾血气俱不足也。以上《脉经》。

足厥阴肝脉与督脉会于巅。故勇士之怒，发立上指；平人肝热，其气上冲，头皮一块肿痛，发根为之粗硬而逆起。以下四节新增

平人眉忽生一长毫，异于众毛，拔之三五日复生者，胆中血热也，在小儿必生急风。《脉经》曰：胆绝眉为之倾。

平人鼻中忽生一长毫，粗硬异于众毛者，肺中血热也。拔之三五日即复生，久不治，即生肺痈发背。夏子益奇疾方，有鼻生长毫硬如铁丝，触之其痛彻心，为肺大热也。

发通五脏，而尤切于心肾。故病温疫热毒，及服毒药，与饮酒大醉者，以冷水浸其发。又喉蛾急疔等证，察有赤发者，急拔之，是热血上逆也。

诊鼻法

肾乘心，心先病，肾为应，色皆如是。男子色以黑色言。在于面王，为首腹痛，首腹，大腹。下为卵痛，其圜直为茎痛。高为本，下为首，狐疝㿗阴之属也。女子色在于面王，为膀胱子处之病。散为痛，抟为聚，方圆左右，各如其色形，其随而下至胝，谓其色连人中。为淫，谓伤中淋露也。有润如膏状，谓鼻准色黑光浮而明如涂膏者。为暴食不洁。暴食即出不洁，仓公所谓迵风。其色赤大如榆荚，在面王为不月。《内经》

鼻头色青，腹中痛，苦冷者死。鼻头色微黑者，有水气。色黄者，胸上有寒。色白者，亡血也。设微赤非时者死。其目正圆者，痓不治。此承上句说，下非专论目也。又色青为痛，色黑为劳，色赤为风，色黄者便难，色鲜明者有留饮。末五句非专论鼻色。仲景

黄色见于鼻，干燥如土偶之形，为脾气绝，主死。若如桂花，杂以黑晕，只是脾病，饮食不快，四肢怠堕，妻妾之累。见前

鼻头色黑而枯燥者，房劳；黑黄而亮者，有瘀血。赤为肺热，鼻孔干燥，目瞑，漱水不咽者，欲衄也。鼻孔黑如烟煤而燥者，阳毒也。鼻孔煽张者，肺绝也；但煤黑而不煽不喘者，燥热结于大肠也。黄黑枯槁，为脾火津涸。大便燥结，鼻塞浊涕者，风热也；鼻孔冷滑而黑者，阴毒也。鼻头汗出如珠，为心脾痛极。石顽《医通》

按：前《千金》五色入门户井灶篇已见者，兹不复具，览者宜互观之。

诊人中法

足太阴气绝，则脉不荣肌肉，舌萎，人中满。人中满，则唇反，肉先死也，甲笃乙死。《内经》

病人鼻下平者，胃病也。微赤者，病发痈，微黑者有热，青者有寒，白者不治。凡急痛暴厥，人中青者为血实，宜决之。《脉经》

凡中风，鼻下赤黑相兼，吐沫而身直者，七日死。

按：人中内应脾胃，下应膀胱子户。凡人胃中与前阴，病湿热腐烂，或瘀血凝积作痛者，往往人中见赤颗小粟疮，或常见黑斑，如烟煤晦暗者，知其气络有相应也。

下痢，脐下忽大痛，人中黑色者死。

按:此寒中于命门,而胞中之血死也。丹溪。

诊唇法

脾之华在唇四白,其五色之诊与面色同,而唇皮薄色显,尤为易见,其专诊列下。

唇色青黄赤白黑者,病在肌肉。《内经》

唇焦干燥烈为脾热,唇赤肿为胃湿热,鲜红为火盛,淡白为气虚,淡而四绕起白晕为亡血,青黑为寒。为血死。石顽《医通》。

唇黑者,胃先病;微燥而渴者,可治;不渴者不可治。渴为津耗血滞,不渴为气脱血死也。仲景下二节同。

唇下内有疮如粟名狐,虫蚀其肛;唇上内有疮如粟名惑,虫蚀其咽。一作脏。按:凡腹痛喜渴,面有白斑如钱大,或唇色淡白,而中有红点者,其为肠胃有虫啮血无疑矣。

唇吻反青,四肢漐习者,肝绝;环口青黧,柔汗发黄者,脾绝;鼻黑唇肿者,肺败;厥而唇青肢冷者,为入脏,即死。

凡下痢病剧,而唇如硃红者死。按:凡脱血病,皆以此例决之。丹溪

凡口唇,关手足阳明肠胃二经,又关手足太阴脾肺二脏。故验唇色红润,里未有热,但宜辛温散表;唇色枯干,里已有热,宜清里;唇色焦黑,烦渴消水,里热已极,当用凉膈散等。又有谵语发狂,唇色干焦,服寒凉而热不减,此食滞中焦,胃气蕴蓄。发黄发热,是以服寒凉则食滞不消,用辛散,则又助里热,宜以保和散冲竹沥、萝菔汁,或栀子豆豉汤加枳实治之。上唇属肺与大肠。若焦而消渴饮水,热在上,主肺;若焦而不消渴饮水,热在下,主大肠有燥粪。下唇属脾与胃。若焦而消渴饮水,热在阳明胃;若焦而不消渴饮水,热在太阴脾。夫里热唇焦,食滞唇焦,积热伏于血分而唇焦,惟以渴不渴,消水不消水别之。又有食滞已久,蒸酿发热,亦能作渴消水,又当参以脉象。若脉滑大不数,食未蒸热,口亦不渴;若滑大沉数,食已蒸热,口亦作渴。故凡谵语发狂,脉滑不数,渴不消水者,亦以食滞治之。若以寒凉抑遏,则谵狂益盛,甚且口噤不语也。秦皇士《伤寒大白》

项肿如匏[①],按之热痛,目赤如血,而足冷便泄,人事清明,六脉细数,右手尤软,略按即空。沈尧封曰:此虚阳上攻也。唇上黑痕一条,如干焦状,舌苔白如傅粉[②],舌尖亦白不赤,是皆虚寒确据。况便泻、足冷、脉濡,断非风火,若是风火,必痞闷烦热,燥渴不安,岂有外肿如此,而内里安贴如平人者乎?案按:按此即喻氏浊阴从胸上入,即咽喉肿痹,舌胀睛突;从背上入,即颈项粗大,头项若冰,浑身青紫而死之类也。末句辨症,尤为精切不易。最眩人者,在热痛目赤,若非此者,虽足冷、便泻、脉濡而空,犹未能决为真寒也。又按:近日吸洋烟者,唇色多紫黯,以其胃中血气浊恶也,所以然者,肺气不清,而燥化胜也。

诊齿法

热病,肾绝,齿黄落,色如熟小豆,或齿忽变黑者死。久病,龈肉软却,齿长而垢,或齿光无垢者死。此所谓大骨枯槁也。口开,前板齿燥者,伤暑也。《脉经》

齿断无色,舌上尽白,唇里有疮者,䘌也。按:即狐惑也。出巢氏。

温热病,看舌之后,亦须验齿。齿为肾之余,龈为胃之络。热邪不燥胃津,必耗肾液。且二经之血,皆走其地,病深动血,结瓣于上。阳血者,色必紫,紫如干漆;阴血者,色必黄,黄如酱瓣。阳血若见,安胃为

---

① 匏(音袍):葫芦的一种。

② 傅粉:涂粉。

主；阴血若见，救肾为要。然豆瓣色者，多险，若证还不逆者，尚可治，否则难为矣。何以故耶？盖阴下竭，阳上厥也。

齿若光燥如石者，胃热甚也；若无汗恶寒，卫偏也，辛凉泄卫透汗为要。若如枯骨色者，肾液枯也；若上半截润，靠根半截。水不上承，心火上炎也，急急清心救水，俟枯处转润为妥。此必充发水中真气，方能有效，非仅甘润凉降所能为也。

若咬牙啮齿者，湿热化风痉病；但咬牙者，胃热气走其络也。若咬牙而脉证皆衰者，胃虚无谷以内荣，亦咬牙也。何以故耶？虚则喜实也。舌本不缩而硬，而牙关咬定难开者，此非风痰阻络，即欲作痉证，用酸物擦之即开，木来泄土故也。风能化燥，酸即生津。

若齿垢如灰糕样者，胃气无权，津亡，湿浊用事，多死。而初病齿缝流清血，痛者，胃火冲激也；不痛者，龙火内燔也。总是悍气窜入血道。齿焦无垢者死；齿焦有垢者，肾热胃劫也，当微下之，或玉女煎，清胃救肾可也。《温热论》

齿根于冲督之脉，故小儿齿出迟者，以鹿茸、肉苁蓉服之。凡小儿齿出偏斜稀疏者，阳明本气不足也。齿色枯白者，血虚也。齿色黄黯，或带黑，或片片脱下者，面色青黄，此腹中有久冷积，太阳阳明之阳气受困，累及于冲督也。落齿后久不出者，肾与督虚也，必重以鹿茸，加补冲督药，否则出必偏斜稀疏，甚者，不久复碎落也。俗每以为血热，殊不知是虚冷久积，血不流通，内蓄虚火也。若有虫者，是湿热，亦因胃有积滞。若不虚冷，则面色自红润，不惨黯也。

诊耳法

肾气通于耳，肾和则耳能知五音矣。又心开窍于耳，耳藏精于心。《内经》

少阳之经入于耳，故伤寒以耳聋时眩欲呕，脉弦细数者，为少阳经病。是热菀津耗，三焦气结不升降也。

耳中策策痛，而耳轮黄者，病名黄耳，类伤寒也。风入于肾，卒然发热，恶寒，脊强背急，如痉状。《医通》。按：湿热下结于肾也。

耳轮焦枯，如受尘垢者，病在骨。《内经》

诊爪甲法

肝之华在爪，爪为筋之余。《内经》

肝热者，色苍而爪枯；肝绝者，爪甲青，而怒骂不休。《内经》、《脉经》

肝应爪。爪厚色黄者，色，谓爪下血色。胆厚；爪薄色红者，胆薄；爪坚色青者，胆急；爪濡色赤者，胆缓；爪直色白无约者，胆直；爪恶色黑多纹者，胆结也。《内经》

身黄，目黄，爪甲黄者，疸也；爪甲青者，厥也。《内经》、《脉经》

手太阴气绝，爪枯毛折。《内经》

循衣撮空，心虚败证也；若执持有力者，内实也，宜清之泄之。石顽

按：爪内应筋，爪之枯润，可以占津液之虚实也。至于爪下之血色，亦与面色同法，按之不散，与散而久不复聚者，血死之征也。

按　法

凡痛，按之痛剧者，血实也；按之痛止者，气虚血燥也；按之痛减，而中有一点不快者，虚中挟实也。内痛外快，为内实外虚；外痛内快，为外实内虚也。按之不可得者，阴痹也；按之瘦疼者，寒湿在筋也。石顽

凡按之，其血不散，与散而久不复聚者，血已死也；散而聚之速者，热也；聚之迟者，气滞与寒湿也。新增

水胀者，足胫肿，腹乃大，以手按其腹，随手而起，如裹水之状；肤胀者，风寒客于皮肤，鼟鼟然[①]而不坚，腹大，身尽肿，按其腹，窅而不起，腹色不变；鼓胀者，腹胀身大，与肤胀等，色苍黄，腹筋起也。筋即脉也，血与水相杂，而汁变坏也。《内经》

风湿相搏，骨节烦疼，不得屈伸，近之则痛剧，汗出短气，恶风，或身微肿者，甘草附子汤主之。近见一病，饮食倍增，身肤加肥，惟骨节皮肤，疼痛不能转侧，其皮肤虽以一指轻点之，亦即痛剧不可耐矣，即此病也。仲景

凡身热，按之皮毛之分而热重，按久之不热者，热在表，在肺，又为劳倦之虚热也。以热之微甚分虚实。按至肌肉血脉之分而热轻，重按之，俱不见者，热在中焦，在心脾，在血分，邪已入里也。按至筋骨之分而热者，为阴虚，骨蒸与湿热深入骨髓也。热病内陷于骨者，为肝肾阴绝也。东垣

肌之滑涩，以征津液之盛衰；理之疏密，以征营卫之强弱；肉之坚软，以征胃气之虚实；筋之粗细，以征肝血之充馁[②]；骨之大小，以征肾气之勇怯；爪之刚柔，以征胆液之清浊；指之肥瘦，以征经气之荣枯；掌之厚薄，以征脏气之丰歉；尺之寒热，以征表里之阴阳。"论疾诊尺篇"，论之详矣。前卷形诊中，生形病形诸篇，多有以摩按得之者，不复琐具，可互观也。

嗅　法

人病尸臭，不可近者死。《脉经》

口气重者，胃热盛也，阳气尚充，其病虽剧，可治。

汗出稠粘，有腥膻气，或色黄者，风湿久蕴于皮肤，津液为之蒸变也。风湿、湿温、热病失汗者，多有之。

唾腥，吐涎沫者，将为肺痈也。唾脓血腥腐者，肺痈已成也。肺伤风热，痰多臭气，如腐脓状；肺内自热，痰多腥气，如啖生豆状。一宜凉散，一宜清降也。

小便臊甚者，心与膀胱热盛也；不禁而不臊者，火败也。

大便色坏，无粪气者，大肠气绝胃败也；小儿粪有酸气者，停滞也。

病人后气极臭者，为胃有停食，肠有宿粪，为内实，易治；若不臭者，在平人为气滞。病剧而出多，连连不止者，为气虚下陷，恐将脱也。以上新订参各家。

闻　法

角音人者，主肝声也。肝声呼，其音琴，其志怒，其经足厥阴。厥逆少阳，则荣卫不通，阴阳交杂，阴气外伤，阳气内击。击则寒，寒则虚，虚则卒然喑哑不声，此为厉风入肝，续命汤主之。但踞坐不得低头，面目青黑，四肢缓弱，遗失便利，甚则不可治。赊则旬月之间，桂枝酒主之。若其人呼而哭，哭而反吟，此为金克木，阴击阳，阴气起而阳气伏。伏则实，实则热，热则喘，喘则逆，逆则闷，闷则恐畏，目视不明，语声切急，谬说有人，此为邪热伤肝，甚则不可治。若唇色虽青，向眼不应，可治，地黄煎主之。按：厉风者，清燥之气，即天地肃杀之气也。西医谓之消耗之气，使人阳气消索，津液枯结，血汁败坏，神明破散也。

若其人本来少于悲恚，忽尔嗔怒，出言反常，乍宽乍急，言未竟，以手向眼，如有所畏，虽不即病，祸必至矣，此肝病声之候也。

徵音人者，主心声也。心声笑，其音竽，其志喜，其经手少阴。厥逆太阳，则荣卫不通，阴阳反错，阳气外击，阴气内伤。伤则寒，寒则虚，虚则惊掣心悸，定心汤主之。语声前宽后急，后声不续，前混后浊，

---

① 鼟鼟（音空）：鼓声。
② 馁：不足。

口㖞，冒昧好自笑，此为厉风入心，荆沥汤主之。若其人笑而呻，呻而反忧，《中藏经》作"笑不待伸而复忧"。此为水克火，阴击阳，阴起而阳伏。伏则实，实则伤热，热则狂，闷乱冒昧，言多谬误，不可采听，此心已伤。若唇口正赤，可疗，其青黄白黑，不可疗也。

若其人本来心性和雅，而忽弊急反常，或言未竟便住，以手剔脚爪，此人必死。祸虽未及，名曰行尸，此心病声之候也。

宫音人者，主脾声也。脾声歌，其音鼓，其志愁，其经足太阴。厥逆阳明，则荣卫不通，阴阳翻祚，阳气内击，阴气外伤。伤则寒，寒则虚，虚则举体消瘦，语音沉涩，如破鼓之声。舌强不转而好咽唾，口噤唇黑，四肢不举，身重如山，便利无度，甚者不可治，依源麻黄汤主之。若其人言声忧惧，舌本卷缩，此是木克土，阳击阴，阴气伏。阳气起，起则实，实则热，热则闷乱，体重不能转侧，语声拖声，气深不转而心急，此为邪热伤脾，甚则不可治。若唇虽萎黄，语音若转，可治。

若其人本来少于嗔怒，而忽反常，嗔喜无度，正言而鼻笑，不答于人，此脾病声之候也，不盈旬月，祸必至矣。

商音人者，主肺声也。肺声哭，其音磬，其志乐，其经手太阴。厥逆阳明，则荣卫不通，阴阳反祚，阳气内击，阴气外伤。伤则寒，寒则虚，虚则厉风所中。嘘吸战掉，语声嘶塞而散下，气息短惫，四肢僻弱，面色青葩，遗失便利，甚则不可治，依源麻黄续命汤主之。若言音喘急，短气好唾，此为火克金，阳击阴，阴气沉，阳气升。升则实，实则热，热则狂，狂则闭眼悸言，非常所说，口赤而张，饮无时度，此热伤肺，肺化为血，不治。若面赤而鼻不欹[1]，可治也。

若其人本来语声雄烈，忽尔不亮，拖气用力方得出言，而反于常，人呼其语，直视不应，虽曰未病，势当不久，此肺病声之候也。

羽音人者，主肾声也。肾声呻，其音瑟，其志恐，其经足少阴。厥逆太阳，则荣卫不通，阴阳反祚，阳气内伏，阴气外升，升则寒，寒则虚，虚则厉风所伤，语言謇吃不转，偏枯，脚偏跛蹇。若在左则左肾伤，在右则右肾伤。其偏枯分体，从鼻而分，半边至脚，缓弱不遂，口亦欹，语声混浊，便利仰人，耳偏聋塞，腰背相引，甚则不可治，肾沥汤主之。若呻而好恚，恚而善忘，恍惚有所思，此为土克水，阳击阴，阴气伏而阳气起。起则热，热则实，实则怒，怒则忘，耳听无闻，四肢满急，小便赤黄，言音口动而不出，笑而看人，此为邪热伤肾，甚则不可治。若面黑黄耳不应，亦可治。

若其人本来不吃，忽然謇吃，而好嗔怒，反于常性，此肾已伤，虽未发觉，已是其候。见人未言，而前开口笑，还闭口不声，举手叉腹，此肾病声之候也。《千金方》

心为噫，肺为咳，肝为语，脾为吞，肾为欠、为嚏，胃为气逆、为哕。

五脏者，中之守也。中盛脏满，气盛伤恐者，声如从室中言，是中气之湿也。言而微，终日乃复言者，此夺气也。衣被不敛，言语善恶，不避亲疏者，此神明之乱也。

不得卧而息有音者，是阳明之逆也。起居如常，而息有音者，此肺主络脉逆也。不得卧，卧则喘者，水也。不能正偃，正偃则咳者，风水也。胃中不安，气上迫肺故也。《内经》

语声寂寂然喜惊呼者，骨节间病。语声喑喑然不彻者，心膈间病。语声啾啾然细而长者，头中病。息摇肩者，胸中坚；息引胸中上气者，咳；息张口短气者，肺痿。当唾涎沫，吸而微数，其病在中焦，实也。

① 欹：（音期），倾斜。

下之则愈虚者，不治。在上焦者，其吸促；在下焦者，其吸远，此皆难治。呼吸动摇振振者，不治。病，并当作“痛”。

平人无寒热，短气不足以息者，实也。

师持脉，病人呻者，痛也；摇头言者，里痛也；言迟者，风也。风温为病，鼻息必鼾，语言难出。

病深者其声哕。此肾气之失根也，其声必微。哕乃干呕、呃、噫之通名，不必苦为分明也。

胃中虚冷不能食者，饮水则哕。胃气下行，以降为顺，虚则力不能降而气逆矣，是肾败之渐也。

伤寒潮热时时哕者，与小柴胡汤。哕而腹满者，视其前后何部不利，利之则愈。此皆热结内实，而气上逆也。

湿家下之早则哕，此丹田有热，胸上有寒。此暖气在下，寒闭于上，冲激而然也，亦有痰闭而然者。仲景

经曰：虚则郑声，郑声者邪音也，谓声重而转，失其本音也。凡汗下后，或久病气虚者，往往语声中变，是正气怯，而音不能圆满也。故《素问》曰：气虚者言无常也。《灵枢》曰：五脏使五色修明而声章，声章者言声与平生异也。

谵语者，言语谬妄，非常所见也，邪热乱其神明故也。胃中热浊上蒸包络。有燥屎，有瘀血，有凝痰，有血热，热入血室，皆有余之证，下之清之而愈，宜养津液，疏心包络。若亡阳谵语，为神离其舍，喃喃一二句，断续不匀，是汗多，津液无以养其心也。初起可治，急滋心阴，稍久延，即不治矣。仲景曰：身热，脉浮大者，生；逆冷，脉沉细者，不过一日死。又曰：直视谵语喘满者，死。又曰：循衣撮空，直视谵语，脉弦者生，涩者死。《内经·评热病论[①]》曰：狂言者，是失志，失志者死。此之谓也。脉弦者内实也，脉涩者内虚也。

出言懒怯，先轻后重，此内伤中气也；出言壮厉，先重后轻，是外感邪盛也。攒眉呻吟，苦头痛也。诊时吁者，郁结也。形羸声哑，痨瘵之不治者，咽中有肺花疮也。暴哑者，风痰伏火，或暴怒叫喊所致也。面起浮光，久哑，无外邪实证者，心衰肺痿，所谓声嘶血败，久病不治也。独言独语，首尾不续，思虑伤神也。新病闻呃，非火即寒；久病闻呃，胃气欲绝也。大抵声音清亮，不异于平时者，为吉。

咳声清脆者，燥热也；紧闷者，寒湿也；续续片刻不止者，风也；日甚者，风也；夜甚者，水也；天明咳甚者，胃有宿食，寒湿在大肠也。

听声之法，岂徒以五音决五脏之病哉！须将患人之语言声音，轻重长短，有神无神，与病家来请之语，及一切旁观物议，皆当审听，入耳注心，斯乃尽闻之道也。上参各家。

问　法

一问寒热二问汗，三问头身四问便，五问饮食六问胸，七聋八渴俱当辨。景岳八问

凡诊病必先问是何人，或男或女，或老或幼，或婢妾僮仆。问而不答，必是耳聋，须询其左右，平素何如，否则病久，或汗下所致。诊妇人，必先问月信何如，寡妇气血凝涩，两尺多滑，不可误以为胎，室女亦有之。

世道不古，以问为末，抱病不惟不言，虽再三询叩，终亦不告，反诋医拙，甚至有隐疾困医者，医固为所困矣，身不亦为医所困乎？虽然为医者，亦须贵乎有学，大率诊视已毕，不可便指病名，发言率易，须从所得脉象说起，广引经说，以为证据，渐渐说

---

① 《内经·评热病论》：原脱“病”字，据《素问》补。

归病证，务要精当确实，不可支离狂妄。说证已毕，然后徐徐问其所苦，或论说未尽，患者已一一详告，却以彼所说，校吾所诊，或同或异，而折衷之。如此，则彼我之间，交相符契，必收全功。汪石山

按：医者当问之事甚多，必须诊得脉真，然后从脉上理路问去，方得就绪。若海概问之，庸有当乎！无怪令人相轻也。《内经》曰：明知逆顺正行无问。又曰：谨熟阴阳，无与众谋。是又有以问为戒者，盖病家所答，往往依违影响，未可尽信也。若不能明知与谨熟也，而徒以不问为高，虽告之而反厌弃焉，忽视人命，其罪又当何如耶？

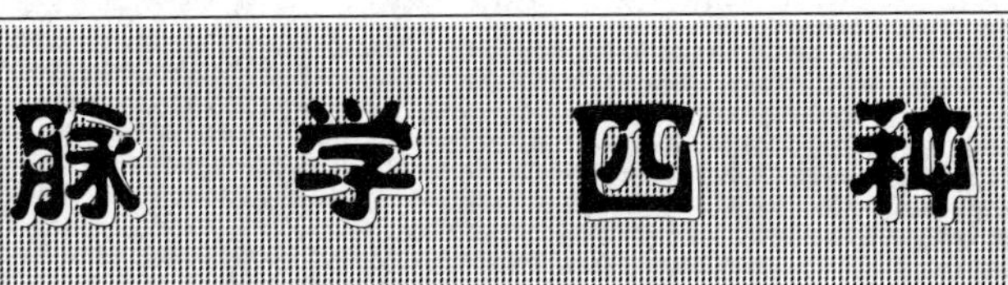
脉学四种

谢 序

自世远狉榛①,浑沌之天以失;民知火粒,嗜欲之源日开。六凿② 相攘于灵台③,五节潜乖于疠气。荆弋苇矢,不弭④ 猹狂⑤ 之灾;夏疥春瘠,遂鲜⑥ 鹑居⑦ 之寿。于是神农鞭草,岐伯受针,七十二每以勤民,八十一难而阐奥;布越人之指,即解支兰⑧;过矫氏之门,便知求艾。纣绝天上,罕逢强死之魂;腐史⑨ 传中,遂重专家之学。然而鸿术渊深,稀闻九折;鲰生⑩ 肤受⑪,罕究六微。造《脉诀》而掩真,熟《汤头》而猎食。三停⑫ 略辨,宁知握虎之功?五脏何辜,乃类梦羊之踏。凿陈冰于箧⑬ 里,以寒益寒;爇⑭ 石火于担头,以热增热。徒使驱魂东岱,促景西山,此梁皇所以有用劝之文,班史所以著中医之谚也。夫鹊兄视色,殆绝言诠;龙叔见心,或非实录。语其十全之要,无若五诊之方。是故经著奇胲⑮,道传厣⑯ 息。临淄故吏,知奉剑之将亡;东莞国工,虽鬲幕而可试。洞见癥结,岂烦竹莛之披;色类兹青,便刻韭英之候。岂有帷中妇寺不辨阴阳,梦里钧天,罔知血脉,而能乞灵于万金之药、一禽之戏者乎?澄之司马,青箱世业,金匮功臣,得儒门事亲之道,有上医治国之材,读抱朴之书,能知一牝二牡,人皇祐之试,可对十道六通。既广镌⑰ 夫善本,以嘉惠于后人;兹复发邺侯之架,采三万卷之藏书,起轩后以来,萃百十家之名论,钩元提要,匡谬订讹,尽度金针,勤宣木舌,撰为《脉学四种》。洵足阐灵兰之大义,抉长桑之秘言,作仁术之慈航,示良工之大璞矣。虽然,医之道通于神明,脉之理穷极要眇⑱,或类珠之转盘,或如石之投水,或循竿而循羽,或如弦而如钩,虾游冉冉,起伏状于重渊雀啄丁丁,断续

---

① 狉(音坯)榛:原始野蛮。

② 六凿:指六情,喜、怒、哀、乐、爱、恶。

③ 灵台:此指心。

④ 弭(音米):制止。

⑤ 猹(音续)狂:恶鬼名。

⑥ 鲜(音险):原作"尠",鲜的异体字,少。

⑦ 鹑居:简陋的居室。

⑧ 支兰:指人体的络脉。

⑨ 腐史:指《史记》。

⑩ 鲰(音邹)生:犹小生,谦词。

⑪ 肤受:造诣不深。

⑫ 三停:原指相面者以人体及面部各分三部,称上中下三停。此指代人体功能。

⑬ 箧(音怯):小箱子。

⑭ 爇(音若):烧。

⑮ 奇胲(音该):古医术,又作"奇咳"(音该)。

⑯ 厣(音叶):用手指按压。

⑰ 镌:刻。

⑱ 眇:通"妙"。

拟之屋漏。故黄帝曰：若窥深渊而迎浮云。叔微曰：意之所解，口莫能宣。自非善解天弢[①]，证之人事，课得失于寸心，析毫厘于千里，则泥古者之契舟求剑，与离经者之樀埴索涂[②]，其谬一也。苟明乎此，而读司马是书，思过半矣。

时在光绪二十二年岁次丙申仲冬月赐进士出身诰授资政大夫二品顶戴
江苏淮扬海兵备道通家生谢元福撰

① 弢：原作"韬"，异体字。
② 樀（音敌）埴索涂：谓盲人用杖敲地探路，比喻盲目摸索。

《脉学四种》总目

《脉义简摩》八卷

《脉简补义》二卷

《诊家直诀》二卷

《辨脉平脉章句》二卷

上《脉学四种》都十四卷，皆依旧义而衍释之。《简摩》，正义也；《补义》，余义也；《直诀》，本义也；《辨脉平脉章句》，古义也。尝谓古医书之见传于世者，《内经》、《难经》、《伤寒论》、《金匮要略》外，其《中藏经》、《脉经》、《甲乙经》、《病源候论》、《肘后方》、《千金方》、《翼方》、《外台秘要》，莫非三代秦汉之遗言，良法美意，饷遗[①] 靡尽。学者必须熟复此等，方可渐窥轩岐堂奥。若区区才读《伤寒论》一过，便自夸仲景复生，轻诋前贤，何足贵也？兹四种者，于宋元以后，脉书均有发明，独恨《内经》、《脉经》之法颇多失传，无可考证，自惭谫[②] 陋，不能释怀。卷末特附"脉法失传"一篇，冀高明者之有以开我也。妇科一卷，词繁不杀，以妇人脉法自昔缺略，故琐录之，不忍有所弃也。儿科一卷，词多泛引，意以示大人小儿之无二法也。事乖常例，阅者谅诸。

光绪丙申仲夏学海识

① 饷遗：馈赠。

② 谫：浅薄。

《脉学四种》引用书目

钦定《图书集成·艺术部医学门》。书引《幼科全书》、《古今医统》、《婴童百问》并出此。
钦定《医宗金鉴》
《素问》唐·王冰注，宋·林亿校正。书中曾引用其注者载之。
《灵枢》
《难经》滑伯仁注
《颅囟经》在《当归草堂医学丛书》中。
《史记·扁鹊仓公传》张守节正义
《三国志·华佗传》
《伤寒论》成无已注
《金匮要略》徐忠可注
华佗《中藏经》
华佗《内照法》
皇甫士安《针灸甲乙经》
王叔和《脉经》
《脉诀刊误集解》
巢氏《病源候论》
孙真人《千金方》
《千金翼方》
张鸡峰《普济方》
陈无择《三因方》
许叔微《本事方》
《史载之方》
杨仁斋《直指方》
张洁古《保命集》
刘河间《原病式》
李东垣《内外伤辨》
《脾胃论》
《兰室秘藏》
王好古《此事难知》在《东垣十书》中。
《医垒元戎》
张子和《儒门事亲》
朱丹溪《格致余论》
《脉因证治》
《脉诀指掌》
《丹溪心法》

《心法附余》
王安道《溯洄集》
滑伯仁《诊家枢要》
齐德之《外科精义》
刘宗厚《玉机微义》
虞天民《医学真传》
王节斋《名医杂著》在《薛氏医案全书》中。
汪石山《推求师意》
《汪石山医案》在《石山全书》中。
《张景岳全书》内采"传忠"、"脉神"、"伤寒"、"杂病"四种。
《类经》附《图翼》
孙一奎《赤水玄珠》
楼全善《医学纲目》
王肯堂《证治准绳》
《濒湖脉学》
缪仲醇《本草经疏》
李士材《诊家正眼》
《医宗必读》
《易思兰医案》
《芷园忆草》在《医林指月》中。
卢子由《学古诊则》
陈远公《辨证录》
戈存橘《伤寒补天石》
陶节庵《伤寒全生集》
《慎柔五书》
刘潜江《本草述》
《喻嘉言三书》《寓意草》、《尚论篇》、《医门法律》
高鼓峰《医法正传》
高士宗《医家心法》
张石顽《医通》
《诊宗三昧》
郭元峰《脉如》
叶天士《幼科要略》
《温热论》
《临证指南》
《叶案存真》
马元仪《印机草》
沈芊绿《诸脉主病》

陈修园《医学实在易》

《时方妙用》

杨栗山《寒温条辨》

吴鞠通《温病条辨》

石芾南《医原》

王孟英《温热经纬》

赵晴初《医话稿》

王汉皋《医存》

费伯雄《医醇剩义》

雷少逸《时病论》

《名医类案》

《名医类案续编》

《古今医案按》

钱仲阳《小儿药证直诀》

万氏《育婴家秘》

寇氏《全幼心鉴》

夏禹铸《幼科铁镜》

许橡村《痘诀七种》

《痘疹会通》

《种痘新书》

《幼幼集成》

《验方新编》

日本元氏《脉学辑要》在《聿修堂全书》中。

《西医略论》

《全体新论》

《全体阐微》

上《脉学四种》引用之书也。中间以《内经》、《难经》、《金匮》、《脉经》、《史载之方》，景岳《脉神》，士材《正眼》，石顽《三昧》，元峰《脉如》，汉皋《医存》为收录较多。此外，凡未引用，概不虚载。他如朱丹溪《局方发挥》、程郊倩《伤寒后条辨》、叶天士《景岳发挥》、陈修园《景岳新方砭》、徐灵胎《难经经释》、《医贯砭》、《源流论》、《批点临证指南》，莫非恣意攻讦，轻薄口吻，坏人心术，虽书中偶有引用，亦削其目而不著焉。细绎叶先生生平议论，必不肯作《景岳发挥》，必是他人伪托。修园之于景岳，乃学之而不至背之以求胜者也。诚能深造有得，真知斯道之难谅，不肯轻议前人矣。张隐庵、黄坤载、邹润安，自以高明突过曩[①]哲，所发为论，悉堕五行二气之空谈，不切人事日用之实际。学海，鲁人也，无取于是，亦不欲以是绳人，故皆少所称述云。

---

① 曩（音囊）：以往，从前。

脉义简摩

皖南建德周学海澂之甫撰辑

易杰　刘劲　易铧　校注

目　　录

许　　序

澄之前辈同年既篆刻《脉经》、《本草经》、《难经》诸书，表章遗籍，嘉惠来学，俾医有绳尺，病无夭枉，卓然盛心。已顷，复示所著《脉简》若干卷，命兴文叙之。

夫医之为道，最尊其术，至难不易。三品之药，金石草木之性能，生人亦能杀人。医操生杀之权，莫尊于是。自轩岐以逮，汉晋隋唐医学家方书，汗牛充栋，文字之渊奥，与治法之微眇，浅儒肤学，开卷瞢然，莫难于是。至所藉以行其道而施其术者，独有切脉一端。病状万殊，呼吸千变，欲其手与心合，气与神通，即脉以审证，随方以奏效，非夫精研古籍，神明于古人之法，安所执以为定衡耶？世徒以医卜星相并称，而医之尊者贱；业医者不识古书，随俗臆决，而医之难者易。《内经》之言曰：下工切而知之。今世果能切脉以知病，则固俨然上工也。《脉经》废而脉理不明，《脉诀》行而脉理愈晦。前辈《脉经》之刻，信古人功臣矣；《脉简》之作，其殆今世导师乎？曩者先大人，善以医术济人，生平持脉精审，一以古经为断。兴文谫陋，愧不能承家学。前辈以名进士来官河上，雅好博古，乃复启扃[①] 洞窔[②]于医门。是编即寿身之益，溥为寿世之资，意在执简以驭繁，非世之所为因陋就简者。兴文虽不克明言其所以然，要其综古法而择之精，本心得而言之有当，脉理之谬，兹可归荡廓清矣。艰辞不文，敬书简端以复。

光绪十八年壬辰孟秋歙年侍许兴文拜序

① 扃：门户。此指医门。

② 窔（音咬）：透彻地了解。窔，穾的异体字。

王 序

昔人谓脉之理，微如窥深渊而迎浮云，诊之道不诚难矣哉？轩、岐、仓、扁、仲景、元化诸圣，发明脉理，虽散见于诸书，而迄无专帙以昭示来许，亦医林中大缺陷也。晋太医叔和王氏独出手眼，著《脉经》十卷，条分缕析，洵为医学津梁。讵六朝高阳生托名叔和著为《脉诀》，由是家弦户诵，只知伪诀，而叔和真本遂晦。明代李濒湖因复著《脉学》，其大旨本之《脉经》，参以己见，编成诗歌，以便记诵，亦未始非济世之苦心。第其所载，褊浅简略，遗漏颇多，童年习之又几，祗知有《脉学》，不知有《脉经》，而叔和真本愈晦。非斯世斯民之厄运乎？步蟾壮年，搜辑叔和佚书，手录数过，即思付梓行世，奈未窥全豹，加以阮囊羞涩，心长力短，迄今墓木已拱，壮志愈堕，自分此生无复余望。壬辰秋末，路过袁江，获睹澄之司马于官寓，喜谈医理，而尤精于脉，滔滔汩汩，口若悬河，于羲轩后数百家言，如指诸掌。既不惜重资，将叔和《脉经》原本，既唐宋元诸名家医籍世无传本者，次第付梓，公诸海内矣。又复撷前贤数十家脉学之精华，参以己所阅历者，细心讨论，辑成《脉简》八卷，穷源竟委，无美不臻，索隐钩深，无疑不析。盖其藏书既富，而精神学力又足以赴之，其以一片婆心而为渡世之慈舫。公殆叔和之后身欤！夫公以阀阅[①]世家，少年高第，文章名贵台阁，风裁[②]世俗风尘一毫不染，而独究心于医。每遇大证，群医束手，辄一二剂起死回生。孙真人、狄梁公一流人物，今何幸及身见之！异日调和鼎鼐[③]，爕理[④]阴阳。其痌瘝[⑤]乃身之心，臻一世于太和，所谓上医活国者，将为公预卜焉？步蟾鸿爪印泥[⑥]，行李匆匆，聊弁里言以志钦慕之忱云尔。

光绪壬辰秋九月下浣海盐懒间居士秋圃王步蟾拜识时年七十有三

---

① 阀阅：泛指有功业的世家。
② 风裁：刚直不阿的品格。
③ 调和鼎鼐：原指处理国政，此指调治疾病。
④ 爕(音谢)理：调理。
⑤ 痌瘝(音通关)：病痛、疾苦。痌，同“恫”。
⑥ 鸿爪印泥：比喻往事留下的痕迹。

自　　叙

濒湖李氏著脉学歌诀，其书于脉理何所发明，而天下争奉之为圭臬[①]者，徒以其简而已。简者，便于省记，不待思索，已若有得，不烦博考，已若有余。然自是以来，讲脉者无劳心苦思之功，而脉法中少心得之士矣。故吾谓脉学出而脉法坏也。虽然，大易之言曰：简则易从，易从则有功。简顾可忽乎哉？与其繁而横决支离无当，毋宁简而空疏，意象虚涵，犹可任有志者之深思而自得也。且天下人心风气，日趋便捷矣，而独持其繁且拙者，龂龂焉以号于世，不亦傎[②]乎？故居今日而欲挽回天下之积习，以反于大中至正之路，非导之以简不为功。医特其一端也。李氏之书其太简矣，吾之书以简治简，所谓从治者也。夫斯简也，其原出于《内经》、《难经》、《伤寒论》、《金匮》方论、《脉经》、《甲乙经》、《千金方》、《翼方》，及宋元以来，至于近世名贤，与夫日本泰西诸国著述参阅者五六十种，凡四百余卷，撮而记之，而后乃成斯简者也。考之于古而有所本，反之于身而有可信，征之于人而无不合，斯施之于病而无不明矣，夫是之谓简。

光绪壬辰新秋澄之自记

① 圭臬：比喻典范、准则。

② 傎（音颠）：跌倒，此指失败。

凡　　例

一自古阐论脉法脉理之书，自以《脉经》为得正传，而具大观，诊家宝笈，无逾于此。后世脉书，惟婴宁《枢要》、石顽《三昧》二书，发挥精透，次则士材《正眼》、景岳《脉神》尚有可观。兹集采自《内经》以下，博观约取，必期字字句句，皆协于心，而适于用。其相因之肤词，无据之僻语，一概不录。

一是书专论切脉，其望闻问三诊，未暇详及，他日当别为一书，以备四诊大法。惟妇人小儿，兼收察色问证之文，因二科文本无多，且脉难专恃，故聚之以便观览。

一脉学先求脉体，脉体既得，进求脉理，则于脉之源流，无不了彻。而各脉主病，无待烦言，自能应于无穷矣。故此集于各脉主病稍略，而卷四、卷五诸文，亦自可观。神而明之，存乎其人。

一每篇正文，引用经文及前贤名论皆顶书*，其下一格，及夹杂小注，则拙注也。独《补义》二卷，全出臆撰。因前贤书中具无此种议论，即有之而亦未畅，不得不独出手眼，将平日读书临证管窥所及，略抒于此，以质海内。

一凡前贤名论，脍炙人口，而揆之事理，不能确信者，必叙出所以难信之故，不敢随声附和，甘受古人之欺，而自欺以欺世也。若夫有意掊击[①]，以炫新奇，此经生浮薄之习也。妄诋前贤，定遭天谴。

一有一说而义理彼此相通者，势不能处处皆录，其说以致繁复，故详略互见者，必然之势也。果统观全书而融会之，自无憾于阙略矣。

一读书固不可死于句下，然初学入门，却须字字句句求其著落，征之人事，确有实际，方可渐期深造自得。若开口便海阔天空，自矜融会，谈理有余，征事不足，于心无得，于事无济，名士欺世之术，岂有当于太医司命之业耶？故此书于翻衍河洛八卦之说，概不阑入。

一医以养亲为急，古来明医多出于此，故《寿亲养老》、《儒门事亲》诸书，君子重其义矣。洋烟乃近时之通患，无古法之可师。疮疽亦苦海之难堪，宜救援之有术。故第六卷“名论汇编”，独详三者。

一是书当分四截看：前五卷援先哲名言，佐以诠释，由浅入深，有条不紊，为第一截；第六卷摭拾名论，以补前五卷所未备也，为第二截；七卷妇科，八卷儿科，以证为题，与前六卷体例稍别，为第三截；《补义》二卷，或推畅旧论，或抒发新思，又以补前八卷之大义者也，为第四截。此书如层峦叠嶂，得其脉络，自堪引人入胜，非如一邱半壑，一览而尽。

一是书于古今脉法略已采摭无余，惟痘疹疮疽仅见端绪，微示吉凶。然脉法已具于诸

---

* 因改版为横排本，故顶书则一律改为楷体字以区别之。

① 掊击：抨击。

篇,义理自可以一贯。况是书本为切脉,其病证治宜,本难备录。昔喻嘉言犹议叔和《脉经》之芜漏而不纯全也,小子其能免于指摘与？尚冀高明,匡余不逮。

卷一　部位类

寸　　口

十二经皆有动脉，独取寸口，以决五脏六腑死生吉凶之法，何谓也？然寸口者，脉之大会，手太阴之脉动也。人一呼，脉行三寸；一吸，脉行三寸；呼吸定息，脉行六寸。一日一夜，一万三千五百息，漏水下百刻，荣卫行阳二十五度，行阴亦二十五度，为一周也，故五十度而复大会于手太阴矣。寸口者，五脏六腑之所终始，故取法于寸口也。《难经》

此越人发明《内经》诊脉之正法也。《内经》诊法，有专取寸口者，有兼取人迎者，有遍取身之上中下者。至仲景书，则趺阳、寸口并重，而又间称少阴。少阴者，太溪也。人迎、趺阳以候胃气，太溪以候肾气，不似寸口能决五脏六腑之吉凶也。后世或议越人独取寸口之法，为违《内经》之旨，亦未之思也。此寸口，统寸关尺三部言，一曰气口，一曰脉口，亦有径称寸。称寸脉者，均与关前同名。荣卫行度，详见《灵枢》"脉度篇"、"五十营篇"、"卫气行篇"。《素问·经脉别论》，发明气口成寸以决死生，即太阴为脉大会之义也。文繁不录。

《难经·八难》曰：寸口脉平而死。徐灵胎诋之曰：如此，则寸口何以决五脏六腑之吉凶哉？不知其形虽平，其神必败。此正教人察脉贵在察神，不可泥形也。如"十八难"曰：假令外有痼疾，脉不浮结。内有积聚，脉不结。伏脉不应病，是为死病也。张石顽曰：常有变证多端，而脉见小弱，指下微和，似有可愈之机。此元气与病气俱脱，反无病象发见。此脉不应病之候，非小则病退之比。慎柔和尚曰：凡久病人，脉大小洪细浮沉弦滑，或寸浮尺沉，或寸沉尺浮，但有病脉，反属可治。如久病，浮中沉俱和缓体倦者，决死。诸家之论，皆与经旨相发，徐氏特未致思耳。至于所以察神之法，则滑氏所谓"上、下、去、来、至、止"六字者得之矣。详见后篇。开章即揭出"神"字，为全书宗旨。

寸关尺

脉有尺寸，何谓也？然尺寸者，脉之大要会也。从关至尺，是尺内，阴之所治也；从关至鱼际，是寸口内，阳之所治也。故分寸为尺，分尺为寸，阴得尺内一寸，阳得寸内九分。尺寸终始，一寸九分，故曰尺寸也。《难经》

寸后尺前，名曰关。阳出阴入，以关为界。阳出三分，阴入三分，故曰三阴三阳。阳生于尺，动于寸；阴生于寸，动于尺。《脉经》

鱼际至高骨为一寸，内取九分。高骨至尺泽为一尺，内取一寸。凡一寸九分，寸关尺三部，各得六分。其一分，则关之极中，阴阳之界也。或曰：关前左为人迎，右为气口者，即此。鱼际者，掌后横约纹。尺泽者，肘曲横约纹也。王启玄谓三世脉法，皆以三寸为寸关尺之部。盖古者布指知寸，三寸正当三指也，与一寸九分之法，言异而数实同。三世，旧谓《神农本草》、《黄帝针灸》、《素女脉诀》也。

三部九候

三部者，寸关尺也。九候者，浮中沉也。《难经》

此亦发明《内经》诊脉之正法也。"脉要精微论"，略见此义，而未明言者，盖当时相习，以为常法，不待缕叙，而又其时，重在针刺，故著"三部九候论"，以人身分上、中、下三部，每部分天、地、人三候，以明针刺察病取穴之法，非以明诊脉之法也。后世乃执此以诋越人。试思《内经》察脉决病，用"三部九候论"之法者有几耶？况人迎、趺阳、太溪要脉之必诊者也。而不列于其中，抑又何耶？寸关尺三部，每部有浮中沉三候，三而三之，故曰九候。《刊误》曰：浮以候腑，沉以候脏，中以候胃气。又有谓浮候经，中候腑，沉候脏者，皆不必拘。大概寸关尺，候身之上中下；浮中沉，候经络脏腑之表里；而上下去来，候阴阳血气之升降嘘吸者也。详见第二卷阴阳脏腑两篇。

三部分配脏腑

肝心出左，脾肺出右，肾与命门，俱出尺部。《脉经》

玩肾与命门俱出尺部，是两尺俱候肾，俱候命门矣。盖命门为元阳与真精所聚，水火同居，浑一太极也。火之体阴，其在下也，动于右；水之体阳，其在下也，动于左。故《难经》曰：右为命门。又曰：其气与肾通。

心部，在左手关前寸口是也，手少阴经也。与手太阳为表里，以小肠合为腑，合于上焦。

肝部，在左手关上是也，足厥阴经也。与足少阳为表里，以胆合为腑，合于中焦。

肾部，在左手关后尺中是也，足少阴经也。与足太阳为表里，以膀胱合为腑，合于下焦，在关元左。

肺部，在右手关前寸口是也，手太阴经也。与手阳明为表里，以大肠合为腑，合于上焦。

脾部，在右手关上是也，足太阴经也。与足阳明为表里，以胃合为腑，合于中焦。

肾部，在右手关后尺中是也，足少阴经也。与足太阳为表里，以膀胱合为腑，合于下焦，在关元右。左属肾，右为子户，名曰三焦。《脉经》

此脏腑分配不易之定法也。三焦既分配于两手之三部矣，复于右尺名曰三焦者，盖三焦有腑有经，候腑于三部，候经于右尺也。经候右尺者，以其禀气于命门；候手少阳之经气，实候命门之原气也。详见命门三焦说。两尺，以形之虚实候肾水，以势之盛衰候命火。此至精至确，圣人复起而不易者也。

《内经》分配脏腑

见陈修园《医学实在易》

左寸外以候心，内以候膻中。

左关外以候肝，内以候膈。

左尺外以候肾，内以候腹。

右寸外以候肺，内以候胸中。

右关外以候胃，内以候脾。

右尺外以候肾，内以候腹。

王叔和分配脏腑

左寸心小肠。左关肝胆。左尺肾膀胱。

右寸肺大肠。右关脾胃。右尺命门三

焦。

李濒湖分配脏腑

左寸心膻中。左关肝胆。左尺肾膀胱。

右寸肺胸中。右关脾胃。右尺肾大肠。

张景岳分配脏腑

左寸心膻中。左关肝胆。左尺肾膀胱大肠。

右寸肺胸中。右关脾胃。右尺肾小肠。

寸关尺分诊三焦

寸宗气出于上焦,寸脉以候之。关营气出于中焦,关脉以候之。尺卫气出于下焦,尺脉以候之。

陈修园曰:大小二肠,经无明训,其实尺里以候腹。腹者,二肠膀胱俱在其中。王叔和以二肠配于两寸,取心肺与二肠相表里之义也。李濒湖以小肠配左尺,大肠配右尺,上下分属之义也。张景岳以大肠配左尺,取金水相从之义。小肠配右尺,取火归火位之义也。俱为近理,当以病证相参。如大肠秘结,右尺宜实,今右尺反虚,左尺反实,便知金水同病也。小便热淋,左尺宜数,今左尺如常,右尺反数,便知相火炽盛也。或两尺如常,而脉应两寸者,便知心移热于小肠,肺移热于大肠也。一家之说,俱不可泥如此。

何西池曰:小肠与心为表里,诊于左寸。大肠与肺为表里,诊于右寸。此越人之说也。有谓小肠候于左尺,大肠候于右尺。前说从其络,后说从其位,二说相兼而不可废。盖二肠位居于下,而经脉上行,则候经于寸,候腑于尺,不必歧议也。

人迎气口

关前一分,人命之主,左为人迎,右为气口。左主司官,右主司腑。阴病治官,阳病治腑。《脉经》

左人迎候阳,右气口候阴。如是则左当司腑,右当司脏。兹曰左主司官,官者,职也。“灵兰秘典”曰:凡此十二官,不得相失也。是血气之功用,十二经之通称也。行于身者,阳之类也。右主司腑,腑者,宫也。“阴阳离合”曰:阴之五宫,伤在五味。是血气之藏聚,五脏六腑之通称也。居于内者,阴之类也。故知候阳候阴,非仅以脏腑分也,亦以经络与脏腑之内外分也。故又曰:寸口主中,人迎主外。盖阴阳无定义者也。以十二经言之,则阴经阴也,阳经阳也;以经络与脏腑言之,则经络阳也,脏腑阴也;以脏腑言之,则脏阴也,腑阳也;以气血言之,则气分阳也,血分阴也。皆变见于寸口人迎。善体之而兼以问,则知其病之所属矣。阴病治官,阳病治腑;从阴引阳,从阳引阴之义也。以明阴阳还相为宫,非谓凡治病必如此法也。

《灵枢·终始》曰:所谓平人者,不病。不病者,脉口人迎应四时也。上下相应,而俱往来也。六经之脉,不结动也。少气者,脉口人迎俱小,而不称尺寸也。如是,则阴阳俱不足。补阳则阴竭,泻阴则阳脱。如是者,可将以甘药,不可饮以至剂。“四时气”曰:持气口人迎以视其脉,坚且盛且滑者病日进,脉软者病将下。下,衰也。曰泻下者,非。诸经实者,病三日已。气口候阴,人迎候阳也。“禁服”曰:寸口主中,人迎主外。两者相应,俱往俱来。若引绳,大小齐等。春夏人迎微大,秋冬气口微大。如是者,命曰平人。人迎大一倍于寸口,病在足少阳;一倍而躁,在手少阳。二倍,在足太阳；二倍而躁，在手太阳。三倍，在足阳明；三倍而躁，在手阳明。盛则为热，虚则为寒，紧则为痛痹，代则乍甚乍间。人迎四倍，且大且数，名曰溢阳。溢阳为外格。寸口大一倍于人迎，病在足厥阴；一倍而躁，在手心主。二倍，在足少阴；二倍而躁，在手少阴。三倍，在足太阴；三倍而躁，在手太阴。盛则胀满，寒中，食不化；虚则热中，出糜，少气，溺色变；紧则痛痹；代则乍痛乍止。寸口四倍，且大且数，名曰内关。盛则徒泻之，虚则徒补之，紧则先刺而后灸之，代则先取血络而后调之，陷下则徒灸之。陷下者，脉血结于中。中有著血，血寒故宜灸。不盛不虚，以经取之。所谓经治者，饮药，亦曰灸刺。脉急则引。脉大以弱，则欲安静，用力无劳也。"五色"曰：切其脉口，滑小紧以沉者，病益甚。在中，人迎气大紧以浮者，病益甚。在外，其脉口浮滑者病日进，人迎沉滑者病日损，脉口滑以沉者病日进。在内，人迎滑盛以浮者，病日进。在外，脉之浮沉及人迎与寸口气大小等者，病难已。病在脏，沉而大者易已，小为逆。在腑，浮而大者易已。人迎盛坚者伤于寒，气口盛坚者伤于食。窃尝论之，自古诊法，凡四大纲：有分菽重，如《难经·五难》所云者；有两手分人迎气口，如上文所云者；有两手各分寸关尺三部，如"脉要精微论"及《难经》"一难"、"二难"所云者；而"三部九候论"，则求其动脉，以验穴之所在，而亦以各占其本经之寒热虚实者也。此四法者，至于今日，或传或不传。夫分菽重者，诊久病之捷法也；分人迎气口者，诊暴病之捷法也；而分三部者，兼内外赅久暴而无不候者也。故曰"脉要精微"先圣之意，不较然乎？

《脉如》曰：内伤七情之脉，浅者，惟气口紧盛而已；深者，必审其何部相应，何脏传次，何脏相克，克脉胜，而本脏脉脱者死。外感六淫之脉，轻者，惟人迎紧盛，或各部单见而已；重则各部与人迎相应。《慎柔五书》曰：尝见虚损，六脉和缓而数，八九至，服四君保元，温肺理脾，先右三部退去三二至，左脉尚数不退。是右表先退，左里未退也。至数脉尽退，病将痊愈。左脉犹比右脉多一至，足见表退而里未和耳。《难知》谓伤寒以左为表，右为里；杂病以右为表，左为里。信然。按左右表里，无论如何颠倒说来，总不外阴阳升降之义。经言：左右者，阴阳之道路也。阳自左升，阴自右降。升者，其本在下，其末在上；降者，其本在上，其末在下。内伤者，伤阴是从内挠其阴之归路，降者不利，故脉右盛；外感者，伤阳是从外遏其阳之出路，升者不利，故脉左盛。治之之法，宣扬与导阴，迭相为用者也，在审其先后轻重而已。脉理之微，岂可执一乎？迟数不并见，右脉退去二三至，左脉尚数不退。又云：数脉退尽，左脉犹比右多一至，实所未见，以俟高明。

人迎本足阳明脉，在结喉两旁，为腑脉，所以候表；气口为手太阴经脉，在两手寸口，为脏脉，所以候里。此《内经》之旨也。后世但诊气口，而以左关前一分为人迎，右关前一分为气口。又以右手分之，寸为人迎，关为气口。《脉如》

以右手寸关，分人迎气口，止见李士材《医宗必读》中有此说，他书未见。未知士材何所本也？《脉如》引用各书皆不著所出。今但据所见书之。

《灵枢·寒热病篇》曰：颈侧之动脉，人迎。人迎，足阳明也。阳迎头痛胸满不得息，取之人迎。阳迎当作阳逆。"本腧篇"曰：缺盆之中，任脉也，名曰天突。一次任脉侧之动脉，足阳明也，名曰人迎。此皆谓颈侧动脉上，有穴为人迎穴，非谓其脉即人迎脉也，且其脉大于气口数倍，而《灵枢》"终始"、"禁服"、《素问·六节脏象》俱有气口大于人迎一倍二倍三倍四倍之文，且此人迎穴，亦止候足阳明胃气而已，又何云一倍少阳、二倍太阳、三倍阳明乎？“终始”曰：少气者，脉口人迎俱小而不称尺寸也。此又何以解之？故知两手关前分候之法，必本于轩岐，非出于叔和也。至仲景所讥人迎趺阳三部不参，则指颈脉与趺阳候胃气之盛衰，非与寸口互校其大小者也。《素问·病能篇》亦曰：有病胃脘痈者，当候胃脉，其脉当沉细。沉细者气逆，气逆者人迎甚盛，甚盛则热。人迎者，胃脉也。细绎词意，是恐后世误认人迎与左手关前相混，故以胃脉也。申释之胃脉沉细者，即所谓右外以候胃者也，与人迎甚盛，岂一脉耶？人迎有两，不可得之词气之外耶？张石顽曰：结喉两旁，能候诸经之盛衰乎？此言是矣。

趺阳太溪

黄帝曰：经脉十二，而手太阴足少阴阳明，独动不休，何也？岐伯曰：是明胃脉也。胃为五脏六腑之海，其清气上注于肺。肺气从太阴而行之。其行也，以息往来，故人一呼脉再动，一吸脉再动，呼吸不已，故动而不止。黄帝曰：气之过于寸口也，上出焉息？下入焉伏？何道从还不知其极？岐伯曰：气之离于脏也，卒然如弓弩之发，如水之下岸，上于鱼以反衰，其余气衰散以逆上，故其行微。黄帝曰：足阳明何因而动？岐伯曰：胃气上注于肺，其悍气上冲头者，循咽，上走空窍，循眼系，入络脑，出顑[1]，下客主人，循颊车，合阳明，并下人迎，此胃气别走于阳明者也。故阴阳上下，其动也若一。故阳病而阳脉小者，为逆。阴病而阴脉大者，为逆。阴阳俱静俱动，若引绳相倾者病。黄帝曰：足少阴何因而动？岐伯曰：冲脉者，十二经之海也。与少阴之大络，起于肾，下出于气街，循阴股内廉，斜入腘中，循胫骨内廉，并少阴之经，下入内踝之后，入足下；其别者，斜入踝，出属跗上，入大指之间，注诸络以温足胫。此脉之常动者也。《灵枢·动腧篇》参《甲乙经》

手太阴寸口，足少阴太溪，足阳明人迎趺阳，岐伯止言人迎，而趺阳似属于足少阴，未晓。若仲景《伤寒论》、《金匮》方论，则以趺阳与寸口并称者。胃气为三阳宗主，趺阳在下，较之人迎，此尤为根本也。其穴名冲阳，在胫骨下端陷中前四寸足背上。太溪穴在内踝后而下，以候肾气，为诸阴根本。昔人谓伤寒必诊太溪，盖以少阴一经，实原气所系，为生死关头。故凡卒厥等证，两手无脉，但得趺阳太溪脉在，皆有可救。张石顽曰：二脉仅可求其绝与不绝，不能推原某脉主某病也。是已。

轻重呼吸浮沉

脉有轻重何谓也？然初持脉，如三菽之重，与皮毛相得者，肺部也；如六菽之重，与血脉相得者，心部也；如九菽之重，与肌肉相得者，脾部也；如十二菽之重，与筋平者，肝部也；按之至骨，举之来疾者，肾部也。故曰轻重也。《难经》

元氏《辑要》曰：菽，小豆也。三菽者，每部一菽也；六菽者，每部二菽也；九菽、十二菽仿此。此与旧说特异。其说谓每部三菽，则不止与皮毛相得矣。推之六菽、九菽、十二菽皆然。但于菽法，迄未明言。绎《素问·经脉别论》：气归于权衡。权衡以平，气口成寸，以决死生。盖如天平，以一菽置于一边，则一边低下若干，以比手指在脉口按下若干也。如此，则元说近是。

脉之体，血也。其动者，气也。肾间水火所蒸也。按之至骨，则脉气不能过于指

---

① 顑(音憾)：下巴。

下，微举其指，其来顿疾于前，此见肾气蒸动，勃不可遏，故曰肾部也。旧解多忽“过举”之二字，遂使来疾无根。且按至骨而来转疾，此牢、伏之类，岂所以定平人脉气之部分欤？卢氏子由曰：此轻重五诊之法，为五脉应有之常，咸以按为则。惟肾则按中有举，举中有按。按之至骨者，骨为肾之合，此即肾部，便可诊得肾脏之气。第脉行肉中，骨上无脉，此欲得肾脏之真，故必按指至骨，而后肾真乃发。肾为水，物入则没，故按则濡；水性至刚，物起则涌，故举指来疾者即是。故欲得其详，还须随举随按，随按随举，有非一举指之劳所能尽其性者也。卢氏此说，可谓独得真诠矣。此“肾”字，赅命门在内。卢氏专指水言，未当。

呼出心与肺，吸入肾与肝。呼吸之间，脾受谷味也，其脉在中。《难经》

心肺俱浮，何以别之？然浮而大散者心也；浮而短涩者肺也。肾肝俱沉，何以别之？然牢而长者肝也；按之软，举指来实者，肾也。脾主中州，故其脉在中。《难经》

后世皆以腑主浮，脏主沉。近黄坤载更以左升右降立论。谓肝肾随脾气而左升，心肺随胃气而右降。与此言若两歧，理实一贯。

呼吸与浮沉不同。呼吸以至数言，浮沉以部分言。盖脉之行也，以息往来。呼出之顷，脉来至者，心肺主之；吸入之顷，脉来至者，肝肾主之；呼吸之间，脉来至者，脾气主之。故昔人谓脉五动而五脏之气见也。又呼吸，即指脉之来去，阳嘘阴吸也。亦通。与浮沉理虽不殊，言各有指。

有不分寸关尺，但分浮中沉。左诊心肝肾，右诊肺脾命，以定各脏病者。此因病剧证危，而求其本也。诊老人、虚人、久病、产后，皆不可无此法。《医存》

此与旧说稍别，而亦自有理。

前后上下内外左右

尺内两旁，则季胁也。尺外以候肾，尺里以候腹。中附上，左外以候肝，内以候膈；右外以候胃，内以候脾。上附上，右外以候肺，内以候胸中；左外以候心，内以候膻中。前以候前，后以候后。上竟上者，喉胸中事也；下竟下者，少腹腰股膝胫足中事也。“脉要精微论”

此《内经》气口分三部，浮沉以配脏腑，并分关前、关后，以候身前、身后，竟上、竟下，以候身上身下之全法也。尺内，谓尺之正部也。两旁，与下文竟下之下字同义，谓两尺之后也。不在正位，故曰旁也。季胁即赅在少腹腰股之中者也。经先提而言之者，盖古人诊脉，下指是先定尺部，再取关寸，故曰中附上，上附上。非如后世有高骨为关之说，先取关而后定尺寸也。内外之义，有以浮沉解者，有以前后各半部解者，有以内外两侧解者。自以浮沉之说为适用。究之，浮也，前也，外侧也，皆属阳，当以候腑；沉也，后也，内侧也，皆属阴，当以候脏。而经文相反者，何也？尝思之矣。外以候经络之行于身者也，内以候气化之行于胸腹者也。如尺外以候肾，是候肾之经气外行于身者也；尺里以候腹，则指定腹内矣。左外以候肝，是候肝之经气外行于身者也；内以候膈，则指定膈内矣。右外以候肺，是候肺之经气外行于身者也；内以候胸中，则无与躯壳之事矣。左外以候心，是候心之经气外行于身者也；内以候膻中，则直指心体之处矣。即右外以候胃，内以候脾，亦非以脏腑分也。候胃，候其经气之行于身者也；候脾，候其气化功用之行于里者也。前以候前，谓关前以候身前胸腹；后以候后，谓关后以候身后脊背也。是总束上文，以寸关尺三部正位，为脉之中段，以候身之中段矣。上竟上，下竟下，是推广于寸之上，尺之下，以分候躯壳之极上极下矣。人之一身，四维包中心。故以浮沉言之，两头包中段；故以上下言之，两劈分前后；故以前后言之，更加以两侧分内外。气口诊法，备于是矣。膻中者，心体四旁之空处，在肺叶所护之内也。胸中者，肺前空大之处皆是也。经意盖即以膻中为心，胸中为肺，膈为肝，腹为肾矣。而三焦之气化，亦举赅于其中。于此见经文措词之灵而密。

左寸下指法，如六菽之重：在指顶为阴，为心；在指节为阳，为小肠。余部仿此。《韩氏医通》

此即内外两侧之诊法也。李士材曾诘之曰：是必脉形扁阔，或脉有两条，则可耳。夫以指平压脉上，诚不能内外两判也。独不可侧其指，以拍于脉之内侧外侧以诊之耶？外侧之诊，与浮候同。内侧之诊，与沉候同。察两侧之大小强弱滑涩，参之浮沉，以决其病之阳经阴经气分血分也。更可昭晰无疑矣。

上中下也，前后也，竟上竟下也，是取脉体而直诊之浮沉也。内外两侧也，浮沉之间，更加以中，是取脉体而横诊之，通为十二候矣。朱肱以浮、中、沉、内推、外推、竟上、竟下为七候，犹未为备也。且其所谓内推外推者，即内外两侧之诊法，非《内经》因脉形之内曲外曲而推之者也。名义未免相混，其遗前后而不言者，意谓赅于寸关尺也。经文词意，实是别具一法，虽他书绝无道及，而历诊以来，留心细察，觉阳明、太阴、冲、任脉虚者，两寸多细短；太阳、少阴及督脉虚者，两尺多细弱。是殆专以关前关后之长短虚实，分候躯壳经脉前后之盛衰，未必能概诊百病也。至于竟上竟下之法，今人不讲，而尤为切用。《脉经》曰：脉来细而附骨者，积也。寸口，积在胸中；微出寸口，积在喉中。言喉则喉以上可知矣。故头痛者寸口必弦。若脉短者死，谓其不与病应也。又曰：尺脉牢而长，少腹引腰痛，长则必出于尺下可知矣。历诊下部颓疝癖疥者，两尺以后之脉，皆弦紧滑搏也。合观诸文，诊脉者岂可拘守于三指之下而已耶？

身前身后之诊，又有以左右分者。《内经》谓：左主阳，右主阴。又谓：背为阳，腹为阴。盖人身之气，背升而腹降，太阳升而阳明降。故前人有谓左寸洪弦，肩背胀痛；右寸洪弦，胸胁胀痛。而滑伯仁又谓：左尺主小肠、膀胱、前阴之病，右尺主大肠、后阴之病。如是其不同者，何也？窃尝思之。左右者，阴阳之道路也。左寸洪弦，升气太过也；右寸洪弦，降气不及也。前阴之秘与泄，亦清升之为病也；后阴之秘与泄，亦浊降之为病也。其两尺分主之法，校两寸分主之法用之尤多应验。以前阴之病多涉于肝，后阴之病多涉于肺故也。要之，此不过大概之词，临诊总须合参六脉，并详问兼证为是。

卷二 诊法类

早 宴

黄帝曰：夫诊脉常以平旦，何也？岐伯曰：平旦者，阴气未动，阳气未散，饮食未进，经脉未盛，络脉调匀，血气未乱，故乃可诊有过之脉。切脉动静，而视精明，察五色，以观五脏之有余不足，六腑之强弱，形之盛衰，以此参伍，决死生之分。《素问·脉要精微论》

精明，穴名，在两目内眦。此数语，切脉，视色，观形，审证，诊法已无不备。而阴气未动数语，义旨精微，极宜潜玩。

凡诊平人之脉，常以平旦。若诊病脉，则不以昼夜。《刊误》

《灵枢·终始》曰：乘车来者，卧而休之，如食顷，乃刺之。出行来者，坐而休之，如行十里顷，乃刺之。此亦通于诊法也。

平 臂

病者侧卧，则在下之臂被压，而脉不能行；若覆其手，则腕扭而脉行不利；若低其手，则血下注而脉滞；若举其手，则气上窜而脉驰；若身覆，则气压而脉困；若身动，则气扰而脉忙。故病轻者，宜正坐直腕仰掌。病重者，宜正卧直腕仰掌，乃可诊脉。《医存》

布 指

欲诊三部，先以中指揣得高骨，名为关上；既得高骨，微微抬起中指，以食指于高骨之前，取寸口脉。诊寸口毕，则微微抬起食指，再下中指，取关上脉。诊关上毕，复微微抬起中指，又下无名指于高骨之后，取尺中脉。诊候之时，不可正对患人，要随左右偏向两旁。随左右而偏两旁，诊时气及妇女尤宜慎之。慎容止，调鼻息，专念虑，然后徐徐诊视。若乖张失次，则非法矣。汪石山

察病之法，先单按以知各经隐曲，次总按以决虚实死生。然脉有单按浮，总按沉者；有总按浮，单按沉者；迟数亦然。要之，审决虚实，惟总按可凭。况脉不单生，必曰沉而紧迟而细浮而弦之类，其大纲不出浮沉迟数滑涩以别之，而其类可推矣。《脉如》

高骨为关之说，始于王叔和，述于《千金方》及高阳生《脉诀》，而朱子一言，遂成千古定论。究竟臂短者紧排其指，臂长者松排其指，恒须量其臂之长短，以定排指之松紧，固不必拘于一寸九分之说。即前后略有参差，而亦自不相违。

人中指上两节长，无名、食指上两节短。此参差之不易齐者。若按尺排指疏，则逾一寸九分之定位；排指密，则又不及尺寸三停之界分。此犹其小者。顾指节之参差，虽疏与密，咸难举按，不但腕不能舒，肘

亦牵于转动，必藉肩之提摄，或得指头上下，久则腕节不仁，臂亦痠痟[①] 罔觉矣，又何能别形体、纪至数、循往来、度部位、验举按以及去来乎？是必三指齐截，斯中节翘出，而后节节相对，自不待腕之能舒，而节无不转，转无不灵矣。第食指肉薄而灵，中指则厚，无名指更厚木，故必用指端棱起如线者，名曰指目，以按脉之脊。无论洪大弦革，即细小丝微，咸有脊焉。不啻睛之视物，妍媸毕判。故古法称诊脉曰看脉。每见有惜爪甲之长美，留而不去者，只用指厚肉分，或指节下，以凭诊视，业属不慧，反藉口谓诊视一法，不过敲门砖耳。岂慈悯为行者耶？《学古诊则》

医者三指头内，亦有动脉。须心有分别，勿误作病人之脉。《医存》

卢氏所用指目，正人指内动脉所出之处。若此脉正与病者之脉相击，将疑病脉之大而有力矣。似不如用螺纹略前者，正压脉上，为常法也。但指在脉上，须有进退展转，巧为探取之法，心灵手敏，而不涉成见，庶得之矣。

平　　息

人一呼脉再动，一吸脉再动，呼吸定息，脉五动，闰以太息，命曰平人。平人者，不病也。常以不病调病人。医不病，故为病人平息以调之。人一呼脉一动，一吸脉一动，曰少气。一呼脉三动，一吸脉三动而躁，尺热，曰病温。尺不热，脉滑，曰病风。脉涩，曰痹。人一呼脉四动以上，曰死。《素问·平人气象论》

"玉机真脏论"曰：人一息脉五六至，其形虽不脱，真脏虽不见，犹死也。黄帝、扁鹊脉法皆以再动为一至也。一至一动者，始于《难经》也。

陈修园曰：闰以太息脉五动，非彼之脉数，乃我之息长也。

张仲景曰：人迎趺阳，三部不参，动数发息，不满五十。盖每十动主一脏，五十动而五脏之气见矣。诊老病及虚损病，尤为要法。《灵枢·根结》曰：五十动而不一代者，五脏皆受气。四十动一代者，一脏无气。《脉经》曰：却后四岁死。《难经》曰：肾气不至也。三十动一代者，二脏无气。却后三岁死，肝气不至也。二十动一代者，三脏无气。却后二岁死。十动一代者，四脏无气。岁中死。五动一代者，五脏皆无气。五日死矣。李濒湖曰：脉一息五动，肺心脾肝肾五脏之气皆足。五十动而一息，合大衍之数。夫经明言五十动而不一代者，五脏皆受气。盖五十动而不代，则无代矣，非五十动后必当有一代也。乃云五十动而一息合大衍之数，何其陋耶？但人苟一脏无气，当不可以旦夕存矣。此云却后至四岁、三岁、二岁、一岁之久，则不可晓。

举按寻推附七候

轻手取之曰举，重手取之曰按，不轻不重，委曲求之曰寻。汪石山本滑伯仁

陈修园曰：轻下手于皮肤之上曰举，以诊心肺之气也。略重按于肌肉之间曰按，以诊脾胃之气也。重手推于筋骨之下曰寻，以诊肝肾之气也。按汪说有寻而遗推，陈说合寻推为一。均未当也。今取汪说，而以《素问》补之。

推而外之，内而不外，有心腹积也；推而内之，外而不内，身有热也。推而上之，上而不下，《甲乙经》作下而不上，腰足清也；推而下之，下而不上，《甲乙经》作上而不下，头项痛也。《素问·脉要精微论》

王冰注云：脉附臂筋，取之不审。推筋

---

① 痟（音消）：酸痛。

令远,使脉外行。内而不出外者,心腹有积也。脉远臂筋,推之令近。远而不近,是阳气有余,故身有热也。推筋按之,寻之而上,脉上涌盛,是阳气有余,故腰足冷也。推筋按之,寻之而下,脉沉下掣,是阴气有余,故头项痛也。

内而不外,脉内曲也;外而不内,脉外曲也。上而不下,寸脉盛也;下而不上,尺脉盛也。王注以上下为浮沉,于推义未协,其合推寻为一,即陈氏所本也。

无求子于三部,每部以浮中沉及四旁,分为七候。先浮按消息之,次中按消息之,次重按消息之,次上竟消息之,次下竟消息之,次推指外消息之,次推指内消息之。此合经中诸法以为定法也。《刊误》

无求子,宋·朱肱也。浮中沉,本《难经》。上竟下竟,内推外推,本“脉要精微论”。

脉分阴阳

浮者阳也;沉者阴也。浮之损小,沉之实大,故曰:阴盛阳虚。沉之损小,浮之实大,故曰:阳盛阴虚。《难经》

此以浮沉分阴阳也。

关之前者,阳之动也。脉当见九分而浮。过者法曰太过,减者法曰不及。遂上鱼,为溢,为外关内格,此阴乘之脉也。关之后者,阴之动也。脉当见一寸而沉,过者法曰太过,减者法曰不及。遂入尺,为覆,为内关外格,此阳乘之脉也。《难经》

此以尺寸分阴阳也。张静斋曰:外关内格者,阳外闭而不下,阴内出以格拒之也;内关外格者,阴当作阳。内闭而不出,阳当作阴。外入以格拒之也。

此阴阳俱有余,以其太过者言之也。“辨脉”曰:病有洒淅恶寒而复发热者何?答曰:阴脉不足,阳往乘之;阳脉不足,阴往乘之。何谓阳不足?曰:假令寸口脉微,名曰阳不足。阴气上入阳中,则洒淅恶寒也。何谓阴不足?曰:假令尺脉弱,名曰阴不足。阳气下陷入阴中,则发热也。此阴阳俱不足,内伤之恶寒发热也。东垣论之最详。

浮滑长,阳也;沉短涩,阴也。一阴一阳者,谓脉来沉而滑也。一阴二阳者,谓脉来沉滑而长也。一阴三阳者,谓脉来浮滑而长,时一沉也。一阳一阴者,谓脉来浮而涩也。一阳二阴者,谓脉来长而沉涩也。一阳三阴者,谓脉来沉涩而短,时一浮也。各以其经所在,名病逆顺也。《难经》

此以形体分阴阳也。徐灵胎曰:须知诸脉,止有浮沉可以并见,余不能并见也。“辨脉”曰:凡脉,大浮数动滑,此名阳也;脉沉涩弱弦微,此名阴也。凡阴病见阳脉者生,阳病见阴脉者死。

寸口脉,浮大而疾者,名曰阳中之阳;沉细者,名曰阳中之阴。尺中脉,沉细者,名曰阴中之阴;滑而浮大者,名曰阴中之阳。尺脉牢而长,关上无有,谓无有牢长之形也,下义同此,此为阴干阳;寸口脉壮大,尺中无有,此为阳干阴。《脉经》

此合尺寸浮沉形体以辨阴阳也。阴干阳者,阴抑其阳,使不得上升也;阳干阴者,阳扰其阴,使不得内敛也。《难经》曰:脉居阴部,而反阳脉见者,为阳乘阴也。脉虽时沉涩而短,此为阳中伏阴也。脉居阳部,而反阴脉见者,为阴乘阳也。脉虽时浮滑而长,此为阴中伏阳也。皆诊法之最密者也。

察脉须识“上、下、去、来、至、止”六字。不明此六字,则阴阳虚实不别也。上者为阳,来者为阳,至者为阳;下者为阴,去者为阴,止者为阴也。上者,自尺部上于寸口,阳生于阴也;下者,自寸口下于尺部,阴生于阳也。来者,自骨肉之分而出于皮肤之际,气之升也;去者,自皮肤之际而还于骨肉之分，气之降也。应曰至，息曰止也。《脉神》引滑氏《枢要》。

此以脉之动势分阴阳也。“辨脉”曰：寸脉下不至关为阳绝，尺脉上不至关为阴绝。此“上”、“下”之义也。“阴阳别论”曰：去者为阴，至者为阳；静者为阴，动者为阳；迟者为阴，数者为阳。“脉要精微论”曰：来疾去徐，上实下虚；来徐去疾，上虚下实。“平脉”曰：初持脉，来疾去迟，此出疾入迟，为内虚外实也；初持脉，来迟去疾，此出迟入疾，为内实外虚也。《难经》曰：呼出心与肺，吸入肾与肝。凡脉来盛去衰者，心肺有余，肝肾不足也；来不盛去反盛者，心肺不足，肝肾有余也。此“去”、“来”之义也。成无已曰：《正理论》谓阳气先至，阴气后至，则脉前为阳气，脉后为阴气。脉来前大后细，为阳气有余，阴气不足。《脉如》曰：动前脉盛，气有余；动前脉衰，气不足。应后脉盛，血有余。应后脉衰，血不足。此“至”、“止”之义也。此数说者，皆阳嘘阴吸之大义也。脉学之上乘，诊家之慧业也。

阳盛者，气必由之而渐充；阴虚者，血必由之而渐败。血气固不外阴阳，而阴阳究不可板分血气也。若欲于指下，别其病之在气在血，前人尚无明论，此篇只是辨阴阳之气之升降出入而已。

脉分脏腑

脉何以知脏腑之病也？然数者腑也，迟者脏也；数即有热，迟即生寒；诸阳为热，诸阴为寒。故以别知脏腑之病也。《脉经》引《难经》。

此以迟数分脏腑也。“辨脉”曰：浮为在表，沉为在里。数为在腑，迟为在脏。

一脉十变者，何谓也？然五邪刚柔相逢之意也。假令心脉急甚者，肝邪干心也。心脉微急者，胆邪干小肠也。心脉大甚者，心邪自干心也。心脉微大者，小肠邪自干小肠也。心脉缓甚者，脾邪干心也。心脉微缓者，胃邪干小肠也。心脉涩甚者，肺邪干心也。心脉微涩者，大肠邪干小肠也。心脉沉甚者，肾邪干心也。心脉微沉者，膀胱邪干小肠也。五脏各有刚柔邪，故令一脉辄变为十也。《难经》

此以脉象之微甚分脏腑也。

又有以浮沉分脏腑者。如左寸，沉候心，浮候小肠；右寸，沉候肺，浮候大肠是也。

又有以每部前后分脏腑者。如左寸，前三分候小肠，近关三分候心；左关，近寸三分候胆，近尺三分候肝是也。更有以前三分候脏，后三分候腑者。盖谓脏清居上，腑浊居下也。

夫浮沉之义，与微甚近，甚者浮沉皆然。微者，但浮诊然也。此不易之定法，即迟数亦必兼浮沉者也。至以前后部位分者，恐有未协，姑存以备考。

病之在十二经也，有气分，有血分。其在脏腑也，只可以在气分，而不可以在血分。在血分，则脏坏而死矣。书凡言在某腑某脏血分者，仍指其经络言之也。在腑者，为肠痈胃痈及淋浊也。在脏者，为肺痈肺痿也。诸证已难治多死，余脏血分，岂可有此乎？

须察真假

医不明脉，固无以治病；而不明真假疑似之脉，又无以别脉。其奚以察元气之虚实，而洞明生死吉凶之机要哉？东坡云：大实有羸状，至虚有盛候。此处关头一差，死生反掌，为医之难，职是故耳。《脉如》

持脉之道，先要会二十八脉形体于胸中，更须明乎常变。凡众人之脉，有素大素小素阴素阳，此其赋自先天，各成一局，常也。邪变之脉，有倏缓倏急乍进乍退者，此其病之骤至，脉随气见，变也。故凡诊脉者，必须先识脏脉，而后可以察病脉；先识常脉，而后可以察变脉。于常脉中，可以察人之器局寿夭；于变脉中，可以察人之疾病吉凶。此诊家之大要也。《脉神》

经曰：脉从而病反，其诊何如？曰：脉至而从，按之不鼓，诸阳皆然。脉至而从者，阳证见阳脉也。然使按之无力不能鼓指，则脉虽浮大，便非阳证，不可作热治。凡诸脉之似阳非阳者皆然也。曰：诸阴之反，其脉何如？曰：脉至而从，按之鼓甚而盛也。阴证阴脉，从矣。然鼓指有力，亦非阴证。凡脉从阴阳，病易已。谓阳证得阳脉，阴证得阴脉也。若逆阴阳，病难已。《脉神》

经，《素问·至真要论》也。不鼓与鼓甚而盛，当于滑氏"上、下、去、来、至、止"六字中求之。再曰按之可见，察脉真假，必以沉候为准。假于外，不能假于内也。

浮为在表，沉为在里，数为多热，迟为多寒，弦强为实，细微为虚，是固然矣。然疑似之中，尤当真辨。此其关系非轻，不可不察。如浮虽属表，而凡阴虚血少、中气亏损者，必浮而无力，是浮不可以概言表也。沉虽属里，而凡外邪初感之深者，寒束经络，脉不能达，必见沉紧，是沉不可以概言里也。数为热，而真热者未必数。凡虚损之证，阴阳俱困，气血张皇，虚甚者，数愈甚。是数不可以概言热也。迟为寒，而凡伤寒初退，余热未清，脉多迟滑，是迟不可以概言寒也。弦强类实，而真阴胃气大亏，及阴阳关格等证，脉必豁大而弦健，是强不皆实也。微细类虚，而凡痛极气闭，荣卫壅滞不通者，脉必伏匿，是伏未必虚也。由此推之，凡诸脉中，皆有疑似，皆须真辨，诊能及此，其庶几乎！虽然，脉有真假，而实由人见之不真耳。脉亦何从假哉？《脉神》

真热者未必数，如风温湿温，脉皆洪滑而缓，"平人气象"曰滑而缓曰热中是也。迟未必寒，如水谷停滞，血结痰凝或热病骤服苦寒，热为所郁也。

治病之法，有舍证从脉者，有舍脉从证者，何也？盖有阴证阳脉，阳证阴脉，有证虚脉实，证实脉虚。彼此差互，急宜详辨。大都证实脉虚，必假实证也；脉实证虚，必假实脉也。夫外虽烦热，而脉见微弱，必火虚也；腹虽胀满，而脉见芤涩，必胃虚也。此宜从脉者也。有本无烦热，而脉见洪数，非火邪也；本无胀满，而脉见弦强，非内实也。此宜从证者也。虽真实假虚，非曰必无，但轻者可从证，重者必从脉，方为切当。此《脉神》论治病法也。与察脉真假相发，附记于此。

本无烦热而脉洪数，本无胀满而脉弦强，安知非邪郁于内而未及发耶？大抵急证，如癫厥霍乱，宜从证，而参素体之强弱，以定用药之重轻。缓证，则未有不脉证兼权者也。

兼察色证

经言：见其色而不得其脉，反得相胜之脉者死；得相生之脉者，病即自已。色之与脉，当参相应者：色青，其脉当弦而急；色赤，其脉当浮大而散；色黄，其脉当中缓而大；色白，其脉当浮涩而短；色黑，其脉当沉濡而滑。此色之与脉，当参相应也。

色青，其脉浮涩而短，为肺金克肝木，脉胜色也；大而缓，为肝木克脾土，色胜脉也。浮而大散，为肝木生心火，色生脉也；濡而滑，为肾水生肝木，脉生色也。

色赤，其脉沉小而滑，为肾水克心火，脉胜色也；浮涩而短，为心火克肺金，色胜脉也。中缓而大，为心火生脾土，色生脉也；弦而急，为肝木生心火，脉生色也。

色黄，其脉弦而急，为肝木克脾土，脉胜色也；沉濡而滑，为脾土克肾水，色胜脉也。浮涩而短，为脾土生肺金，色生脉也；浮大而散，为心火生脾土，脉生色也。

色白，其脉浮大而散，为心火克肺金，脉胜色也；弦而急，为肺金克肝木，色胜脉也。沉小而滑，为肺金生肾水，色生脉也；中缓而大，为脾土生肺金，脉生色也。

色黑，其脉中缓而大，为脾土克肾水，脉胜色也；浮大而散，为肾水克心火，色胜脉也。弦而急，为肾水生肝木，色生脉也；浮涩而短，为肺金生肾水，脉生色也。

此色脉之相生相胜，可以验生死者也。然犹有要焉：色克脉者，其死速；脉克色者，其死迟；色生脉者，其愈速；脉生色者，其愈迟。故曰：能合色脉，可以万全。《脉如》本《难经·十三难》。

此色脉生克之大义也。脉主气，色主血。

假令得肝脉，其外证，善洁面青，善怒；其内证，脐左有动气，按之牢若痛；其病，四肢满闭，淋溲便难，转筋。有是者肝也，无是者非也。满闭，即满痹。谓胀肿麻木痠痛皆是也。淋溲，如淋之溲也。

假令得心脉，其外证，面赤，口干，喜笑；其内证，脐上有动气，按之牢若痛；其病，烦心，心痛，掌中热而啘。有是者心也，无是者非也。病字证字，指点清晰。

假令得脾脉，其外证，面黄，善噫，善思，善味；其内证，当脐有动气，按之牢若痛；其病，腹胀满，食不消，体重节痛，怠惰嗜卧，四肢不收。有是者脾也，无是者非也。

假令得肺脉，其外证，面白，善嚏，悲愁不乐，欲哭；其内证，脐右有动气，按之牢若痛；其病，喘咳，洒淅寒热。有是者肺也，无是者非也。

假令得肾脉，其外证，面黑，善恐，欠；其内证，脐下有动气，按之牢若痛；其病，逆气，少腹急痛，泄而下重，足胫寒而逆。有是者肾也，无是者非也。《难经·十六难》，逆者，不顺也。微僵而屈伸不利也。

假令心病，何以知中风得之？然其色当赤。何以言之？肝主色，自入为青，入心为赤，入脾为黄，入肺为白，入肾为黑。肝为心邪，故知当赤色也。其病身热，心也。胁下满痛，肝也。其脉浮心也。而弦。肝也。

何以知伤暑得之？然当恶臭。何以言之？心主臭，自入为焦臭，入脾为香臭，入肝为臊臭，入肾为腐臭，入肺为腥臭。故知心病伤暑得之，当恶臭。其病身热而烦，心痛，其脉浮大而散。心也。

何以知饮食劳倦得之？然当喜味苦也。虚为不欲食，实为欲食。何以言之？脾主味，入肝为酸，入心为苦，入肺为辛，入肾为咸，自入为甘。故知脾邪入心，为喜味苦也。其病身热，心也。而体重嗜卧，四肢不收，脾也。其脉浮大心也。而缓。脾也。

何以知伤寒得之？然当谵言妄语。何以言之？肺主声，入肝为呼，入心为言，入脾为歌，入肾为呻，自入为哭。故知肺邪入心，为谵言妄语也。其病身热，心也。洒洒恶寒，甚则喘咳，肺也。其脉浮大心也。而涩。肺也。

何以知中湿得之？然当喜汗出不可止。何以言之？肾主湿，入肝为泣，入脾为涎，入肺为涕，入心为汗，自入为唾。故知肾邪入心，为汗出不可止也。其病身热，心也。小腹痛，足胫寒而逆，肾也。其脉沉濡肾也。而大。心也。《难经·四十九难》

"十六难"据证而察其何脏？此据脏而察其何邪？回环指示，语意谆切，义绪详明，举心为例，而余可类推矣。徐灵胎曰：此法一开，而察脉审证之法，始密而无遗矣。真足继往圣，开来学也！

卷三　形象类

五脏平脉变脉

凡诊脉，先须识时脉、胃脉与脏腑平脉，然后及于病脉。时脉，谓春三月六部中俱带弦，夏三月俱带洪，秋三月俱带浮，冬三月俱带沉。胃脉，谓中按得之，脉见和缓。凡人脏腑胃脉既平，而又应时脉，乃无病者也。反此为病。《脉神》引《枢要》。

肝脉来，濡弱招招，如揭长竿末梢，曰平。盈一作益，脾脉同，实而滑，如循长竿，曰肝病。急而益劲，如新张弓弦，曰肝死。

心脉来，累累如连珠，如循琅玕，曰平。喘喘连属，其中微曲，曰心病。前曲后居，如操带钩，曰心死。

脾脉来，而和柔相离，如鸡足践地，曰平。盈实而数，如鸡举足，曰脾病。坚锐如乌之喙，如鸟之距，如屋之漏，如水之溜，曰脾死。

肺脉来，厌厌聂聂，如落榆荚，曰平。不上不下，巢氏无不字。如循鸡羽，曰肺病。如物之浮，如风吹毛，曰肺死。

肾脉来，喘喘累累如钩，按之而坚，曰平。如引葛，按之益坚，曰肾病。发如夺索，辟辟如弹石，曰肾死。上"平人气象论"。

肝主筋，如十二菽之重，按之与筋平，其脉如切绳，为弦。迢迢端直而长，为长。此肝平脉也。太过，病在外；不及，病在中。此肝气自病，为正邪也。余脏仿此。若见短涩，是肺金刑，为贼邪也。见缓大，是脾土侮，为微邪也。见洪大，是心火乘，为实邪也。见沉细，是肾水救，为虚邪也。

心主血脉，如六菽之重，略按至血脉而得者，为浮。稍加力，脉道粗大而软阔，为散。此心平脉也。若见沉细，是肾水刑，为贼邪。见毛涩，是肺金侮，为微邪。见缓大，是脾土乘，为实邪。见弦急，是肝木救，为虚邪也。

脾主肌肉，如九菽之重，略重按至肌肉，滑弱者为缓。稍加力，脉道敦厚，为大。此脾平脉也。若见弦急，是肝木刑，为贼邪。见沉细，是肾水侮，为微邪。见毛涩，是肺金乘，为实邪。见洪大，是心火救，为虚邪也。

肺主皮毛，如三菽之重，轻轻按至皮毛而得者，为浮。稍加力，脉道不利，为涩。不及本位，为短。此肺平脉也。若见洪大，是心火刑，为贼邪。见弦急，是肝木侮，为微邪。见微细，是肾水乘，为实邪。见缓大，是脾土救，为虚邪也。

张石顽曰：昔人以浮涩而短，为肺平脉。意谓多气少血，脉不能滑也。不知独受营气之先，营行脉中之第一关隘，若肺不伤燥，必无短涩之理。即感秋燥之气，亦肺病耳。非肺气本燥也。

肾主骨，重按至骨而得，曰沉。流利为滑，此肾平脉也。若见缓大，是脾土刑，为贼邪。见洪大，是心火侮，为微邪。见弦长，是肝木乘，为实邪。见短涩，是肺金救，为虚邪也。

重按至骨，不能得脉，义详第一卷中。

肾脉短涩，是为逆象，岂得曰虚邪耶？

《难经》曰：从后来者为虚邪，从前来者为实邪，从所不胜来者为贼邪，从所胜来者为微邪，自病者为正邪。假令心病，中风得之为虚邪，伤暑得之为正邪，饮食劳倦得之为实邪，伤寒得之为微邪，中湿得之为贼邪。此以寒为肺邪，湿为肾邪，不过循例之词。其实寒主肾，湿主脾，寒水凌心，其证最急。岂为微邪？

《中藏经》曰：假令心病入肝，子不合传母之逆也。病即难差。出《内照法》。《内经·玉版要论》又曰：行其所胜曰从，行所不胜曰逆。是反侮也。

"平脉"曰：水行乘火，金行乘木，名曰纵。火行乘水，木行乘金，名曰横。水行乘金，火行乘木，名曰逆。金行乘水，木行乘火，名曰顺。

"五运行论"曰：气有余，则制己所胜，而侮所不胜；其不及，则己所不胜侮而乘之，己所胜轻而侮之。侮反受邪，侮而受邪，寡于畏也。王冰注曰：或以己强盛，或遇彼衰微，不度卑弱，妄行凌忽，舍己宫观适他乡邦，外强中干，邪盛真弱，寡于敬畏，由是纳邪。窃谓侮反受邪者，郁者，必发胜者，必复。气之升降，不能相无也。《易》曰：剥穷上反下，《内经》曰：亢则害，承乃制，其义一也。

又，不问何部，凡弦皆肝，凡洪皆心，凡缓皆脾，凡毛皆肺，凡石皆肾也。若见于一二部，或见于一手，当随其部位之生克以断顺逆。若六脉皆同，是纯脏之气，邪气混一不分也。至于本位本证，而无本脉，又不合时，是为脉不应病。俱为凶兆。若见他脏之脉，是本脏气衰，而他脏之气乘之也。

又如火克金，必肺脉与心脉桴鼓相应，两相互勘，自有影响，可凭且参以证。凡先见心火之证，而后有肺火之证，即为相克。此本脏实而传于所胜也。若本脏虚，则所不胜乘之。《灵枢·五色》曰：肾乘心，心先病。肾为应，色皆如是。夫脉亦如是也。若无心火之脉，与心火之证，或由脾胃积热，或由肝肾相火，或是本经郁热，即与心无涉。但凡此脏传来，必有此脏之脉与此脏之证可考。细察之，自了然矣。上汪石山。

四时平脉变脉

黄帝曰：春脉如弦，何如而弦？岐伯曰：春脉肝也，东方木也，万物之所以始生也。故其气来濡弱，轻虚以滑，端直以长，故曰弦。反此者病。其气来实而强，为太过，病在外；不实而微，为不及，病在中。

夏脉如钩，何如而钩？岐伯曰：夏脉心也，南方火也，万物之所以盛长也。其气来盛去衰，故曰钩。反此者病。其气来盛去亦盛，为太过，病在外；来不盛去反盛，为不及，病在中。

秋脉如浮，何如而浮？岐伯曰：秋脉，肺也，西方金也，万物之所以收成也。其气来轻虚而浮，来急去散，故曰浮。反此者病。其气来毛而中央坚，两旁虚，为太过，病在外；毛而微，为不及，病在中。

冬脉如营，何如而营？岐伯曰：冬脉肾也，北方水也，万物之所以含藏也。其气来沉而搏，故曰营。反此者病。其气来如弹石，为太过，病在外；其去如数，为不及，病在中。

脾脉独何主？岐伯曰：脾者土也，孤脏以灌四旁者也。善者不可得见，恶者可见。其来如水之流，为太过，病在外；如鸟之喙，为不及，病在中。"玉机真脏论"

春胃微弦曰平，弦多胃少曰肝病，但弦无胃曰死，有胃而毛曰秋病，毛甚曰今病。

夏胃微钩曰平，钩多胃少曰心病，但钩无胃曰死，有胃而石曰冬病，石甚曰今病。

长夏胃微濡弱曰平，弱多胃少曰脾病，但弱无胃曰死，濡弱有石曰冬病，石甚曰今病。

秋胃微毛曰平，毛多胃少曰肺病，但毛无胃曰死，毛而有弦曰春病，弦甚曰今病。

冬胃微石曰平，石多胃少曰肾病，但石无胃曰死，石而有钩曰夏病，钩甚曰今病。“平人气象论”

春言毛，夏言石者，是见胜己之脉；长夏言石，秋言弦，冬言钩者，是见己所胜之脉。此互文以见意也。经谓脉不得胃气者，肝不弦，肾不石也，正谓此也。本脏气衰，而他脏之气乘之也。

《脉如》曰：经曰如弦，又曰微弦，则非过弦可知，通指六脉而言，非单指左关也。余仿此。

又曰：经言春得肺脉，夏得肾脉，秋得心脉，冬得脾脉，其至皆悬绝沉涩者，命曰逆。四时未有脏形，于春夏而脉沉涩，秋冬而脉浮大，命曰逆四时也。夫脉与时违，无病得此，诚为可虑？若因病至，不过难治，如秋月病热，脉得浮洪，乃脉证相宜，岂可断为必死乎？余可类推。窃按经必曰“悬绝沉涩”，又曰“未有脏形”，着语自有斟酌，而《脉如》所论，亦是实理实事，可互发也。经本“玉机真脏论”。悬绝者，迥殊于平脉也。

未至而至，此谓太过。则薄所不胜，而乘所胜也，命曰气淫。至而不至，此谓不及。则所胜妄行，所生受病，所不胜薄之也，命曰气迫。何谓所胜？曰：春胜长夏，长夏胜冬，冬胜夏，夏胜秋，秋胜春。“六节脏象论”

春不沉，夏不弦，秋不数，冬不涩，是谓四塞。沉甚，弦甚，数甚，涩甚，曰病。参见曰病，复见曰病，未去而去曰病，去而不去曰病，反者死。“至真要大论”

此义甚精。可见四时五脏之气，周流和同者也。如冬末木气已动，脉当见弦；春初水气犹在，脉仍兼沉是也。若入春即弦而不沉，入夏即洪而不弦，是前脏气弱，后脏气强，母为子夺矣。“六节脏象”曰：气之不袭，是谓非常，非常则变矣。此之谓也。

六气脉

冬至后，得甲子，少阳王；复得甲子，阳明王；复得甲子，太阳王；复得甲子，太阴王；复得甲子，少阴王；复得甲子，厥阴王。少阳之至，乍大乍小，乍短乍长；阳明之至，浮大而短；太阳之至，洪大而长；太阴之至，紧大而长；少阴之至，紧细而微；厥阴之至，沉短而敦。《难经》 敦，迫也。

此人身三阴三阳六经王时也。各前三十日手经王，后三十日足经王。其气与春弦、夏洪、秋毛冬石互见，是脉之常也。《脉经》载“扁鹊阴阳脉法”，三阳则少阳而太阳、阳明，三阴则少阴而太阴、厥阴。与此不同，未知孰是？

厥阴之至其脉弦，少阴之至其脉钩，太阴之至其脉沉，少阳之至大而浮，阳明之至短而涩，太阳之至大而长。至而和则平，至而甚则病，至而不至者病，未至而至者病。其法：大寒至春分，厥阴风木主之；春分至小满，少阴君火主之；小满至大暑，少阳相火主之；大暑至秋分，太阴湿土主之；秋分至小雪，阳明燥金主之；小雪至大寒，太阳寒水主之。《脉如》本“至真要大论”。

此周天三阴三阳六气王时也。“六微旨”曰：至而不至，来气不及也；未至而至，来气有余也。人在气交之中，而脉象为之转移，与六经王时，先后虽若不合，而与弦洪毛石四时，王脉实相贯也。

人身六经王时，因天气而迁流者也，不应与周天六气异候。《难经》词旨，昭然无疑。至于大寒至春分，厥阴风木主之云云，

《内经》虽无明文，实与四时五行之序相合。言六气者，必本于此。又《灵枢·阴阳系日月》、《素问·脉解》两篇所叙，又各不同。殊不可晓，存之以俟知者。

胃气脉

黄帝曰：脉见真脏者死，何也？岐伯曰：五脏者，皆禀气于胃。胃者，五脏之本也。脏气者，不能自致于手太阴，必因于胃气，乃至于手太阴也。邪气胜者，精气衰也。故病甚者，胃气不能与之俱至于手太阴，故真脏之气独见。独见者，病胜脏也，故死。《素问·玉机真脏论》

脉有阴阳。所谓阴者，真脏也，见则必败，败必死也；所谓阳者，胃脘之阳也，别于阳者，知病处也，一作从来。别于阴者，知死生之期。《素问·阴阳别论》

平人之常气禀于胃，胃者，平人之常气也。人无胃气曰逆，逆者死。故人以水谷为本，人绝水谷则死，脉无胃气亦死。所谓无胃气者，但得真脏脉，不得胃气也。所谓脉不得胃气者，肝不弦，肾不石也。《素问·平人气象论》

但得真脏脉者，但弦但钩但毛但石也。统三部言，不弦不石云者；就本脏之部言，本脏之气，见夺于他脏，他脏胜，而本脏之气败也。然肝但弦，心但钩，肺但毛，肾但石，亦为逆，是未尝不分各部也；春不弦，夏不钩，秋不毛，冬不石，亦为凶，是未尝不统三部也。所谓至而甚则病，至而反则死是也。

邪气来也，紧而疾。谷气来也，徐而和。《灵枢·终始篇》

徐而和，即前贤所谓意思忻忻，难以形容者也。

脉弱以滑，是有胃气，命曰易治。脉实以坚，谓之益甚。《素问·玉机真脏论》

弱以滑，非即胃气也，病脉兼此，是有胃气耳。

四至和缓，固是无病，然惟中取之，须不大不小，而四至和缓；浮取之，须似有似无，而四至和缓；沉取之，须细柔流利，而四至和缓，乃为无病。寸关尺三部，皆应分浮中沉如此。《医存》

浮候腑，中候胃气，沉候脏。或疑中候胃气。设六脉俱沉，亦可断其无胃气耶？不知中固中也，浮之中亦有中，沉之中亦有中，不当泥其形而求其神也。盖弦洪毛石，各得一偏，而胃气中和合德，有以化乎四者之偏。故四脏虽各乘时令，以呈其体象，而胃气即与之偕行，是胃之气多，而四脏之气少也，是为平脉。故任脉之浮沉大小，皆足以征中气。《脉如》

胃之气多而四脏之气少，有语病，拟为易之曰：是胃气之阳和，充周于四脏，而四脏之气，因以各得其正也。又五脏言四脏，终嫌渗漏，脾亦藉胃气以平也。

下指之时，须以胃气为主，若此部得其中和，则此部无病。或云：独大独小者病。此言犹未尽善。假令寸关尺三部，有二部皆受热邪，则二部洪盛，而一部独小者，得其中和也。今若以小配大，不去清二部之热，而反来温一部之寒，恐抱薪救火，而伤其一部中和之脉体，可不损人之天年？故当以胃气为本者，此也。《脉如》

脉贵有根

脉无根，有两说：浮无根，尺无根也。《脉如》

《三昧》曰：于沉脉之中，辨别阴阳，为第一关棙[①]。此沉为根之义也。《难经》曰：上部有脉，下部无脉，其人当吐。不吐

① 关棙：关键。

者死。上部无脉，下部有脉，虽困，无能为害。所以然者，譬如人之有尺，树之有根，枝叶虽枯槁，根本将自生，人有原气，故知不死。此尺为根之义也。《脉经》曰：诸浮脉，无根者皆死。又曰：寸口脉，潎潎如羹上肥，阳气微；连连"辨脉"作萦萦。如蜘蛛丝，阴气衰。"辨脉"作阳气衰。又曰：肺死脏，浮之虚，按之弱如葱叶，下无根者死。本《金匮要略》。此浮无根之说也。又曰：神门诀断，两在关后。人无二脉，病死不愈。又曰：寸脉下不至关为阳绝，尺脉上不至关为阴绝。死不治。《灵枢·小针解》曰：所谓五脏之气，已绝于内者，脉口气内绝不至；五脏之气，已绝于外者，脉口气外绝不至。内绝不至与下不至关，皆尺无根之说也。其人当吐，不吐者死，谓其人当曾患吐也。若不曾患吐者，是真气脱而无根矣。

劳病吐血脉浮，若重诊无脉，乃无根将脱也。一切虚病、老病、久病、新产均贵重诊有脉也。大汗者，其脉轻诊弱，重诊强，仍有未出之汗，虽止之而不能止；若轻诊强，重诊无，亦将脱也；惟浮沉皆得，脉力平缓，愈之象也。《医存》

此补出"脉力平缓"四字，最佳。盖禀赋素弱，及大病新瘥，其脉皆芤而濡，所谓芤而有胃气也。若浮诊牢强，与沉诊悬绝者，乃为无根欲脱之候矣。不但劳病久病，而卒厥霍乱等急证，尤以有根为贵也。

既大汗矣，轻诊弱，重诊强，察有当下之证，急为下之。但云仍有未出之汗，恐未然也。

脉贵有神

与胃气脉参看

不病之脉，不求其神，而神无不在也；有病之脉，则当求其神之有无，以断吉凶。如六数七极，热也，脉中有力，则有神矣，为泻其热；三迟二败，寒也。脉中有力，则有神矣，为去其寒。若数，极迟败中，不复有力，为无神也。将何所恃耶？苟不知此，而遽泻去之，神将何所依而主耶？汪石山引李东垣。

东垣以有力为神，前人曾辨之矣。究之，微弱之脉，以有力鼓指为神；弦实之脉，以柔软为神。"移精变气论"曰：得神者昌，失神者亡。神者，本于肾间动气，而发于胃气者也。《内经》重论谷气，《难经》兼论原气，神之义尽矣。《脉如》曰：弦搏之极，全无和气；微渺之极，全无神气。总皆为真脏之见。

脉有禀赋不同

人之禀质，各有不同，而脉应之。如血气盛则脉盛，血气衰则脉衰，血气热则脉数，血气寒则脉迟，血气微则脉弱，血气平则脉和。长人脉长，短人脉短，性急人脉急，性缓人脉缓，肥人脉沉，瘦人脉浮，寡妇室女脉濡弱，婴儿稚子脉滑数，老人脉弱，壮人脉强，男子寸强尺弱，女子尺强寸弱。又有六脉细小同等，谓之六阴；洪大同等，谓之六阳。至于酒后脉数大，饭后脉洪缓，久饥脉空，远行脉疾，临诊者皆须详察。《脉如》

浮沉，有得之禀赋者：趾高气扬脉多浮，镇静沉潜脉多沉；又肥人脉沉，瘦人脉浮也。有变于时令者，春夏气升则脉浮，秋冬气降则脉沉也。有因病而致者，病在上、在表、在腑则脉浮，在下、在里、在脏则脉沉也。推之迟数滑涩，大小长短，虚实紧缓，莫不皆然。性急躁者脉多数，性宽缓者脉多迟，此得之禀赋也。晴燠[1]则脉躁，阴寒则脉静，此变于时令也。至于应病，亦如

① 燠(音郁)：暖。

是矣。富贵则脉流畅，贫贱则脉涩滞。此禀赋也。肝脉属春则微滑，肺脉属秋则微涩，此时令也。至于应病，则主乎血气之通塞也。筋现者脉长，筋隐者脉短，此禀赋也。春长秋短，此时令也。长则气治，短则气病，此病变也。六阴六阳，大小得之禀赋也。时当生长则脉大，时当收敛则脉小，此时令也。邪有余则脉大，正不足脉必小，此应病也。肉坚实者脉多实，虚泡者脉多虚，此禀赋也。春夏发泄，虽大而有虚象；秋冬收敛，虽小而有实形：此时令也。若因病而异，则大而实，小而虚者，可验正邪之主病；大而虚，小而实者，可验阴阳之偏枯。至于紧缓，得于禀赋者，皮肤绷急者，脉多紧；宽松者，脉多缓也。变于时令者，天气寒凝，则筋脉收引；天气暄热，则筋脉纵弛也。因病而见者，或外感风寒，或内伤生冷，寒胜故收引而紧急有力；或热或温，筋脉纵弛，故软弱无力也。《脉如》引何西池。

素未识面，乍诊脉证相合，而药不应，甚或增证，乃其本脉素非平等，偶而按脉，据证用药，而未问其生来脉象也。如肥人六阴，当其无病，脉俱不见。若何部脉见，即何经有病。若六脉皆见细数，即是热甚。医者不问本脉六阴，必致误治。彼恶知其无病则无脉？今六脉细数，足当他人洪数耶？《医存》

亦有本人亦不自知其本脉者，须问其平日体气之寒热强弱如何？但禀赋脉虽有各种不同，至有病时，则异于常人者，亦不过浮沉大小之事耳。至于迟数虚实，不能有异也，何者？其所感之邪气同也。

脉有变幻无定

有是病必有是脉，乃病证之常也。乃有昨日脉浮，今日变沉；晨间脉缓，夕间脉数；午前脉细，午后脉洪；先时脉紧，后时脉伏；或小病而见危脉；或大病而见平脉；或全无病，而今脉异于昔脉。变态不常，难以拘执。然既有变态，定有变故。惟在善用心者，详问其故，核对于先后所诊之脉之证，则其脉变之由来，及新夹之证，皆洞明矣。苟不详问脉变之故，而但据脉立方，鲜不误者。《医存》

脉之忽变者，其内系于元气之盛衰存脱者，则形神俱变。若中气虚乏之人，往往小有劳逸，饥饱寒暖，其脉即变。此不过形之迟数，强弱有异，而其神之为忙，为暇，为王，为衰，细审之，未尝变也。

每一昼夜，气血之行，等于天度。数则为实与热，迟则为虚与寒，病固尔矣。若饮食之五臭，伤于偏嗜，则脏腑之阴阳，为其所挠，而气血之行，非速即迟，不能循其常度。故多食香甘，则挠脾胃土；多食膻酸，则挠肝胆木；多食焦苦，则挠心小肠火；多食腐咸，则挠肾膀胱水；多食腥辣，则挠肺大肠金。味入脏腑，变涩与糙。臭入脏腑，变臊与嗅。涩乃酸咸之变，糙乃苦辣之变，臊乃焦腥之变，嗅乃腐膻之变。数语扭合，牵强无义。当其变时，则脉亦忽数忽迟，忽大忽小，而无定，皆饮食不节之咎也。此特迫以致之，原非病脉本象，比及时过，则不复然矣。若诊者适逢其时，不知细察，认为病象，其误非浅。《医存》

此义甚当，不涉肤渺。又香甘属土，多食则伤肾，此相克为累也；壅肺填心，此子母相累也；甘能化湿，香能化燥，此气化为累也；其义尽矣。余仿此。此脉之因饮食而变者也。

天温日明，则人血淖液而卫气浮，故血易泻，气易行；天寒日阴，则人血凝泣而卫气沉。月始生，则血气始精，卫气始行。月郭满，则血气实，肌肉坚。月郭空，则肌肉减，经络虚，卫气去，形独居。是以因天时而调血气也。是以天寒无刺，月生无泻，月

满无补，月空郭无治，是谓得时而调之。《素问·八正神明论》

此脉之浮沉虚实因天时而变者也。月空无治者，静以养之，无扰其阴也。审于寒温之义，则夫厚服单衣，密室露处，亦必有辨矣。常有下旬得病，至上旬而自愈者；有病至月生而反增，月满而不减，月空而益甚者，类非佳兆。又病甚而昨见肝脉，今见脾脉，为土乘木；昨见肝脉，今见肺脉，为金克木；昨见肝脉，今见心脉，为木生火也。余仿此。

黄帝曰：人之居处动静勇怯，脉亦为之变乎？岐伯曰：凡人之惊恐恚劳动静，皆为变也。是以夜行，喘出于肾，淫气病肺。有所堕恐，喘出于肝，淫气害脾。有所惊恐，喘出于肺，淫气伤心。度水跌仆，喘出于肾与骨，当是之时，勇者气行则已，怯者则著而为病也。故曰：诊病之道，观人勇怯骨肉皮肤，能知其情，以为诊法也。故饮食饱甚，汗出于胃；惊而夺精，汗出于心；持重远行，汗出于肾；疾走恐惧，汗出于肝；摇体劳苦，汗出于脾。故春秋冬夏四时阴阳生，病起于过用，此为常也。《素问·经脉别论》

此脉之因劳动而变者也。问脉而答以喘与汗者，言喘与汗而脉象病机，举在其中也。勇者脉强，怯者脉弱，与骨肉皮肤之虚实，而脉亦因之，此出于禀赋者也。汗出五脏者，非汗自五脏出也，各因其脏之气动，而鼓汗以外出也。病起过用，尊生者当韦弦佩之。

脉因动静而变，故安卧远行，脉形有别，无足怪者。若顷刻之动静，不必远行，即转身起坐，五七步间，其脉即见数疾，坐诊之顷，随即平静。即换诊举手，平疾必殊，一言一笑，无不变更。此种脉候，非五尸祟气之相干，即真元内脱之明验。惟其内气无主，脏气不治，而后经脉之气失其根本，无所依据，而瞬息变更也。《辑要》引董西园。

此变幻无定之极致，关于元气之存脱者也。

痼疾宿疾脉

人有病沉滞久积聚，可切脉而知之耶？然。诊病在右胁有积气，得肺脉结，脉结甚则积甚，结微则积微。诊不得肺脉，而右胁有积气者，何也？然肺脉虽不见，右手脉沉伏也。其外痼疾同法耶？将异也？然左右表里，法皆如此。假令脉结伏者，内无积聚；脉浮结者，外无痼疾；有积聚，脉不结伏；有痼疾，脉不浮结，为脉不应病，病不应脉，是为死病也。《难经》

结者，坚搏不舒，紧而来难，非必缓中一止也。瘿癣痔瘘，外痼疾也；癫痫积聚，内痼疾也。

伏匿不出之老疾，身病而脉常不病；酝酿未成之大患，脉病而身常不病。宿疾有见脉证者，不名伏匿矣。如湿流关节，风藏骨骱，膈噎臌胀，瘫痪癫狂，哮喘石瘕等类，此皆有证有脉者也。《医存》

此与《难经》异者，痼疾日久，人身血气，与之相习而不相争。《三指禅》曰：天下怪怪奇奇之证，诊其脉依然圆静和平者，老痰也。又以年壮体强，境遇丰顺，心情舒畅，血气流通，亦有不见脉者，稍或饮食劳倦，思虑忧郁，即见矣。虽然，犹有说焉。所谓不见者，仍泥《难经》必结之义耳。《素问·脉要精微论》曰：按之至骨，脉气少者，腰脊痛而身有痹也。痹，即痼疾类也。而云脉气少，盖有于平脉中偶见一二至牢强者，亦有偶见一二至濡弱者，牢强易见，濡弱难见也。凡病证迁延不愈，或虽愈而病根不净，时时复发者，谓之痼疾。病愈不复发，而本经血气受伤，终不能复者，谓之宿疾。王氏所谓宿疾，指时愈时发者，仍是痼疾也。

伏匿老疾，亦有见脉者，但于无新病时，每部候至百至，必见脉象，或见一二息，或见数息，或见于一部，或见于数部，过时又隐矣。其见有一定部位，故可知疾伏于此处而究无一定至数也。若于新病时诊之，则混淆难辨。大约昔患疮证血证，今见涩脉；昔患痰症，今见结脉；昔患肝郁，今见沉细促数；昔患食积寒痹，今见沉细迟结；昔患臌胀，今见濡弱；昔患血痢，今见右关沉涩；昔患暑热，今见浮大无力。此其大略，可于百至内诊得之。若此病将发已发，则此脉不待百至，而已数见矣。有是脉必有是证，有是证必有是脉。诊明此脉，问明此证，设法治之，亦甚易耳。《医存》

此仍以一脉主一病也。在迁延不愈与时愈时发之痼疾则然矣。其脉下指即见，非待百至而仅见一息数息也。惟宿疾气血不复者，则往往于平脉中，而忽见一二至，细也，紧也，其劲如线。虚也，散也，模糊涣散，应指无力。滑也，涩也，结也，动也。可据以分其气血之寒热虚实而已，不能细分某脉主某病也。此篇王氏所论，游移影响，不似《难经》明直者，所见不真也。故有志者，总须涵泳经旨，能于经旨陶融，透过数层，则胸中有主，便觉后贤议论，多肤浅未的也。

王氏又曰：凡杂病久治不效者，宜问明受病之因，设法重治其因。自愈，勿治见有之证也。此治久病要诀也，附记于此。

伏疾脉

脉居阴部，而反阳脉见者，为阳乘阴也。脉虽时沉涩而短，此为阳中伏阴也。脉居阳部，而反阴脉见者，为阴乘阳也。脉虽时浮滑而长，此为阴中伏阳也。《难经》

此邪气初萌之兆也。第二卷中引《难经》一阴一阳、一阴二阳、一阴三阳云云，亦此义也。宜潜玩焉。

诸脉浮数当发热，而反洒淅恶寒，若有痛处，饮食如常者，畜积有脓也。《辨脉》

巢氏“肺痈论”曰：脉紧数，其脓未成。紧去但数，脓已成也。“疮疽论”曰：弦洪相搏，外紧内热，欲发疮疽也。《医存》曰：平素六脉数，而无应脉之证，后日必生痈疽。数而有力者主痈，无力者主疽。浮数盛者主表，在身；沉数盛者主里，在脏腑。六脉齐数，而无差等，其发尚迟。若有一二部更甚，则此经所属部位穴道，当见端倪矣。

右寸迟细而略结者，苟无胸痛之证，必作半截呃，不能作长呃也，即噎食之初起。《医存》

此二节举迟数二脉，以见大义。兼脉证而言，是邪气已盛之兆也。又如诊得脉弦滑，决其有痰，而其人自言无痰，及进活痰之剂，遂痰动而出多者，本医话稿。此皆隐伏未发之疾也。凡诊得其脉，而无其证者，即宜审慎，或是未愈之宿疾，或是未发之隐疾也。内痈、内疽、内痈，脉沉而数，并伏疾也。

又如肝病，诊得脾虚，虑其传脾，即预为禆脾；诊得肺盛，虑其克肝，即急为泻肺。此经所谓治未病者，亦与诊隐疾之脉同法也。

新病久病脉

有故病，五脏发动，因伤脉色，各何以知其久暴至之病乎？岐伯曰：征其脉小，色不夺者，新病也；征其脉不夺，其色夺者，久病也；征其脉与五色俱夺者，久病也；征其脉与五色俱不夺者，新病也。肝肾并至，其色苍赤，当病毁伤不见血。已见血，湿若中水也。“脉要精微论”　肝肾并至，脉沉弦也。

"平人气象论"曰：脉小弱以涩，谓之久病；滑浮而疾，谓之新病。凡暴病，脉浮洪数实者顺；久病，脉微缓软弱者顺。反此者逆。久病忌数脉，暴病而忽见形脱脉脱者死。外感之脉多有余，忌见阴脉；内伤之脉多不足，忌见阳脉。此大法也。《脉如》

盛启东以新病之死生，系乎右手之关脉；宿病之死生，主乎左手之关尺。盖新病谷气犹存，胃脉自应和缓，即或因邪鼓大，因虚减小，必须至数分明，按之有力，不至浊乱。再参以语言清爽，饮食知味，胃气无伤，虽剧可治。如脉势浊乱，至数不明，神昏语错，病气不安，此为神识无主。苟非大邪瞑眩，岂宜见此？经谓：浮而滑，为新病；小以涩，为久病。故新病而一时形脱者死，不语者亦死，口开眼合、手撒喘汗遗尿者，俱不可治。新病虽各部脉脱，中部独存者，是为胃气，治之可愈。久病而左手关尺软弱，按之有神，可卜精血之未艾，他部虽危，治之可生。若尺中弦紧急数，按之搏指，或细小空绝者，法在不治。盖缘病久，胃气向衰，又当求其尺脉，为先天之根本也。启东又云：诊得浮脉，要尺内有力，为先天肾水可恃，发表无虞；诊得沉脉，要右关有力，为后天脾胃可凭，攻下无虞；此与前说互相发明也。《诊宗三昧》各部脉脱，中部独存，措词未协。

慎柔曰：久病脉反有神，法在不治。如残灯之焰，乍明即灭矣。按：虚劳脉证，《慎柔五书》言之最详，惜治法偏用温平补腻，而未分先后施治次序耳。

久病，脉滑疾如电掣，不直手略按，即空而无根，此元气将脱之兆也。新病见此，亦不可妄用表散。《中藏经》以滑为虚，即此意也。

内因外因脉不内外因脉

结则因气，散则因忧，紧则因怒，细则因悲。《中藏经·内因》

浮而弦者起于风，缓而大者亦风，濡而弱者起于湿，洪而数者起于热，迟而涩者起于寒。同上，外因。

所谓不内外因者，凡金疮、跌仆、痈疽、积聚、祟注、尸厥、蛔动、宿食，皆不内外因之例也。大抵虚则脉虚小，脓血伤耗者宜之；实则脉实大，瘀结积痛者宜之。热则脉数滑，寒则脉紧涩，虫动紧滑，尸厥弦大，痛则代，注则沉紧而长过寸口，祟则乍大乍小，乍长乍短，两手脉如出两人也。有所堕坠，恶血留内，与大怒气逆，上而不下，俱胁痛而脉弦紧，则与内因同脉也。详具《内经》《脉经》，此其大概而已。

脉来虚散，喜伤心也；结滞，思伤脾也；沉涩，忧伤气也；紧促，悲伤肺也；弦急，怒伤肝也；沉弱，恐伤肾也；动摇，惊伤胆也。此内淫所夺，脉见其情，但当平补者也。《脉如·内因》出《三因方》。

又曰：喜则缓，悲则紧，忧则涩，思则结，恐则沉，惊则动，怒则急。《素问·举痛论》曰：怒则气上，喜则气缓，悲则气消，恐则气下，寒则气收，炅则气泄，惊则气乱，劳则气耗，思则气结。"至真要论"曰：暴怒伤阴，暴喜伤阳。

脉来浮缓则伤风，病在卫；弦紧则伤寒，病在营；虚弱则伤暑，病在气；沉缓则伤湿，病在肉；涩则伤燥，病在血；虚数则伤热，病在皮毛。此外邪所干，脉见其情，但当解散者也。《脉如·外因》

又曰：寒则紧，应肾；暑则虚，应心；燥则涩，应肺；湿则细缓，应脾；风则浮，应肝；热则弱，应心包络。

脉来细数弦滑，则伤食；短涩实疾，亦

伤食；沉数顶指，则冷积；弦数弱大，则劳倦极也；微弱伏数，则色欲过也；沉伏滞涩，则抑郁甚也。此正气所夺，脉见其情，但当调治者也。《脉如·不内外因》

又曰：思虑劳神过度，伤心，脉虚涩；举重行远，用力过度，伤肾，亦伤肝，房室同。脉紧；房室过度，伤心包络，亦伤肝肾。脉微涩；疲剧筋痛，伤肝，脉弦弱；饮食饥饱，伤脾，饥者弦缓，饱者滑实；叫呶动气伤肺，脉躁弱。

凡二十八种脉形，从其部位所见，但与人迎相应者，则为外感；与气口相应者，则为内伤。其病证，则与诸脉主病相同。《脉如》

此寸口主中，人迎主外之义也。详见卷一"人迎气口篇"。又《素问》以脉太过者病在外，不及者病在中。详见前"四时脉篇"。

诊外感，执定浮沉以辨其寸关尺。盖初感由于经络病在表，轻者寸浮盛，重者关尺亦见浮盛。迨传入里，生内热，则沉盛矣。病在上则见于寸，在中则见于关，在下则见于尺。《医存》

诊内伤，执定寸关尺以辨其浮沉。盖初病即分脏腑，各见于本位。在腑则本部浮，在脏则本部沉。迨日久有腑病而连引脏者，有脏病而伤及腑者，有数经兼病者，皆按部而察其浮沉。凡数经兼病，须察当前之证候形色，与致病之因由，核对于脉象，得其主脑而治之。《医存》

相类脉附相反脉

浮与芤相类，又与洪相类。弦与紧相类。革《千金翼方》作牢。与实相类。滑与数相类。沉与伏相类。微与涩相类。濡与弱相类，又与迟相类。迟与缓相类。《脉经》

李濒湖有二十七脉相类歌，较此为详。

《内经》曰：审其大小缓急滑涩，而病变定矣。《难经》曰：浮滑长，阳也；沉短涩，阴也。李濒湖以浮沉、迟数、虚实、滑涩等分目，陈修园以浮沉、迟数、虚实、大缓立纲，皆以相反对待者言也。盖凡察脉，得其相类，又得其相反，则诸脉形状，可了然指下矣。其义如大易，六十四卦次序，皆相对待，一合一辟，天地阴阳之大义也。

卷四　主病类

陈修园二十八脉纲目

讲诊学者，必先熟于脉名脉形与各脉专主何证，然后可泛滥以及于兼主诸证，而变化于不穷。故崔紫虚《脉诀》，《李濒湖脉学》，虽无所发明，而简约切当，犹诊书中之目录也。陈修园所辑，尤为简切，且是编例不收有韵之文，故独有取于是焉。其下一格及小注，并皆原文，未尝参以臆说也。

浮轻手乃得，重手不见。为阳，为表。除沉伏牢三脉之外，皆可互见。

浮而中空为芤。有边无中，如以指著葱之象。主失血。

浮而搏指为革。中空外坚，似以指按鼓皮之状，浮见也。视芤脉中更空而外更坚也。主阴阳不交。孤阳越于上，便知真阴竭于下矣。

浮而不聚为散。按之散而不聚，来去不明。主气散。

浮，不沉也。沉中诸脉，俱不能兼。

沉轻手不见，重手乃得，按至肌肉以下。为阴为里。除浮、芤、革、散四脉之外，皆可互见。

沉而几无为伏。著骨始得，较沉更甚。主邪闭。

沉而有力为牢。沉而强直搏指。主内实。

沉，不浮也。浮中诸脉，俱不能兼。

迟一息三至或二至，为在脏，为寒。除数、促、紧、动四脉之外，皆可互见。

迟而时止为结。迟中而时有一止也，但无定数。主气郁血壅痰滞。亦主气血渐衰。

迟而更代为代。迟中一止，不能自还而更代也，止有定数。主气绝。亦主经隧有阻。妊妇见之不妨。

迟，不数也。数中诸脉，不能兼见。

数一息五六至，为在腑，为热。除迟结代三脉之外，俱可互见。

数而牵转为紧。如牵绳转索也。主寒邪内痛。亦主表邪。

数而时止为促。数中时有一止，亦无定数。主邪气内陷。

数见关中为动。形圆如豆，厥厥摇动，见于关部。主阴阳相搏。主气与惊，男子伤阳，女子血崩。

数，不迟也。迟中诸脉，不能兼见。

虚不实也。应指无力，浮中沉三候俱有之。前人谓豁然空大，见于浮脉者非。主虚。有素禀不足，因虚而生病者；有邪气不解，因病而致虚者。

虚而沉小为弱。沉细而软，按之乃见。主血虚。亦分阴阳胃气。

虚而浮小为濡，如絮浮水面。主气虚。亦主外湿。

虚而模糊为微，不显也。指下不分明，若无若有，浮中沉皆是。主阴阳气绝。

虚而势滞为涩，往来干涩。如轻刀刮竹之象。主血虚。亦主死血。

虚而形小为细。形如蛛丝，指下分明。主气冷。

虚而形缩为短。寸不通鱼际,尺不通尺泽。主气损。亦主气郁。

已上皆言脉势。惟细大长短,皆指脉形而言。细者形如蛛丝也,微与细相类,但微对显而言,细对大而言,分别在此。

实不虚也。应指有力,浮中沉俱有之。《四言脉诀》云:牢甚则实。独附于沉脉者非。大抵指下清楚而和缓,为元气之实。指下逼逼而不清,为邪气之实也。主实。

实而流利为滑,往来流利。主血治。亦主痰饮。

实而迢长为长。上至鱼际,下至尺泽。主气治。亦主阳盛阴衰。

实而涌沸为洪。应指满溢,如群波涌起之象。主热极。亦主内虚。

实而端直为弦。状如弓弦,按之不移。主肝邪。亦主寒,主痛。

大即洪脉而兼脉形之阔大也。旧本统于洪脉,今分别出之。

邪气盛则胃气衰,故脉大而不缓。新病邪强必正弱,久病外实必中空。

缓,脉来四至,从容不迫。主正复。和缓之缓主正复,怠缓之缓主中湿。

胃气复则邪气退,故脉缓而不大。

缓者,主脉之气象从容不迫而言,非指往来之迟缓也。迟对数言,迟则不数也。缓则所包者广,迟中有缓,数中亦有缓,非浅人所可领会。故《内经》以缓与大对言,不与数对言,其旨深哉!

郭元峰二十八脉集说

郭氏著《脉如》,专辨疑似之脉,议论明畅,启发后学非浅。其文皆裒辑[①]士材《正眼》、景岳《脉神》及诸家脉书而成,而采之张石顽《诊宗三昧》者尤多。士材详于形状,景岳详于主病,石顽详于义理,而石顽深远矣。今于其采之未尽者,量为补录于各条之末,以备观览。其有未畅,略附鄙见,则列之小注,或加"按"字以别之。

数 脉

数者,脉息辐辏[②],六至以上,主阳盛燔灼,侵剥真阴之病。为寒热,为虚劳,为外邪,为痈疽。此脉随病见也。寸数喘咳,口疮肺痈。关数胃热,邪火上攻。尺为相火,遗浊淋癃。浮数表热,沉数里热。阳数君火,阴数相火。右数火亢,左数阴戕。此按部位以测病情也。昔人论之详矣。又云:数大烦躁,狂斑胀满,数虚虚损,数实实邪,数滑热痰,数涩为损,热灼血干。此大概主乎数脉,而各有兼诊之殊也。夫《脉经》首重数脉,以阴阳疑似虚实表里之间,最易混淆也。但数则为热,人皆知之,而如数之脉,人多不察。此生死关头,不可不细心体认也。夫数按不鼓,则为寒虚相搏之脉。数而大虚,则为精血销竭之脉。细疾若数,阴燥似阳之候也。沉弦细数,虚劳垂死之期也。又有驶脉,即如数脉,非真数也。若假热之病,误服凉剂,亦见数也。世医诊得脉息急疾,竟不知新病久病,有力无力,鼓与不鼓之异,一概混投苦寒,遽绝胃气。安得不速人于死乎?徐东皋云:数候多凶,匀健略可。惟宜伤寒妊痁小儿。《濒湖脉学》云:数脉为阳热可知,只将君相火来医。实宜凉泻,虚温补。肺病秋深却畏之。据此,亦当有温补者矣。若仅言君相火来医,则犹见之未扩也。夫独不有阳虚阴盛之重恙,反得紧数有力之实脉,急温桂附,旋即痊可者乎?谨再引《内经》,为时师下一痛针。"玉机真脏论"言冬脉曰:其气来如弹石者,为太过,病在外;其去如数者,

① 裒(音剖阳平)辑:搜集编辑。

② 辐辏(音浮凑):车辐凑集于毂上。比喻人或物集聚一处。

为不及，病在中。释云：来如弹石者，其至坚强，营之太过也。去如数者，动止疾促，营之不及也。盖数本属热，而此真阴亏损之脉，亦必急数。然愈数则愈虚，愈虚则愈数，而非阳强实热之数。故不曰数而曰如数。则辨析之意深矣。如数者，阴虚而吸力少也，脉去至中途，即散而无踪，如去之甚速也。此而一差，生死反掌。何独数脉有相似者？即浮、沉、迟、缓、滑、涩、洪、实、弦、紧诸脉，亦皆有相似也，又非惟脉然也。即证如疟、如痰、如喘、如风、如淋等病，设非素娴审辨，临事最撼心目。故庸浅者只知现在，精妙者疑似独明。为医之难，政此关头矣。通一子云：滑数、洪数者多热，涩数、细数者多寒，暴数者多外邪，久数者必虚损。读此数语，则数脉与如数之脉了然矣。今将通一子张景岳。数脉有阴有阳之论，及西池先生之说，何梦瑶。列于后，读者留心细别，其于脉道，思过半矣。

西池先生曰：虚热者，脉必虚数无力固矣。然有过服凉剂，寒热搏击，或肝邪克土，脉反弦大有力者，投以温补之剂，则数者静，弦者缓，大者敛矣。此最当知。又有虚寒而逼火浮越者，真阳欲脱者，脉皆数，甚亦强大有力。皆当以证参之，勿误也。《脉经》曰：三部脉如釜中汤沸，旦得夕死，夕得旦死。

通一子云：数脉有阴有阳，后世相传，皆以数为热脉，乃始自《难经》。不知数脉主热，须分虚实。余自历验以来，凡见火热伏火等证，脉反不数，而惟洪滑有力，如经所谓缓而滑曰热中者是也。至如数脉之辨，大约有七，兹列于下，诸所未尽，可以类推。一外邪有数脉。然初感便数者，原未传经，热自何来？所以止宜温散。即或传经日久，但必数而滑实，方可言热。若数而无力者，到底仍是阴证，只宜温中。此外感之邪，不可尽以为热也。一虚损有数脉。凡患阳虚而数者，脉必数而无力，或兼细，而证见虚寒。此则温之且不暇，尚堪作热治乎？又有阴虚而数者，脉必数而弦滑，虽有烦热诸证，亦宜慎用寒凉。若但清火，必至脾泄而败。且虚损者，脉无不数。数脉之病，惟损最多。愈虚则愈数，愈数则愈危。一疟疾有数脉。凡疟作之时，脉必紧数，疟止之时，脉必和缓。能作能止者，惟寒邪之进退耳。真火真热，则不然也。一痢疾有数脉。但兼弦涩细弱者，虚数非热数，宜温命门，百不失一。有形证多火，年力强壮者，方可以热数治，必见洪滑实数之脉，方是其证。一疮疡有数脉。疮疡之发，有阴有阳，可攻可补，不得以脉数概指为热。一痘疹有数脉。以邪毒未达也。达则不数矣。一癥癖有数脉。凡腹胁之下，有块如盘，以积滞不行，脉必见数。若无火证，而见细数者，不得以为热。一胎孕有数脉，冲任气阻，所以脉数，本无火也。此当以强弱分寒热，不可因其脉数，而执黄芩为圣药也。凡邪盛者，多数脉必兼阳脉；虚甚者，尤多数脉必兼阴脉。则是热非热可知矣。

张石顽曰：伤寒以烦躁脉数者为传，脉静者为不传，有火无火之分也。即经尽欲解，而脉浮数，按之不芤，其人不虚，不战汗出而解，则知数而按之芤者，皆为虚矣。又阳明例云：病人脉数，数则为热，当消谷引食，而反吐者，以发汗令阳气微，膈内虚，脉乃数也。数为客热，不能消谷，胃中虚冷，故吐也。又胃反而寸口脉微数者，为胸中冷。又脉阳紧阴数为欲吐，阳浮阴数亦吐，胃反脉数，中气大虚，而见假数之象也。凡乍病脉数而按之缓者，为邪退。久病脉数，阴虚之象。瘦人脉数，多火阴虚。形充肥泽之人脉数，为痰湿郁滞，经络不畅而蕴热，未可责之于阴也。至于数则心烦，又曰滑数心下结热，皆包络火旺而乘君主之位耳。若乍疏乍数，不问何病，皆不治也。

浮　脉

浮主于表，行从肉上，如循榆荚，如水漂木。体法天属阳，脏司肺，时属秋，运主金也。为中气虚，为阴不足，为风，为暑，为胀满，为不食，为表热，为喘急。此脉随病见也。又云：寸浮伤风，头痛鼻塞。左关浮者，风在中焦。右关浮者，风痰在膈。尺部得浮，下焦风客，小便不利，大便秘涩。此按部位以测病情也。昔人论之详矣。浮紧伤寒，浮缓伤风，浮数伤热，浮洪热极，浮洪而实，热结经络。浮迟风湿，浮弦头痛，浮滑风痰，浮虚伤暑，浮濡汗泄，浮微气虚，浮散劳极。此大概主于浮脉，而各有兼诊之殊也。至若浮芤失血，浮革亡血，内伤感冒而见虚浮无力，痨瘵阴虚而见浮大兼疾，火衰阳虚而见浮缓不鼓，久病将倾而见浑浑革至，浮大有力，皆如浮脉也。叔和云：脉浮而无根者死。其亦可以浮诊而用治表之剂乎？夫曰浮，多主表证；曰如浮，悉属里病。表里不明，生死系之矣。通一子云：浮为在表，然真正风寒外感者，反不浮但紧数。而略兼浮者，便是表邪。其证必发热无汗，身疼者是也。若浮而兼缓，则非表邪矣。大抵浮而有力有神者，为阳有余，则火必随之，或痰见于中，或气壅于上，可类推也。若浮而无力空豁者，为阴不足。阴不足则水亏之候，或血不营心，或气不化精，中虚可知矣。若以此等为表证，则害莫大矣。其有浮大弦硬之极，甚至四倍以上者，《内经》谓之关格。此非有神之谓，乃真阴之虚极，而阳亢无根，大凶之兆也。

张石顽曰：伤寒以尺寸俱浮为太阳经病，以浮主表也。但指下有力，即属有余。而太阳本经，风寒营卫之辨，全以浮紧浮缓而分。其有寸关浮而尺迟弱者，谓之阳浮阴弱，营气不足，血少之故。盖太阳以浮为本脉，一部不逮，虚实悬殊。亦有六脉浮迟，而表热里寒，下利清谷者。虽始病有热，可验太阳，其治与少阴之虚阳发露不异。又有下后仍浮，或兼促、兼弦、兼紧、兼数之类，总由表邪未尽，乃有结胸、咽痛、胁急、头痛之变端。详结胸脏结及痞之证，皆下早表邪内陷所致。究其脉虽变异，必有一部见浮，生死虚实之机，在关上沉细紧小之甚与不甚耳。若阳明腑热攻脾，脉虽浮大，心下反硬者，急下之。所谓从证不从脉也。至于三阴，都无浮脉，惟阴尽复阳，厥愈足温，脉浮者，皆为愈证。三阴例，皆以脉浮为欲愈，则不浮为未愈，可见也。总之，阳病浮迟，兼见里证，合从阴治；阴病脉浮，证显阳回，合从阳治。此伤寒之微旨也。若夫别病日久，而脉反浮者，此中气亏乏不能内守而然。若浮而久按渐衰，更不能无假象发见之虞矣。

沉　脉

沉脉为里，动乎筋骨之间，如石沉水，必极其底，外柔内刚，按之愈实。体同地属阴，脏司肾，时属冬，运主水也。两尺若得沉实有神，此为根深蒂固，修龄广嗣之征。如病则为阳郁之候，为寒，为水，为气，为郁，为停饮，为癥瘕，为胀实，为厥逆，为洞泄。昔人论之详矣。沉紧内寒，沉数为热，沉弦内痛，沉缓为湿，沉牢冷痛，沉滑痰食，沉濡气弱兼汗，沉伏闭痛。此则大概主于沉脉，而各有兼诊之殊也。至于沉而散，沉而绝，沉而代，沉而短，沉不鼓，久病与阳病得此，垂亡之候也。若沉而芤，沉而弱，沉而涩，沉而结，主亡血伤精。六极之脉，诸如此类，不得概以沉属寒属痛，而混投温散之剂也。更有如沉之脉，每见表邪初感之际，风寒外束，经络壅盛，脉必先见沉紧，或伏或止。是又不得以阳证阴脉为惑，惟亟投以疏表之剂，则应手汗泄而解矣。此沉脉之疑似，不可不辨也。通一子云：沉虽属寒，然必察其有力无力，以辨虚实矣。沉而实者，多滞多气，故曰下手脉沉，便知是气。气停积滞者，宜消宜攻。沉而虚者，因阳不达，因气不舒。阳虚气陷者，宜温宜补，不得一概而混治也。

张石顽曰：伤寒以尺寸俱沉为少阴病。故于沉脉辨别阴阳为第一关棙。如始病不发热不头痛，而手足厥冷，脉沉者，此直中阴经之寒证也。若发热头痛，烦扰不宁，至五六日，渐变手足厥冷，躁不得寐，而脉沉者，此传经寒邪之热证也。亦有始虽阳邪，因汗下太过，而脉见沉迟，此热去寒起之虚证也。有太阳证，下早，胸膈痞硬，而关上小细沉紧者，此表邪内陷阴分之脏结矣。有少阴病，自利清水，口干腹胀，不大便而脉沉者，此热邪陷于少阴也。有少阴病，始得之，反发热，脉沉者，麻黄附子细辛汤温之，是少阴而兼太阳也。此与病发热头痛，脉反沉，身体痛，当温之，宜四逆汤之法，相似而实不同也。有寸关俱浮，而尺中沉迟者，此阳证夹阴之脉也。大都沉而实大数盛动滑而有力，为阳邪内伏。沉而细迟微弱弦涩少力，为阴寒无疑。更有冬时伏邪，发于春夏，烦热燥渴，而反脉沉足冷，此少阴无气，邪毒不能发出阳分，下虚死证也。凡伤寒温热，得汗后脉沉，皆为愈征，非阳证阴脉之比。更有内外有热，而脉沉伏，不数不洪，指下涩小急疾，无论伤寒杂病发于何时，皆为伏热，不可以脉沉而认阴寒。至于肠澼自利而沉，寒疝积瘕而沉，历节痛痹而沉，伏痰留饮而沉，石水正水而沉，胸腹结痛而沉，霍乱呕吐而沉，郁结气滞而沉，咸为应病之脉。若反浮大弦涩，或虽沉而弦细坚疾，胃气告匮，未可轻许以治者矣。

《三昧》曰：沉为脏腑筋骨之应。盖缘阳气式微，不能统运营气于外，脉显阴象而沉者，则按久愈微。若阳气郁伏，不能浮应卫气于外，脉反伏匿而沉者，则按久不衰。阴阳寒热之机，在乎纤微之辨。营卫之外，别有阳气之名，殊未合。只是营不内充，则气下陷，而卫不外达，则气上遏，故皆令脉沉也。

迟　脉

迟为阴脉，与数为阴阳对待之体。数六至，迟三至，息数甚悬。至离经之脉，则仅二至，《内经》谓之少气。然迟主脏病，多属虚寒。浮迟表寒，沉迟里寒。迟涩为血病，迟滑为气病。有力冷痛，无力虚寒。或主不月，或见阴疝，或血脉凝泣，或癥瘕沉痼。气寒则不行，血寒则凝滞。迟兼滑大，风痰顽痹。迟兼细小，真阳亏损也。或阴寒留于中，为泄为痛，元气不营于表，寒栗拘挛，皆主阳虚阴盛之病也。而独有如迟之脉，凡人伤寒初解，遗热未清，经脉未充，胃气未复，必脉见迟滑，或见迟缓。亦可投以温中而益助余邪乎？高鼓峰云：迟而汗出者死。此虚实之不容不辨也。

张石顽曰：仲景有阳明病，脉迟，微恶寒而汗出多者，为表未解。脉迟，头眩腹满者，不可下。有阳明病，脉迟有力，汗出不恶寒，身重喘满，潮热便硬，手足濈然汗出者，为邪欲解，可攻其里。又太阳病，脉浮误下而变迟者，为结胸。若此，皆热邪内陷之明验也。须知迟脉虽见表证，亦属脏气不充，所以邪气流连不解。详“迟为在脏”一语，可不顾虑脏气之困乎？

滑　脉

滑脉为阳中之阴，往来流利，如珠走盘。若滑而匀平，乃得胃气之脉也。故经云：脉弱以滑，是有胃气。又云：滑者阳气盛，微有热，按之指下，鼓击有力有神，如珠圆活，替替不绝，男得此无病，女得此有胎。

乃真滑脉也。若病则属痰饮，浮滑风痰，沉滑食痰，寸滑呕吐，关滑畜血，尺滑癞淋遗泄。滑大滑数为内热，上为心肺头目咽喉之热，下为小肠膀胱二便之热，亦脉证相应之脉也。而特有如滑之脉，骤诊亦似平和，不大不小，不见歇止，不见克胜，息数如常，只觉平动不鼓，牒牒[1] 而去，稍按即无，此为元气已脱。此即麻子之先兆。累累如珠，自尺上趋于寸，而无起伏。亦有中气郁结者，按之必实而有力。仅存余气，留连脏腑经络之间，未尽断耳。先于死期旬日内，便见此脉，乃绝脉也，虽卢扁亦难复苏。每见医者，尚于此际，执以为痰，化气消痞，攻剂任投，祇速其死耳。至于虚损多弦滑之脉，阴虚而然也。泻利多弦滑之脉，脾肾津液受伤也。此又不得通以火论矣。

张石顽曰：伤寒温热时行等病，总以浮滑而濡者为可治。昔人以滑大无力，为内伤元气。夫滑脉虽有浮沉之分，终无无力之象。盖血由气生，脉因气动。若果气虚，则鼓动之力先微，脉何由而滑耶？惟是气虚不能统摄阴火，而血热脉滑者有之。阴虚血燥则气愈悍。又平人肢体丰盛，而按之绵软，六脉软滑。此痰湿渐积于中，外终日劳役，不知倦怠，若安息则重著痠疼矣，以滑则为痰也。若滑而急强，擘擘如弹石，谓之肾绝。滑不直手，按之不可得，为大肠气不足。以其绝无从容和缓之胃气也。故经云：予之短期。

《正眼》曰：仲景谓翕奄沉，名曰滑。而人莫能解。盖翕，浮也，奄，忽也，谓忽焉而沉，摩写往来流利之状，极为曲至矣。

涩　脉

涩脉为阴，往来艰难，动不流利，状如轻刀刮竹，如雨沾沙，如病蚕食叶，参伍不调。主伤精亡血之病，为血痹，为寒湿入营，为心痛，为胁痛，为解㑊，为反胃，为亡阳，为肠结，为忧烦，为拘挛，为麻木，为无汗，为脾寒食少，为二便不调，为四肢厥冷，男子伤精，女子失血。又为不月，为胎病，为溲淋，亦为气滞。凡见涩脉，多因七情不遂，营卫耗伤，血少而气不波澜。其在上则有上焦之不舒，其在中下则有中焦下焦之不运，在表则有筋骨之疲劳，在里则有精神之短少。经曰：脉弱以涩，是谓久病。然亦有不同者。或人禀赋经脉不利，或七情伤怀莫解，或过服补剂，以致血气壅盛，或饮食过度，不即运化，或痰多而见独涩，或久坐久卧，体拘不运，此又非主于伤精亡血之病也。至于虚劳细数而涩，或兼结代，死期可卜。凡诊此脉，须察病机，庶无谬治。《脉法》云：涩为血少，亦主伤精。寸涩心痛，或为怔忡；关涩阴虚，因而中热，右关土虚，左关胁胀；尺涩遗淋。血利可决，孕为胎病，无孕血竭。《金匮》云：寸口脉浮大，按之反涩，尺中亦微而涩，知有宿食。有发热头痛，而见浮涩数盛者，阳中雾露之气也。雾伤皮腠，湿流关节，总皆脉涩，但兼浮数沉细之不同也。有伤寒阳明腑实，不大便而脉涩，温病大热而脉涩，吐下微喘而脉涩，水肿腹大而脉涩，消瘅大渴而脉涩，痰证喘满而脉涩，病在外而脉涩，皆脉证相反之候。平人无故脉涩，贫穷之兆。尺中蹇涩，则艰于嗣。其有脉塞而鼓，如省客；左右旁至，如交漆；按之不得，如颓土：皆乖戾不和，殊异寻常之脉，故《素问》列之大奇。

《正眼》曰：王叔和谓其一止复来。非也。往来迟难，有似于止，而实非止也。又曰：细而迟，往来难且散者，乃浮分多而沉分少。有似于散，而实非散也。

《三昧》曰：总由津血亏少，不能濡润经络。亦有因痰食胶固中外，脉道阻滞者。

---

① 牒：通“迭”。

实　脉

实脉者，浮沉皆得，脉体厚也。大而且长，应指愊愊[①]，然不虚也。经曰：血实脉实。曰：脉实者，水谷为病。曰：气来强实，是谓太过。盖实主火热有余之证，或发狂谵语，或阳毒便结，或咽肿舌强，或脾热中满，或腰腹壅痛，或平人实大。主有痢疾，宜先下之；或痈疽脉实，急下之，以邪气在里故也。急宜通肠发汗，亟解繁苛之火，不待再计矣。又有如实之脉，久病得此，孤阳外脱，脉必先见弦数滑实。故书云：久病脉实者凶。其可疗以消伐之剂乎？更有沉寒内痼，脉道壅滞，而坚牢如实，不得概用凉剂，但温以姜桂之属可也。又有真阴大亏，燎原日炽，脉见关格洪弦若实，法几穷矣。尚可清凉乎？以上三证，皆假实脉，非正实脉也。通一子云：表邪实者，浮大有力，以风暑寒湿，外感于经。为伤寒瘴疟，为发热头痛，鼻塞头肿，为筋骨肢体痠疼，痈疽等证。里邪实者，沉实有力，因饮食七情，内伤于脏。为胀满，为结闭，为癥瘕，为瘀血，为腹痛，为痰饮，为喘呕咳逆等证。火邪实者，洪实有力，为诸实热等证。寒邪实者，沉弦有力，为诸痛滞等证。凡其在气在血，脉有兼见者，当以类求。然实脉有真假，真实者易知，假实者易误 。故必问其所因，而兼察形证，必得其神，方为高手。通一子之论，殆亦恐人以如实为真实乎。

张石顽曰：实在表，则头痛身热；实在里，则膜胀腹满。大而实者，热由中发；细而实者，积自内生。在伤寒阳明病，不大便而脉实，则宜下。下后脉实大，或暴微欲绝，热不止者死。厥阴病，下利脉实者，下之死。下利日十余行，脉反实者死。病脉之逆从可见矣。盖实即是石，石为肾之平脉。若石坚太过，劈劈如弹石状，为肾绝之兆矣。其消瘅鼓胀坚积等证，皆以脉实为可治。若泄而脱血，及新产骤虚，久病虚羸，而得实大之脉，良不易治也。

按：《内经》言：邪气盛则实。此“实”字所赅甚广，必有兼脉，非正实脉也。凡实热者脉必洪，但洪脉按之或芤；实寒者脉必牢，但牢脉专主于沉。正实者，浮沉和缓，则寒不甚寒，热不甚热，此正盛邪微之实脉也。若夫虚寒者细而实，即紧脉也。积聚者，弦而实，或涩而实。孤阳外脱而实者，即《脉经》所谓三部脉如汤沸者也。皆兼他脉，此邪盛正败之实脉也。大抵实脉主有余之病，必须来去有力有神。若但形体坚硬，而来往怠缓，则是纯阴之死气矣。

虚　脉

虚脉者，正气虚也，无力也，无神也，有阴有阳。浮而无力为血虚，沉而无力为气虚，数而无力为阴虚，迟而无力为阳虚。虚者，脉体薄也，非无力也。无力者，濡弱之类是也。虽曰微濡迟涩之属，皆为虚类，然无论二十八脉，但见指下无神，便是虚脉。《内经》曰：按之不鼓，诸阳皆然。即谓此也。故凡洪大无神者，即阴虚也；细小无神者，即阳虚也。阴虚则金水亏残，龙雷易炽，而五液神魂之病生焉。或盗汗，或遗精，或上下失血，或惊忡不宁，或咳嗽劳热。阳虚则火土受伤，真气日损而君相化源之病生焉。或头目昏眩，或膈塞胀满，或呕恶亡阳，或泻痢疼痛。救阴者壮水之主，救阳者益火之源，渐长则生，渐消则死。虚而不补，元气将何以复？此实生死之关也。医不识此，尚何望其他焉？

张石顽曰：经云：脉气上虚尺虚，是谓重虚。病在中，脉虚难治。脉阴阳俱虚，热不止者死。可见病实脉虚，皆不易治。盖虚即是毛，毛为肺之平脉。若极虚而微，如

---

①　愊愊（音壁）：郁结。

风吹之状；极虚而数，濈濈如羹上肥者，皆为肺绝之兆也。惟癫疾之脉，虚为可治者，以其神出舍空，可行峻补。此二句大谬。盖脉虚者，邪未深痼也，此病无峻补法。且脉亦不宜全虚，全虚即脱矣。若实大，为顽痰固结，搜涤不应，所为难耳。癫疾是经络有阻，脉宜近实。固不可太实，尤不可太虚也。

《三昧》曰：叔和以迟大而软为虚，每见气虚喘乏，有虚大而数者，且血虚脉虚。仲景脉虚身热，得之伤暑。东垣气口虚大，内伤于气。虚大而时显一涩，内伤于血。凡血虚，非见涩弱，即弦细芤迟。盖伤暑脉虚为气虚，弦细芤为血虚。故脉芤及尺中微细者，为虚劳亡血失精。平人脉虚微细者，善盗汗出也。慎斋有云：洪大而虚者，防作泻。此脾家气分之病，大则气虚不敛之故耳。"平脉"云：趺阳脉大而紧者，当即下利，为难治。慎斋义本此。此肝脉而见脾病也。

弦　脉

弦从肝化，可阴可阳。其状端直以长，若筝弓弦，从中直过，挺然指下。体为阳中阴，脏司肝，时属春，运主木也。经云：轻虚以滑者平，实滑如循长竿者病，急劲如新张弓弦者死。戴同父云：弦而软者其病轻，弦而硬者其病重。纯弦为负，死脉也。弦缓，平脉也。弦临土位，克脉也。弦见于秋，反克脉也。春病无弦，失主脉也。其病主诸疟，支饮悬饮，头痛膈痰寒热癥瘕，尺中阴疝，两手拘挛。通一子云：为血气不和，为气逆，为邪胜，为肝强脾弱，为宿食，为寒热，为疼痛，为拘急。右关见弦，胃寒腹痛，若不食者，木来克土，必难治。此则大概脉与病符也。又有如弦之脉，本非真弦，而或兼见，而或相类。弦固类细，而细则如丝线之应指。弦又类紧，而紧则如转索之不绝。为体固异，主病亦殊。紧为诸痛，依稀若弦之无力。其安可紊哉？弦兼洪，为火炽；弦兼滑，为内热；弦兼迟，为痼冷；弦不鼓，为脏寒；弦兼涩，秋逢为老疟；弦兼细数，主阴火煎熬，精髓血液日竭，痨瘵垂亡之候也。若诸失血而见弦大为病进，见弦小为阴消。痰清见弦，为脾土已败，真津上溢，非痰也。又有似疟，阴阳两亏，寒热往来，脉亦见弦。急扶真元，亦有生者。若误作疟治，必枉死于见病治病之舛剂也。大要弦脉而病属经者易治，属腑者难治，属脏者不治。通一子云：诸病见此总非吉，六脉皆弦必是凶。《脉法》云：弦为肝风，主痛主疟，主痰主饮。弦居左寸，心中必痛；弦居右寸，胸及头痛。左关弦兮，痰疟癥瘕；右关弦兮，胃气疼痛。左尺逢弦，饮在下焦；右尺得弦，足挛疝痛。又云：浮弦支饮，沉弦悬饮。弦数多热，弦迟多寒，弦大主虚，弦细拘急。阳弦头痛，阴弦腹痛。单弦饮癖，双弦寒痼。亦初学察病之一端也。

张石顽曰：弦为六贼之首，最为诸经作病。故伤寒坏证，弦脉居多。虚劳内伤，弦常过半。总由中气少权，土败木贼所致。但以弦少弦多，以证胃气之强弱；弦实弦虚，以证邪气之虚实；浮弦沉弦，以证表里之阴阳；寸弦尺弦，以证病气之升沉。无论所患何证，兼见何脉，但和缓有神，不乏胃气，咸为可治。若弦而劲细，如循刀刃；弦而强直，如新张弓弦，如循长竿，如按横格，此皆弦无胃气，不可治也。又伤寒以尺寸俱弦，为少阳受病。如弦而兼浮兼细，为少阳之本脉；弦而兼数兼缓，即有入腑传阴之两途；若弦而兼之以沉涩微弱，得不谓之阴乎？又伤寒脉弦细，头痛发热者，属少阳，此阳弦头痛也；阳脉涩，阴脉弦，法当腹中急痛，此阴弦腹痛。皆少阳部位也。凡表邪全盛之时，中有一部见弦，或兼迟兼涩，便是夹阴，急宜温散。汗下猛剂，咸非所宜。即非时感冒，亦须体此。至于素有动气、怔忡、寒疝、脚气种种宿病，而夹外感之邪，于浮紧数大中委曲搜求，弦象必隐于内。多有表邪脉紧，于紧中按之渐渐减少，纵之不甚鼓指，便当作弦脉例治。于浮中按之敛直，滑中按之搏指，沉中按之引引，涩中按之切切，皆阴邪内伏，阳气消沉，不能调和，而显弦直之状，良非客邪盛紧之比也。不可不察。

《三昧》曰：弦为阳中伏阴，虚证误用寒凉，两尺脉必变弦。胃虚冷食停滞，气口多见弦脉。凡病属邪盛而见弦者，十常二三。属正虚而见弦者，十常六七。

《脉神》曰：弦从木化，气通乎肝，可以阴，亦可以阳。弦大兼滑者，便是阳邪；弦紧兼细者，便是阴邪。凡脏腑间，胃气所及，则五脏俱安；肝邪所侵，则五脏俱病，何也？盖木之滋生在水，培养在土，木气过强，则水因食耗，土为克伤，水耗则肾亏，土伤则胃损。肾为精血之本，胃为水谷传化之本，根本受伤，则所生者败矣。肝邪与胃气，不两立者也。故百病脉见和缓者吉，指下弦强者凶。

缓　脉

缓为脾脉，主乎中，应乎肌肉。阳寸阴尺，上下同等，不浮不沉，不大不小，不徐不疾，不微不弱，和缓有力，鼓指有神，如丝在经，不卷其轴。又如微风轻飐[①]柳梢。蔡西山曰：意思忻忻，难以名状。四时五脏，得此为有胃气。其体属天地之交，阳中有阴，阴中有阳，脏司脾，时应长夏，运主季土也。不分男女老弱，人身得此，气和神畅，百病得此，不治自愈。然缓有二：此乃有胃气雍容和缓之缓也；又有缓迟之缓，缓纵之缓，缓弱之缓。缓迟者伤湿也，缓纵者风热也，缓弱者气虚也，缓而兼涩者血虚也，浮缓者风伤经络，沉缓者湿伤脏腑，洪缓者湿热，细缓者寒湿。是皆有病之脉，非真缓脉也。尚有阴虚浮洪无力而缓，阳虚沉细无力而缓。是仅肖缓之体，而非得缓之神也。若弦居土位，缓临水宫，盖克脉也。看此缓脉，要察胃气多少，鼓击高下，去来迟速，便得真确。悟从心解，未可一诊了事也。《脉法》云：右寸浮缓，风邪所居。左寸涩缓，少阴血虚。左关浮缓，肝风内鼓。右关沉缓，土弱湿侵。左尺缓涩，精宫不及。右尺缓细，真阳衰极。通一子云：缓脉有三：从容和缓，浮沉得中，此平人之正脉。若缓而滑大有力者多实热，如《内经》所言者是也。为烦热，为口臭，为腹满，为痈疡，为二便不利，或伤寒温疟初愈，而邪热未清者，多有此脉。缓而迟细者多虚寒，即诸家所言是也。为阳虚，为胃寒，为气怯，为疼痛，为晕眩，为脾弱，为痿厥，为怔忡健忘，为饮食不化，为鹜溏飧泄，为精寒肾冷，为小便频数，女子为经迟血少，为失血下血。凡诸疮毒外证，及中风产后，但得脉缓者，皆易愈。

张石顽曰：伤寒以尺寸俱微缓者，为厥阴受病。厥阴为阴尽复阳之界，故凡病后得之，咸为相宜。其太阳病，发热头痛自汗，脉浮缓者，为风伤卫证。以其自汗体疏，自不能紧急也。又脾为湿土之经，缓为本脉，病主多湿。以土湿则软也。然必和缓有神，方为脾气之充。今日缓，则非不紧不缓之中和矣。盖凡有可名者，即非中和，即为病脉也。

《正眼》曰：缓以脉形之宽缓得名，迟以至数之不及为义。故缓脉四至，宽缓和平。迟脉三至，迟滞不同。二脉各别，安足混[②]哉？李濒湖亦曰：小驶于迟，是千虑之一失也。

---

① 飐（音展）：风吹物使颤动。

② 混：原作“溷”，混的异体字。

洪　脉

洪脉指下极大，来盛去衰。体为阳，脏司心，时属夏，运主火也。主病为腹满烦渴，为狂躁，为斑疹，为头痛面热，为咽干喉痛，为口疮痈肿，为大小便不通，为动血。浮洪为表热，沉洪为里热，皆阳盛阴虚之病。若逢炎夏，诊有胃气，乃应时之脉也。若泄痢、失血、久嗽及痞满反胃，见之增剧难瘥，或沉兼弦涩，主痰红火炽之证。经曰：形瘦脉大，胸中多气者死。谓其与证不合也。又曰：大则病进，若春秋冬月见之，治主升阳散火。若洪而有力，乃实脉，非洪脉，须投寒凉。此相类，宜细别耳。此数语未晰，实脉非洪而有力之谓也。实以形体之厚言，有寒实，有热实，不必尽宜寒凉也。洪以来势之盛言，有实热，有虚热，有内热外寒，内寒外热，有湿热，有风热，大致偏主于热。郁者宣之，炽者泄之，虚者补之，实者攻之。又有如洪之脉，乃阴虚假热，阳虚暴证，脉虽洪大，按而无力。当云：应指无力。此又不得投以凉剂，致败胃气。又人临死，从阳散而绝者，阴气先绝，阳气后绝，则绝脉绝证，均见于阳。阳气先绝，阴气后绝，则绝脉绝证，均见于阴。脉必先见洪大滑盛，乃真气尽脱于外也。不可不察。如涌泉沸汤，有出无入也。至于洪大至极，甚至四倍以上者，是即阴阳离绝，关格之脉也，不可治矣。《汇补》云：浮大之脉阴必伤，弦洪之脉胃必损。读此二语，可不顾虑元气乎？

张石顽曰：仲景有服桂枝汤，大汗出，大渴烦，不解，脉洪，为温病。温病乃冬时伏气所发。发于春者为温病，发于夏者为热病。其邪伏藏于内而发出于表，脉多浮洪，而混混不清，每多盛于右手。《寒温条辨》亦云：温病脉必右盛于左。若温热时行，脉反细小弱者，阳病阴脉也。有阳热亢极，而足冷尺弱者，为下虚之证，皆不可治。又屡下而热势不减，洪脉如初，谓之坏病，多不可救。洪为阳气满溢，阴气垂绝之象。故蔼蔼如车盖者，为阳结。脉浮而洪，身汗如油，为肺绝。即杂病洪脉，皆火气亢甚之兆。若虚劳失血，久病虚羸，泄泻脱元，而见洪盛之脉，尤非所宜。

张景岳曰：外感寒邪，脉大者必病进，以邪气日盛也。然必大而兼紧，方为病进。若先小而后大，及渐大渐缓者，此以阴转阳，为胃气渐复，将解之兆也。

按古无洪脉之名也，以大赅之矣。盖有形体之大，有来势之大。陈修园别大于洪，义以此也。然凡脉皆当以形势两察之，正不必多立名色，使人目眩。

细　脉

细脉似微而常有，细直而软，若丝线之应指。宜于秋冬老弱，为血气两衰之象。或伤精泄汗，或湿气下侵，或泄利脱阴，或丹田虚冷，或胃虚腹胀，或目眩筋痿。《脉经》云：细为血气衰。有此证则顺，否则逆。故吐衄脉沉细者生。忧劳过度者脉亦细，治须温补。春夏少壮，俱忌细脉，谓其与时不合，与形不合也。至有如细之脉，或因暴受寒冷，极痛，壅塞经络，致脉沉细，不得宣达。是细不得概言虚，而误施温补，固结邪气也。又有劳怯困殆，脉见弦细而数。盖弦主气衰，细主血少，数主虚火煎熬，奄奄将弊。医于此时，尚欲清之平之，良可慨矣。高鼓峰曰：细脉必沉，但得见滑，即是正脉，平人多有之。若见弦数，即是枯脉，六腑内绝，不治。《脉法》云：细主气衰，诸虚劳损。细居左寸，怔忡不寝。细居右寸，呕吐气怯。细入左关，肝阴枯竭。细入右关，胃虚胀满。左尺见细，泄利遗精。右尺见细，下元冷惫。沉细而迟，主寒湿，治宜温中散寒，忌汗下。见《金匮要略》。

张石顽曰：伤寒以尺寸俱沉细，为太阴受病。太阴职司敷化之权，今为热邪所传，荣卫之气，不能条畅百脉，所以尺寸皆沉细。不独太阴为然，即少阴之脉亦多沉细，故仲景有少阴病，脉沉细数，不可发汗之禁。此皆外阴内阳，非若严冬卒中暴寒，盛夏暑风卒倒，内外皆阴之比。义理未见莹澈。

《三昧》曰：《内经》细脉诸条，如细则少气，细而附骨者积也，尺寒脉细谓之后泄，头痛脉细而缓为中湿种种，皆阴邪为患，故胃虚少食，冷涎泛逆，便泄腹痛，自汗失精，皆有细脉。且以兼浮兼沉，在尺在寸，分别裁决。如平人，脉来细弱，皆忧思过度，内戕真元所致。若形盛脉细，少气不足以息，及病热脉细，神昏不能自持，皆脉不应病。法在不治。

长　脉

长脉不大不小，迢迢自若，如循长竿末梢，为平。如引绳，如循长竿，为病。长有三部之长，有一部之长，此以形体言也。有来往之长，谓来有余韵也。心脉长，神强气壮。肾脉长，蒂固根深。经云：长则气治，短则气病。长主于肝，应主于胃。短主于肺，皆平脉也。反此则为有余之病。非阳毒癫痫，则阳明热深。若长而缓，百病皆愈。大概虽主乎病，亦属轻浅之证。其有如长之脉，或鳏寡思色不遂，心肝两部，则洪长而溢鱼际。此是七情为患，而非有邪之脉也。或颓疝而左尺偏长，是又宿疾留经，而非无病之脉也。或寒入经腑，六部细长不鼓，此非投以辛热，不能蠲除也。若细长而鼓，又须清解，灵变在人耳。看得长脉，多有兼见，不得偏执为悉无病。但病得此，终非死脉。老人两尺脉沉长滑实，寿可期颐，且征瓜瓞[①]之盛。若短脉不及本位，应指而回，不能满部，主病为内虚，为喘满气促，为胃气弱，为头腹疼，诸病见短难治，为真气不足，是又与长为霄壤之判矣。

《正眼》曰：旧说长脉过于本位，久久审度，而知其必不然也。寸而上过则为溢，尺而下过则为覆，关而上过即寸。下过即尺，故过于本位，义之所不安也。惟其状如长竿，齐起齐落，首尾相应，非若他脉之上下参差，首尾不匀也。但其形缓，不似弦脉之劲急耳。

又曰：弦为初春之象，阳中之阴，天气犹寒，故如琴弦之端直以长，而挺然稍带一分之紧急也。长为暮春之象，纯属于阳，绝无寒意，故如木干之迢直以长，纯是发生之气也。

按弦与长之异者，弦则夹阴，长则纯阳。弦以形之敛直劲急言，长以气之充满条畅言也。

短　脉

短脉尺寸俱短，而不及本位。不似小脉之三部皆小弱不振，伏脉之一部独伏匿不前也。经曰：短则气病，良由肾气阨[②]塞，不能条畅百脉，肾气，命门之元气也。或因痰气食积阻碍气道，所以脉见短涩促结之状。亦有阳气不充而脉短者。所谓寸口脉中手短者，曰头痛是也。仲景曰：汗多重发汗，亡阳谵语，脉短者死，脉自和者不死。又少阴脉不至，肾气绝，为尸厥。又伤寒六七日，大下后，寸脉沉而迟，手足厥冷，下部脉不至，咽喉不利，唾脓血者，难治。戴同甫曰：短脉只当责之于尺寸。若关中见短，是上不通寸为阳绝，下不通尺为阴绝矣。曷知关部从无见短之理？昔人有以六部分隶而言者，失之矣。

《正眼》曰：旧说短脉为不及本位，非

---

① 瓞(音迭)：小瓜。

② 阨(音爱)：通“隘”。狭险；险要。

也。戴同甫谓短脉止见尺寸，若见关中，是阴阳两绝矣。然尺寸可短，依然阴绝阳绝矣。岂知非两头断绝也？特两头俯而沉下，中间突起，其实仍自贯通者也。

按李说似矣，仍未协也。盖两头俯，中间起，指下虽觉其短，脉体仍自通长。经既云短，必实是脉体之短也。夫脉体何以短也？脉之动者，气也，气充满于脉管之中，则首尾齐起齐落，故形见长。气虚不能充贯于脉，则气来之头，鼓指有力，气过之尾，衰弱不能应指矣。故其形似断非断而见短也。经曰短则气病，于此益明。《灵枢·终始》曰：上下相应，而俱往来也。六经之脉，不结动也。此即言尺寸首尾之齐起齐落也。结动皆短之类也。

紧 脉

紧脉形如转索无常，左右弹人手也。又如切绳，乃热为寒束之脉，故急而不甚鼓。暴病见之，为腹痛身疼，寒客太阳，或主风痉痫证。在尺阴冷腹疝，在关心腹沉痛。在左紧盛伤寒，在右紧盛伤食。急而紧者是遁尸，数而紧者主鬼击。紧数在表，为伤寒发热，为浑身筋骨疼痛，头痛项强，为咳嗽鼻塞，为瘴疟。沉紧在里，为心腹疼，为胸腹胀满，为中寒逆冷，吐逆出食，为风痫反张，为痃癖，为泻利，为阴疝。女子为气逆经滞，小儿为惊风抽搐。若中恶浮紧，咳嗽沉紧，皆主死。此证与脉反也。又有如紧之脉，乃伤寒阴证绝阳，七日九日之间，得此脉。仲景曰：脉见转索者即日死。盖紧本属病脉，而非死脉。但有新久之异，便有生死之分，不可不察。既云：热为寒束，当作急而甚鼓。“不”字疑衍。

张石顽曰：紧为诸寒收引之象，亦有热因寒束，而烦热拘急疼痛者，如太阳寒伤营证是也。然必人迎浮紧，乃为表证之确候。若气口盛紧，又为内伤饮食之兆。《金匮》所谓脉紧头痛，风寒，腹中有宿食也。而少阴经中，又有病人脉阴伤俱紧，反汗出者，亡阳也。此属少阴，法当咽痛而复吐利，是为紧反入里之征验。又少阴病，脉紧，至七八日，下利而脉暴微，手足反温，脉紧又去，为欲解也。虽烦热下利，必自愈。此即紧去人安之互辞。不可下脉证中，则有脉来阴阳俱紧，恶寒发热，则脉欲厥。厥者，脉初来大，渐渐小，更来渐渐大，是其候也。此亦紧反入里之互辞。因误下而阳邪内陷，欲出不出，有此厥逆进退之象，故言欲厥。脉变而紧状依然，非营卫离散乍大乍小之比。而脉法中，复有寸口脉微，尺紧，其人虚损多汗，知阴常在，绝不见阳之例。可见紧之所在，皆阳气不到之处，故有是象。夫脉按之紧，如弦直上下行者，痉；若伏坚者，为阴疝。总皆经脉拘急，故有此象。若脉至如转索，而强急不和，是但紧无胃气也。岂堪尚引日乎？

“平脉”曰：紧脉从何而来？假令亡汗若吐，以肺里寒，故令脉紧也；假令咳者，坐饮冷水，故令脉紧也；假令下利，以胃中虚冷，故令脉紧也。此紧之正脉也。其来如转索，左右弹手者，乃兼洪，非正紧脉也。

张景岳曰：寒邪未解，脉息紧而无力者，无愈期也。何也？盖紧者邪气也，力者元气也。紧而无力，则邪气有余而元气不足也。元气不足，何以逐邪？临此证者，必能使元阳渐充，则脉渐有力，自小而大，自虚而实，渐至洪滑，则阳气渐达，表将解矣。若日渐无力而紧数，日进则危亡之兆也。紧无甚力，人多误为有胃气。先生此论，可谓独具慧眼矣。

散 脉

散脉举之浮散，按之则无，去来不明，漫无根蒂。不似虚脉之重按虽虚，而不至于散漫也。散为元气离散之象，故伤寒咳逆上气，其脉散者死，谓其形损故也。可知散脉为必死之候。然形象不一，或如吹毛，或如散叶，或如悬雍，或如羹上肥，或如火薪然，皆浮薄纷碎模糊之义。皆真散脉，见之必死，非虚大之比。经曰：代散则死。若病后大邪去而热退身安，泄利止而浆粥入胃，或有可生者。又不当以概论也。古人以代散为必死者，盖散为肾败之应，代为脾绝之兆。肾脉本沉，而按之不可得见，是先天资始之根本绝也；脾脉主信，而代脉去来必愆其期，是后天资生之根本绝也。故二脉独见，均为危亡之候。而二脉交见，尤为必死之征。

弱　脉

弱脉沉细而软，按之乃得，举之如无。不似微脉之按之欲绝，濡脉之按之若无，细脉之浮沉皆细也。弱为阳气衰微之候。夫浮以候阳，今取之如无，阳衰之明验也。故《伤寒》首言弱为阴脉。在阳经见之，固属阳气之衰。经言：寸口脉弱而迟，虚满不能食。寸口脉弱而缓，食卒不下，气填膈上。上二条，一属胃寒，一属脾虚，故皆主乎饮食。又形作伤寒，其脉不弦紧而弱，太阳中暍，身热疼重而脉微弱。可见脉弱无阳，必无实热之理，祗宜辨析真阳之虚，与胃气之虚，及夏月伤冷水，水行皮中所致耳。在阴经见之，虽为合脉，然阳气衰微已极，非峻温峻补，良难春回寒谷也。惟血痹虚劳，久嗽失血，新产，及老人久虚宜微弱。然必弱而和滑，可卜胃气之未艾。若少壮暴病而见脉弱，咸非所宜。即证虚，脉弱，而苟兼之以涩，即为气血交败，其能荣爨[1]下之薪乎？

濡　脉　即软字

濡脉虚软少力，应指虚细，如絮浮水面，轻手乍来，重手乍去。不似虚脉之虚大无力，微脉之微细如丝，弱脉之沉细软弱也。为中湿，为自汗，为冷，为痹。寸濡曰阳虚，关濡曰中虚，尺濡曰湿甚，为泄泻。濡为胃气不充之象，故内伤虚劳、泄泻、少食、自汗、喘乏、精伤、痿弱之人，脉虽濡软乏力，犹堪峻补峻温，不似阴虚脱血，纯见细数弦强，欲求软弱，转不可得也。盖濡脉之浮软，与虚脉同类，但虚则浮大，濡则小弱也。濡脉之细小，与弱脉相似，但弱在沉分，濡在浮分也。濡脉之软弱与散脉相似，但散则从大而按之则无，濡则从小而渐至无力也。夫从小而渐至无力，气虽不充，血犹未败；从大而按之则无，则气无所统，血已伤残，阴阳离散，将何所恃？而尚望其生乎？以此言之，则濡之与散，不啻霄壤矣。

芤　脉

芤脉浮大中空，按如葱管。芤为孤阳脱阴之候，为失血脱血，为气无所归，为气无所附，为阴虚发热，为头晕目眩，为惊悸怔忡，为喘急盗汗。芤虽阳脉，而阳实无根，总属大虚之候。《脉法》云：芤脉中空，故主失血，随其部位，以验所出。左寸呈芤，心主丧血。右寸呈芤，相傅阴亡。肺为相傅之官。芤入左关，肝血不藏。芤现右关，脾血不摄。《脉诀》曰：关内逢芤肠胃痈，必兼数也。左尺见芤，便红之咎。右尺若芤，火炎精漏。

张石顽曰：太阳病，有脉浮而紧，按之反芤，本虚。战汗而解者，暑病。有弦细芤迟，血分受伤者，芤为失血之本脉。经云：脉至如搏，血温身热者死。详“如搏”二字，即是弦大而按之则减也。凡血脱脉芤，而有一部独弦，或带结促涩滞者，此为阳气不到，中挟邪虚之兆，即是瘀血所结处也。所以芤脉须辨一部两部，或一手两手，而与攻

---

[1] 爨(音清)：灶。

补,方为合法。观此,知芤脉止主血虚,而血滞者脉必结涩也。

《三昧》曰:浮大而软,中按虽不应指,细推仍有根气。不似虚脉瞥瞥虚大,按之豁然全无也。轻按必显弦象,却又不似革脉弦强搏指,按之全空也。浮芤者,阴虚也。革则阴僭阳位,其病亟矣。

微　脉

微脉纤细无神,柔弱之极,乃血气俱虚之候。为畏寒,为恐惧,为怯弱,为少气,为中虚,为胀满,为呕哕,为泄泻,为虚汗,为食不化,为腰腹疼痛,为伤精失血,为眩运厥逆。此虽气血俱虚,而尤为元阳亏损最是阴寒之象。《脉法》云:左寸惊怯,右寸气促。左关寒挛,右关胃冷。左尺得微,髓竭精枯。右尺见微,阳衰命绝。此按部位以察病也。夫微脉轻取之而如无,故曰阳气衰;重按之而如无,故曰阴气竭。长病得之多不救,谓其正气将绝也;卒病得之或可生,谓其邪气不至深重也。仲景曰:瞥瞥如羹上肥者阳气微,萦萦如蜘蛛丝者阴气衰。尝见中风卒倒而脉微,暑风卒倒而脉微,皆为虚风之象,其脉多兼沉缓。若中寒卒倒而脉微,为阴邪暴逆,所以微细欲绝也。伤寒以尺寸俱微缓,为厥阴受病者。微缓,是由紧而渐缓也。世多作微脉缓脉,恐未是。病邪传至此经,不特正气之虚,邪亦向衰之际,是以俱虚。不似少阴之脉微细,但欲寐耳。详二经之脉,同一微也。而有阴尽复阳,阳去入阴之异。细兼寒紧,缓见阳和。即太阳病,有发热恶寒,热多寒少,脉微为无阳者;有面有热色,邪未欲解而脉微者;有阴阳俱停,邪气不传而脉反微者。若以微为虚象,不行攻发,何以通邪气之滞耶?必热除身安而脉微,方可为欲愈之机。若太阳证具,而见足冷尺微,反为下焦虚寒之验,可不建其中气,而反行正发汗之例乎?诸引《伤寒论》多非微脉正解,读者详之。

动　脉

此篇《三昧》之文,远逊《正眼》。《脉如》仅引《三昧》,而又删削太过。益以俗传《太素》之语,甚无义理。今撮取《正眼》,附以鄙意,仍效《脉如》之体。

动之为义,以厥厥动摇急数有力而得名也。两头俯下,中间突起,极与短脉相类。但短脉为阴,不数不硬不滑也。主病为痛,为惊,俱由气血不宣。为泄泻,为亡精,为失血。虚者倾摇,胜者自安。《脉法》云:右寸得动,自汗无疑。左寸得动,惊悸可断。左关拘挛,右关脾痛。左尺亡精,右尺火迅。是可按部位以察病也。后世谓动脉独诊关部者,是泥于仲景脉见关上之文。殊不知仲景云阳动则汗出,明指左寸属心,汗为心液,右寸属肺,肺司皮毛,故主汗出也;阴动则发热,明指左尺见动,真水不足,右尺见动,相火虚炎,故发热也。且《素问》曰:妇人手少阴脉动甚者,妊子也。夫手少阴,非隶于左寸者乎?庞安常强分关前关后,尤不足据矣。以上《正眼》,以下新撰。大抵动脉在诸脉中最为搏击有力,是阴欲伏阳,而阳不肯伏,故为百病之善脉也。乃有如动之脉,指下散断圆坚,有形无力,此真阳已熄,阴气凝结,而大气不能接续。如心脉之如循薏苡,如麻豆击手,按之益躁疾,非心阳散歇而不返者乎?王叔和曰:左脉偏动,从寸至关,关至尺,处处动摇,各异不同,其病仲夏得之,是心气不扬也。若早为善治,桃花落,阳气伸,当不至死矣。又如脾脉之如鸟喙、鸟距、屋漏、水溜,按之如覆杯,洁洁状如摇,与胃精不足之脉至如丸泥,非肝挟寒水之邪,克制脾阳而不复者乎?又如肾死脏之按之乱如丸,益下入尺中,非命门真火下脱乎?至于阴维如贯珠,男子胁实腰痛,女子阴痛如疮状,任脉横寸口边丸丸，苦腹中有气上抢心，此又动之阴胜而阳未熄者。观其痛疮见于下，非阳热之下郁乎？腹中气上抢，非阳气之不肯下伏乎？夫动脉以滑而兼紧，滑为阳强，紧为阴实，故宜起伏暴跳鼓搏有力。若坚硬断散不见起伏，此阴结无阳，虽与牢脉长短不同，而其事无以异矣。

《三昧》曰：阳动则汗出，阴动则发热，是指人迎气口言。然多有阴虚发热之脉，动于尺内，阳虚自汗之脉，动于寸口者。《金匮》云：脉动而弱，动则为惊，弱则为悸。因其虚而王气乘之也。伤寒以动为阳脉，是专主邪热相搏而言，非虚劳体痛便溺崩淋脉动之比。

按：动脉乃滑之兼紧者，盛大有力，是有余之象。其主病大略与滑相同，而有微甚浅深之殊也。凡阳气乍为阴寒所伏，阳气尚强，不受其制者，与阴寒之病，久服温补，阳气内复，欲透重阴者，又风寒湿热，杂处膻中，以及气寒血热，阴阳易位而相激者，脉皆见动。故主病为湿热成痰，为血盛有热，及忧郁膈噎关格吐逆，大小便不利诸证。拙著仲景《辨脉章句》中一条录下。

夫动者，气郁于血分而迫欲发之象也。既曰阴阳相搏矣，何以又分阴动阳动也？盖相搏之阴阳，指阴阳之气，见于脉之浮沉者也。其气来倏浮倏沉，鼓指有力，如人之相斗而搏者。阳动阴动之阴阳，指动脉之见于寸见于尺者也。二气不畅，则必相争，阳负而阴欲胜之，则僭迫阳位而动于寸；阴负而阳欲胜之，则侵入阴位而动于尺。相搏者，两强之谓也。故汗出未有不由于发热者，胜必有复也。而发热必先见形冷恶寒者，何也？阳者，卫外而为固也，其原出于三焦。三焦者，阳气之都会也。郁结阻遏，不能条畅以卫外故也。伤字不作亏损解，则动脉之理可见矣，而治法亦思过半矣。下言若数脉见于关上云者，关谓三关，即三部也。谓其来势如数，而其形止见于本关之上，上下无头尾，如豆大而厥厥动摇也。如寸动则寸部如豆，关动则关部如豆，尺动则尺部如豆，三部俱动，则每部各有如豆，不相接续也。厥厥，以其形之坚搏，进退暴跳，如人之桀骜不驯者然也。

伏　　脉

伏脉更深于沉，须推筋著骨，细寻方见。主寒凝经络脏腑，或霍乱吐泻、腹疼沉困，或宿食沉畜，或老痰胶固，或厥逆重阴。宣阳温里，急宜着力。伤寒太阳初证，得此最为吉兆。李濒湖曰：伤寒一手伏曰单伏，两手伏曰双伏，不可谓为阳证见阴脉也。乃火邪内郁，不得发越，阳极似阴，故脉伏，必有大汗而解。正如久旱将雨，六合阴晦，雨后庶物皆苏之义。又夹阴伤寒，先有伏阴在内，外复感寒，阴盛阳衰，四肢厥逆，六脉沉伏，须服姜附，及灸关元，脉乃复出也。若太溪冲阳皆无脉者必死。以上皆正伏脉也。又有如伏之脉，乃病久阴阳两亏，脉见断续沉陷，或见或隐，真气随亡，岂初病可用消散之比乎？此乃脱脉，非伏脉也。至有暴惊暴怒暴厥，亦见沉伏，少待经尽气复，不治当自愈。若人年过四十以上，元气素虚，忽然昏瞆，不省人事，此为类中风，而非真中风也。喉声曳[①]锯，六脉沉伏，惟急治以三生饮，加人参一两，亦有得生者。如遗尿汗泄口开目合，便不救矣。但诊此脉，与如伏脉，当兼察病因，庶免枉治。通一子云：如有如无，附骨乃见，此阴阳潜伏，阻隔闭塞之候，或火闭而伏，或寒闭而伏，或气闭而伏。为痛极，为霍乱，为疝瘕，为闭结，为气逆，为食滞，为忿怒，为厥逆，为水气。凡伏脉之见，虽与沉微细脱者相类，而实有不同也。盖脉之伏者，以其本有

① 曳(音夜)：拖；牵引。

如无，而一时隐蔽不见耳。此有胸腹痛极而伏者，有气逆于经，脉道不通而伏者，有偶因气脱，不相接续而伏者。然此必暴病暴逆者乃有之，调其气而脉自复矣。若此数者之外，其有积困绵延，脉本微细，而渐至隐伏者，此自残烬将绝之兆，安得尚有所伏？常有病人见此，无论久暂虚实，动称伏脉，而破气通痰等剂，犹然任意，此恐其就道稽迟，而复行催牒耳。闻见略具，谅不至此。《脉法》云：伏脉为阴，受病入深。左寸血郁，右寸气郁。左关肝滞而痛，右关寒凝水谷。左尺气疝，右尺火郁。各应部位，学者消息。

《三昧》曰：伏为阴阳潜伏之候。有邪伏幽阴而脉伏者，虽与短脉之象有别，而气血涩滞之义则同。故关格吐逆，非偏大倍常，即偏小隐伏，越人所谓上部有脉，下部无脉是也。凡气郁血结，久痛疝瘕，留饮宿食霍乱等证，每多沉伏，皆经脉阻塞，营卫不通之故。至于妊娠恶阻，常有伏匿之脉，此又脉证之变耳。

牢　脉

牢脉者弦大而长，举之减少，按之实强，如弦缕之状。不似实脉之滑实流利，革脉之按之中空也。为心腹疼痛，为疝颓癥瘕，为气短息促，为皮肤著肿。叔微云：牢则病气牢固。在虚证绝无此脉，惟湿痉拘急，寒邪暴逆，坚积内伏，乃有是脉。历考诸方，不出辛热开结，甘温助阳之治，庶有克敌之功。虽然，固垒在前，攻守非细，设更加之以食填中土，大气不得流转，变故在于须臾，可不为之密察乎？若以牢为内实，不问所以，而妄行迅扫，能无实实虚虚之咎哉？大抵牢为坚积内著，胃气竭绝，故诸家以为危殆之象云。

革　脉

革脉者弦大而数，浮取强直，重按中空，如鼓皮之状。为亡血，为失精，为半产崩漏，为胀满，为中风，为感湿。婴宁生滑伯仁号。曰：革乃变革之象，虽失常度，而按之中空，未为真脏。故仲景厥阴例中，有下利肠鸣，脉浮革者，主以当归四逆汤，得非风行木末，扰动根株之候乎？又云：妇人则半产漏下，男子则亡血失精。《金匮》半产漏下，主以旋覆花汤，得非血室伤惫，中有瘀结未尽之治乎？其男子亡失精血，独无主治，云岐补以十全大补，得非极劳伤精，填补其空之谓乎？是以长沙直以寒虚相搏例之，惟其寒，故柔和之气失焉；惟其虚，故中空之象见焉。岂以革浮属表，不顾肾气之内惫乎？革脉乃阴邪僭于阳位也。篇中未见发明。

结　脉

结脉指下迟缓，频见歇止，止而复来，不似代脉之动止不能自还也。结为阴邪固结之象。越人云：结甚则积甚，结微则气微。言结而少力，为正气本衰，虽有积聚，脉结亦不甚也。而仲景有伤寒汗下不解，脉结代，心动悸者；有太阳病，身黄，脉沉结，少腹硬满，小便不利，为无血者。一为津衰邪结，一为热结膀胱，皆虚中夹邪之候。凡寒饮死血，吐利腹痛，癫痫蛊积等，气郁不调之病，多有结脉暴见，即宜辛温扶正，略兼散结开痰，脉结自退。尝见二三十至内，有一至接续不上，每次皆然，而指下虚微不似结促之状，此元气骤脱之故。峻用温补，自复。如补益不应，终见危殆。若久病见此，尤非所宜。夫脉之歇止无常，须详指下有力无力，结之频与不频。若十余至，或二三十至一歇，而纵指续续，重按频见，前后至数不齐者，皆经脉窒塞，阴阳偏阻所致。盖阴盛则结，阳盛则促，所以仲景皆谓为病脉。

《脉神》曰：脉来忽止，止而复起，总谓之结。旧以数来一止为促，促者为热，为阳极；缓来一止为结，结者为寒，为阴极。通谓其为血，为气，为食，为痰，为积，为癥瘕，为七情郁结。浮结为寒邪在经，沉结为积聚在内。此固促结之旧说矣。然以予验之，促类数也，未必热；结类迟也，未必寒；但见中止者，总是结脉，多由血气渐衰，精力不继，所以断而复续，续而复断。常见久病者多有之，虚劳者多有之，或误用攻击克伐者亦有之。但缓而结者为阳虚，数而结者为阴虚，缓者犹可，数者更剧。此可以结之微甚，察元气之消长，最显最切者也。至于留滞郁结等病，本亦此脉之证应。然必其形强气实，举按有力，此多因郁结者也。又有无病而一生脉结者，此其素禀异常，无足怪也。舍此之外，凡病有不退而渐见脉结者，此必气血衰残，首尾不继之候。速宜培本，不得妄认为留滞。

《正眼》曰：结之为义，结而不散，迟涩中时见一止也。昔人譬之徐行而怠，偶羁一步，可为结脉传神。大凡热则流行，寒则停滞，理势然也。少火衰弱，中气虚寒，失其乾健之运，则气血痰食，互相纠缠，运行之机缄不利，故脉应之而成结也。越人曰：结甚则积甚，结微则气微。“气”本“积”之误也。诸家遂相沿而误解。故知结而有力者，方为积聚。结而无力者，是真气衰弱，违其运化之常，惟一味温补为正治也。仲景曰：累累如循长竿曰阴结，蔼蔼如车盖曰阳结。叔和曰：如麻子动摇，旋引旋收，聚散不常曰结。去死近也。三者虽同名为结，而义实各别。浮得之为阳结，沉得之为阴结，止数频多，参伍不调为死结。结之主证，岂可一端而尽耶？

促　　脉

促乃数中一止。此为阳极亡阴，主痰壅阴经，积留胃腑，或主三焦郁火炎盛，或发狂斑，或生毒疽。五积停中，脉因为阻，最不宜于病后，若势进不已，则为可危。五积者，血气痰饮食也。若新病得此，元气未败，不必深虑。但有如促之脉，或渐见于虚劳垂危之顷，死期可卜。或暴作于惊惶造次之候，气复自愈。脱阴见促，终非吉兆。肿胀见促，不交之否，促脉则亦有死者矣。《脉法》曰：左寸见促，心火炎炎。右寸见促，肺鸣咯咯。左关血滞，右关食滞。左尺遗精，右尺热灼。此因部位以察病也。

张石顽曰：促为阳邪内陷之象。经云：寸口脉，中手促上击者，肩背痛。观“上击”二字，则脉来搏指，热盛于经之义，朗然心目矣。而仲景太阳例，有下之后，脉促胸满者；有下之，利遂不止而脉促者；有下之，脉促不结胸者；有脉促，手足厥冷者。上四条，一为表未尽，一为并入阳明，一为邪去欲解，一为转次厥阴，总以促为阳，里不服邪之明验。虽证见厥逆，祇宜用灸以通阳，不宜四逆以回阳。明非虚寒之理，具见言外，所以温热发斑，瘀血发狂，及痰食凝滞，暴怒气逆，皆令脉促。设中虚无凝，必无歇止之脉也。按：所引《伤寒论》诸促脉，皆主上击之义，非必有止也。

《正眼》曰：燕都王湛六，以脾泄求治。神疲色瘁，诊得促脉，或十四五至得一止，或十七八至得一止。余谓法在不治。而医者争之，此非代脉，不过促耳。余曰：是真元败坏，阴阳交穷，而促脉呈形，与稽留凝滞而见促者，不相侔也。果一月而殁。又曰：善化令黄桂严，年高心痛夺食，脉三动一止，良久不还，因思痛甚者，脉多代。少得代者死，老得代者生。治之两旬而起。按：见促而死，得代而生，全在细察形证。

然非深明道妙者，到此鲜不心迷意惑？

代　　脉

代脉动而中止，不能自还。略止而连来两至，谓之自还。盖本至虽稍停，而仍能自至也。不能自还者，略上而仍平动。较常脉直少一至，是本至不复能自至也。因而复动，名曰代。不似促结之虽见歇止，而复来有力也。复来与有力，是两层话。代为元气不续之象。经云：代则气衰。在病后见之，未为死候。若气血骤损，元神不续，或七情太过，或颠仆重伤，或风家痛家，脉见止代，只为病脉。伤寒家有心悸脉代者，腹痛心疼有结涩止代不匀者，凡有痛之脉止歇，乃气血阻滞而然。若不因病，脉见止代，是一脏无气，而他脏代之，真危亡之兆也。即因病脉代，亦须至数不匀者，犹或可生。若不满数至一代，每次依数而止，此必难治。经谓五十动不一代者，以为常也。以知五脏之气，予之短期者，乍疏乍数也。又云：数动一代者，病在阳之脉也。泄及便脓血，此则阳气竭尽无余之脉耳。所以或如雀啄，或如屋漏，或如弦绝，皆为代脉，见之生理绝矣。惟妊娠恶阻，呕逆最剧者，恒见代脉。谷入既少，气血尽并于胎息，是以脉气不能接续。然亦二三月时有之，若至四月，胎已成形，当无歇止之脉矣。

娄全善曰：自还者，动而中止，复来数于前动也。不能自还者，动而中止，复来如前，动同而不数也。张景岳曰：代，更代也。于平脉之中，而忽见软散，或乍疏乍数，或断而复起，凡脉无定候，更变无常，皆谓之代。元廉夫曰：《史记·仓公传》云：脉不平而代。又云：代者时参击，乍疏乍大也。张守节《正义》曰：动不定曰代。又《伤寒论》不可下篇厥者，脉初来大，渐渐小，更来渐渐大，是其候也。亦代之类也。仲景、叔和所谓动而中止不能自还者，代中之一端耳。尝治一老者，癥块发动，痛引左胁，药食呕吐，脉紧细而迟，左脉渐渐微小，遂绝止者，二三十动许，覆手诊之亦然，又渐渐见出，如故者良久，又绝止如前。用附子建中汤加吴茱萸，十数日痛全愈，脉复常，是代之最甚者，与李士材诊黄桂严一案同也。

疾　　脉

疾脉呼吸之间，脉七八至，虽急疾而不实大，不似洪脉之既大且数，而无躁疾之形也。疾脉有阴阳寒热真假之异。如疾而按之益坚，乃亢阳无制，真阴垂绝之候。若疾而按之不鼓，又为阴邪暴疟，虚阳发露之征。尝考先辈治案，有伤寒面赤目赤，烦渴引饮，而不能咽，东垣以姜附人参汗之而愈。又伤寒蓄热内盛，阳厥极深，脉疾至七八至以上，人皆误认阴毒，守真以黄连解毒汤治之而安。斯皆证治之明验也。凡温病大热燥渴，初时脉小，至五六日后，脉来躁疾，大颧发赤者死。谓其阴绝也。躁疾皆为火象，《内经》云：其有躁者在手。言手少阴厥阴二经俱属于火也。《内经》明言手经受气之道近，何独指少阴厥阴耶？阴毒身如被杖，六脉沉细而疾，灸之不温者死。谓其阳绝也。然亦有热毒入于阴分而为阴毒者，脉必疾盛有力，不似阴寒之毒，虽疾而弦细乏力也。虚劳喘促声嘶，脉来数疾无伦，名曰行尸。《金匮》谓之厥阳独行。此真阴竭于下，孤阳亢于上也。惟疾而不躁，躁疾分看，甚无义理。按之稍缓，方为热证之正脉。《脉经》所谓疾而洪大苦烦满，疾而沉细腹中痛，，疾而不大不小，虽困可治。其有大小者难治也。至若脉至如喘，脉至如数，得之暴厥暴惊者，待其气复自平。若夫脉至浮合，浮合如数，一息十至以上，较之六数七疾八极更甚，得非虚阳外越之兆耶？

按：此篇全用《三昧》之文，此条本李士

材创立，石顽因之，意与缓脉对言也。犹陈修园专立大脉，与缓脉对言也。但疾即躁也，有数而躁，有迟而躁，篇中仍以躁疾分说，而以疾为一息七八至，是仍指数之甚者，殊非本旨。夫疾者，其来也，有顷而一掣；其去也，有顷而一掣。亦有来缓而去疾，去缓而来疾，总是指下鹘突[①]，无上下回环接续，从容不迫之度。其主病有三：一曰气郁，一曰气虚，一曰气脱。气脱者，所谓绵绵如泻漆之绝，及其去如弦绝者是也。气郁者，其起势似见艰涩，而应指有力也。气虚者，形体小弱，而应指无力也。若涩而躁疾，力弱体薄者，气血两虚而阴燥也。若洪而躁疾，力盛体厚者，湿热所郁也。大抵疾脉不在来去之数，而在起止之躁，绵绵如泻漆之绝，绵绵其去如弦绝，皆蜿蜒指下，如有所阻而不能去，而突然一去也。其来亦如不能来，而突然一来也。

① 鹘突（音胡突）：疑惑不定。

卷五　主病类

大小清浊四脉

出《诊宗三昧》

大脉者，应指满溢，倍于寻常，不似长脉之但长不大，洪脉之既大且数也。大脉有阴阳虚实之异。经云大则病进，是指实大而言；《素问》曰：邪气胜则实。仲景以大则为虚者，乃盛大少力之谓。然亦有下利脉大者为未止，是又以积滞未尽而言，非大则为虚之谓也。有六脉俱大者，阴不足，阳有余也；有偏大于左者，邪盛于经也；偏大于右者，热盛于内也。亦有诸脉皆小，中有一部独大者；诸脉皆大，中有一部独小者。便以其部，决其病之虚实。且有素禀六阳，或有一手偏旺偏衰者，又不当以病论也。凡大而数盛有力，皆为实热。如人迎气大紧以浮者，其病益甚。在外，气口微大，名曰平人。其脉大坚以涩者，胀。乳子中风热，喘鸣肩息者，脉实大而缓则生，急则死。产后脉宜缓小，最忌实大。今证见喘鸣肩息，为邪气暴逆，又须实大而缓，方与证合。若实大急强，为邪胜正衰，去生远矣。此与乳子而病热，脉悬小，手足温则生，似乎相左，而实互相发明也。伤寒热病，谵语烦满，脉来实大，虽剧可治。得汗后，热不止，脉反实大躁疾者死。温病大热，不得汗，脉大数强急者死，细小虚涩者亦死。厥阴病，下利，脉大者虚，以其强下之也。阴证反大发热，脉虚大无力，乃脉证之变。内伤元气不足，发热脉大而虚，为脉证之常。虚劳脉大，为血虚气衰。《金匮》云：男子平人脉大为劳，气有余便是火也。所以瘦人胸中多气而脉大，久病气衰而脉大，总为阴阳离绝之候。孰谓大属有余，而可恣行攻伐哉？若脉见乍大乍小，为元神无主，随邪气之鼓动，可不慎而漫投汤液耶？

小脉者，三部皆小，而指下显然。不似微脉之微弱依稀，细脉之微细如发，弱脉之软弱不前，短脉之首尾不及也。夫脉之小弱，固为元气不足，若小而按之不衰，久按有力，又为实热固结之象。总由正气不足，不能鼓搏热势于外，所以隐隐略见滑热之状于内也。设小而证见邪热亢盛，则为脉证相反之兆。亦有平人六脉皆阴，或一手偏小者，若因病而脉损小，又当随所见而为调适，机用不可不活也。假若小弱见于人迎，胃气衰也。见于气口，肺气弱也。见于寸口，阳不足也。见于尺内，阴不足也。凡病后脉见小弱，正气虽虚，邪气亦退，故为向愈。设小而兼之以滑实伏匿，得非实热内蕴之征乎？经云：切其脉口，滑小紧以沉者，病益甚，在中。又云：温病大热，而反脉细小，手足逆者死。乳子而病热，脉悬小，手足温则生，寒则死。此与乳子中风热互发，言脉虽实，不至急强，脉虽悬小，四肢不逆，可卜胃气之未艾。若脉失冲和，阳竭四末，神丹奚济，非特产后，即妊娠亦不出此也。婴儿病，赤瓣飧泄，脉小，手足寒难已；脉小，手足温易已。腹痛，脉细小而迟者易治，坚大而急者难治。洞泄食不化，脉微小流连者生，坚急者死。谛观诸义，则病脉之逆从，可默悟矣。而《难经》又言：前大后小，则头痛目眩；前小后大，则胸满短气。即仲景来微去大之变词，虚中挟实之指，和盘托出矣。

清脉者，清轻缓滑，流利有神，似小弱而非微细之形，不似虚弱之不任寻按，微脉之软弱依稀，缓脉之阿阿迟缓，弱脉之沉细而弱也。清为气血平调之候。经去：受气者清。平人脉清虚和缓，中无险阻之虞。如左手清虚和缓，定主清贵仁慈。若清虚流利者，有刚决权变也。清虚中有一种弦小坚实，其人必机械峻利。右手清虚和缓，定然富厚安间。若清虚流利，则富而好礼。清虚中有一种枯涩少神，其人虽丰，目下必不适意。寸口清虚，洵为名裔，又主聪慧。尺脉清虚，端获良嗣，亦为寿征。若寸关俱清，而尺中蹇涩，或偏小偏大，皆主晚景不丰，及艰子嗣。似清虚而按之滑盛者，此清中带浊，外廉内贪之应也。若有病而脉清楚，虽剧无害。清虚少神，即宜温补，以助真元。若其人脉素清虚，虽有客邪，脉亦不能鼓盛，不可以为证实脉虚，而失于攻发也。

浊脉者，重浊洪盛，腾涌满指，浮沉滑实有力。不似洪脉之按之软阔，实脉之举之减少，滑脉之往来流利，紧脉之转索无常者也。浊为禀赋昏浊之象。经云：受谷者浊。平人脉重浊洪盛，垂老不得安间。如左手脉重浊，实属污下。右手重浊，可卜愚庸。寸口重浊，家世卑微。尺脉重浊，子姓卤莽。若重浊中有种滑利之象，家道富饶。浊而兼蹇涩之象，或偏盛偏衰，不享安康，又主夭枉。似重浊而按之和缓，此浊中兼清，外圆内方之应也。大约力役劳勚① 之人，动辄劳其筋骨，脉之重浊，势所必然。至于市井之徒，亦复拱手曳裾，而脉重浊者，此非天性使然与。若平素不甚重浊，因病鼓盛者，急宜攻发以开泄其邪。若平素重浊，因病而得蹇涩之脉，此气血凝滞，痰涎胶固之兆，不当以平昔涩浊论也。

濡弱微细相类 出《脉如》

濡脉极软，如水面浮绵，轻诊则得，重诊无有。弱脉极软，重按乃得，轻诊无有。《脉学》云：浮脉如绵曰濡，沉脉如绵曰弱，浮而极细如绝曰微，沉而极细不断曰细。又曰：轻诊即见，重按如欲绝者，微也；往来如线而常有者，细也。仲景曰：脉瞥瞥如羹上肥者阳气微，萦萦如蚕丝细者阴气衰。此四脉，虽形体不一，大较阴阳两亏，病从内得，或失精亡血，或泄汗内湿，或气促心惊，或虚胀消瘅，或筋骨痿痹。老弱久病见之顺，少年春夏见之逆。治法皆宜调营益气，填精补髓，固脾健胃，急施拯救，方得全生。凡诊此脉，须察胃气之多少，以预示吉凶，庶不致取辱。

按：此等脉，宜温命火兼滋胃液。若虚寒太甚者，即滋液且在所缓矣。

牢实相类 出《脉如》

牢脉，沉而有力，动而不移，明主阴寒凝固之象也。若实脉，则浮沉皆得，大而且长，指下鼓击，息数往来，动而能移，乃主阳盛实热之病。脉体固依稀相似，而主病则已悬殊，均一动也，只争移与不移，此徐东皋独得牢脉之神，识超千古矣。及阅方书，谓洁古实脉而投姜附，此必非实脉，乃牢脉也。不容不细别之。

---

① 勚(音义)：疲劳。

浮沉表里辨说　出《景岳·伤寒篇》

浮为在表，沉为在里。此古今相传之法也。然沉脉亦有表证，此阴实阳虚，寒胜者然也；浮脉亦有里证，此阳实阴虚，水亏者然也。故凡欲察表邪者，不宜单据浮沉，只当以紧数有力无力为辨，方为的确。盖寒邪在表，脉皆紧数，紧数甚者邪亦甚，紧数微者邪亦微。紧数而浮洪有力者，邪在阳分，即阳证也；紧数而浮沉无力者，邪在阴分，即阴证也。初病即紧而渐缓者，寒邪之渐退，而阳气将复也；初病犹缓而渐紧者，阳气之日衰，而寒邪内陷也。其有似紧非紧，但较平昔稍见滑疾者，此外感而邪轻也，或初病而未深入也。若和缓而全无紧疾之意，则脉虽浮大，自非外邪。

表里虚实大义

出《脉神》本滑氏

表、里、虚、实四者，脉之纲也。表，阳也，腑也。凡六淫之气，袭于经络，而未入于胸府及脏，皆表也。里，阴也，脏也。凡七情之气，郁于心肺之间，不能越散；饮食五味之伤，留于脏腑之间，不能消泄，皆属于里也。虚者，元气之自虚，精神耗散，气血衰竭也。实者，贼邪之气实，则正气之本虚，邪得乘之，非元气之自实也。故虚者补元气，实者泻邪气。经所谓：邪气盛则实，精气夺则虚。此大法也。

脉病异同　出《诊宗三昧》

凡人有病同而脉异者，如六淫七情八风九气一时之病，大率相似，而所见之证，亦多相类，但人有禀赋强弱不同，且有内戕神志，外役形体，种种悬殊，脉象岂能如一？如失血证，有脉浮大而芤者，有小弱而数者，伤胃及脏之不同也。气虚证，脉有气口虚大而涩者，有气口细小而弱者，劳伤与脱泄之不同也。至于病异而脉同者，内伤夹外感，阳证夹阴证，虚中有实结，新邪夹旧邪，表里交错，为患不一。而脉之所见，不离阴阳虚实之机，其细微见证，岂得尽显指下？如太阳中风，与瘫痪不仁，脉皆浮缓，一为暴感之邪，一为久虚之病。又虚劳骨蒸，疟病寒热，关尺皆弦紧，一为肾脏阴虚，一为少阳邪盛。又如上鱼际脉，遗尿有此脉，逆气喘急亦有此脉。又曰：脉紧而长过寸口者注病。女子思男不遂，亦有此脉。使非脉证互参，几何不歧误耶？

脉证顺逆

《脉如》本《诊宗三昧》

脉有阴阳虚实之不同，而病则应焉。脉病形证，相应而不相反，万举而万当，少有乖张，良工拙工亦无所别矣。故脉之于病，有宜有不宜，不可以不辨也。左有病而右痛，右有病而左痛，上病上痛，下病上痛，此为逆，死不可治。此见《脉经》。本谓金疮仆跌，致经脉伤损者。如伤寒未得汗，脉浮大，为阳，易已；沉小为阴，难已。伤寒已得汗，脉沉小安静为顺，浮大躁疾者逆。然多有发热头痛，而足冷阳缩，尺中迟弱，可用建中和之者；亦有得汗不解，脉浮而大，心下反硬，合用承气攻之者；更有阴尽复阳，厥愈足温，而脉续浮者。苟非深入南阳之室，乌能及此？迨夫温病热病，热邪亢盛相同，绝无浮紧之脉。观《内经》所云：热病已得汗，而脉尚躁盛，此阴脉之极也，死。其得汗而脉静者生。热病脉尚躁盛，而不得汗者，此阳脉之极也，死。脉躁盛，得汗静者生。他如温病穰穰[1]大热，脉数盛者生，细小者死。热病汗下后，脉不衰，反躁疾，各阴阳交者死。历参温热诸病，总以数盛有力为顺，细小无力为逆。得汗后，脉不衰，反躁盛，犹逆也。至于时行疫疠天行大头，咸以脉数盛滑利为顺，沉细虚涩为逆。然湿土之邪内伏，每多左手弦小，右手数盛者，总以辛凉内夺为顺，辛热外散为逆。当知温热时疫，皆热邪内蕴而发，若与表散，如炉冶得鼓铸之力耳。然疫疠虽多，人迎不振，设加之下利足冷，又未可轻许以治也。故昔人谓阴阳俱紧，头痛身热，而下利足冷者死，谓其下虚也。至若温毒发斑、谵语发狂等证，总以脉实便闷[2]为可治，脉虚便滑者难治。若斑色紫黑，如果实靥[3]，虽便闷，能食，便通，必随之而逝矣。其狂妄躁渴，昏不知人，下后加呃逆者，此阳去入阴，终不可救。卒中风口噤，脉缓弱为顺，急实大数者逆。中风不仁，痿辟不遂，脉虚濡缓为顺，坚急疾者逆。中风遗尿盗汗，脉缓弱为顺，数盛者逆。中风便溺阻涩，脉滑实为顺，虚涩者逆。中寒卒倒，脉沉伏为顺，虚大者逆。中暑自汗喘乏，腹满遗尿，脉虚弱为顺，躁疾者逆。暑风卒倒，脉微弱为顺，散大者逆。大抵卒中天地之气，无论中风中寒中暑中暍，总以细小流连为顺，数大实坚为逆。散大涩艰，尤非所宜。不独六淫为然，即气厥、痰厥、食厥、蛔厥，举不外此。盖卒中暴厥，皆真气素亏，故脉皆宜小弱，不宜数盛。此说非也。脉滑大者易治，以正气犹强也；空大呆硬者难治，以真气已败也。中恶腹满，则宜紧细微滑，不宜虚大急数。中百药毒，则宜浮大数疾，不宜微细虚涩。详中风中暑一切暴中，俱有喘乏遗尿，如中风中寒，则为肾气乏绝，中暑中暍，则为热伤气化，痰食等厥，则为气道壅遏所致，死生顺逆悬殊，不可辨而混治乎！凡内伤劳倦，气口虚大者为气虚，细弦或涩者为血虚。若躁疾虚大坚搏，大汗出，发热不止者死，以里虚不宜复见表气开泄也。内伤饮食，脉来滑盛有力者，为宿食停胃。涩伏模糊者，为寒冷伤脾，非温消不能克应。霍乱脉伏，为冷食停滞，胃气不行，不可便断为逆，搏大者逆。既吐且利，不宜复见实大也。霍乱止而脉代，为元气暴虚，不能接续，不可便断为逆，厥冷，迟微者逆。阳气本虚，加以暴脱，非温补不能救疗。噎隔呕吐，脉浮滑，大便润者顺。痰气阻逆，胃气未艾也。弦数紧涩，涎如鸡清，大便燥结者逆。气血枯竭，痰火菀结也。腹胀，关部浮大有力为顺，虚小无神者逆。水肿，脉浮大软弱为顺，涩细虚小者逆。又沉细滑利者，虽危而可治，虚小散涩者不治。臌胀，滑实流利为顺，涩短虚微者逆。肿胀之脉，虽有浮沉之不同，总以软滑为顺，短涩为逆。咳嗽，浮软滑利者易已，沉细数坚者难已。久嗽，缓弱为顺，弦急实大者逆。劳嗽骨蒸，虚小缓弱为顺，坚大涩数者逆，弦细数疾者逆。上气喘嗽，脉虚宁宁伏匿为顺，坚强搏指者逆，加泻尤甚。上气喘息低昂，脉浮滑，手足温为顺；脉短涩，四肢寒者逆。上气脉散者死，谓其形损故也。历陈上气喘嗽诸例，皆以软弱缓滑为顺，涩数坚大者逆。盖缓滑则胃气尚存，坚涩则胃气告匮之脉也。肺痿，脉虚数为顺，短涩者逆。数大实者，亦不易治。肺痈初起，微数为顺，洪大为逆；已溃，缓滑为顺，短涩者逆。气病而见短涩之脉，气血交败，安望其生？吐血、衄血、下血，芤而小弱为顺，弦急实大者逆。汗出若衄，沉滑细小为顺，实大坚疾者逆。吐血，沉小者顺，坚强者逆。吐血而咳逆上气，芤软为顺，细数者

---

① 穰穰：多貌，丰盛貌。在此指热盛。

② 闷（音必）：通“秘”。便秘。

③ 靥（音夜）：面颊上的微涡。

逆，弦劲者亦为不治。阴血既亡，阳无所附，故脉来芤软。若细数则阴虚火炎，加以身热不得卧，不久必死。咳嗽吐血，而卧有一边不宁者，脏气偏竭，难治。弦劲为胃气乏竭，亦无生理。畜血，脉弦大可攻为顺，沉涩者逆。从高顿仆，内有血积，腹胀满，脉坚强可攻为顺，小弱者逆。金疮出血太多，虚微细小为顺，数盛急实者逆。破伤，发热头痛，浮大滑为顺，沉小涩者逆。金疮跌仆出血者，勿拭。谨护勿使受风，拭净则风易入，发痉而死也。肠澼下白沫，脉沉则生，浮则死。肠澼下脓血，沉小流连者生；数疾坚大，身热者死。久痢，沉细和滑为顺，浮大弦急者难治。虽沉细小弱，按之无神者不治。肠澼下利，《内经》虽言脉浮身热者死，然初病而兼表邪，常有发热脉浮，可用建中而愈者，非利久虚阳发露，反见脉浮身热，口噤不食之比。泄泻，脉微小为顺，急疾大数者逆。肠澼泄泻，为肠胃受病，不当复见疾大数坚之脉也。下泄气虚，不宜见实脉。又脾胃之病，不宜见肝脉也。小便淋闷，脉滑疾者易已，涩小者难已。消瘅脉实大，病久可治；脉悬小坚，病久不可治。消渴脉数大软滑为顺，细小短浮者逆。又沉小滑为顺，实大坚者逆。头痛目痛，卒视无所见者死。清阳失守，邪火僭逆于上也。真元脱于下也。其脉浮滑，为风痰上盛，可治。短涩为血虚火逆，不治。心腹痛，痛不得息，脉沉细迟小为顺，弦长坚实者逆。癥瘕脉沉实可治，虚弱者死。疝瘕脉弦者生，虚疾者死。心腹积聚，脉实强和滑为顺，虚弱沉涩者逆。癫疾脉搏大滑，久自已，小坚急不治。又癫疾，脉虚滑为顺，涩小者逆。狂疾，脉实大为顺，沉涩者逆。痿痹，脉虚涩为顺，紧急者逆。䘌[①]蚀阴、肛，虚小为顺，坚急者逆。痈疽初起，脉微数缓滑为顺，沉涩坚劲者逆；未溃，洪大为顺，虚涩者逆；溃后，虚迟为顺，数实者逆。肠痈，软滑微数为顺，沉细虚涩者逆。病疮，脉弦强小急，腰脊强，瘛疭，皆不可治。溃后被风多此。痉病，脉浮弦为阳，沉紧为阴，若牢细紧劲搏指者不治。妊娠宜和滑流连，忌虚涩不调，临月脉宜滑数，离经忌虚迟小弱，牢革尤非所宜。新产脉缓弱，忌弦紧。带下脉宜小弱，忌急疾。崩漏脉宜微弱，忌实大。乳子而病热，脉悬小，手足温则生，寒则死。凡崩漏、胎产久病，脉以迟小缓滑为顺，急疾大数者逆。痿痹紧急，或中病脉坚，外病脉涩，汗出脉盛，虚劳心数，风家脾缓，人瘦脉大而喘，形盛脉微短气，更有伤寒厥利，而脉不至，脉微厥冷烦躁，脉迟而反消食，与夫人短脉长，人滑脉涩，皆死兆也。以上诸例，或采经论，或摭名言，咸以脉病相符为顺，相反为逆。举此为例，余可类推。颖悟之士，自能闻一知十也。

《灵枢·动腧篇》曰：阴阳上下，其动也若一。故阳病而阳脉小者为逆，阴病而阴脉大者为逆。阴阳俱静俱动，若引绳相倾者病。既言其动若一，复言俱静俱动为病者，病在若引绳相倾，洪弦而少和缓也。阳病而阴脉小，是病未入阴也，何得为逆？惟阳脉小，则外热内寒，外实内虚，甚或阳和不振而将熄耳。阴病而阳脉大，是生气未衰也，何得为逆？惟阴脉大，则阴虚阳往，卫燥荣竭，甚且不能内守而将脱耳。《千金翼方》曰：夫病者发热，身体疼痛，此为表有病，其脉当浮大，今反沉迟，故知当愈。病者卒腹中急痛，此为里有病，其脉当沉细，今反浮大，故知当愈。已上本仲景“平脉”文。然此二脉，其病不即愈者，必当死，以其病与脉相反也。

---

① 䘌（音匿）：小虫。

察脉施治有贫富贵贱体质肥瘦四方水土不同

临病察脉，全在活法推求。如诊富贵人之脉，与贫贱者之脉，迥乎不同。贵显之脉，常清虚流利；富厚之脉，常和滑有神；贱者之脉，常浊壅多滞；贫者之脉，常蹇涩少神，加以劳勩，则粗硬倍常。至若尝富贵而后贫贱，则荣卫枯槁，血气不调，脉必不能流利和滑，久按索然。且富贵之证治，与贫贱之证治，亦截然两途。富贵之人，恒劳心肾，精血内戕，病脉多虚。纵有表里客邪，不胜大汗大下，全以顾虑元气为主，略兼和营调胃，足矣。一切苦寒伤气，皆在切禁。贫贱之人，藜藿充肠，风霜切体，内外未尝温养，筋骸夙惯疲劳，脏腑经脉，一皆坚固，即有病苦忧劳，不能便伤神志，一以攻发为主。若参、芪、桂、附等药，咸非是辈所宜。惟尝贵后贱，尝富后贫之人，素享丰腴，不安粗粝，病则中气先郁，非但药力难应，参芪或不能支，反增悒郁之患，在所必至。非特富贵之脉证，与贫贱悬殊，即形体之肥瘠亦然。肥盛之人，肌肉丰厚，胃气沉潜，纵受风寒，未得即见表脉。但须辨其声音涕唾，便知有何客邪。设鼻塞声重，涕唾稠粘，风寒所伤也；若虽鼻塞声重，而屡咳痰不即应，极力咯之，乃得一线粘痰，甚则咽膈肿胀者，乃风热也。此是肥人外感第一关键。以肥人肌气充盛，风邪急切难入，因其内多痰湿，故伤热最易。惟是酒客湿热，渐渍于肉理，风邪易伤者有之。否则形盛气虚，色白肉松，肌腠不实之故，不可以此胶执也。瘦人肌肉浅薄，胃气外泄，即发热头痛，脉来浮数，多属于火。但以头之时痛时止，热之忽轻忽重，又为阴虚火扰之象也。惟发热头痛，无间昼夜，不分轻重，人迎浮盛者，方是外感之证。亦有表邪兼挟内火者，虽发热头痛，不分昼夜轻重，而烦渴躁扰，卧寐不宁，皆邪火烁阴之候。虽宜辛凉发散，尤当顾虑真阴。独形瘦气虚，颜白唇鲜，卫气不固者，最易伤风，却无内火之患矣。矧[①] 吾江南元气最薄，脉多不实，且偏属东方，木火常胜，治之稍过，不无热去寒起之虑。而膏粱之人，豢养柔脆，调适尤难。故善治大江以南病者，不难遍行宇内也。但要识其所禀之刚柔，情性之缓急耳。西北之人，惯拒风寒，素食煤火，外内坚固，所以脉多沉实。一切表里诸邪，不伤则已，伤之必重。非大汗大下，峻用重剂，不能克应。滇粤之人，恒受瘴热，惯食槟榔，表里疏豁，所以脉多微数，按之少实。纵有风寒，止宜清解，不宜轻用发散。以表药性皆上升横散，触动瘴气，发热漫无止期，不至津枯血竭不已也。经曰：西北之人，散而寒之。东南之人，收而温之。所谓同病异治也。是以他方人来就治，必问方隅水土，傍观以为应酬套语，曷知即为察脉审证用药之大纲哉！《诊宗三昧》

此即《素问》“血气形志”、“异法方宜”诸篇义也。然张氏述此，亦欲医者勿偏执常法耳，勿又因此而泥之。每诊力食者，病脉多虚弱迟细，何者？津气以劳而伤也。

初诊久按不同 出《诊宗三昧》

问：脉有下指浮大，按久索然者；有下指濡软，按久搏指者；有下指微弦，按久和缓者。何也？答曰：夫诊客邪暴病，应指浮象可证；若切虚羸久病，当以根气为本。如下指浮大，按久索然者，正气大虚之象。无问暴病久病，虽证显灼热烦扰，皆正衰不能自主，随虚阳发露于外也。下指濡软，按久搏指者，里病表和之象。非脏气受伤，即坚

① 矧（音审）：况且；何况。

积内伏，不可以脉沉误认为虚寒也。下指微弦，按久和缓者，久病向安之象，气血虽殆，而脏气未败也。然多有变证多端，而脉渐小弱，指下微和，似有可愈之机者，此元气与病气俱脱，反无病象发见，乃脉不应病之候，非小则病退之比。大抵病人之脉，初下指虽乏力或弦细不和，按至十余至渐和者，必能收功。若下指似和，按久微涩，不能应指，或渐觉弦硬者，必难取效。设病虽牵缠，而饮食渐进，便溺自调，又为胃气渐复之兆。经云：安谷者昌。又云：浆粥入胃，则虚者活。此其候也。

又有按久，而医者指力既倦，指渐浮起，或渐压下，渐觉其脉应指无力者，凡遇此象，即须振作精神，操纵其指，以审度之，如真不若初诊之有神，即为阳衰气竭之候矣。尤须久俟，以参考之，恐是《伤寒论》所谓渐渐小，更来渐渐大之厥脉也。此误下而阳邪将欲内陷，内不受邪而交争也。

王脉不再见

春二月，脉一病人，其脉反沉，师言到秋当死，其病反愈。七月复病，其脉续沉，师言至冬当死。二月得沉脉，何以处之至秋死也？师曰：二月脉当濡弱而弦，得沉脉，则至秋自沉见浮，即死，故知至秋死也。七月复得沉脉，何以处之至冬死也？曰：沉脉属肾，真脏脉也。本冬王脉，非时妄见，王脉不再见，故知至冬死也。他脏仿此。《脉经》

二月得浮毛脉，何以处言至秋当死？师曰：二月肝用事，肝属木，脉应濡弱，反得毛浮者，是肺脉也，肺属金，金来克木，故知至秋死也。余时仿此。“平脉”

此即春脉有胃而毛曰秋病，毛甚曰今病之义也。

两节文体相似，而义各不同。前节言春脉沉，至秋见浮即死者，盖其人气虚下陷，不能升举，秋必见浮，则上下不续而脱矣。又言：秋脉沉，至冬即死者，肾气用事太早，至冬无可再沉，必至下脱。且自春及秋皆沉，是一年之中纯见一脏之气，而无发生条畅之意矣。究竟此沉必是无神无力，抑或别见败证也，不然岂竟不可救药？而数月之久，坐待其死乎？后节是五行生克之义也。前节则阴阳升降之义也。合而观之，春脉偏浮偏沉，皆非佳兆可知也。

真脏脉

大义已见前“五脏四时脉”及“胃气脉篇”，兹但记经之专言真脏脉者

凡持真脉之脏脉者，肝至悬绝急，十八日死。心至悬绝，九日死。肺至悬绝，十二日死。肾至悬绝，七日死。脾至悬绝，四日死。《素问·阴阳别论》

悬绝者，此部独盛或独衰，以至于极，与他部悬殊也。

又六部纯见一脏之脉，且至于极，与平脉悬殊也。

真肝脉至，中外急，如循刀刃责责然，如按琴瑟弦。色青白不泽，毛折乃死。

真心脉至，坚而搏，如循薏苡子累累然。色赤黑不泽，毛折乃死。

真脾脉至，弱而乍数乍疏。色青黄不泽，毛折乃死。

真肺脉至，大而虚，如以毛羽中人肤。色白赤不泽，毛折乃死。

真肾脉至，搏而绝，如以指弹石辟辟然。色黑黄不泽，毛折乃死。《素问·玉机真脏论》

肝死脏，浮之脉弱，按之中如索，不来去，但曲如蛇行者，死。

心死脏，浮之脉实，如豆麻击手，按之益躁疾者，死。

脾死脏，浮之脉大坚，《脉经》作缓。按之中如覆杯，洁洁状如摇者，死。

肺死脏，浮之虚，按之弱如葱叶，下无根者，死。

肾死脏，浮之坚，按之乱如转丸，益下入尺中者，死。仲景五脏篇

肝见庚辛死，心见壬癸死，脾见甲乙死，肺见丙丁死，肾见戊已死。是谓真脏见，皆死。《素问·平人气象论》

其脉绝不往来，若人一息五六至，其形肉虽不脱，真脏虽不见，犹死也。"玉机真脏论"此以再动为一至也。

死　脉

此即真脏脉也。但有不能分属五脏者，列之于此，以备参考。大义已见"五脏四时脉"、"胃气脉有根有神"、"脉证顺逆篇。"诸脉专篇，兹但记经之专言死脉者。

九候之脉，皆沉细悬绝者，为阴，主冬，以夜半死。盛躁喘数者，为阳，主夏，以日中死。故寒热者，以平旦死。热中及热病者，以日中死。病风者，以日夕死。病水者，以夜半死。其脉乍疏乍数乍迟乍疾者，以日乘四季死。形肉已脱，九候虽调，犹死。七诊虽见，九候皆从者，不死。其脉候败者亦死。必发哕噫，脉不往来者死。中部之候，相减者死。上下左右，相失不可数者死。盛形脉细，少气不足以息者死。一作危。形瘦脉大，胸中多气者死。《素问·三部九候论》

七诊，谓独小者病，独大者病，独疾者病，独迟者病，独热者病，独寒者病，独陷下者病。此指十二经之动脉，非寸口也。

脉蔼蔼如车盖者，名曰阳结也。蔼蔼，浮气蒸蒸也。

脉累累如循长竿者，名曰阴结也。累累，梗梗也。

脉瞥瞥如羹上肥者，阳气微也。瞥瞥，拍拍而轻也。

脉萦萦如蜘蛛丝者，阴气衰也。阴依《脉经》。萦萦，细引微曲也。

脉绵绵如泻漆之绝者，亡其血也。绵绵，徘徊不进也。五节并出"辨脉"。

阳结阴结，似非死脉，而病急见此，未见能愈。

脉来如屋漏雀啄者死。屋漏者，其来既绝而止，时时复起，而不相连属也。雀啄者，脉来甚数而疾，绝止又复顿来也。又经言：得病七八日，脉如雀啄者死。脉弹人手如黍米也。

脉来如弹石，去如解索者死。弹石者，辟辟急也。解索者，动数而随散乱，无复次绪也。

病困，脉如虾游鱼翔者死。虾游者，冉冉而起，寻复退没，不知所在，久乃复起，起辄迟而没去速者，是也。鱼翔者，似鱼不行，而但掉尾动头，身摇而久住者，是也。

脉如悬薄卷索者死。悬薄，散也。与羹上肥相似。卷索，紧而左右弹，无来去。

脉如转豆者死。累累如循薏苡子，是心死脉也。

脉涌涌不去者死。但出不入也。

脉中侈者死。《千金方》作"中移"。

脉分绝者死。上下分驰，乍离乍合。

脉在指下，如麻子动摇，属肾，名曰结，即死。

尺脉不应寸，时如驰，半日死。又云：尺脉上应寸口太迟者死。

三部脉，如釜中汤沸者，旦得夕死，日中得夜半死。

肝脾俱至，则谷不化，肝多即死。

肺肝俱至，则痈疽，四肢重，肺多即死。

心肺俱至，则痹，消渴，懈怠，心多即死。痹疑当作瘅

肾心俱至，则难以言，九窍不通，四肢

不举，肾多即死。

脾肾俱至，则五脏败坏，脾多即死。

脉至浮合，浮合如数，一息十至以上，是经气予不足也。

微见，九十日死。微见者，初起也。

脉至如火新然，是心精之予夺也。草干而死。

脉至如散叶，是肝气之予虚也。木叶落而死。

脉至如省客。省客者，脉塞而鼓，是肾气予不足也。悬去枣华而死。

脉至如丸泥，是胃精予不足也。榆荚落而死。

脉至如横格，是胆气予不足也。禾熟而死。

脉至如弦缕，是胞精予不足也。病善言，下霜而死；不言可治。

脉至如交漆。交漆者，左右旁至也。微见，四十日死。

脉至如涌泉，浮鼓肌中，是太阳气予不足也。少气味，韭英而死。

脉至如委土之状，按之不得，是肌气予不足也。五色先见黑白，藟发死。

脉至如悬雍。悬雍者，浮揣，切之益大，是十二俞之予不足也。水凝而死。

脉至如偃刀。偃刀者，浮之小急，按之坚大急，五脏菀热，寒热独并于肾也。如此其人不得坐，立春而死。一作立冬。

脉至如丸，滑不直手。不直手者，按之不可得也。是大肠气予不足也。枣叶生而死。

脉至如春者，令人善恐，不欲坐卧，行立常听，是小肠气予不足也。季秋而死。如春，《素问》作"如华"。注谓虚弱不可正取也。三十节并见《脉经》卷五。

尺脉涩而坚，为血实气虚也。其发病腹痛逆满，气上行，此为妇人胞中绝伤，有恶血，久成结瘕。得病以冬时，黍穄[①]赤而死。已下六节并见《脉经》卷四。

尺脉细而微者，血气俱不足。细而来有力者，是谷气不充。病得节辄动，枣叶生而死。此病秋时得之。

左手寸口脉偏动，乍大乍小不齐，从寸至关，关至尺，三部之位，处处动摇，各异不同。其人病仲夏得之，此脉桃花落而死。

右手寸口脉偏沉伏，乍小乍大，朝来浮大，暮夜沉伏。浮大即太过，上出鱼际；沉伏即下，不至关中。往来无常，时时复来者，榆叶枯落而死。

右手尺部脉三十动一止，有顷更还。二十动一止，乍动乍疏，不与息数相应。其人虽食谷，犹不愈，蘩[②]草生而死。左手尺部脉四十动一止，止而复来，来逆，如循直木，如循张弓弦，絙絙[③]然如两人共引一索，至立冬《千金方》作春。死。

文多古奥，卒难索解，涵泳日久，更验之人事，自然开悟矣。盖古文虽奥，而人事则同也。

---

① 穄(音祭)：黍之不粘者。

② 蘩(音烦)：植物名，即白蒿。

③ 絙(音亘)：连贯两头。

卷六 名论汇编

讲脉须宗法圣经

高士宗曰：经论脉法，须平素熟于胸中，则临病诊视，无往不宜。故欲求诊脉之法者，考于《灵枢》，详于《素问》，更合仲景"辨脉平脉"而会通之，斯得其要矣。

王叔和《脉经》十卷，皆采用古今圣经贤传，异异同同，莫不毕具，任人寻绎，而未尝自加断语。古脉书之犹存梗概者，赖有此书也。乃喻嘉言病之曰杂，张隐庵病之曰杜撰，且隐庵以《脉诀》之七表八里九道图画驾于《脉经》，而诋其蛇足，是并未目睹《脉经》也。肆口诋諆[①]何为耶？世之好诋前人者，皆未目睹其书者也。果深究其蕴，自不能生菲薄矣。"平脉辨脉"，亦有斥为叔和妄说者，是非颠倒，果何曰定哉？讲脉学者，黄帝、仲景书外，如《难经》、《脉经》、《脉诀》、《千金方》、《诊家枢要》、《诊家正眼》、《景岳脉神》、《石顽三昧》，皆所必潜玩者也。道听途说，岂有当乎？

讲脉须推求本原

张隐庵曰：或曰识脉其难乎？余曰：子但知识脉之难，而不知审脉之更难也。识脉者，如滑伯仁《诊家枢要》，浮，不沉也；沉，不浮也。迟，不及也；数，太过也。以对待之法识之，犹易分别于指下。审脉者，体会所见之脉何因，所主之病何证，以心印之，而后得也。"平脉"曰：浮则为风，数则为热。是则为内伤乎，为外感乎？为气乎，血乎，虚乎，实乎？是必审其证之表里阴阳、寒热虚实，病之久新，脉之有力无力，而断之以意也，可矣。

词不达意，当云识脉之当然，不如识脉之所以然。当然者，如浮主风，紧主寒，一脉主数病，数脉主一病，是也。所以然者，如浮主风，必推风之何以令脉浮；紧主寒，必推寒之何以令脉紧；且有时非风，而何以脉亦浮；非寒，而何以脉亦紧也。推明各脉变动之根原，不必屑屑[②]焉强记各脉之主病，而自能应于无穷矣。拙著此书，详于义理，而略于主病，即此义也。

脉 气

资始于肾，资生于胃

卢子繇曰：脉者，水谷之精气，分流经络，灌溉脏腑，袤行[③]四肢，贯注百体，资始于肾间动气，资生于胃中水谷者也。《难经·六十六》曰：脐下肾间动气者，人之生命也，十二经之根本也。故名曰原。三焦者，原气之别使也。主通行三气，经历于五脏六腑。《内经·玉机真脏》曰：五脏皆禀气于胃。胃者，五脏之本也。脏气者，不能自致于手太阴，必因于胃气，乃至于手太阴也。

---

① 诋諆（音欺）：毁谤，污蔑。

② 屑屑（音泄）：烦细貌。

③ 袤（音冒）行：纵行。

脉　　位

三部九候有二

卢子由曰：脉有三部九候。三部者，寸关尺也；九候者，浮中沉也；部各有三，故为九候。其法三指齐截，中指置关之上，食指置关之前，无名指置关之后，度人之长短，以定排指之疏密。更度人之肥瘠缓急，以定按指之轻重。先按后举。初按以验浮，次按以候中，又次按以候沉。切其往来上下，人与脉相应，浮中沉相等，无偏倚者，平脉也。设或参差，察见何部，专指定候，以判其体。至脉来效象，亦不越诊切十法，见后。以验寒热血气阴阳之偏胜，或内所因，或外所因，或不内不外，或形干气，或气干形，为用真无尽藏。宜审而别之。此寸口三部九候法也。

三部九候，始自轩岐，而越人则会通体之三停，该摄于太阴之气口。以本脏气者，必因于胃气，乃能至于手太阴，著见于气口，而为尺寸，如泉脉之始出色味纯一。荣卫之气，俱由胃径肺以布于周身十二经。张石顽亦曰肺为荣行脉中第一关隘。乃可察土地之优劣，谓汇流川渎，则各随川渎之风土，其优劣遂不同矣。摄归太阴，只准《素问》中部之法天以候肺，为一体之眚①变。如欲循九体之常变，必诊候体部之专，而后效象乃确。倘中部之候虽独调，而与众脏相失者，或与众脏相减者，则莫可依据也，不若遵古九候者之无疑矣。古之三部九候者，一身之全，分为上中下；一部之内，各有天地人也。内应九脏，外应九野。九脏者，形脏四，神脏五也。九野者，天分之为九野，地别之为九州也。神脏五者，肺藏魄，心藏神，脾藏意，肝藏魂，肾藏志也。形脏四者，一头角，二耳目，三口齿，四胸中是也。此通体之三部九候法也。

关前关后分阴阳诊法

卢子繇曰：关之前者，阳之动也，脉当见九分而浮。九分阳位，脉当浮也。诊法之指，去其无名指，用中指按关之上，次联食指，按关之前，两指令平，先按后举。举至皮毛相得有脉之分，其脉始见为浮。太过者，多出于皮肤之上，浮之太过也。不及者，多入皮肤之下，浮之不及也。若按至筋膜之间，则本无脉矣。关以后者，阴之动也。脉当见一寸而沉。一寸阴位，脉当沉也。诊法之指，去其食指，亦用中指按关之上，次联无名指，按关之后。两指令平，先举后按。按至肌肉相得有脉之分，其脉始见，为沉。太过者，多入于肌肉之下，沉之太过也。不及者，多出于肌肉之上，沉之不及也。若举至皮肤之间，则本无脉矣。

卢子由审脉部位至数形体浮沉往来十法

若运行之过与不及，气位主客之相得与否，病传之所胜不胜，标本之层署阴阳，亦莫不各随邪正之浅深微甚实虚新故。著见脉状者，总不越诊法之十则为纲。如度形体以别大小，至数以纪迟数，往来以循滑涩，部位以度长短，举按以验浮沉。浮者阳，大者阳，数者阳，滑者阳，长者阳也。沉者阴，小者阴，迟者阴，涩者阴，短者阴也。故曰脉有阴阳。亦有一阳一阴而单见；亦有二三四五阳，二三四五阴而并呈；亦有一阳一阴二三阴，一阴一阳二三阳而兼著；亦有二阳一阴二三阴，二阴一阳二三阳，或三阳一二阴，三阴一二阳，或四阳一阴，四阴一阳而错显。悉属十纲脉之互见，未列异

① 眚(音省)：过失。在此指异常。

相之脉名。至脉状多端，咸凭诊则，各以类从，条分之为目矣。如诊以形体之大者为纲，则曰肥、曰洪、曰散、曰横、曰弦、曰革，皆目矣；诊以形体之小者为纲，则曰弱、曰瘦、曰细、曰微、曰萦萦如蜘蛛丝，皆目矣；诊以至数之数者为纲，则曰急、曰疾、曰击、曰搏、曰躁、曰喘、曰促、曰动、曰奔越无伦，皆目矣；诊以至数之迟者为纲，则曰缓、曰脱、曰少气、曰不前、曰止、曰歇、曰停、按：《伤寒》、《金匮》中"停"字，皆作停匀解。曰代、曰结、曰如泻漆之绝，皆目矣；诊以往来之滑者为纲，则曰利、曰营、曰啄、曰翕、曰章、曰连珠、曰替替然，皆目矣；诊以往来之涩者为纲，则曰紧、曰滞、曰行迟、曰不应指、曰参伍不齐、曰往来难且散、曰如雨沾沙、曰如雨渝沙、曰如轻刀刮竹，皆目矣；诊以部位之长者为纲，则曰惵按：惵，非长也。曰高、曰涌、曰端直、曰条达、曰上鱼为溢，皆目矣；诊以部位之短者为纲，则曰抑、曰卑、曰退、曰不及指、曰入尺为覆，皆目矣；诊以举按之浮者为纲，则曰盛、曰毛、曰泛、曰芤、曰如循榆荚、曰肉上行、曰时一浮、曰如水漂木、曰瞥瞥如羹上肥，皆目矣；诊以举按之沉者为纲，则曰潜、曰坚、曰伏、曰匿、曰遏、曰减、曰陷、曰独沉、曰时一沉、曰如绵裹砂、曰如石投水，皆目矣。种种诸目，可以单见，可以并呈，可以兼著，可以错显，亦可纲与目交相见呈，著显隐约于指端者也。又有去来，与往来不同。往来者，脉之源，如水之流；去来者，脉之抑扬，如浪之起伏，其义仍不越乎举按之浮沉也。是故诊脉吃紧，总在形体至数往来部位举按之十法。按：卢氏以往来指尺寸之上下，以去来指浮沉之起伏。上言举按浮沉，乃指脉之在浮在沉也。故不得不补出此层。究竟措词太拙，不如以势字括之，较为简当。明乎此则，不待揣摹，而形真已毕露无遁矣。举凡前大后小，前小后大，亦不越乎形体。上盛下衰，下盛上衰，上虚下实，上实下虚，上部有脉，下部无脉，下部有脉，上部无脉，中手长者，中手短者，亦不越乎部位。中手促而上击者，亦不越乎至数。沉而坚，浮而盛，沉而弱，沉而横，沉而喘，固不越乎举按，更兼乎形体往来至数矣。脉盛滑坚，往来兼乎形体。小弱以涩，形体兼乎往来。浮滑而疾，往来兼乎举按至数矣。乍数乍疏，乍短乍长，至数兼乎部位。累累如连珠，如循琅玕，此亦形体。喘喘连属，其中微曲，至数兼乎形体。前曲后居，如操带钩，此亦形体。厌厌聂聂如落榆荚，此亦举按。不上不下，如循鸡毛，此亦形体。如物之浮，如风吹毛，此亦举按。软软招招，如揭长竿末梢，形体兼乎往来部位矣。盈实而滑，如循长竿，形体兼乎往来。来急益劲，如新张弓弦，至数兼乎形体。和柔相离，如鸡践地，形体至数往来部位举按咸备矣。

戴同甫审脉分合偶比类五法

分者，有脉之形分，谓脉各有形状。当先明辨，便了然不疑。大小浮沉滑涩，可以指别，迥然各异，辨之于毫厘之间，使其形不相混，如举有按无为浮，按有举无为沉之类。

有脉之证分，谓脉之一字独见为证。如寸浮，中风头痛之类，不杂他脉，独为见证。今脉诀歌在各脉之后者是也。或独见一部，或通见三部，或两手俱现。

合者，有合众脉之形为一脉者。谓如似沉似伏实大长弦之合为牢，极软浮细之合为濡之类。

有合众脉之形为一证者。谓浮缓为不仁，浮滑为饮，浮洪大而长为风眩巅疾。有二脉合者，有三四脉合者。大抵脉独见为证者鲜，参合众脉为证者多。且一脉虽独见，而为证亦不一。如浮为风，又为虚，又为气，各不同，此又一脉之证合也。如此相参以考脉，则思过半矣。

偶者，脉合阴阳，必有偶对。经曰：善为脉者，必以比类奇恒，从容知之。因其形之相反而匹配之也。

浮沉者，脉之升降也。浮升在上，沉降在下，为诸脉之根本，为阴阳之定位，为表里之定诊。

迟数者，脉之紧慢也。脉以四五至为平，减一至曰迟，增一至曰数。《难经》曰：迟则为寒，数则为热，亦阴阳之大别也。

虚实者，脉之刚柔也。按之浮中沉皆有力，为实；迟大而软，按之豁豁然空，为虚。虚实之由，皆以有余不足占之，故以按而知。经曰：其气来实强，为太过，病在外；气来虚微，为不及，病在中。

长短者，脉之赢缩也。经曰：长则气治，以其充而伸也；短则气病，以其减而屈也。

滑涩者，脉之通滞也。经曰：滑者阴气有余，涩者阳气有余。又曰：滑者多血少气，涩者少血多气。

洪微者，脉之盛衰也。应指洪大，冲涌有余，所谓来盛也；应指微弱，委靡不振，所谓来不盛也。

紧缓者，脉之急慢也。阴主敛，故有拘牵之象；阳主舒，故有纵弛之形。仲景曰：风伤卫者脉浮缓，寒伤营者脉浮紧。风为阳邪，寒为阴邪也。

动伏者，脉之出处也。动见关上，厥厥如豆，出类而异于众也。伏藏于内，不见其形，如蛰虫之周密也。

促结者，因止以别阴阳之盛也。仲景曰：数中一止，阳盛则促；缓中一止，阴盛则结。

外此脉不可以偶言者，不敢凿也。《三因方》尽为偶名，而以弦弱、芤微、濡革、散代亦为偶，非一阴一阳也。因知脉不可尽以偶言也。必一阴一阳，而后可偶。不可尽偶，故更增比类二法也。

比者，因其形之相似而拟议之也。比其类而并之，因其疑也；比其类而析之，决其疑也。

《内经》曰：脾虚浮似肺，肾小浮似脾，肝急沉似肾，此皆三者之所乱也。然从容得之，以知其比类也。《难经》曰：心肺俱浮，何以别之？然浮而大散者心也，浮而短涩者肺也。肝肾俱沉，何以别之？然沉而牢者肝也，按之软，举指来疾者肾也。此皆于相似之中，而别其同中之异也。

类者，《易》曰：本乎天者亲上，本乎地者亲下。则各从其类也。如大浮数动滑，阳之类也；沉涩弱弦微，阴之类也。

滑伯仁曰：浮为阳，轻手而得之。而芤洪散大长濡弦，皆浮之类也。沉为阴，重手而得之。而伏石短细牢实，皆沉之类也。迟者，减于平脉。而缓结微弱，皆迟之类也。数者，增于平脉。而促疾躁喘，皆数之类也。此又于不似之中，而会其异中之同也。此篇与原文不同处，皆据鄙意增损者也。

脉神非从迹象上苦思不能悟入

李士材曰：脉之理微，自古记之。昔在黄帝，生而神灵，犹曰若窥深渊，而迎浮云。许叔微曰：脉之理幽而难明，吾意所解，口莫能宣也。凡可以笔墨载口舌传者，皆迹象也。至于神理，非心领神会，乌能尽其玄微？如古人形容胃气之脉，而曰不浮不沉，此迹象也，可以中候求也。不疾不徐，此迹象也，可以至数求也。独所谓意思忻忻，悠悠扬扬，难以名状，非古人秘而不言，欲名状之而不可得。姑引而不发，跃如于言词之表，以待能者之自从耳。东垣至此，亦穷于词说，而但言脉贵有神，惟其神也，故不可以迹象求言语告也。又如形容滑脉，而曰替替然如珠之圆转；形容涩脉，而曰如雨沾沙；形容紧脉，而曰如切绳转索；形容散脉，而曰如杨花散漫；形容任脉，而曰寸口丸丸。此皆迹象之外，别有神理。就其所言之状，正惟穷于言语，始借形似以拟议之耳。盖悟理虽极微之事，然迹象未明，从何处悟入？思境未苦，从何处悟出？必于四言之诀，二十七字之法，诵之极其熟，思之极其苦，夫然后灵明自动，神鬼来通。王启玄曰：欲登泰岱，非径奚从。欲诣扶桑，无舟莫适。其是之谓乎？观于此篇，知士材之功深矣。

韵伯论读脉五法

柯韵伯曰：脉有十种，阴阳两分，即具五法。浮沉是脉体，大弱是脉势，滑涩是脉气，动弦是脉形，迟数是脉息，总是病脉，非平脉也。脉有对看法，有正看法，有反看法，有平看法，有互看法，有彻底看法。如有浮即有沉，有大即有弱，有滑即有涩，有数即有迟。合之于病，则浮为在表，沉为在里；大为有余，弱为不足；滑为血多，涩为气少；动为搏阳，弦为搏阴；数为在腑，迟为在脏：此对看法也。如浮大滑动数，脉气之有余者名阳，当知其中有阳胜阴病之机；沉弱涩弦迟，脉气之不足者名阴，当知其中有阴胜阳病之机：此正看法也。夫阴阳之在天地间也，有余而往，不足随之，不足而往，有余从之，知从知随，气可与期。故其始为浮、为大、为滑、为动、为数，其继反沉、反弱、反涩、反弦、反迟者，是阳消阴长之机，其病为进；其始为沉、为弱、为涩、为弦、为迟，其继微浮、微大、微滑、微动、微数者，是阳进阴退之机，其病为欲愈：此反看法也。浮为阳，如更兼大、动、滑、数之阳脉，是为纯阳，必阳盛阴虚之病矣；沉为阴，而更兼弱、涩、弦、迟之阴脉，是为重阴，必阴盛阳虚之病矣：此为平看法。如浮而兼弱、兼涩、兼弦、兼迟者，此阳中有阴，其人阳虚，而阴气早伏于阳脉中也，将有亡阳之变，当以扶阳为急务矣；如沉而兼大、兼滑、兼动、兼数者，此阴中有阳，其人阴虚，而阳邪下陷于阴脉中也，将有阴竭之患，当以存阴为深虑矣！此为互看法。如浮、大、滑、动、数之脉体虽不变，然始为有力之强阳，终为无力之微阳，知阳将绝矣；沉、弱、涩、弦、迟之脉虽喜变而为阳，如忽然暴见浮、大、滑、动、数之状，是阴极似阳，知返照之不长，余烬之易灭也：是谓彻底看法。更有真阴真阳之看法。所谓阳者，胃脘之阳也，脉有胃气，是知不死；所谓阴者，真脏之阴也，脉见真脏者死。然邪气来也紧而疾，谷气来也徐而和，此又不得以迟数定阴阳矣。

从证从脉说

景岳有此说，已见卷二。

陶节庵曰：脉浮当汗，沉当下，固其宜也。然浮亦有可下者，邪热入腑，大便难也。大便不难，其敢下乎？沉亦有可汗者，少阴病，身有热也。身不发热，其敢汗乎？

高鼓峰曰：治病之法，在临证时，先察其内外、脏腑、经络、新久、虚实、痰食、血气，再以脉合之。如证与脉合，或正治，或从治，可也。有证与脉不合者，则当审其轻重，辨其真假，或舍证从脉，或舍脉从证以治之。复有证与时不合者，或舍证从时，或舍时从证以治之。脉证时三者，须互相参考。

李士材曰：脉浮为表，治宜汗之，此其常也，而亦有宜下者焉。仲景云：若脉浮大，心下硬，有热，属脏者，攻之，不令发汗是也。脉沉为里，治宜下之，此其常也，而亦有宜汗者焉。少阴病，始得之，反发热，而脉沉者，麻黄附子细辛汤微汗之是也。脉促为阳，当用葛根芩连清之矣。若脉促厥冷为虚脱，非灸非温不可。此又非促为阳盛之脉也。脉迟为寒，当用干姜附子温之矣。若阳明脉迟，不恶寒，身体濈濈汗出，则用大承气。此又非迟为阴寒之脉矣。四者皆从证不从脉也。世有切脉不问证者，其失可胜言哉？又表证汗之，此其常也。仲景曰：病发热头痛，脉反沉，身体疼痛，当救其里，用四逆汤。此从脉之沉也。按：脉亦必迟也。里证下之，此其常也。日晡发热者属阳明，脉浮虚者，宜发汗。此从脉之浮也。按：脉亦必兼紧。结胸证具，常以大小陷胸下之矣。脉浮大者不可下，下之则死。是宜从脉而治其表也。身疼痛者，常以桂枝麻黄解之矣。然尺中迟者不可汗，亦不可攻，以营血不足故也。是宜从脉而益其营矣。四者皆从脉不从证也。世有问证而忽脉者，得非仲景之罪人乎？

阴证阳脉阳证阴脉辨

高鼓峰曰："辨脉"曰：阳证得阴脉者死，阴证得阳脉者生。此二句是论伤寒，若别证，便不可如此断。外感重阳，内伤重阴。阳证阴脉，如发热而脉不洪大浮数，此必是火遏也，或胃阴不能充拓也，或胃水不能化其营血也。治之者，舍证从脉可也。阴证阳脉，如内伤不发热，其脉当静反洪大浮躁而数，此是阴亡也，或阳明有食与火也，或肾虚不能纳气也，或过服乌附，下焦津液枯竭也。又有一种重按有力却不弦，从肌肉渗开，脉与肉无界限，此近于浮洪豁大也。总是阴之象也，阴亡也。"辨脉"原文作阴病阳病。今改病作证，义自不同。

童男童女脉

杜光庭曰：欲识童男与童女，诀在寸关更尺里，自然紧数甚分明，都缘未散精华气。

紧数甚分明，五字著力，此无病者也，有病者别论。病者，泻利便血，经月不调，与久患痈疽也。

李士材人迎气口说

李士材曰：关前一分，人命之主，左为人迎，右为气口。人迎以辨外因，气口以辨内因。又曰：人迎紧盛伤于风，气口紧盛伤于食。盖寸部三分，关部三分，尺部三分，共得九分。每部三分者，前一分，中一分，后一分也。此云关前一分，仍在关上之前一分耳。人多误认关前二字，竟以左寸为人迎，右寸为气口，误矣。须知左关前一分，正当肝部。肝为风木之脏，故外伤于风者，内应风脏而为紧盛也。右关前一分，正当脾部。脾为仓廪之官，故内伤于食者，内应食脏而为紧盛也。观其但曰伤于风，勿泥外因，而概以六气所伤者，俱取人迎也。但曰伤于食，勿泥内因，而概以七情所伤者，俱取气口也。

又曰：古法，人迎气口有两说。在左右两手分之，左为人迎，右为气口。在右手一手分之，肺在寸为人迎，脾在关为气口。盖肺主毛皮，司腠理。凡风邪来客，先犯皮毛，皆肺经腠理不密所致也。

按人迎气口之说，聚讼纷纭，迄无定论。窃谓结喉两旁，有穴名人迎，无人迎脉也。两手高骨，有脉名气口，无气口穴也。不得相提并论。义固显然，不待比较二脉之大小也。惟左主外，右主中者，何也？盖即左升右降之义耳。经曰：左右者，阴阳之道路也。阳自左升，而外感遏其阳之出路，故气口紧盛矣。阴自右降，而内伤遏其阴之归路，故气口紧盛矣。是知分三部九候者，分候经络脏腑也。分人迎气口者，统候阴阳升降也。拘拘于肝脾，失之矣。

李东垣内外伤辨脉

东垣曰：古人于脉上，辨内外伤于人迎气口：人迎脉大于气口，为外伤；气口脉大于人迎，为内伤。此辨固是，但其说有所未尽耳。外感风寒，皆有余之证，是从前客邪来犯也，其病必见于左手。左手主表，乃行阳二十五度。内伤饮食及饮食不节、劳倦过度，皆不足之病也，必见于右手。右手主里，乃行阴二十五度。故外感寒邪，则独左寸人迎脉浮紧，按之洪大。紧者急甚于弦，是足太阳寒水之脉。按之洪大而有力，中见手少阴心火之脉。丁与壬合，内显洪大，乃伤寒脉也。火为水抑故也。若外感风邪，则人迎脉缓大于气口一倍，或两倍三倍。内伤饮食，则右寸气口大于人迎一倍。伤之重者，重者，病久邪盛深入里也。过在少阴则二倍，太阴则三倍，此内伤饮食之脉。若饮食不节，劳役过甚，则心脉变见于气口。是心火刑肺，其肝木挟心火之势，亦来薄肺。经云侮所不胜，寡于畏者是也。故气口脉急大涩数，时一代也。涩者肺之本脉。代者元气不相接，脾胃不及之脉。洪大而数者，心火刑肺也。急者，肝木挟心火而反克肺金也。若不甚劳役，惟右关脾脉大而数，谓独大于五脉。数中显缓，时一代也。如饮食不节，寒温失所，则先右关胃脉损弱，甚则隐而不见，惟内显脾脉之大数微缓，时一代也。宿食不消，则独右关脉沉而滑。经云：脉滑者有宿食也。以此辨之，岂不明白易晓乎？

又曰：如腹痛恶寒，而脉弦者，是木来克土也，小建中主之。如脉沉细，腹痛者，是水来侮土，理中主之。如脉缓体重，腹胀自利，是湿胜也，平胃散主之。

东垣辨脉悉矣，而条理未尽。前人已有辨之者，谓内伤饮食，有伤饱伤饥不同也，又谓劳役当作劳逸。世只知有劳病，而不知有逸病也。此即《内经》形志俱乐，病生于肉之义也。窃谓劳役之中，亦尚有劳心劳力之辨。形苦志苦，不得混治。劳力伤卫伤筋，病在肝脾。劳心伤营伤血，病在心肾。劳力脉涩而芤，劳心脉细而结。劳力脉强而坚，劳心脉虚而散。

陶节庵伤寒六经脉证

附史载之说

陶节庵曰：经云：尺寸俱浮大者，太阳受病也。当一二日发。以其脉上连风府，故头项痛，腰脊强。伤寒则发热恶寒无汗，伤风则鼻塞恶风有汗。按：伤寒亦鼻塞，伤风亦发热。但伤寒热紧而无汗，伤风热缓而易汗。

尺寸俱长者，阳明受病也。当二三日发。以其脉侠鼻络于目，故身热，目疼，鼻干，不得卧。又曰：不恶寒而作渴，此为在经。不恶寒反恶热，自汗出，大便难，此为在腑。阳明气血俱多，故其脉长。

尺寸俱弦者，少阳受病也。当三四日发。以其脉循胁络于耳，故胸胁痛，而耳聋，口苦，咽干，目眩，往来寒热而呕。此三经受病，未入于腑者，可汗而已。

尺寸俱沉细者，太阴受病也。当四五日发。以其脉布胃中，络于嗌，故腹满而咽干，或腹痛，手足温，自利，不渴。

尺寸俱沉者，少阴受病也。当五六日发。以其脉贯肾，络于肺，系舌本，故口燥舌干而渴，恶寒，口中和，默默欲寐，时时腹痛，又咽痛。

尺寸俱微缓者，厥阴受病也。当六七日发。以其脉循阴器，络于肝，故烦满而囊缩，唇青舌卷筋急，或渴不欲饮，食即吐蛔。此三经受病，已入于腑者，可下而已。此皆自阳经传来者，故宜下而去之。非若阴经直中之寒，为真阴证，当用四逆汤辈温之。

按：伤寒六经，三阳之脉，乃较其本脉之气而太过也，病属邪盛；三阴之脉，乃较其本脉之气而不及也，病兼正虚。太阴湿土脉当缓，少阴君火脉当洪，厥阴风木脉当弦也。细者，缓之反也；沉者，洪之反也；缓者，弦之反也。世或以为六经之本脉，误矣。

史载之曰：一日巨阳受之，其脉当疾数而浮以散。如新浴沐如风，而左尺脉微紧而数。二日阳明受之，其脉当疾数而浮，渐渐按之，如通于里。以阳明主肉，通于筋也。六脉虽浮数，而胃脉一指，微洪而数。三日少阳受之，其脉当疾数而利，得六七至以上，而肝脉又差数。此三阳受病，皆属于表，故其脉疾数而浮。四日太阴受之，其脉当疾数而洪大有骨力，胃脉差大。五日少阴受之，其脉最为洪大，六七至以上，心脉隐隐应指，来去如一。六日厥阴受之，其脉疾数如长。按史氏所叙六经脉，与陶氏异者，陶本仲景原文，史据素所亲历也。细求之，实皆相同，而未尝异也。即如太阴脉细，史谓洪大而有骨力，则知细者专取其骨力言之也。余可例推。尝诊伤寒病稍重，及为日稍久者，多见少阳脉。少阳脉者，细数微弦，跃跃于中沉之分，而其气不扬也。热入血室，昏寐谵语者，亦多见此脉。皆宜清解疏通，不可汗下。妄用即死。

张景岳曰：凡脉见浮空无力，或沉紧细弱者，皆太阳合少阴之阴证也。凡脉见浮长无力，或短细结促者，皆阳明合太阴之阴证也。凡脉见弦数无力，或沉细微弱者，皆少阳合厥阴之阴证也。此内伤而合外邪，非两感也。两感者，外邪并伤其阴阳也。

陶节庵伤寒脉伏说

陶节庵曰：夫头疼发热，恶寒，或一手无脉，或两手全无者，庸俗以为阳证得阴脉，便以为死证，不知此因寒邪不得发越，便为隐伏，必有邪汗也。当攻之。又有伤寒六七日以来，别无刑克证候，或昏沉冒昧，不知人事，六脉俱静，或至无脉，此欲正汗也。勿攻之。此二者，便如久旱将雨，六合阴晦，万木无声，雨后庶物皆苏之意。当攻者发汗，冬麻黄汤，三时羌活冲和汤。勿攻者止汗，五味子汤。各有治法，宜切记之，勿误也。欲汗脉伏，按至骨中，必当隐隐动滑应指也。

易思兰杂病脉伏治验

临证见伏脉多致惶惑，
故独录治案俾预讲焉。

易氏医案曰：瑞州一妇，产后逆吐清水，以为胃寒，煮鸡倍用姜、椒。其俗常用此也。初觉相宜，至三五日，愈觉清水。近一月，口气渐冷，四肢发厥，昼夜作逆，腹中冷气难堪，有时战栗。诊其六脉俱无，以食指复按尺部，而以中指无名指按尺部之后，脉来数实有力，左右皆同，发言壮厉，一气可说三五句，唇焦颊赤，大便五六日一次，小便赤少。此实热证也。以三黄汤，连进四盏，六脉俱见。至四日，口中热气上升，满口舌尖俱发黄小粟疮，后又吐出酸水一二碗，下黑弹粪十数枚，调理一月乃愈。

又曰：瑞昌王妃患泄泻，屡用消导，四五年不愈。后用补中益气加人参服之，泄止。一月，忽觉胸膈胀满，腹响如雷，大泻如倾，昏不知人，口气手足俱冷，浑身汗出如雨。又以参汤灌苏。后至肌肤如冰，夏不知热，再加桂附。饮食入口即泻出，腹中即饥，饥即欲食，食又即泻。至冬身不知寒，目畏灯火，诊其六脉全无，久按六部来急去缓有力如石，语声雄壮，乃大郁火证也。

二按皆有语声壮厉，然热伤元气，亦有出语懒怯而喘促者，且此皆因过服热药所致。若真邪热至此，则正气败而难治矣。

吕元膺伤寒发癍脉伏治验

赵氏子伤寒十余日，身热而人静，六脉尽伏，医以为死也。吕诊之，三部举按皆无，舌苔滑而颧赤如火，语言不乱。因曰：此必大发赤癍。脉者血之波澜也，今血为热所搏，犹沟渎之水，虽有风，不能成波澜。癍消则脉出矣。及揭其衾[①]，已见赤癍烂然。因用白虎加人参汤化其癍，脉乃复常。继投承气下之，愈。

全本然伤寒旬日，邪入阳明，医以为津液外出，脉虚自汗，进真武汤实之，遂神昏如熟睡。其家邀元膺问死期。切其脉皆伏不见，而肌热灼指。曰：此必荣热致癍，非阳病阴脉也。见癍则应候，否则畜血耳。视其隐处及少腹，果见赤癍，脐下石坚，且痛拒按，为进化癍汤半剂，即癍消脉出。复用韩氏地黄汤逐其血，是夕下黑血。后三日，腹又痛，遂用桃仁承气攻之，所下如前而愈。

俞震曰：阅二案，知发癍畜血，俱有脉伏。然癍未出而脉伏，理或有之，癍既透矣，何以必待化癍，脉始复耶？吴又可有脉厥之说，用承气微下，则脉出。其义与此仿佛。

按：有阴证发癍，脉或浮大，或沉细，必俱躁疾而无力。形证亦必不同。

诸家各病脉伏治验

许学士治一人，头疼身温躁烦，指末皆冷，胸满恶心，六脉沉伏，深按至骨，则若有力。曰：此阴中伏阳也。须用破散阴气，导达真火之药，使火升水降，然后得汗而解。授破阴丹二百粒，作一服，盐汤送下。不时烦躁，自昏达旦，热退病除。破阴丹方，硫黄、水银等分，镕结成砂，加陈皮、青皮减半，细末糊丸，梧子大。火升水降，有大学问。他书引作水升火降，谬。近日此病极多，而治法不明，枉死甚众。

王肯堂治一人，六月患热病，肢体不甚热，而间扬踯手足，如躁扰状，昏愦不知人事，时发一二语，不可了，而非谵也，脉微细欲绝。或谓宜温，或谓宜下。王曰：姑以大柴胡汤下之。时大黄止用二钱，又熟煎，他医以为太少。金坛曰：如此脉证，岂宜峻下？及服药，大便即行，脉已出，手足温矣。继以黄连解毒，数服而平。此即刘河间伤寒直格。所谓畜热内盛，脉道不利，反致沉细欲绝者，通宜解毒合承气下之。俗医不知，误认阴寒，多致危殆者是也。慎柔治一仆，远行忍饥，又相殴脱力，遂发热谵语。六脉俱无，乍有则甚细。曰：此阳虚也。舍证从脉治之，用附子理中，冷服二帖，脉稍见。六帖脉如常，但谵语未已。曰：此有燥粪也。以猪胆汁导之而愈。按：脉伏而谵语不已，亦有由于畜血者。

张路玉治一人，伤寒恶寒，三日不止，已服过发散药二剂。至第七日，躁扰不宁，六脉不至，手足厥逆，独左寸厥厥动摇。知是欲作战汗之候。令勿服药，但与热姜汤，助其作汗。果如言而愈。

按：统观诸论案，伏脉大义尽矣。伏之

① 衾(音钦)：被子。

主病，有寒有热，有闭有脱。伏之为脉，有极沉细，见于骨分者；有极短缩，见于尺后。如易氏所云者，此犹非真伏脉也。有两手全无，而但见头项之脉者；有头项全无，而但见趺踝之脉者；有趺踝亦无，而但见股阴之脉。如扁鹊之诊虢太子者，总有一部脉见。须就见脉处，诊其有力无力，是空是实，参合于证，自有把握。至于病之变化，则前列诸案，略已备之。

慎柔一案，先用附子理中，后用胆导，前后若两岐者。凡素体多热而偶中于寒，素体多寒而偶中于热，治法多是如此。是先治其胜，后治其复也。岂得谓忽补忽泻，忽热忽寒，中无定见耶？徐灵胎治中暑误服凉药，先用附子，后用西瓜，即此义也。慎柔用胆导，而不服药，尤巧而稳。

张路玉所谓左寸动摇，知欲作汗，即彼释阳动则汗出，谓阳动为人迎之义也。然汗为心液，心脉勃勃[①]，自是发越之机。何必附会阳动则汗上去？

三因论五脏相乘脉

陈无择曰：人之五脏，配木火土金水，以养魂神意魄志，生怒喜思悲恐。故怒则魂门弛张，木气奋激，肺金乘之，脉必弦涩。若肝强克脾，又当脉见弦缓。余仿此。喜则神廷融泄，火气赫义，肾水乘之，脉必沉散。思则意舍不宁，土气凝结，肝木乘之，脉必弦弱。忧则魄户不闭，金气聚涩，心火乘之，脉必洪短。恐则志室不遂，水气旋却，脾土乘之，脉必沉缓。此盖五情动不以正，侮所不胜，既不慕德，反能胜而乘之，侮反受邪，此之谓也。其病有五，五五二十五变。若其交互传受，胜克流变，又当详而论之。

按：据理，动者克人，而静者受克。如肝木因怒而动，则必克土。今曰木受金克，何也？观其末云：侮反受邪。是推其变之极致而言之也。《脉经·论五脏相乘并至脉》甚显。详见前卷“死脉篇”。

新病旧病相杂脉

张石顽曰：素有动气、怔忡、寒疝、脚气种种宿病，而夹外感之邪，于浮紧数大中委曲搜求，弦象必隐于内。

王汉皋曰：旧日曾患梅疮，虽医愈，伏毒未尽者。今有病时，左关重取，常芤而结，忽大忽小。左尺重取，常细而涩。旧有痔漏者，今有病时，右尺重取，常涩而结。

又曰：感冒时疾，而先有杂疾，则旧病之脉不见，惟见新病之脉。但旧有虚弱病，则脉虽浮数，亦不比壮人之脉盛也。须问明新旧之病，治新病，勿妨其旧病。

又曰：外感脉证相符，若兼内伤，或夹食水血怒遗精等杂疾，则脉证不符。内伤脉证相符，偶夹外感，则脉证不符。假如昔伤惊恐，今肺脉细弱，是虚在肺。肺主皮毛，风寒必易入，又必常咳嗽。肺司宗气，虚则力弱，此肺家有未愈之惊恐也。惊恐伤肺，常见人立而有从后突拍其肩，立者急惊，旋即发热神呆，小便不禁。又如百至之中，偶一芤涩，血也。偶结，气也。偶沉，怒也。偶数，热也。偶迟，寒也。偶滑，痰也。偶洪，暑也。偶如七怪脉，忽迟忽数，大小不匀，老痰在脏腑也。凡伏痰，其见于百至内之脉，沉细数涩者多，迟者少也。若迟中见结，而其后发疽，必难治。

按：旧病未愈而增新病，如旧病深重，则见旧病脉多，新病深重，则见新病脉多。旧病已愈而生新病，必旧病伤及本元未复，乃见脉也。

---

① 勃勃：旺盛貌。

早晚不同脉必难治

附新卧起脉,吐脉

韩飞霞曰:重大之病,一日三脉多变,难治。沉疴日日脉不移,难治。

易思兰曰:久病气虚,早晚脉同,虽危可疗。

《脉经》曰:左手寸口脉偏沉伏,乍小乍大,朝来浮大,暮夜沉伏。浮大即太过,上出鱼际。沉伏即不至关中,往来无常。时时复来者,榆叶枯落而死。复来者,频并也。

常见劳损之人,脉象早晚不一,时迟时数,时缓时急,时浮时沉,时如无病,时如病危。此即所谓正气不能自主,或痰饮尸注所为。故每难治,使医者不能得其病之真际,即病者亦不能自知其病之真状也。

《脉经》曰:夫吐家,脉来形状,如新卧起。

按:新卧起者,午睡初起也。其形圆滑,而上击以卧,则气上壅也。医者诊见此脉,即须问明,于妇人之孕脉,尤易相混。《伤寒论》曰:关上脉细数者,吐之过也。又曰:寸口脉滑者,可吐之。

内因外因脉

高鼓峰曰:何谓内?言七情也,喜怒忧思悲惊恐也。七情之病,起于脏。七情过极,必生怫郁,病从内起。怫郁之脉,大抵多弦涩凝滞,其来也必不能缓,其去也必不肯迟,先有一种似数非数躁动之象,细体之来往不圆滑也。可谓摩绘入微矣。拙著《补义》有论喘躁驶三脉文,内所论躁脉,即此。此为郁脉。法当疏之发之,如火在下,而以湿草盖之,则闷而不宣,必至烧干而自尽。疏之发之,使火气透,则可以自存,何也?郁是气抑,抑则气不透,不透则热,热则为火矣。胡念庵曰:七情不专主郁。《内经》九气论言之详矣。

何谓外?言六淫也,风寒暑湿燥火是也。六淫之邪,或从皮毛传络,从络传经,从经传腑传脏是也。亦有竟感于络,竟感于经者。六淫所感,必生怫郁。病从外入,故必皮毛先闭,外束其所感之邪,而蒸蒸发热也。法当疏之散之。大抵脉浮,或洪或大或紧,而必数者也。是往来不肯沉静,而必欲出于皮肤之外也。“必欲”二字新增。亦谓之郁脉,是外郁也。疏发之不愈,则霜雪以压之,古方麻黄桂枝白虎承气是也。此真外感也。有内伤似外感者,此火不可发散也,散之则亡阳,不可以霜雪压也,压之则火灭。胡念庵曰:六淫亦不可概言郁也。况风主疏泄,善行数变耶。

血积脉

附治验

高鼓峰曰:何谓血?凡六淫七情之病,皆有因死血薄积于脏腑而成者。其证见于外,或似外感,或似内伤。医者多以见证治之,鲜不失矣。大凡死血在内,脉必涩滞;其出于皮肤也,必不满;其入于筋骨也,必不完。其形大都如线涂生漆,不能充润之象。医者遇此,多以痰食求之,而于死血多不加察也。

喻嘉言曰:大抵挟血之脉,乍涩乍数,或沉伏。血热交并,则脉洪盛。男子多在左手,女子多在右手也。“论热入血室”

孙文宿曰:书云:滑为痰,弦为饮。若瘀血,脉必沉伏,或芤或涩也,面色亦必带黄。

易思兰曰:大司马潭石吴公患痰咳喘促。诊其脉,左寸浮弱,左关弦长,按之洪大,左尺沉弱,右寸沉而芤,气口脉按之紧而且牢，时或一驶，右关尺和而无力。此为不病，当以右寸并气口断之。右寸沉而芤，非痰乃血也。书云：弦驶而紧，沉细而牢，六部见之，皆为积聚。今气口紧而驶，乃积血在肠胃之间，壅滞其气，气滞则血愈凝，故为积血证也。时值季春，地气上升，以越法治之。可知脉见气口，血止在胃，不在肠也。吐出紫黑血二三升，臭不可闻，证顿减。予曰：夜半时当有汗，可预防之，勿令太过。至时果然。次日，脉气和平，以枳桔二陈汤，加香附、归尾、茜根、茅根、童便调理半月，全愈。

又曰：瑞昌王镇国将军久患腹痛，每饮诸药不效，饮烧酒数杯即止。诊其脉，左寸沉大有力，左关弦大而坚，时或一驶，左尺沉弱无力。曰：此积血证也。弦大而坚，血有余也。时或一驶，血积而不行也。

合观二案，是血积证，以弦坚牢直为主脉，与痰食正自相同。其芤涩者，非血积也，乃血虚而燥也，或血积日久而新血不生也。与第四卷芤脉篇参看。

气郁脉

附治验

戴元礼曰：郁者，结聚而不得发越也。当升者不得升，当降者不得降，当变化者不得变化。此为传化失常，六郁之病见矣。气郁者，胸胁痛，脉沉涩。湿郁者，周身走痛，或关节痛，遇阴寒即发，脉沉细。痰郁者，动即喘，寸口脉沉滑。热郁者瞀，小便赤，脉沉数。血郁者，四肢无力，能食，便红，脉沉。食郁者，嗳酸腹满，不能食。人迎脉平，气口紧盛是也。

王汉皋曰：气郁则热，而血液又凝，故每于洪滑中见细。如右寸洪，肺热也。洪而滑，又有痰。而中有一线之细，是其虽细而力强，乃能见象于洪滑之中，主上焦有痛。不为促结弦大，而为细，其痛是郁热，非实火。治宜解郁，清肺化痰，不宜寒凉攻伐。余仿此。

又曰：脉有反象，皆郁极而阻闭者也。如肝病，左关弦，郁则细而弦，郁极则细而结，甚则伏矣。然其弦反见于相克之经，故右关弦也。余例推。凝痰宿食，填塞膻中，脉有见迟弱者，即此义也。

又曰：凡两关重取，至数不匀，而见结促，皆郁脉也，须解肝脾之郁。在杂疾，须先解郁而后治病。常有脉证相符，医之不应者，皆有郁未解也。近郁易愈，远郁难愈。盖初郁为病，其抑遏阻闭处，必有显而易见之脉之证，但用宣通之剂，即应矣。若日久未治，又生他病，医者留心四诊，见为兼郁，则于方中兼用宣通之品，亦可并愈。若但治新证，未知解郁，不独久郁未除，即新病亦不应药。如肝木郁必克脾土，土受克，则湿生，脾湿则阴寒聚于下，肝郁则虚热积于上。上热则周身之火上炎，诸虚热证作矣；下寒则周身之水下注，诸虚寒证作矣。治虚热，用寒凉固非，用温补又因上热而有妨；治虚寒，用温平固谬，用峻补亦因上热而不受。盖郁未解而遽温之，必助相火；湿未渗而辄补之，转滞胸膈。相火久浮于上，则热结；寒湿久蓄于下，则寒凝。解郁渗湿，其可缓乎？解肝之郁，宜兼养真阴以销结热；渗脾之湿，宜兼扶真阳以化凝寒。朱丹溪治久病，必兼郁法，与刘河间极论玄府，叶天士重讲疏络，皆《内经》守经隧之义也。

又曰：平常郁结之脉，兼热则数中见促，兼寒则迟中见结，乃数息中偶见结促也。若逐息皆见促结，乃疼痛之脉，非郁结也。

又曰：伊参戎昌阿暑月忽僵仆不能言。诊之，六脉沉弦不数，二便不利，面赤唇紫。问其怒否，其仆曰：大怒未发，不时即病也。

此即“生气通天论”所谓薄厥也。夫唇紫二便不利，乃积食作热。是必饱后怒也。饥后大怒，则必气脱。脉沉，中气也。脉弦，肝木克土也。舌本属脾，以大怒之郁克之，则痰随气升，僵硬不灵，故不能言。乃先用宣郁降气，以达经络而利机关，后加消食化痰，全愈。此怒郁也。

又曰：一女子忽嬉笑怒骂，经巫婆治，数日更甚。医用祛痰 镇心药，止而复发。诊得六脉沉细略数，望其目赤眉红，问其二便有热。乃用逍遥散加山栀、丹皮，同甘草小麦汤，一剂证止，三剂全愈。盖思有所郁，兼脏燥也。此思郁也。汪石山亦有此案，脏燥多悲，自古竟无二治法。

仓公曰：济北王侍者韩女病腰背痛，寒热。臣意诊曰：内寒，月事不下也。即窜以药，旋下，病已。病得之欲男子而不可得也。所以知韩女之病者，诊其脉时，切之，肾脉也啬而不属。啬而不属者，其来难坚。故曰月不下。肝脉弦，出左口，故曰欲男子不可得也。此欲郁也。思与欲不同，思则兼忧。

气血痛脉

王汉皋曰：气痛脉两关沉细而数，正痛则促矣，甚则弦紧。其异于他证者，有时痛止，则但沉细也。此多有热，故痛有止时。血痛脉，两关沉涩无力而迟。正痛则细，甚则细结，痛减则迟缓而仍结。此皆寒证也。

考诸经论曰：动则为痛，紧则为痛，弦则为痛，沉则为痛，伏则为痛，细则为痛，牢则为痛，结则为痛，促则为痛，代则乍痛乍止，一痛也。而《脉如》是不同者，有气血寒热虚实不同也。血热气实，则动滑促数。气虚血寒，则结涩迟紧。至于弦与伏，则郁与闭之所分也。前贤有云：痛在经者，脉多弦大；痛在脏者，脉多沉微。

结脉主证

《金匮》曰：寸口脉紧而芤，紧则为寒，芤则为虚。虚寒相搏，脉为阴。结而迟，其人则噎。关上脉数，其人则吐。数一音促。

王汉皋曰：右寸细迟而略结者，苟无胸痛之证，必作半截呃，不能作长呃也。即噎食之初起。按：此脉必应指促上击，而中有细线。又曰：杂病，左关浮结细紧，背胛痛；右关浮结细紧，胸腹痛。左全浮结，大背不舒；右全浮结，大腹不畅。按：此即左阳右阴，背阳腹阴之义也。滑伯仁曰：左尺主小肠前阴之病，右尺主大肠后阴之病。又别是一义。

又曰：有初病而脉结者：在外感，主周身麻痛，乃气血瘀滞也，亟宜宣通气血，但分有汗无汗、行气行血之不同；在杂病，乃湿寒食积，滞其气也，当渗湿温寒消积调气开郁。按：此即高鼓峰所谓血也。

临诊先据见证

王汉皋曰：九窍者，脏腑之门户也。故临证先据九窍所见之证，与脉核对。自胸至头有证，必见象于寸；脐上两手两胁有证，必见象于关；少腹两腿大小便有证，必见象于尺。

临诊先问病因

朱丹溪曰：良医治病，必先求其得病之因。虚邪当治其母，实邪当治其子；微邪当治其所胜，贼邪当治其所不胜；正邪当治其本经，杂受病邪者，非止一端，察其杂合之重轻，视其标本之缓急，以为施治之先后。按：张景岳解，治病必求于本。有曰：从此来者，须从此去。即丹溪意也。

王汉皋曰：因乃病之由来也，问明病因，然后切脉问证，望其形体之强弱，容色之枯润，闻其声音之巨细，呼吸之缓急，则是据其病因。再参合望闻问切四法，虽脉有侊侗[1]，或反形，或闭伏，而病情已得于五法中矣，指下之疑自释也。如腿痛病，左关尺浮洪五至，知其痛在肝胆膀胱之络，右关虽有力而不浮，并无口渴、口苦、胃热等证。问得素嗜肥豚，是因湿热生痰，下注于腿而痛也。土旺而木不能疏，故胃不浮。而浮洪五至，但见于左关尺，脾属四肢，为湿土，故湿热从类而注于腿。其湿随热入络，未入肠，故不泄。苟右关虽大而无神，则又脾湿困倦也。

病脉有定位无定位

王汉皋曰：寸主上焦，关主中焦，尺主下焦。头左偏痛，则左寸浮，上于鱼际；不上鱼际，但主膻中。左少腹腿足痛，则左尺浮，下于尺泽；不下尺泽，但主小肠膀胱。头右偏痛，则右寸浮，上于鱼际；不上鱼际，但主胸膈。右少腹腿足痛，则右尺浮，下于尺泽；不下尺泽，但主大肠。大便久结之脉，有尺伏而沉短者，有浮长下尺泽者。腹左偏与胆经病，则左关浮；腹右偏与胃经病，则右关浮。以单指按之自见也。左寸盛，忌参及补心火；右寸盛，忌芪及补肺补中。关尺以此例推。

又曰：实热之脉常浮数。火性炎上，故尤强在寸。治之须由寸渐降于关尺而始平。若沉数，则多虚热，而实热少。又曰：脏腑杂证，各有主病，即各有主脉。如心实火盛，则左寸洪数有力。火生于木，左关必盛。且诸火皆因而动，诸脉皆因而数。其定为心病者，以所见之证，皆心经实热之证，并无他脏腑大热也。或略兼别经，如口渴不知味，右关亦浮，似系胃热。究竟渴非多饮，口非干苦，舌无黄苔，其热乃心火所延。何则？火炎土自燥，其脉其证必未如心经之剧也。

又曰：左寸浮，宜小肠病。参以望闻问，果有小肠证，则医之。若无小肠证，惟是头痛发热，脊强无汗，则非小肠病，乃膀胱经初感寒也。若又无太阳经证，惟心烦咽干舌痛内眦痛，乃热在膻中也。此亦小肠经证。若小便见热证，乃淋浊小腹痛，其膀胱小肠脉，乃见于左尺。

又曰：右尺浮数，若见三焦热证，是病在三焦；若无三焦证，则必是大肠热证。若浮数有力则便结，无力则便泄。结则肛痛，芤则便血。若虚大而迟，右寸亦弱，则脱肛。右尺若浮细涩促，则肛风生虫。浮滑而结，则泄利。迟而滑，则虚泄。滑伯仁曰：左尺主小肠膀胱前阴之病，右尺主大肠后阴之病。

又曰：以脉求病，只论经络，不执部位。如膀胱在左尺轻诊。然太阳经证，初取左寸之浮，渐及左三部皆浮。肾在左尺重诊，而少阴经证，常上见于耳目口咽。又如杂疾，脉多见于两寸两尺，时疾脉多见于两关。又如三焦命门，本在右尺，其病在下，则脉见于尺；若病在上，则脉见于寸。大肠与肺在右寸，小肠与心在左寸。其病在上，则脉见于寸；若病在下，则脉见于尺。盖脉象见于何部，知其病到此经。究不可专执，而谓彼此不相涉也。

病脉有定象无定象

王汉皋曰：凡左脉弱，右脉强，主汗多、遗精、肝郁等证。右脉弱，左脉强，主易怒腹痛，及误服补火丸散，必生肝热滑精诸证。右脉盛，左手无脉，主痰结气虚。左脉

---

① 侊侗（音拢筒）：即笼统。

盛,右手无脉,主食滞肝郁。

又曰:表有风寒热燥者脉浮,而虚病阳脱,久病临危,脉皆浮。病在里者脉沉,而暴怒者,腹痛极者,水肿者,瘟疫汗不能出者,脉皆沉。寒病脉迟,而伤暑滞食困水,及冷风迫汗,凝滞其气血者,脉皆迟。热病脉数,而内痛甚者,汗将出者,虚阳将越者,及泄利疮疡初产喘咳呕吐,脉皆数。故须参望闻问以辨之。

又曰:头痛者,脉上鱼际,而耳目口鼻喉舌病,及三阳有燥热,致遗精血漏者,脉亦上鱼际,两尺反不盛。

又曰:二便有热者,尺脉浮盛,而发得上半身汗者,尺亦浮盛。腿足痛者,尺脉下尺泽,而疝瘕痔漏者,亦下尺泽。足心贴膏者,亦下尺泽。

又曰:伤寒少阳病,脉弦,而瘟疫疟疾,及寒冷闭汗者,脉皆弦。按:寒热脉弦者,防成疟。泄利脉弦者,防化疟。泄利脉弦而芤者,中气竭也。

又曰:失血者脉芤,而肝郁胃热,吐血正多而未平者,脉弦数,反不芤。按:此乃初吐而邪在内者,正可察其初起之脉象,审其何邪,而治其本也。久则同归于芤矣。

按:血虚者脉芤,血虚气滞者脉芤而涩。更有血虚内热,大便不通,脉反沉滑数盛有力搏指,此乃血中之津,为热所灼,血不淖泽,不能流通,陈远公所谓大则血干,非血少而虚也。尝见产后及大热病后有此脉,其证皆心中懊侬,四肢困倦。若误认为痰,仍用疏药渗药,则真阴愈伤,孤阳无依,愈见滑搏矣。急用清润。脉见缓弱,或转见濡涩,斯邪热退而津液日生矣。用清润者,益津也,不可补血也,叶天士所谓救阴不在补血,而在养津是也。由此推之,水泄日久,并非有热,而脉来搏击,以伤津也。有热者易治,以能胜清润也;无热者虽有力而无神,必难治,以其不受清润也。

太素脉

吴昆曰:太素[①] 之说,固不可信,然亦有可采者。如曰:脉形圆净,至数分明,谓之清;脉形散涩,至数模糊,谓之浊。质清脉清,富贵而多喜;质浊脉浊,贫贱而多忧。质清脉浊,此为清中之浊,外富贵而内贫贱,失意处多,得意处少也;质浊脉清,此为浊中之清,外贫贱而内富贵,得意处多,失意处少也。若清不甚清,浊不甚浊,其得失相半,而无大得丧也。富贵而寿,脉清而长;贫贱而夭,脉浊而促。清而促者,富贵而夭;浊而长者,贫贱而寿。此皆太素可采之句也。巢氏曰:太素者,善于相法,特假是以神其术耳。

明熹脉

明熹字义未详所出[②]

史载之曰:春戌夏丑,秋辰冬未,四时之喜神。取五行之养气为用,皆历三辰而数。如春以戌为喜神,即正月在戌,二月在亥,三月在子。四时仿此而推。若于脉中得之,不犯他脉,主有喜庆之事。四时脉,皆于胃中见,以五行皆资土以致用,而周身之脉,亦因胃气乃见于气口。如春脉以弦为主,须六部皆循循不急不绝,不紧不数,而胃脉微弦而缓。弦为春,缓为本,六脉无犯,主一月内喜应。若正月于戌日见,二月于亥日见,三月于子日见,则旬内应。如胃脉带弦而毛,则主灾。夏脉以洪为主,六脉皆隐隐而大,不散不浮,不滑不数,胃脉微洪而缓。洪为夏,缓为本,六脉无犯,一月

① 太素:即太素脉,古人用以臆测富贵贫贱。参见《读医随笔·太素约旨》。

② 明熹字义未详所出:原目录下双行小注,今移至此。

内喜应，旬内得脉，皆不出旬。秋脉主毛，胃脉上轻带毛而缓，又须有根蒂。此一脉难辨于四时之脉。盖若毛而轻，如风如气，则反为灾，不为喜脉。惟不浮不轻，缓缓而徐，浮手按之，乍如秋脉，重手取之，则去来如一，压之不散，举之不轻，然后为喜脉。日辰之应，与春夏同法。冬脉最为易辨，但胃脉沉而不击即是。

因形气以定诊

李士材曰：逐脉审察者，一成之矩也；随人变通者，圆机之士也。肥盛之人，气居于表，六脉常带浮洪；瘦小之人，气敛于中，六脉常带沉数。性急之人，五至方为平脉；性缓之人，五至便作热医。身长之人，下指宜疏；身短之人，下指宜密。北方之人，每见实强；南方之人，恒多软弱。少壮之脉多大，老耄[①] 之脉多虚。酒后之脉常数，饭后之脉常洪。远行之脉必疾，久饥之脉必空。室女尼姑多濡弱，婴儿之脉常七至。经曰：形气相得者生，参伍不调者死。其可不察于此乎？

按：仲景曰：肥人当沉，瘦人当浮。与此异者，谓肥人多皮厚而肉坚，瘦人多皮薄而肉淖也。室女尼姑多濡弱，亦未确切。室女，童女也，脉宜紧盛。尼姑之脉，亦宜视其老少强弱而定之。

王汉皋论老人脉病证治

老年之伤，多食痰忧郁。

呼吸速则脉至多，呼吸慢则脉至少。故婴儿气盛身短，脉络近，故呼吸速，脉至多。老耄元气耗，而脉络有不尽之痰，故呼吸不匀，六脉滑结。

凡人六十岁后，六脉弦实而不数。其人素勤俭能食，应有之平脉。偶感风寒，酌量诊治，勿以太盛为疑。

老人、虚人、产后、久病人，最忌脉忽强盛，恐汗出上脱立危也；又忌便溏或泻，恐下脱；又忌心嘈，中气败也。

老人真阴不足，津液既亏，故多燥证。如嗜茶汤则生湿，嗜酒则生热，嗜坚粘食物则多积滞，大便结。故大便燥润不时，大肠燥与脾湿也。小便短者，小肠热也。小便赤浊，小肠热与膀胱湿也。脐腹时痛时缓，积滞在胃也。大便结秘，右尺不浮不盛，大肠与肺伤热而气弱，不足以运送也。小便闭涩，左尺不浮不数，小肠燥热，上行膻中，胃之湿热，下渗膀胱，津液不足以化水，中气又不足运送也。干咳者，热伤肺也。咳多痰者，湿热蒸肺也。牙血，胃热也。咯血，肺热也。喉干舌强，脾热肾涸也。怔忡头晕，二便有热者。肺不生津，阴不足以养阳，膻中小肠脉皆上行，故不能眠也。若二便无热，乃元阳已亏，血不养心，故怔忡。髓不实脑，故头晕。目昏者，脾湿乘肝热而上蒸。目陨花者，真阳虚而光不聚也，并无外感。而鼻塞口干，是湿热淤滞肺窍也。

老人不眠，头晕，怔忡心烦，干咳咯血，粪干，屎赤，痰稠等证，皆宜养阴生津，固气益血，如白芍、二冬、石斛、乌梅、三仁、芝麻、蜂蜜、梨汁、萝葡汁、饴糖、北沙参、苁蓉，一切清润之味为妙。若作实热治之，如新受外感，或可不坏，若系宿疾，则大误矣。若泥执虚寒，而常用温补，如龙眼、益智仁等味，必生上热胸满诸证。若利气化痰，而用二陈、沉香、南星、礞石，定伤中气。若发汗，必上脱。若攻下，必下脱。老人日久思虑伤脾，故少食也。津液涸，故咽干便燥也。不眠者，肝热也。胸烦怔忡心跳者，胃热肺燥也。噎食者，三阳经郁热也。烦渴多饮者，胃燥也。下身肿者，脾湿不能摄水

---

① 耄（音冒）：老。

也。能食不能消，胃热脾虚也。果系实热，大便结而润之不下者，须稍加人参，或潞党参。盖气盛乃能使下，气弱不足转运，虽攻亦不下矣。小便涩而欲利水者，同法。盖清气未能上升，则淤浊皆下陷，水道仍阻耳。按：老人上盛下虚，气郁于上，而下元不能接引，则不能顺降，补足其气，自能周流矣。塞因塞用也。

老年津液亏则生燥，故有头晕耳聋、发白眼花、怔忡健忘、不眛、久咳口臭一切上焦热证，皆燥也。又有大便干结，小便赤数，则燥热在二肠。又有口渴而多饮茶水，则作胀闷，食干物，则噎而难下，燥热在上脘。凡诸燥证，皆不可认为实火。盖津液乃化生之原，人身内外赖以滋濡，况老年真阴不足以化生津液，亟须保养真阴，生津润燥，则上下一切假热证，自愈。若但曰水不胜火，而直补其水，则必作寒泻，中气易陷矣。若但曰脾胃弱，而直补其土，则津液被茯苓所渗而燥更甚。纵教胃热能食，而脾虚不化，积滞生矣。若合和失法，即术亦为燥。若但疏达肝木，则疏泄令行，易汗易尿易泻，津液益亡而燥益胜。若清理胃土，中气本虚，又受抑遏，必作胃寒之证。若但清其肺金，金冷不足以生水，而微阳受制，必生畏寒手足冷等证。按：经云：心营肺卫。余每用桑白皮，则身洒淅畏寒。故泻白散为老年禁药。

老年病愈之后，亟须峻补元气。若元气足，则动而生阳而真火发，静而生阴而真水潮，神力自健，津液自生。神力健则周身爽利，醒睡皆安，津液生则口体滋濡，渴烦皆免。加以清补肺金，而勿用寒凉，舒畅肝木，而勿用热燥，使金自生水，无待于补水，木自生火，无待于补火，每日饮食留心调养脾胃，务使胃强能食，而不致饱闷、嘈杂、吐酸、嗳呃，脾健能消，而不为飧泄、燥结、腹胀、脐痛、尿赤，斯真老当益壮矣。

老弱人皆表虚易汗，凡麻黄、羌活、独活、荆芥、防风、白芷、细辛，一切发汗之药，固当慎用。然补虚方中，常有桂枝、肉桂、升麻、干姜，凡属宣扬疏达之性，皆能发汗。又如当归能温血，血温则汗出，得川芎更易汗矣。又脾虚则易泻，凡大黄、芒硝、二丑、巴豆，攻下之药，固当慎用。而补虚方中，常有二冬、二地、知母、莲子，凡属阴寒油湿滑润之性，皆能致泻。又降香、沉香、山楂、麦芽、枳壳、苏子等，皆能破气。若用此而无固气之药，则气虚更易汗泻也。故有不发表而汗，不攻下而泻，甚有汗脱泻脱者。此类是也。然则，见为不宜汗，则当留心于能汗之药；见为不宜泻，则当留心于能泻之药。盖立方大非易事也。

老人久病未痊，偶见泻证，乃有限之元气将脱也。或并无大痰、大热、大烦、大燥，但每日零进饮食，而卧床不起，时清时愦，即危证也。若偶而汗出，或二便数次，皆危证也。此但据证，而脉不可恃矣。按：此证多属肝木克脾土，脉来弦而怠缓，颇似无病长缓之象。《脉经》所谓肝脾俱至，食多谷不化，肝多即死。岂真脉不可恃乎？

诸家论老人脉病证治

《脉经》曰：老人脉微，阳赢阴强者生，脉焱大加急者死。阴弱阳强，脉至而代，奇月而死。李士材有曰：少得代者死，老得代者生。未知何义？

李士材曰：老者脉宜衰弱，若过旺者病也；壮者脉宜充实，若衰弱者病也。虽然，老者脉旺而非躁，此禀之厚，寿之征也。若其躁疾，有表无里，来多去少，阴力不吸。此孤阳外脱，死期近矣。壮者脉细而和缓，来去一样，是谓无病。三部同等，此禀之静，养之定也。若细而劲直，前后不等，死期近矣。

屡诊寿脉，皆弦长滑实，其步履饮啖，过于常人，此其素禀然也。若素小而忽大，以及弦长呆硬，或来盛去衰者，皆凶。又尝诊夭脉，应指无力无神，如不欲动，即重按，亦来不击指，去不极底，外强而中干矣。

喻嘉言曰：事亲养老诸方，皆以温养下元为务，诚有见于老少不同治。少年人惟恐有火，高年人惟恐无火。无火则运化艰而易衰，溢于上则为涕为涎，郁于中则吞酸吐酸。有火则精神健而难老。故火者，老人性命之根，未可以水轻折也。温养下元者，所以收摄肾气也。高年之人，肾水已亏，真火易露，故肾中之气，易出难收。况有厥阴风木为之挹[1] 取乎？故收摄肾气者，老人之先务也。用药须知引阴引阳之法。阳不入阴者，用七分阳药，三分阴药，而夜服，从阴以引其阳。阴不至阳者，用七分阴药，三分阳药，而昼服，从阳以引其阴。又如以姜附肉桂为小丸，曝令干坚，然后以他药为外廓，俾喉胃间不致助中上二焦之虚热，而直达下焦，以补元阳也。

喻嘉言曰：黄起潜患时温，头面甚红。谓曰：望八老翁，下元虚惫，阳浮于上，与在表之邪相合，所谓戴阳也。不知者，更行表散，则孤阳飞越，而立危矣。原文取陶氏参附汤加葱白法，表里兼顾。又曰：石晓开病伤风咳嗽，未尝发热，自觉急迫欲死，呼吸不能相续。见其头面赤红，躁扰不宁，脉亦豁大而空。讶曰：此戴阳也。何以伤风小恙亦有之？询知因连服麻黄药四剂，遂尔躁急欲死。总因其人平素下虚，是以真阳易于上越耳。按：此证呼吸闷急，孔窍生烟，目畏灯光，恶闻热气，由冬不藏精，或汗泄太过，真液不足也。故春温秋燥，多有此证。

喻嘉言曰：补虚有二法：一补脾，一补胃。如疟痢后，脾气衰弱，饮食不能运化，宜补其脾；补脾之阳，即补肾中真阳。火生土也。如伤寒后，胃中津液久耗，新者未生，宜补其胃。补胃之阴，即补肾中真阴。津血相资也。二者有霄壤之殊也。清热亦有二法：初病为实热，宜以苦寒清之；大病后为虚热，宜以甘寒清之。二者亦霄壤之殊也。人身天真之气，全在胃口，津液不足，即是虚，生津液，即是补虚。故以生津之药，合甘寒泻热之药，以治病后之虚热，最为合法。设使误投参芪苓术补脾之剂，则余焰不复起乎？钱仲阳亦曰：热病愈后，不可行温补。温补则病必复。至于饮食之补，但取其气，不取其味。如五谷之气以养之，五菜之气以充之。每食之间，便觉蒸蒸欲汗，不可真有汗也。原作“津津汗透”，失之。将身中蕴蓄之邪热，以渐运出于毛孔，何其快哉？世不知此理，急用厚味，阻滞经络，则邪热余气，愈无出期，而星火且将燎原矣。《内经》所谓热病时有所遗者，谷入太过，食入于阴，长气于阳，夺其食即已是也。

喻嘉言曰：老人患热证，但小水仍通，即是肾水有余，阴气未绝之征也，可治。

黄履素曰：损病六脉俱数，经云数则脾气虚，此真阴虚也。用四君加味，煎去头煎不用，止服第二三煎。此为养脾阴秘法也。嗣用参苓白术散，亦去头煎，晒干为末，糊丸，百沸汤下。盖煎去头煎，则燥气尽，遂成甘淡之味。淡养胃气，微甘养脾阴，师师相承之秘，毋轻忽焉？按：此法陈修园亦极赏之。盖凡物生，皆有粘汁，去头煎，则粘汁轻矣。老人煮饭，宜用陈米，无陈米，即先将米略炒再煮。亦取其不粘而易于运化也。《慎柔五书》，论虚损调理法甚详。正可移为老人调理法也。

陈修园曰：老人虚人，正气既衰，邪气方盛，或先服补药，然后攻之，或攻药去病

[1] 挹（音益）：汲取。

之半，而即补之，或服攻药三日，服补药一日。神而明之，存乎其人。

按：邪在身而用补，须知避邪之法。如邪在气，则补其血而疏其气；邪在血，则补其气而攻其血。自不相碍矣。若不如此，虽分日间服，仍必偾事①。钱仲阳曰：邪在肺而气虚者，先补其母，使脾气足，而后攻其肺。此亦避邪之法也。

洋烟体性功用

全出王汉皋《医存》

洋烟味苦性涩臭香。苦则助火，涩则凝血，香则散气。与各血相反，犯之者死。

本草载阿芙蓉，即鸦片也。谓以二三厘，开水冲服，能救危急诸证，又能止诸痛。

瘾者多不染瘟疫，以疫邪由鼻孔入膜原，洋烟亦入膜原，故足以御之。

孕妇闪跌，腰痛胎动。急吸洋烟二三口，曲身稳卧，再从容以药治之，亦救急法。

瘾者病证

凡诊瘾者病，须知其病，皆有所兼。如兼痰、兼湿、兼食、兼虫之类，腹疼而面有白点者是虫，唇有白点者亦是。其证不等。且无病吸烟成瘾，与有病吸烟成瘾者，均宜分别。

因病吸烟成瘾者，瘾至而吸迟，则原病必发。盖病因烟愈，根株仍在，吸迟则证见也。有因倦吸烟成瘾者，吸迟则思卧。因好色吸烟成瘾者，吸迟则精滑。总之，因何成瘾，瘾来则原因皆见，此乃本病。若新受外感内伤，为其标病。医者治标病，要须问明本病，而兼治之。

瘾伤何经？各有见证。伤肺者喷嚏，伤心者汗出，伤脾者倦卧，伤肝者泪流，伤肾者腰痛精滑。

瘾者脉象

瘾者之脉，以缓而无力为平。原为烟所凝滞也。

凡瘾者脉，多左弱右强，左沉右浮。左弱者，气伤而虚也。沉者，阳滞而陷于阴也。右强非健，津液不足，而胃燥肺热也。浮非风，津液不足而化痰也。故壮人吸烟，即成弱人，气伤阳陷故也。肥人吸烟，即成瘦人，脾胃干涸，不生肌肉，肺液成痰，无以华表故也。

瘾者上焦皆燥痰，中焦皆积滞，下焦皆寒湿。其热在腑，其虚在脏。瘾将至而未吸烟，其脉各见，应有病象。若既吸，则脉证不符矣。

瘾既至而未吸烟者，何部脉偏强，则此经有实与热矣；何部脉偏弱，则此经有虚与寒矣。浮则病在表在腑，沉则病在里在脏。又须晨起诊之，尤妙。

瘾者延医，常于吸烟后，故脉浮数而弦，与证多不符。须以问为先，问得本病，与诸兼病因，乃有下手处。盖未吸烟时，气滞血凝，面色淡白而青，声音迟钝，精神倦怠，迨吸烟后，一切改观。故望闻与脉，不足据也。先之以问，病无遁情矣。

瘾者患病治法

烟力迅烈，片刻周身入口即与卫气激撞，卫气猛被抑遏，晕而似爽。故阳气受涩则化燥，津液受燥则化痰，填塞胸膜，故吸烟之后，六脉皆弦。缘由膜原窜入腠理故也。善治瘾病者，均宜加用达膜原润胸臆之药，再各随证而治之。脉弦者，以其燥也。

---

① 偾（音奋）事：败事。偾，失败。

素受烟伤，与虚弱同体。凡有感冒，则郁热在胸，不爱吸烟。亦犹常人感冒，不爱吸水烟旱烟，同是肺窍塞也。盖瘾者，凡病连一二日不能吸烟，元气定不能支，或汗不止，或泻不止，或遗精。即是脱烟，但知治病，药皆不应。延至日久力乏，而吸不能入，医益棘手矣。

瘾病误用桂、附，则上下生热，或大汗不止。误服大黄、芒硝，则泻脱。误服羌活、麻黄，则汗脱。误服半夏，痰未化而烦燥生。误服香散药，防破气而不能食。误服消导药，防大泄而不能食。

烟利烟脱

凡人病泄利，以其脾湿而有积滞也。瘾者泄利，乃元气耗竭，阳不上升，阴从下注，加冷食杂积，淤腐于肠胃之中。初时元气未竭，兼受烟之涩滞，故便结不泄；今元气久虚，提摄全无，脾湿下陷，因而成痢。其脉象证候，与众略同，而病原大异。众利初起，宜重用归、芍润下，久病宜消补兼施。烟利初起，即宜渗湿固脾，扶助元阳；日久形脱神败，面色晦暗，阴臀无肉，不日即危。

凡瘾者病时，不能吸烟，其初左三脉弱，右三脉强，即脱烟也。其证必略能食粥，胸似结而舌无苔，口不苦而汗常出，甚则便泻不止，右关盛而口渴喜饮热，不喜饮冷，左关弱而耳反聋。盖汗乃上脱，泻乃下脱也。右脉盛，口渴食粥者，肠胃燥也。饮喜热，舌无苔，非实火也。治法，急用上好烟泡一粒，化开水服。每剂药中再加烟泡一粒，较为妥便。若但吸烟服药则功缓，且气弱之人，烟亦未吸入内耳。若病久六脉不全，或二手无脉，即难救矣。

戒　烟

凡欲戒烟，皆须治愈其本有之病，俟气血足，然后立方以戒烟。若不先治其本病，而骤然戒烟，定生大病。盖无瘾之人，卫气自充于腠理，中气自升于中宫。有瘾之人，其气久为烟所提涩，即赖烟为助力。若偶而不吸，则卫气之力，不足充于腠理；中气之力，不足升于中宫矣。故凡病，忌开腠理，开则汗出不易收。忌攻脾胃，攻则便泻不易止。

一少年四月戒烟，午节后感冒。初用桂附，致尿赤多汗谵语。复用大黄，致便滑结胸，十日矣。诊其左脉沉细无力，右脉皆洪，寸上鱼际，尺下尺泽，耳聋，唇舌如常，有津而渴，喜饮热，频汗频泻，长卧而已。知非实热，而结胸又不可补，用洋参、白芍、贝母等无效。嗣问知戒烟未久，急用烟泡一粒，开水化服，再用生首乌、洋参、甘草、麦冬、牡蛎、贝母等味，仍加烟泡一粒，数日愈。

前谓凡欲戒烟，须先治本病，俟气血足，乃戒烟。此非笃论也。补药与洋烟并进，则烟毒愈为补药所留矣，气血何由而足耶？必须先洗去烟毒之半，使本病露出真相，然后因而补之。兹分新瘾久瘾，体强体弱两法。如新瘾一年以内而体强者，可先用解毒清热药，加大黄、车前，利一二日，然后用四君六君补之。利不止者，加益智肉果。能截然断去不吸者最好。否则起手停去一半，此一半逐日减之，须有恒心也。久瘾在一年以外及体弱有病者，可先用清热解毒药，略洗烟毒，十日半月，烟瘾似减，肺气似弱，大便略溏，小便略清，即兼服补药，随病立方。解毒宜空心早服，补益宜临卧夜服。皆以膏为妙，丸次之，不可用汤剂，伤脾也。烟瘾逐日略减，须从夜间减起。

凡人惮于戒烟者,多因日间应事接物,力不能支也。夜烟渐减,而补药夜服,又不相碍矣。夜烟最伤人,而夜补又最得力。昔人云:病在骨髓者,服药宜临卧而在夜。即此义也。又凡戒烟,宜在冬后,最忌夏秋,汗泄气散也。

齐德之《外科精义·论脉证名状二十六种》

夫脉之大体,二十六种。此诊脉之纪纲也。细而论之,毫厘少差,举止必远。总而言之,逆从虚实,阴阳而已。两者议之,以要其中。谨于诸家脉法中,撮其机要,翦去繁芜,载其精义如下:

浮脉之诊,浮于指下,按之不足,举之有余,再再寻之,状如太过,瞥瞥然见于皮毛间。其主表证,或为风,或为虚。浮而散大者心也,浮而短涩者肺也,浮而数者热也。浮数之脉,应发热。其不发热而反恶寒者,疮疽之谓也。

洪脉之诊,似浮而大,按举之则泛泛然满三部,其状如水之洪流,波之涌起。其主血实积热。"疮肿论"曰:脉洪大者,疮疽之病进也。如疮疽结脓未成者,宜下之。脓溃之后,脉见洪大,则难治。若自利者,不可救治也。

滑脉之诊,实大相兼,往来流利如珠,按之则累累然滑也。其主或为热,或为虚,此阳脉也。疮疽之病,脓未溃者,宜内消也。脓溃之后,宜托里也。所谓始为热,而后为虚也。

数脉之诊,按之则呼吸之间,动及六至,其状似滑而数也。若浮而数,则表热也。沉而数,则里热也。又曰:诸数为热。仲景曰:脉数不时见,则生恶疮也。又曰:肺脉洪数,则生疮也。诊诸疮洪数者,里欲有脓结也。

散脉之诊,似浮而散,按之则散而欲去,举之则大而无力。其主气实而血虚,有表无里。疮肿脓溃之后,而烦痛尚未全退者,诊其脉洪滑粗散,难治也。以其正气虚而邪气实也。又曰:肢体沉重,肺脉大则毙,谓浮散者也。

芤脉之诊,似浮而软,按之中央空,两边实。其主血虚,或为失血。疮肿之病,诊得芤脉,脓溃后,易治。以其脉病相应也。

长脉之诊,按之则洪大,而长出于本位。其主阳气有余也。伤寒得之,欲汗出自解也。长而缓者,胃脉也,百病皆愈。谓之长则气治也。

牢脉之诊,按之实大而弦,且沉且浮,而有牢坚之意。若瘰疬结肿,诊得牢脉者,不可内消也。宜温消,不宜攻下也。

实脉之诊,按举有力而类结,曰实。经曰:邪气盛则实。久病虚人,得此最忌。疮疽之人,得此宜急下之。以其邪气与脏腑俱实故也。

弦脉之诊,按之则紧而弦。其似紧者,为弦如按弦而不移,紧如切绳而转动,以此为异。春脉浮弦而平,不时见,则为饮,为痛,主寒,主虚。"疮疽论"曰:弦洪相搏,外紧内热,欲发疮疽也。

紧脉之诊,似弦而紧,按之如切绳而转动。其主切痛积癖也。疮肿得之,气血沉涩也,亦主痛也。

涩脉之诊,按之则散而复来,举之则细而不足。脉涩则气涩也。亦主血虚。疮肿溃后得之,无妨也。

短脉之诊,按举则不及本位。《内经》曰短则气病,以其无胃气也。诸病脉短,皆难治也。疮肿脉短,真气短也。

细脉之诊,按之则萦萦如蜘蛛之丝而欲绝,举之如无而似有,细而微。其主亡阳衰也。疮肿之病,脉来细而沉,时直者,里虚而欲变证也。

微脉之诊，按之则软，小而极微。其主虚也。真气复者生，邪气胜者危。疮肿之病溃后，脉微而匀，举自差也。

迟脉之诊，按举来迟，呼吸定息，方得三至。其状似缓而稍迟，痼疾得之则善，新疾得之，则正气虚惫。疮肿得之，溃后自痊。

缓脉之诊，按举似迟，而稍驶于迟。仲景曰：阳脉浮大而濡，阴脉浮大而濡。阴阳同等，谓之缓。脉见长缓，百疾自瘳。凡诸疮肿溃后，其脉涩迟缓者，皆易愈。以其脉候相应，是有胃气也。

沉脉之诊，举之不足，按之方见，如烂绵。其主邪气在脏也。水气得之则逆，此阴脉也。疮肿得之，邪气深也。

伏脉之诊，比沉而伏，举之则无，按之至骨方得。与沉相类，而邪气益深也。

虚脉之诊，按之不足，迟大而软，轻举指下豁然而空。经曰：脉虚则血虚。血虚生寒，阳气不足也。疮肿脉虚，宜托里和气养血也。

软脉之诊，按之则如帛在水中，极软而沉细，亦谓之濡。其主胃气弱。疮肿得之，补虚排脓托里。

弱脉之诊，似软而极微，来迟而似有。仲景曰：微弱之脉，绵绵如泻漆之绝。其主血气俱虚，形精不足。大抵疮家沉迟濡弱，皆宜托里。

促脉之诊，按之则去来数，时一止而复来。仲景曰：阳盛则促，主热畜于里也，下之则和。疮肿脉促，亦急下之。

结脉之诊，按之则往来迟缓，时一止复来。仲景曰：阴盛则结。经曰：促结则生，代则死。

代脉之诊，按之则往来动而中止，不能自还，因而复动者，曰代脉也。代者气衰也。诸病见之不祥。大凡疮肿之病，脉促结者难治。而况见代脉乎？

动脉之诊，见于关上，无头尾，如豆大，厥厥然而动摇者是也。《脉经》曰：阴阳相搏，故谓之动。动于阳则阳气虚而发厥。动于阴则阴气虚而发热。是阳生于尺而动于寸，阴生于寸而动于尺，不可不辨也。

齐德之《外科精义·论三部诸脉主证》

夫寸关尺者，脉之位也。浮沉滑涩者，脉之体也。奠位分体，指文语证者，诊脉之要道也。《脉经》曰：大凡诊候两手三部脉，滑而迟，不浮不沉，不长不短，去来齐等者，无病也。

寸口脉浮者，伤风也。紧者，伤寒也。弦者，伤食也。浮而缓者，中风也；浮而数者，头痛也；浮而紧者，膈上寒，胁下冷饮也。沉而紧者，心下寒而积痛；沉而弱者，虚损也。缓而迟者，虚寒也。微弱者，血气俱虚也。弦者头痛，心下有水也。双弦者，两胁下痛也。偏绝者不遂也，俱绝者不治也。敝敝如羹上肥者，阳气微也。连连如蜘蛛丝者，阳气衰也。一作阴气衰。

关主中焦胸腹中事。去来徐而缓者，无病也。浮者，腹满而不欲食，胃虚胀也。滑者，客热在胃也。数者，热结中焦也。沉伏者，中焦水气，或呕逆而吞酸也。弱者，胃气虚也。虽有虚热，不可大攻，须防热去则生寒也。牢而实者，腹满响响，噎塞而不通，或复大痛。涩者，气逆也。芤则泻血。涩坚大实，按之不减而有力者，中焦实，有结伏在胃也。微浮者，积热不消，蛔动心悸也。

尺主下焦腰肾膝胫足中事也。尺脉浮者，风热，小便难也。沉者，腰背痛，而肾气不足。数者，脐下热痛，小便赤色而恶寒也。迟者，下焦寒而阴虚也。紧者，脐下小腹急痛也。缓者，脚弱下肿而痿痹也。弱

者，下冷而肾气衰也。软者，脚不收而风痹，小便难也。伏者，小腹痛而疝瘕，谷不化也。细者，溏泄而下冷也。芤者，小便溺血而下虚也。牢而小者，足膝寒痹，脚下隐隐疼痛也。细而急者，筋挛不能行也。来而断绝者，男子小腹有滞气也，妇人月水不利也。

卷七　妇科诊略

妇人常脉

凡妇人脉，常欲濡弱于丈夫也。《千金翼方》

脉之大小缓急，根于性气者也。女脉弦长多悍；洪滑多淫。右尺洪数，与左寸相应，或左关长出寸口，气来上击者，恒主多欲未遂。大率女子体静气阴，脉宜略沉而静，其形柔软为佳。若有一部独乖，本于禀赋者，即非美质。《脉如》曰：乍浮乍沉，乍迟乍疾，稍兼虚散而数者，问无别证，即与人期约私会也。是未必然。

男子脉在关上，女子脉在关下，故男子尺脉恒弱，女子尺脉恒盛，是其常也。反者，男得女脉为不足，病在内；女得男脉为有余，病在四肢。左得之，病在左；右得之，病在右，随脉言之。此之谓也。《难经·十九》

魂魄谷神，皆见寸口。左主司官，右主司府。左大顺男，右大顺女。《脉经》

经曰：左右者，阴阳之道路也。左为阳，右为阴。男脉左大，女脉右大，夫复何疑？然他书多言左主血右主气，女血盛，故左大，男气盛，故右大者，何也？盖男右女左者，以血气之本体言之，即以脉之形状言之也。男左女右者，以阴阳之升降言之，即以脉之来去言之也。故《脉经》专取寸口言之，来去之盛衰最显于寸部也；他书盖取尺中言之，形体之虚实最重于尺部也。丹溪于《脉经》不得其解，以医者之左右手释之，岂非离遁之词耶？又有以妊娠之男女言者，于本文上下亦乖。

张石顽曰：古人虽有女子右脉常盛，及女脉在关下之说，要非定论。何梦瑶曰：古谓女脉左大于右，验之不然。盖人右手比左手略大，故脉亦应之而右大于左也。按：右大于左者，因人右手常劳于左，故其气强于左也。即女尺恒盛，亦不过尺寸平等，不似男脉尺弱于寸耳，非能更盛于寸也。

经月不调杂病脉证

妇人左关尺忽洪大于右手者，口不苦，身不热，腹不胀，此经将至之时也。《医存》

月事不来者，胞脉闭也。胞脉者，属心而络于胞中。今气上迫肺，心气不得下通，故月事不来也。《素问·评热病论》

此外热邪风所灼也，宜滋养心液，清降肺气。

二阳之病发心脾，有不得隐曲，女子不月，其传为风消，其传为息贲者[①]，死不治。“阴阳别论”

此忧思郁结所致也。前节为外因，此节为内因。二阳，胃及大肠也。病者，胃不容纳，大肠秘结也。发心脾者，发原于心脾也。有不得隐曲者，忧思之郁结也。忧愁思虑，伤于心脾，则三焦不通，故上拒于纳，下艰于出也。若在女子，则为不月矣。风

① 息贲：古病名。指呼吸急促，气逆上奔的疾患，为五积之一，属肺之积。

消,所谓干血痨也。息贲,胸膈气结而喘,如肺积也。

肾脉微涩为不月。《灵枢·邪气脏腑病形篇》 微,未甚也。

尺脉滑,血气实,妇人经脉不利,男子溺血,宜服朴硝煎、大黄汤,下去经血。前节为虚闭,此节为实闭。

《内经》曰:缓而滑曰热中。《脉经》曰:尺脉滑而疾,血虚。《慎柔五书》曰:脾经湿热盛,则克肾水。尺脉滑者,土厚而水壅也,故以朴硝、大黄下之。已[①] 上四节,病因与脉,大概尽矣。

左手关后尺中阳绝者,无膀胱脉也,苦逆冷,妇人月使不调,王[②] 月则闭;男子失精,尿有余沥。刺足少阴经,治阴。右手关后尺中阳绝者,无子户脉也,苦足逆寒,绝产,带下,无子,阴中寒。刺足少阴经,治阴。王月,膀胱寒水;王月,是仲冬也。

左手关上脉阴虚者,足厥阴经也。病苦胁下坚,寒热,腹满,不欲饮食,腹胀,悒悒不乐,妇人月经不利,腰腹痛。

从寸口邪入上者,名曰解脉来至,状如琴弦,苦少腹痛。女子经月不利,孔窍生疮;男子病痔,左右胁下有疮。《脉经》

有病胸胁支满者,妨于食,病至则先闻腥臊臭,出清液,先唾血,四肢清,目眩,时时前后血,病名为何?何以得之?岐伯曰:病名血枯,此得之年少时,有所大脱血。若醉入房,中气竭,肝伤,故月事衰少不来也。治之奈何?曰:以四乌鲗骨一藘茹二物并合之,丸以雀卵,大如小豆。以五丸为后饭,饮以鲍鱼汁,利伤中一作肠中及伤肝也。《素问·腹中论》

此与下节,病证略同而更重。下为坠堕而畜血,属于实,故肝脉浮沉皆急。此为大脱血,属于虚。观于中气竭、肝伤,是损及血分,肝脉虚散可知也。男女破身太早,有患此者。

肝脉沉之而急,浮之亦然,苦胁下痛,有气支满引少腹而痛,时小便难,苦目眩头痛,腰背痛,足逆寒,时癃,女子月信不来,时无时有,得之少时有所坠堕。

脾脉沉之而濡,浮之而虚,苦腹胀烦满,胃中有热,不嗜食,食而不化,大便难,四肢苦痹,时不仁,得之房内,月使不来,来而频并。《脉经》

来而频并,无定期也。脾主信,脾虚故尔。

妇人脉,寸关调如故,而尺脉绝不至者,月经不利。当患少腹引腰绞痛,气积聚,上叉胸胁也。巢氏

统观诸文,凡月事不调,未有不胸胁支满,腰腹胀痛,目眩,头痛者,大概实者多痛,虚者多胀也。

已上诸文,率推原月使不调之因。窃尝深维其义,病之处所,在于肝肾;病之根原,在于心脾;而旋转之枢纽,则全在肺也。缪仲醇谓:白微[③] 为调经圣药。白微,清降肺气者也,气逆,降而降之;气陷,宣而降之;血实,决而降之;血虚,补而降之;血寒,温而降之;血热,清而降之。未有肺气调而月使不调者也,未有肺气不调而月使调者也。昔人或注意肾,或注意脾,虽皆属吃紧,而不理肺气,仍是无效。肺气不调,半由肝热,半由脾湿也。

脉微而涩,血气俱虚。年少者,亡血也。乳子下利为可。不者,此为居经,三月一来。《脉经》,下并同。

寸口脉,卫浮而大,荣反而弱,浮大则气强,反弱则少血。孤阳独呼,阴不能吸,二气不停,不停匀也。卫降荣竭。阴为积寒,阳为聚热,阳盛不润,经络不足,阴虚阳

① 已:同“以”,下同。

② 王:通“旺”,下同。

③ 白微:即白薇。

往,故令少血。时发洒淅,咽燥汗出,或溲稠数,多唾涎沫,此令重虚。津液漏泄,故知非躯。畜烦满洫[①],月禀一经。三月一来,阴盛则泻,名曰居经。"畜烦"二字未晓。

寸口脉,微而涩,微则卫气不足,涩则血气无余。卫不足,其息短,其形燥;血不足,其形逆;营卫俱虚,言语谬误。趺阳脉微而涩,微则胃气虚,虚则短气,咽燥而口苦,胃热;涩则失液。少阴脉,微而迟,微则无精,迟则阴中寒,涩则血不行,此为居经,三月一来。

妇人经一月再来者,经来,其脉欲自如常,而反微,不利,不汗出者,其经二月必来。谓必,间月,至第二月始能来也。

《医存》曰:妇人脉软如常,虽经水或前或后,或多或少,或一月未来,皆不成经病。又曰:妇人有两月而经一行者,有三月而一行者,有一生不行经者,皆由禀赋,无妨生育。又有怀孕后,逐月行经者,亦禀赋然也。夫两三月而经一行及一生不行经者,凡病,不宜过凉其血及破其血。孕后逐月行经者,凡病,皆宜清血热、兼固中气。又有倒行经者,每月依期鼻衄,而不下行,多由血热而下有寒湿也。多行者,肝不摄、脾不举也。逆行者,肾不纳、肺不降也。

妇人来脉,反得微涩,法当吐。若下利,而言不,因言夫人年几何,夫人年七七四十九,经水当断,反至今不止,以故致此虚也。

妇人来诊,言经少不如前者,何也?曰:曾更下利。若汗出,小便利者,可,何以故?曰:亡其津液,故令经少。设经下反多于前者,当所困苦,当言恐大便难,身无复汗也。

脉浮,汗出者,必闭。

《寓意草》曰:杨季登长女及笄,经闭逾年,发热,食少,肌削,多汗。嘉言诊之曰:此证可疗处,全在有汗,汗亦血也。设无汗而血不流,则皮毛槁,死矣。宜用极苦药敛血入内,下通冲脉,于是以龙荟丸,两月而经水大至,诸证全瘳。次女亦病,多汗,食减,骨削。诊时手间筋掣肉颤,始以为大惊大虚之候,治以温补,略无增减。继见面色时赤时黄无定,知有邪祟,附入脏腑,于是以犀角、羚羊角、龙齿、虎威骨、牡蛎粉、鹿角霜、人参、黄芪合末,以羊肉半斤煎浓汁,调末,一次尽服之,竟愈。

妇人常呕吐而胃反,若常喘,一作多唾。其经必断。设来者,必少。

妇人血下,咽干而不渴,其经必断。此荣不足,本有微寒,故不引饮。渴而引饮者,津液得通,荣卫自和,其经复下。上并出《脉经》。

肝心脉弦紧而疾,肺脉浮而大,尺泽郁郁不散,月候不通,大腑秘热,两足痛不能行,肌肉消瘦,渐如马蓝节。

六脉弦紧而长,心脉洪大而实,尺脉结,月经不通,时常淤怒,不得安处,淤怒,即郁怒也。忽忽似癫狂,夜不睡,小便赤,大腑如常,或下鸭溏。

肝脉虚弦而长,按之无骨力,心脉动而疾,肝邪传心,日夜烦躁,或如癫狂,不得眠睡。肝主疏泄,肝邪传心,疏泄太过,故见诸证。

六脉大而沉,肝脉横,肺脉浮,主妇人血热,血候行少,背上非时有一片发热,口无津液,或两三月一次,或半年不行,或止些小黑血。

六脉沉而洪大,重手取之,其深至骨,隐隐然应指有骨力,来疾去迟,至数与常人无异,但胃脉亦洪大,上隔有伏涎,此为血涩生积。当经候不快,或不行,腰痹,口干而渴,背逆,胀也。眼睛迸,两臂重,缺盆

---

① 洫(音旭):沟渠,引申为经脉。

逆，大腑秘，心憎，烦也，夜不得眠。

六脉疾大虚急者，大为风，浮血溢，急为尺泽有寒。或因经候行时，或因产后吃生冷不相当之物，或产后早起伤风，血气俱病，临经行时，忽先气痛，或小腹急痛。

心脉芤，肝脉虚，尺泽微细，血海虚损，经候过多，或成片流下，不可禁止。

六脉皆沉，肝脉弱而虚，尺泽细细如缕，又带涩而迟，肝肾多感寒，伏在子宫，血海虚损，经候过多，小便白浊如米泔，少阴肾脉贯脊而行，背上忽有一片寒冷，口中即吐清水。

六脉疾大而浮，肾脉急而浮，心脉差[1]洪，血风头痛，口干吐痰。痰，当作沫。

六脉弦大，肝心脉涩而短，尺脉急沉而搏，缘使性多瘀怒，伤损肝心正气，因而积涎。怒则气逆，涎随气上，其状闻得心前昏闷，溃乱不快，闻，犹觉也。遂有一块之物，上触到咽喉，即手足俱冷，口噤不开，不省人事。即所谓中气也。

六脉弦大而疾，尺脉亦弦而动，泛泛不绝，经候过多，七八日不止，皆下鲜血。此非虚，不可补，止可凉风。血缘风盛血散。然久而不止，即肝气脱血。上并出史载之。

妇人月经不利，脉绝小，实者生，浮虚者死。

凡血热者，经多先期而至，然须察其虚实，不可以假火作真火也。若形证无火而经早者，乃心脾气虚，不能固摄而然。若一月二三至而无定期者，此气血败乱之证，当随其寒热而调治。

凡血寒者，多后期而至，然常有阴火内烁，血本热而亦过期者，此水亏血少，燥涩而然，治宜清火滋阴。

又有以血质之浓淡分寒热者，较以先期、后期分者略为有准。大抵血浓，却匀净，不成衃，色鲜妍，临期无腰痛、腹痛诸证者，气血俱调之妇也。若下过多者，血热也。血浓，成衃，带紫色，下多者，此血实气虚也。气不健运，故血多而成衃也。成衃，带紫黑色，下少者，此血热气寒也。因寒束于外，热郁于内，血不得行，为热煎熬，故成衃带黑，又下少也。色深黑成衃而下少者，血败气虚也。色略淡而下多，不成衃者，有水气也。若下过少者，血虚也。色淡中带黑衃，下少者，气血俱寒也。色极淡如屋漏水者，虚寒之极也。故以多少定虚实，以浓淡定寒热，往往可信。

凡经有不调而证见不足者，皆不可妄行克削及寒凉等剂，再伤脾肾，以伐生气。

经行腹痛，证有虚实。实者，或因寒滞，或因血滞，或因气滞，或因热滞。虚者，有因血虚，有因气虚。然实痛者，多痛于未行之前，经通而痛自减。虚痛者，多痛于既行之后，血去而痛未止，或痛益甚。大都可按可揉者为虚，亦为热。拒按拒揉者为实，亦为寒。有滞无滞于此可察。但实中有虚，虚中有实，全虚全实不多见也，当于形气禀质兼而辨之。上并出景岳。

有初按快，久按不快；轻按快，重按不快者，即虚实兼证也。《难经》曰：内痛外快，为内实外虚；外痛内快，为外实内虚。

前谓调经，重在理肺，是指月水不来也。若来常先期，或一月两行者，则又由肝气之疏泄太过也。疏泄太过，有由土湿木郁，有由土虚木陷，有由水枯木散，有由水寒木沉，治之或宣、或举、或温养，各视其本也。

经水适来适断热入血室误汗误触房室诸脉证

妇人中风，发热恶寒，经水适来，得之七八日，热除，脉迟，身凉，胸膈下满如结胸

---

① 差：稍微。

状，其人谵语，此为热入血室，当刺期门，随虚实而取之。

妇人中风，七八日续有寒热，发作有时，经水适断者，此为热入血室。其血必结，故使如疟状，发作有时，小柴胡汤主之。

妇人伤寒发热，经水适来，昼日了了，暮则谵语，如见鬼状，此为热入血室。治之无犯胃气及上二焦，必当自愈。阳明病下血而谵语，此为热入血室。但头汗出者，当刺期门，随其实而泻之，濈然汗出者则愈。言周身濈然汗出也。

阳明病，热入血室而谵语，男子亦有之。上并出《脉经》。

大抵挟血之脉，乍涩乍数，或沉伏，血热交并则脉洪盛。男子多在左手，女子多在右手也。杨仁斋论热入血室。

按：热入血室，则心液枯干，神机不灵，故证见谵妄，脉多洪散也。亦有因津液不滑，血结而气亦郁。脉来滑动搏击见于中沉之分，或细小数疾见于中沉之分者，气郁，故膈满如结胸也，此脉多见于左手寸关，而右手多见浮大，与温热病相似。凡洪散者，治宜生津以活血；细滑者，宜理气以活血。叶天士于此证不用柴胡，谓耗肝阴，不为无见，徐灵胎斥之，何耶？又热入血室，多恐发斑疹，慎用清凉，勿闭其邪，大法以凉散轻扬为主。

妇人病，经水适下，而发其汗，则郁冒不知人，何也？师曰：经水下，故为里虚，而发其汗，为表复虚，此为表里俱虚，故令郁冒也。

妇人病如癫疾，郁冒，一日二十余发。师脉之，反言带下，皆如师言。其脉何类？何以别之？师曰：寸口脉濡而紧，濡则阳气微，紧则营中寒，阳微卫气虚，血竭凝寒，阴阳不和，邪气舍于营卫。疾起少年时，经水来，以合房室，移时过度，精感命门开，经下血虚，百脉皆张，中极感阳动，微风激成寒，因虚舍营卫，冷积于丹田，发动上冲，奔在胸膈，津液掩口入，涎唾涌溢出，眩冒状如厥，气冲髀里热，粗医名为颠，灸之因大剧。上俱出《脉经》，后篇血厥证与此参看。

带下崩漏脉证附吐血，下血

带下者，崩漏之总名也。世以轻为带，暴为崩，久为漏。

妇人带下，六极之病。脉浮则为肠鸣腹满，紧则为腹中痛，数则为阴中痒，洪则生疮，弦则阴疼掣痛。

有一妇人，年五十所，病但苦背痛，时时腹中痛，少食多厌，喜瞋胀。其脉阳微，关尺小紧。形脉不相应，愿知所说。师曰：当问病者饮食何如。假令病者言，我不欲饮食，闻谷气臭者，病在上焦；假令病者言，我多少为欲食，不食亦可，病在中焦；假令病者言，我自饮食如故，病在下焦，为病属带下，治之。

妇人带下，经水不利，腹满痛，经一月再见，土瓜根散主之。

妇人带下，脉浮，恶寒，漏下者，不治。上并《脉经》。

妇人六脉沉细而急，左尺微而紧，应指如缕而转，连及肝脉，按之即结而散，此胞精不足，当久患败血，赤白带下。若动而数，更加以短，即不久倾危。史载之

妇人左关脉忽大动者，必将血崩。右寸气口脉弦而细者，为伤中。按：吐血，漏血，皆有伤中也。许乐泉《喉科白腐症治》

五崩何等类？师曰：白崩者，形如涕；赤崩者，形如绛津；黄崩者，形如烂瓜；青崩者，形如蓝色；黑崩者，形如衃血。《脉经》

阴虚阳搏谓之崩。《素问·阴阳别论》

寸口脉弦而大，弦则为减，大则为芤；减则为寒，芤则为虚；寒虚相搏，脉则为革。男子则亡血失精，妇人则半产漏下，旋覆花

汤主之。

妇人陷经漏下，下黑不解，胶艾汤主之。

妇人漏血下赤白，日下血数升，脉急疾者死，迟者生。

妇人漏下赤白不止，脉小虚滑者生，大坚实数者死。

从尺邪入阳明者，寒热也。大风，邪入少阴，女子漏白下赤，男子溺血，阴痿不起，引少腹疼。邪入阳明，脉外曲也；邪入少阴，脉内曲也。

妇人年五十所，一朝而清血，二三日不止，何以治之？师曰：此妇人前绝生，经水不下，今反清血，此为居经，不须治，当自止。经水下常五日止者，五日愈。清血，便血也。

妇人年六十所，经水常自下。设久得病利，小腹坚满者，为难治。

妇人年五十所，病下利，数十日不止，暮则发热，小腹里急痛，腹满，手掌热，唇口干燥，何也？师曰：此病属带下。何以故？曾经半产，瘀血在小腹中不去。何以知之？其证唇口干燥，故知之，当与温经汤。

张景岳曰：妇人于四旬外，经期将断之年，多有渐见阻隔，经期不至者，此际慎宜防察。若果气血和平，素无他疾，此固渐止而然，无足怪也。若素多忧郁，及湿痰诸患，而见此阻隔，便是崩决之兆。隔浅者，其崩尚轻；隔深者，其崩必甚。

妇人著坐药，强下其经，目眶为痛，足跟难以践地，心中状如悬。案：六味地黄丸主之。

寸口脉微迟，尺微于寸。寸迟为寒在上焦，但当吐耳。今尺反虚，复为强下之，如此，发胸满而痛者，必吐血；少腹痛，腰脊痛者，必下血。

此为强下所致，非崩漏也，以形证相近而类附之。前三节，非崩漏而实与崩漏一体也。此二节，似崩漏而实与崩漏异原也。

吐血有因经水逆行，每月依期从口鼻出者，治宜降肝逆，疏肺壅，清养胃液，仍温固下元。血上出者，下不受也。

血结血厥血分水分脉证

俱出《脉经》

妇人少腹满，如敦状[①]，小便微难而不渴。生后者，此为水与血并结在血室，大黄甘遂汤主之。又尺脉涩坚，血结胞中，详下篇。

妇人病，苦气上冲胸，眩冒，吐涎沫，髀里气冲热。师脉之，不名带下，其脉何类？何以别之？师曰：寸口脉沉而微，沉则卫气伏，微则荣气绝。阳伏则为疹，阴绝则亡血，病当小便不利，津液闭塞。今反小便通，微汗出，沉变为寒，咳逆呕沫，其肺成痿，津液竭少，亡血损经络，因寒为血厥。手足苦痹，气从丹田起，上至胸胁，沉寒怫郁于上，胸中窒塞，气历阳部，面翕如醉，形体似肥，此乃浮虚。医反下之，长针复重虚荣卫，久发眩冒，故知为血厥也。

病有血分，何谓也？师曰：经水前断，后病水，名曰血分，此病为难治。

病有水分，何谓也？师曰：先病水，后经水断，名曰水分，此病易治。何以故？去水，其经自当下。

寸口脉沉而迟，沉则为水，迟则为寒，寒水相搏。趺阳脉伏，水谷不化，脾气衰则鹜溏，胃气衰则身体肿。少阳脉革，一作卑。少阴脉细，男子则小便不利，妇人则经水不通。经为血，血不利则为水，名曰水分。一作血分。

寸口脉沉而数，数则为出，沉则为入，出则为阳实，入则为阴结。趺阳脉微而弦，

---

① 如敦状：《脉经》作“如敦敦状”。

微则无胃气,弦则不得息。少阴脉沉而滑,沉则为在里,滑则为实,沉滑相搏,血结胞门,其藏不泻,经络不通,名曰血分。当与下篇尺脉涩坚、血结胞中参看。

趺阳以候胃气,少阴太溪以候肾气。今妇科无此诊法。喻嘉言以右关当趺阳,两尺当少阴,张石顽、陈修园俱从其说。

寸口脉微而弱,气血俱虚。若下血,呕吐,汗出者,可;不者,趺阳脉微而弱。春以胃气为本,吐利者,可;不者,此为水气,其腹必满,小便则难。前"不者",是歇后语。

脉濡而弱,弱反在关,濡反在巅。迟在上,紧在下。迟则为寒,名曰浑,阳浊则湿,名曰雾。紧则阴气栗。脉反濡弱,濡则中湿,弱则中寒,寒湿相搏,名曰痹。腰脊骨节苦烦,肌为不仁,此当为痹。而反怀躯,迟归经,体重,以下二句当有脱误。脚为胕肿,按之没指,腰冷不仁,此为水怀。喘则倚息,小便不通,紧脉为呕,血气无余,此为水分。荣卫乖亡,此为非躯。迟,即合濡弱而言之,上者浮,下者沉也。

疝瘕积聚脉证

疝瘕积聚,非独妇人。第妇人患者最多,当为妇科一大宗病也。

任脉者,起于胞门子户,侠脐上行,至胸中而散。带脉者,起于季肋,回身一周。任之为病,其内苦结,男子为七疝,女子为瘕聚。带之为病,苦腹满,腰溶溶若坐水中。《脉经》

肠覃何如?曰:寒气客于肠外,与卫气相搏,气不得营,因有所系,癖而内著,恶气乃起,息肉乃生。其始生也,大如鸡卵,稍以益大,至其成,如怀子之状。久者离岁,按之则坚,推之则移,月事以时下,此其候也。《灵枢·水胀篇》,下同。息肉,气囊、水囊也。

石瘕何如?曰:石瘕生于胞中,寒气客于子门,子门闭塞,气不得通,恶血当泻不泻,衃以留止,日以益大,状如怀子,月事不以时下,皆生于女子,可导而下。导,坐导也。

肝脉微缓,为水瘕痹也。滑甚,为㿗疝。"邪气脏腑病形篇"

诊妇人疝瘕积聚,脉弦急者生,弱小者死。

尺脉涩而坚,为血实气虚也。其发病腹痛,逆满,气上行,此为妇人胞中绝伤,有恶血,久成结瘕。得病以冬时,黍穄[①]赤而死。《脉经》

脉来中央坚实,径至关者,冲脉也。动苦少腹痛,上抢心,有疝瘕。

少阴脉浮而紧,紧则疝瘕,浮则亡血。《脉经》

尺脉紧而动,按之即虚,为癞疝。

肺脉轻弦而虚,胃脉沉濡,肾脉绵软。肺主少腹,当有形。肾虚,即成癞疝。史载之

诊得心脉而急,此为何病?曰:病名心疝,少腹当有形。何者?心为牡脏,小肠为之使也。《素问·脉要精微论》　此盖仓公牡疝之病,急,细劲也。

肾脉大急沉,肝脉大急沉,皆为疝。心脉搏滑急,为心疝。肺脉沉搏,为肺疝。肾脉小急,肝脉小急,心脉小急,不鼓,皆为瘕。三阳急为瘕,三阴急为疝。"大奇论"

脉急者,曰疝瘕少腹痛。又寸口脉沉而弱,曰寒热及疝瘕少腹痛。《平人气象论》　王冰以沉弱不主疝瘕腹痛,史载之书中辨之,他书亦引作"沉而喘"。

合观诸文,癞疝脉多沉搏弦滑,瘕聚脉结涩或细滑。癞疝者,气滞于大经,兼累于血。瘕聚者,血室于细络,兼累于气也。

---

① 穄(音祭):穈子,即黍之不粘者。

《史记·仓公论》涌疝、气疝，皆曰大而实、大而数。论遗积瘕，则曰紧小，即此义也。惟牡疝得番阳脉，入虚里处，似沉细者，盖以滞入血分故也。巢氏有八瘕之目，见后“鬼胎篇”。

咽中如有炙腐脉证

腐，一作脔，此病有数种，俗名梅核气。

妇人咽中如有炙腐状，半夏厚朴汤主之。《脉经》

《灵枢·邪气脏腑病形》曰：心脉大甚，为喉吤。又曰：胆病者，咽中吤吤然，数唾。《中藏经》曰：大肠虚，则咽喉中如核妨矣。《脉经》又曰：右手气口以前脉阴实者，肺实也，咽中塞，如欲呕状；阳实者，大肠实也，咽喉中如核状。又曰：尺部小滑者，厥也。足下热，烦满，逆上抢心，上至喉中，状如恶肉，脾伤也。而史载之又谓：病本于肝。盖肝气郁结，滞于血分，久而上逆，肺胃从之，故痰涎常逆于咽中而不通利也。治法，不但理气，并宜理血。

按曰：心脉大，曰肺实，曰大肠实，皆脉见两寸者也。又“积聚篇”曰：脉来细而附骨者，积也。寸口，积在胸中；微出寸口，积在喉中。夫喉中何积？炙腐是也。细而附骨，形必弦劲，可知矣。又曰：横关入寸口中者，膈中不通，喉中咽难，刺关元。盖气之上逆皆由于下不容纳，且咽喉诸病多关少阴也。《金匮·水气篇》曰：寸口脉沉而紧，沉为水，紧为寒，沉紧相搏，结在关元。荣卫相干，阳损阴盛，肾气上冲，咽中窒塞，状如炙肉，胁下急痛，此所谓时著男子，非止女身者也。治法详《金匮·痰饮篇》中，桂苓味甘加干姜细辛也。又少阴脉络咽，肾阴不能上朝，络中燥急，遂觉咽中窒碍矣，故虚劳多见此证，时时似咳，但不必尽如炙肉。《素问·咳论》：心咳之状，喉中介介如梗状。王汉皋亦谓：始觉如树皮草叶一片附于喉内，而滞涩不疼，俗名梅核气。因事不遂心，肝郁脾伤，三焦火结，上炎于喉也。男妇皆有之，其脉两关或浮或沉，必细数而促，尺寸亦因之不扬，上下各见热证，每用逍遥散、阳和汤加减愈之。

人有病肝脏风壅，积涎所聚伏膈间，口干而胶，食即恶心，全恶肉味，心躁不安，夜卧不得，咽喉隔塞，如物抵筑，多喘。或是唾。诊其脉，六脉皆大而沉伏，重手取之，隐隐然骨间乃得，再再寻之，来疾去迟，宜用治涎药。荆芥穗、天南星、防风、羌活、僵蚕、连翘、麻黄、荷叶、干蝎、半夏，等分细末，每以三钱，水煎，食远服之。

又有人得此涎候，却缘久病而虚，又误服热药，或元气本虚，六脉大而无骨力，却浮洪而数，重手按之则浮指而虚。有表无里，却不宜用前方，此病难治，当用人参半两、南星、防风、独活、麻黄、天麻、枇杷叶、半夏、僵蚕、薏苡仁治之。仍宜时时以补药助其元气，而徐以此坏涎药挠之。史载之

前节实证，即《脉经》所谓如有炙腐者也；后节虚证，似《内经》所谓传为息贲者也，明者详之。用药贪用辛燥是蜀人习气，恐未尽合。近治一孀妇，脉象证候全如史载之前节所云，重以朝食暮吐，完谷不化，时时欲咳，左胁内痛，治以辛温，则病益甚。后重用竹茹煎水，即以此水煎白芍、赤芍、丹皮、半夏、厚朴、桂枝、吴萸、郁金、桃仁、秦艽、川芎治之。然得药则病愈，停药则病起，至今未能断根也。

脏躁脉证

妇人脏躁，喜悲伤欲哭，状如神灵所作，数欠，甘草小麦汤主之。《脉经》

燥属秋气，秋气清肃，故悲伤欲哭也。治宜温润肝脾，以存养肺气，则病愈。

《医存》曰：孕妇喜笑怒骂，如见鬼神，非癫狂也，乃脏躁。古用枣十枚、甘草一两、小麦三两，真乃神验。余尝用此方治男妇室女无端而病如癫狂者，随手皆应，乃知古人制方之神奇也。

《金匮·中风门》防己地黄汤，治病如狂状，独语不休，无寒热，其脉浮，此亦脏躁之类也。言为心声，肝又主语，独语不休，心火不扬，肝被肺抑也。寒水凌心，其证亦同而尤急，李叶二案附览。

李东垣曰：悲愁不乐，情常惨惨，健忘，或善嚏，此风热大损，寒水燥金之复也。六脉中之下得弦细而涩，按之空虚无力，此大寒证，亦精气伤。宜辛甘温热滑润之剂，泻西方北方，姜附汤主之，与理中丸间服。

叶天士案曰：悲惊不乐，神志伤也。心火之衰，阴气乘之，则多惨戚，主大建中汤。此亦火衰金亢之义也，与李案同。盖寒水凌心，其证如此，故《内经》太阳司天之胜，有喜悲数欠证也。二案皆冷燥也。

喻嘉言《寓意草》曰：姜宜人[①]得奇证，依《本草经疏》治交肠，用五苓散。余见而辨之：交肠者，二便易位而出。五苓专通前阴也，此证二便俱出前阴。况交肠乃暴病，气骤乱于中；此乃久病，血渐枯于内，二者毫厘千里。此病盖始于忧思郁结伤脾，脾伤不能统血，错出下行，有若崩漏，实名脱营，治宜大补急固。乃认为崩漏，凉血清火，脱出转多。高年气弱，无以实漏卮[②]，于是胞门子户之血日消，而借资于大肠，大肠之血又消，而仰给于胃脘，久之胃血亦尽，无源自止，幽门辟为坦途，不能泌别清浊，水谷并归一路，势必大肠之故道复通，乃可拨乱返治。况五苓劫阴，尤亡血家深忌耶！是病也，余三指才下，便问曰：病中多哭泣否？婢媪曰：时时泣下。乃知脏躁者多泣，大肠方废而不用也。今大肠之脉累累指下，可虞者，其枣叶生时乎。此虚躁也。

腹痛阴寒转胞脉证

俱出《脉经》，妊娠转胞别见妊娠杂证门

妇人小腹硍磊[③]转痛，而复自解，发作无常，经反断，膀胱中结坚急痛，下引阴中气冲者，久必两胁拘急。

妇人腹中诸疾痛，当归芍药散主之。一云治妊娠腹中疼痛。

妇人腹中痛，小建中汤主之。一云腹中痛，小便利，理中汤主之。

腹痛多由肝气之逆，而肝气之逆又分虚实。实者，血实也；虚者，血虚也。实者，急切如锥刀；虚者，隐隐而胀满也。故痛，脉多紧，但以洪细迟数分寒热虚实而已。

右手关后尺中阳绝者，无子户脉也，苦阴中寒。

少阴脉微而弱，微则少血，弱则生风，微弱相搏阴中，恶寒。

少阴脉迟，阴中寒。

妇人阴寒，温中坐药，蛇床子散主之。

问曰：有一妇人病，饮食如故，烦热不得卧，而反倚息者，何也？师曰：此病转胞不得溺也。何以故？师曰：此人故肌盛，头举身满，今反羸瘦，头举中空减，胞系了戾[④]故也。但利小便则愈，宜服肾气丸，以中有茯苓故也。

水入膀胱，以气化而出者也，脏腑相络，皆有系焉。昔肥今瘦则胞系弛长，俯仰太急以致胞系缭于别处，有碍膀胱不得转也。治宜仍作俯仰之势，或踡曲侧卧，左右辗转，则缭者旋释矣。今用肾气丸泻水者，

① 宜人：封建时代对官吏之母妻的一种封号。

② 漏卮(音知)：卮，古代盛酒的器皿。漏卮，渗漏的酒器。

③ 硍(音滚)磊：声音裹藏在里面，多发而不响亮。

④ 胞系了戾：膀胱及尿道等部分缭绕不通畅。

以水满膀胱胀大，胞系益急，水去则膀胱缩小，而可纵释也。然此病男子亦有之。有因私欲不遂，穷思极想，肝气下注而不得泄，致小腹胀痛，膀胱逼迫而不得溺者。喻氏《寓意草》言，三焦之决渎重在膀胱，膀胱之气化权在葆肾，肾气屡动不已，膀胱胀满窒塞。

有因过忍小便，或忍便行房，持重过力，盛怒叫呶[①]，从高坠堕，致膀胱胀大不得转动者；有因大便久闭，大肠充实，挺亘膀胱之后，使不得转，但通大便，而小便自出者，皆转胞之类也。法治不宜全用利水降气。一妇产后，膀胱蹉[②]失，小便不禁，日坐灰褥，后遇串医，针之而愈。以泄其气，则胞系之了戾纵释而转正也。

阴吹阴痒阴痛阴疮阴挺脱下鼠乳脉证

师曰：脉得浮紧，法当身躯疼痛。设不痛者，当射云[③]。若肠中痛，腹中鸣，咳者，因失便，妇人得此脉者，法当阴吹。

师曰：寸口脉浮而弱，浮则为虚，弱则为无血；浮则短气，弱则有热而自汗出。趺阳脉浮而涩，浮则气满，涩则有寒，喜噫吞酸，其气而下，少腹则寒。少阴脉弱而微，微则少血，弱则生风，微弱相搏，阴中恶寒，胃气下泄，吹而正喧。

师曰：胃气下泄，吹而正喧，此谷气之实也，膏发煎导之。妇人带下，六极之病。脉浮则为肠鸣，腹满；紧则为腹中痛；数则为阴中痒；洪则生疮；弦则阴疼掣痛。《脉经》

妇人肝脉洪大而反结涩，诀云：涩主妇人败血。若脉洪大而又伏，既云洪大，何又伏邪？伏者，沉也。则积块而血不行，久则阴门肿，以厥阴脉络门而过。

肾脉搏而沉，阴中湿痒生疮。

肝脉急而沉，肾脉小急紧，阴痒，阴中痛肿。史载之

寸口中脉躁，竟尺关中无脉应，阳干阴也。动苦腰背腹痛，阴中若伤，足寒。《脉经》，下并同。

初持寸口中脉，如细坚状，久按之，大而深。动苦心下有寒，胸胁苦痛，阴中痛，不欲近丈夫也。

一妇产后阴中痛，每遇丈夫即痛欲死，数年自愈。此筋络伤损，有所牵绊也。

尺脉牢，腹满，阴中急。

从寸口中邪入上者，名曰解脉。来至状如琴弦，苦少腹痛，经月不利，孔窍生疮。

少阴脉滑而数者，阴中则生疮。

少阴脉数，则气淋，阴中生疮。

妇人阴中蚀疮烂，狼牙汤洗之。

一妇因暑天行倦，息坐石上，阴中忽如蚁啮之状，旋即肿痛。草野无医，久延翻榴而死。

妇人脏肿如瓜，阴中疼引腰痛者，杏仁汤主之。

少阴脉弦者，白肠必挺核。

据《难经》白肠即大肠也，此以为妇阴之称，未晓。

少阴脉浮而动，浮为虚，动为痛，妇人则脱下。

师曰：妇人带下，九实中事。假令得鼠乳之病，剧易。当剧有期，当庚辛为期，余皆仿此。鼠乳，谓初乳小鼠也，即上挺核、脱下病。

鼠乳肺病，金气邪胜，故庚辛当病剧也。故凡病之剧易无定者，察其剧易之期，而知病之在何脏腑也。

"九实"二字恐误。巢论妇人有九痛七

① 叫呶（音挠）：叫嚷。
② 蹉（音搓）：差误。
③ 当射云：《脉经》作"当射云何，因当射言"。

害，内皆列阴中痛伤之病，或九痛七害之误耶？

趺阳《千金方·肺脏脉论》作“太阳”脉浮缓，少阳微紧，微为血虚，紧为微寒，此为鼠乳，其病属肺。趺阳、少阳，似当作太阴、少阴，指右手寸口、尺中两脉也。

阴中生息肉者，此由胞络虚损，冷热不调，风邪客之。邪气乘于阴，搏于血气，变生息肉也，其状如鼠乳。巢氏

巢氏曰：诸虫在人肠胃，腑脏调和，血气充实，不能为害。若经络劳伤，肠胃虚损，则动作侵食于阴，轻者或痒或痛，重者则生疮也。又曰：阴痛者，有诸虫因虚动作，食阴作痛者，其状成疮。其风邪乘气冲击而痛者，无疮，但疼痛而已，亦令阴肿也。按：诸虫皆湿热之所成也，不宜利湿，使热毒之气全行下注矣，宜清利宣疏，以缓治之。

巢氏曰：阴挺下脱者，胞络损伤，子脏虚，冷气下冲，令阴挺出，谓之下脱。亦有因产用力，偃气而下脱者。又曰：新产后带急举重，子阴挺出或倾邪[①]，月水不泻，阴中激痛，下寒，令人无子。又曰：阴痔者，或因带下，或举重，或产时用力，损于胞门、子脏、肠下，乘而成痔。

又巢氏论妇人八瘕，皆血气不调之所为也。其黄瘕，曰少腹阴中如刀刺，不得小便。血瘕，曰阴里若生风冷，子门擗，月水不利。狐瘕，曰阴中肿，小便难，胞门、子户不受男精。巢氏止论病源，少论脉象，措词亦繁。今择其切实晓畅者，附录于篇末。

无子绝产脉证

右手关后尺中阳绝者，无子户脉也，苦足逆寒，带下，阴中寒，绝产无子。

一妇两手寸关实大弦强，按之不减，两尺陷伏如无，前经小产或正产、不育及臂痛、足痿诸病矣，仍常时胸胁支满，自腰有气上冲，肩背胀闷，体肥健啖。医者犹以尺伏为阴虚，四物加减与之。余力争不可，其夫不信，恐不出三年，当有痿厥之患也。

脉来中央坚实径至关者，冲脉也。动苦少腹痛，上抢心，有瘕疝，绝孕，遗失溺，胁支满烦也。

师曰：脉微弱而涩，年少得此为无子，中年得此为绝产。

又曰：妇人少腹冷，恶寒久，年少得此为无子，年大得此为绝产。久者，谓常如此，非偶尔也。

少阴脉浮而紧，紧则疝瘕腹中痛，半产而堕伤；浮则亡血，绝产，恶寒。

肥人脉细，胞有寒，故令少子。其色黄者，胸上有寒。上出《脉经》。

妇人之脉，阴阳与男子相反，当要尺泽隐隐，来去如一，和缓不涩不弦，寸口平，方能孕育。若尺泽弦急，肝脉动，心脉疾，或六脉涩而不匀，无子。

妇人肺脉盛，肝脉软而虚、或微而动，心脉芤。肺气有余，相刑克肝，木受金伤，不能生血，月候多少、迟速不定，多下不节，以致无子，偶然怀之，又无故坠下，当减其肺，益其肝。

肺脉短涩盛者，短涩之本气盛，非洪大也。金伤木者，燥伤血也。减肺益肝，润燥补血以养筋也。子脏为万筋所细结，寒燥则拘急，湿热则纵弛，俱不利于孕育也。《脉经》云：男子脉浮弱而涩，为无子，精气清冷。

关尺微细而沉，肾气亏乏，不能生肝，经候多少、迟速不定，不能生子。上史载之。

女子二七而天癸至，任脉通，太冲脉盛，月事以时下，故能有子。七七任脉虚，

① 邪：当作“斜”。

太冲脉衰少，天癸竭，地道不通，故形坏而无子也。《素问·上古天真论》

半产死胎脉证

双胎一死一生

妇人怀胎，一月之时足厥阴脉养，二月足少阳脉养，三月手心主脉养，四月手少阳脉养，五月足太阴脉养，六月足阳明脉养，七月手太阴脉养，八月手阳明脉养，九月足少阴脉养，十月足太阳脉养，诸阴阳各养三十日，活儿。手太阳、少阴不养者，下主月水，上为乳汁，活儿养母。怀妊者，不可灸刺其经，必堕胎。

妇人怀妊，三月而渴，其脉反迟者，欲为水分。复腹痛者，必堕胎。

脉浮汗出者，必闭。其脉数者，必发痈脓。五月六月脉数者，必向坏。脉紧者，必胞满。满，一作漏。脉迟者，必腹满而喘。浮者，必水坏为肿。

言脉浮汗出，必非躯也。若加数，更发痈脓矣。五月六月，审真是躯也。数紧迟浮，各有病变焉。

少阴脉浮而紧，紧则疝瘕腹中痛，半产而堕伤；浮则亡血，绝产，恶寒。

妇人怀躯，六七月暴下斗余水，其胎必倚而堕，非时孤浆[①] 预下也。上并出《脉经》。

阳施阴化，故得有胎。荣卫调和，则经养周足，故胎得安而能成长。若血气虚损，子脏为风冷所乘，则血气不足，不能养胎，以致数堕。其妊娠而恒腰痛者，喜堕胎也。巢氏

凡胎孕不固，无非血气伤损。盖气虚则提摄不固，血虚则灌溉不周，且怀胎十月，经养各有所主，所以屡见小产者，多在三月、或五月七月之间。下次之堕，必复如期，正以先次伤此一经，再值此经，则遇缺不能过耳。故凡治堕胎者，必先察此养胎之源，而预培其损。若临期，则无及矣。张景岳

半产之后，其将养当过于正产十倍。正产止血，脏空虚。半产，即肌骨腐烂，或误服药饵，或寒邪热毒所伤，或扶轻举重，或跌仆金疮，胎脏损伤，胞系腐烂，然后其胎坠下。当养其脏气，生其肌肉，庶可平复也。史载之

惯堕胎者，固多因闪跌，亦有幼时常患泄泻，以致气虚。平常多汗，正气愈怯，及孕则气不摄胎，稍有不慎随即腰痛，下血，伤堕矣。《医存》

闪跌胎脉亦沉洪而滑，但加以结、促耳。结则腹痛，促则痛甚。亟须安胎，宜四物加黄芩、知母、杜仲、续断、参、术之类，忌用峻剂、热性、转能、动血也。若脉促而数，必已下血矣，其胎必堕，亟于前药加阿胶、艾叶止之。书有成方，皆可选用。《医存》

闪跌下血时，六脉重取，细缓而不洪滑，两尺沉弱而无神，是已小产而无胎也。若六脉不匀而有力，右尺强壮，腹虽疼而胎未伤。《医存》

胎死腹中，其脉洪大而沉，尺泽当溢透下部，不涩不绝，即无畏也。谓胎未下，当气满实，所以洪大而沉，又溢寸过。若涩而短，即死。史载之

寸口脉洪而涩，洪则为气，涩则为血。气动丹田，其形即温。涩在于下，胎冷若冰。阳气胎活，阴气必终，欲别阴阳，其下必强。假令阳终，畜然若杯。《脉经》

寸口脉浮洪而沉涩，洪者气有余，涩者血不足。凡妊娠必阳气动于丹田，脉见沉洪，始能温养胎形。今涩在沉候，是阳气上越，胎冷若冰矣。盖胎得阳气则活，得阴气则绝。欲别阴阳，必其脉之，沉候洪强，始

① 孤浆：原文作“孤奖”，据《脉经》改之。

为阳气而胎活也。假令沉候阳气衰绝，则畜然若杯，顽块而已，谓胎必死也。或本非胎，是痞块也。

问曰：妇人妊娠病，师脉之，何以知此妇人双胎，其一独死，其一独生，而为下其死者，其病即愈，然后竟免躯。句似不续。其脉何类？何以别之？师曰：寸口脉卫气平调，荣气缓舒，阳施阴化，精盛有余，阴阳俱盛，故知双躯。今少阴微紧，血即浊凝，经养不周，胎则偏夭。小腹冷满，膝膑疼痛，腰重起难，此为血痹。若不早去，害母失胎。《脉经》

妇人有胎腹痛，其人不安。若胎病不长，欲知生死，令人摸之。如覆杯者则男，如肘头参差起者女也。冷在何面？冷者为死，温者为生。《脉经》

胎动不安者，多因劳役气力，或触冒冷热，或饮食不适，或居处失宜。轻者止[①]转动不安，重者便致伤堕。若其母有疾以动胎者，治母则胎安。若其胎有不牢固，致动以病母者，治胎则母瘥。若伤动甚者，候其母面赤舌青者，儿死母活。母唇口青，口两边沫出者，母子俱死。母面青舌赤，口中沫出，母死子活。巢氏

《寓意草》曰：顾季掖乃室孕已五月，因下血，勉服固胎药。身肿气胀，血逆上奔，食入即痛楚而吐，咸以为胎气也。诊其脉，尺部微涩，肺部洪大，手臂青紫肿亮，若殴伤色。夫肺脉洪大，饮食即吐，此必肺生痈也。尺脉微涩，遍身青肿，此必胎久腐也。因主清肺，用泻白散，加芩桔以开之。一剂而腹痛坠如产，二剂而下白污数斗，裹朽胎而出，略无血点相间。旬余，气平肿消而愈。始终以清肺为主也。朽胎方下时，忽大喘可畏，设先用峻剂硝黄下之，此时亦恐气脱不返矣。

梦交鬼胎怪胎脉证

凡人脏腑调和，则血气充实，风邪鬼魅不能干之。若荣卫虚损，则精神衰弱，妖魅鬼精得入于脏，状如怀娠，故曰鬼胎也。巢氏

妇人与鬼交通者，脏腑虚，神守弱，故鬼气得凭之也。其状不欲见人，如有对忤，独言笑，或时悲泣，是脉来迟伏或如雀啄，皆邪物病也。又脉来绵绵不知度数，而颜色不变，此亦病也。巢氏

妇人梦与鬼交通者，亦由脏腑气弱，神守虚衰故也。巢氏

有一妇人来诊，因言阴阳俱和调，阳气长，阴气短，但出不入，去近来远，故曰反，以为有躯。偏反血断，断来几日。假令审实者，因言急当治，恐经复下。设令宫中人，若寡妇曾夜梦寐交通邪气，或怀久作疒微瘕，急当治下，服耳汤。设复不愈，因言发汤，当中下胎。《脉经》　反，脉名，详后。

此言脉但出不入者，非躯也，或经闭，或鬼胎，总宜治下之。耳汤、发汤，殆下胎方也。

脉得诸芤，动微紧，男子失精，妇子梦交，桂枝龙骨牡蛎汤主之。《金匮·虚劳门》

两尺乍大乍小，乍有乍无，或浮或沉，早暮不同者，鬼胎也。须连视二三日，乃可见。宜补气活血，温养脾胃，则经自通。若脉来疾如风雨乱点，忽然而去，久之复来如初者，即巢氏所谓雀啄也。是夜叉胎也。亦有左关脉两歧，而产夜叉者，总之，与平常之脉不类也。《三昧》

此恐是从祟脉附会来。吾闻鬼胎之义，由其人阳气之衰，则亦当见病脉，而不当见怪脉也。但为鬼物凭附者，亦当有异。

---

① 止：只，仅。

今将祟脉列后以便览。

两手阳脉，浮之细微，绵绵不可知，俱有阴脉，亦复细绵绵，此为阳跷、阴跷之脉也。此家曾有病鬼魅风死，苦恍惚亡人为祸也。《脉经》

脉有表无里，邪之所止，得鬼病也。何谓有表无里？寸尺为表，关为里，两头有脉，关中绝不至也。《脉经》

脉来乍大乍小，乍短乍长者，为祟。洪大袅袅者，社祟。沉沉泽泽，巢氏作涩涩，四肢不仁而重者，土祟。《脉经》 土，一作亡。

按：此节下云，脉与肌肉相得，久持之，至者，可下之。弦小紧者，可下之。紧而数，寒热俱发，必下乃愈。弦迟者，宜温药。紧数者，可发其汗，似是历言治祟之法。盖邪祟之来，必因人身之病，去其病而祟自退矣。未知是否，待质高明。

病似伤寒，恶寒发热，初得病便谵语，六部无脉，大指之下，寸口之上，有脉动者，名鬼脉。《伤寒补天石》

妇人荣卫经络断绝不通，邪气便得往，入合于脏。若经血未尽，而合阴阳，即令妇人血脉挛急，小腹重急，支满胸胁，腰背相引，四肢酸痛。恶血结牢，月水不时，因生积聚，如怀胎状，令人恍惚多梦，苦寒热，四肢不欲动，阴中生气，肿内生风，甚者，小便淋沥涩痛，不复生子。其八瘕者，黄青燥血脂狐蛇鳖也。黄瘕者，左胁下牢结，不可得按，小腹阴中如刃刺，令人无子。青瘕者，右胁藏于背膂上，与髆髀腰下挛，两足肿，月水不通，或不复禁，令人少子。燥瘕者，因其人虚惫，夏月劳极，汗出饮冷，血结所成，大如半杯，腹中苦痛，两胁下上引心而烦，喜盗汗，小便自出及失精，月水闭塞，大便难，令人少子。血瘕者，横骨下有积气，牢如石，阴里若生风冷，子门擗，令人无子。脂瘕者，腰背如刺，四肢不举，左右走腹中切痛，膀胱胀，大小便血不止，令人无子。狐瘕者，阴中肿，小便难，胞门子户不受男精，如有娠状，终身无子。其瘕有手足成形者，杀人也；未成者可治。蛇瘕者，上食心肝，长大其形若漆，在脐上下，还疠左右胁，不得气，不复生子。其手足成形者，杀人也；未成者可治。漆字未晓。鳖瘕者，大如小盘，腹痛，按之跃手，令人无子。其手足成形者，杀人也；未成者，可治。巢氏

妇人脉如孕，尺脉亦绝，与孕无殊，谓心脉洪滑，肺脉毛而不浮，肝脉略横而涩，按之不绝，尺泽微陷，与肝脉微间。但六脉动而不匀，胃脉轻带伏。此因经候行次，或产后起早，并误喫生冷，伤损气血俱病，因生积聚。久而失治，变成恶物，其状腹中成块，如蛇鼠如虎如鹿之类，以手按之，冲手跳起。但此病到年深，其恶物带命，喫人血尽，或绝无经候通行，或经候行时只如淡水，如此即倾危人也。史载之。

夫俗云：月家病者，因新产未满一月，男女构而成疾也。即巢氏脂瘕病因也。其证经闭，或成新孕，或成血块，晚夜发热，腹疼，变证多端，久则咳咯，骨瘦，面红颧热。到七八月后，咳吐腥块，即不食，死矣。大约三月以前，犹可医治。妇身壮者，先破瘀滞，正宜用下胎药也。少愈即补血气，身弱者先补中气，兼用行血之药。数剂后，亟破其瘀，略兼固气，瘀血既去，即峻补气可也。此病总非平平攻消所能应也。《医存》

月令曰：仲春之月，雷乃发声，起居不慎，生子不备，必有凶灾，此非其时也。又星露之下，庙宇山林溪涧之间，必招厉气，此非其地也。又交接不依常理，受孕形体不备，横生逆产，种种祸患，皆自取也。

经闭血败癥瘕劳损似胎非胎脉证

问曰：妇人病经水断，一二月而反经来。今脉反微涩，何也？师曰：此前月中，若当下利，故令妨经。利止，月经当自下，此非躯也。

妇人经自断而有躯，其脉反弦，恐其后必大下，不成躯也。大下者，崩也。

妇人怀躯七月，而不可知，时时衄血而转筋者，此为躯也。衄时嚏而动者，非躯也。

脉来近去远，故曰反。以为有躯而反断，此为有阳无阴故也。来，阳也；去，阴也。来近去远，来短去长也，其象属沉，有阴无阳。若有阳无阴，当云来远去近。

胎脉必滑。《内经》曰：阴阳相过曰溜。溜，即滑也。相过者，浮而能沉，沉而能浮，阴阳两气，相入来去，高下停匀也。若来强去弱，去强来弱，即不能相交矣。李中梓曰：反者，来微去大，病在里也。本仲景平脉。

问曰：妇人妊娠三月，师脉之，反言非躯，今月经自当下。其脉何类？何以别之？师曰：寸口脉，卫浮而大，荣反而弱。反，退掣之义也。浮大则气强，反弱则少血。孤阳独呼，阴不能吸，二气不停，不停匀也，卫降荣竭。阴为积寒，阳为聚热，阳盛亢也不润，经络不足，荣行脉中，竭故不足，阴虚阳往，阳气下陷入阴中也，故令少血。时发洒淅，咽燥汗出，或溲稠数，多唾涎沫，此令重虚。津液漏泄，故知非躯。畜烦满洫，月禀一经。三月一来，阴盛则泻，名曰居经。此与下节脉义最精，言非孕而孕脉可见矣，且凡脉之理皆可见矣，深宜潜玩。

此即但出不入，去近来远，有阳无阴者也。又曰：脉浮汗出者，必闭，即此义也。

脉濡而弱，弱反在关，濡反在巅。迟在上，紧在下。迟则为寒，名曰浑。阳浊则湿，名曰雾。紧则阴气栗。脉反濡弱，濡则中湿，弱则中寒，寒湿相搏，名曰痹。腰脊骨节苦烦，肌为不仁，此当为痹，而反怀躯，迟曰归经，体重以下，脚为胕肿，按之没指，腰冷不仁，此为水怀。喘则倚息，小便不通，紧脉为呕，血气无余，此为水分，荣卫乖亡，此为非躯。上《脉经》。

此有阴无阳，所谓怀娠三月而渴，其脉反迟，必为水分，与夫涩在于下，畜然若杯者也。

六脉皆涩又迟缓，丈夫失精，妇人败血。

肝脉涩，心脉滑，肺脉衰，一如孕脉然。尺泽急而长，为败血，为积血，非孕。

肺脉急而弦长，尺脉浮而短，小腹坚硬如孕。

肺脉急而沉，肾脉濡沉，少腹有形如孕。

六脉大而沉，重手取之，隐隐乃得，轻手如无，重取却有骨力，非如寻常沉伏之脉，此因胎脏本热，或因产后未经百日，恣吃冷物，寒热相伏，经二三年，月候不通，全如怀孕，恶血所聚。如有身，露下有块，但坚硬不动，往往胸胁气痛，只以辛温药散之，自然行下，不必疏通。上史载之。

胎孕之脉数，劳损之脉亦数，大有相似。然损脉之数，多兼弦涩；胎孕之数，必兼和滑。此当于几微中辨其邪气、胃气之异，而再审以证，自有显然可见者。张景岳

凡湿热渍于血分，郁为痰涎，与夫血燥气沸脉象，俱能累累指下，鼓搏有力，与替替流利之滑脉，略无分别。故昔人谓诊室女、孀尼多见此脉，只是血燥气郁，清燥宣郁即渐缓弱矣，慎勿误谓有娠也。

妊娠正胎脉证

何以知怀子之且生也？身有病而无邪脉也。《内经》

《内经》曰：阴搏阳别，谓之有子。此是血气和调，阳施阴化也。又曰：诊其手少阴脉动甚者，妊子也。少阴，心脉也，心主血脉；又肾，名胞门、子户。尺中，肾脉也，尺中之脉按之不绝，法妊娠也。

左右三部脉，浮沉正等，按之无绝者，法妊娠也。妊娠初时，寸微小，略小也，呼吸五至。三月而尺数也，脉滑疾，重以手按之散者，胎已三月也。脉重手按之不散，但疾不滑者，五月也。

问曰：有一妇人年二十所，其脉浮数，发热，呕，咳，时下利，不欲食，脉复浮，经水绝，何也？师曰：法当有娠。何以故？此虚家法当微弱，而反浮数，此为戴阳。阴阳和合，法当有娠，到立秋热当自去。何以知然？数则为热，热者是火，火是木之子，死于未，未为六月位，土王，火休废，阴气生。秋节气至，火气当罢，热自除去，其病即愈。

妇人经月下，但为微少。师脉之，反言有躯，其后审然。其脉何类？何以别之？师曰：寸口脉阴阳俱平，荣卫调和，按之滑，浮之则轻，阳明、少阴各如经法。身反洒淅，不欲食饮，头痛，心乱，呕哕欲吐，呼则微数，吸则不惊，阳多气溢，阴滑气盛，当作血盛。滑则多实，六经养成，所以月见。阴见阳精，汁凝胞散，散者损堕。设复阳盛，双妊二胎。今阳不足，故令激经也。

此与前"孤阳独呼，阴不能吸，二气不停，卫降荣竭"对看，深有意义。"阴见阳精"以下，乃推论堕胎、双胎之理。谓所以月见者，因已孕之妇复合阴阳，阴见阳精，前汁之凝于胞者散，散则堕胎矣。设复受精，则成二胎，而脉必复阳盛矣。今阴盛而阳不足，谓按之滑，浮之则轻。血气不能纯固，故激经而月下也。激经者，受胎后复合阴阳所激也。

师曰：脉妇人得平脉，上节所谓阴阳俱平，脉来去大小停匀也。阴脉小弱，其人渴，不能食，无寒热，名为躯，桂枝汤主之。法六十日当有此证，设有医治逆者，却一月，加吐下者，则绝之。

妇人脉平而虚者，乳子法也。平而微实者，奄续法也。而反微涩，其人不亡血下利而反甚，其脉虚，但坐乳大儿及乳小儿，此自其常，不能令甚虚竭。病与亡血虚等，必眩冒而短气也。乳大儿及乳小儿，谓乳大儿又孕小儿也，两"乳"字义不同。

师曰：有一妇人好装衣来诊，而得脉涩，因问曾乳子下利，乃当得此脉耳。曾半生漏下者，可。设不者，经断三月六月。设乳子漏下，可为奄续，断小儿勿乳。

师曰：乳后三月有所见，谓经来也，后三月来，脉无所见，此便是躯。有儿者护之，恐病利也。何以故？怀身阳气内养，乳中虚冷，故令儿利。

师曰：有一妇人来诊，自道经断不来。师言一月为衃，二月为血，三月为居经，是定为躯也，或为血积。譬如鸡乳子，热者为禄，寒者多浊，且当须后月复来。经当入月几日来？假令以七日所来，因言且须后月十日所来相问。日数俱有微意，详见后注。设其主复来者，因脉之，脉反沉而涩，一作滑。因问曾半生，若漏下亡血者，定为有躯。其人言实有是，宜当护之。今经微弱，恐复不安。设言当奈何，当为合药治之。

师曰：有一妇人来诊，自道经断。脉之，师曰：一月血为闭，二月若有若无，三月为血积。譬如鸡伏子，中寒即浊，其热即禄，欲令胎寿，当治其母，侠寒怀子，命不寿也。譬如鸡伏子，试取鸡一毛拔去，覆子不偏，中寒者浊。今夫人有躯，小腹寒，手掌反逆，奈何得有躯。妇人因言当奈何，师曰：当与温经汤。

妇人怀娠六月七月，脉弦，发热，其胎逾腹，腹痛恶寒，寒著小腹，如扇之状。所以然者，子脏开故也，当以附子汤温其脏。并出《脉经》。经初断而脉即弦者，非躯也。六七月而脉乍弦者，病寒也。

子脏者，万筋所细结也。寒则拘急不能固密，热则纵弛不能提摄，故皆堕胎也。开者，挛缩而不能周裹，有隙为寒气所侵也。

妇人胎孕，左手关寸脉滑数，而肺部脉虚而毛，尺泽陷而与关脉不际者，孕也。所谓陷而不际，只是描摩沉实不弦之意耳。

血盛气衰为孕。谓心脉洪大，流利替替而滑，肺脉毛而微，却不浮，为孕。仍须尺泽与肝脉微，间而肝脉微横，即是孕。

肝脉涩而不绝，尺脉微陷，心脉滑，是孕。上史载之。

凡妇人怀孕者，其血留气聚，胞宫内实，故脉必滑数倍常。然有中年受胎，及气血羸弱之妇，脉见细小不数者，但于微弱之中亦必有隐隐滑动之象，此正阴搏阳别之谓，是即妊娠之脉有可辨也。张景岳

陈修园曰：三部如常，经停莫恨。尺中有神，得胎必定。又曰：妇人有胎，亦取左寸，不如神门，占之不遁。如常者，经所谓无邪脉也。左寸者，经所谓手少阴动甚也。神门，穴名，非指尺部也，穴在掌后，与寸口横值，为心脉所过。左大为男，右大为女。《医学实在易》

妇人无论气分何病，但得血分无病，经期未愆，即能受孕。或经期前后不定，在二三日，亦能受孕。经后数日，问有房事，勿论妇患何证，但右尺与左寸沉取有神，八分是孕。尝见经后数日，每日妇昏死数次，且不能食，但用安胎方，自愈。经后血虚，脉当虚涩。若在月空，尤见软滞，转见滑疾有神，即防是孕宜也，但用药仍当对证，勿伤胎耳。岂得无论何病俱用安胎方邪？

孕脉最难辨。惟经前无病之妇，比及怀孕三四个月，多是右尺洪滑，左尺沉动，此易为辨也。若经前有病未痊，或先屡次小产，则从初孕以至十月脉皆细弱，非易辨也。尝见气弱之妇，久病初愈之妇，屡次堕胎之妇，此三等人孕脉，一二三四月时，有右尺沉细略滑，左寸沉细略有神者；比及四月以后，忽右尺似无脉，左寸亦微弱，但止左关动者；比及七八九月时，两尺寸俱弱，微见两关动者，又或动而忽数忽迟、似结似促者，此气血本弱而试疼也。

又见气盛初胎，一二三四月时，皆左脉大于右脉，惟右尺沉滑，左寸动，知其孕也。

又见气血俱盛初胎，一二三四月时，六脉洪数，上焦常见热证，惟右尺沉洪而滑，左寸动王，及三指齐按，则滑而有力来撞于寸，而去撞于尺。

又见血盛有孕，右脉大于左脉，而左寸细而有神。

又见气血俱热，六脉洪数，而每月经血不止，其初惟据右尺沉滑，左寸动，以知其孕。大约一二月之孕，常见杂证，多不喜食，甚有昏死频频及如狂者。然所见之证，每日夜间，时而证见，似乎病甚，时而证止，全似无病。迨三四月时乃多呕吐，五月以后不呕吐矣。又有素多胃热之妇，孕一二月即呕。又有肥妇气盛，八九月时忽大呕者。

书云：心脉动甚者，有孕。又两尺王与两寸迥别者，亦有孕。若流利带雀啄，乃数月之胎也。盖经闭不得流通，故孕数月后，而脉歇至不匀也。妇无他病，诊此皆准。夫雀啄者，平缓中忽而连来数至，如雀啄物也，常见五月以后。胎脉不皆雀啄，有四至或五至不改者，有兼结者，大小疾徐不匀也。结脉在杂疾为郁结疼滞等证；雀啄在

久病为死脉；而在孕妇乃数月后胎动试痛，应有之脉也。但虽结与雀啄，而其形滑利圆活，俨似流珠。又见八九月胎脉，三指齐按，觉两关竟似流珠滑利圆活，惟不坚硬耳。两寸与尺俱细缓，亦无大病。究竟结与雀啄，虽其应尔，亦宜详问有无腰脐腹胁痠痛，恐或伤堕也。上并出《医存》。

历诊胎脉，验之圣经，而知其不妄也。世谓妊娠有不见脉者，非不见脉也，即经所谓身有病而无邪脉也。其脉三部浮沉大小正等，无浮弦芤涩之形，亦无搏击流利之象，三指齐按，指下俱似有形，即所谓按之不绝是也。五月以前，止能按至中候；五月以后，始能按至沉候。有形，即所谓按之不散，胎已五月也。又有受胎一二月，关尺两部中候细滑，来去分明；至三四月，转见软涩，不甚分明；五六月后，复渐见滑实者。夫一二月即见细滑者，因每月行经，血下有期，骤无所泄，故相激而乍见壅盛也。《脉经》必问经期入月[①]几日来，当几日来，问即此义也。气血流行之道既熟，至期而不得泄，必搏激而脉象变见也。至三四月，气血已定，而胎气又未充满，血停气滞，故见软涩也。大抵初孕一二月，细滑见于中候，多在关尺部内，所谓按之濡，举指来疾，肾气乍充也。四五月始能正见关部，洪大至于寸部。非呕吐咳嗽之甚，未有于三月前见滑疾者，总是四月后始渐自尺，上充于寸也。

凡诊孕脉，必以平旦。经曰：平旦者，阴气未动，阳气未散，饮食未进，经脉未盛，络脉调匀，血气未乱，此时客气未形，纯是一团真气，故能诊见脉之真象也。饱后、劳后，则失其本矣。常人午睡初起，脉必滑疾有力有神，未可据为胎孕，尤未经前人道破者也。《脉经》曰：吐家，脉来形状如新卧起，可想见新卧起之脉状矣。潜初

凡诊胎脉，宜凝神移时过五十动。盖阴中伏阳，阴中伏阴，脉之错综杂沓，惟胎为甚。因人之禀赋，本各不同，而又所受之胎有得阴气而成女，有得阳气而成男，有得王气而胎寿，有得废气而胎夭，莫不变见于脉，必须从错综杂沓中细心剖析，所见何脉？所兼何脉？所杂何脉？所伏何脉？一一了然，即双胎一男一女，一生一死，且能辨矣，何论余耶？《医存》曰：男妇本脉，皆有六阴，皆主富贵。肥人肉紧，六阴之极，则六脉俱伏，惟三指齐按至骨，方见微动，乃其平脉也。若有一部脉见，单诊即得，或细而有力，即此经有病。若细而数，乃热证也；结，则有郁有痛也。至于妊娠，初孕则先右尺脉见，三月则左寸亦见，此后六部皆渐见矣。但所见皆细滑，非洪滑也。盖本妇乃六阴脉，常伏不见，所见者，胎中气息之脉耳。若见洪脉，则为热极之证矣，此亦孕脉无定之一端也。潜初

凡诊胎脉，必迭用举、按以审其势。诊者先以指重按至骨，令脉气断绝，不能过指，旋忽微举其指，若是有孕，尺部之下必有气如线，漉漉争趋过于指下，如矢之上射也。大举其指，反有不见，此滑疾之象者。故孕者无论其脉如何软弱，如何迟缓，而当按断微举之时，必有气随指上浮，争趋如线，既举复按，既按复举，累审不爽，孕无疑矣。若非孕也，无论其脉如何洪滑，如何数疾，而当按断微举之时，必无气线过指，即或有之，亦必不能滑疾有神，且不能随指即上；指既举而气乃至，不似胎脉之直同，指未举而气已至也。盖胎孕者，肾之事也。诊者自当以审察肾气为主，无如前贤仅称尺脉滑动之言，未明指法操纵之诀。今吾从《难经》肾脉指法悟出，历用皆验，决应如神。夫胎脉惟不得弦、芤、牢、革，若迟、涩、细、弱、微、散，莫不有之，独至按断微举之

① 入月：妇女月经来临。

时，气线过指之际，则滑疾之真象见矣。此象初孕二十日即见，一二月时最显，三四月时间有脉转软散者，此象亦或不见，然两尺部中总有一部微见也。更有因患病误治、致伤气血而不见者，但服调养气血药一二剂，必见矣。更有临诊时，孕者两手从冷水中初起，脉气为冷气逼退而不见者，温待少顷，即见矣。故诊者临时必须问明，顷间有无劳怒、饮食、卧起、冷水等事，最为切要。此皆亲历之词也。三节义本圣经，为胎脉诊法中必不可少之法，前人未经道及，故特疏论其义。与旧文一例顶书者，以便醒目耳，非敢与先哲格言抗行也，故谨附于篇末云。

妊娠分男女脉证

妇人妊娠四月，欲知男女法：左疾为男，右疾为女，俱疾为生二子。

又法：得太阴脉为男，得太阳脉为女。太阴脉沉，太阳脉浮。此太阴太阳，别是浮沉之专名，非十二经者也。

又法：左手沉实为男，右手浮大为女。左右手俱沉实，猥生二男；左右手俱浮大，猥生二女。

又法：尺脉左偏大为男，右偏大为女，左右俱大产二子。大者，如实状。

又法：左右尺俱浮为产二男，不尔则女作男生。左右尺俱沉为产二女，不尔则男作女生也。《汪石山集》有此医案。

男作女生，女作男生者，言此人体性不与人同而相反也。浮本生男，若生女者，则其人必沉而生男也，故曰女作男生。沉本生女，若生男者，则其人必浮而生女也，故曰男作女生。是脉无一定，各因人而定也。

又法：遣妊娠人面南行，还复呼之，左回首者是男，右回首者是女也。

又法：看上圊时，夫从后呼之，左回首是男，右回首是女。

又法：妇人妊娠，其夫左乳房有核是男，右乳房有核是女也。上出《脉经》。

胎脉初二三月，右尺沉洪，而无此经热证。所谓热证者，如相火妄动，经血不止，咽痛舌痛，耳鸣自赤之类是也。三四月右尺、左寸皆沉洪而滑，再以三指齐按，左脉皆沉洪而滑疾，男也；右脉皆沉洪而滑缓，女也。此时多有临食呕吐，并无他证应此脉也。五月后两关洪滑，两寸洪滑，或寸关皆洪滑，或两尺洪滑，难限部位。盖妇有强弱，或兼别病而然，要其沉洪而滑，三指齐按必见也，惟单指各诊有不同耳。若两手均洪滑者，双胎也。又肥妇脉多沉细，须作六阴诊之，如细而有力，三指齐按而滑者，即胎也。《医存》

旧云：胎在右是女，胎在左是男，及左脉大是男，右脉大是女，皆不准。常见右脉大，胎在右者，多生男。况二三月之孕，多是右尺沉滑，而左尺不及也。《医存》

脉左男右女、沉男浮女二说，虽不能尽准，却是十应七八。又谓浮男沉女者，盖非谓脉象之见于浮、见于沉也，谓脉之鼓力能及于浮、不能及于浮也。又有谓两寸滑为男，两尺滑为女者，尤不尽准。大抵左寸沉滑为男，历验不爽也。至于摸之如肘头参差起者为女，如覆杯者为男，是儿已成形者，在五六月后矣。

妊娠杂病脉证

重身九月而瘖，何也？曰：胞之络脉绝也。胞络者，系于肾，少阴之脉贯肾系舌本，故不能言，此无治也，当十月复。胞，子肠也，非膀胱之外胞，更非心之胞络也。少阴，足少阴肾经也。

重身，毒之奈何？曰：有故无殒，亦无殒也。并出《素问》。

五月六月，脉紧者，必胞漏。

师曰：妇人有漏下者，有半生后因续下血都不绝者，有妊娠下血者，假令妊娠腹中痛，为胞漏，一作阻，胶艾汤主之。胞漏、胞阻，皆妊娠下血之名，非指恶阻也。漏血不时，与妊娠经月依期而下者不同。

妇人宿有癥病，妊娠，当有"六月"二字。经断三月，而得漏下，下血四五日不止，胎欲动在于脐下，一作脐上。此为癥痼害妊娠。六月动者，前三月经水利时，胎也。下血者，后断三月，衃也。所以下血不止者，其癥不去故也，当下其癥，宜桂枝茯苓丸。

六月动者，言胎至六月始能动。今欲动，是前三月经未断时已胎也，所下之血乃后断三月所积之衃也。夫衃何以下也？止因胎至六月形已壮大，经断三月血又壅盛，与癥相碍不相容也。桂枝动血，妊娠所忌，况已下漏乎！此时固不可用固胎之药，而动血之品，非见证必真者，不可妄用也。

妇人妊娠，小便难，食如故，当归贝母苦参丸主之。腹中疞痛，当归芍药散主之。呕吐不止，干姜人参半夏丸主之。

妇人妊娠，有水气，身重，小便不利，洒洒苦寒，起即头眩，葵子茯苓汤主之。上并出《脉经》。

肝脉长而溢寸，胎漏失血。胎下血有二：有肝气虚微，肾脉绵软，胎脉陷下，动而失血者，宜补之；若肝脉有余而失血，是胎溢，当凉血也。肝气虚微，胎脉陷下，"气脉"二字互易，文义较顺。

妊娠六脉疾而动，肝脉如长而散，主胎漏失血，不可补之，此血溢也，当凉血以安胎。

妊娠六脉洪大，过关溢寸，主上膈有热，唇口干焦，口舌生疮，非时头痛不安，小便黄赤。

妊娠尺泽沉伏，肺脉实沉而动，腰痛不可举，两手沉重，行步无力。此《内经》所谓脾太过则四肢不举。脾经湿热壅盛，浊气上蒸入肺，而下克肾水也。

妊娠之脉，若肺虽微，然浮而聚于寸口，当上气喘促。

妊娠六脉，虽要滑而流利，然肝脉滑而洪大，胃脉亦有骨力，则上喘而口胶，见食多呕。两关滑实，只是中焦痰结。

妊娠尺脉不绝，与肝脉相连而绵软无力，又沉以细，当主少腹疼痛。盖胎气热则在上，冷则坠下。

妊娠尺脉沉急而搏，胃脉濡而重，六脉又软，胎气坠下，阴门肿。凡专言某脉者，一指单按也。统言六脉者，三指齐按也。

妊娠心脉洪大而浮，肺脉浮而散，胃脉浮而大，通身瘙痒，渐次面目，浑身俱肿，心躁不安。俗名子肿，盖风水也。

妊娠六脉皆结而伏，胃脉沉而动，主忽然如中风，心前昏闷，即如有一块物填塞，此缘脏腑本热，而或感寒，或吃生冷，寒热相伏而不散，以辛温散之。又有子痫，是湿痰壅入心包络之经也，宜桃仁、青皮、陈皮、香附、远志、菖蒲、白芍，和血降气主之。

妊娠血有余，六脉大而疾，又紧而流利，表里俱有骨力，主浑身碎痛，并腹内疼不可忍者，宜凉其血。此水谷之悍气窜入荣气之道也，宜以凉药破其气，又以辛凉疏其表，使逆气从汗出即愈矣。

妇人妊娠，有发热如疟，虽夏常畏风，此肝盛血热，风行于表，热极即生寒。若肝盛胃虚，即更右一壁寒，以妊则血盛而气衰故也。诊其脉，当左脉长而紧，微带浮，右关沉而濡，如按泥浆。此肝脾不和，即荣卫不和，宜以轻剂和中，即愈矣。上史载之。

妇人伤寒，怀身腹满，不得小便，从腰以下重，如有水气状。怀身七月，太阴当养不养，此心气实，当刺泻劳宫及关元，小便微利则愈。伤寒，一作伤胎，非。太阴，手

太阴肺也。《脉经》

胎脉乃沉洪而滑，流利不滞，非数亦非浮也。数乃热证之脉，浮乃表证之脉，有热有邪，自有其证。若前日诊明胎脉，后日复诊其脉，沉洪而滑，新加以数，则有胎热之证矣；或加以两寸浮数，则新受外感，其证皆可问而知。若见结脉，必内有痛处。《医存》

妊娠恶阻者，阻，即孕也，谓经阻也，故经谓孕妇为阻妇。心中愦闷，头眩，四肢烦疼，懈惰不欲执作，恶闻食气，欲啖咸酸果实；其大剧者，至不能自胜举也。此由元本虚羸，血气不足，肾气又弱，兼当风饮冷太过，心下有痰水挟之，而有娠也。经血既闭，水渍于脏，脏气不宣通，故烦闷气逆而呕吐也。血脉不通，经络痞滞，则四肢沉重，挟风则头目眩。风，肝气也。

妊娠子满体肿者，此脾胃虚弱，脏有停饮，而挟以妊娠故也。经血壅闭，以养于胎。若挟有水气，则水血相搏，水渍于胎，兼伤脏腑。脾胃主肌肉，脾气虚弱，水气流溢，故令体肿；水渍于胞，则令胎坏。凡妊娠临产之月，脚微肿者，其产易，胞脏水血俱多，而乘于外也。若初妊而肿，是水气过多，儿未成具，故坏胎也。五月六月，脉浮者，必腹满而喘，坏胎，为水肿。

妊娠子烦者，凡脏虚而热气乘于心者，则令心烦而躁热，停痰积饮在于心胸。其冷冲心者，则令心烦而呕吐涎沫。妊娠既血饮停积，亦虚热相搏，故令心烦也。上出巢氏。

妊娠咳嗽者，寒伤于肺也。巢氏此论，全取《内经》咳论之文，仍是外感病也。又有初妊即咳，至儿出腹而即止者，此火少土弱，水气射肺也。妊娠呕吐、咳嗽二证，最能伤胎。剧者，急宜救治，理肺温脾。

妊娠转胞不得溺者，膀胱为胎所碍，不得转也。此由中气不足，不能升举胎系，其脉细弱，亦有因湿热致筋络纵弛者，脉多缓滑也。胀急欲死，宜先令老妇以香油涂手，入产门托起其胎，以出其溺，再用补中益气药以渐升举之。《丹溪心法》　此病或先服药探吐，或辗转侧卧而出之，更妙，与前篇转胞参看。

人世所有百病，孕时俱能患之，治法总须对证施治，而勿伤胎耳。寻常伤胎之药，但于证相合，即可放心用之，勿过剂也，或以药佐之。

妊娠七八月及将产脉证

妊娠七月，脉实大牢强者生，沉细者死。

妊娠八月，脉实大牢强弦紧者生，沉细者死。

妇人怀妊，离经，其脉浮。设腹痛引腰脊，为今欲生也。但离经者，不病也。诸书有引作“不产”者，盖未得其义，以意改之也。

《难经》有损脉，一呼一至，曰离经；至脉一呼三至，曰离经，是离经本非脉之定名，只是离乎日行十六丈二尺之常经耳。损至离经为病脉，将产离经不为病脉也，即实大弦强，更加洪滑，故曰其脉浮。仍恐人疑与病脉混也，再以不病申之。

妇人欲生，其脉离经，半夜觉，则日中生也。上《脉经》。

尺中细而滑，妇人欲产。《千金翼方》

产妇腹痛而腰不痛者，未产也。若腹痛连腰甚者，即产。所以然者，肾候于腰，胞系于肾故也。诊其尺脉，转急如切绳转珠者，即产也。巢氏

妇人欲产，浆破血下，浑身疼，诊其脉当洪大而有骨力，尺泽透而长，方是正产。谓孕，则尺脉不来，欲产而浆下，则尺泽透。若浑身疼甚，而浆未破，血不肯下，即难产。

凡浑身痛甚，须是腰痛，连谷道疼，迸痛，迸，胀也，方是正候，以少阴挟胞之络脉，连腰过脊及肛门。若只是腹痛，不可用作正产候。史载之

《达生编》、《福幼编》等书，皆医林之至宝。为家长者，当使识字子弟庄诵而讲说之，使妇人熟知。又须知两中指顶节之两旁，非正产时则无脉，不可临盆也。若此处脉跳，腹连腰痛，一阵紧一阵，二目乱出金花，乃正产时也，速临盆。《医存》

易产难产子死腹中胞衣不下下血不止脉证

将产，脉洪长滑数者，易产；虚细迟涩者，逆。

大凡妊妇脉细匀，易产；大浮缓散，气散难产。大抵总以匀滑、有根、有力为吉也。《丹溪心法》

妊娠养胎，白术散主之。又宜服当归散，即易产无疾苦。《脉经》 此节是平日养胎，使易产之方法也。

将产，服独参汤。人参一二两，长流河水煎汤，呷之，能定痛安神，增气益血，即易产无苦，世医不知也。《本草经疏》 此方甚验。无力者，党参再倍代之，亦可。胎前服破气破血药多者，即不堕胎，亦必难产。故昔人谓砂仁安胎，多服难产也。此节是临产所用之方法也。

妊娠临产之月，脚微肿者，即易产。所以尔者，胞脏水血俱多，故令易产；而水乘于外，故微肿。但须将产之月，若初娠而肿者，是水气过多，儿未成具，则坏胎也。

产难者，或先因漏胎，去血脏燥，或子脏宿挟疹病，或触犯禁忌，或始觉腹痛，产时未到，便即惊动，秽露早下，致子道干涩，产妇力疲，皆令难也。候其产妇，面赤舌青者，子死母活；唇青口青，口两边沫出者，子母俱死；面青舌赤沫出者，母死子活。

横产逆产者，由初觉腹痛，产时未至，惊动伤早，儿转未竟，便用力产之，故令横产逆产也。亦由傍看产人抱腰持捉失理，或触犯禁忌所为。凡将产，坐卧产处须顺四时方面，并避五行禁忌。若触犯，多致灾祸也。

产子但趋后孔者，由坐卧未安，总遽强偃[①]，气暴冲击，故儿失其道。凡妇人产，有坐有卧，坐产者，须正坐，傍人扶抱肋腰持捉之，勿使倾斜；卧产者，亦待卧定，背平着席，体不伛曲，则儿得顺其理。若坐卧未安，身体斜曲，儿身转动，总遽强偃，气暴冲击，故令儿趋后孔，或横或逆也。巢氏

产子，上逼心者，由产难用力，胎动气逆，胎上冲逼，迫于心也。如此则产妇暴闷而绝，胎下乃苏，甚者至死。巢氏

孕妇十月，临盆太早，加以婆妈多般安排，劳苦艰楚，产妇力尽，胎亦气微。若三指沉取而尚洪滑，或细数有力，是其胎未伤也，法须正卧静养，则母子无虞矣。若三指沉取而细弱且迟，两尺无神，是胎死胞中矣。医者万勿张惶，恐使产妇气馁胆虚，则死胎不下，妇亦危矣。总须抚以好语，以壮其胆，依方服药，即下。《医存》

王汉皋曰：胞衣中有气无血，儿在其中以脐呼吸，故儿脐由胞联于母之呼吸也。未产之先，儿折叠胞内，方产之时，儿乃伸手舒足，破衣而出。近日稳婆忍心谋财，不但妄言诞说，恐吓产妇，竟以小刀附着指内，口称试胎，其实刀指并入阴户，但将两指略开，刀已割裂胞衣矣。此时儿尚叠折未动也，忽而胞裂浆入，灌其口鼻，儿惶急挣抓，难寻出路，立刻溺死胎中，不可产矣。稳婆见妇疼减，诳[②] 称早系死胎，用钩搭

① 偃：塞也。

② 诳：欺骗，迷惑。

儿手足,零割而下,居功索谢。既杀胞中之儿,又杀昏迷之妇,种种残忍,不堪尽述。

潜初尝论延医,无问术之高下,但眉宇和蔼者,多得春气,必能活人。稳婆亦然,颜色晴和,言语静细,其心必慈。若深目高鼻,大口长颈,颧耸额阔,睛动声雄,皆忍人之相也。

有产儿下,苦胞衣不落者,世谓之息胞。由产妇初时用力,比产儿出体已疲顿,不能更用气产胞。经停之间,外冷乘之,则血道痞涩,故胞久不出,弥须急以方药救治,不尔害于儿。所以然者,胞系连儿脐,胞不出则不得以时断脐浴洗,冷气伤儿,则成病也。旧方:胞衣久不出,恐损儿者,依法截脐,而以物系其带一头。亦有看产人不用意慎护,挽牵急甚,胞系断者,其胞上掩心,则毙人也。纵令不死,久则成病也。巢氏

有露恶流入胞中,胀满不出者,老成稳婆但以手指顶胞底,以使血散,或以指摸上口,攀开一角,使恶露倾泻,胞空自落矣。张景岳

产后,脉结而涩,尺脉短而动,肺脉浮而急,即是衣未下。

衣未下者,肺气必上逆,而血随气升,心气亦满,故两寸必弦滑而实甚也,宜重用破血,佐以降气。旧方有用茭[①]叶或荷叶,水煎服;贝母研末,酒调服,立下者,俱未试也。

藏衣必择年月及本命吉方,则儿吉祥无病。若蚁蚀犬撕,儿多夭矣。

正产半产,出血过多,不可禁止,忽气闷不识人,其脉洪大而浮以泛,如新沐,如破肚之脉;若微细而涩绝,其候凶。史载之

新产子壮大,子门坼裂,出血不绝。《脉经》作“金疮在阴处,出血不绝”。阴脉不能至阳者死,接阳而复出者生。不能至阳者,即上不至关也。

新产生死脉象

妇人新生乳[②],脉沉小缓滑者生,实大坚弦急者死。

妇人新产后,寸口脉焱疾不调者死,沉微附骨不绝者生。不绝者,有根也。焱疾者,直驶也。

新产之脉,缓滑者吉,沉重小者吉,坚牢者凶。《脉经》

按:临产脉洪滑者,新产儿初出腹,仍宜缓滑,不甚洪强。三四日后,渐见沉弱,此最为吉。若骤见沉小,或尺脉上不出关,寸脉下不入关,或旋引旋收,上下分驰,或牢直不动者,皆气散不治。若临产脉本沉滑者,儿下后,亦宜沉滑稍缓,三部不绝而有根也。

寸口脉平而虚者,乳子法也。

此节是寻常哺子脉,非新产后也。

产后杂病脉证

问曰:新产妇人有三病:一者病痉,二者病郁冒,三者大便难,何谓也?师曰:新产亡血虚,多汗出,喜中风,故令病痉。何故郁冒?师曰:亡血复汗,寒多,故令郁冒。何故大便难?师曰:亡津液,胃燥,故大便难。产妇郁冒,其脉微弱,呕不能食,大便反坚,但头汗出。所以然者,血虚而厥,厥而必冒,冒家欲解,必大汗出,以血虚下厥,孤阳上出,故但头汗出。所以生妇喜汗出者,亡阴血虚,当作亡血阴虚。阳气独盛,故当汗出,阴阳乃复。其大便坚,若呕不能食者,谓便坚若因呕不能食者,当治其呕。小柴胡汤主之。病解谓呕已也能食,七八

---

① 茭:植物,即指菱。

② 新生乳:《脉经》作“新生乳子”。

日而更发热者，谓复便坚，此为胃热气实，承气汤主之，方在《伤寒》中。

妇人产得风，续续数十日不解，头微痛，恶寒，时时有热，心下坚，一作闷。干呕，汗出，虽久，阳旦证续在者，可与阳旦汤，方在《伤寒》中，桂枝汤加黄芩是也。

妇人产后，中风发热，面正赤，喘而头痛，竹叶汤主之。

妇人产后，腹中疠痛，可与当归羊肉汤。

师曰：产妇腹痛，烦满不得卧，法当枳实芍药散主之。假令不愈者，此为腹中有干血著脐下，宜下瘀血汤。

妇人产后七八日，无太阳证，少腹坚痛，此恶露不尽。不大便四五日，趺阳脉微实，再倍，其人发热，日晡所烦躁者，不能食，谵语，利之则愈，宜承气汤。以热在里，结在膀胱也。

妇人产中虚，烦乱呕逆，安中益气，竹皮大丸主之。

妇人热利，重下，新产虚极，白头翁加甘草汤主之。《千金方》加阿胶，上并见《脉经》。

乳子而病热，其脉悬小，手足温则生，寒则死。悬小者，绝小也。《脉经》作弦小，非是。

乳子中风热，《脉经》作"中风、伤寒、热病"。喘鸣肩息者，脉实大也，缓则生，急则死。《脉经》作实大浮缓者生，小急者死。上二节《素问·通评虚实论》。

产后血风，虚热搏之，洪大而数。数与疾不同，数则兼动与短，主血晕。面色深赤，身体如醉，见屋宇如悬倒，忽头痛重不安。

产后血风，虚热搏之，洪大而疾。心脉实而有骨力，肺脉洪而浮，主血逆。头面赤如醉，身体如在空虚，大腑秘涩，语声微细。

产后六脉得洪大，如血晕脉，胃脉实而弦，肺脉浮而洪，主大腑秘热，头痛面赤，恶心呕逆。

产后六脉浮数，来疾去迟，中风，四肢躁，身体疼，精神昏闷，大腑秘涩。

产后如骨蒸脉，六脉弦而微紧有骨力，主血行少。未经数日，身下干净，腹中余血恶血未下，非时气痛，攻心刺肋。

产后恶血行少，腹中块刺痛，须六脉大而紧，肺脉紧而虚弦，为寒。肺主少腹，当有形。

产后血热，肝脏风搏生涎，发为疼痛，即急心痛，六脉当得二阳一阴。二阳者，实大；一阴者，沉也。

产后六脉洪大而结，肝脉涩，肺脉浮。忽然乳疼，坚硬成块，将欲成痈肿。

产后未经百日，腹痛气疼，转泻不止，六脉沉细而虚，此余寒在中。

产后六脉沉细而伏，此寒气在下，腰痛，起动不得。

产后六脉皆沉而迟，主浑身厥冷，非时闷不识人。

产后六脉沉细，肾脉伏而沉，肺脉虚而大。产后乳汁多，故流出，其乳汁冷而口干，此肾冷肺虚寒。不可以口干为上热，误服凉药。此肾少阴之脉从肺出络心，注胸中，其直行者从肾上贯肝膈，入肺中，循喉咙，侠舌本，故如此。以其津液虚，非以气血热也。

产后心脉一指偏小而动，又芤陷。若肺脉重而洪大，却无骨力，则主乳多。肺脉如常，惟心脉如此，加之肾脉微细，则小便虚秘。

产后尺泽虚软而代，至数不及，加之胃脉濡湿而散，载之书中多言湿脉，是从"濡"字化出。即水土俱寒，多下白涕。

产后尺泽虚软而代，至数不及，白涕不止，血崩下带。

产后六脉动而疾，胃脉滑而溢于尺泽，

肾脉软而虚弦，此缘产迟或衣迟，胞下迟也。即产后早起伤风、吐泄不定之脉，宜温其胃。

产后六脉轻浮，微有骨力而来迟，肝脉细而虚弦，多因小遗登后早，或乱吃食物早，宫脏伤风，饮食减可。近以十日，远经半月，粥食不进，才吃一口汤水，即闻汤水巡历胸中，方下入胃，既入胃仍下出，面色肉色并黄，形体困重，此候宿风邪在中，血热而感寒，成寒热隔气，风木用事，食不化。此病须是吃得酒一两盏，方可调理。每日宜服酒一两盏，如治风噎调理。风噎，即肝风郁而成噎证也。详见原书，兹不琐具。方用细辛、当归、桂、芎、羌活、藿香、木香、桑寄生、炙甘草、吴萸、莪茂，细末，空心，防风汤调下，每三钱。吃了浑身手足暖。忽头疼，即连吃酒一两盏，候通身发热，忽行下恶物，即便安乐也。若人得此病，须是依上件题目，方可服此也。血虚有热者，不可入口。

产后乱吃物早，伤损脾气，非时腹胁胀满，饮食不快。诊其脉，胃脉迟，而肝脉弱。

产后乱吃物早，伤损血气，身体虚弱，饮食减少，眼如猫儿眼。诊其脉，肺脉横格，而肝脉芤伤微弱，伤者，涩之义也。肾脉泛泛欲动而无力。此血气俱病，当调其血，益其气，暖其胃，使进食。

产后肾脉微而沉，胃脉濡湿而沉，多缘寒气所损，或因坐草多时，天之寒气所损，或因坐草多时，地之寒气所冲。腹中成块，或冲心背，脐腹疼痛，呕逆恶心，不思饮食。产后血气微弱，六脉沉细，重手取之，细细乃得，脉气别无阳脉，惟肺脉差浮而弱，主头冷重，项颈萎[①]，不时头面上肌肉麻痹。大肠虚冷，频出后，又多虚往；或时泄泻，两足沉重，少精，行步无力，面黄瘦；或未经百日，经候通行；或误吃凉药，有此疾候；或自怀孕时间，通身寒冷，至产后却有此疾。但极以补肾补肝药补益气血，而以祛风邪药助之。

产后六脉浮而虚，肾脉微而小，至数迟，来去无力，绵绵若代，中风，肌肉麻痹，肢节牵抽，非时憎寒，大腑虚冷。

产后心虚中风，心中战栗，惊动不安，如人将捕。大腑伤冷，六脉微，而肝心脉偏沉细。又产后只缘肾气虚寒，风邪所中，肾脉细而搏以沉。肾既受病，肾属水，得寒气则水愈横。传其所胜，心感肾邪，不时惊悸，如人将捕。初以益心气、去风邪药治之，次当补其肾，又次当益其肝、足其血。缘心受肾邪，而又肝气微弱，不能生其心气，故以三方治之。

产后肝肾虚冷受邪，六脉虚微，肾脉搏沉，心脉轻带滑，此以肾水凌心而脉动也。主产后肝虚中风。

产后血晕之疾有二：风搏血热而晕，即六脉洪大有骨力；又有一般虚冷，却因使性激怒，伤损肝心，其气上逆，因而血晕，其状头觉重痛，昏昏如醉，语声低小，但多思睡。诊其脉，六脉轻有骨力，不至洪大，肺脉轻浮而不毛，心脉促而朝上，此用药最为难也。激怒病成于内，自比寻常难治，然大法不外逍遥散加桃仁、黑姜也。原方不合，未录。

产后恶血未尽，因感风邪，与热血相搏，壮热头痛，面赤如醉，眼涩疝[②]急，昏闷不醒，身如在空虚，见食即吐，食不住腹，脉气结而不匀，逐位间绝，然各有骨力而微，此用药亦难。前证温下后，恐别见虚热之证，更须以他药平补之，此乃抵当汤丸、下瘀血汤之的证。原方未合，不录。凡产后中气虚有瘀者，只宜破血，不可用泄气之药，如葶苈、桑皮、白前、大戟之类。肺气陷则外邪深入，其祸不测。有迁延成劳者，有

① 萎：低垂貌。
② 疝（音戈）：疮。

即时变见险恶证候者。上并出史载之。

新产腹痛，皆云畜血，非也。盖子宫畜子既久，忽尔相离，血海陡虚，所以作痛；胞门受伤，必致壅肿，所以拒按而亦有块，实非真块也。治此者，宜用和养，不宜破瘀，致损脏气。张景岳

此论儿枕痛也，"和养"二字最佳。产后不宜寒凉，人所知也；不宜温热，则未知也。

凡妇人未孕之前有宿病者，若是气分小疾，乘产后一月内医治，可愈。若是气分大病，由初产以至满月，必得良医细心调理，又须家人小心照护，寒暑雨旸，毫不可懈，乃能保全。稍有失误，儿或可生，产妇必危。《医存》

室女经闭劳瘵脉证

室女六脉皆弦而长，又洪，尺脉微紧，经候通行，两足痛肿，行步不得，肌肉消瘦，大腑干涩，头痛眼昏。

室女十六七，肝脉弦而长，胃脉轻弦，表里如一。骨槽风热，风行周身，上焦壅结，肌肉消瘦，或通身黄黑，面色带黑，小便黄赤，五心烦躁，渐欲成劳[①]。上史载之。

张氏曰：室女月水久不行，切不可用青蒿等凉药。医家多以为室女血热，故以凉药解之。殊不知血得热则行，冷则凝。若经候微少，渐渐不通，手足骨肉烦疼，日渐羸瘦，渐生潮热，其脉微数，此由阴虚血弱，阳往乘之，火逼水枯，耗亡津液，治当养血益阴。此语误尽苍生矣！大黄䗪虫丸，世无能用者，而劳证乃多不治。慎毋以毒药通之，宜用柏子仁丸、泽兰汤。此所谓果子药者也。张景岳

室女经闭，固由禀赋薄弱，先天亏损；亦有因小时曾患伤寒、温热大病，痈疽大毒，脓血出多，津液不复，其脉数细结涩；又有因家难频，仍独坐无聊，忧郁成疾者，其脉浮候必略带弦，沉候数细结涩，止歇频多。此冲任当盛不得盛，天癸当至不得至，其理如痘证不能灌浆，必致倒靥而死，故最为难治。

又素多盗汗者，津液泄越，久则令人短气，柴瘦而羸瘠也；亦令血脉减损，经水痞涩，甚者至成劳瘵也。

乳痈肺痿肺痈肠痈胃痈脉证

诸证男妇均有。妇人患
者独多，故附于卷末。

产后六脉洪大而结，肝脉涩，肺脉浮。忽然乳疼，坚硬成块，欲成痈肿。史载之

肿结皮薄以泽，是痈也。足阳明之经脉，有从缺盆下于乳者，劳伤血气，其脉虚，腠理空，寒客于经络，寒搏于血，则血涩不通，其血又归之，气积不散，故结聚成痈。痈气不宣，与血相搏，则生热，热盛乘于血，血化成脓。亦有因乳汁蓄结，与血相搏，蕴积生热，结聚而成乳痈者。年四十以还，治之多愈。年五十以上，慎。不当治之多死，不治自当终年[②]。又怀娠发乳痈肿，及体结痈，此无害也。盖怀胎之痈，病起阳明，阳明胃之脉也，主肌肉，不伤脏，故无害。诊其右手关上脉，沉则为阴虚者，则病乳痈。乳痈久不瘥，因变为瘘。巢氏

巢氏又有石痈候，即今所谓乳岩，证最险恶，十死不治，此极冷无阳，脉当牢结而涩也。乳痈乃阳证，乳亦肺气所治，脉当与肺痈大同也。巢氏谓右关沉虚者，盖脓血已出后也。乳头属肝，乳房属肺。

问曰：热在上焦者，因咳为肺痿，从何得之？师曰：或从汗出，或从呕吐，或从消

---

① 劳：通"痨"，下同。

② 终年：去世。

渴，小便利数，或从便难，数被驶药[1]下之，重亡津液，故得之。

寸口脉不出，犹不鼓也。反而发汗，阳脉早索，阴脉不涩，三焦踟蹰[2]，入而不出，阴脉不涩，身体反冷，其内反烦，多吐，唇燥，小便反难，此为肺痿。伤于津液，便如烂瓜，亦如豚脑，但坐发汗故也。阴脉不涩，下元真阴未伤。只因发汗正伤肺中津液，而肺气又虚而下陷，不能运化他脏津液使之上朝也，故曰三焦踟蹰，入而不出。故肺痿伤于津液，而反多涎沫，其内反烦者，津液不归其经也。

肺痿，其人欲咳不得咳，咳则出干沫，久久小便不利，甚则脉浮弱。

肺痿，吐涎沫而不咳者，其人不渴，必遗溺，小便数。所以然者，以上虚不能制下也。此为肺中冷，必眩，多涎唾，甘草干姜汤以温其脏。服汤已，渴者，属消渴。经曰：水在肺，吐涎沫，欲饮水。

师曰：肺痿，咳唾，咽燥，欲饮水者，自愈。自张口者，短气也。咳而口中自有津液，舌上苔滑，此为浮寒，非肺痿也。

问曰：寸口脉数，其人咳，口中反有浊唾涎沫者，何也？师曰：此为肺痿之病也。若口中辟辟燥，咳则胸中隐隐痛，脉反滑数，此为肺痈。

咳唾脓血，脉数虚者，为肺痿。脉数实者，为肺痈。上并出《脉经》。

妇人吐涎沫，医反下之，心下即痞，当先治其吐涎沫，小青龙汤主之。涎沫止，乃治痞，泻心汤主之。

妇人之病，因虚、积冷、结气，为诸经水断绝，至有历年，血寒积结，胞门寒伤，经络凝坚。在上呕吐涎唾，久成肺痈，形体损分。在中盘结，绕脐寒疝；或两胁疼痛，与脏相连；或结热中，痛在关元，脉数无疮，肌若鱼鳞，时著男子，非止女身。在下未疑误多，经候不匀，令阴掣痛，少腹恶寒；或引腰脊，下根气街，气冲急痛，膝胫疼烦；奄忽眩冒，状如厥癫；或有忧惨，悲伤多嗔；此皆带下，非有鬼神，久则羸瘦，脉虚多寒。三十六病，千变万端，审脉阴阳，虚实紧弦，行其针药，治危得安。其虽同病，脉各异源，子当辨记，勿谓不然。上《金匮》。

此节有肺痈、寒疝、肠痈、阴痛、脏燥诸病在内，宜详味之。未多，当是来多。

问曰：病咳逆，脉之，何以知此为肺痈？当有脓血，吐之则死，后竟吐脓死，其脉何类？师曰：寸口脉微而数，微则为风，数则为热；微则汗出，数则恶寒。风中于卫，呼吸吸，一作气。不入，热过于荣，吸而不出。风伤皮毛，热伤血脉。风舍于肺，其人则咳，口干喘满，咽燥不渴，多唾浊沫，时时振寒；热之所过，血为凝滞，蓄结痈脓，吐如米粥。始萌可救，脓成则死。

咳而胸满，振寒，脉数，咽干不渴，时时出浊唾腥臭，久久吐脓如粳米粥者，为肺痈，桔梗汤主之。

肺痈，胸满胀，一身面目浮肿，鼻塞，清涕出，不闻香臭酸辛，咳逆上气，喘鸣迫塞，葶苈大枣泻肺汤主之。

寸口脉数，趺阳脉紧，寒热相搏，故振寒而咳。趺阳脉浮缓，胃气如经，此为肺痈。

问曰：振寒发热，寸口脉滑而数，其人饮食起居如故，此肺痈肿病。医反不知，而以伤寒治之，应不愈也。何以知有脓？脓之所在？何以别知其处？曰：假令痛在胸中[3]者，为肺痈，其人脉数，咳唾有脓血。设脓未成，其脉自紧数。紧去但数，脓为已成也。

脉数，身无热，为内有痈也，薏苡附子

① 驶药：快药。

② 踟蹰（音池厨）：徘徊不进，引申为功能障碍。

③ 痛在胸中：《脉经》作“脓在胸中”。

败酱汤主之。上并《脉经》。

丹溪曰：内痈者，在腔子里向，非干肠胃也。以其视之不见，故名之曰内。

肝脉大甚，为内痈。脾脉微大，腹里大，脓血在肠胃之外，涩甚，为肠溃。《脉经》作“瘄”。微涩，为内瘄，《脉经》作“溃”。多下脓血。肾脉涩甚，为大痈。《灵枢·邪气脏腑形篇》涩者，脓血已出之脉也。

诸浮数脉，当发热；反洒淅恶寒，若有痛处，当发其痈。

“其”字，即指痛处也。

脉微而数，必发热；弱而数，为振寒，当发痈肿。

脉浮数，身无热，其形默默，胸中微燥，不知痛之所在，此当发痈肿。其形默默，有血热归心，发痈者。

问曰：官羽林妇病，医脉之，何以知其人肠中有脓，为下之则愈？师曰：寸口脉滑而数，滑则为实，数则为热。滑则为荣，数则为卫，卫数下降，荣滑上升，荣卫相干，血为浊败。少腹痞坚，小便或涩，或时汗出，或复恶寒，脓为已成。设脉迟紧，聚为瘀血，下之则愈。

肠痈之为病，其身体甲错，腹皮急，按之濡，如肿状。

肠痈者，少腹肿，按之则痛，小便数，如淋，时时发热，自汗出，复恶寒，其脉迟紧者，脓未成，可下之，当有血。脉洪数者，脓已成，不可下也，大黄牡丹汤主之。上并见《脉经》。

肠痈，腹如积聚，按之痛，如淋，小便自调，甚则腹胀大，转侧闻水声，或绕脐生疮，或脓从脐出。《千金方》

黄帝问曰：人病胃脘痈者，诊当何如？岐伯曰：诊此者，当候胃脉，其脉当沉细。沉细者，气逆。此指气口右关胃脉。逆者，人迎甚盛，甚盛则热。人迎者，胃脉也。此指结喉两旁。逆而盛，则热聚于胃口而不行，故胃脘为痈也。《素问·病能论》

病有少腹盛，上下左右皆有根，此为何病？可治不[①]？岐伯曰：病名伏梁，裹大脓血，居肠胃之外，不可治。治之，每切按之致死。此下则因阴，必下脓血；上则迫胃脘，出膈，侠胃脘内痈，此久病也，难治。居脐上为逆，居脐下为顺，勿动亟夺。

人有身体髀股胻[②]皆肿，环脐而痛，是为何病？岐伯曰：病名伏梁，此风根也。其气溢于大肠，而着于肓，肓之原在脐下，故环脐而痛也。不可动之，动之为水溺涩之病。《素问·腹中论》

凡人无病，忽大渴，饮水无厌者，三年内当发痈疽。又常默默不乐，多嗔少喜，时或烦躁者，当发大痈疽也，皆由血菀热极之故。凡肠痈之病，其外证必有一足不得曲伸，内引极痛。

此篇惟乳痈为妇人专病，其诸痈乃连类及之。他如胃痛，气厥，吐血，黄疸，黄汗，亦妇人所常患也，不能具录。喻氏《寓意草》有妊娠肺痈案。《洄溪医案》有产后肠痈案。

妇人诊候治疗之法，当以《金匮要略》、《千金方》、《翼方》为准。后来各家可信者甚少，议论陈陈相因，率皆敷浅，治法或攻消，或滋补，总非真正法门。所尤怪者，胎前产后，无论何病，必以四物加味，传为妙诀，真杀人不用刃也。陈修园谓妇科自古无善书，诚不诬矣！此编多取史载之书者，以其言脉独详，但繁杂无绪，是随时据所诊而记也，读者须细心辨其主客，乃可。再妇人大病，多关奇经，《脉经》有“奇经篇”及末卷“手检图”，论之甚详，集隘不收，读者当讨论及之。

① 不：通“否”。

② 胻（音横）：脚胫。

卷八　儿科诊略

小儿诊法，以望为重。书中所述五脏证治，皆以备望诊之法也。

诊额法

半岁以下，于额前发际，以名、中、食三指轻手满按之。儿头在左，举右手候；在右，举左手候。食指近发为上，名指近眉为下，中指为中。三指俱热，外感于风，鼻塞咳嗽；三指俱冷，外感于寒，内伤饮食，发热吐泻。食中二指热，主上热下冷。名中二指热，主夹惊。食指单热，主胸膈气满。一云：邪在太阳。名指单热，主乳食不消。一云：邪在阳明。见《正眼》。

邪在太阳，外感风寒也；邪在阳明，内伤饮食也。太阳在后，阳明在前。故《内经》曰：面热者，足阳明病。不热者，无病也。又有体倦身凉，独额常温热者，寒湿深痼筋脉，阳气仅上达于额也。辛温重剂开之。

诊虎口法

五岁以下，未可诊寸关尺，但诊虎口，男左女右。食指第一节寅位为风关，脉见为病浅，易治；第二节卯位为气关，脉见为病深，难治；第三节辰位为命关，脉见为病危，难治，多死。《正眼》

凡看指纹，以大指侧面从命关推入风关，切不可覆指而推，以螺纹有火，克制肺金，纹必变色。更不可从风关推上命关，此纹愈推愈出，大损肺气，戒之。《铁镜》

男左女右，以左阳右阴故也。然男女均有阴阳，两手亦当参验，左应心肝，右应肺脾，于此变通消息可也。故有以左手红纹似线者，发热兼惊；右手红纹似线者，脾积兼惊；三叉者，肺热风痰夜啼。风关无脉则无病，有脉病轻；气关病重；命关脉纹短小而色红黄，外证又轻，则无妨；若直射三关，青黑，外证又重者，不治。

五色红黄紫青黑，由其病盛，色能加变。如红黄之色，红盛作紫；红紫之色，紫盛作青；紫青之色，青盛作黑；青黑相合，乃至纯黑。黄色无形者，即安乐脉也；淡黄隐隐，不成浓线。红若无形，亦安宁脉也。淡红隐隐，不成浓线。紫为热；红为伤寒；淡红为虚寒；淡红结聚成脉形者。青为惊，为风；白为疳泄；黑为中恶，为血，死，不治；黄为脾困。湿痰凝结，有寒有热。肝主风，其色青；心主热，其色红；脾主谷，其色黄；白者，气血不荣也，故主疳；黑者，凶色也，故主血，死。

惊风初得，纹出虎口，或在初关，多是红色，传至中关，色赤而紫，病又传过，其色紫青，病势深重。其色青黑而脉纹乱者，病危不治。大抵红者，风热轻；赤者风热甚；紫者惊热；青者惊积；青赤相半，惊积风热俱有，主急惊风；青而淡紫，伸缩来去，主慢惊风；或紫系青系黑系，隐隐相杂，似出不出，主慢脾风。三关通度，是急惊，必死。余病可治。若脉纹小或短者，轻病不妨；若纹势弯曲入里者，病虽重而证顺，犹可治；

纹势弓反出外，骎骎[①] 靠于指甲者，断不可回。其有三关纹如流珠碎米，三五点相连，或形于面，或形于身，危恶尤甚。又曰：曲向内者，病在内；曲向外者，病在外。下大上小者，吉；下小上大者，凶。

或青或黄，有纹如线一直者，是乳食伤脾，及发热惊；左右一样者，是惊与积齐发；有三条或散，是肺生风痰。色青是伤寒及嗽，如红火是泻，有黑相兼主下利。青多白利，红多赤利。有紫相兼，加渴，气虚。脉纹乱者，胃气不和也。

凡小儿三岁以下，有病深重危急者，虎口、指甲、口鼻多作黑色。此脉绝神困，良医莫治也。

既辨其色，又当察其形。长珠形，主夹积伤滞，肚腹疼痛，寒热饮食不化。来蛇形，主中脘不和，积气攻刺，脏腑不宁，干呕。去蛇形，主脾虚冷积泄泻，神困多睡。弓反里形，主感寒热邪气，头目昏重，心神惊悸倦怠，四肢梢冷，小便赤色。弓反外形，主痰热，精神恍惚作热，夹惊夹食，风痫证候。铊[②] 形，主邪热痰盛生风，发搐惊风。鱼骨形，主惊痰热。水字形，主惊，积热烦躁，心神迷闷，夜啼痰盛，口噤搐搦。针形，主心肝受热，热极生风，惊悸烦闷，神困不食，痰盛搐搦。透关射指，主惊风痰热四证，皆聚在胸膈不散。透关射甲，主惊风恶候。受惊传入经络，风热发生，十死不治。

原注云：来蛇即是长珠，一头大，一头尖。去蛇亦如此。分上下朝，故曰来去也。角弓反张，向里为顺，向外为逆。铊形直上，鱼骨分开，水字乃三脉并行，针形即过关一二粒米许，射甲命脉向外，透指命脉曲里。虽然，亦有不专执其形而投剂者，盖但有是证，即服是药，而亦多验。

按：皮厚则纹隐，皮薄则纹显；血盛则色浓，血少则色淡；气旺则血温而色活，气怯则血寒而色滞：此由于禀赋之强弱者也。至于病变，众议纷纭，理未见真，法有难守。窃本《内经》、仲景之意，而举其概曰：赤者，血多而为邪热所沸也。紫者，血壅而为邪热所灼也。黑者，血瘀而为邪热所腐也。白者，血少而气寒也，为盗汗，为泄利，为水肿，为吐血便血久病。青者，血滞而气寒也，为感冒，为呕吐，为瘕疝，为腹痛气喘，饮食不化，寒水为患。黄者，血本盛而乍衰，又为气壅也，为湿热，为湿寒，为热痰，为寒饮，为饮食停滞，为喘促，为二便不利。淡红淡黄，若隐若见而鲜润者，此无病也。黄色滞而带青黑者，此气乱也，当腹痛不食，在新病为寒热相杂，在久病为脾肺两败也。赤色浓而直上下者，此血沸也。卫气陷入荣分，血为气所搏激，当身体胀痹，烦躁不宁也。淡红淡黄而散不成线者，血散也。似浪纹皴[③] 皱者，水气也。至于脉内曲者，有心腹积也。脉外曲者，身有热也。上大下小，上实下虚，上小下大，上虚下实，是又可与切脉同法矣。身有病而纹色未变者，病浅未动血分也。

关纹浮者，邪在皮肤，腠理不通，可用疏解。渐沉者，病机入里，不可解散，宜从阳明胃中求之。涩滞者，气留食郁，中焦风热也。水形者，脾肺两伤也。《铁镜》

凡小儿形体既具，经脉已全，所以初脱胞胎，便有脉息可辨。自《水镜诀》及《全幼心鉴》等书，乃有三岁以上，当候虎口三关之说。其中可取者，惟曰脉从风关起，不至气关者易治，若连气关者难治，若侵过命关者危。只此数语，于危急之时，亦有用辨吉凶。至若紫为风，红为伤寒，青为惊，白为

① 骎骎(音亲)：渐渐。

② 铊(音撑)：三脚釜，古代一种烹煮器具，此指三角形。

③ 皴(音村)：皮肤拆裂。

疳，及青是四足惊，赤是火惊，黑是人惊，黄是雷惊，最属无稽，乌足凭耶？张景岳

"紫为风"等语，即《内经》诊血络法望诊中一大法也，于射血分之病，尤为精切，虽大人不可废也，岂可诋耶？"青为四足惊"等语，似诞。然观《脉经·四时得病所起篇》，则古法多有不可解者，切脉尚尔，况视络耶？大凡古法，今人有能用，有不能用，亦有可解，有不可解，未可任意排斥也。

诊山根法

山根上有青筋直现、横现者，俱肝热也。有红筋直现、斜现者，心热也。黄筋现者，皮色黄者，不论横直，皆脾胃病也。

山根明亮，病将愈也。山根黑暗，胃有痰饮，脾阳败也。

山根本有络横度，但肉坚皮厚者不现，而皮薄者易现也。故俗谓青筋驾梁者，易受风寒，以其皮薄也。至于诊视，似不能以此为准。旧有此法，姑存备考。

诊鱼络色法

《灵枢·经脉》曰：凡诊络脉，色青则寒且痛，赤则有热。胃中寒，手鱼之络多青矣。胃中有热，鱼际络赤。其暴黑者，留久痹也。其有赤有黑有青者，寒热气也。其青而短者，少气也。"论疾诊尺"曰：鱼上白肉，有青血脉者，胃中有寒。"邪气脏腑病形"曰：鱼络血者，手阳明病。血者，赤也。手阳明者，大肠也。

诊络色法

经有常色，而络无常变也。心赤，肺白，肝青，脾黄，肾黑，此经脉之色也。阴络之色应其经，阳络之色变无常，随四时而行也。阳，外络也；阴，内络也。寒多则凝泣，凝泣则青黑。热多则淖泽，淖泽则黄赤。此皆常色，谓之无病。"常"字对上"多"字言。此本常色无病者也，多则病矣。五色俱见者，谓之寒热。"经络论"。

浮络，其色多青则痛，多黑则痹，黄赤则热，多白则寒。五色皆见，则寒热也。"皮部论"。

诊血脉者，多赤多热，多青多痛，多黑为久痹，多赤多黑多青皆见者，寒热身痛。而色微黄，齿垢黄，爪甲上黄，目黄，黄疸也。"论疾诊尺篇"。

臂多青脉，曰脱血。"平人气象论"

阳气蓄积，久留而不泻者，其血黑以浊，故血出而不射。新饮而液渗于络，而未合和于血也，故血出而汁别焉。其不新饮者，身中有水，久则为肿。"血络论"

上二篇即诊虎口法所从出也。此节更视刺出之血，以决邪之虚实浅深云。

五脏苗窍部位论

舌为心苗，鼻准与牙床及唇为脾苗，鼻孔为肺苗，耳与齿为肾苗，目为肝苗。又目分五腑，黑珠属肝，白珠属肺，瞳人属肾，外眦属大肠，内眦属小肠，上胞属脾，下胞属胃。《铁镜》

原文五脏之苗，俱列各色主证，而大义不外紫热，青风痛，黄湿滞，白虚寒，黑病笃，淡黄湿寒，淡红虚寒，故不复一一赘录。又舌亦分五脏，详见后。

鼻者，肺之官也；目者，肝之官也；口唇者，脾之官也；舌者，心之官也；耳者，肾之官也。故肺病者，喘息鼻张；肝病者，眦青；脾病者，唇黄；心病者，舌卷短颧赤；肾病者，颧与颜黑。五脏各有次舍，故五色见于明堂以候五脏之气。左右上下，各如其度也。"五阅五使篇"

钱氏曰：左颊为肝，右颊为肺，额上为心，鼻上为脾，下颏为肾。本"刺热论"。予每以两颧颊俱属肺，而以两眉属肝，尤验。

面目五色吉凶总论

以五色命脏：青为肝，色青者其脉弦，病在肝；亦为在脾，木克土也。在肺，木侮金也。下同。赤为心，色赤者其脉钩，病在心；白为肺，色白者其脉毛，病在肺；黑为肾，色黑者其脉石，病在肾；黄为脾，色黄者其脉代，病在脾。肝合筋，心合脉，肺合皮，脾合肉，肾合骨也。"五色篇""邪气脏腑病形篇""论疾诊尺篇"

色味当五脏：白当肺辛，赤当心苦，青当肝酸，黄当脾甘，黑当肾咸。故白当皮，赤当脉，青当筋，黄当肉，黑当骨。故色见青如草滋者死，黄如枳实者死，黑如炲者死，赤如衃血者死，白如枯骨者死：此五色之见死也。青如翠羽者生，赤如鸡冠者生，黄如蟹腹者生，白如豕膏者生，黑如乌羽者生：此五色之见生也。生于心，如以缟裹朱；生于肺，如以缟裹红；生于肝，如以缟裹绀，生于脾，如以缟裹栝楼实；生于肾，如以缟裹紫：此五脏所生之外荣也。"五脏生成论"

色起两眉薄泽者，病在皮。唇色青黄赤白黑者，病在肌肉。营气沛然者，病在血脉。目色青黄赤白黑者，病在筋。耳焦枯如受尘垢者，病在骨。《灵枢·卫气失常篇》

诊面五色主病法

视其颜色。颜者，庭也；庭者，额直下正中也。《千金方》注云：颜当两目下，未是。黄赤者多热气，青白者少热气，黑色者多血少气，所谓痹也。"五音五味篇"

色泽以浮，谓之易已；色夭不泽，谓之难已。"玉机真脏论"。

厥逆者，寒湿之起也。常候关中，薄泽为风，冲浊为痹。《内经》又曰：面肿曰风，足胕肿曰水。

审察泽夭，谓之良工。沉浊为内，浮泽为外。黄赤为热、为风，青黑为痛，白为寒，黄而膏润为脓，喻嘉言曰：脓即痰也。赤甚者为血，痛甚为挛，寒甚为皮不仁。"五色篇"

色青为痛，色黑为劳，色赤为风，色黄者便难，色鲜明者有留饮。《金匮要略》

伤寒面色缘缘正赤者阳气拂郁，在表，汗不彻也。

伤寒面赤而潮热谵语者，胃热也。上为太阳证，此为阳明证。

伤寒戴阳，面赤如微酣，或两颧浅红，游移不定，此内虚也。必下利，必小便清白，或淡黄，脉沉细，或浮数无力，按之欲散，虽烦躁发热而渴欲饮水，却不欲咽，肌虽大热而按之不热，且两足必冷。

又有面赤烦躁，偏舌生疮生刺，敛缩如荔枝状，或痰涎涌盛喘急，小便频数，口干引饮，两唇焦裂，喉间如烟火上攻，两足心如烙，脉洪数无伦，按之有力，此肾虚火不归元所致，证最难辩。但病由内伤，其来以渐，是乃干柴烈火不戢[1]，自焚者也。上并出《三昧》。

热病汗不出，大颧发赤，哕者死。"热病篇"。

赤色出于两颧，大如拇指，病虽小愈，必卒死。"五色篇"

黑色出于庭，大如拇指，必不病而卒死。同上。

黄而明如橘子者，湿少热多也。黄而如烟熏，暗浊不明者，湿多热少也。黄而黯淡者，为寒湿。黄白不泽，有蟹爪纹者，为

---

① 戢(音集)：止息。

水、为虫。黄黑而泽者，为畜血。五色之中，青黑黯惨，无论病之新久，总属阳气不振。《脉如》

凡察色之法，大都青白者少热，主阴邪；黄赤者多热，主阳盛。青主风，主肝邪，主脾胃虚寒，主心腹疼痛，主暴惊伤心胆之气，主惊风。当察兼色，以分急慢。白主气虚，甚则气脱，主脾肺不足；兼青主慢惊，主寒泄。赤主火，主痰热，主急惊，主闭结，主伤寒热证，主痈疡痘疹。黑主水，主阴寒，主厥逆，主痛极，主血痹。沉黑主危笃。黄主积聚，主畜血，主脾病胀满；兼白主脾寒脾弱；兼青主脾虚泄泻，主慢脾风；兼赤主疳热，两颧鲜红，时起时灭，此面戴阳。乃阴虚，非阳证也。不得与赤热同论。张景岳

色周于面者，辨其有神无神；色分于部者，辨其相生相克。暗淡者，病从内生；紫浊者，邪自外受。陈修园

有神者，润也，活也，鲜明匀净也，沉静而充然内涵也；无神者，枯也，滞也，黯淡杂乱，成片成点也，浮泛而莹然外露也。相生者，部生色也。如额心火部而见土黄色，鼻准脾土部而见金白色，左颧肝木部而见火红色，右颧肺金部而见水黑色，下颏肾水部而见木青色是也。色生部者同。但有神者，皆不病也。相克者，色克部也。如黑水色而见于额，青肝色而见于鼻，红火色而见于右颧，白金色而见于左颧，黄土色而见于颏是也。部克色者稍轻，但病，不死也。又有以病与色言者，如张洁古云：肝病面白，肺病面赤，脾病面青，心病面黑，肾病面黄。若肝病惊抽，而又加面白，痰涎喘急，即为难治。余仿此。此以五行之生克论也。更有以阴阳之顺逆论者：面自额中至鼻准左右至目下及颧，为上部，若见黑色，为阴乘阳位，为逆，赤色太过为重阳，亦死矣；自人中至上下唇下颏两颊两耳，为下部，若见赤色，为阳乘阴位，为逆，黑色太过为重阴，亦死矣。天地万物，莫非二气五行所充周也。明于斯义，其何施而不可乎？

已上录诊色法甚详，大人原可通于小儿也。惟初生月内小儿，略有不同。五色之中，只宜见赤而杂之以黄，所谓赤子也。但过于紫浊者，胎毒血热太甚，宜预用解毒清热，防牙疳急风也。黄色宜鲜明深厚，以初出母腹且饮乳汁，津液宜充，不得与大人水饮同论也。夏禹铸谓眉头鼻准见黄色，必脐风，验之不然，前人已有正之者。大抵脐风，必眼胞环口先见青色也。白而晶莹者，主痰水；赤色见于额中者，心火太盛，防生急惊也。旨哉！夏禹铸曰：望其色若异于平日，而苗窍之色与面色不相符，则寒热虚实百病可得而测矣。又面色主六腑，目色主五脏；面色生目色者，其病易愈；面色克目色者，其死有期。详《千金翼方》中。凡察色，以远望而乍视之，为能得其真。

诊目形色主病法

足太阳之筋，为目上纲。足阳明之筋，为目下纲。“经筋”

纲者，司开阖者也。故寒湿伤筋，则或目胞欲垂，或卧而睛露，艰于开阖也。反折戴眼，太阳风急也；踡曲俯视，阳明风急也。

胃中有水气者，目下先见微肿，如新卧起状，颈脉动而咳，水气盛已入肺也。气化不行发为肿胀。

小儿饮乳，胃湿本重，目下微壅亦是常事。若面黄而上下胞膹 起者，病矣。多由饮食不节，或伤冷也。

久病形瘦，若长肌肉，须从目内眦与下胞长起。以此处属阳明胃，胃气渐复，故渐生肌肉也。已上论目胞之形也。

精明五色者，气之华也。精明，穴名，在目内眦。赤欲如白裹朱，不欲如赭。白

欲如鹅羽，不欲如盐。青欲如苍璧之泽，不欲如蓝。黄欲如罗裹雄黄，不欲如黄土。黑欲如重漆色，不欲如地苍。一作炭色。

色青为痛，黑为劳，赤为风，黄者便难，鲜明者有留饮。

目赤色者，病在心，白在肺，青在肝，黄在脾，黑在肾。黄色不可名者，病在胸中。肝脾不和也。

两目眦有黄色隐隐起者，病欲愈也。

两目下有青色隐隐晕者，阳明感风也，胃有痰食也。已上论目胞之色也。

两眼白睛青为风，黄为湿，赤为热。黑睛见黄，为湿热，亦有肾虚。青白而光直者死，青赤而光直者痉。

凡青色，无论见于何部，须防内风，更须防外风接引内风。风行善变，幻证极多。小儿稚阳，肝气独旺，最易生风。若生而面目多青者，尤宜慎之。

白珠似微带青色，小儿之常也。但不光直，而环口眼胞额中鼻准无青色相应者，无病也。已上论目睛之色也。旧无专论，故僭[①]述此。

诊目痛，有赤脉，从上下者太阳病，从下上者阳明病，从外走内者少阳病。《内经》又云：目赤痛从内眦始者，取之阴跻。又云：邪客足阳跻之络，令人目痛，从内眦始。王冰注云：阴跻脉入烦[②]，属目内眦，合太阳阳跻而上行。

寒热瘰疬，有赤脉，上下贯瞳子者不治。有一脉，一岁死；二脉，二岁死；二脉半，二岁半死。以此推之，赤脉不贯瞳子者，可治也。

此厥阴火炽，灼肺入肾也。凡血分久有热病者，但见目有赤脉，均依此例决之。

无病，常劄目者，内有风热，目中燥故也。额上有赤色应者，必作急惊。

黑睛少，白睛多，面色皝白，此肾阳不足也。瞳人散大，两目不见白睛，神水少光，此肾阴不足也。皆夭。盖两目神光，固在黑睛，亦须白睛衬而显之，故大小最宜相称。若生而偏大偏小，枯滞不灵，皆先天亏缺，其根不固。近每见小孩患疫痧者，皆黑睛大而光滞，即不救。

目正圆者，痉不治。正圆直视不眴。身热足冷面赤，目脉赤，头摇，卒口噤，背反张者，痉也。详见后篇。已上论目脉目睛之形色也。

诊鼻法

《内经》谓之面王。

鼻头色青，腹中痛，苦冷者死。鼻头色微黑者，有水气。色黄者，胸上有寒。黄色鲜明者有痰饮。色白者，亡血也。设微赤非时者死。仲景

鼻孔如烟煤黑者，发热久不愈而成瘠也。鼻孔扇动者，发热久不愈而伤液也。皆肾水告竭，肺叶欲焦候也。凡伤寒温热，或饮食停滞，失治皆致于此。又脉浮，鼻中燥者，必衄也。鼻孔疮，久不愈者，必瘠也。

诊耳法

耳冷而后有红丝者，麻、痘也。耳热者，伤寒也，疟疾也。耳为少阳经所过，平人微凉不热。

耳焦枯如受尘垢者，病在骨。耳轮干燥，主骨瘠蒸热，为肾经虚热也。

面黄目黄连耳者，疸也。

耳后完骨上，有青脉如线三两路，卧不静者，此痫疾候。当刺破，掐令血出，即安。若自肿破者死。此即《脉经》所谓耳间青筋起者掣痛。《灵枢·五邪》曰：取耳间青脉以

① 僭（音渐）：超越本分。谦词。

② 烦（音球）：颧骨。

去其掣。正此事也。

诊唇口法

附人中

青气环于唇口者，木克土也，为惊风、角弓反张，为霍乱吐泻，为噤口痢；在初生小儿，为撮口脐风；在久病，为脾绝。黑气环于唇口者，水侮土也，为泄泻，为水肿，为咳嗽，为饮食不化。钱氏曰：时气，唇上青黑点，不治。鼻孔唇下有疮 ，流汁，久不愈，好喫泥土者，疳也。

唇色，紫为热；红为血虚；白为虚寒，为虫；青为胆气犯胃，常苦呕逆，亦为风；黑为肠胃有瘀血伏痰。微燥而渴者可治，不渴者不可治。淡红而面上有白斑者，为虫疳。黄为湿痰，有寒有热。唇青黑而腹急痛者，有中寒，有中毒。淡而四绕起白晕，为骤亡血。唇齿焦黑，为燥屎冲膈，虽急下之，多不可救。

舌常欲伸于口外者，心有热，舌中胀也。常以舌舐唇者，胃热而唇燥也。

腹痛腰痛，而人中如黑色者，面上忽有红点者，多死。

病人鼻下平者，胃病也；微赤者，病发痈；微黑者有热；青者有寒；白者不治。唇青人中满者不治。

诊舌法

舌尖属心，舌根属肾，中间属脾胃，两边属肝胆。赤为热，深黄为湿热食滞，厚白为湿寒水饮，灰白为极虚极寒，紫黑为极热，或脾胃有瘀血伏痰。芒刺燥裂，亦为热极。红紫如猪肝，为火灼胃烂，死证也。《医镜》　此论杂病也。

舌上津津如常，邪尚在表；见白苔而滑厚而腻，是寒邪入胃矣。黄而厚者，化热也；黄而燥者，热盛也。厚苔渐退，而底见红色如猪肝者，火灼水亏，津液将竭也。见黑苔有二：如黑而焦裂硬刺者，为火极似炭之热苔；如黑而有津，软润而滑者，为水来克火之寒胎。如连牙床唇口俱黑者，则胃将蒸烂矣，在时疫斑疹伤寒热病多有之。更有舌中忽一块如钱，无苔而深红者，此脾胃包络津液大亏，润溉不周也。亦有瘀血在于胃中，无病或病愈而见此苔者，宜疏消瘀积，不得徒滋津液。《三昧》　下同。此论伤寒外感也。按：舌面细如鱼子者，心与命真火所鼓。若包络有凝痰，命门有伏冷，则舌面时忽一块光平如镜。

温热初发，便烦热发渴，舌正赤而多白苔如积粉者，虽滑，亦当以白虎清内热也。又中宫有水饮者，舌多不燥，不可误认为寒证也。亦有虚热者，舌心虽黑或灰黑而无积苔，舌形枯瘦而不甚赤，其证烦渴耳聋，身热不止，大便五六日十余日不行，腹不硬满，按之不痛，睡中或呢喃一二句，或带笑，或叹息，此津枯血燥之虚热也。宜大料六味汤。若误与承气，必死矣。此论温热也。

诊指爪法

五指梢冷，是惊风也；中指独热，是伤寒也；中指独冷，是麻疹也。五指尖常冷者，脾阳不足也。卒冷者，有气厥，有急痛。

凡三岁以下，病深重危急者，指甲口鼻多作黑色。此脉绝神困，良医莫保。

久病，爪甲青者，肝绝也；爪甲黑者，血死脉绝也；爪甲白者，血脱也。俱死。淡红者，血虚也；淡紫者，血痹也；红而成点不匀者，血少而气滞也。层层如浪纹者，有水气，将为水肿、泄泻也。甲后近肉有白晕者，气虚也。深黄如染者，黄疸也。淡黄者，饮食停滞，脾胃弱也。卒病，爪甲青而腹急痛者，有中寒，有中毒，有心包络或胃络中有死血所致也。

关纹、鱼络、唇口、爪甲之色，皆血之所见也。变则俱变，故主病多同。

诊齿法

并出《内经》、《脉经》

久病，爪甲焦黄，憔悴自折，与齿如熟豆者，谓之大骨枯槁，死不治。

久病，唇肿齿焦者死，齿光无垢者死，齿忽变黑者死。

热病，阴阳俱竭，齿如熟豆，其脉驶者死。阴阳俱竭，谓汗便并闭也。

骨蒸，齿槁者死。

诊大肉捷法

久病，形气相得者生，皮肤著者死。脱肉，身不去者死。形肉已脱，九候难调，犹死。急病，形肉虽不脱，犹死。“三部九候论”

赵晴初曰：病人大肉已脱，为不可救。盖周身肌肉瘦削殆尽，脾主肌肉，此为脾绝也。余每以两手大指次指后，验大肉之落与不落，以断病之生死，百不失一。病人虽骨瘦如柴，其大指次指后有肉隆起者，病虽重可治；若他处肉尚丰而此处无肉，转见平陷者，便不可治。鱼络本候胃气，而次指又大肠脉所过也。此法前人未道，实不可易。周慎斋先生所谓久病形瘦，若长肌肉，须从目内眦下胞长起，亦此义也。说已见前。

诊尺肤寒热法

脉急者，尺之皮肤亦急；脉缓者，尺之皮肤亦缓。脉小者，尺之皮肤亦减而少气；脉大者，尺之皮肤亦贲而起。脉滑者，尺之皮肤亦滑；脉涩者，尺之皮肤亦涩。“邪气病形篇”

尺脉缓涩，谓之解㑊。尺与脉俱缓涩也，解，懈也，㑊，食㑊也。尺涩脉滑，谓之多汗。尺寒脉细，谓之后泄。脉尺粗常热者，谓之热中。粗者臂上鼠肉也。“脉”下似当有脱字，又似当作“脉粗尺常热者”。《内经》有云：粗大者，阴不足，阳有余，为热中也。见“平人气象论”。

审其尺之缓、急、大、小、滑、涩，肉之坚脆，而病形定矣。视其人目窠上微痈，如新卧起状，其颈脉动，时咳，按其手足上，窅[①]而不起者，风水肤胀也。尺肤滑以淖泽者，风也；尺肉弱者，解㑊；安卧脱肉者，寒热不治；尺肤涩者，风痹也；尺肤粗如粗鱼之鳞者，水溢饮也；尺肤热甚，脉盛躁者，病温也。其脉盛而滑者，汗且出也；尺肤寒，其脉小者，泄而少气也；尺肤炬然，先热后寒者，寒热也；尺肤先寒，久持之而热者，亦寒热也。肘所独热者，腰以上热；手所独热者，腰以下热。肘前独热者，膺前热；肘后独热者，肩背热。臂中独热者，腰腹热；肘后粗，即鼠肉也。一作廉非。以下三四寸热者，肠中有虫。掌中热者，腹中热；掌中寒者，腹中寒。尺炬然热，人迎大者，当夺血。尺坚大，脉小甚，少气，悗，有加者死。“论疾诊尺篇”

诊肠胃寒热法

胃中热，则消谷，令人悬心善饥，脐以上皮热；肠中热，则出黄如糜，脐以下皮寒。当作“热”。胃中寒，则腹胀；肠中寒，则肠鸣飧泄。胃中寒，肠中热，则胀而且泄；胃中热，肠中寒，则病饥，小腹痛胀。“师传”

面热者，足阳明病。鱼络血者，手阳明病。两跗之上，脉竖当是“坚”字。陷者，足阳明病，此胃热也。“邪气病形篇”

下利者，湿也，有寒有热，有在肠有在

---

① 窅(音摇)：深。

胃。肠胃湿而俱寒者,泄如注下而无禁也;肠胃湿而俱热者,胸中嘈杂无奈,肛门逼迫,重坠不堪,时时登圊而少所出也;胃中寒而肠热者,腹痛重坠,久而便出,便出即快然而衰也;胃中热而肠寒者,略一腹痛,或不腹痛,即已便出,便出复见重坠,不欲起也。

诊五脏骨蒸法

小儿疳疾同此

五痿者,生于大热也。何以别之?曰:肺热者,色白而毛败;心热者,色赤而络脉溢;肝热者,色苍而爪枯;脾热者,色黄而肉蠕动;肾热者,色黑而齿槁。"痿论"。骨蒸者,风寒饮食,失治而成者也。

东垣内外伤辨证

伤于七情六欲,饮食作劳,为内伤,宜养正;伤于风寒暑湿燥火,为外感,宜祛邪。如发热证,外感则发热无间,内伤则时作时止。恶寒证,外感虽絮火不除,内伤则得暖便减。头痛证,外感则常痛不休,内伤则时痛时已。外感则手背热于手心,内伤则手心热于手背。外感则鼻塞不通,内伤则口淡无味。

按:小儿无嗜欲劳倦,而内伤更有甚者,或禀赋不足也,或饮食不和也,或久病失治也,或病后失调也。禀赋之伤多在肾,因病之伤多在脾。

切脉法

凡诊小儿,既其言语不通,尤当以脉为主,而参以形色声音,则万无一失。小儿之脉,非比大人之多端,但察其强弱缓急四者之脉,是即小儿之肯綮。盖强弱可以见虚实,缓急可以见邪正,四者既明,则无论诸病,但随其证,以合其脉,而参此四者之因,再加以声色之辨,更自的确无疑,又何遁情之有?此最活最妙之心法也。若单以一脉凿言一病,则一病亦兼数脉,其中真假疑似,实有难于确据者。张景岳

小儿脉一息八至者平,九至者伤,十至者困。《脉经》

五岁以上,以一指取寸关尺三部,六至为和平,七八至为热,四五至为寒。《正眼》

小儿脉多雀斗,要以三部为主。若紧为风痫,沉者乳不消,弦急者客忤气,沉而数者骨间有热欲以腹按清冷也。《脉经》

小儿是其日数应蒸变之期,身热,脉乱,汗不出,不欲食,食辄吐哯者,脉乱,无苦也。《脉经》

《脉经》论小儿脉,止此三条,而余不言者,余与大人同也。后世既有专家,遂为之条分缕析矣。

小儿之脉,气不和则弦急,伤食则沉缓,虚惊则促急,风则浮,冷则沉细。脉乱者不治。仲阳

凡看脉,先定浮沉迟数,阴阳冷热。沉迟为阴,浮数为阳。浮主风,沉迟主虚冷,紧主癫痫,浮缓主虚泻,微迟有积、有虫,迟涩胃不和。沉主乳食难化,紧弦主腹痛,牢实主大便秘。沉数而细,骨中有热。弦紧而数,惊风。浮洪胃热,沉紧寒痛。虚濡者有气,又主慢惊。芤主大便利血。薛立斋

小儿之脉,其主病与大人同,但部位甚狭,难于分辨。然小儿病因无多,脉象当无多变,正不必多立名色,以自炫奇。又小儿六七岁以下,肾气未至,脉气止在中候,无论脉体素浮素沉,重按总不能见脉。若重按见脉,即与大人牢、实、动、结同论,但亦不可太浮无根耳。小儿肝气有余,肾气不足,脉体似宜见长,止因稚阳气弱,经络柔脆,不能如大人之充畅,首尾齐动也,故其脉来累累如电之掣,如珠之跃。又因乳食

血液有余，故滑利如不可执也。雀斗者，数中一止，止而又数，频并也。血多气少，气之力弱，未能鼓盪[①]，血又壅盛，故其行易踬[②]。八至为平者，三岁以下也；六至为平者，五岁以上也。

诸脉应病

并出王肯堂《证治准绳》，大义如此，未可泥也。

诸数脉，为热，属腑。

诸迟脉，为冷，属脏。

阳数脉，主吐逆。不吐必发热。

阴微脉，主泄泻。不泻必盗汗。

沉数脉，寒热，寒多热少。亦主骨蒸。

紧数脉，寒热，热多寒少。又主骨蒸，急则惊痫。

沉紧脉，心腹痛。短数同。亦主咳嗽。咳嗽脉忌沉紧。

沉细脉，乳食不化。亦主腹痛下利。

沉伏脉，为积聚。亦为霍乱。

微缓脉，乳不化，泄泻。沉缓亦同。

微涩脉，瘈疭筋挛。

微急脉，寒热吐血。

浮滑脉，宿食不消。亦主咳嗽。

浮紧脉，疳气耳聋。

浮弦脉，头疼身热。

紧滑脉，吐逆恶心。

心脉急数，惊痫。不痫者疳、麻。

肝脉急甚，颠痫风痫，痰涎流液。

肺脉浮实，鼻塞，二便不通。

关脉紧滑，主蛔虫。尺脉沉，亦主蛔。

尺脉微细，溏泄冷利，乳食不化。

尺脉微涩，便血。无血者必盗汗。

脉过寸口入鱼际，主遗尿。

诸病应脉

惊搐，脉浮数，顺；沉细，逆。身温，顺；肢冷，逆。

夜啼，脉微小，顺；洪大，逆。身冷，逆。

心腹痛，脉沉细，顺；浮大，逆。身温，顺；肢冷，逆。

伤寒，脉洪弦，顺；沉细，逆。浮大，顺；微伏，逆。

汗后，脉沉细，顺；洪紧，逆。困睡，顺；狂躁，逆。

温病，脉洪大，顺；沉细，逆。身热，顺；腹痛，逆。

咳嗽，脉浮滑，顺；沉细，逆。身温，顺；肢冷，逆。

霍乱，脉浮洪，顺；迟微，逆。身温，顺；肢冷，逆。前言沉伏主霍乱，是初发时也。

吐哯，脉浮大，顺；沉细，逆。身温，顺；肢冷，逆。

泄泻，脉缓小，顺；浮大，逆。身温，顺；肢冷，逆。

诸痢，脉沉细，顺；浮大，逆。身温，顺；肢冷，逆。身大热者，亦逆。

诸渴，脉洪数，顺；微细，逆。身温，顺；肢冷，逆。

诸肿，脉浮大，顺；沉细，逆。藏实，顺；肠泄，逆。

腹胀，脉浮大，顺；虚小，逆。藏实，顺；肠泄，逆。

痰喘，脉滑大，顺；沉细，逆。身温，顺；肢冷，逆。

寒热，脉紧数，顺；沉细，逆。倦怠，顺；强直，逆。

疳劳，脉紧数，顺；沉细，逆。藏实，顺；脾泄，逆。

虫痛，脉紧滑，顺；浮大，逆。身温，顺；唇青，逆。《金匮》腹痛，脉沉弦，若洪大为蛔。

---

① 鼓盪（音荡）：鼓动，推动。

② 踬（音质）：绊倒，此指中断。

黄疸，脉浮大，顺；沉细，逆。腹宽，顺；泄泻，逆。

火痺，脉浮洪，顺；沉细，逆。身温，顺；身冷，逆。消渴也。

诸失血，脉沉细，顺；浮数，逆。身温，顺；发热，逆。

中恶腹胀，脉紧细，顺；浮大，逆；身热，顺；身冷，逆。

闻声法

声悲是肝病，声笑是心病，声慢是脾病，声呼是肺病，声沉是肾病。声清是胆病，声短是小肠病，声速是胃病，声长声微是膀胱病。声悲慢是肝脾相克病，声速微细是胃与膀胱相克病。声细断是实，声轻是虚。声沉粗是风，声短细是气，声粗是热，声短迟是泄，声细长是痢，声实是闭涩。《幼科全书》

此病中言语之声也。夫声为阳，根于肾，发于心，出于肺者也。声之根有病者，病在肾；声之音有病者，病在肺。此当于哭时察之。声来充足有余不尽而圆润无累者，肺肾俱足也。声来尾音空弱若难继者，肾不足也。声来燥涩若有所碍者，肺有病也，或痰或风。声来柔嫩不甚激烈者，心气不足，肝气亦不旺也。声来宏远激烈却宽缓不迫促者，可卜福德兼优。声来粗雄短促者，定知劳贱无赖。此听声，以察根气者也。

声哑者，风痰伏火，或暴怒叫喊所致。形羸声哑，劳瘵之不治者，咽中有肺花疮也。伤寒坏病声哑，狐惑也。声重鼻塞，伤风也。声瘖不出而咳者，水寒伤肺也，亦中湿也。声哑如破而咳者，客寒裹热也。骤然声喑，而咽痛如刺，不肿不赤，不发热，二便清利者，阴寒也。骤然声喑，而赤肿闭胀，或发热便秘者，龙火也。音嗄而腿常痠软者，肾虚喑痱也。哭而腰曲者，腹痛也。哭而按之，其哭更急者，其处有痛也。哭而声不敢肆者，喉痛也。儿睡，忽自醒而急啼者，腹痛或身有痛也。先啼而后下利者，腹痛有冷积也。呼吸似欲喘，而烦躁不宁者，鼻塞，或气痰聚胸也。俯视攒眉，哭声长而细者，头痛也。

相初生寿夭法

出张景岳。他书尚有详于此者，
以禀于生初，不关证治，故不备载。

看小儿法，以听声为先，察色为次。凡声音清亮者生，有回音者生，涩者病，散而无出声者夭。忽然大声而无病者，须急视其身，恐有疮疡，急宜治之。亦恐针刺虫啮。更有为火星入包裹中者，伤筋见骨，多致死也。

脐带中无血者生，脐带银白色者生。短带紫胀者，于断带之后，捻去紫血，可保无虞。

额皮宽者寿。

卵缝通达，黑色者寿。初生下如水泡者险，阴囊不收者夭，白色、赤色皆夭。

面转微黄者吉。生下粉白花色，必主脐风而死。生下皮宽肉瘦，五六日顿肥者，亦必有脐风之患。

生下皮肉不光者夭，泣而无泪者夭，舌如猪肝者夭，口角上有紫色丝如虾须者夭。发粗长者寿，细软不放者夭。

初生诸病，莫详于《验方新编》，其治法亦颇稳，今不及详录。治儿科者，必当肄业及之也。

相病吉凶要诀

小儿病，证或可畏。若太冲有脉，神气未脱，囟门未陷，看颜色三关，未至黯点者，犹可著力。虽然，五脏六腑之精气，上注于目，望而知之，当先以目中神气之全为验。若目中神气在者，必不死，目无神者必死。徐春圃《古今医统》

相病吉凶杂法

小儿大便赤青瓣，飧泄，脉小，手足寒，难已；手足温，易已。小儿病困，汗出如珠，著身不流者死；头毛皆上逆者死；囟陷者死。头足相抵，卧不举身，四肢垂；或其卧正直如缚，掌中冷，皆死。至十日，不可复治。《脉经》 下同。

卒肿，其面苍黑者死。此下五节本是专论胕肿，因小儿多有此证，故类抄。

手掌肿无纹者死。

脐肿反出者死。小儿久哭，多有此证。

阴囊茎俱肿者死。小儿久卧，溺湿褥被，亦有此证。

足趺肿，呕吐，头倾者死。太阳风寒则仰而反张，阳明虚寒则俯而视深。

小儿病，体重，不得自转侧，并不可举抱者死。

小儿病，若吮乳紧者易治，吮乳松者难治。《准绳》 下同。

寒热病，咽汤水并药喉中鸣，是胃脘直，不能荫肺也。此证医书少有，累验多死。水下喉中有声，似欲作哽也。小儿无病，教令咽气，而不得下者，脘燥而直也。胃底沉寒，气化不利，而又有虫，耗其津液也。故《心鉴》曰：哽饮知危候。

病因治法大略

小儿之疾，如痘疹、丹瘤、脐风、变蒸、斑黄、虫疥、解颅、五软之类，皆胎疾也。如吐泻、疟、痢、肿胀、痞积、疳劳之类，皆伤食之疾也。惟发热、咳嗽，有因外感风寒者。故曰小儿之疾，属胎毒者十之四，属食伤者十之五，属外感者十之一二。《万氏育婴家秘》

凡小儿一岁以下有病者，多是胎毒，并宜解毒为急。二岁以上有病者，多是食伤，并宜消食健脾。《幼科全书》

凡初生小儿病，须要辨其胎中所患，与出胎时所受为最。盖胎中蕴者，宜清利；出胎所受者，宜解散也。许橡村

古论脐风，皆由于水湿风冷，此犹未尽也。盖脐风有内外二因，有可治、不可治之别。外因即风湿所伤，内因乃禀父之真阳不足也。尝见一士，产十数胎，尽殇于七日内之脐风，何无一能避风冷者？此内因之显而易见也。凡男子真阳不足者，右尺脉必细涩无神，生子必有脐风。《脉经》有察母脉以决禄浊。外因者，发于三四五日之间，由表及里，可治。内因发于六七日内，动于脏，不可治也。《集成》

小儿中客忤，吐下青黄赤白，腹痛夭绝，面色变易，其候似痫，但目不上插，其脉弦急数大，稍迟失治，即不救矣。急视上腭左右，有青黑肿核，如麻豆大，或赤或白或青，以银针溃之，或爪决之，并以绵拭去恶血，勿令下咽。仍以豉数升，入水捣熟，丸摩囟门、手足心各五六遍，摩心胸及脐，上下行转，食顷破视，中当有毛，掷丸道中，即愈。

按：今用有以荞麦面者，有以山栀麦麸者，均酒调。先以青布拭前后胸背心，摩之，良验。

小儿始生，生气尚盛，但有微恶，即须下之，必无所顶。若不时下，则成大疾，难治矣。凡下，四味紫丸，最佳。代赭石、赤石脂、巴豆、杏仁。《千金方》

脐中水及中冷，则令儿腹绞痛。天

纠[1]啼呼，面目青黑，此中水之过。当炙粉絮以熨之，不时治护。脐至肿者，当随轻重，重者灸之，可至八九十壮。轻者脐不大肿，但汁出，时时啼呼者，捣当归末和胡粉傅之，炙絮，日熨之，以啼止为候。

凡初生小儿，以脐风、牙疳、急惊、客忤四者为最急，其后乃有虫疳、慢脾以及痘疹，皆小儿专证也。其蕴于胎中者，有胎惊、义见《内经·奇病论》中。胎痘、胎疹、胎黄。凡母病临产未愈，儿多带病出腹，此先病于胎中也。其出胎而发者，胎寒则有盘肠有脐风，观此，则胎病岂尽宜清利。胎虚则有解颅、五软，胎热则有牙疳夜啼。夜啼，有因腹冷痛者。其出胎而受者，亦有脐风、牙疳、腹痛、泄泻，其证甚多。大抵专属于外邪者轻，外邪与胎毒相激而发者重。

夏禹铸预防脐风有绕脐灯火，预防牙疳有用细青布醮淡盐汤，时时试口中，出恶涎。

惊风一证，前人过于穿凿，自方中行谓即痉病，喻氏从而和之，好奇者，莫不是此非彼矣。殊不知痉即惊风也。惊者，言其躁扰不宁也。《素问·著至教篇》曰三阳积并则为惊，其病起如疾风霹雳，阳气滂溢，九窍皆塞是也。风者，言其僵直不和也，《内经》曰：诸暴强直，皆生于风是也。痉言证也，惊风亦言证也，非言因也。依此推之，慢惊之义亦可通矣。

喻氏辟八岁以前无伤寒之说，而谓痉即伤寒发热，脉络柔脆，不任其虐，以致血虚筋急也。理固甚是。其实小儿血液充盈，易于壅实，而生气之锐，进而不已，偶不流通即窒塞，迫逼呼吸，顿闷而成急惊风矣。卒然肢动目瞪，并无寒热，非惊非风，亦非伤寒，必角弓反张，乃风寒外袭，以致筋络拘转，是急惊亦有内外因也。

旧说治急惊宜凉，慢惊宜温，此不尽然。急惊亦有发于内之寒痰，慢惊每多成于内之燥热。

尝论脐风即古之真中风，详见《中藏经》及《巢氏病论》。五脏俱坏，数日即死，惟急灸可以救之。儿在母腹，以脐呼吸，初出腹时，吸受风寒，直达命门，故证至急也。急慢惊风，即类中风也。急惊即类中之邪盛者，慢惊即类中之正虚者。学者能读《内经·风论》、《中藏经》、《巢氏病论》、《千金方》、《翼方》及张洁古、刘河间诸书，考其诊法治法，斯无不通矣。奚必局局于儿科抄撮秘本乎？中风，看面目、鼻准、人中五色以定吉凶，脐风何独不然？牙疳，胃热也。内连肝肾，其证甚急，宜常醮盐茶掠口，去毒涎。见证，速煎竹茹、车前汁或人青果膏，及以核磨汁，饮之。

小儿暴得呕吐，多系饮食当风，风气入胃所致。侠寒者，腹痛作泻，最宜急治，迟恐接引内风，便成不治。宜桂枝汤加吴茱萸。

小儿极多虫证，始于湿热，成于湿寒，而亦必兼风也。虫在胃，则胸中懊侬嘈杂，如饥易渴；在肠，则腹胀，时肿聚往来，行动作痛，按之如块，大便黄糜，或白沫，溏而不结，面无定色，初起多青黄，久多青白。若肚大青筋，不食呕吐者，死期近矣。又有身常蕴热不止，而唇内生疮，声音嘶嗄，或肛门生疮，此即疳䘌[2]，所谓狐惑也。

小儿唇淡红而艳者，虫也。唇上红白成点不匀者，虫也。上下唇内白点者，虫也。舌尖两边有淡红点者，虫也。面色黄黯，而有多少白斑，圆如钱大者，食积生虫也。咽管干硬，教令咽唾，而不得下者，虫耗胃津，将成隔噎也。食未久而即饥者，虫也。渴饮无厌者，虫也。腹痛即大便者，虫也。目四围黄者，虫也。目光滞而睛黄者，

① 纠：原作“糺”，纠的异体字。

② 䘌（音匿）：小虫。

虫也。面色黄黯而有蟹爪纹者,虫也。虫脉,弦紧而涩,或滑。又腹中痛,脉当沉弦,而反洪大,为有蛔虫也。狐惑,其脉沉细而数,吐沫腹痛者,虫也;吐沫腹不痛,胃冷也。

虫谓之疳,骨蒸亦谓之疳。虫有湿热所生者,谓之蛔虫,在于肠胃,易治;又有瘀血所化,即为痨虫,在于血肉,难治。骨蒸者,因病失治,久热不退所成也。有积滞伤脾胃,有汗下伤津液,皆令骨瘦如柴,两唇灰白,或咳或泻,是痨瘵也。始萌可救,病成则死。

小儿寒热病久,必有瘀血。必兼行瘀,乃能全愈,或吐紫衃,或下黑粪。寒则血凝,热则血驶,忽凝忽驶,瘀积成矣。疟之有母,即此义也。

外感失于汗下,即成瘢疹,史载之谓热病欲发斑者,其脉虽大,而重按如重夹绫绢裹状。所以然者,其肤已微肿故也。

小儿被褥溺湿,勿复卧其上,能令面黄成疸。目上下胞浮起者,是其征兆也。

小儿脑后耳后多核者,此太阳、少阳之气不达,常病寒热,气与液搏结而成,所谓恶核失荣也。亦由于先天不足。宜外治以散之,内服生津补血之剂以清之。愈后,须用温补以助肾气。核多者,不宜种痘,以其气结也。旧法:生山药擦之。

解颅怪证,小儿囟门前后宽大,头大异于常儿,以烛火隔照,见其头裹光亮。西医谓其头中有水三四五斤。有一年死,有数年死,无不夭者。一岁至八岁有之,过八岁即无此矣。此盖中国所谓头风之类,惟滨海有之。

疳者,脾胃病亡津液之所作也。因大病或吐泻后,以药吐下,致脾胃虚弱亡津液。假如潮热,是一脏虚,一脏实,而内发虚热也。法当补母而泻本脏,则愈。假令日中潮热,是心虚热也。肝为心母,宜先补肝,肝实而后泻心,心得母气则内平,而潮热愈也。医见潮热,妄谓其实,而以大黄、牙硝辈诸冷药利之,利既多矣,不能禁约,而津液内亡,即成疳也。疳候不一,鼻疮,目翳,唇艳,面黄,或唇下生疮,流汁不愈,身瘦皮干作疥,喜卧冷地,好食泥土,下利青白,腹满发逆,头大项细,皆是也。钱氏

牙疳为肾脏水亏火炽,毒气上攻,此急证也。与此虚劳五脏疳证异。详见前文。

潮热者,间时发热,过时即退,来日依时发热,此欲作惊也。壮热者,一向热而不已,甚则发惊痫也。风热者,身热而口中气热,有风证。温壮者,但温而不热也。均同上。

小儿耳冷骫冷,手足乍冷乍热,面赤,时嗽嚏惊悸,此疮疹欲发也。阎氏　下同。

小儿惊风方搐时,但扶持不可擒捉。盖风气方盛,恐流入筋脉,或致手足拘挛。气血壅闷,方借抽掣,以助气运之力。擒捉之,则气难运矣。

凡足胫热,两腮红,烦渴不止,头面好露,扬手掷足,大便闭,小便黄,身壮热不退,凡此皆宜凉解,不可服热药补药也。《幼科全书》

如足胫冷,面晃白,口中气冷,寒热进退不安,身常偎人,眼珠青,吐泻不止,肚腹作痛,凡此皆宜温补,不可用凉药利药也。

凡病先虚,或已经下,仍有合下者,必实其母后泻其子也。假令肺虚而痰实,此可下之证,先当益脾,后方泻肺也。钱氏

凡热病,疏利或解化后无虚证,勿温补,热必随生。同上。

小儿之病,古人谓之哑科。以其言语不能通,病情不易测。故曰:宁治十男子,不治一妇人;宁治十妇人,不治一小儿。此甚言小儿之难也。然以余较之,则三者之中,又惟小儿为最易。何也?盖小儿之病,非外感风寒,则内伤饮食,以至惊风吐泻,

及寒热疳痫之类，不过数种；且其脏腑清灵，随拨随应，但能确得其本而撮取之，则一药可愈，非若男妇损伤积痼痴顽者比。余故谓其易也。第人谓其难，谓其难辨也；吾谓其易，谓其易治也。设或辨之不真，则诚然难矣。然辨之之法，亦不过辨其表里寒热虚实，六者洞然，又何难治之有？故凡外感者，必有表证而无里证，如身热、头痛、拘急、无汗，或因风抽搦之类是也。内伤者，止有里证而无表证，如吐泻、腹痛、胀满、惊疳、积聚之类是也。热者，必有热证，如热渴、躁烦、秘结、痈疡之类是也。寒者，必有寒证，如清冷、吐泻、无热、无烦、恶心、喜热者是也。凡此四者，即表里寒热之证，极易辨也。然于四者之中，尤惟虚实二字，最为紧要。盖有形色之虚实，有声音之虚实，有脉息之虚实。如体质强盛与柔弱者有异也，气色红赤与青白者有异也，声音雄壮与短怯者有异也，脉息滑实与虚细者有异也。故必内察其脉候，外观其形气，中审其病情，参此数者而精察之，又何虚实之难辨哉？必其果有实邪，果有火证，则不得不为治标。然治标之法，宜精简轻锐适当，其可及病则已，毫勿犯其正气，斯为高手。但见虚象，便不可妄行攻击，任意消耗。若见之不真，不可谓姑去其邪，谅亦无害。不知小儿以柔嫩之体，气血未坚，脏腑甚脆，略受伤残，萎谢极易，一剂之谬，尚未能堪，而况其甚乎？矧[①] 以方生之气，不思培植，而但知剥削，近则为目下之害，远则贻毕世之羸，良可叹也！凡此者，实求本之道，诚幼科最要之肯綮。虽言之若无奇异，而世竟茫然。非有明察之见者，不足以语此。此其所以不易也。张景岳

脏腑外应病证通义

肝，牡脏，阳中之少阳。其窍目。其应在面，为年寿，为左颊，为舌本。在身为筋，为爪，为两胁，为卵。其动为呼，为语，为握。其情为怒。其变为呕吐，为胁胀，为少腹两旁胀，为惊骇瘈疭。潜初新辑，俱本《内经》。

心，牡脏，阳中之太阳。其窍舌。一曰耳。其应在面，为额中，为山根，额中在眉心之上，经名阙上，本候咽喉也。山根经名下极。为舌本。在身为血，为脉，为缺盆。其动为笑，为噫。其情为喜。其变为扰，为善忘，为谵言，为不语。包络同。

脾，牝脏，属于至阴。其窍口。其应在面，为山根，为鼻准，为唇，为舌本。在身为肌肉，为四肢，为腹。其动为歌，为吞。其情为思。其变为恐，为胀满，为痿，为水肿。

肺，牝脏，阴中之少阴。其窍鼻。其应在面，为眉心，眉心经名阙中。为右颊，为两颊。在身为皮，为毛，为背。其动为哭，为咳。其情为悲。其变为喘喝，为寒热。

肾，牝脏，阴中之太阴。其窍耳。一曰口，环口也。其应在面，为齿根，为下颏，为耳轮，为耳前，为两颧，为发，为舌本。在身为骨，为腰，为二阴。其动为呻，为欠，为嚏。其情为恐。其变为栗，为厥。

胆，其窍舌下。其应在面，为年寿两旁，年寿两旁鼻柱两壁也。为耳中，为眉。在身为爪。其变为呕苦，为瘈疭，为叫骂不休，为目不瞑，为恐如人捕之。

小肠，其窍目内眦。其应在面，为目下侠鼻两傍。在身为皮肤，为脐腹。其变为小腹控睾冲心，为里急后重。

胃，其窍目下胞。其应在面，为两颊略下，为鼻准两傍，两颊略下，内直下齿处也，鼻准两傍，即迎香是也。为唇内，为牙床。在身为肉腘。其变为膈塞不通，为气逆，为哕，为恐，为不欲食，为呕吐。

---

① 矧(音审)：，况且。

大肠,其窍目外眦。其应在面,为两颧直下。在身为皮肤,为腹,为后阴。其变为腹中常鸣,为下利不禁,为秘结。

膀胱,其窍目上胞。其应在面,为人中,为额两角。在身为腠理毫毛,为前阴。其变为癃,为不约。三焦同。经曰:肾合三焦、膀胱,腠理毫毛其应。

脏腑之经,相为表里,病证多同,可参观也。大抵太阳、少阴行于背,凡病在身后者属之;阳明、太阴行于胸腹,凡病在身前者属之;少阳、厥阴行于两侧,凡病在身侧者属之。

小儿五脏证治

《万氏育婴家秘》五脏证治

五脏平和,则病不生。或寒暑之违和,或饮食之失节,则风伤肝,暑伤心,寒伤肺,湿伤肾,饮食伤脾,而病生矣。语其色,则肝青心赤肺白肾黑脾黄也。语其脉,则肝弦心洪脾缓肺毛肾沉也。语其证,则肝主风心主惊脾主困肺主喘肾主虚也。语其治,则心脾肺三脏有补有泻,肝则有泻无补,肾则有补无泻也。色脉证治,本诸五脏,心中了了,谓之上工。"总论"

人皆曰:肝常有余,脾常不足。予亦曰:心常有余,肺常不足。有余为实,不足为虚。此虚实非经所谓邪气盛则实,精气夺则虚也。盖肝之有余者,肝属木,王于春,春乃少阳之气,万物之所资以发生者也。儿之初生,曰芽儿者,谓如草木之芽,受气初生,其气方盛,亦少阳之气,方长未已,故曰肝有余。有余者,乃阳气自然有余也。脾常不足者,脾司火气,儿之初生,所饮食者乳耳,水谷未入,脾未用事,其气尚弱,故曰不足。不足者,乃谷气之自然不足也。心亦有余者,心属火,王于夏,所谓壮火之气也。肾主虚者,此父母有生之后,禀气不足之谓也。肺亦不足者,肺为娇脏,难调而易伤也。脾肺皆属太阴,天地之寒热伤人也,感则肺先受之;水谷之饥饱伤人也,感则脾先受之。故曰脾肺皆不足。论五脏有余不足,即吾血多气少之义也。

肝者,足厥阴风木也。钱氏云:肝主风,实则目直视,大叫,呵欠,烦闷,项急;虚则咬牙,多欠,气热则外生风,气湿则内生风。此肝病之证也。肝开窍于目,故有病,常以目候之。如肝有风则目连劄;肝有热,则目直视;肝疳,则白膜遮睛之类是也。又肝主筋,肝病则筋急,为项强,为搐搦牵引。肝主怒,病则性急,大叫呼,甚则卵肿,俗呼气卵是也。肝在下焦,热则大小便难。肝藏魂,肝热,手寻衣领,胡乱捻物,甚则捉空摸床,此丧魂之病也。肝病。

肝胆之病,从火治者,木中有火。燧人氏传曰:知空有火丽,木则明,此其验也。肝胆之火,水不能灭,寒不能胜,又谓之龙雷之火,惟甘温之剂,如人参、甘草之辈,可以制之。故曰甘能泻火也。《内经》曰:辛以散之。如川芎、防风之类。又曰:辛甘发散为阳。以辛甘之药,合而用之,所谓火郁则发之,当云木郁则达之。此治肝病之大略也。肝热,以泻青丸、当归芦荟丸泻之。肝实同法。肝虚,以六味地黄丸补之。肝为肾子,虚则补母也。肝寒,以温胆汤及吴茱萸、生姜之类。肝病,钱氏有泻青丸一方,而无补者,谓其气有余也。然肝乃少阳之气所以养生者,固不可过泻,以伐生生之气也。肝治。

儿病,目视物不转睛,或斜视不转,或目合不开,目开不合,或哭无泪,或不哭泪自出者,皆肝绝也。肝不治。

《内经》曰:心者,君主之官,神明出焉。儿之初生,知觉未开,见闻易动,故神怯而易生惊也。钱氏云:心主惊,实则叫哭发热,饮水而搐;虚则困卧,悸动不安,此心病之证也。心主血脉，色者血之华，脉者心之合也。如色见红润，脉来大数者，此心气有余之象，其儿易养；如色见昏黯，脉来沉细者，此为不足，其儿多病难养。此观其形色脉，以知其心中之虚实也。心恶热，与风相搏则发搐，故肝生风，得心热则搐也。心属火，火盛则津液干而病渴。心藏神，热则神乱而卧不安。喜合面卧者，心气热则胸中亦热，欲言不能，而有就冷之意，故合面卧。此为虚热。心气实则气上下行涩，合则气不通，故喜仰卧。有弩其身而直伸者，谓之上窜，亦心热也。此为实热。舌者心之苗，热则舌破成疮。又有重舌、木舌、舌长出不收之病。《内经》曰：诸痛痒疮疡，皆属于心火。儿病瘤、丹、瘾疹、蛇缠虎带、虫疥、瘭[①]疮，皆心火之病也。心病。按：所谓心火之病者，心主血，血热而津液灼燥也。

钱氏治心热病，以导赤散。夫导赤乃泻小肠之药也，心为君主，不可犯之，泻其腑者以避嫌也。心虚则主不安，故以安神丸补其脏也。心为火脏，常苦缓散而不收。孙真人立生脉散夏月服之，以五味子之酸，能收耗散之气也。此非夏月可通服也。凡劳心苦思，早起宴罢，有虚热，神不安者，宜之。治儿心病者，扩而充之可也。故心热病生于内者，宜导赤散、泻心汤、东垣安神丸之类；生于外者，如口舌生疮，洗心散主之。心气虚者，钱氏安神丸。虚易惊者，琥珀抱龙丸。《内经》曰以苦泻之，黄连是也；以咸补之，泽泻、车前子是也。神气浮越，多惊悸者，宜朱砂、赤石脂、龙骨以镇之。心治。

如心病久，汗出发润，或舌出不收，或暴哑不语，或神昏愦乱，或瘾疹变黑，此皆心绝之候也。心不治。

《内经》曰脾胃者，仓廪之官，谓为水谷之所聚也。儿之初生，脾薄而弱，乳食易伤，故曰脾常不足也。钱氏云：脾主困，实则困睡，身热饮水，虚则吐泻生风，此脾病之证也。脾属土，其体静，故脾病喜困。土主湿，湿伤则为肿，为胀，为黄，为吐泻不止，则成慢惊风。《内经》曰：土位之下，木气承之。土为坤，坤为腹，故脾病则腹中痛，脾疳则肚大青筋也。脾之窍在口唇，脾有风则口㖞唇动，热则口臭唇疮，寒则口角流涎，谓之滞颐，气不和则口频撮。脾主舌本，热则弄舌吐舌。脾主肉，虚则瘦，大肉折。脾主味，虚则不欲食，热则食不作肌肤，伤于食则成积聚，久则成癖。脾主津液，热则口干引饮，虚则津液不生而成疳也。脾病。

脾胃不同，盖胃受谷，脾消谷者也。调其脾胃者，当适其寒温，节其饮食也。故饱则伤胃，饥则伤脾，当云：饥则伤胃，饱则伤脾。热则伤胃，寒则伤脾，又燥则伤胃，湿则伤脾也。脾喜温而恶寒，胃喜清凉而恶热。喜恶不同，故难拘一法也。脾胃属土，居中以应四傍。其立法也，必四气俱备，五味调和而后可。四气者，谓寒热温凉也。五味者，谓酸苦甘辛咸也。辛甘温热为阳，酸苦咸寒为阴。气味合而服之，是谓阴阳相济，得中和之法也。如偏热则伤胃，偏寒则伤脾，非中道也。钱氏立方，以益黄散补脾。东垣老人谓其偏热，而以异功散代之，其虑深矣。祖训钱氏诸方，法当遵守。惟脾胃一条，吾于脾热者泻黄散，胃热者人参白虎汤。脾胃寒者，理中汤丸。脾胃虚者，调元汤、人参白术散、养脾丸。伤食者，消积丸、保和丸。宿食成积者，枳朴大黄丸。湿胜者，胃苓丸。欲成疳者，肥儿丸。已成疳者，集圣丸。此吾家秘之法也，不可轻泄。脾治。

如脾病久，大肉消削，肚大青筋，或口噤不开，或唇口开张，或偏身虚肿，或脚背

① 瘭（音标）：病名。即“瘭疽”。

肿，眼下胞肿，或吐泻不止，饮食不入，或睡则露睛，口开不合，或多食而瘦，口馋喜啖甜物，或虫出于口，或唇骞而缩，此皆脾绝也。脾不治。

肺居最上，为脏腑之华盖。口鼻相通，息之出入，气之升降，必由于此，故肺主气。钱氏云：肺主喘，实则闷乱喘促，有饮水者，有不饮水者，虚则哽气长出气，此肺病之证也。《难经》曰形寒则伤肺，儿衣太薄则伤寒。《内经》曰热伤肺，儿衣太厚则伤热。寒热伤肺，则气逆，为喘为咳。鼻为肺窍，肺受风则喷嚏，流清涕；受寒则鼻塞，呼吸不利；受热则鼻干，或为衄血。肺疳，则鼻下赤烂。肺主皮毛，肺虚则皮干毛焦。病喘咳者，喘不止则面肿，咳不止则胸骨高，谓之龟胸。兼惊者，死证也。肺属金，其体燥，病则渴不止，好饮水，谓之鬲消。肺病。

《内经》曰：天气通于肺。轻清为天，清阳出上窍。本乎天者亲上也。故治肺病者，宜用辛甘升浮之药。如苦酸，必用酒炒，使上升也。钱氏立方，肺实者以泻白散、葶苈丸，虚者以阿胶散。祖训云：其法太简。肺主喘嗽，因于寒者，以麻黄汤主之。因于热者，以泻白散。热在胸者，以东垣凉膈散。渴饮水者，人参白虎汤。咽喉痛者，甘桔牛蒡子汤。咳有痰者，玉液丸。肺虚甚者，调元汤。肺为脾子，虚则补其母也。或单以生脉散。其法始备。肺治。

如肺久病，咳嗽连绵，喘息不休，或肩息，或龟胸，或咳血不止，或咳而惊，或鼻干黑燥，或鼻孔张开而喘，或泻利不休，大孔如筒，或面目虚浮，上喘气逆，此肺绝也。肺不治。

肾属水，乃天一真精之所生也。人之有肾，犹木之有根。其脉在尺，肾之虚实，以尺脉候之。命门在两肾之间，为元气聚会之所。儿之强弱寿夭，尤系于斯，全宜实不宜虚也。肾气不足则下窜，盖骨重惟欲下坠而缩身也。肾水阴也，肾虚则目畏明。儿本虚怯，由胎气不成，则神不足，目中白睛多，其颅即解，色晃白，此皆难养。或有因病而致，非肾虚也。此肾病之证也。肾主骨，肾虚者，骨髓不满也，儿必畏寒，多为五软之病。尻骨不成，则不能坐。髋骨不成，则不能行。齿为骨之余，骨不余则齿生迟。肾之液为血，血之余为发，肾虚则发稀不黑。肾之窍为耳，肾虚则耳薄，热则耳中出脓。肾主齿，热则生牙疳。肾又开窍于二阴，热则二便不通，冷则小便下如米泔。肾病。

经言二火者，君火相火也。又曰：一水不胜二火。水为阴，火为阳，一水不胜二火，此丹溪所谓阳常有余，阴常不足，肾之本虚也，明矣。故钱氏只用补肾地黄丸一方。不敢泻者，因无实证也。或谓痘疹，肾不可实，当泻之，此言甚谬。盖肾主液，痘中之血化为水，水化为脓，皆肾之津液所化也。若无肾水，则疮枯黑而死矣。岂可泻耶？痘疹曰归肾者，疮疹之毒，内发于骨髓，外达于皮毛者为顺。变黑复陷入骨髓者，乃火旺水亏，非水盛为害也。钱氏以百祥丸、牛李膏治黑陷者，乃急泻肾中之火毒以救水，非泻肾中之真阴也。肾热大便不通者，宜以猪胆蜜导法导之。小便不利者，宜五苓散以泻膀胱，东垣滋阴丸以泻肾火。肾治。滋阴丸疑是滋肾丸，黄柏知母桂。

如肾久病，身下窜，目中如见鬼状，或骨委弱，不能起立，或二便遗失不知，此肾绝也。肾不治。

《难经》有五邪之论，本脏自病为正邪，自前来为实邪，自后来为虚邪，自所胜来为微邪，自所不胜来为贼邪，此以五行之生克论也。钱氏所论，肝主风，心主惊，脾主困，肺主喘，肾主虚，此皆本脏自病，所谓正邪者也。故立五补六泻之方以主之。洁古先生乃取《难经》之言，以明五脏传变之证，补钱氏之所未及，而其法始大略矣。故风伤肝，热伤心，寒伤肺，湿伤肾，又曰湿伤肺，燥伤肾，饮食劳倦伤脾。此五脏自受之邪，为本病也。如肝主风，其中风者，本病也，谓之正邪。由伤热得之，乃心乘肝，自前来者为实邪。由伤湿得之，乃肾乘肝，自后来者为虚邪。由饮食劳倦得之，乃脾乘肝，自所胜来者为微邪。由伤寒得之，乃肺乘肝，自所不胜者为贼邪。余脏仿此。详见“四十九难”。洁古论五脏治法，如肝自病，只治其肝，宜泻青丸。心乘肝者，宜导赤丸泻心，实则泻其子也。肾乘肝者，宜姜附四逆汤补肾，虚则补其母也。肺乘肝者，宜泻白散泻肺、地黄丸补肝，先补而后泻也。脾乘肝者，宜调元汤以益脾制肝。非也。脾乘肝者，饮食之湿热，壅滞肝中生气，脾实肝虚，宜清脾气以达肝气也。余脏仿此。至于方法，不必定拘，会而通之可也。是皆治其初得之病也。又有一脏之病，传延别脏者，谓之兼证。当视标本之缓急而治之。先见病为本，缓；后见病为标，急。如二便不通，吐泻不止，咽喉肿痛，饮食不入，或心腹厥痛之类，虽后得之，当先治之。故曰急则治其标也。如无急证，只从先得之病治之，以后病之药，随其证而加佐之，所谓缓则治其本也。五脏相乘证治。

胃主纳谷，脾主消谷。小儿之病，所以多由脾胃者，或过于饱，或饥饱不时，或母有气实形壮者，其乳必多，求儿不哭，纵饮乳之，乃伤于乳也。母有气弱形瘦者，其乳必少，恐儿之哭，必取谷肉糕果以嚼而哺之，乃伤于食也。五脏以胃气为本。中和之气，五脏所赖以滋养者也。如五脏有病，或补或泻，慎勿犯其胃气。胃气若伤，则不食而瘦，或善食而瘦，疳病成矣。经曰：全谷则昌，失谷则亡。诚医林之金鉴也。申论脾胃，小儿伤乳，或乳食夹滞，最难治，久则成疳。古人多用硇砂[①]、巴豆攻之。以乳属血质，沾滞肠胃，非此不化。今人不敢用，每致虚寒者泄泻膨胀，实热者肠胃痈腐而死。

鲁伯嗣《婴童百问》

治疗之法，大抵肝病以疏风理气为先，心病以抑火镇惊为急，脾病当温中消导，肺病宜降气清痰，肾病则补助真元。斯得其治法之大要也。

楼英《医学纲目》

五脏相胜，病随时令，乃钱氏扩充《内经·脏气法时论》之旨，实发前人所未发者也。假如肝病见于春及早晨，乃肝自病于本位也。今反见于秋及日晡肺之位，知肺虚极，肝反乘之，故当补脾肺泻肝也。余脏仿此。

洁古曰：热则从心，寒则从肾，嗽而上气从肺，风从肝，泻从脾。假令泻兼嗽，又上气，乃脾肺病也，宜泻白益黄散合而服之。其证见泻，又兼面色黄，肠鸣呦呦[②]者，宜服理中汤。泻而呕者，宜服半夏茯苓汤。如泻而渴，热多者，宜服黄芩厚朴汤。不渴而热少者，宜服白术厚朴汤。其他五脏，若有兼证，依此推之。更详后论四时，推详用药。即下节。

又曰：肝病面白，《脉经》作唇白。下并同。肺病面赤，脾病面青，肾病面黄，心病面黑。若肝病惊搐，而又加面白，痰涎喘急之类，此皆难治。余仿此。假令春分前，风寒也，宜用地黄、羌活、防风，或地黄丸及泻青相间服之。春分后，风热也，宜用羌活、防风、黄芩，或泻青、导赤下之。立夏后，热也，宜用三黄丸、导赤散。夏至后，湿热也，宜导赤、泻黄合而服之，或黄芩、人参、木香

① 硇(音挠)砂：消积软坚药。

② 呦呦(音优)：鹿鸣声。

之类。秋分后，用泻白散。立冬后，用地黄丸主之，谓不受泻也。

又曰：凡五脏虚弱，是自己正令不行，非鬼贼之所克害。但当补本脏正气。假令肺病喘嗽，时于初春见之，法当补肾；见于夏，救肺；见于秋，泻肺；见于冬，补心泻本脏。大抵五脏各至本位，即气盛，不可更补。到所克位，不可更泻。

刘宗厚曰：此皆五脏相胜病机，不离五行生克制化之理者。盖小儿初生襁褓，未有七情六欲，只是形体脆弱，血气未定，脏腑精神未完，所以有脏气虚实胜乘之病。但世俗不审此理，往往遇是，率指为外感内伤，而妄攻妄补，枉死者多矣。钱氏论时有脱略，幸而洁古补之，诚无穷之惠也。《玉机微义》

肝病于秋而曰补肺，肺病于夏而曰救肺。何其言之两歧耶？洁古原文，本不止此，节录太简，故挂漏也。大抵五行衰旺，不过酌盈剂虚，当衰而衰，无可补也；当旺而旺，无可泻也。当衰而过于其衰之分，则宜补矣。当旺而仍如其衰之分，则尤宜补矣；当旺而过于其旺之数，则宜泻矣；当衰而仍如其旺之数，则尤宜泻矣。如肝病于秋，有肝虚为肺燥所抑而生病者，自宜补肝。有肝强与肺气相逆而生病者，仍宜泻肝也。岂得概言到所克位，便不可泻耶？肺抑肝者，毛悴爪折，下利不禁也。肝逆肺者，胸悗胁胀也。

变　蒸

小儿变蒸者，以长血气也。变者上气，蒸者体热而微惊。耳冷髋亦冷，上唇头起白泡，如鱼目珠，微汗出，近者五日而歇，远者八九日而歇。其重者，体壮热而脉乱，或汗或不汗，不欲食，食辄吐哯，白睛微赤，黑睛微白，热歇自明了矣。此时不能惊动，勿令傍边多人，从初生至三十二日一变，六十四日再变，变且蒸。依此积至五百七十六日，大小蒸毕矣。但或早或晚，依时如法者少也。如热甚者，过期不歇，审计日数，必是变蒸，服黑散。麻黄杏仁各半两，大黄六铢，捣散服，小豆大一枚，治变蒸挟时行温病。发汗热不止者，紫双丸。巴豆、麦门冬、甘草、甘遂、 硃砂、蜡苏仁、牡蛎捣丸，每服二丸，令微下。别有紫丸芒硝，紫丸均见《千金方》、《翼方》。又有赤丸方佚，林亿疑即紫双丸也。考《千金方·第十六卷痼冷积热门》，有赤丸，主寒气厥逆。名同实非。小瘥便止，勿复服之。凡此时，遇寒加之，则寒热交争。腹痛夭矫啼不止者，熨之则愈。变蒸与温壮伤寒相似。若身热，耳热，髋亦热，乃为他病，可为余治。审是变蒸，不得为余治也。巢氏

变蒸者，长生腑脏意智故也。每变蒸毕，即性情有异于前。故初生三十二日一变，生肾志，六十四日再变，生膀胱，其发耳与髋冷。肾与膀胱主水，水数一，故先之。三变生心喜，四变生小肠，其发汗出而微惊。心主火，火数二，故次之。五变生肝哭，六变生胆，其发目不开而赤，木数三也。七变生肺声，八变生大肠，其发肤热而汗，或不汗，金数四也。九变生脾智，十变生胃，其发不食，肠痛吐乳，十周则小蒸毕也。此后乃齿生能言，知喜怒矣。发时不汗而热者，可发其汗。大吐者可微下，不可余治。钱氏

人有三百六十五骨节，除手足四十五碎骨外，有三百二十数。每一蒸，骨之余气自脑分入龈中，作三十二齿。而齿牙有不及三十二者，由蒸不足其常也。故变蒸发轻者不觉，及长，视齿方明。齿当与变日相合也。钱氏

变蒸之说，前人有指为诞者。然小儿之变蒸，与妇人之月信，皆理所难通，而事

所必有，不可诬也。盖尝思之，人之生气，湿热而已。小儿生气盛，湿热亦盛。蒸者，湿热之所发也。其必三十二日者，何也？天之晦朔一遍，即人之血气一新，如潮汐每月朔必大也。小儿湿热本盛，至期忽见增加，故有溢而欲出之势也。或曰血气日渐增加者也。何三十二日而突发耶？不知小儿水谷未入，悍气未生，经络柔脆，血液充盈，气机缓弱，其生气之发于元根者，未尝不日周于身而犹有所余。小儿生气极旺，其发动流行之力，未能强悍，而生生之机，日进不已，发抒不尽，故日用而有余也。积于元根，积之既久，满于骨中，发于肌肉矣。小儿筋骨所以日见增长者，全恃此气为之外撑而内练，其日行之气，不过助运动，消饮食而已。所以不从三百二十骨节之义者，以其不定三十二日也。月空月满，义本"八正神明论"。盖人身精血之盈亏，与月体之盈亏相应，故妇人月信三十日而一泻，小儿变蒸三十日而一发，皆血分之事。变蒸者，气练血以撑长筋骨也。

痘证辨略

看耳筋

两耳后见红筋者，痘必轻也。紫筋者，痘必重也。兼青兼黑者，凶也。用药得法，亦有生者。《铁镜》或云：红筋多而乱，向下向内者，皆凶。

看形色

食指有紫纹隐起者，内有蓄热也。腹上有青筋胀硬者，内有食积也。山根青者，痰多而常患惊风也。面色青者，元亏而素多吐泻也。发稀毛逆者，疳也。唇淡肢倦者，虚也。目光炯炯，内精足而水火交辉。瞳子沉昏，元神亏而脾胃有滞。毛枯则血枯，发黑则血盛。囟门阔者，胎元未足。囟门小者，胎元甚充。《种痘新书》

辨脉

总不外于浮沉迟数，以决其寒热虚实。自发热至起胀，时毒从内出，阳之候也，脉宜浮洪而数，不宜沉细而迟。自收靥以后，毒从外解，阴之候也，脉宜和缓，不宜洪数。张景岳

既见发热，脉必滑数。但微见滑数而有神，不失和缓之气者，其痘必轻而少。若滑数加倍而犹带和缓者，痘必重而无害。若滑数太甚，而兼弦躁芤急无神者，必危。故初发热而即可断其吉凶也。凡诊小儿脉，但全握小儿之手，而单以拇指诊其三部，亦最易也。景岳

此于发热后决其吉凶，在天行则可。若插种者，不若于未放之先，审其顺逆也。诊其脉之和滑，来去分明，无弦涩芤迟诸象，兼视其形色善恶，庶知所趋避，而不致妄种招谤矣。大抵此脉以缓滑为贵。缓为胃气充，滑为血盛。痘全恃血作浆，而胃气达之于外也。

辨证

痘疹发热，大抵初时与伤寒相似。然伤寒之邪，从表入里，故见各经之证；痘疹之毒，从里达表，故见五脏之证。如呵欠顿闷，肝证也。乍凉乍热，手足梢冷，多睡，脾证也。面燥腮赤，咳嗽喷嚏，肺证也。惊悸，心证也。尻冷耳冷，肾证也。心窝有红色，耳后有红筋，目中含泪，或身热，手指皆热，独中指冷，两颧之间，隐隐有花纹现，是痘证也。又曰：五指梢俱冷为惊，俱热为伤寒，中指独冷为痘。男左女右。张景岳。所谓冷者，因热相形而见也。

观其面色红白明润，无异平日者，吉。如忽见红赤而太娇，或皖白而无彩，又额

有青纹，目有赤脉，口有黑气，耳有尘痕者，凶。张景岳

陈修园曰：环口青黧，莫治无根之肾。山根黑暗，休医已绝之脾。

吐泻腹痛，为毒内攻，脾逆证也。喘息气逆，喉中涎响，肺逆证也。惊搐，肝热也，有逆有顺。烦渴咬牙上窜，心热也。发热便觉腰痛，为肾阴虚，毒陷入也，多不救。张景岳

小儿布痘，壮火内动，两目先见水晶光，不俟痘发，大剂壮水以制阳光，俾毒火从小便一线而出，不致燎原，可免劫厄。古今罕见及此者。喻嘉言

此燥极似润，内无所余，全迫于外也。惟脉亦然，涩极似滑，躁极似缓。阴者阳之守也，有阴以守之，则阳虽锐往，而有纡徐[①]之度矣。无阴则阳驰，故似滑也。阴胜则紧，阳胜则缓。无阴以敛之，则形不能圆劲而有涣散弛长之象矣，故似缓也。最宜细辨。

倒陷变黑，肾火炽而水竭也。钱氏百祥丸下之，薛氏六味丸补之。

麻疹辨略

辨脉

凡出疹，自发热至收功，但看右手一指脉洪大有力，虽有别证，亦不为害。此定存亡之要法也。若细软无力，则阳证得阴脉矣。景岳

瘢疹初起，脉见浮洪，收功多见浮涩，以疹本出于肺，又发于皮肤肺之部也，热伤津液矣。故麻疹始终以清热养液为第一义。其脉始终皆数，但宜浮缓，不宜沉实细紧，亦不宜太数，至数不清。景岳所谓无力者，来势不盛也，此元阳不鼓。史载之曰：脉重手取之，隐隐有骨力，如重夹绫绢裹之，此发斑之候。皮肤微肿，故脉如此。

辨证

发热之初，寒热往来，咳嗽喷嚏，鼻塞声重，且流清涕，其证与伤寒无异。但麻疹则眼胞略肿，目泪汪洋，面浮腮赤，恶心干呕，此为异耳。若见此证，即宜谨风寒，节饮食，避厌秽。热至三日，疹当出矣。一日出三遍，三日出九遍，至六日，当出尽矣。《验方新编》

疹子出没，常以六时为准。子后出，即午后收，此阴阳生成之义也。凡依此旋出旋收者吉。连绵三四日不收者，阳毒太甚。若逡巡不出者，或是风寒外束。若已出而忽没者，必为风寒所逼，急宜防毒内攻。景岳

旧说细如蚊咬迹者为麻，大如苏子，小如虫子，成粒成片者为疹。全不分粒，红紫如云如锦者为瘢。瘢出相火，疹出君火。麻即疹之轻者也。又曰：心主瘢，脾主疹。皆不必泥。不过直发于毛窍者成点，横行于肌肤者成片而已。大抵此证，见于天气清和，又先无寒暑伏毒，乃人生所应有，肺胃血热，乘时而发者也。若因瘟疠而发者多逆。伤寒热病误治，而转属者亦多逆。治法始终以清热养液为主，初兼表散，虚者略用参、芪托里，后兼清降，使余热从大小便出，总无温补之法。但不可妄行攻下，致伤脾元耳。

凡寒暑伏毒，蓄愈久则发愈烈，多不可救。惟于未发之先，察知其隐，而豫为消解，最妙。近日西医有种疹法与种痘同，甚妙。若已见端倪如前列诸证，以火照之，皮内隐隐红点，以手摸之，掌下累累如粟，是疹已成也。急以胡荽酒，前后自胸项以下，四肢遍搽，即易出也。头面切不可搽，四肢

---

① 纡(音迂)徐：缓步貌。

尤宜多搽。凡瘢疹聚于头面者，谓之戴阳。聚于脊背者，即为连脏。或不出与出不至足者，俱不治。瘢疹发出后，即自作利者顺。痘忌利，疹宜利也。若利太早，恐伤中气，不能扶毒外出，宜设法培补中气，不必止利。惟疹已退尽，利不止者，可止之。若热盛便秘喉肿者，可下之。

瘢疹，内有胎毒，外乘风热而发也。清热息风，解毒养液，尽厥旨矣。又有内伤阴证见瘢疹者，微红稀少，此胃气极虚，逼其浮游无根之火，散于肤表也。必四肢清，口不渴，脉不洪数，宜益气补血，忌用升散。又有白痦一种，色如水晶，肺气虚也。色如枯骨，胃液竭也。亦有湿郁卫分，汗出不彻而然者，一宜温血，一宜理气，俱忌清凉。

凡夙有痞积而发痘疹者，平日脾胃强健，无他病者，犹有可救。且或痞积由此而去。若脾胃薄弱，面青唇淡，百无一生。

小儿一科，古人难之者，谓《灵》、《素》不言，无所承据也；今日之难，则又在书多，而议论纷出，无所适从。夫《颅囟》有方而无论，巢氏有论而无方，草昧初开，未遑藻饰也。至宋·钱氏，殚精研思，深造自得，辨证立方，高义入古，《直诀》一帙，卓乎与仲景《伤寒论》并千古矣。历代述者，率多依例推排，无所精切不磨之义。吾郡夏禹铸先生，独探秘旨，其《铁镜》书所言，一一皆出自亲历，本末源流，委曲详尽，既不蹈前人敷衍门面之陋习，而又能语语切近适用，使人读之，确有所据。庶几从此呱呱脱于夭枉，厥功伟矣。岂非仲阳后一人也欤？吾辑此卷，翻阅儿科书二十余种，无有能逾二书范围者。二书固治儿科者所必全读而熟研也，卷中不敢摘录，录其不在二书者，若牵连类及，则有之矣。小儿辨证，须是内外左右会合看来，不独切脉一法不足恃也，于定法中参出变情，于变情中仍归定法，方能胸中有主，动合机宜。故是卷于儿科诸书，收录甚略，反取大方脉诸诊法搀入者，欲世明于小大相通之故也。然则是卷也，虽平淡若无可奇，搜辑之心，顾不苦耶？其于钱氏、夏氏之书，有当焉？否耶？有能读二书者，吾将从而质之。

儿科杂病痘疹专书目录

《巢氏小儿病论》
《颅囟经》
《钱氏小儿直诀》
《薛氏保婴撮要》
《夏氏幼科铁镜》
《叶氏儿科要略》
《万氏育婴家秘》
张景岳《儿科则》
王宇泰《儿科准绳》
《幼幼集成》
翁仲仁《痘疹金镜录》
许橡村《痘诀六种》
陈文中《痘疹方》
汪石山《痘证治辨》
《冯氏痘疹全集》
《痘疹会通》

此皆幼科中金科玉律之书也。良法美意，不胜采录，故著其目于此，使世知此一卷者，特诊法之大略而已。至于病证之变，治法之详，固别有在也。

脉简补义

皖南建德周学海澂之甫著

傅海燕　战佳阳　校注

目　　录

卷　上

诊法直解

求脉大指

《灵枢·邪气脏腑病形篇》以缓、急、大、小、滑、涩立纲，而以微甚纬之，实开千古诊法之奥。后世有以浮、沉、迟、数分纲者，则其义浅而不备矣。今拟合二者，共十字，而仍以微、甚纬之，则但于十字中，纵横离合，而于二十八脉，不待拟议，而形状了然矣。然此特其形状耳，不足以尽脉理之妙也。滑氏曰：凡察脉，须识得上、下、去、来、至、止六字，详见卷二。则脉之妙蕴几于无遗。而讲脉学者，可得所宗主矣。盖求明脉理者，须将位、数、形、势四字讲得真切，便于百脉无所不赅，不必立二十八脉之名可也。位者，浮、沉、长、短也；数者，迟、数也；形者，虚、实、滑、涩也；势者，即滑氏所谓上、下、去、来、至、止也。四者为经，更纬之以微、甚、兼、独四字，百病之虚实寒热，全从此八字上分合剖析。每诊一人，即于各部中按此八字次第求之，反复寻之，则真假无遁情，而气分血分之病，亦到指便见矣。此真泄天地之秘者也。指到脉上，即心先拟其脉，浮耶，沉耶，在寸、在尺耶；继调其息，迟耶，数耶；继察其体，长耶，短耶，虚耶，实耶，滑耶，涩耶：审此三者指下必已有定象。即就定象，上揣其微耶，甚耶，独见一脉耶，兼见何脉耶，至此而象更定矣。于是，玩其上下起伏之盛衰，动止之躁静，而本原无不迸露矣。大抵诊脉，以察来去之势为最要，此阴阳嘘噏之机也。戴同甫分、合、偶、比、类五字说，与卢子由诊法十则，即畅论位、数、形、势四字义也，并见前编卷六。拙著《诊家直诀》即发明位、数、形、势、微、甚、兼、独八法，此篇特提大意而已。

审脉元机

有是病即有是脉，脉在病后也。若夫病证未形，血气先乱，则脉在病先，诊脉而可以预知将来之必患某病也。如第三卷所论伏疾脉详矣。然犹一脉主一病，病虽未形，脉象已定，故可据脉以决病也。更有脉象未定，诊今日之脉，而可预决其明日之必变某脉，因亦今日，即可预决其明日之必变某证。此中机括，微乎其微，诚能透此，医也，仙矣。如今日脉沉，而来势盛去势衰，可知其明日必变浮也。浮者，病机外出也。今日脉浮，而来势衰去势盛，即知其明日必变沉也。沉者，病机内向也。迟而有力，知必变数；数而少神，知必变迟。服泻药而脉势不减，知来日之必进；服补药而脉力不增，知来日之必减。昨见火脉，今见土脉，来日亦必是生脉；昨见木脉，今见金脉，来日亦必是克脉。明乎此，则脉之与病，有顺有逆，而可预施防维，预知趋避矣。元机妙用，仍不离阴阳、五行、升降、生克之大义也。

三部九候大义

寸、关、尺候，身之上中下者也，浮、中、

沉候，经络脏腑之表里者也。此以脉之纵横之部位，主身之纵横之部位，理之至显而不易者。虽病之由上及下者，脉未尝不由浮而沉；病之由表而里者，脉未尝不由寸而尺。究之各有所主，则其中有必然，有或然，不可过泥，亦不容漫无分别也。故脉之自尺上涌于寸者，多主头目晕眩、胸膈痞满、咳嗽、呕逆之证。脉之自沉鼓盛于浮者，多主温病、内热、汗出、内实、便秘之类。寸弱尺强，下实上虚；沉强浮弱，表虚里实。《内经》曰：上竟上者，喉、胸中事也；下竟下者，少腹、腰股、膝胫、足中事也。又曰：寸口脉浮而盛者，病在外；沉而坚者，病在中。睹斯二者，其大义可知已。

气分血分直言

气，无形也；血，有形也。气，动也；血，静也。动，则无形者形矣，静者之形，亦因动而见矣。然推其本，则气以动昭也，血以形显也。故候气者观其动，候血者观其形。夫脉之行也，以息往来，其动则气也，其管则血之质也。病在气分，候动之势；病在血分，候脉之形。气主呴之，血主濡之。血病当即累气，故候形者必兼审势；气病久乃累血，故察势者不必泥形。气虚血实，脉虽弱，而按之必有形；血衰气盛，脉虽空，而其来必有势。血气盛虚，分数各有多寡，总于形、势、微、甚辨之，可以按指便见也。浮、沉、迟、数，皆气也；缓、急、滑、涩，皆形也。风伤卫者，脉浮缓；寒伤营者，脉浮紧。又凡凝痰瘀血，其脉虽濡散，按之必有劲线，或有如珠粒。气之升降不利，无论脉形虚、实、大、小，其动也，疏密不匀，强弱不均，或寸弱于尺，或尺弱于寸，或应指少力，或中道而还。血盛者，脉形必厚；血虚者，脉形必薄；牢实与芤革可推也。气盛者，来势必盛；气衰者，来势必衰；濡弱与洪滑可例也。气周于外，血贯于中。故气寒而血为所束，脉即细紧；血虚而气无所归，脉即微散也。气郁与血结必殊，血虚与气弱不类，此分见者也；血热即见气脉，气寒则见血脉，此又互见者也。

血，有形者也，故脉以形见，血实形实，血虚形虚。气，有势者也，故脉以势见，气盛势盛，气衰势衰。病在气分，未尝不累及血分，究与正在血分者有别。如气热者，血未尝不奔逸，然清其气而血即平；若正入血分，则肿腐矣，但清其气无功也。气寒者，血未尝不凝滞，然温其气而血即通；若正入血分，则顽块矣，但温其气无功也。譬夫物近火，非不炙而温，究与为所焚者殊也；物入水，非不渍而湿，究与为所溃者殊也。故吾常谓病之在经络也，有气分，有血分。其在脏腑也，止可以在气分，而不可以在血分。前人每言病在某脏某腑血分者，仍指其经络也，或指其血为气累者也。果在血分，脏体坏而死矣。

十二经动脉辨

《难经》开口便说十二经皆有动脉，人多滑口读过，究竟十二经之与动脉一耶？二耶？夫动脉者，气管也；经络者，血管也。大而在里，径行脏腑者为经；细而在表，互相连贯者为络。经络之中，所存者血。血之行也，充满推移，无分翕辟。不能动者也，谓之脉，而不得谓之动脉。动脉者，气管，其中无血。其动也，一翕一辟，以息往来。诸气运行，以动脉之为领率，以呼吸为之鼓激，与血管本是二物。王勋臣《医林改错》有荣总管、卫总管之说，即此也。但卫气散行于分肉腠理，气管非卫气也。人身之中，本有三气。《灵枢·邪客》曰：五谷入于胃也，其糟粕、津液、宗气分为三隧。宗气者，荣卫之所合，气之能动者也。故宗气积于胸中，出于喉咙，以贯心肺而行呼吸。脉之行也，以息往来，呼吸不已，故动而不止,常与营俱行于阴阳。营气者,泌其津液,注之于脉,化而为血,以奉生身,莫贵于此。卫气者,出其悍气之慓疾,而行于四末、分肉、皮肤之间而不休者也。营行脉中,卫行脉外。动脉者,宗气也;血脉者,营气也。血管之中,荣气帅血液而环流;气管之中,荣气并宗气而嘘吸。宗气之管与营气之管,两管并行,而不相离,亦不相注,有此经之血管,即有此经之气管,副之而俱行。王勋臣《医林改错》,家有其书,无庸赘述。近会稽赵晴初《医话稿》中,述主制群微一则,正与此合,录以备览。曰:人身湿热而已,热恒销湿,无以资养,则肤焦而身毁矣。故血者,资养之料也,血以行脉,脉有总曰络,络从肝出者二,一上一下,各渐分小脉,至细微。凡内而脏腑,外而肤肉,无不贯串,莫定其数。脉之状似机,其顺者因血势而利导之,斜者留血毋退,横者送血使进也。脉之力又能存血,不合则坏。合于痰乃克顺流,合于胆乃克凝滞,合于体性之气,乃启诸窍,导之无闭塞也。从心出者亦有二大络,一上一下,细分周身,悉与肝络同。所不同者,肝引血、存血,此专导引热势及生养之路耳。心以呼吸进新气,退旧气,直合周身脉与之应,少间不应,辄生寒热诸证。医者必从三部跃动之势,揣知病源,盖以此也。按:此文全与《内经》相合,但《内经》十二经脉分属五脏六腑,此则以心肝统之,而分达于脏腑耳。然《灵枢·邪客》曰:其余脉出入屈折,其行之疾徐,皆如手少阴心主之脉行也。是《内经》已有此义矣。从肝出者血脉,从心出者气脉,即动脉也。以呼吸进新气,退旧气,即所谓以息往来者也。而细分周身,悉与肝络同。则吾所谓有此经之血管,即有此经之气管副之而俱行,岂臆说而无征者乎。下卷有"经脉续辨"引证更详确。

命门三焦说

李濒湖自言著有《命门考》、《命门三焦客难》二文,今皆不见。而其言曰以右肾为命门,越人之误也,是未识《难经》之旨也。兹录拙著《难经补义》、《脉经札记》二篇以备考。

三焦命门之说,聚讼纷纷,后人无可复置喙矣,今据《难经》释之。命门为相火之本,肾间动气是也,其气与肾通。肾者,右肾也。少阳厥阴,皆相火游行之部,而出入之机则在右肾。故右肾非即命门也,其气之发动始于此也。命门居两肾之间,不但为真火之本,亦即为真水之源,故《内经》不立命门之名,而凡言肾之处,皆具真阳之义。此以见水火同居,相合无间,不似心肝脾肺四脏各具一气也。水之体阳,其在下也,动于左;火之体阴,其在下也,动于右。右肾非无水,而火为盛;左肾非无火,而水为盛也。三焦分诊于三部,其说似是而实非。《内经》言三焦手少阳之经脉,病证多矣。细绎其词,盖有两义:三焦者,本是腹内上中下三部之正名也,"营出中焦,卫出下焦","上焦如雾,中焦如沤,下焦如渎"等语,皆指腹内之上中下三部,非指手少阳经也。手少阳之经,所以系之三焦者,以其脉遍属三焦耳。亦如心脉之属心,脾脉之属脾,皆止一脉,非有三脉也。心脉属心,脉中之气即由心来,脾脉属脾,脉中之气即由脾来。手少阳之经遍属三焦,而实非有三脉,则其脉中之气不得分受于三焦,而必有一为之主。知此,斯知候于何部矣。其寸关尺三部分诊者,是候腹内上中下三部之三焦,是三焦之腑也。寸部候胸,关尺候腹,与手少阳经何与哉?命门之原气周行于三焦,而出入于右肾。手少阳受气于命门,而借径于右肾者也。命门,火也,三焦其焰之所及,右肾,其发焰之处也。手少阳受气于发焰之处，而非受气于其焰，则直以手少阳为命门之经可也。包络之经气通于心，故候于左寸；三焦之经气通于肾，故候于右尺。其原皆出于命门者也。故二经为表里，其不同候于一部者，何也？厥阴之经，受命门之气，达于包络，以代君火行事，二火同气，相得罔间，其气之动静，听命于心，而不必听命于命门矣。少阳受命门之气，虽遍属三焦，其气之盛衰，不听命于三焦，而仍听命于命门也。且少阳者，火之上升者也，上升者，其根在下；厥阴者，火之下降者也。下降者，其根在上。厥阴不降，则阴火上炎；少阳不升，则阳火下郁也。戴同甫作《脉诀刊误》力辨两尺皆肾，命门无经，三焦分候于寸关尺也。戴为名医，临证必多，其于手少阳经病分候三部，庸有当耶？是不可解也。

左属肾，右为子户，名曰三焦。原文详见第一卷“分配脏腑篇”。夫子户，命门也。命门之说，始于越人。予于《难经补义》中言之析矣。今读名曰三焦，益确然有以自信其前说之不诬也。盖命门之气，内通于右肾，外候于右尺，其经手少阳。此章已于两手寸部曰合于上焦，关部曰合于中焦，尺部曰合于下焦矣。复于右尺云名曰三焦者，见分候于三部者，三焦之腑；独候于右尺者，三焦之经。而三焦之经，实禀气于命门，其所以系之三焦者，以其脉遍属三焦而名之耳。故手少阳实为命门之经，而名曰三焦也。右尺实为命门之候，而名曰三焦也。

徐灵胎以冲脉之根为命门之处，此即肾间动气之义也。冲脉之根为命门之处，非冲脉之根即命门也。凡出入所由之谓门，男子以藏精，女子以系胞。男之施由此出，女之受由此入。其形如脂，众筋所结，其位在少腹，略近脊，高下与两肾平。其气贯阴阳，彻表里，而分为四隧：一注于太冲，达于五脏六腑，五脏六腑各有脉系于太冲之脉，以受命门之气也；《灵枢·逆顺肥瘦》曰：冲脉者五脏六腑之海也，五脏六腑皆禀焉。一散于脏腑之外，空廓之处，充周于上中下之三焦也；一由手厥阴之经达于包络，以致于心，助君火之运用也；一由手少阳之经行于身，以温肌肉，通腠理也。其积于三焦者，亦渗溢于外，以行肌肉腠理，与手少阳同气同用。盛则俱盛，衰则俱衰。故即以手少阳为三焦之经也，此命门形气体用之大义也。其在脉也，必真火为之鼓激，而脉始动。脉管之形，则血之所成也。故以脉形之虚实，候真阴之虚实；以动势之盛衰，候真火之盛衰。至当而不易者也，奚分左右尺耶？

三关脉体考

反关脉、斜飞脉、臂外脉、叉脉、双弦脉

世谓寸口正取无脉，覆手取之而得者，谓之反关脉。近武进费伯雄又有斜飞脉之说。张石顽曰：脉之反关者，皆由脉道阻碍，故易位而见。有一手反关者；有两手反关者；有从关斜走至寸而反关者；有反于内侧近大陵而上者；有六部如丝，而阳溪、列缺别有一脉大于正位者；有诸部细小不振，中有一粒如珠者。所谓从关斜走至寸而反关者，外斜脉也。所谓反于内侧，近大陵而上者，内斜脉也。所谓阳溪、列缺别有一脉大于正位者，似反关而非反关也，谓之臂外脉。盖诸处本有细络与手太阴脉通，而手太阴之正管，实由寸部透于反背，出于阳溪，趋于合谷。正管有阻，其气不能直达，则散溢诸络，迂道而达，非正管移于诸处也。《灵枢·邪客》曰：手太阴之脉出于大指之端，内屈，循白肉际至本节之后，太渊留以澹，外屈，上于本节下，内屈与阴诸络会于鱼际。数脉并注其气，滑利伏行壅骨之下，外屈出于寸口而行，上至于肘内廉，入于大筋之下，内屈上行臑阴，入腋下，内走肺，此顺行逆数之屈折也。此言手太阴脉，自大指外侧内屈，下鱼，抵太渊。太渊者，寸口，去本节甚远，但正直本节之后耳。复自太渊外屈上于本节下，此即所谓外斜脉。大指本节下，合谷穴处也。自合谷内屈，会阴诸络于鱼际，伏行壅骨之下。壅骨，大陵穴处也。外屈，出于寸口者，自伏而出，斜行与前抵太渊者会，此即所谓内斜脉也。此脉与外斜之脉出于合谷者，双歧如叉。《脉经》曰：从寸口斜入上者，名曰解。王冰谓：不合而歧出，如绳之解股是矣。外斜脉常与三关平等，而内斜脉常细。曾见有人时而内斜脉盛，时而外斜脉盛。其外斜脉盛无苦，而内斜脉盛即苦气逆、胸满。盖尝思之，其外邪脉盛无苦者，气行之正经也；内斜脉盛即有所苦者，此与手心主相会之络也，络不当盛，必木火逆横，致壅遏肺气不得畅耳。又有三部别有一细脉，自尺至寸，与正脉并行者。此细脉或与正脉平排并行，指下如引二线也；或行于正脉之上，浮之只见细脉，沉之始见正脉也；或行于正脉之下，按之隐隐有一细脉，自动于正脉之内也。此等最宜留心，若正脉中自见细线挺然指下者，为寒、为痰、为瘀、为疒徵瘕。若别具一脉，动而流连，则是禀赋然矣。世谓双弦脉指下如引二线者死，未足为据。盖虽引二线，而指下来往流连者，乃是本象。其挺然指下，无来去者，即不二线，庸有济乎？

张石顽曰：反关脉较平人细小者为常，较平人反大者绝少，不可以为指下变异，谓之怪脉也。凡遇反关，殊异常脉，即须细询。其较之平时稍大，即为邪盛；较之平时愈小，即为气衰。仍以所见诸证参之。更有正取反取俱无脉，细寻却在手臂鼠肉之上者，亦反关之类也。但此脉已无常，似难凭脉，必须察其病证何如，元气何如，以断吉凶。此论极为精当。

诸脉补真

补者，补元峰辑说中偏而未备者也，若专读此，则又疑其偏，议其未备矣。真者，所论皆从历验而来，无欺诳也。夫不肯受古人欺者，岂肯捏造以欺人耶！

数　脉

下卷痹数篇合看[①]

元峰于数脉，集前贤诸论，已无遗憾矣。独于痹数一义，尚未畅发。夫痹者，血痹也，即俗所谓干血劳也。《素问·平人气象论》曰：人一呼脉三动，一吸脉三动而躁，尺热曰病温，尺不热曰病风，脉涩曰痹。《脉经》引《扁鹊脉法》曰：一息四至再动为一至。谓痹者，脱脉气。夫痹何以脉数，则以脱脉气故也。脉行十六丈二尺为一周，血痹则脉道阻塞，气行不周，不及十六丈二尺而又至矣，所谓离经也，故曰脱脉气也。数而细涩者，血液枯干，脉管缩小故也。久则大气即卫气也。全不能外充而内陷，遂为大气入脏，腹痛下淫，脱泄而死。明乎此，则知虚劳脉数之故，全与热无涉，而所以治之者可得矣。

浮　脉

《金匮要略》曰：病人脉，浮者在前，其病在表；浮者在后，其病在里。此前后指尺寸言。腰痛背强不能行，必短气而极也。经凡单言浮者，皆有来盛去衰之意，若再盛则为洪矣。其浮而怠缓，应指无力者，乃气血两虚之候，或气虚之人患风湿，亦多见之。若再衰，则为涩，为散矣。总之，脉既曰浮，气多上升而不下降，形体亦多近薄，

① 原目录标题下双行小注移于此。

虽按之不似芤脉全空，而其主病，莫非上实下虚，阳强阴弱也。短气而极者，气逼于上而不纳也，阳嘘而阴不能吸，非陷下也。《难经》曰：前大后小，即头痛目眩；前小后大，即胸满短气。此前后指脉来之首尾言。此气郁于中，而不畅也。其义稍别，而亦自相通，皆脉力之能浮者也。

脉之由沉而浮也，阴气上升，从阴交阳也。阴之所以能上升，有阳气以鼓动之也。脉之由浮而沉也，阳气下降，从阳和阴也。阳之所以能下降，有阴气以吸引之也。浮为阳脉，有阴实而拒阳于外者，有阴虚而阳越于上者。阴实者，寒盛于内，治宜重用温散，或导其水，或攻其食，或行其瘀血凝痰，力开结塞，略加清肃，以助浮阳之内合也，如白通加胆汁是矣。阴虚者，阴力薄不能吸阳，宜温润填补精血，略佐辛热，从阴中透出和光，接纳阳气归根也，如桂附八味丸是矣。尝诊一工作，发热无汗，力作不休，数日疲惫求治，肌肤悗[①]热，喘促低昂，脉仅在皮毛之间，趯趯[②]不分来去，不分至数，一息几至十动，略按即无。此液竭而阴阳不交也，发汗必死矣。急用参附汤，再加温元养液，大剂投之，略加细辛以透阴阳。二鼓服药，黎明汗出如雨，见者惊惶。诊其脉，则来去分明，浮沉有力矣。依仲景法以桂枝加附子汤与之，一剂而安。此法前人医案中甚多，但施之力作之人而病外感则未见耳。其实正惟力作不休，邪热内灼，故致阴阳两竭也。《难经》谓：中风，阳浮而滑，阴濡而弱。湿温，阳浮而弱，阴小而急。伤寒，阴阳俱盛而紧涩。热病，阴阳俱浮，浮之而滑，沉之散涩。温病，行在诸经，各随所在而取之。是故浮为在表者，谓于浮分察其脉之变象，即可决其病之属于何邪。非浮脉即为表病，表病仅见浮脉也。又或人有谓浮候经，沉候脏。此说原不必泥，然《素问·示从容》曰：脉浮大虚者，是脾气之外绝，去胃，外归阳明也。此则明明谓脉浮而按之无根者，是脏阴尽竭，元根脱离，浮越于外，不能内济，而但游溢于经络之中而未散也。此非脉力之能浮，而脉气之仅在于浮也。诊得此脉，即大剂温元固下镇逆，犹虞其不返矣，而敢用表散乎！故外感虑其脉沉，沉者邪气去经，而内攻于脏也；内伤恶其脉浮，浮者真气去脏，而外越于经也。

沉　脉

沉者，脉位之沉也。前人论之悉矣。亦有来往之沉，则昔人言之而未尽也。王冰"脉要精微论"注曰：推筋按之寻之而下，脉沉下掣，是阴气有余，故头项痛也。"下掣"二字，微妙可思，即经所谓来不盛，去反盛者也，亦谓之来徐去疾，来近去远。阳主嘘，阴主吸，吸力大而阳不能嘘之，则脉沉。此可到指而知也。若夫今日脉浮，而可测其明日之脉必变为沉。此何以知之？则于今日之脉，其势下掣知之，此病机内向之兆也。

沉有寒束于外，热郁于内者，沉紧而数盛有力也，治宜凉散。外寒而内热不盛者，沉紧而不数，是寒欲内陷也，治宜温散。无寒，但气虚下陷而沉者有三：宗气衰而不能鼓动，则多见沉弱；卫气衰而不能薰蒸，则多见沉紧；荣气耗竭，脉道滞而气不利。辨脉所谓其脉沉者，荣气微也，则必兼见迟涩，甚或细数矣。宗气者，动气也，出于肺，参芪主之；卫气者，热气也；出于命门，桂附主之；荣气者，湿气也，出于脾胃，归术主之。昔人谓补火即是补气，只说得卫气一边。

---

① 悗：（音瞒），烦闷。

② 趯趯（音替）：跳跃的样子。

迟　　脉 迟数不并见

张石顽曰：迟为阳气失运，胸中大气不能敷布之象。故昔人隶之虚寒，然多有热气内结，寒气外郁，而见气口迟滑作胀者。《脉经》曰：迟而滑者，胀。程郊倩曰：迟脉有邪聚，热结腹满，胃实阻塞经隧而然者，癥瘕痃癖，尤多见之。窃谓凡此类者，其脉必中手有力，按之必实。凡诊脉，必兼察体势，若至数虽迟，而其势强体厚者，不但可知其热郁于内，并可测其病之入于血分矣。经曰：迟为在脏。正以其病在血分也。在血分，则气行缓，故出入迟也。所以然者，腑分浅，脏分深也。东垣云：诸气化者，皆腑所主；诸有形血化者，皆脏所主。又先哲有言：湿温暑热初起，脉皆沉迟，此非虚寒也。湿热郁蒸之邪，口鼻吸入，从里而发，所以脉象模糊，至数不清，有类沉迟也。湿热熏蒸，脉体散漫，应指少力，经以缓为热者此也。夫从里而发，脉皆沉迟，以其深也。《内经》又言：躁者在手，静者在足，手经近，足经远也。《灵枢·经水篇》曰：手之阴阳，其受气之道近，其气之来疾。即此义也。腑数脏迟，其义不较[①]然乎？向来医家叙病脉，有言尺迟寸数者，左迟右数者，沉迟浮数者，即仲景书亦往往寸口、趺阳、迟数并见。夫迟则皆迟，数则皆数，不但左右、尺寸、浮沉不能有二，即周身动脉俱不能少有参差。故“三部九候论”曰：九候之相应也，上下若一，不得相失。三部九候皆相失者死，上下左右之脉相应如参舂者病甚，上下左右相失，不可数者死，中部之候虽独调，与众脏相失者死。又祟脉亦有两手迟数大小如出两人者。非死非祟，则决无之。诸书迟数两言者，仍指来势一躁疾一怠缓耳，非真至数有多寡不齐也。

虚　　实

实，言脉体之厚也；虚，言脉体之薄也。无论何脉，凡轻诊如此，重按而体势不减者，即谓之实。轻诊如此，略按而体势顿减者，虽不全空，亦谓之虚。虽经云：邪气盛则实，精气夺则虚。究竟仍视所见何脉，如和缓而实，岂得曰邪？弦紧而实，乃真邪胜矣。大抵实脉多主血实，主病多在血分；虚脉亦主血虚，主病多在气分。其形体坚厚，而势之来去起伏不大者，血实气虚，气为血累者也，痰凝血结是也。形薄而又来去不大者，气血两虚，气不生血者也。夫濡、弱、芤、微、散、涩皆虚也，洪、动、滑、弦、牢、长、缓皆实也。二者本无专脉，只是贯于诸脉之中，后人因叔和专立虚实二脉，遂欲于诸脉之外，别求虚实之专象，而终不可得。张石顽独能知之，其言曰：二十八脉，但指下有力有神，皆谓之实；指下无力无神，皆谓之虚。庶乎近之。

《脉经》曰：关上脉涩而坚，大而实，按之不减，有力，为中焦实，有伏结在脾，肺气塞实，热在胃中。按之不减者，形之厚也，血之实也。有力者，势之盛也，气之实也。《内经》曰：脉弱以大，则欲安静，用力无劳也。弱，气虚；大，血虚。安静无劳以养阴也。由此观之，虚实虽各有阴阳，而实者多属阳，虚者多属阴。实不至于阳实，实犹未甚也。虚不至于阴虚，虚犹未甚也。

濡　　弱

形体泡松，应指少力，浮则为濡，沉则为弱，其实俱主气血不足，并不能因浮沉分阴阳表里也。二脉和缓，略无弦紧之意，老人与病后及禀赋素薄者咸宜之；不似微脉之极细而薄，应指模糊，为气血两败之象

---

① 较：通皎。

也；又不似细脉之应指弦劲，为阴寒凝结之象也。但病后经汗吐下，乍见此脉，虽曰邪退，尤属正虚，急宜扶养。若渐见势微形细，便非佳兆。

细　　脉

细者，阳气不充之候也。兼弦紧者，多见于浮，此元阳不足，阴寒盛于内外也。寒湿在内，风冷乘外，一身尽疼，兼以下利，必见此脉。兼滑数者，多见于沉，此热邪内郁，而正气不能升举畅达也。故伤寒时行病后，余热未清，胸膈不畅，即见此脉。若病正炽时而见此脉，则邪在少阳也，三焦气结，而升降出入之机不利也。沉细而迟，实寒内痼；浮细而数，虚阳上越。因气寒而乍见脉细者，温之而可复；因血痹而渐见脉细者，劳损已成也，血液不生，为虚热所耗，而脉管缩小也。朱丹溪谓弦涩二脉，最难调治，予于细脉亦云。盖久病脉细，未有不兼弦涩者也，若更加之以数，则气血皆失其常矣。

散　　脉

何梦瑶曰：大而散漫渗开，脉与肉无界限，名散脉。形本圆敛，今散漫不收，盖虚甚而四散者也。元廉夫曰：何氏又解秋脉，其气来毛，而中央坚两旁虚，曰虚者，是两旁散而中央不散也。然常见真元不足，肝木有余者，其脉中央一线紧细，而两旁散漫，证属不治，又不可不知也。此说前人未道，而实为阅历之言。夫弦而中有劲线者，其病危；散而中有劲线者，其死近。秋脉毛而中央坚两旁虚者，乃脉之中央厚，而两旁渐渐薄也。散脉乃阴虚而阳无所恋，与亡阴之微脉一例。

《脉经》曰：滑而浮散，摊缓风。又曰：脉沉重而中散者，因寒食成瘕。脉直前而中散绝者，病消渴，一云侵淫痛。夫摊缓、消渴，为气虚血耗，见散宜也。寒食成瘕及侵淫痛，为气血凝滞，宜见弦涩，而云中散者，何也？又曰：关上脉襜襜[①]大，而尺寸细者，其人必心腹冷积，癥瘕结聚，欲热饮食。襜襜大，即散之义也。盖瘕痛日久，气行不畅，则旧血日耗，新血不生，血气不相荣故也。此必久病，非初病即有此象也。且既云散矣，又云沉重，云直前者，何也？此所谓散者，乃气过指下有混混浊大之形，不能条直圆敛。“脉要精微”以软而散与搏而长对言，正此义也。私尝参互考证，散脉亦分虚实。实者，指下虽无定形，应指却还有力，似结涩，而形体更见宽衍不聚也，即《脉经》诸条是也；虚者，浮薄模糊，软弱无力，即亡阴之微是也。又有一种喘脉，轻按应指虚大，有来无去，重按指下即空，动于两旁且滮漫[②]，不似芤脉之有边际也，此元根不固，气散之象也。阴血虚燥不敛，即慎柔所谓虚洪者。

紧　　脉*左右弹*

元廉夫曰：紧脉，诸家皆谓与弦脉相似，非也。紧者，不散之谓也，其广有界限，而脉与肉划然分明者也。寒主收引，故脉道紧束，非弦之端直挺长也。仲景谓如转索，左右无常者，盖紧中兼见之脉，而非其正形也。元氏此说甚莹，究竟收引紧束，即是转索切绳之义。至于左右弹而无常者，脉体骤束，则气来振撼，此惟寒束于外，热气内盛者有之。若内外皆寒，则坚细而涩，不能左右弹也。《素问·示从容论》中前谓切脉浮大而紧，后申释曰：脉浮大虚者，是脾气之外绝，去胃，外归阳明也，二火不能胜三水，是以脉乱无常也。是明明以脉乱无常释紧矣。且二火不胜三水，是明明热

---

① 襜襜（音搀）：摇动的样子。

② 滮漫：模糊不可辨别的样子。

为寒制矣。所谓脉乱无常，非谓至数疏数不一也，即左右弹是也，是紧脉固多兼左右弹也。而左右弹，则不必皆紧脉。《伤寒例》曰：脉至如转索者，其日死。《素问·大奇论》曰：脉至如交漆，交漆者，左右旁至也，微见，四十日死。《金匮要略》曰：脾死脏，浮之大坚，按之中如覆杯，絜絜状如摇者死。此非紧也，乃弦直。死阴之气，挺然指下，而来去大小不匀，应指高下无定位也，此死脉之左右弹也。《素问》曰：青，脉之至也，长而左右弹，有积气在心下支胠，名曰肝痹。《脉经》曰：脉直前左右弹者，病在血脉中，衃血也；脉后而左右弹者，病在筋骨中也。前后者，脉来之首尾也。左右弹者，应指动摇不定，气结不畅故也。又曰：脉前部左右弹者，阳跷也；中部左右弹者，带脉也；后部左右弹者，阴跷也。盖此经有病，即见此象。此病脉之左右弹也，皆非紧也。然虽非紧，而其脉体却必不软弱，必有劲直之象，惟神理不同，此全重在左右弹，与寒盛之紧脉主病不侔[①]也。寒脉之左右弹者，形坚而气来踊跃也；死脉之左右弹者，形直而气来有出无入，大小不一也；痹脉之左右弹者，脉络滞涩不畅，气来曲屈而达，以致左右振撼不定也，其气似滑实非滑也。易思兰曰：有患膈满，寸关俱沉大有力，尺中三候俱紧，按之如摇摆之状，此乃寒湿深入经络，以致气血凝结。脉来牵引振撼，是痰血裹于气外，气滞于痰血之中，即痹而左右弹者也。

微　脉

微与濡弱不同者，濡弱只是形体柔软，而微则极细极薄又无力也，与散相近。

微为气血两虚之候，而考诸经旨，属血虚者尤甚。夫亡阴，亡阳皆有微脉。《灵枢·终始》曰：少气者，脉口人迎俱小，而不称尺寸也。阴阳俱不足，补阳则阴竭，泻阴则阳脱。如是者，可将以甘药，不可饮以至剂。《脉经》曰：脉小者，血气俱少。又曰：脉来细而微者，血气俱虚。凡浮而极薄，却非极细，应指无力而模糊者，亡阴之微也，推其极则羹上肥也。沉而极薄，且又极细，似见弦劲，应指无力，不甚模糊者，亡阳之微也，推其极则蜘蛛丝也。极细极薄者，血虚也。应指无力者，气虚也。应指无力为弱脉，微乃弱之极，故更模糊也。《脉经》曰：阳微则发汗，阴微则下利。谓曾汗曾下也。又曰：阳微则不能呼，阴微则不能吸，呼吸不足，胸中短气。《伤寒论》曰：脉微而恶寒者，此阴阳俱虚，不可更发汗，更吐，更下也。此大法也。

仲景“辨脉”曰：其脉沉者，荣气微也。加烧针则血流不行，更发热而躁烦也。《伤寒论·太阳篇》曰：微数之脉，慎不可灸。因火为邪，则为烦逆，追虚逐实，血散脉中。《脉经》曰：阴数加微，必恶寒而烦挠不得眠也。此皆久病血虚，以致脉体浮薄而软弱无力者也。“辨脉”曰：不战不汗出而解者，其脉自微。此以曾经发汗、若吐、若下、若亡血，以内无津液，此阴阳自和，必自愈。又曰：脉微而解者，必大汗出也。谓必曾大汗出。此卒病经汗吐下，邪去而正亦虚者也。又曰：病人脉微而涩者，此为医所病也。大发其汗，又数大下之，其人亡血。又曰：伤寒吐下后，发汗虚烦，脉甚微，八九日，心下痞硬，胁下痛，气上冲咽喉，眩冒，经脉动惕者，久而成痿。此过用汗吐下，津液大伤，以致化燥化热也，即加烧针与灸之流弊也。故曰：诸脉得数动微弱者，不可发汗，发汗则大便难，腹中干，胃燥而烦，此皆亡阴之微也。

少阴病，下利清谷，里寒外热，手足厥逆，脉微欲绝，身反不恶寒，其人面赤色，或

① 侔：等同。

腹痛，或干呕，或咽痛，或利止，脉不出者，通脉四逆汤主之。既吐且利，小便复利，而大汗出，下利清谷，内寒外热，脉微欲绝者，四逆汤主之。伤寒六七日，脉微，手足厥逆，烦躁，灸厥阴，厥不还者死。霍乱恶寒，脉微而复利，利止，亡血也，四逆加人参汤主之。此皆元阳大亏，寒毒太盛而脉微，虽当发汗下利后，津液必伤，而仍以回阳为急者也。故曰：寸口诸微亡阳，此微乃沉细之极，亡阳之微也。

统观诸义，凡脉见此，只宜辅正，断无攻邪，或养阴，或扶阳，总宜兼顾阴分，不可稍伤津液。故四逆本有甘草，而又有加人参之例也。少阴病，脉微细，但欲寐，此微字，只作沉字解。厥阴病，脉微缓，为欲愈，此只是微甚之微，非微脉也。既微矣，何所复见其缓耶？虽辨脉亦有寸口脉微而缓，趺阳脉微而紧之语，盖以微指来去不大，应指无力，非形体模糊之微也。仲景书中，此类甚多，后人都牵作微脉，大谬。大抵亡阴之微，病势缓而挽回甚难。亡阳之微，病势急而恢复稍易。若夫下利脉微弱为欲愈，及前所谓汗吐下后脉微而解者，不过脉体软薄应指无力，未至模糊欲绝也，仍是濡弱之甚者，非正微脉也。正微脉，必如羹上肥、蜘蛛丝者也。

芤　革　牢

《脉诀》曰：两头有，中间无。戴同甫驳之曰：如是则寸脉下不至关为阳绝，尺脉上不至关为阴绝，死脉非芤脉也。此乃有意攻击之词耳。芤脉浮大而软，举指三关俱有，微按之则指下无，而但动于每指之两边矣，此《脉经》之义也。重按之则三指指下全无，而但动于食指名指之两头矣。此《脉诀》之义也。即寸尺本位，且无脉矣，岂但不至关耶。阴绝阳绝者，脉自不至关也，芤脉中间无者，按之使无也，岂可溷[1]耶。王子享曰：如浮而大，按之于指面之下中断。语最明显。史载之又谓：芤脉如按环子内面，两头有，中间曲而缺，非谓绝也。此盖脉形宽大，指面不能尽压脉上，故但指内缺而不动，指尖之外犹曲而见动也。凡脉皆有微有甚，稍按之不及，中候而断者，芤之甚者也，为阴虚失精，亡血盗汗。按至中候而断者，仲景所谓芤而有胃气也。禀赋弱者，此为平脉，大病新瘥尤宜之，盖此即濡弱之脉也。

凡失精亡血，脉必芤，固矣。但芤而内外上下匀净如一，来往不大者，可峻用温润，以补其精血。若虽芤，而中有一细劲线，或寸关尺有一部独大而鼓指，或来去大小不匀，此即虚中夹实，宜察其在气在血，为寒为热，设法疏之、散之、攻之、驱之，攻补兼施。须量邪正虚实之浅深，以定其缓急轻重也。

芤脉浮而薄，但指下不见弦劲，不过血虚而气稍弱。若浮大弦急，则为革脉。仲景谓为虚寒相搏，盖阴寒之气僭居阳位，不但阴虚而阳更微，又以扶阳消阴，拨开阴翳为急，补血且从轻矣。

坚实者，脉体之实，血分之象宜在沉分；空虚者，脉体之虚，气分之象宜在浮分。革脉，则实反在上，空反在下，其空固血虚也，其实非血实，亦非气实，乃阴寒凝结自成形体，阻塞清道。非有形，亦非无形。如满天阴霾，雨泽不降，治之仍在气分。设法力透重阴，使阴气下降而内守，旋即益阳以收功。

至于牢脉，极沉而迟，挺长坚实，不见起伏来去，此阴冷固结之象，肝肾二经气冷血寒，宜以猛热急驱沉痼，然有气分血分之辨。在血分者，为癥瘕积聚，有形之痞块，饮食寒冷之停滞，与夫久受寒湿，侵入筋骨

[1] 溷：（音混），混淆。

者也；在气分者，即肝肾冷气，为疝痛，少腹引腰控睾也。其轻者，为胸腹气结，呼吸不畅也。徐东皋谓：牢脉按之不移，即《脉诀》所谓辨息难也。濒湖斥之，亦粗心而未之思矣。《素问·示从容》曰：浮而弦者，肾不足也。即革脉亡血失精之义也。又曰：沉而石者，肾气内著也。仲景肾著汤，治腰重冷病如带五千钱者，即尺脉牢而长，少腹引腰痛之义也。寒湿内结，不得阳气以升发之。

革浮坚，牢沉实，在外感寒热极盛之时得之。革即格阳，牢即关阴。盖尺寸阴阳也，浮沉亦阴阳也，溢于寸与溢于浮无异也，覆于尺与覆于沉无异也。其来势汹涌而形体滑大者，或汗或下犹可施治。若来势怠缓无神，徒见形体坚搏劲急，此死阴之气，非寻常虚寒可比，峻用温补，犹恐未能挽回也。大抵脉中，革与散之浮，牢与微之沉，皆虚实之极致，阴阳之偏绝，虽有神丹，百难救一。

长　短

长有来往之长，有形体之长。形体之长，弦缓相兼之谓也，稍劲即为弦矣。缓者，胃阳畅达也。缓而长者，中气充足，水火停匀，升降流通，五脏百脉，一无凝滞亏欠，故形体圆满，上下动静首尾如一。《内经》长则气治，即此义也。然有肝阳有余，横满胸膈，两胁虚胀，头热目昏，神识不清，其脉弦而体不甚劲者，以其无寒也。是其形体全与长无异，惟来盛去衰，浮多沉少，且轻抚于皮毛之间，必隐然挺亘不移也。此似长非长者一也。又有形体通长，而其势怠缓，应指无力，全无精神，此为肝脾并至虚寒之败象也，张景岳所谓紧而无力者，此似长非长者又一也。又脉体素弱者，肝邪发时，如头痛、胸痛、疝痛、宿食停滞等证，往往不甚劲急，如所谓长而缓者，病在下是也。又风湿淫溢多见洪长，亦不劲急，皆病脉也。此又似长非长者，其类可推也。故形体之长，指下易见而主病甚多，难云全吉。惟来往之长，来高去深，动势从容宽绰者，最为吉象，即有兼脉，病亦轻浅。总之，无病之长，其浮中沉一律匀柔，余虽形体通长，而或浮或沉，必有一部按之挺然指下，无甚来去起伏之势也。

长有来往之长，则短亦有来往之短也。息之深深，达之亹亹，此所谓来往之长也。其短者，阳虚阴盛则嘘力微，脉沉而掣掣于肌肉之下；阴虚阳盛则吸力微，脉浮而跃跃于皮肤之上，只分动止而无甚来去之势也。亦有止萦萦于中候，而上不及浮，下不及沉者，此先天禀赋不足，或气郁而中枢升降不畅也。至于形体长短，已详见第四卷本条及本卷结脉、动脉条内矣，兹更以《内经》、《脉经》证之。

"脉要精微论"曰：长则气治，短则气病。注曰：长者来往长，短者来往短。

"平人气象论"曰：寸口之脉，中手短者，曰头痛；中手长者，曰足胫痛。此即所谓推而上之，上而不下，腰足清也；推而下之，下而不上，头项痛也。《脉经》亦曰：短而急者，病在上；长而缓者，病在下。

"至真要大论"曰：阳明之至短而涩，太阳之至大而长。注曰：来往不远是谓短也，来往远是谓长也。

《灵枢·终始》曰：平人者，不病也，脉口人迎应四时也，上下相应而俱往来也，六经之脉不结动也。少气者，脉口人迎俱小，而不称尺寸也。俱往俱来，不结不动，所谓长则气治也。不称尺寸，谓不称尺寸之常脉，即短则气病也。脉口似指尺以下，尺部在内，气初出也。人迎似指寸以上，寸部在前，人与迎也。旧说似俱未允。已上《内经》。观此经义，长短盖皆以形体言之也，注乃多以来往释之，可见隋唐之间，医之于脉，犹以体察来往为务，至滑伯仁转以上、下、去、来、至、止六字为创获，盖自宋以后，其义微矣。

脉紧而长过寸口者，注病。尸注，即劳瘵也，血脉干竭，肝风上鼓。

脉紧上寸口者，中风。风头痛亦如之。

脉弦上寸口者，宿食。降者，头痛。紧而浮盛，宿食化热也。降者，浮盛稍减也。

脉来过寸入鱼际者，遗尿。风邪煽肺，气不下交，亦有肝心阳虚，脉细长而驶者。

脉出鱼际，逆气喘息。妇人血风，虚热搏之，脉亦如此，头痛颅胀，晕眩呕吐。

短而数，心痛心烦。水邪凌心，其势甚危。

短疾而滑，酒病。胃脉受伤，毒气内蕴而血乱也，吐血即死。

浮短者，其人肺伤，诸气微少，不过一年，死，法当嗽也。

头痛目痛，脉反短涩者，死。此阴脱也，凡耳暴聋，目暴无所见，并同此例。

腹痛，脉反浮大而长者，死。下血下利，日久沉困，忌此脉证。新痛因风，不拘此例。

四肢厥逆，脉反浮大而短者，死。与汗多，重发汗亡阳谵语，脉短者死，同义。

尺脉牢而长，苦两胫重，少腹引腰痛，妇人腹满，阴中急。此寒疝也。寒湿深痼于肝肾之血脉，更有少腹两旁大筋粗硬牵痛，下引睾丸及两股者。

脉沉重而直前绝者，病血在肠间。沉而不扬，弦细上驶，是血瘀积与热搏也。脉沉重，前不至寸口，徘徊绝者，病在肌肉，遁尸。短涩，伏寒在血。脉累累中止，不至寸口，软者，结热伏留在小肠膜中。脉累累如贯珠，不前至，有风寒伏留在大肠。已上《脉经》。

统观经义，皆形体之长短也。长即弦紧之类，短即结动滑涩之类。揆其义约有数端：风邪鼓于上，长必见于寸口，兼寒则紧，兼热则洪；湿邪注于下，长必见于尺中，兼寒则牢，兼热则缓；阳损于上，头小本大，胸满短气；阴损于下，头大本小，头痛目眩；风热锢于表，发为疮疹，脉必三部长而兼洪；湿热蕴于里，发为肿痿，脉必三部长而兼缓；痰饮瘀血，格于中焦，发为喘逆，为结痛，脉必三部累累厥厥，断续不匀。及其败也，或溢或覆，或如引索，或如循长竿，或如循薏苡，或如麻子动摇，是皆长短之主病，且其病不皆轻浅也。盖长短之形体有二：有三部内见者，有三部外见者。三部外见者，即上鱼为溢，入尺为覆，是过于本位为长，不及本位为短之说也；三部内见者，即俱往俱来，不结不动，三部齐起齐落，首尾如一。是短则气病，长则气治之说也。后人每以过于本位、不及本位为词，而其义则又取气治气病之义。夫过于本位，岂气治耶？无怪窒而难通，而长短皆不诊关之说，凿而愈难也。至于来往之长短，经无明文，只见王注。窃尝考之，经凡言大小者，多指来去之盛衰，而言长短者，皆指形体之伸缩也。故王氏之说，于理虽精，而以之注经则犹未合。

弦　脉

弦为外阴内阳之象。东垣曰：脉弦皆阳气衰弱，伏匿于阴中。旧说外阳内阴者，非也。盖弦脉总见于浮，其沉弦者，牢也。弦既属浮，总是阴阳不和，肝邪上逆。在风寒外侵，诸证病之浅者，元阳未亏，虽见寒紧之象，不宜过用温药，转动内热也。其久病亡阳，下利而见弦者，为火土两败，非重用桂附，不可挽回。又有弦脉宽大，细按中间更有一条劲线，隐隐挺于指下，此或脾肾二脏有一偏竭，或脏腑中有死血凝痰，阳气不到之处。又有细紧有力，见于左手寸关之分，此为痰藏包络，防作颠厥；见于右手寸关之分，此为痰结胃脘，防作噎隔，且并防胸膈急痛如刀切，及洞泄注下。热则急痛，寒则注下也。见于两尺者，肝气入肾为疝痛，腰急不能俯仰也。大便久秘，有左关与右尺洪弦滑实者，肺燥肝热，大肠郁浊也。弦者，形之劲也，为有余，当指下有力，若无力者，凶矣。有风寒外感之弦，有痰血聚积之弦，有情思郁结之弦，有肝阳亢逆之弦，有群阴弥漫之弦。若此者，或在气，或在血，或在经，或在脏，或寒，或热，总是阴阳不和，互相格拒，乃致于此，故弦有实而无虚也。独有燥弦，非寒非热，津液耗竭，脾肺不濡，不能淫精于脉，饮食减少，大便秘结，肌肉消瘦，皮肤白屑，胸中窒窄，少腹拘急，偶尔阳越面赤，亦非肝邪。眩晕脉来，浮候弦劲，按之仍见濡弱，此津液不足，气不化精之故，如物干则坚，湿则柔是也。芤脉按之空，此按之不空。过在肺脾气分，未动肝肾血分。气亢而津液被灼，故外感风温者，多见此象。即如仲景谓：寒伤营者，脉浮紧，浮紧即弦也；风伤卫者，脉浮缓，浮缓即燥弦之类也。所谓缓者，缓于紧，非更缓于常脉也。《内经》曰：风客淫气，精乃亡，邪伤肝也。王冰注谓：风胜则热起，热起则水干，水干则肾气不荣矣。李东垣曰：六脉中之下得弦细而涩，按之无力，此风热大损寒水，燥金之复也。即此义也。夫燥弦者，实非弦也，胃脉本长，胃燥故长者劲而似弦也。瘦人无病，不足为苦，但须体认，勿致有病。临诊与弦同治。燥弦宜生津调气，不可宣阳散阴也。

缓　　脉

与长脉参看

缓为胃气脉，无论矣。有虚寒之败脉近于缓，风热时病之危脉近于缓，不可以不辨。虚寒之败脉，即张景岳所谓紧而无力者也，形体弦长，来去怠缓，颇似从容不迫者，但无起伏动荡之致耳。此肝脾并至，色见目青颧黄，去死近矣。风热时病而脉缓者，即经所谓滑而缓，曰热中是也。风温湿温，愈热愈缓，以风热为阳邪也，愈缓则津液愈耗。若不知清热养液，或误认湿重而燥之、利之，旋变涩疾虚散，不可为矣。《三指禅》谓：噎膈反胃，脉多见缓。可见缓为湿热化燥之象。昔人谓：六月见缓脉，为土克水者，死。盖其形宽长，怠缓无流畅之象，此津液内虚，浮阳外鼓也，颇有气出不返之意。阴阳二气相失而不复相维故也。缓为阳脉，无阴以和之，荣卫离散，气与血分，故脉中不得遽见血家败象。尝诊冬病腰痛，面色黑黄，肢体倦怠，脉两尺长缓，来去分明有力，独肺脉短弱，脾脉亦不及。其人立春病，春分死。此上衰而阳气熄于上，金衰而阴精涸于下也。水不生木则木虚，木者虚则喜贲，故至春即克脾肺，金又不足以制之，故病胸中结硬，下利不止，不能食也。木无水涵，则枯而生火，故临死脉如涌泉也，是独心之真脏矣。或曰：两尺见长，木侮水也。不知木乘水，以子犯母，水气未竭，脉气按之必紧。紧者，水气也。所危者，正以其缓而不紧耳。

洪　　脉

浮洪，表热多由阴虚；沉洪，里热多为寒束，前人言之矣。更有中洪之脉，浮沉俱见细弱，独中候形体宽大，应指有力，此主脾阳不足，中气不畅，胸满腹胀之证，大致病根总由于湿。兼数则热，兼迟则寒。湿寒而脉洪者，正以气郁中焦，阴霾充塞，阳气不得宣行通畅，清浊升降不分也。尝病湿热，过服寒凉，脉见中洪，因从燥土温火，佐以宣散而愈。东垣升阳除湿汤下，怠惰嗜卧，逆气上冲，其脉缓而弦急，按之洪大，皆中之下得之。此心火乘脾，脾土受邪也。又补气升阳和中汤治李正臣夫人，合目则遍身麻木，其脉六部皆中得弦，洪缓相合，按之无力。此阳气不行，湿气伏匿而作也。所谓心火乘脾者，即阳气不行，郁于中焦也。大抵洪脉本属大热，其热为寒湿所郁者，中间必隐带一分弦意也。若夫阴虚阳陷，内热蕴蒸，脉见浊洪，则不必兼弦矣。如杨栗山曰：温病邪从内发，其脉不浮不沉，中得洪长滑数，重浊不清，此津液枯干，邪热蕴结不散，脉见中洪者也。高鼓峰曰：有一种脉，重按有力却不弦紧，从肌肉渗开，漫无界限，此近于浮洪豁大，是阴亡也。此即所谓喘脉，满指虚动，不见正形，不见边际。若按之有力，属实，是肝肾之血热；按之空豁无力，属虚，是肝肾之阴燥也。实宜苦寒，虚宜甘润。此阴虚之中洪脉也。又尝见阴虚内燥，阳陷入阴，血热沸腾，证见小便热赤，大便秘结，五心悗热，气短食少，脉来沉弦滑数，应指有力，实大异常。喻嘉言论热入血室曰：血热交并，则脉见洪盛是也。此阴虚之沉洪脉也。投清热养液，佐以宣疏，略兼健脾，提阳气出阴归阳，脉乃渐见和平。故叶天士曰：养阴不在补血，而在生津。王孟英谓为增水行舟之法也。凡洪大之脉，不宜空也，以其正气当盛也；不宜过实，以其邪气向外也；空则根不坚，实则邪内痼。

促　　脉

《脉诀》曰：指下寻之极数，并居寸口曰促。杨仁斋曰：贯珠而上，出于鱼际。王子亨曰：自尺上于寸口，促急有来无去。《素问·平人气象论》曰：寸口脉中手促上击者，肩背痛。《难经》上鱼为溢，即促之甚者，不必数中一止也。此日本元氏《辑要》说也。曰并居，曰上击，曰有来无去，皆气争于上而不下之义，《内经》所谓鼓且搏者类也，于促字义甚切。但与数中一止者，主病恐不相侔。数中一止者，阳气上盛而下虚，不能接续也。伤寒误下后见之。津液受伤，虚热鼓动，来去躁疾，时见一止，非有涌沸上争，源源不竭之势也，惟阴虚也，故阳盛也。张石顽谓：为阳邪将欲内陷，亦以其阴气不续也。气并于上而不下者，其主病轻则胸膈逆满，头眩气喘，重则癫厥或狂矣。“生气通天论”：阴不胜其阳，脉流薄疾，并乃狂。薄者，迫也；疾者，躁也；并者，阴阳并行一道也。形大势盛至于其极，血随气升奔逸于经隧之中，而百脉皆张矣，此乃洪之甚者也。伤寒太阳误下两条：一曰脉促胸满者，桂枝去芍药主之；一曰利遂不止，脉促者，表未解也，喘而汗出者，葛根芩连汤主之。又一条曰脉促不结胸者，为欲解也，皆上击之。义非止歇也。

滑涩动结促辨

滑者，脉之浮沉起伏，婉转流利也，形体条畅，浮沉皆得。若来如电掣，略按即空，此滑不直手，元气将脱也。涩者，脉之将起未起之际，有艰滞难进之意，及其既至，亦颇有如掷如跃之时，但中间常于将来之顷，夹杂一二至，阻滞不畅耳。动脉全似滑脉：滑脉形体和软而有起伏；动则形体坚搏，指下如豆，躁疾鹘突，几于有来无去，起伏不明也。结脉即动脉之怠缓者，促脉即滑脉之兼洪者。此五脉，惟促脉主病气分居多，余四脉则气血参半，而有寒热虚实之殊。滑主湿热，为痰饮，为宿食化热，为胃满不食，为多梦不眠，为里急后重，其主病多在肠胃与肝、包络之有余，新病最为易治。若入血分，渐深则渐见弦劲矣。涩脉主血虚有热，液燥不濡之候，其脉多空而薄。结脉即涩脉之实者，凡凝痰瘀血，寒食停滞，以及久坐久思，气郁血滞之属于寒实者，悉主之。动主阴阳不和，寒热相争，气为血滞而不能畅之候，卒病久病皆有之。卒病者力劲，久病者力渐衰，而近结矣。

结　脉

"辨脉"曰：脉浮而数，能食，不大便者，此为实，名曰阳结；脉沉而迟，不能食，身体重，大便反硬，名曰阴结。此言证也，非言脉也。脉蔼蔼[①] 如车盖，名曰阳结；累累如循长竿，名曰阴结。又脉来缓，时一止复来，名曰结脉；来数，时一止复来，名曰促。阳盛则促，阴盛则结，大抵皆主阴阳偏盛之候。自叔和专取缓中一止之义，而结遂专属于阴矣。凡忧郁、痰水、积聚、寒湿之脉，莫不见结。其形坚急不舒，而往来难也。紧而难谓之结。《伤寒·厥阴篇》瓜蒂散证，手足厥冷，脉乍紧者，邪结在胸中"可吐篇"载此文，作脉乍结，是二脉相类之征也。紧为气中血寒，结为血中气滞。滞必兼寒，故结必见紧也。散而难，谓之涩。结主实，涩主虚。昔人有谓涩主凝痰瘀血等证者，皆结脉也。《内经》亦以涩主多血少气，微有寒，血寒而壅，气不足以行之。此正结脉之所出也。《内经》曰：六经之脉，不结动也。是结与动类也。《中藏经》论血痹曰：脉结而不流利，或如断绝者是也。是结为气郁于血也。史载之曰：脉气结而不匀，逐位间绝。又曰：结脉疾数而悬绝，累累如珠，而又不流利，与滑不同。但逐部位流通指下，如滴水起头是也。此全是仲景所说动脉形状。而此云结者，二脉形本相同，但动脉势急，结脉势缓耳。《脉经》曰：脉间来而急者，病正在心，癥气也。夫略间而来急者，结脉也。西医谓脉之动者，心动也，心气不畅则脉息不调。故《脉经》曰：脉短而涩者，心痛。短而涩，即结脉也。诸痛疮疡，皆属于心。故又曰：外结者，痈肿；内结者，疝瘕也。总是血中气滞之候。

动　脉　累累如珠

拙著"辨脉章句篇"文已录于前编矣，其有未尽余意，补著于此。前以阴阳相搏指浮沉，阴动阳动指尺寸是矣。继而历验所诊，又不必尽然。盖阴阳相搏，只是推明动脉之根，由于阴阳气血不和而相争也。所以不和而争者，阴阳不得其位也。阳抑于内，阴痼于外，故人病每多先形冷恶寒，而后发热，而后汗出。因三焦之气，不能达于周身，故形冷恶寒也。阴动者，沉分动也，阳抑在内，积不能平，而有发动欲透重阴之意也。阳气发动，故发热也。阳动者，浮分动也，是阳气渐达于外，而阴将退让矣，故汗出。汗者，阴气之所泄也。如是则阳伸于外，阴复于内，故人病每汗出而解也。动脉有见于一部者，有见于三部者，指下各有如豆，其形与弦相反也，而主病竟有同源者。尝诊一疟疾，正欲作寒矣，其脉左沉右浮，按之如珠，滚滚自尺上寸，左为尤甚，此肝脾气郁不和也。夫疟脉必弦者，以寒湿搏于表，腠理不通，其气束脉故弦。寒湿格于中，三焦不通，其气激脉，故动也。三焦者，少阳也，正疟邪之所据；形冷、恶寒、发热、汗出，正疟疾之形证。可知疟脉亦不必弦矣。

阳动汗出，阴动发热，盖相搏而动。动必有胜，胜必有复，故或寒已而热，或热已而寒，胜而能复，正其势均力敌然也。若本体有一虚，则其继必不能复，而其始亦不至于动矣。故前人谓阴阳相搏，虚者则动，其说非也。相搏即动矣，何待虚者？此虚字只可作"输"字看。本体不虚，猝致相争，乍胜乍负，相搏而动，此时其机甚危。阴动胜阳之时误服寒凉，遏其阳气，则气息奄奄，口不能言，急则一日，远则五六日而死；阳动胜阴之时误服燥热，伤其阴液，则汗不得出，烦躁若狂，或汗出不止，而亡阳暴脱矣。此和解之法所以贵也。和解者，清疏也，此

① 蔼蔼(音矮)：盛大貌。

时最易误认为热而用凉下，以其脉滑数而实也。夫动者，阴阳相敌而不相和也，和之而已，不可有所偏助也。《伤寒论》曰：诸脉得数动微弱者，不可发汗。

何梦瑶曰：数而跳突，名曰动。大惊多见此脉。此误会动为惊之说也。须知动为惊、为痛，均要从阴阳相搏上理会。夫大惊卒恐，脉多骛暴[①]，此喘而上争，来盛去衰，大类促脉，非动脉也，气虚神弱而常病恐惧者。平脉所谓如循丝累累然者是也，亦非动脉也。动者，阴阳不和，而力足以相敌，因而相战，致脉见搏击，漉漉如珠，不能条畅，成长直之形也。在新病，为寒湿格于三焦，故寒热相争；在痼疾，为痰涎格于胃与包络，故气血相激也。其为惊也，即如于睡梦中忽而惊掣之类也。其主痛亦必如《灵枢》所谓厥痛、痹痛，非寻常金疮跌仆痈肿者也。“生气通天论”曰：俞气化薄，传为善畏，及为惊骇。“阴阳别论”曰：二阳一阴发病，主惊骇。“大奇论”曰：脉至如数，使人暴惊。此皆动为惊之义，乃阴阳不和，无所见而身自惊惕者也。又所谓如惊痫状，时瘈疭是矣。“大奇论”曰：肝脉骛暴，有所惊骇。此有所见而惊，即何氏说也。惊定即脉静，非病也。又曰：肾肝并小弦为欲惊。此即平脉所云，乃气怯神虚所致。《灵枢·邪气脏腑病形》、《素问·藏气法时》言肝胆病皆曰：虚则善恐，如人将捕之是也。至于肾为恐，肾水凌心则人善恐，此亦动脉所主也。阴阳无形之气相搏，则脉动，气与痰食诸有形之邪相搏，则脉亦动。私尝新定动脉主证曰：为寒热，为瘈疭，为怔忡，为痹，为胃脘痛。证不止此，详见前编。

《脉经》曰：寸口脉偏动者，从寸口至关，从关至尺，三部之位，处处动摇，各异不同，此病以仲夏得之，桃花落而死。此动脉之正象，心火受制于寒水者也。《脉诀》谓：不往不来，不离其处，即无头尾也。三关指下碍沉沉，即厥厥也。可谓独得真相，戴氏斥之过矣。《脉经》又曰：脉累累如贯珠，不前至，有风寒在大肠，伏留不去。脉累累中止，不至寸口，软者，结热在小肠膜中，伏留不去。观此，则寒热内结皆见此脉，总是气郁血分，不得宣畅之象，据大肠小肠云云，则五淋、白浊、痢疾、后重亦当有见此脉者。至于心平脉亦曰累累如贯珠，肾平脉亦曰喘喘累累，只是滑利之义。若坚急搏指不移，如循薏苡子，则真脏死脉矣。故又曰：三部脉累累如贯珠，长病得之死。又有脉来圆散如粒，转转自尺上寸，却弱不任按，此真元虚寒，内有痰饮，中焦气不畅达，以致断续有痕，似动，似滑，似结，似涩。昔尝病后见此，一息三至。《三昧》所谓平动、不鼓、牒牒[②]而去也，重剂温元，久而乃复。

涩　脉

涩有血燥，亦有气虚，故有虚涩，有实涩，有尺寸之涩，有浮沉之涩。自尺至寸，前进屡蹶，此多由血液耗竭，经隧不利也。自沉至浮，外鼓迟难，此多由元阳衰弱，动力不畅也。又无论尺寸浮沉，来势艰滞，但见应指有力，即由于实；应指无力，即由于虚。且脉之涩也，乃于他脉中杂以数至之来难也，非每至必涩也。须察其不涩之至：滑耶，痰也；数耶，热也；迟耶，寒也；弦耶，郁也；结耶，血之凝也；微弱耶，气之衰也；细小躁疾耶，火燥而液耗也。再察其正涩之至，应指之有力无力，而虚实无不了然矣。若每至必涩，是脉乱而死矣。大抵涩脉属寒者多，倘兼见滑数，即防胃痈、肠痈、肺痈及恶疮肿也。其元阳衰惫，应指过于无力者，与代相近。但代脉平平而来，忽然一止，无中途来往之艰滞，一专气衰，一兼

① 骛暴：急暴。

② 牒牒（音碟）：频频。

经阳也。

凡见于汗吐下后，及素善盗汗者，血虚之涩也。若《脉经》所谓涩而紧，痹痛；迟涩，中寒、有癥瘕与宿食。脉紧而涩者，血壅之涩也。紧而涩者，全似结脉，但结从来去之怠缓上见，每至皆怠缓也；涩从来去之艰涩上见，不必每至皆艰涩也。结脉病在气分，宜温元开郁；涩脉病在血分，宜养液行瘀。前谓结主实，涩主虚，亦不必过泥。

滑　脉

经曰：脉弱以滑，是有胃气，命曰易治。既弱矣，岂得为胃气？病脉兼此，是有胃气也。又曰：缓而滑，曰热中。缓滑皆胃气脉也，而曰热中，此必动势盛大而不和平也。夫滑者，阳气之盛也，其为病，本多主热而有余。故《脉经》曰：脉来疾者，风也。滑者，病食。滑躁者，有热。涩者，病寒湿。《难经》谓：滑者，伤热。涩者，中雾露，雾露即寒湿也。滑者，鬼疰。沉亦为注，紧而长过寸口者，亦为注。盖沉紧长滑，四脉并见也。滑疾者，胃热。迟而滑者，胀辟。大而滑，短气。短疾而滑，酒病。浮而细滑，伤饮。浮滑而疾，食不消，脾不磨。关上紧而滑者，蚘动。尺中沉而滑者，寸白虫。观此诸说，概由湿热。其言寒者，即《内经》阴气有余之义，非真寒也。况病有表寒里热，有里寒表热，有表里俱热，故滑而多有兼脉也。滑自主热，其兼脉自主寒，非滑能正主寒也。又谓滑脉始为热，终为虚。所谓热者，血热也；所谓虚者，血虚也。津液为热所鼓荡，如长江大河滚滚不尽。热滑大义，已详上文矣。虚滑，即滑不直手，是津液竭尽，脉络空虚，气无所系也。《素问·大奇论》曰：脉至如丸，滑不直手，按之不可得，是大肠气予不足也，枣叶生而死。《伤寒》不可下篇曰：脉浮而大，浮为气实，大为血虚，血虚无阴，孤阳独下阴部者，小便利而汗大出，津液四射，荣竭血尽，干烦而不得眠，血薄肉消而成暴液。医复以毒药攻其胃，此为重虚，客阳去有期，必下如污泥而死。《脉经》曰：脉浮而滑，其人外热，风走刺，有饮难治，此皆虚滑之义。正气无所归宿，涩极之幻相也。夫毒药攻胃者，是误虚为实，以滑为痰而攻之者也。有饮难治者，正气为痰饮格拒，不得归根，邪风游溢经络，一身流走刺痛，正气将散者也。《脉经》又谓：尺脉偏滑疾，面赤如醉，外热刺痛。正此义也。"辨脉"曰：浮滑之脉数疾，发热汗出者，不治。又温病之坏证，其掣如电，按之即散者也。

滑涩似动结

滑为气血有余，涩为气血不足，此滑涩正义也。湿热化痰，气郁血壅，此滑而兼于动者也。痰凝气聚，实寒相搏，此涩而兼于结者也。故于滑脉中分邪正，于涩脉中分虚实。《脉经》曰：涩而紧痹痛，迟涩中寒有癥瘕，浮紧且滑直者，外热内冷，不得大小便。沉而滑，为下重，亦为背膂痛，气郁血滞之义显然。故吾常谓前人之言滑脉，多夹杂动脉在中。"平脉"曰：滑者，紧之浮名。《脉诀》曰：滑者，三关如珠动是也。言涩脉多夹杂结脉在中。杜光庭曰：涩谓秋中多结脉是也。更有动久气衰而近结，涩极气脱而似滑，具慧眼者自能剖析毫芒，肆应不惑。

滑涩并见

二脉主病相反相同

《素问·脉要精微》曰：涩者阳气有余也，滑者阴气有余也。《灵枢·邪气脏腑病形》曰：滑者阳气盛，微有热；涩者多血少气，微有寒。《脉经》又以滑为多血少气，涩为少血多气。言若两歧，理实一贯。盖气之力大于血，血为其所鼓动而无所留滞，故滑为气盛也。血滞而气不足以行之，则血壅而见多矣，故涩为多血少气。犹曰：形瘦脉大，胸中多气者死。岂真有多气而死？正以气壅而不通耳。此《灵枢》之义也。血主濡之，气主呴之，气为阳热，能耗血者也。滑则津液充溢，热势不能耗之，故阴有余也；涩则阴虚阳往，卫降荣竭，血液为壮火所灼，而不能充满流动矣，故阳有余也。阴有余，故多血少气；阳有余，故少血多气也。此《素问》与《脉经》之义也。二脉相反，不能并见。"平人气象论"尺涩脉滑，谓之多汗。此指尺之皮肤，非并见于脉也。然《中藏经·虚实论》曰：诊其左右尺中，脉滑而涩者，下虚也。巢氏"肠痈候"曰：脉滑涩者，小肠痈出血者也。至于《难经》所谓热病之脉，阴阳俱浮，浮之而滑，沉之散涩者，其为并见，更属无疑。夫脉固有浮之拍拍击手似洪滑，沉之来难不调似涩，此主气热血虚也，华氏所论，其殆此耶；亦有浮之来难不调，沉之漉漉似滑疾，此气郁于血，血分热沸也，巢氏所论，其殆此耶。凡痈疽既已出血，浮滑沉涩者逆，沉滑浮涩者顺，但养液清热和荣卫，自复矣。且涩脉乃于他脉中杂以数至之来难也，若每至必涩，则脉乱死矣。故涩脉必有兼脉，其气弱血燥而虚涩者，兼见之脉多在软弱一边；其气郁血滞而实涩者，兼见之脉多在洪滑一边。方其涩时，脉气未能畅达，一达则涌沸而上也。此二脉所以多兼见也。又二脉主病略同，而有寒热虚实之相反。如宿食、凝痰、瘀血等证，寒则涩，热则滑；久则涩，新则滑；虚则涩，实则滑。故赵晴初曰：滑脉多主痰，以其津液壅盛也。然有顽痰阻塞气机，脉道不利，反见脉涩者。开通痰气，脉涩转滑，见之屡矣。即仲景论宿食脉，亦或言滑数，或言紧涩，寒滞冷积则涩，蕴热化痰则滑也。故《脉经》曰：脉紧而滑者吐逆，小弱而涩者胃反，胃反必吐逆也。而滑涩异脉者，实热与虚寒异本也。尺脉滑而疾为血虚，尺脉涩，下血下利多汗，下血必虚血也。而滑涩异脉者，涩为本脉，其滑而疾者，阴虚阳往，卫降荣竭，所谓阴虚生内热者也。《中藏经》以滑为虚，此其义也。

代　脉

经言：色黄者，其脉代。又言：但代无胃气曰死。是代为脾之本脉，只是软弱之义耳。夫脾脉何以软弱也，代脉又何以止歇也，人以为两脉，吾以为仍是一义也。盖人身之气，左升而右降，脏腑之气，肝肾升而心肺降，是皆脾气居中，为之转旋，上下更代之枢纽也。升之气于是终，降之气于是始，运动之机势至此而有脱卸，即至此而有停顿，故脉迟缓而软弱也。脾气一绝，升降不续，则止歇见矣。故止代者，脾之真脏也。

代脉大义，已具前说矣。《内经·脉要精微论》曰：数动一代者，病在阳之脉也，泄及便脓血。《脉经·扁鹊脉法》曰：细而沉，不瘈疭即泄，泄即肠澼，澼即脉代，乍至乍不至，是皆出于久病，荣血伤败之象也。"三部九候论"曰：其脉代而钩者，病在络脉。"禁服篇"曰：代则乍痛乍止。《脉经·手检图》曰：脉来暂小暂大者，阳络也。动苦肉痹，应时自发，身洗洗也；脉来暂大暂小者，阴络也。动苦皮肤痛，下部不仁，汗出而寒也。其即《内经》病在络脉之义耶，是皆气血凝滞之象也。盖代只是止，须视其不止之至，败与未败，以定吉凶。故《脉经》曰：热病七八日，脉微细，小便不利，加暴口燥舌焦干黑，脉代者死。又病疮，寒热瘈疭，其脉代绝者死。又老人脉阴弱阳强，脉至而代，奇月死。又疟疾代散则死。又右手尺中神门以后脉阴虚者，肾虚也，脉代绝，时不至。肾虚者，命门火败也。此皆死脉，必别见败证败象，未尝专以代主死也。

《周慎斋脉法》曰：杂病伤寒，老人脉见歇止者，俱将愈之兆。惟吐而见歇止脉者死。陈友松解之曰：吐见止脉，是元气竭于下，不能上供其泛逆也。赵晴初补之曰：将愈，脉见歇止，是和平脉中见歇止也。此又未尝专以代主死也。果见败象，不但忽止忽来，为气乱无常；即不见止，而平脉中忽见一二至，微弱无力，亦代脉之必死者也。《脉经》曰：关上脉滑，而小大不匀，是为病方欲进，不出一二日复欲发动，其人欲多饮，饮即注利，利止者生，不止者死。又曰：关上脉，时来时去，乍大乍小，乍疏乍数者，胃中寒热羸劣，不欲饮食，如疟状。合观二节，是阴阳不和，寒热夹杂之象。利止者，阳盛也；不止者，阴胜也。又曰：三部脉或至，或不至，冷气在胃中，故令脉不通也。即此义也。昔人谓妊娠脉多代，历诊未见止代者，但见滑疾流利中，偶有一二至应指少力耳。此象虽为血盛气壅，究宜细问有无气血痹痛、半产夙疾，或新下利亡血，及腰腹疲疼等事，恐或胞伤欲堕也。

促结涩代不同

四脉皆有止而不同。促结之止，能自还者，本脏之气未伤，但为邪气阻碍，故其脉稍停，而仍自至于寸口，略远于前至，而并于后至也；亦有并于前至，远于后至者。代之止，不能自还，则本脏之气已绝，不能复至于寸口，故其脉停之有顷，直少一至，待他脏之气至，而后复动也。涩则或于迟脉中数至来略数，或于数脉中数至来略迟，所谓参伍不调也。数至不调谓之涩，一至不调谓之促结，一至独绝谓之代，不必拘于止有定数无定数也。如五动一止者，虽或间以十动十五动而止，亦皆谓之五动而止，以其皆在以五纪数之处也。数脉，间以来迟为涩是也。迟脉，间以来数，亦为涩者，以其气不调也。

伏　脉 脱脉最难诊者，将伏将脱之际，故篇末详之。

伏者，两手乍不见脉也，气闭也，非气脱也。然全身脉伏，则亦气闷而绝矣。故寸关之脉既伏，则尺中之脉不可伏也；头面之脉既伏，则心腹之脉不可伏也；两手之脉既伏，则趺阳太溪之脉不可伏也。既伏者，无可诊也。诊其不伏之处，涌盛上争，有踊跃之势者，伏脉也。旋引旋收，辙乱旗靡，在反掣之意者，脱脉也。世谓伏脉推筋著骨而始见，是犹有可见，只可谓为沉之甚者，《难经》曰：伏者，脉行筋下。此乃沉之甚者。故主积聚久病，不主尸厥、霍乱急病也。细之甚者，微之甚者，而不得谓之伏，伏则两手直不见脉也，主暴病实病。凡卒尸急痛者有之，若久病虚病不宜见此。故伤寒十三日以上不间，脉尺寸陷者危。陷者，突然脉沉小无力，此气欲脱也。《脉经》曰：伏者，霍乱。此气闭也。《难经》曰：遂入尺为覆，为内关外格，此阳乘之脉也。覆即伏也。诸家谓阴内闭而不出，阳外入以格拒之，非也。阳内闭而不出，阴外入以格拒之也。故曰：阳乘者，阳气陷入阴位也。故治伏者，只宜宣散，必无热补，以其外阴内阳，阳伏于内，实有物焉，而非虚也，故曰伏也。若内阴外阳，而至于无脉，是阴阳离绝，即脱矣。

《脉经》曰：心衰则伏，肝微则沉。此伏字，只是极沉而细者。然西医谓脉之动者，以心动也，故脉不动者，心无气也，故尸厥不知人，气复反则生，不反则死。又《内经》曰：肝脉骛暴，有所惊骇，脉不至，若瘖，不治自已。此亦心气乍失其所也。故吾常谓：伏者，有邪与正相迫，有正与正相迫。正与正相迫者，阴阳相争而不相下，并行一道，气机壅窒，不能旋转，如两人对行狭巷，抵触而各不得进也，此升降乍乱，大怒甚恐者有之。若二气有一偏盛偏衰，则让开气道，而不至于伏矣。邪与正相迫者，如大寒甚暑，中之者猝不知人，是邪气猛来，格拒于外，使正气不得通行也，此人元气必实。若不实者，必为邪气侵入，正气灭矣。故伏者，阴阳邪正力能相敌而然也。故伏脉无虚病，治伏脉无补法。即如伤寒有通脉四逆证，此元阳大伤，阴邪上掩入心也，伏而几于脱矣。药用辛热，补中仍寓宣散，此与房室感寒脉伏者治法相同，皆正气内怯而脉伏。伏脉之虚证也，且不能纯用温固，况其他乎？若不任宣散者，即真脱矣。故少阴病，下利不止，厥逆无脉，用白通汤加猪胆汁服之。脉微续者生，暴出者死，为其近于脱也。若果伏脉，何不可暴出乎？

前谓诊其身中有脉之处，涌盛上争者，伏也，旋引旋收者，脱也。此系指病气已定，寸口脉气已伏之后言之。若当病之乍起，寸口脉气未伏将伏之际，诊之指下，总是旋引旋收，渐渐退缩之象。此时膻中大气方乱，脱闭机括，本尚未定，其后有因闭而竟脱者，有本脱而生气一线未尽，犹可挽回者。若必欲于万难分辨之中，而曲为之辨，则惟以形细而弦，如丝发梗梗，有起伏者，闭之象也；形散而断，如麻子萦萦无起伏者，脱之象也。

《脉经》曰：头痛脉短者死。据《素问》：寸口脉中手短者，头痛。未尝言死也。此短必是脉止于关，不能上寸，且其势必是渐渐回缩，降入尺中。此阳气下脱，不能上达于脑也，不但头痛欲裂，亦必耳聋目昧[①]，此脉正欲脱之候也，少迟诊之，即无脉矣。故凡久病，诊得伏脉短脉，恐是下脱，即宜详问神识清浊、二便秘泄，以及饮食眠睡，有无异常，以定吉凶。且脉之脱也，有霎然自脱者，有久闭而渐脱者。尝诊一妇，久病喘嗽，至冬即发，始犹能食能言也。一日，声微食减，便泄痰胶，肌热如焚，重抚灼手，呼吸逼迫，闷塞烦躁，喉如曳锯，午甚夜平，脉两寸如丝，两关后洪弦滑数，频下后气，不能自固，自觉头上或胸中不知何处缺少一件本体。此肺中为痰涎贮满，真气下陷，不能到肺也。始由外感，继伤真元，便滑气泄，脾已败矣。其脉必是由关渐缩，入尺而绝。辞之，寻殁。经曰自上损下，过脾则不治故也。亦有久服温补，痰阻上焦，或过服寒凉，热气骤折，以致三部无脉，退缩尺后，此伏脉之类。其脉必鼓搏有力，与脱脉之旋引旋收者不同也，而不善治之，将渐脱矣。大抵因寒热而脉伏者，为正伏脉，其证必郁于中而不畅；因下利而脉伏者，为兼脱脉，其证必陷于下而不固；因喘嗽而脉陷脉缩者，久伏致脱，上下气隔，阴阳已离也。

喘躁驶三脉

三脉，前人皆以数赅之，殊不知三脉有兼数者，有余之实脉也；不兼数者，不足之败象也。喘者，自沉而浮，有出无入，来势逼迫，至浮分即止而不见，其气之反吸也。气之来也，如吹管而不复吸入也，此命门元根上脱，久病虚羸、失血脱泄之人忌见之。其兼数而实者，为痰火湿热之病，应指振撼实大有力，出多入少也。《内经》曰：赤，脉之至也，喘而坚，有积气在中，时害于食，名曰心痹。又曰：脉至如喘，名曰气厥。气厥者，不知与人言，此皆实而喘者也。躁者，亦自沉而浮，亦谓之疾。来去如电掣，而不相连续。其来也，有顷而一掣，其去也，有顷而一掣，一息不过四五至，而无循环容与之意。在虚劳久病，与代、散同论，为其气不相接也；在新病实病，为痰凝气郁，与结、涩同论。大致是血液少而气燥热之象。驶者，自尺上寸，如箭之直而迅，亦谓之驶[②]，

① 昧（音妹）：目不明。

② 驶（音快）：马行疾。

亦谓之驰。而无浮沉起伏之势。在新病，惟风寒咳嗽喘促者，不足为忌；若久病劳嗽及病困而见者，多是元根欲脱也。又有来势略盛，而逊于喘，亦能吸入，惟应指时有战栗之意，如左右弹者，此主中气不足，为怔忡，为用力过度，为中焦停饮，为经络阻滞，为元阳衰惫。仲景曰：脉见转索者，即日死。旧解隶之紧脉，非也，紧脉如转索者，如其转之紧而劲也。此如转索，如其索之动，高下左右无定也，即喘脉之无神者也。

总　　说

上二十七脉加喘、躁、驶三脉，凡三十脉。总以浮、沉、迟、数、虚、实、长、短八者为之提纲，得其纲则中有主宰，乃可应于无穷。故芤、革，浮也；牢、伏，沉也。代，迟也；促，数也。濡、弱、细、微，虚也；洪，促、牢、滑、动，实也；弦、缓，长也；动、结、滑、涩、紧、散，短也。沉而长者，实也；浮而短者，虚也。一脉有一脉之根原，一脉有一脉之主证，然形多相似，则原与证亦多相近。故芤、虚相似也，浮、洪相似也，微、散相似也，滑、促、动、短相似也，结、涩相似也，沉、紧、牢、实相似也，弦、长、缓相似也。芤、革本一脉，而以微甚分也。濡、弱本一脉，而以浮沉分也。此以其形言之也。推其根原，无非阴阳、血气、寒热、虚实而已。濡、弱、微、虚，气血俱虚也。芤，血虚也；迟，气虚也。伏，气闭也；代、散，气脱也。细、结，气血俱寒也。革，阴盛于上也。牢，阴盛于下也；长、短同有气郁，气横于气分则长，气结于血分则短也。滑、涩同主血分，血寒则涩，血热则滑，血虚则滑而芤，血实则涩而结也。促、洪，气热于气分也；动、滑，气热于血分也。浮、数，气热于气分也；沉、迟，气寒于血分也。弦、革，气寒于气分也；结、紧，气寒于血分也。细，血中气寒也；缓，血中气热也。濡、弱、微，气血俱虚，而有微甚之殊也。伏、代、散，俱属于气，而有脱闭之别也。散与结同主癥瘕，正气未衰则结，正气既衰则散也。亦有乍病停滞而脉散者，则以气血新乱而未复也。此推其根言之也。是故脉之称名，有可以互通者。濡弱本可互称，细微亦可借用。缓而兼迟兼涩，则缓亦可言濡。弦而无力无神，则弦亦可言紧。浮与芤，濡与缓，本二脉也，而芤而缓亦可曰浮而濡。沉与实，滑与动，本二脉也，而沉而动亦可曰滑而实。此皆称名之可以出入者也。亦有必不可不细辨者：本濡弱也，而或以为微；本微细也，而或以为伏；弦而无力也，竟以为缓而有胃气；结而气郁也，竟以为涩而少血液。虚实既昧，攻补必差。故王叔和曰：谓沉为伏，则方治永乖；以缓为迟，则危殆立至。此又称名之不可移易者也。凡求脉，必先能辨其近似，而知其确然各有所主也，然后能得其会通，而知其浑然皆出于一也。无他，明其义理而已。义理何在？曰：阴阳、血气、寒热、虚实而已。其于病也，外六淫也，内七情也，何脏何腑何经也，其来路从何来，其去路从何去也。凡此皆于脉测之，脉法顾不重乎？以脉测病，更以病证脉，读书临诊，刻刻用心，何患不及古人耶？

病有相反而相似者，脉亦有相反而相似者。病相似者，寒极似热，热极似寒，实极似虚，虚极似实是也。脉则滑主痰，而痰亦见涩；弦主肝邪，而肝亦见濡；癥疝脉紧牢，而亦有迟涩而散；元根不固，上气喘促，脉虚大也，而亦有应指洪实，来去分明；孕脉必滑利也，而亦有虚涩不调。又弦缓相反也，而风弦与热缓相似；滑涩相反也，而热涩与虚滑相似；抟与散相反也，而抟而累累不续，即与散同论；洪与伏相反也，而尸厥霍乱，伏与洪同断；长与短相反也，而长而劲与短而抟，同主气逆气郁。有以无脉为病所者，若芤脉浮大，按之中空，内主精血之虚也；有以有脉为病所者，若紧脉浮数，按之内减，外主风寒之伤也。尺不上关，邪遏于上也；寸不下关，阳越于上也。凡此惟能察神者，澄心渺虑，洞澈隐微，不为所惑。仲景云：脉不空见，中必有奸。常有病浅而见危脉，病危而见平脉，下病而脉见于上，上病而脉见于下，右病而脉见于左，左病而脉见于右，变化万端，不可方物，惟在会心，难以言喻。

自然子评曰：予读诊书多矣，或剖析形状，或罗列主病，至于义理，阙焉无闻。即或道及，亦不过泛论阴阳血气而已。择焉不精，语焉不详，总由真境未明，胸无主宰，故字里行间，欲吐仍茹。此独一一紧靠本脉，从阴阳血气各透发其所以然之故，使读者恍然于脉象之所由变见，即晓然于各脉见证之所从来。盖推明各脉变象之根原，而所见之证，与治之之法，举赅其中，而不待他求矣。诚向来诊书独辟未有之境也。卷首诸篇，煌煌大文，如悬日月，固已揭出千古迷途矣。至如濡弱二脉，他人斤斤致辨，惟恐相紊也，此独径合为一。滑涩动结，世只知其相反也，此独畅论其相同，而其不同之处，以一二语醒之，便自豁然。又谓涩代二脉，只于止中见之，须察其未止之时，脉象何如，以定吉凶。芤革二脉，一为阴虚，一为阴盛，迥不相侔，尤为深中肯綮，拨去云雾而见白日，使人抚掌称快者也。非读书临诊，细心体察，孰能与于斯耶？世有知音，子岂阿好。

潜初诊脉部位

左诊心肝肾，右诊肺脾命，而各系以所相表里之腑。凡脉一手单见者，以之两寸主上焦，两关主中焦，两尺主下焦；凡脉两手同见者以之。此相沿之定法也。然其中有变焉，不独命门一诊，聚讼纷纷也。前著“三部九候大义”不议及此者，彼述天下之通义，此据一人之创见也。五脏惟心无候，何则？脉以候邪，有邪始有候，心不受邪，故无脉可候也。心受邪则死矣，故心至有可候，已无所候之矣。故吾以左寸候包络，关候肝胆；右寸候肺，关候脾胃；两尺以形体候肾水，以动势候命火，不分左右也，此定位也。大小肠候两寸，亦候两尺，膀胱候尺，亦候两寸，此以证参之者也。三焦一经，旧说分三部候之。夫三焦为命门相火之所充周也，前于命门三焦说详之矣。其实命门为体，三焦为用，两尺正候命门本体，两寸关候命火之行于上中二焦者，皆以动势为主。命门三焦固相通，三焦亦不能板分三部也。凡如此者，非好为异说也，考之圣经，验之人事，而有以知其必然也。《素问》曰：肾脉喘喘，累累如钩，按之而坚，曰平。夫按之而坚，肾脉也，水也。喘喘累累如钩，心脉也，火也。心指包络，下同。系于肾者，君火与相火同气也。《难经》亦曰：按之软，举指来疾者，肾也。非形势并见耶。大小肠之无定候，已见前编卷一陈修园、何西池之说矣。膀胱亦候两寸者，肾水凌心，膀胱之寒气凌之也。小便赤涩，心火之盛而下郁也。故左寸沉迟，膀胱必寒；左寸细数，膀胱必热。水之行也，肺气运之也。故右寸上涌，小便不调也；右寸弱陷，小便不禁也。故肺气充者，小便少而长，气足以摄之也；肺气虚者，频而短，气不足以摄之也。右寸沉实，而二便不通者，宣疏肺气即通矣；右寸浮弦，而二便不通者，清降肺气即通矣。《脉经》以膀胱候寸，以脾候尺，始未识也，更事既久，乃悟之矣。脾候尺者，《内经》所谓中气不足，溲溺为之变是也。如脾家湿热太甚，则克肾水，而两尺必滑而缓矣。肾受脾邪，阴血燥热，水沸渐涸，二便不调，遗精白浊强中，诸证蜂起，此危候宜急治者也。《脉诀》以尺滑主食注，食即注下，《内经》谓之洞，亦曰暴食不洁，仓公谓之迵风。为脾咎，戴氏斥之，不亦浅乎。夫女子经水不利，专候心肺之脉，义见“评热病论”。而《脉经》以膀胱肝肾之病，候于两寸者，不一而足，今其法失传矣，然明者犹能以理测之。至于三焦之经，其气伤于升降者，则逐位间隔，圆疾如豆。伤于出入者，则弦细而数，趯趯于中沉之分而不扬也。以脉之形势，而不以部位矣。吾于诊法，得力于滑氏之六字者最深，部位其浅焉者也。聊识于此，以备遗忘。讲脉学者，须先明部位之有定，而后渐渐悟入部位之无定，则庶几矣。自古明贤，未尝全泥定位，亦未尝全弃定位也。

五脏六腑性情脉

脏腑性情，腑阳多含母精，脏阴多见子气。盖脏腑五行之相生也，从阳入阴，从阴入阳，如水生木，必肾生胆，胆生肝也。木生火，必肝生小肠，小肠生心也。火生土，必心生胃，胃生脾也。土生金，必脾生大肠，大肠生肺也。金生水，必肺生膀胱，膀胱生肾也。阴阳以相间而相和也。故属阳者，中含母精；属阴者，中藏子气。故胆虽阳也，以有水气，故力弱而微；肝虽阴也，以有火气，故力强而大。小肠脉洪而兼长，有木气也；心包络脉洪而兼缓，有土气也。张仲景曰：心脉洪大而长是也。胃脉脾脉虽不可单见，而胃缓而浮，脾缓而静，一含火热，一具金寒也。大肠浮而长，有脾土之气也。肺脉浮而短，有肾水之气也。膀胱沉而宽薄，有肺金之气也。肾脉沉而坚实，有肝木之气也。杜光庭曰：严冬尺脉要沉弦是也。此五脏六腑之本脉也。至于病变，亦以母子相乘者为多，以其气相亲也。而直克反侮者，重病死病乃有之，以其气相逆也。故肾病，有见肝脉，有见肺脉；肝病，有见心脉，有见肾脉；心病，有见脾脉，有见肝脉；脾病，有见肺脉，有见心脉；肺病，有见脾脉，有见肾脉。非必病气，自彼脏传来也，亦非必彼脏气来相干也，本脏之中，自具此气，病则气有所偏而易见耳。仲景有五行相乘、纵横逆顺之说，又有治未病之法，吾之明此为治未病之法，亦必审真而后可用。五脏互见其气，有不必病邪之相传也。如心病见肝脉，并非肝邪来犯，妄为泻肝，岂不诛伐无过耶？何以决其相传与非相传也？二脏脉气相应不相应也？相应者，脉气同见也，互见也；不相应者，二脏自见其本气而静也。同见者，如脾气干肺，肺部脾部同见脾脉也，治宜脾肺两泻；互见者，肺部见脾脉，脾部转见肺脉，或见他脏脉，而不自见其本脉也。此为舍己宫观，适他乡邦，治宜泻肺补脾。自见本气而静者，肺部虽微见脾脉，而脾部自静，无所太盛也。他脏仿此，此大法也。

弦钩毛石四时脉

四脉惟弦之义最显，石与毛次之，钩最难解。石者，实也，沉而有力，往来不远，而有平静坚固之体也。人当盛暑，逐日泄汗，及秋而津液内虚矣。故脉体见薄，且新凉乍见，阳气乍衰，来势不能洪盛，故浮候其形，应指轻而如毛也。秋日下肤，稍按方能见，大非秋脉，仅见浮毛也。岂有秋脉反更浮于夏耶？夏脉洪也，而言钩者，所以形容来盛去衰之象也。盖冬脉之静固者，至此尽发，故其来之根深而长，如钩之柄也；其去不甚有力，不及来之深而长，如钩之曲也。阳盛而阴之吸力少也。《脉经》曰：万物洪盛，垂枝布叶，皆下垂如曲，故名曰钩。正以上盛极而下折也。是以钩之形状，脉之来去之势也，非以状脉之形也。故洪钩虽俱为夏脉之名，而实不同，洪但言其来盛，钩并绘其去衰也。杜光庭曰：洪钩夏脉居寸口，堪笑世人多不晓。脉若俱洪不带钩，钩不应时血常走。可识洪钩之为义矣。后人多以如握带钩释之。夫操带钩，死脉也。自尺而上聚寸口，头大尾空，按之顽梗而无起伏之势也，以脉喻带，以钩喻寸口之死硬也，岂夏钩之义耶？四脉惟夏钩纯以势见，余脉皆形势并见。形，血也；势，气也。轻虚以滑，弦之势也；端直以长，弦之形也。轻虚以浮，毛之形也；来急去散，毛之势也。石，沉而搏。沉，形；搏，势也。钩则但曰来盛去衰，以势为形也。后人概泥形而遗势。故言弦者，疑轻虚以滑之不真也；言毛者，恶来急去散之不切也；言石者，议搏之太甚也。至于钩，亦以形概之，窒而难通，不得不以握钩含糊释之。无怪口中笔下，嗫嚅不清矣。

表里脉一

论《难经》浮为在表，沉为在里，数为在腑，迟为在脏。

《难经》曰：浮为在表，沉为在里，数为在腑，迟为在脏。四者非主病之正脉也，乃表里脏腑之主脉也。故表病诊得表脉，其脉必于浮分见之，乃真在表而无疑矣；若不浮而沉，犹宜再审，恐其兼里也。里病诊得里脉，其脉必于沉分见之，乃真在里而无疑矣；若不沉而浮，犹宜再审，恐其兼表也。腑病诊得腑脉，必于数中见之，乃真在腑而无疑也；脏病诊得脏脉，必于迟中见之，乃真在脏而无疑也。腑病兼迟，必兼在脏可知也；脏脉兼数，必兼在腑可知也。是故浮沉迟数者，以定病之在表、在里、在腑、在脏也，非以主表里脏腑之病也。病固自有主脉也，病无定情，脉无单见，故亦有表病脉沉，里病脉浮，脏病脉数，腑病脉迟者，究竟亦必有其病不专在表、在里、在腑、在脏也。后人读书，死于句下，以为不问主病何脉，但以浮、沉、迟、数决脏腑表里之病，无怪异议蜂起也。抑吾更有说焉。《脉经》引扁鹊曰：脉一出一入为平。再出一入为少阴，三出一入为太阴，四出一入为厥阴。再入一出为少阳，三入一出为阳明，四入一出为太阳。出者为阳，入者为阴。夫出入者，来去也。一二三四者，远近也，迟数也。是故脉虽沉，而其势极欲浮而不得浮，是即邪据于表也。脉虽浮，而其势如不欲浮，是即正衰于内也。数则四出一入，是脉来之时多，而停于内者其时少，是气聚于阳也。迟则四入一出，是脉来之时少，而停于内者其时多，是气郁于阴也。聚于阳，故在腑也；郁于阴，故在脏也。此《难经》据其实者言之也。聚于阳，则阴不内敛，故为阴病也；郁于阴，则阳不外振，故为阳病也。此扁鹊据其虚者言之也。故张景岳谓：外感初起，脉多沉紧而数。殊不知其紧数即是浮也。久病虚羸，脉多浮而濡弱，殊不知其濡弱即是沉也。古人立言，只择其至正至广者立之规矩，至于变化，在临诊自求而已。若但如《素问》所谓脉太过病在外，岂无表虚腑虚耶？但谓脉不及病在中，岂无里实脏实耶？故浮沉迟数四者，绝不涉病脉，而但各从其气之本体以立之纲，使临诊者，各以其所见之脉合之，而无不合也。此古人之精到不可及也。夫不求阐明古人言中之意，而务为攻击，以为读书得间，此经生浮夸之习也。操司命之权者，亦出于此也，而岂可哉！而岂可哉！

表里脉二

论太过不及，人迎气口。

“脉要精微”以脉强太过病在外，脉弱不及病在中。此“在”字当作“生”字解，谓病生于外邪，病生于内虚也。故曰：病在中，脉实坚；病在外，脉不实坚者，难治。表，言外感；里，言内伤。此表里之一说也。《脉经》曰：沉而弦急者，病在中；浮而洪大者，病在外；脉实者，病在中；脉虚者，病在外。此病字统指外邪，谓外邪内侵则脉沉实，邪浅未深则按之犹虚也。故又曰：病在中，脉虚；病在外，脉涩坚者，难治。前以脉形之强弱言，此以脉位之浮沉言也。此表里之又一说也。《灵枢·经脉篇》：阴经盛，则气口大于人迎；阳经盛，则人迎大于气口。所谓寸口主中，人迎主外也。汪石山曰：左脉不和，为病在表，为阳，主四肢；右脉不和，为病在里，为阴，主腹脏。此表里之一说也。王好古曰：伤寒以左为表，右为里；杂病以右为表，左为里。《慎柔五书》曰：尝观脾胃不足及久病之人，未有不左脉大过于右者。正东垣左脉克右脉之说，理势使然。况脾土一虚，肺金益衰，水涸木枯，枯木生火，焉得左脉不大于右。此表里之又一说也。其如是不同者，何也？盖病有外感，有内伤，有气分，有血分；病机有内向，有外向，有上行，有下行。如表病侵里，邪内陷则脉沉实；里病连表，邪涌盛则脉浮洪。气口主中者，内之邪气盛则气口大，阴气衰则气口小。人迎主外者，外之邪气盛则人迎大，阳气衰则人迎小。又如阳盛者，有阴虚，有阴不虚；阴盛者，有阳虚，有阳不虚。变化万端，未可概论。惟《灵枢》曰：阳病而阳脉小者为逆，阴病而阴脉大者为逆。二语最为周密，以脉测病，更以病证脉，斯推之而无不合矣。

表里脉三

论尺寸为表，关为里，并论病之表里。

有脉之表里，有病之表里。脉之表里，如上二篇是也。病之表里，阴阳脏腑是也。然《脉经》曰：脉有表无里，邪之所止，得鬼病也。何谓有表无里？尺寸为表，关为里，两头有脉，关中绝不至也。寸脉下不至关，为阳绝；尺脉上不至关，为阴绝，死不治。又曰：审切寸口之脉，知绝不绝，前后去为绝。前后去者，上下分绝也。此皆以尺寸为表，关为里也。病之表里，亦有异者。《内经》曰：在内者，五脏为阴，六腑为阳；在外者，筋骨为阴，肌肉为阳。吾谓外感之六淫，在经络为表，在脏腑为里；内伤之五味，在肠胃为表，在肌肉筋骨为里，谓败气败血流于骨节筋会者也。刘河间谓：身表为远，里为近是也。总以初伤者为表，辗转渐入者为里而已。而脉以尺寸为表，关为里，其义难晓，不敢强解。岂以脾胃中焦为上下之枢，故为里耶？又有出为表，入为里，此即《难经》所谓呼者随阳出，吸者随阴入也。

表里脉四

申论左右表里

王海藏曰：伤寒以左脉为表，右为里；杂病以右脉为表，左为里。予初诊不尽验，心以为此特一法耳，固不可拘也。近二年来，深察病情脉象有可得而言者。凡外感风寒湿之邪，深者皆系左脉沉细于右，浅者但两手浮弦，或右关前浮弦而已。外感暑热之邪，深者皆系左脉弱散于右，浅者但两手浮滑，或右关前浮大而已。温病之由于伏气内发者，前人皆以右大于左为词，谓邪从中道，胃气郁浊之故。以吾历诊春温、冬温、喉痧、疫疹诸症，凡右大于左，而左脉不甚细弱者，真阴未损，治之易愈；若左脉沉细而数，断续不匀，真阴已竭，十难救一。是当以左小于右，定正气之成败，不当专以左大于右，定邪气之微甚也。又诊夏行秋令，时疫有所谓瘪螺痧者，其证先见头痛心嘈，四肢麻冷，螺纹陷下，或吐或泻，旋即昏厥，重者即死，轻者醒后越一二日而死。醒后心中烦闷，其苦难言，而神识清明，额汗不止。其脉皆两手沉细，短伏关后，而左手尤甚，此天行肃杀之气，伤其心肝生阳之气，亦由其人生阳之本虚也。又诊水肿之人，阴邪极盛，亦莫不左脉沉小于右。此外一切大病久病，邪气深入者，莫非左陷于右；元气亏甚者，亦莫非左弱于右；其将愈也。则又右脉先盛，左脉后复，必待左脉复盛，乃为元根充固，其病可无虑反复矣。病气轻浅，左脉决不受伤，惟癥瘕积聚，其病虽深，必随其经络之部位而见于脉，不能拘于此例也。由此观之，左里右表者，百病之通诊，伤寒岂能独异耶？故吾以左脉察邪气之浅深，即以左脉察元气之虚实，其脉象须各因病而定，不得专以大小二字赅之。寒邪以细而急为甚，热邪以薄而散为甚，阴虚以浮散而短为甚，阳虚以沉细而短为甚。其败也，总归于躁疾散断，全无神力而已矣。海藏之劈分伤寒、杂病者，彼盖以杂病为劳倦内伤也。由气分渐伤入血分，血伤而左脉败矣，故左为里也。寒为阴邪，先伤于阳，内传胃实，而右脉大矣，故右为里也。殊不知阳明证，乃阳气之内郁而盛，有撑邪外出之机，不得谓之寒邪内陷。寒邪陷者，少阴厥阴之寒证是也，是仍当在左手矣，况左右又有未可板分者。大凡病之始生也，属阳虚与寒盛者，左脉常沉小于右；属阴虚与热盛者，右脉常浮大于左。若沉小之极，而右脉亦陷，则胃阳绝矣。浮大之极，而左脉亦散，则肾阴绝矣。故喉痧之死脉，皆右关与左脉同其短数。瘪螺痧之治脉，皆右关缓滑有力，左脉虽伏而不见散断者也。左脉重尺，右脉重关。盛启东以新病之死生，主乎右手之关脉；久病之死生，主乎左手之关尺。义正如此。此皆取其偏重者言之也。若夫邪气之猝至，虽两手脉伏，尚不为凶。病久邪杂，阴阳脏腑俱困者，但一部脉坏，即为不吉，是又在于圆机应变者。

卷　下

经义丛谈

经脉续辨

凡讲脉学，须先识脉为何物，故一再致辨而不惮繁？

前著十二经动脉辨，详矣，今更取《内经》及西医之论以质之。夫脉之动者，不待言矣，其不动者，在《素问·三部九候论》曰：以左手足上去踝五寸按之，右手当踝而弹之，其应五寸以上，蠕蠕然者不病。其应疾，中手浑浑然者病，中手徐徐然者病，其应上不能至五寸，弹之不应者死。此言针刺时，弹其经脉而使之动，以观其气之至不至也，非动脉也。《难经·七十八难》曰：先以左手厌[1]按所针荥俞之处，弹而努之，爪而下之。其气之来，如动脉之状。即此义也。曰如动脉，则其脉之本不动可知也。"离合真邪论"曰：邪之去络入经也，客于血脉之中。经之动脉其至也，亦时陇起。是明明有动脉、血脉之分矣。《灵枢·经脉》曰：脉之卒然动者，皆邪气居之，留于本末。不动则热，不坚则陷且空，不与众同。曰：卒然动，则非常动可知也。"经脉别论"曰：食入于胃，浊气归心，淫精于脉，脉气流经，经气归于肺，肺朝百脉。如是，则经与脉之为二物也，不晓然乎？或曰：西医之论脉也，人身止有血脉，而无气之专脉，百脉皆由肺以聚于心，由心以达于四肢百骸。脉之动者，心动也。动则气推血行，愈行愈远。远则炭气盛，而血质渐坏矣，于是由回血管，复返于肺，以达于心。回血管者，即蓝色隐隐于皮肤之下者也。血既聚于心，由肺呼吸，以吐炭气而纳养气，于是血之质复精，而复外达于四肢百骸。如是环周不已，皆气行血中，非血自血，气自气也。人死，解而视之，有无血之管者，非本无血也，气尽，故血亦因之而尽也。是说也，吾未信之。夫人死气尽，血不推行，当壅脉中，何得血亦尽乎？盖气管本有细窍与血道通，所谓微丝管也。气在管中，充塞满溢，血不得渗入，气尽而血遂渗入矣。故死后，气管中有有血者，有无血者。且西医有曰吸液管者，吸摄食物之精液，以达于周身，与脉同路，其中无血，千支百派，散布大小肠夹膜之间，食后少顷，内有精液，始见如白丝，一切吸管，附近小肠，会合为一，名曰吸液总管。附脊骨上行，至颈骨第七节，即屈转而下，并入回血会管，达于心。此即王勋臣所谓卫总管者也。非气管而何？是故经者血脉也，脉者气脉也。血脉者不动，而气脉动者也。专就动脉之中分辨气血，则其形属血，其动属气，统合人身之脉分辨气血，则确有注气之脉、注血之脉而不紊者也。

《全体阐微》曰：脉管回管之外，更有一类，曰吸管，以其能吸摄津液也，全体皆有，分浅深二类。深者与脉管同路，浅者与回管同路。总吸管由第二腰骨右旁小肠处起，有众吸管来会，上行至总脉后，血总管

① 厌：压。

也。展大如囊，中藏养汁；再上行，由膈总脉孔入胸膛，在肺中后峡间，在总脉上，总回管中，至第四背骨，岐分左右二总管，左者向背骨左，又上行食管左，至第四颈骨弯回而下，由左颈内回管，左锁柱骨下，回管合处透入腋下，上下大，中小，有时中处分为二，复合一，门扇甚多，此左总吸管也。除头右、心右、胸膛右、肺右、颈右及手肝等处，右吸管不入，其左诸吸管，莫不会入于此。其右总吸管，则接右诸吸管，至右锁柱骨回管会入。其左诸吸管，亦不入也。周身吸管，中藏明汁，稀而咸，有味，无色，或微黄。由总吸管分数大吸管，更分无数小吸管，以至微丝管，分散如网，无微不至。或彼此复，相并为大管，无论大小浅深，统会总吸管，入首臂回管止，以达于心也。

案：西书之意，谓总吸管由小肠发原，贴近脊骨，五脏六腑皆有细管来会，上行，由左右锁柱骨下透腋，分行两臂，周身无微不到。其出也，与脉管同路；其回也，与回管同路。气管、血管并行之说，不更信而有征耶？西医必谓动者血管，而吸管不动也，果何征耶？盖尝思之，吸液管之微丝管，必通于血管之微丝管，藉气之鼓激，送津液由微丝入血管，以滑利血之运行也。西医谓小儿疳疾、妇人干血劳，皆吸液管病，是气亢津耗，不能透入血管也。二者脉象，皆见细数，吸管干涩，事理皎然。西医徒恃显微镜窥测，以赤者为血管，白者为液管，皆是据形言之。气之无形，遂不知之矣。又按：液管贴近脊骨，血管贴近液管，考之《内经》，是液管即督脉，血管即冲脉矣，回血总管当配任脉，所谓任脉通，太冲脉盛，月事以时下是也。气之发也，周身液管同时俱动，其回管则力衰不能动矣。《灵枢》曰：气之离脏也，卒然如弓弩之发，上于鱼以反衰，其余气衰散以逆上，故其行微。即此义也。

荣行脉中、卫行脉外分诊法

附再辨动脉非血脉，附辨吐血

前著气分血分，直言论气血分诊法悉矣，然皆在脉中者也。若所谓荣行脉中，卫行脉外者，又将何以诊之？《灵枢·经脉篇》曰：经脉者，常不可见其虚实也。以气口知之，此即所以诊荣也。又曰：循其本末，察其寒温，此即所以诊卫也。人身之气，湿热而已，荣主湿，卫主热，卫衰则身寒，故可据皮肤之寒温，候卫气之虚实也。本末者，尺肤上下也。《素问·通评虚实论》曰：经络皆实，是寸脉急而尺缓也。络气不足，经气有余者，脉口热而尺寒也。经虚络满者，尺热满脉口寒涩也。夫经实而脉急者，脉有管以束之，气实于中，则脉绷急而挺起矣。络实而尺缓者，络散于肌肤者也，气实于中，则尺肤丰盛而膹[①]起矣。络不足而尺寒者，卫不足以温之也，且寒有萧索之意，是消而著也。经有余而脉热者，非经中真气有余，乃脉外卫气侵入，且热有盛满之意，是大而强也。《脉经》亦曰：卫气先行皮肤，先充络脉，络脉先盛，故卫气已平，营气乃满，经脉乃大盛。由此观之，络气属卫，经气属营，不皎然乎。“论疾诊尺篇”曰：脉缓，尺之皮肤亦缓；脉急，尺之皮肤亦急；脉滑，尺之皮肤亦滑；脉涩，尺之皮肤亦涩；脉小，尺之皮肤亦减而少气；脉大，尺之皮肤亦盛而膹起。此所谓荣卫相应者也，刘若金《本草述》黄芪条下亦云：分肉腠理之间，可以征元气之充与否。若分肉腠理，一有不充，即是膻中之气化不足。由此观之，切脉口以候荣，按尺肤以候卫，又何疑乎？大抵荣卫相随，不宜偏胜。尝忆先哲有言，脉贵有根，尤贵有神，即如五脏绝脉，惟肺如风吹毛，空而无根，其他脏绝脉，沉候与尺

① 膹（音奋）：满而奔迫。

部皆按之鼓指，分外坚搏，如弹石，如循刀刃，如雀啄，如操带钩，皆无神而似有根者也。其有根而死者，何也？盖木根深入地中而死者，不得气故也。凡木根虽下垂，而根上旁须四面旋绕，得四方之土气，气盛方能旁见侧出，枝叶四布。人之脉，隐于肌肉之内，不但下至尺，深至筋骨，亦必按之中间与肌肉相连一片，如是，则气血交纽，荣卫未离，谓之有气。有气便是有根。尝见阴亏之辈，以及年高之人，其脉若独然一条扛起，似与肌肉不相连络，阴与阳分，是无气也。此段议论，明白晓畅，发前人所未发，而荣卫之诊益皎然矣。老人皮著肉消，而脉独挺亘指下，与将死者脉如汤沸，势欲涌出皮肤之上，是非脉中之气盛也，乃脉中之气衰，而卫气陷之，脉中之气绝，而卫气乱之也。前人只言脉与肌肉太无分别，谓之散脉，而不知脉与肌肉太有分别，又谓之绝脉。以有偏绝，故有偏胜也。是故常人之身，脉中脉外之气，升降迟速，两相应者也。一有不应，荣卫乖离，而寒热往来之证作矣。古人所以诊脉，必兼诊尺者，正以调其荣卫也。仲景高章卑惵，以脉之浮主卫，沉主荣，脉之来主卫，去主荣，是阳升阴降，阳嘘阴吸之义也。故专就动脉以分荣卫，则脉体之浮沉、呼吸形势可分验之。分脉中、脉外，以验荣卫，则脉体之缓急，与尺肤之缓急，可合验之。合验于脉中，则分验其浮沉、呼吸形势也；分验于脉外，则合验其形体之缓急也。

荣卫虽相应，而不可相干。若宗气者，荣卫之所合也，外主呼吸，内主动脉。是动脉，本夹杂悍气在内，故能一动而周身悉应也。若在血管，则滞于有形，其应不能如是之神矣。液亦极腻，但液管中虚，不似血管之满实也。苟或悍气窜入血管，迫血妄行，血驶而无隙可泄，则为狂、为厥矣；有隙得泄，则为涌血、泄血，倾碗倾盆矣。狂者，血奔于大经之中，外行周身，而不得宁息者也。厥者，血迫于大经之中，内触脏腑，而气机乍窒者也。血上行，而遇隙则涌血；血下行，而遇隙则泄血。《内经》曰：卫气慓悍滑疾，见开而出，即此义也。又曰：有病怒狂者，此名阳厥。何以知之？阳明者常动，巨阳、少阳不动，不动而动，大疾。此其候也。观此则血脉断不可动，而动脉之决不能有血也。审矣，阳明常动者，是阳明之气脉见于侠喉两旁也。巨少气脉过颈者，不见于外，故不得动，非巨少无动脉也；其动大疾，是乱气窜入巨少之血脉故也。

叶天士于吐血暴证，急泄肺气，即泄卫之意也。近日盲医惑于陈修园邪说，谬托法古，重用姜桂，自矜卓识，而人已死矣。血证可任姜桂者，乃咳嗽带血，其血如丝如缕，因于下寒，血不归经，《素问》所谓脉急则血泄者也。暴血涌出，脉多洪弦滑数，挺亘如索。嗽血，脉多弦涩沉迟寒紧之象也。久嗽，火亢阴亏，脉变细数，即不可治。此荣气自病，非卫气之来干也。

奇经八脉体用病机治法

夫冲、任、督三脉，为气血之海，气血先储于此，乃分注十二经也。带脉与二跷、二维，则纵横表里于十二经之间，以受十二经之满溢者也。《难经》谓八脉者，不拘于经也。譬之圣人图设沟渠，通利水道，以备不虞。天雨降下，沟渠满溢雱霈[①]妄行，此时圣人不能复图也。此络脉满溢，诸经不能复拘也。故奇经八脉者，十二经储蓄之渊海，即十二经旋转之枢机，十二经充满壅实，得奇经以为之地，其气机始得旋转而通灵也。又谓冲督用事，则十二经不复朝于寸口。奇经者，异常之大脉，冲督又奇经之最大也，二脉壅实，是周身气机窒而不转

---

① 雱霈（音旁沛）：大雨的样子。

矣。前人谓痉病,其脉直上下,即督脉壅窒之病也。十二经仰给于冲督,冲督空虚,十二经无所禀矣。是故十二经实,犹有奇经以融之,至奇经亦实,而周身气机皆窒矣,故为痉、厥、癫痫也;十二经虚,犹有奇经以济之,至奇经亦虚,而气血本原全匮矣,故为虚损劳极,不治也。此奇经八脉之体用也。

奇经八脉病候,历详《内经》、《难经》、《脉经》悉矣。张洁古《药注难经》,其于奇经治法,仍不外正经治法,今其书不存,而八脉之性情可测也。是故督脉行身之后,其性情在太阳、少阴之间,太阳行气,少阴藏精,而督脉统领精气者也。任脉行身之前,其性情在太阴、阳明之间,二脉主血,而任亦主血海者也。阳跷、阴跷行身之侧,与少阳、厥阴同性,二脉主筋,二跷亦主筋,故病缓急也。阳维主皮肤之气,行身之表;阴维主脂膜之气,行身之里,故病寒热内痛也。冲脉主三焦直行之气,病则或上逆,或下陷也。带脉主中焦横行之气,病则或湿热流于肝经,或湿寒流于肾府也,昔贤谓带脉主脾是矣。督脉为开,任脉为阖,二跷为枢。观《内经》论夜不能寐,阳不入阴必归于二跷,可知也。冲脉为开,带脉为阖,二维为枢,此则经无明文,以意逆而得之。故气寒伤督,血少伤任,郁结伤冲,弛缓伤带,而阴阳不和,开阖不利,上下不畅,表里不通,则二跷、二维伤矣。此奇经八脉之病机也。

督之治,多用鹿茸、附子、羌活、藁本,以通阳也。任之治,多用龟板、阿胶、熟地、枸杞,以养阴也。二跷之治,从柴胡例,通表里也。二维之治,从桂枝例,和营卫也。带之治,健脾而兼强肝也。冲之治,独有妙者。仲景治奔豚冲气不用白术,旧解谓其固气,其说已未甚明晰。而所以必取桂枝、细辛者,旧解谓其和肝散水,殊不知气有升降,有出入,横络出入不畅,而气始直升矣。桂枝、细辛以通横络也,是即三焦、膀胱应于腠理、毫毛之义也。前人谓奇经诸病,属于气郁、蓄热之有余者易治,惟针砭为最捷。属于气虚血损之不足者难治,虽龟、鹿而无功。大凡损及奇经,其填补须用加倍法,非有他诀,即治实邪亦然。《难经》曰:其受邪畜热,砭射之。仲景曰:太阳病,服桂枝汤,反烦不解者,先刺风池、风府,却[①]与桂枝汤则愈。张石顽《伤寒缵论》引内编曰:服桂枝汤不解而烦,本方加羌、辛、藁本,通其督脉则愈。即刺风池、风府之意也。此所谓加倍治法也,此奇经八脉之治法也。

脉有分看合看法

所谓合看者,如脉浮而紧,即合为弦;脉弦而大,即合为革是也。所谓分看者,如弦脉有浮有紧,革脉有弦有大是也。由是浮主何证,紧主何证,即可知浮紧合之当主何证矣。弦主何证,如弦则为减,减则为寒也。大主何证,如大则为芤,芤则为虚也。即可知弦大合之当主何证矣。此入门之最捷法也。即如仲景脉浮而大,浮为气实,大为血虚。脉濡而紧,濡则卫气微,紧则荣中寒。是古人看脉决病,亦不离此法。

脉有三部九候合参法

三部九候者,诊脉之定位也。故《素问》曰:知内者,按而纪之。谓轻重举按,以审浮中沉之变象也。知外者,终而始之。谓上下循扪,以审寸关尺之变象也。常法:左手三部配心肝肾,右手三部配肺脾命,而各系以所相表里之腑。《难经》又不分左右,不分三部,只以菽数之轻重,分主五脏。此法今世罕用。独余自临诊以来,每遇疑

① 却:后。

难莫决之脉，即以二法互参，而其真立见。如三菽之重者，肺脉也，其象与右寸同，即肺病矣。六菽之重者，心脉也，其象与左寸同，即心病矣。看其何脉，而决其何病也。又如九菽之重者，脾脉也，其象与两尺同，是水土同病矣。十二菽之重者，肝脉也，其象与左寸同，是木火同病矣。亦看其何脉，而决其何病也。且病之来踪去迹，指下猝难辨别者，一经审度及此，亦往往豁然自明。故知古人之定三部九候也，非三部自三部，九候自九候也。学者苟能悟透此理，则胸中开朗，万法莫不六通四阐矣，岂第一诊脉而已哉？又有两手同诊，以审迟速大小之相应不相应者。凡遇急病危病，觉两手脉来有异，即宜此法。此又两手六部之合参也。又凡初学诊脉察病者，先以两手六部十八候，分作十八等脉，再看何部脉同，何候脉异，以推其中之生克顺逆，而患者一身邪正，全局具在胸中矣。如此久久用熟，自然下指便见，无烦推测之劳，若起手不知剖析，只管鹘突[①]恐终身无见真之日也。

读医须先识各经主脉主证

尝谓学医者读经论，须是先将五脏六腑、十二经、内因、外因、不内外因，以及五脏相乘、六腑相乘各专证，一一类聚而详记之。读脉书，须是先将五脏六腑、十二经、内因、外因、不内外因，以及五脏相乘、六腑相乘各主脉，一一类聚而详记之，则胸中有主，临诊可以不惑矣，斯为捷法。凡证之变有万，无非各专证之所互乘也；脉之变亦有万，无非各主脉之所互乘也。今读《此事难知》，述东垣所论脉证大义，正与此合。因录于下，以备省览。

脉之相合，各有虚实，不可作一体视之。假令洪弦相合，洪客也，弦主也，子能令母实也；弦洪相合，弦客也，洪主也，母能令子虚也。余脏可以类推。至于手足之经亦相合，假令伤寒脉浮紧而带洪者，即手经病也。余仿此。假令侮所不胜者，挟其势也，脉弦而入金之分，非挟火之势，则不敢以侵金之分。

治病无问伤寒、畜血、结胸、发黄等病诸证，并一切杂证，各当于六经中求之。谓如发黄证，或头痛、腰脊强、恶寒，即有太阳证也。或身热、目疼、鼻干、不得卧，即有阳明证也。其余诸经仿此。更有六经相流入者。如手阳明流入足阳明，是上流下也。本非足经病，当于手经中求之，是知治足经者非也。亦有下而流上者，更有支别流入者，有同邻为病者。邻者，表里相络者是也。更有气类相感者，病在此经，本未传入彼经，而气息株连，致彼经亦不可得安。如素胃寒者，偶尔感冒，即口淡不思食也。叶天士亦谓病温热者，若肾水素亏，虽热邪未入下焦，每多先自彷徨矣。有夫妇各相传者，即甲传己，脾传肾之类。假令腹痛，桂枝加芍药、大黄，何为不直用芍药、大黄，却于桂枝汤内加之？大抵治病必求其本，此腹痛知从太阳中来，故以太阳为本也。必太阳证仍在也。

观于东垣论脉与证治，则当先明主脉、主证、主治也，审矣。《内经》曰：先病为本，后病为标。有客气，有同气，谨察间甚以意调之。间者并行，甚者独行。客气者，谓既有先病，复感新邪而生后病。先者为主，后者为客也。同气者，谓久病变证，一气辗转滋蔓也。并行者，谓病势缓，则用多味，标本并治。独行者，谓本急独治本，标急独治标，不得多味，势分力缓也。如是者，设非明于各经主脉主证，则证变杂沓纷纭。何以见其为客气，为同气？孰当并行，孰当独行耶？

---

① 鹘（音古）突：糊涂。

汗　　脉

正欲出汗，汗出不彻，
发汗后脉证，皆引经文而申释之。

"论疾诊尺"曰：脉盛而滑者，汗且出也。此即阳动则汗出之义。郁气盛发，鼓激津液外出，使荣卫和而邪去，是正汗法也。其初病，脉必沉紧；又有初脉浮紧，服药后，两手脉乍伏者；有沉不至伏，指下盛滑，频见止歇者，此欲得战汗也。若此者，有因阴虚乍复，有因阳虚乍充，是阴阳相交之机也。有因寒湿痰水将化，有因畜血将通，有因积食燥屎将下，是邪正相搏之机也。仲景谓：病六七日，三部脉皆至，其人大烦，口噤躁扰者，为欲解。此战汗形证也。曰脉皆至，是汗正出之时，其脉仍归于盛滑也。《伤寒论》曰：若汗之不彻，其人烦躁短气，身上腹中不知痛处，宜更发汗则愈。葛根汤主之。以脉涩故也。王汉皋曰：发汗后，其脉轻诊弱，重诊强，是仍有未出之汗，虽止之而不能止也。夫同一汗出不彻也，而脉一涩一强者，一则阳气能鼓汗自续出，《内经》所谓脉滑者，阴有余，为多汗也；一则阳不能鼓，营气不盛，必待用药再发也。《温热论》曰：汗后，但诊其脉虚软和缓，虽倦卧不语，汗出肤冷，却非脱证；若脉急疾，躁扰不卧，肤冷汗出，便为气脱矣。大抵虚人病，须发汗者，全恃汗前预安其根，使汗后脉平形静，呼吸停匀。若汗出不止，或汗与大便并行，气喘不续，脉大不敛者，独参汤或生脉散、人参附救之。

亡阴亡阳脉证辨

徐灵胎曰：亡阴亡阳，相似而实不同。一则脉微，汗出如膏，手足厥逆，而舌润；一则脉洪，汗热不粘，手足温，而舌干。但亡阴不止，阳从汗出，元气散脱，即为亡阳矣。然当亡阴之时，阳气方炽，不可即用阳药，宜收敛阳气，不可不知也。亡阴之药宜凉，亡阳之药宜热，一或相反，无不立毙。标本先后之间，辨在毫发，举世更无知者，故动辄相反也。此论可谓切矣，然有不得不辨者。《内经》曰：阳气者，卫外而为固也。又曰：阴在内，阳之守也。阳脱者，必阴不能守，而后阳无所恋；阴脱者，必阳不能固，而后阴无所藏；二者存与俱存，亡与俱亡者也。故"辨脉"曰：脉浮而洪，汗出如油，喘而不休，形体不仁，此命绝也，是阴阳一时并脱之绝证也。若骤因发汗太过，腠理开泄，必阳先亡而阴随之。未有阴在内，而转先亡者也。徐氏以脉洪、肢温为亡阴，谓其所见皆阳证也，殊不知阳气外越即是亡阳；以脉微、汗冷为亡阳，谓其所见皆阴证也，殊不知阴液外泄即是亡阴。况且亡阴亡阳，以气液分，不专以寒热判，即如过汗亡阳，过下亡阴，亦不过各言所重。故凡先患寒下之证，阴凝于内，阳越于外，外热里寒，面赤足冷，如白通、四逆证，此过下而反宜用热者也。大热内结，气血沸腾，喘汗大作，津液妄泄，如人参、白虎、承气证，此过汗而反宜用凉者也。盖尝综而论之：以证则四肢厥逆即亡阳也；继见烦躁不得眠，是阴燥而阴又亡矣；身大热而无汗，或汗不止，《内经》谓为阳脉之极，即亡阴也；大汗不止，而身热，渐见厥逆，是阳绝而阳又亡矣。先亡阴而后亡阳，温热病有之。以脉则脉浮而洪，阳欲亡也；脉微如绝，阳已亡也。脉洪而按之无根，阴欲亡也；脉微而来如雀啄，阴已亡也。大抵先亡阳者，亡其阳之半，撤去阴之藩篱[①]，然后阴亡，而阳即与之俱尽矣。先亡阴者，亡其阴之半，扰动阳之根株，然后阳亡，而阴即与之俱尽矣。其可及施治者，皆先亡其半之时也，其后阴阳同时并离，无从措手，而其证亦难剖析必

① 藩篱：篱笆，此指保护。

阴必阳矣。有经络之阴阳，有脏腑之阴阳，先亡其半者，是经络之阴阳也。

亡阳药用热，是以热为主，亡阴药用凉，是以凉为主，非纯热纯凉也。仲景于白通、四逆证，皆有加胆汁、人尿例，旧解谓虑其格拒，故热因寒用也。殊不知此时真气已微极矣，尚有何力能格拒耶？只因亡阳者阴必摇，若用纯热以回阳，则阴又被灼，而阳更无根矣。观其云脉微续者生，暴出者死，不敢用纯阳之剂，正预虑及此耳。亡阴之治，不可专用纯凉，亦犹是矣。复脉救逆，皆其类也。复脉救逆，是治伤阴，与亡阴尚隔一层。如汗后遂漏与恶寒者，桂枝附子汤主之，是亦伤阳之治也。

外感夹内伤脉辨

陶节庵曰：外感夹内伤者甚多。有因劳力辛苦，内伤血气，又兼外感寒邪，此为劳力伤寒。其脉必左手紧盛，右手虽数大而无力。其证必有骨髓痠疼、胁痛、微汗、头疼、微渴、倦怠懒言，必以温补兼发散药中求之。有下证者，宜缓下之。宜于下药中佐以补气生津。有痰挟外感者，左寸紧盛，右关洪滑，或寸脉沉伏，其证兼有喘嗽、头疼、骨节疼，即是夹痰伤寒。必以痰药兼发散药中求之，后以消痰降火之剂收功。热痰必烦躁谵语，治宜清火。寒饮必胁痛呛咳，治宜温中。有食郁夹外感者，其脉左右俱紧盛有力，其证必噫气有酸，恶闻食臭，或胃口作痛，心下痞满，恶心，或欲吐不吐。必以解表药为先，后以消食继之。王叔和曰：食痹者，食物即痛也。伤热物则能食。东垣亦有冷热之辨，甚详。若兼见胁痛胀满、体痛、气郁不舒、时自太息，左脉紧盛、右脉沉者，则知是夹气伤寒也。兼见心胸胁痛、小腹有痛处不移、烦渴、小便自利，则知是血郁内伤外感也。又有夹阴伤寒，脉沉、足冷、面赤、身热或躁，此冷极于内，逼其浮阳上升也。与阴虚戴阳又不同，急用麻黄附辛汤温散里寒。医者多不能识，误死甚众。有夹阴中寒，脉沉、足冷、面青、小腹绞痛，急以吴萸四逆汤温之。有直中三阴伤寒，初起无头疼身热，口不渴，反恶寒，肢冷踡卧，或兼腹痛吐泻，或战栗，面如刀刮，或吐涎沫，轻则理中汤，重则即是中寒，四逆汤温之。此陶氏条列，伤寒内虚之脉证悉矣。以予所诊，外感杂病挟虚者甚多。所谓虚者，阴虚者也。今将脉象分别处，略具于下，以备遗忘。

凡风寒湿寒从上从表受者，其脉之浮分，必有一层皮壳，指下微硬，两傍有边成线，起伏不大，应指微有力；略按则皮壳不见矣，其脉即渐窄，反不及上面之宽矣，却又两傍无边，散漫不能成线；再重按则不见脉矣。此外感寒轻，而内虚无邪者也。

若外感寒重者，即为伤寒。已略见前陶氏所论中，兹不复赘。但其脉浮分，皮壳甚厚，边线甚劲，按之不能即断耳。所谓浮分者，以指面初到脉上为准。凡寒重者，浮分多不见脉，故不可泥。

凡风寒湿寒从下受者，其脉之浮分，不见皮壳，或有边，或无边，应指无力，约略中线稍硬；略按则中线在指下渐劲，起伏不大，而脉形窄矣；再重按，则仅留中线如丝，指下梗梗，无起伏也。此下感于寒，而内虚无邪者也。所谓无邪者，无夹痰、夹食、夹宿疾、癥瘕、疝痛等病也。有之，则必见甚滑、甚弦、甚涩、甚细，与新病与本体不相应之脉。痰食为新邪，多见于中候；癥疝为痼疾，多见于沉候。见于浮分，与外感之寒合，其皮壳必更厚；见于沉分，与下受之寒合，其线必更劲。

凡久受风寒湿寒，渐渍筋骨之中，年深岁久，但觉遍身痠软，骨节不便，渐渐内侵脏络，时作呛咳，胃阳被抑，渐成痰饮，口淡食少，四肢胕肿，日久胁痛、背痛、胃脘痛、肩胛、髀腨[①]尽痛，时发寒热，颇似外感，不禁风寒，不任劳苦，呼吸短气，大便溏泄，小便赤涩，面色痿黄，神识昏迷，直与劳损相同。若加感新寒，便作咳嗽喘促。医不知其寒湿深入骨髓，而仍用清肺，扑灭微阳，遂致哮逼不舒，下利不止而死矣。此病浸润渐渍，非一朝夕之故。寒湿深入骨髓，其脉必细而劲，不能浮，不能沉，此寒痹、湿痹之痼疾也。治法惟用极温散之峻药，略佐温补，缓服长服，使药力搜入筋膜骨髓，则里证渐化为表证，邪可托出，而病愈矣。而近世病家，往往责效于汤剂数帖之间，医家亦不能实抉其柢里，使病家深信，以成大功。可恨！

凡受风热，则阴虚之人刻不可堪，如伤暑相似。自觉外而周身，内而三焦、五脏，皆开散而不能合，大气无束，孔窍生烟，呼吸喘促，时时自汗。何者？阴虚则血液皆燥，不堪风热之灼也。其脉芤而散，与暑脉亦近，治法却不宜白虎，而宜葳蕤汤之类。

凡受湿热，则阴虚之人必更四肢软惰，胸膈痞闷，饮食不进，力咳痰稠，其脉转见长缓，来去从容，亦能有力。乍诊直是无病，而不知其人阴虚本脉，必是芤薄无力。今湿入而据其阴，斯芤薄变为缓软矣；热入而据其阳，斯无力变为有力矣；虽与平脉相近，而细审其来去往还之间，必有怠缓滞涩之意。又与常人阴分不虚者之伤风热，其脉更有难辨者。大抵重按必有不同：常人伤风热，其浮分铺散，而沉分如常流利也。阴虚伤湿热，其浮分当稍敛，而沉分必呆板不灵。热胜于湿，更浑浑不清也。

再论痹数之义

郭元峰论虚数，拙著直解，补论痹数详矣。今读《伤寒》不可下篇二条，乃知气结者脉多数，不独痹也。爰录其文而释之曰：脉数者，久数不止，止则邪结，正气不能复，正气却结于脏，故邪气浮之与皮毛相得。脉数者不可下，下之则必烦，利不止。此谓脉数若真热者，当久按而不止，今重按久之而渐衰，是非真内热矣。止犹俗言有限，是数止见于浮也，因邪气盘结，搏于肌表，正气不得复其出入流行之常度，退避而内结于脏，故其脉之数，仅浮之与皮毛相得也。下之则伤在里之正气，而津伤气陷矣，故烦而利不止也。又曰：脉濡而弱，弱反在关，濡反在巅，浮反在上，数反在下。浮为阳虚，数为亡血；浮为虚，数为热；浮为虚，自汗出而恶寒；数为痛，振寒而栗。微弱在关，胸下为急，喘汗而不得呼吸，呼吸之中，痛在于胁，振寒相搏，形如疟状。医反下之，故令脉数发热，狂走见鬼，心下为痞，小便淋沥，小腹甚硬，小便则尿血也。此谓单持，关前见濡，关后见弱，总按浮上见浮，沉下见数。夫浮与数，主病非一也。今浮为虚，其证自汗出而恶寒，是表气不固也；数为痛，其证振寒而栗，是里气郁积不畅，以致内痛而栗也。夫脉则微弱见于三关，内证则胸中为急，呼吸牵引胁痛；外证则寒热如疟。此阳气不充，不能通行周身，而却结于脏，其象显然。医者正当调其荣卫，如东垣补中益气之意，乃反下之，津液愈伤，遂成胃虚之脉数，阳越之发热，而变见气脱血燥诸证矣。二条皆正气内结，而一浮数，一沉数者，前条是表有邪而内不甚热，其数乃邪气不得出路，逼迫不安所致，所谓邪气怫郁[②]在表也，治宜建中、桂枝之类；后条表无邪，乃卫气衰微内陷，与内脏自起之微寒相搏也，确是补中益气证。二者皆与痹数相发，其脉虽速，而来去必短，迫促不舒，故数或读若促也。《金匮·水气篇》数脉即止，义正如此。徐注谓卫气止于下也，亦谓卫

① 髀腨（音俾揣）：脾，大腿。腨，小腿肚。

② 怫郁：原指心情不舒畅，此指郁滞。

气不能外鼓，由于寒气内生，以致其脉来去逼迫，似有格拒，抵触而止，不得前耳。

数促音义并同

自昔注释脉书者，未尝有数与促同之说。窃观《内经》、仲景书中，此义多矣。促者，蹙也，迫也。促脉者，起伏不大，而其势躁疾，《素问》所谓促上击者是也。数之音索者，一息六至，与迟相反，音促，则其义即同促矣。书中音索者，多与大并言，与迟对言。音促者，多与动并言，与微对言。《素问》曰：数动一代者，病在阳之脉也。仲景曰：大浮数动滑，此名阳脉也；沉涩弱弦微，此名阴脉也。后人误以数音索，而怪阴脉名中不列迟脉，亦未之思也。仲景曰：诸脉得数动微弱者，不可发汗。又曰：微数之脉，慎不可灸。又曰：伤寒咳逆上气，脉数者死。谓其形损也。又曰：脉微而数，中风使然。又曰：百合病，其脉微数。以上诸文，试以促义解之，于事理不更顺乎。且《金匮》曰：吸而微数，其病在中焦，实也。此非言脉也，而其义之为促，更皎然矣。孟子数罟[①]不入洿[②]池，读作促，注谓密也。夫密者，以其相逼相挤而言之也。促之为脉，来去暴跳，迫促不舒，亦正有密之义。后世以促为数中一止，遂专于止中求促，而不知止者，促脉之偶然也，非促脉之本义也。按古人促止之说，当即《金匮》数脉即止之义，非脉之自止，乃脉之躁疾暴跳，似有物以止之，而不得来高去深，如鸟之踯躅于樊笼，故诗曰蹙蹙靡所骋。是否？他日遇高明质之。

再论散脉虚实

上卷散脉条中，谓散有虚实。细读《内经》、《脉经》散脉诸条，多主实证，则实散之义，不可不究也，试再论之。虚而散者，浮大而按之无根也，若如麻子，气已绝矣；实而散者，其脉但两边渗开，与肌肉无界限，故尝有浮候弦长，重按根脚铺宽，不能圆敛者，此血虚内有蕴热也。凡冬不藏精，伏温感新邪而发病者，其脉莫不如此。又有肝肾血少内热，元气不能摄纳，根本浮动，上气喘促，脉来浮候软弱，中沉散漫无边，应指振撼如喘状，是周身之气皆喘动矣。《内经》所谓软而散，喘而虚，皆是脉也。治宜得丹溪苦寒培生气之意，若例用咸温甘热，如肾气丸之类，温补下元，以冀摄纳，是促其期矣。试思有气血果寒，而脉形反能宽纵者乎？又有浮中涣散，重按却见弦细者，此下有久寒，而脾肺气郁，化为燥热也。治又宜温下，佐以清上，敛肃浮阳，使之内合。又有浮沉俱不见脉，独中候满指俱动，一片模糊，稍按指下即断如芤之伏，此肺肾之元气皆虚，而中枢不运，升降不利，浊气郁于中焦者也。治又宜脾肾阴阳同补，建中纳下并用是因虚而生实故也。凡风邪入中，皆令脉散。风善化热化燥，故入肺则气喘而脉散；入胃则呕哕而脉散；入肠则飧泄下血而脉散，所谓肠风也；入肝肾则或少腹胀痛，或泄泻癃秘，腰脊痠疼，此皆久风之化燥伤血者也。大抵虚散由于气血之败，实散由于气血之燥。故其主病，为温，为喘，为痿，为中暑，为痈疽疮疡瘢疹。

上所论实散，皆指脉形宽泛者言之。更有脉体坚实，而指下断续，不见条直之形，似有无数麻豆乱击，却又不得为死脉者。以其起伏分明，应指有力，此痰结胸中，大气不能条畅者也。其主病，为咳，为痛，为隔噎，为痞满，为惊悸怔忡，为魇[③]寐，为多梦纷纭。前之散近于洪，而不数不盛；此之散近于动，而不滑不疾。

---

① 罟（音古）：网。
② 洿（音污）：污秽。
③ 魇：恶梦。

脉弱非虚

每见温热、伤寒、疟疾，其人凝痰瘀血阻于经络，宿食留饮塞于膻中，气机不能流利，大气不得旋转，而抑郁停结，脉来迟弱，应指无力，不知者以为邪实正虚，阳病阴脉，法在不治，而其实非虚也。郁也，正气抑而不得伸也，去其壅，则脉盛矣。且气郁之弱，与气虚之弱，亦自不同。气虚者，无论是沉是浮，其体必薄，其势不甚内吸。气郁者，不见于浮，而见于中沉之分，其体按之不绝，而力能内吸，但为邪所阻，不得上挺耳。

前谓痰血食饮，是有形之邪也。亦有肝热横逆，胃湿薰蒸，肺气失其清肃，不得下降，致令胸痹，难于布息者，此无形之邪也。其脉亦濡弱，且不甚内吸，而其势总非颓然如不欲动者，甚或指下微见躁疾之意，此湿热之病也。湿热则筋络纵弛，脉体本缓，而气又郁结，宜其弱也。故仲景曰：诸弱发热，若寒而郁者，脉必紧涩矣。

马元仪《印机草》曰：三阳病，脉当浮大，而微弱不起者，以邪热抑遏，不得外达，非阳衰脉微之比，待清其壅，则脉自起矣。此可谓通明之论矣。但不指明阳衰之弱与抑遏之弱所以不同之真象，将使后人何所据，而见其孰为壅，孰为衰耶？张石顽亦有治伤暑停食，六脉虚涩模糊，因胸硬舌刺，而决其内实者。至于邪去则正亦虚，而脉转见弱，更为事理之宜，不足言矣。

弦动细滑皆少阳脉

少阳为枢，百病惟少阳一经脉证变幻最多。世谓少阳居半表半里，此不必拘于部位言之也，当从半字上着想。所谓半者，以其杂也，凡病邪正相争，虚实相错，上下相间，内外相敌，寒热相侵，阴阳相搏，气血相乱，皆半之病也。凡脉兼见一阴一阳，一表一里，皆半之脉也。故人患六淫，二三日后邪气稍内，阴阳战矣，即属少阳。其脉多弦细滑数，见于中沉之分。若热盛者，遂见动而大也。叶天士《温热论》曰：气病有不传血分，而邪留三焦，犹之伤寒之少阳病也。但数动与正伤寒不同，谓脉数而动，不似正少阳伤寒之弦细也，此可见少阳有动脉矣。夫弦动者，阴加于阳，细滑者，阳陷入阴，皆由膻中大气不能上下表里流通之象也，即三焦之郁而伤也。动者，其气如有所制不得出，而又急欲出者也。史载之曰：人有两胁下非时气痛不安，如生积聚，此为肝涎与血相搏，其脉必洪大沉实而有骨力。凡肝热生风而痛，脉当弦长，反洪大沉实者，此为涎伏之也。此弦动同胎之义也。车质中曰：滑之为脉，因其气不得舒，故脉轧轧如珠。故凡内热而寒伏之，则气郁勃于中，而脉见动矣。上论弦动，下论细滑。又有伤寒胸胁满闷，饮食不下，口苦颇胀，寒热时作，其脉细滑，见于中沉，指下趯趯，来去不大。又有寒热病后，津液未复，浊痰未降，胸膈不舒，每日仍略见潮热，汗出口苦，其脉亦细滑。又有热入血室，神昏谵语，或目闭不语，肢堕如尸，此包络之津液，为热所灼而燥结，神机不能清利也，其脉亦细滑。此皆三焦伤之类也。其所以细滑，不似动脉坚大者。动脉，三焦之郁，郁于有形之湿热；细滑，三焦之伤，伤于无形之燥，或病后之余热也。一津液壅而气鼓之，一津液燥而气陷之也，皆一阴一阳之兼脉也。夫阳虚而三焦之气不行者，其脉弦。阳盛而阴气制之，以致三焦之气不行者，其脉动。阴虚而阳气陷之，以致三焦之气不行者，其脉细滑。

释　钩

凡以软皮作管，而以水激入其中，管中空净无碍，则水能直达；若有阻滞，则必屈曲而进，而管亦为之屈曲矣。此有物挂碍于管内之两边者也，其形如蜿蜒；若阻闭于管之正中，气至即冲开，节节有闭，节节冲之，气行屡触，而管为之振撼矣，其形如战栗。故脉形之屈曲与脉势之振撼，皆湿热盛而痰多之人所常见之象，皆脉气因滞而激者也。凡两人以手引索而撼之，则其索之弹也，必不能正上正下，而或左或右矣。故左右弹者，紧脉之本象。寒气束于脉外者，与屈曲战栗，本非一类。前卷紧脉条内，有论蜿蜒屈曲之脉，附隶于左右弹者，以其相似而辨之，非以其同类而合之也。当时本从临诊体验得来，非袭取旧说也。今读张石顽书有曰：火盛之脉，若中宫有物阻碍，则关上屈曲而出，膈上有痰凝滞，则寸口屈曲而上，总谓之钩。如无阻碍，决无屈曲之脉矣。又解脉来悬钩曰：按之旁至，似有微曲之象。观于此说，脉之有屈曲也，不校然乎。第以此为即夏钩之脉，则有大谬不然者。《内经》以喘喘连属，其中微曲为心病脉；以前曲后居，如操带钩为心死脉。所谓曲者，乃指脉气之起伏循环，故《内经》谓钩脉者来盛去衰，如夏日万物既盛，皆垂枝布叶，下曲如钩也。盖脉气起伏，高深如一，其势圆转如环。钩脉去衰，不能及底，不似环之圆矣。钩即环之缺其一面者也，是主起伏之高深，非主形体之曲直也。喘喘连属，其中微曲，是其脉来连连上击，旋伏即起，仅微见其还返耳。前曲后居，如操带钩，前后以脉气之前至后至者，言是脉之初动，微有鼓伏，既应之后，即挺亘不移，以曲喻钩，以居喻带耳。曲与居对，居即不曲之谓也。且平心脉曰累累如连珠，病心脉曰喘喘连属，其中微曲，而平肾脉亦曰喘喘累累如钩，是钩也，曲也，显以其喘喘者言之也。喘喘者，未伏即起之象，如人之气喘，出多入少者。若果指脉形之屈曲，其曲决不能如钩之甚，经必不以钩名之矣。何者？天下自古无形，曲如钩之脉也，即病脉且无之，况为四时之正脉耶。且心病脉之，仅见微曲，心死脉之，竟至后居，皆以曲为善，以不曲为恶也。不察经文之意，而转加罪于曲，将必脉气有出无入，而后为正耶？自宋以来，讲脉者只论形不论势，故夏脉如钩一语，各名家皆未尝从来盛去衰上著想。且如石顽之说，无阻碍即无屈曲，然则夏脉之钩，乃有阻碍之病脉耶？上卷论四时弦钩毛石之文，作于五年之前，今复辨于此，以质之来者。冬脉如营，营乃牢固之义也。凡兵所驻曰营盘，谓牢实盘踞也，此极浅之说，而遍读前书，只论冬石，未有议及营字之何义者，岂以其易晓，无待诠释耶？

附图

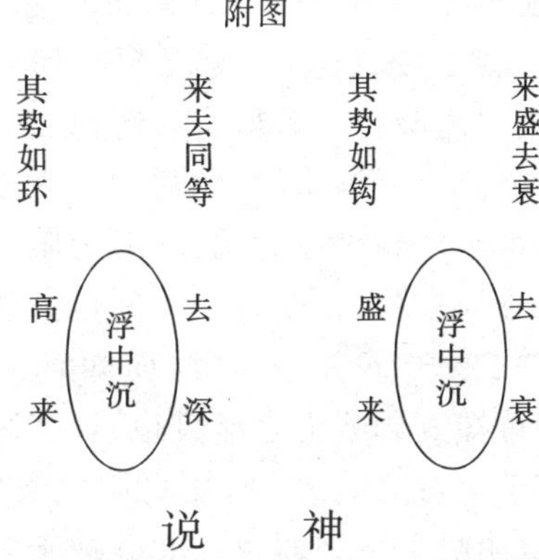

说　神

脉贵有神，由来旧矣，其说约有数端：一曰应指有力也，一曰来去从容也，一曰来去如一也，亦曰阴阳俱停，阴阳同等。一曰形体柔和也。四者固俱本圣经，而皆有似是而非之处，不可以不辨。所谓有力者，谓其气来应指之际，充然有余，而无怯然不进之象。若谓搏击滑大，失本意矣。所谓从容者，谓其来去中途和缓，而无一击即来，一掣即去，躁疾不安之象。若怠缓之脉，其气来至中途而不欲前，去至中途而即欲止，岂从容之谓耶？所谓如一者，来能高满于其分，去能深极于其底，而无来盛去衰与来不盛去反盛之嫌也。若来如釜沸，去如弦绝，则非是矣。形体柔和者，真气充于脉中，而脉管之四傍，又与肌肉相亲也。外紧中空，内结外散，均非是矣。独是四者之义，乃指平脉之神，非病脉之神也。病者，正气若虚，应指岂必有力，况乎阳盛阴衰，阴盛阳衰，血虚气实，气虚血实，又岂能来去从容如一而柔和耶？然则，何以见其神也？圣言神妙万物，平脉之神，尚难揣摹，病脉之神，孰能拟议？神不可言，言神所见之处可乎？前人谓应指有力，是脉既动之后也。吾谓神不在既动之后，而在方动之初。其来也，意似浩然涌出无力，倦不能来，与迫欲急来，不安于内之情；其去也，意似坦然折入无怠，不欲去，与应指即散，不见其去之象。如此则应指即令无力，即令不能从容如一而柔和，而神自卓然在也。来去二者之中，又以去为尤要。何者？去乃真阴之内吸也。若回折有势，如石投水，是阴气犹全，元根未撼，此察神于方动之顷也。《内经》曰：静者为阴，动者为阳。所谓静者，脉气方停，未来未去之间也。察其未来之先，停于下者之久暂，而知真阴之盈亏，即可知真阳嘘力之盛衰也；察其既来之后，停于上者之久暂，而知真阳之衰旺，即可知真阴吸力之强弱也。此察神于未动之始也。方来也，方去也，未来也，未去也，皆神所流露之处也。圣经未尝不明言之，但后人读书，不能领会，今略为拈出，以俟来哲之发挥，岂敢谓义尽于此耶？至于神之发源，生于胃气，本于命门，前人论之夥矣，不烦絮聒。

动脉有强弱

附释惊悸

“辨脉”曰：阴阳相搏，名曰动。阳动则汗出，阴动则发热。《金匮》曰：寸口脉动而弱，动则为惊，弱则为悸。夫动者，紧滑并见之脉也。紧为阴强，滑为阳实。凡寒热邪正之相激，荣卫表里之不和，多见此脉，故曰阴阳相搏也。前于少阳脉篇详之矣，此固动之有力者。两强不肯相让而后动，何以有强有弱耶？盖凡脉，皆有邪盛与正虚之两途：动之形坚而力强者，邪盛也；动之力弱而形不坚者，正虚也。其病皆属于寒热与湿，皆在于心胆与三焦。热邪入心，则发为惊狂。此心火本盛，而寒水之气从外扑入，热积于心，不得舒发，故其脉动而搏，是两强激搏之所致也。心火自衰，寒水侵凌，阳气不伸，其脉累累如珠，应指无力，其病为怔忡、嘈杂之证，故曰悸也，是痰饮淫泆[①]膻中之所致也。二者皆谓之心痹。其兼证，必面色黧黑，夜寐梦魇。治宜温宣心阳，散化水饮，三焦之气通利，膻中之位廓然，气化无格拒，脉象自无断续矣。窃尝综纪临诊以来所见动脉主证：在左寸，为惊悸，为梦魇；在右寸，为咳嗽，为喘促。在左关，为水气入肝，其证腰疼胁胀，冷气上冲胸中，此里证，见者多难治，表证则寒热往来如疟也，上为呕吐，下为淋浊。在右关，则为脾胃多痰，伤食呕酸，劳倦，目胞下垂，肢怠思卧。在两尺，为寒湿从下上犯，入于太阳少阴之经，髀腨胻足腰脊痠疼，甚者命火为寒湿所激而上冲，与心火相搏而为惊狂，下厥上冒，遂致两胫厥冷，两膝内痛，或内为疝气、白淫矣。三部皆动，是为疟疾，为痰饮肿胀，是三焦之气皆逆也。癫痫、癥瘕积聚、疝气、奔豚、中风、痿痹、梦交、精浊、劳损，皆有见动脉者，其机总不外郁结与交争而已矣。郁者解之，争者和之，故吾谓动脉之治，宜从和解，但当细辨紧滑二脉之孰多孰少，以定用药寒热之轻重耳。《金匮》曰动曰弱云者[②]，惊者，寒较多，则紧为

① 淫泆：原作“淫泆”本指淫乱，此指扰乱。

② 动曰弱云者：疑误。《金匮要略》：“寸口脉动而弱，动即为惊，弱则为悸。”

甚;热较多,则滑为甚,是邪正相争也。悸者,邪气盛则形坚而力稍弱,正气衰则力弱而形亦不甚坚也。至于命火衰熄,寒水盛结之败候,其脉必形甚坚而力又甚弱,起不能高,去不能深,起伏之间有摇摆之状,如人之力弱举重者然,是元根已拔,其病必不止惊悸矣。详具《简摩》第四卷“动脉篇”补引诸文中,兹不复赘。本集动结滑涩诸篇、散脉虚实篇、少阳脉篇,亦皆可参观也。

惊者,语言举动躁急无次,变其常度也。《内经》曰:因于寒,起居如惊。又曰:三阳一阴,太阳脉胜,一阴不能止,内乱五脏,外为惊骇。又曰:二阳一阴发病,主惊骇、背痛、善噫、善欠,名曰风厥。又曰:少阳所至为惊躁、瞀昧、暴痛。《伤寒论》曰:伤寒脉浮,医以火迫劫之,亡阳,必惊狂,起卧不安者,救逆汤主之。此皆水火相激之事也。凡阴出之阳则怒,动者,怒之象也,故惊之证发于外。

《伤寒论》曰:发汗过多,其人叉手自冒心,心下悸,欲得按者,桂枝甘草汤主之。又曰:脉浮数者,法当汗出,若下之,身重心悸者,不可发汗。当自汗出,乃愈。所以然者,尺中脉微,此里虚,须表里实,津液自和,便自汗出愈。又曰:伤寒脉结代,心动悸者,炙甘草汤主之。代之为言弱也,结代即动之弱而无神者,此皆卫阳内陷,真火不扬之事也,故悸之证在于内。

脉象丛说十条

按此十条,或论脉体,或论诊法,或论病脉,皆前人未经畅发者。

脉有两侧

“脉要精微论”曰:尺内两傍,则季胁也。尺外以候肾,尺里以候腹。中附上,左外以候肝,内以候膈;右外以候胃,内以候脾。上附上,右外以候肺,内以候胸中;左外以候心,内以候膻中。王冰云:两傍,两尺外侧也。李中梓曰:内外二字,诸家皆说两侧,此必脉形扁阔,或有两条,否则于义不通矣。观易卦六爻,自下而上,上三爻为外卦,下三爻为内卦,则上下之为内外不昭然乎?故内者,每部之后半部也;外者,每部之前半部也。李氏之解经,诚新颖矣,然脉实有两侧诊法,非扁阔与两条之谓也。凡指平按脉上,其形如此,及侧指内侧拍之,而其形如彼,及侧指外侧拍之,而其形又如彼矣。此可以脉之缓急滑涩,察病之虚实寒热。内侧主里,外侧主表,只可取以与正脉合参,不能专恃此以决病,亦不能如正脉之分二十八脉,各有主病也。吾每诊正脉微弱,侧诊弦而兼滑,则知有痰饮矣。其微弱,乃气虚,又为痰饮所困耳。又如外侧见弦,内侧见滑,便是表寒里热,与浮弦沉滑同断,余仿此。顷读《韩氏医通》有云:左寸指法,按如六菽之重,在指顶为阴,属心,在指节为阳,属小肠,余部仿此。此即两侧诊法也。但不言侧指内、侧指外,而言指顶、指节,似从正面平按,未免蹈李氏扁阔、两条之诮矣。

脉有内曲外曲

“脉要精微论”曰:推而外之,内而不外,有心腹积也;推而内之,外而不内,身有热也。所谓外者,脉外近臂前廉,手阳明大肠脉之部也;所谓内者,脉内近大筋,手厥阴心包脉之部也。是脉形之弓曲,或外赢,或内朒[①] 也。寒结之,则脉形内曲,热鼓之,则脉形外曲,与小儿诊三关脉纹内外之法其义同。“阴阳别论”曰:阴阳结斜,多阴少阳,曰石水,少腹肿。向来注者,罔知斜曲之义。夫结者,坚而涩也;斜者,如弓之曲也。多阴少阳者,谓其斜之弓曲向内,近

---

① 朒(音衄):亏缺。

于少阴，而远于阳明也。石水、少腹肿，是为单腹胀，即心腹寒积之类也。张石顽诊赵明远曰：左手三部弦大而坚，从人迎斜内向寸，是为三阳经满溢，入阳维之脉也，当有颠仆不仁之虞。所谓斜内向寸者，必先外越，乃折而内向上寸也。三阳满溢，即《内经》身热之类也。

《脉经》曰：从尺邪入阳明者，大风、寒热也。大风，历风，亦曰寒热。详见“风论”。邪入少阴者，女子漏下赤白，男子溺血，阴痿不起，引少腹疼。是正气虚则内曲，邪气实则外曲也。《扁鹊脉法》曰：外勾者久癖也，内卷者十日以还。是又以内曲外曲，分食积之新久也。大抵脉之曲者，皆因于积，而又中气虚也。偏于热多则外撑，偏于寒多则内倚。尝诊一妇，病胃脘痛，过服泄气之剂，右脉内倚，藏于筋下，左手弦劲。问之，曰：左腹素有块也。用温元补中二剂而脉复常矣。惜相信不终，病讫未愈。

脉有两歧三歧

凡人寸口之脉，本有三歧，而向无三动。三歧者：一由寸口直上白鱼也，一由寸口内入掌心也，一由寸口外上合谷也。详见《灵枢·邪客篇》。已录入前卷“三关脉体考”，兹不复赘。其动也，或见其一，或见其二，未见有三脉全动者。独见一脉，其形多粗；兼见二脉，必然一大一细；倘两脉并大，当有风火上壅之患矣。《脉经》曰：从寸口邪入上者，名曰解。脉来至，状如琴瑟弦，苦少腹痛，女子经月不利，孔窍生疮，男子病痔，左右胁下有疮。《内经》腰痛论有解脉之名。王冰曰：不合而歧出，如绳之解股也。斜入上者，内窜包络之脉也。诸证悉由火气刑金，肺、大肠之伤也。大抵木火盛而亢逆于金，乃见此脉。有乍见此脉者，热痰风火上壅无疑。即生而如此，其人亦必木火常干清道，如头晕、心烦、燥渴、秘结之类。此条与“三关脉体考”参看乃全。

又按：巢氏《病源候论·黄疸候》曰：人肘屈，前臂上有三歧脉，其中脉名手肝脉。病疸者，若此脉坏而不见，则不治。此言络脉，非动脉也。《脉经》曰：病疸，寸口近掌无脉，不治。此言动脉，非络脉也。解者，或误合为一，则失之。

脉有双线

双线与两歧不同，上卷“三关脉体考”已言之矣。双线必一大一细，未见有两线并大者，或细脉加于大脉之上，或细脉伏于大脉之下，或两脉平行，大居细外，细居大外。尝诊寒湿脾败，下泻上喘，浮之细脉滑疾，重按大脉坚牢挺亘，无甚起伏，此虚阳外浮，死阴内结也。又尝诊身生疮疥，浮之细脉滑疾，重按大脉缓弱，此风热搏于表也。又尝诊下部生疮，浮之大脉散弱，重按细脉滑疾，此湿热深蕴于营分也。故据此以辨表里，尤为显然而无遁者。其在平人，细脉常弱于大脉，重按即不见也。此条与“三关脉体考”合看乃全。

脉有动摇

此所谓动摇，是脉之本象，非如紧脉之因病而见也。扁鹊曰：少阳之脉，动摇六分，正月、二月王；太阳之脉，动摇九分，三月、四月王；阳明之脉，动摇三分，其至跳，五月、六月王；少阴之脉，动摇六分，七月、八月王；太阴之脉，动摇九分，九月、十月王；厥阴之脉，动摇三分，十一月、十二月王：此动摇之本于自然者也。夫常脉之动摇，人人所共有，亦人人所必有。必有动摇，而后见其气来之盛也。须于指下，脉来应指初回之际，细审之，自见矣。泰西有《审脉表》：凡脉之起，而将落未落旋转之际，必有振撼之迹。此气之嘘力大盛，与吸力两相激荡之势也。若紧脉,热为寒束,其动摇即在脉势初起之始,乃热力与寒相搏,脉形挺亘,故动摇之势益显,世遂以动摇专属之紧矣。更有湿热痰盛,气郁而摇者,气不畅也;有肾热水沸,气喘而摇者,气不静也;有命火脱泄,气怯而摇者,气已无根,如人之力弱而举重也。

脉有头本

《内经》曰:脉之动也,阳气前至,阴气后至。"辨脉"曰:脉来头小本大者,名曰覆,病在表也。上微头小者,则汗出;下微本大者,则为关格不通,不得尿。盖脉之来也,自筋骨之分而上于皮肤之际,乍击于指,引阳气之前至也,谓之头;既应于指,而脉尚未去,横度指下,此阴气之后至也,谓之本;有来之初势有力,而旋即衰弱,不见脉气之横趋者,此头大本小也;有来之初势不甚有力,而旋见脉气涌涌续上者,此头小本大也。《脉如》曰:动前脉盛,气有余;动前脉衰,气不足;应后脉盛,血有余;应后脉衰,血不足。此正与头本之义相发明也。故头本者,就脉来之际分前后,以别阴阳气血,非谓来为头,去为本也。旧说有指为寸尺,指为浮沉者,皆未合云。

脉有俯仰

平人之脉,寸浮尺沉,关脉在中。诊时食指略轻,名指略重,此常法也。若所谓俯仰者,或寸沉尺浮,是前俯后仰也;或寸更浮,尺更沉,是前仰后俯也。此三部之俯仰也。又有一部二部前后相为仰俯,此皆常有之事,业道者不可不知。《脉经》曰:从少阴斜至太阳者,阴维也。尺沉寸浮。动苦肌肉痹、痒、僵仆、羊鸣、手足相引,甚者失音不能言。从少阳斜至厥阴者,阴维也。尺浮寸沉。动苦癫痫、肌肉淫痹、汗出恶风,此前后俯仰之专脉也。二维有病,即见此脉。其实寻常诊脉,多用此法,以审气之升降强弱,奚必二维耶?又《内经》:阴阳结斜,多阴少阳。其义亦可通。此谓尺寸脉紧涩而倾斜,前仰后俯,浮少沉多,所谓肝肾并沉,为石水也。扁鹊曰:不俯不仰,不低不昂,此为平脉。此俯仰二字所本也。

脉有散漫无边

脉体所以长直者,以有管束之也,无管则不成脉矣。故书以为脉而见散,其人必死,为其气不充也。乃寻究生平所诊,竟有生而脉体散漫,似其气充管中,又溢管外,不见边际者。此脉多见于关,亦有见于寸,独尺部尚未之见。盖尺部之内,肉多坚厚,寸关之分,皮薄肉淖,其脉管有因而宽弛者,浮沉俱无脉形,指下一片,满指俱动,起伏有力,长年如此,略无病苦,非禀赋之独殊耶?至于主病,则《脉经》有曰:关上脉襜襜大,而尺寸细者,其人心腹冷积,癥瘕结聚,欲热饮食是也。至于患风热湿热者,脉多浑浑不清,中坚边散。又见有病后,余热未清,浊气未降,胸膈痞闷,饮食少思,其脉来弦细,见于中沉之分,指下坚滑,而正形之外,却又有满指振撼之势,看似脉中之气溢于脉外,实则脉外细络,浊气膹郁膨急,因为脉气牵引而俱动也,谓之脉晕。诊此者,不可疑是散脉。经曰:来调四布,欲病水也。四布即晕也,欲病水者,湿浊壅盛也。此湿盛气滞,浑浑不清之脉也。

脉有隐伏不见

伏脉谓之六阴。有极沉细者,有并沉细而无者,皆常脉也。但有一手如此者,有两手如此者,有六部正位如此,而尺泽之下仍见脉者。更有关尺见脉,而两寸独伏者,此当退一部诊之,以关为寸,以尺为关,以尺后为尺也。又尝诊皮急肉坚者，两尺脉藏肉下不见，诊时须审关脉后半部，是否深与尺通，再单指重按尺部，以意测之。

脉有无数细丝

此痰脉也。气过指下，似觉拖带粘涎，宛然中有无数细丝，此心包络与肺胃之有痰也。必有嘈杂恼侬，呼吸不利之证。此余所身历者也。若常见此脉，且兼洪弦，又贪厚味，多房室，身肥项短，时觉骨节不便，胸膈不舒，眼目少神，梦寐不安，久必有类中风矣。此脉形势，介在滑涩之间，而实不可以滑涩名也。痰多气弱，故其形似滑，而其势甚涩也。王叔和以系水交驰为死脉，真阳尽，而脉中津液悉化为痰也。系水者，悬水多股，即无数细丝也。《素问》：脉至如弦缕。缕字止言其细，非言其多也。不可强为援据。其丝忽断忽续而不聚，故遂主死矣。

读脉杂说

说至

《内经》、《脉经》论脉文中，有所谓“至”者，揆其义，不可以来至通也，私揣当训“沉搏”，与“动”字之义相近。前人未尝论及兹，请聚其文而观之。“经脉别论”曰：二阴搏，至肾，沉不浮也。此言少阴脉搏而沉，以肾气之本沉不浮，即所谓肾脉如石，其气沉以搏者也。故又曰：鼓阳至而绝，曰石。绝，极也，谓脉来沉搏之极也。盖并言搏至者，其义为沉，单言至者，且该[①] 沉搏矣。仲景曰：病六七日，三部脉皆至，其人躁扰者，为欲解也。此《内经》“阴出之阳则怒”之义也。《脉经》引扁鹊曰：附阳脉强，附阴脉弱，至即惊，实即瘈疭。此谓凡平人脉，重按至沉，其形必弱，若不弱，而搏至紧实，即为诸病也。《金匮要略》：动则为惊。又《内经》曰：浑浑革至如涌泉。《脉经》曰：脉与肌肉相得，久持之，至者，可下之。是非沉搏之至，而可以来至之至通之耶。《难经》损至之至，又别一义。

说悬绝

悬，远也，异也，甚也；绝，极也，绝类离群之意也。《内经》论脉有曰：悬涩、悬小坚者，即甚涩也，甚小坚也。曰盛喘数绝者，即盛喘而数极也。曰肝至悬绝急者，肝真脏脉至，异常之极弦也。其心至悬绝，脾至悬绝，肺至悬绝，肾至悬绝，四脏不系本脉者，可例而知也。曰不悬绝而不系脉象者，是浑言其不拘何脉，但不至异常之极也。曰弦急、悬不绝者，弦急之甚，而未至极也。悬犹轻，而绝至重，然凡单言绝者，其义往往或与悬同。单言悬者，其义亦往往赅绝在内。并言悬绝者，莫非极大极小，异常之逆脉也。若夫所谓绝不至，乃脉息之歇绝也。所谓如弦绝，如泻漆之绝，又脉形之断绝也。王冰于悬绝诸文，皆以如物之悬而断绝释之，恐未协耳。《素问》此文甚多，不能备录，仅举其略如此。

说伏鼓

鼓者，鼓搏有力之谓也。而伏鼓二字连称，《素问·经脉别论》、“大奇论”屡见之，实不过去来之义耳。伏者，脉之去而伏也；鼓者，脉之来而鼓也。曰外鼓大者，即谓脉之来大也；曰沉鼓涩者，即谓脉之沉而来涩也。前人概以沉伏鼓搏释之，于上下文义，每阂而难通。是求深反浅，不知古文迂拙之体也。

---

① 该：通“赅”，包括。

说壅满

"大奇论"有肾壅、肝壅、肾满、肝满之文。满之义为洪大,以脉言之;壅之义为壅实,亦以脉言之也。《甲乙经》作"痈",后人遂以脏痈释之矣。夫满为势盛,而其形未尝不实;壅为形实,而其势未尝不盛。二者后世所谓弦大也。故主病为肿,为喘,而两胠满,为不得小便,为少腹满,体胻大,为痫瘈筋挛。古文迂拙如此,后人以二十八脉,印定眼目,遂少见而多怪矣。仲景高章卑惵,亦犹是也。

说　微

脉之微有二:形之微小也,力之微弱也,此皆作实字解。其作虚字解者,不甚之谓也。仲景书中微紧、微缓诸文,皆不甚之义,而后人每以微脉释之,方中行已致辨矣。《素问》春胃微弦曰平。王冰注曰:微似弦,不谓微而弦也。是必当时已有误解者,不然,此等浅文,何烦训诂耶!

说人迎气口

李东垣谓:古法以侠喉两傍左为人迎,右为气口。彭用光以鱼际背骨缝中动脉,左为人迎,右为气口。其说虽新,而皆无据,且背后脉,仍与寸口脉通,有何分别?

人迎气口,聚讼纷纭,讫无济于实用,以余历诊所验,约有二端:其一即两手分诊法,是专指痿、厥、偏枯,虚损久病,荣卫积于一偏之所致也;其二当以关前关后分诊之。《内经》惟"动腧篇"确以人迎属之结喉。余如"至真要大论"言:人迎与气口大小相应,命曰平人。下即接叙尺寸不相应之事。"终始篇"言:少气者,脉口、人迎俱小,而不称尺寸也。此与"通评虚实论"脉虚者,不象阴也,文气相同。谓不称尺寸之常脉也,不但主中、主外,及春夏人迎微大,秋冬气口微大,俱于事理相合。即人迎盛紧伤于寒,气口盛紧伤于食,亦有合于尺寸之诊也。且一倍二倍三倍,分候三阴三阳之义,亦觉有着落矣。况内关、外格,更与《难经》覆溢之旨协耶。

说损至精消孤虚搏

至,极也,如人极马倦之极。

《难经》:损脉,极迟,真阳内减,故曰损也;至脉,极数,真阴外薄,故曰至也。《素问·脉要精微》:有余为精,不足为消。应有余,不足为精;应不足,有余为消。精即至之义也,故曰有余;消即损之义也,故曰不足。精,非真有余也,脉之应有余,而正气实不足;消,非止不足也,脉之应不足,而邪气仍有余也。"玉版要论":搏脉痹躄,寒热之交。脉孤为消,气虚泄为夺血。孤为逆,虚为从。此谓搏脉乃主痹痛、痿躄、寒热交争之事,是气壅争于脉中也。若脉孤者,是细紧,不与肌肉相亲,《脉诀》所谓"寥寥入尺来"也,主阳气之虚,故曰消也。泄利为夺血,阴虚,脉见虚大,乃为与病相从。见孤者,是阳亦熄矣,得不谓之逆乎。"大奇论":脉至如搏,血衄身热者死。脉来悬钩浮,为常脉。此谓血衄身热脉搏者,以其气血之逆乱也。若但脉来甚钩而浮,钩乃来盛去衰之夏脉也,此血热之常脉,不得谓之搏矣。以明搏脉坚击无胃气,与悬钩浮不同也。此数书,旧解多未轩豁,聊记所见如此,待质高明而正之。旧有以脉孤为消气,虚泄为夺血,各五字作句者,未见允协。

说浮沉

浮沉之义有三:一以部位言,一以动力言,一以指法言。部位者,脉之在浮、在沉也;动力者,脉之盛大,来极于浮,去极于沉也;指法者,无论脉之在浮、在沉,而以指力初按至脉皮为浮,重按至脉底为沉。即如浮紧身痛，沉紧内痛，其实二病，脉俱在沉，将何以辨之？吾尝亲审其脉，凡见指力初到脉皮，即见绷急，重按至脉底，反见泡软，此即寒湿著于筋脉之身痛也。指力初到脉皮，脉形泡软，或微见绷急，而按至脉底，甚见坚实者，此寒湿结于脏腑之内痛也。更有脉皮绷急，脉底松软，中别挟一细线，此又寒束于外，而热气久郁，痰结于内也。故其证，表强而内喘满。凡脉书，证同脉异、证异脉同之处，均当推见其同中之异、异中之同如此。

脉法失传

脉学精要之义，失传者多矣。然其理其法，犹或散见于《内经》、《难经》、《伤寒》、《金匮》、《脉经》、《千金方》诸书中，有志之士，犹有可考而见诸行事也。即至南政北政之少阴所在，其脉不应；人迎、气口之以一倍、二倍、三倍分主三阴三阳，法已失考。前人所说，皆不适用。然犹有议及之者，独有两法，仅于《内经》、《脉经》及《仓公传》中，略见端倪。遍考百家，都无所述，盖遗忘之久矣。两法维何？一，三阴三阳法也；一，分界法也。分界者，即分三阴三阳之界也。两法或即一法，亦未可知，兹姑取经文条析而陈之。

《内经》之论三阴三阳者众矣。其在脉也，“至真要大论”曰：厥阴之至，其脉弦；少阴之至，其脉钩；太阴之至，其脉沉；少阳之至，大而浮；阳明之至，短而涩；太阳之至，大而长。是以风、寒、暑、湿、燥、火之六气言之也。《难经》曰：少阳脉至，乍疏乍数，乍短乍长；太阳脉至，浮大以长；阳明脉至，浮大而短；少阴脉至，紧细而微；太阴脉至，紧大而长；厥阴脉至，沉短而敦。是以阴阳之太少言之也。二者皆气化之事，其义皆有可寻，犹不得谓之失传。惟夫所谓一二三也者，以纪数之多寡也，以纪次之先后也。不曰少阳厥阴，而曰一阳一阴；不曰阳明少阴，而曰二阳二阴；不曰太阳太阴，而曰三阳三阴，其必有道矣。“经脉别论”曰：太阳脏何象，象三阳而浮也。揆其词义，是三阳之部，本不在浮，而此之太阳脏独至者，乃其象属于三阳，而又见于浮也。“阴阳别论”曰：鼓一阳曰钩，鼓一阴曰毛。鼓者，脉之来而击指也；钩者，来盛去衰之夏脉也；毛者，浮涩之秋脉也。二脉皆在于浮，而曰一阴一阳，是一之为数，属于浮矣。由是推之，中与沉亦当各有阴阳，二之数当属于中，三之数当属于沉矣。前所谓象三阳而浮者，是必三阳属沉，故以而浮作转语也。是阴阳之一、二、三，显有属于浮、中、沉者。《脉经》曰：寸后尺前，名曰关。阳出阴入，以关为界。阳出三分，阴入三分，故曰三阴三阳。阳生于尺，动于寸，阴生于寸，动于尺。夫关前为阳，关后为阴。自来说者，不过以为清浊高下之大义如此，岂必析为三分，分隶三阴三阳耶？《脉经》乃实指之，以故曰三阴三阳。两“三”字，决非漫然言之也，是阴阳之一二三，又有属于寸、关、尺者。果明此义，则夫所谓结阳者肿四肢，结阴者便血一升，再结二升，三结三升，二阳结谓之消，三阳结谓之隔，三阴结谓之水，一阴一阳结谓之喉痹，与夫三阴俱搏，二十日夜半死等文，皆当以部分之一二三辨之，而无与于阴阳之太少矣。遍考诸经，迄无证据，其如何按部决病之法，亦渺无可稽。王叔和九道之法，以九候分主足三阳与手足三阴，而独无手三阳，其配合部位，亦与常法歧异，此脉法之失传者一也。

分界之法，见于“仓公传”者有四事，而分三义。齐侍御史成案曰：所以知其后五日痈[①]肿，八日呕脓死者，切其脉时，少阳

① 痈：原作“壅”，依文义改之。

初代,代者经病,病去过入,入则去,络脉主病。言脉代者,先由经病,后过经深入,入则去经,而络脉主病矣。络谓脏腑所系于身之络也。当其时,少阳初关一分,故中热而脓未发也;及五分,则至少阳之界;及八日,则呕脓死。故上二分而脓发,至界而痈肿,尽泄而死,阳虚侯。相赵章案曰:法五日死。皆为前分界法。前即谓成案也。此二者,气口脉法之分界也。曹山跗案曰:五日死者,肝与心相去五分,故五日尽。尽即死矣。此似指五脏膜络相去之界也。宋建案曰:臣意见其色,太阳色干,肾部上及界要腰字。以下者,枯四分所,故以往四五日知其发也。此又面部之色界,《灵枢·五色篇》之义也。此三法者,今皆莫能用之,诸书亦无发明,独《脉经》引扁鹊论脉之文,偶露此义。曰:寸口中,后大前兑,至阳而实者,癖食。小过阳一分者,七日癖,二分者,十日癖,三分者,十五日癖,四分者,二十日癖,四分中伏不过者,半岁癖,敦敦不至,胃阴一分,饮 餔饵癖也。此段词旨,殊不可晓,喻嘉言、程郊倩、陈修园辈幸未得见,若得见之,必斥为妄语矣。殊不知《扁鹊脉法》之精真,有冠绝古今者。《脉经》所引扁鹊诸文,其词气颇与“仓公传”相近,渊源有自,夫岂诬也。卒以句奇语重,欲喻莫由,分界之法不明,五脏之死期无据矣。此脉法之失传者二也。

外此如扁鹊曰:出者为阳,入者为阴,一出一入,阴阳俱平,是为无病。二出一入为少阴,三出一入为太阴,四出一入为厥阴,二入一出为少阳,三入一出为阳明,四入一出为太阳。出入者,脉之来去也。出多入少则脉浮,为阴病;入多出少则脉沉,为阳病。《素问》曰:脉虚者,不象阴也。谓浮而按之不实也。《脉经》曰:妊娠得太阴脉为男,得太阳脉为女。太阴脉沉,太阳脉浮,是以太阴太阳为浮沉之通称也。综揽诸文,词若可通,而法难施用。窃以鄙见悬揣其义,有无足重轻者,有至关切要者。如一阳曰钩,一阴曰毛。苟得钩毛之真象,即不知一阳一阴之名可也。二出一入为少阴,二入一出为少阳。苟得二出二入之真际,即不知少阴少阳之名可也。独至三阴俱搏,决非手足太阴,右手之寸关也;二阴俱搏,决非手足少阴,左手之寸尺也。二阳结者,岂曰手足阳明,三阴结者,岂曰手足太阴。虽前贤莫不如此诠释,而返之私衷,总觉理有可疑,法不足据。再四思维,彼言三阴者,不必专指三阴,而或赅一阴、二阴言之也。言二阳者,不必专指二阳,而或连一阳二阳言之也。浮、中、沉之三阴三阳者,当以极浮为三阳,次为二阳,次为一阳,次为一阴,次为二阴,极沉为三阴也。寸关尺之三阴三阳者,当以关前最近为一阳,次为二阳,上为三阳,关后最近为一阴,次为二阴,下为三阴。所谓阳生于尺,动于寸,阴生于寸,动于尺也。《内经》三阴三阳之文,似当以此二义测之。仓公分界之法,亦当以此二法推之。又有关前为阳,浮曰一阳,中曰二阳,沉曰三阳;关后为阴,浮曰一阴,中曰二阴,沉曰三阴。又有寸为一,浮曰一阳,沉曰一阴;关为二,浮曰二阳,沉曰二阴;尺为三,浮曰三阳,沉曰三阴。其曰三阴急者,沉候之三部俱急也。二阳结者,浮候之前二部俱结也。一阴一阳结者,寸部之浮沉皆结也。卒以经无明训,莫敢定见,苦心测度,终无实际,有志之士,所为抚断文而太息者也。

六气脉义

“五运行论”曰:天地之气,何以候之?天,司天;地,在泉。岐伯曰:天地之气,胜复之作,不形于诊也。脉法谓天地之变,无以脉诊是也。间气何如?间气,左右四气。

岐伯曰:随气所在,期于左右,从其气则和,违其气则病。从违指下文,六气本脉言。不当其位者病,见于他位。迭移其位者病,互易而见。失守其位者病,递克而见。尺寸反者死,子、午、卯、酉四岁有之。反者,岁当阴在寸而反见于尺,阳在尺而反见于寸。若尺独然,或寸独然,是不当其位非反也。阴阳交者死,寅、申、巳、亥、辰、戌、丑、未八岁有之。交者,岁当阳在左而反见右,阴在右而反见左。若左独然,或右独然,是不当其位而已,非交也。先立其年,以知其气,左右应见,乃可以言死生之逆顺也。

上提纲天地间气,指逐年客气言。所谓不诊天地而诊间气者,非绝不诊天地也,谓当随六气周流四时,递迁以诊之,不得专以天地之气主诊一岁也。故曰随气所在,期于左右,岁半之前,天气主之,岁半之后,地气主之。是言病机,非言常人脉气如此也。三个"位"字,只作气字解,"反"与"交",乃专就尺寸左右之位言也。"至真要论"曰:厥阴之至,其脉弦;少阴之至,其脉钩;太阴之至,其脉沉;少阳之至,大而浮;阳明之至,短而涩;太阳之至,大而长。至而和则平,至而甚则病,至而反者病,至而不至者病,未至而至者病,阴阳易者危。

上六气脉,已录前第二卷,今更叙此以起下文。是合主气客气言也。如大寒之后,厥阴风木主之。其时六脉当弦矣,是主气也,岁岁不易也。若本岁客气加临少阴,则弦当兼钩,加临太阴,弦当兼沉矣。余类推。是客气也,如据主客二气当弦而钩,而见他气,即不当其位也。当弦而钩,而见他气,及他气主令,又见弦钩,即迭移其位也。他气者,子气母气皆是也。初气见短涩来克,二气又见大长来克,如此递往,即失守其位也。所谓位者,以一步之气言,非司天主寸,在泉主尺,间气分主左右,六气一时并见于六部也。

"至真要论"曰:论言人迎与寸口相应若引绳,小大齐等,命曰平。阴之所在,寸口何如?岐伯曰:视岁南北,可知之矣。北政之岁,少阴在泉,则寸口不应;厥阴在泉,则右不应;太阴在泉,则左不应。南政之岁,少阴司天,则寸口不应;厥阴司天,则右不应;太阴司天,则左不应。尺候左右,依此推之。诸不应者,反其诊则见矣。

义详下文。反其诊,旧解谓覆其手,又谓是反其尺寸,皆非也。覆手是诊反关脉,此不应非其脉易而出于反关也。反其尺寸,其不应者自在也。殊不知经文反其诊则见,谓反其诊而后见其不应也。后人改作反其诊则应,便难通矣。所谓反其诊者,谓反其平日之常法,而从客气上着想,则见诸脉皆隐隐合于客气,而此部独有不应也。经意乃以明不应云者,非脉之失其常气也,乃脉之不应客气也。

司天:是先立其年也。

子午之岁,上见少阴;丑未之岁,上见太阴;寅申之岁,上见少阳;卯酉之岁,上见阳明;辰戌之岁,上见太阳;巳亥之岁,上见厥阴。上,南也;下,北也。

司天左右间气,是面北而命其位也。位,左右也,左西右东。

上见厥阴,左少阴,右太阳;上见少阴,左太阴,右厥阴;上见太阴,左少阳,右少阴;上见少阳,左阳明,右太阴;上见阳明,左太阳,右少阳;上见太阳,左厥阴,右阳明。

在泉左右间气:是面南而命其位也。左东右西。

厥阴在上,则少阳在下,左阳明,右太阴。

少阴在上,则阳明在下,左太阳,右少阳。

太阴在上,则太阳在下,左厥阴,右阳明。

少阳在上,则厥阴在下,左少阴,右太阳。

阳明在上,则少阴在下,左太阴,右厥阴。

太阳在上,则太阴在下,左少阳,右少阴。

南政甲、己二岁,论脉则寸在南,尺在北。三阴司天,则两寸不应。太阴司天,左寸不应;厥阴司天,右寸不应;少阴司天,两寸不应。

三阴在泉,则两尺不应;太阴在泉,右尺不应;厥阴在泉,左尺不应。少阴在泉,两尺不应。

北政,丙、戊、庚、壬、乙、丁、辛、癸八岁,论脉则寸在北,尺在南。

三阴司天,则两尺不应。太阴司天,右尺不应;厥阴司天,左尺不应;少阴司天,两尺不应。

三阴在泉,则两寸不应。太阴在泉,左寸不应;厥阴在泉,右寸不应;少阴在泉,两寸不应。

土运之岁,面南行令,木火金水运,面北受气,故分南北政也。其左寸、右寸、左尺、右尺之左右字,是直以在左者为左,在右者为右,不似左右间气,天泉两截,各分左右也,故此二节左右字,与前节间气左右字,微有不同。

六气主客图说

六气有主位,有客位。主者,万古不易者也;客者,逐年递迁者也。

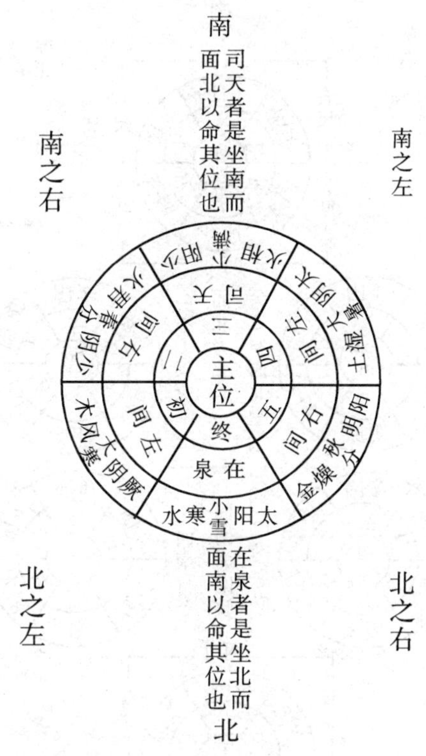

六气主位图

并南政北政左右尺寸不应图

“六微旨论”曰:显明之右,君火之位也。君火之右,退行一步,火气治之;复行一步,土气治之;复行一步,金气治之;复行一步,水气治之;复行一步,木气治之;复行一步,君火治之:此六气主位之六步也。

又曰:少阳之右,阳明治之;阳明之右,太阳治之;太阳之右,厥阴治之;厥阴之右,少阴治之;少阴之右,太阴治之;太阴之右,少阳治之:此六气客位之次序也,与前主位太阴少阳互异。

又曰:相火之下,水气承之;水位之下,土气承之;土位之下,风气承之;风位之下,金气承之;金位之下,火气承之 。君火之下,阴精承之。亢则害,承乃制,制则生化。外列盛衰,害则败乱,生化大病。此六气生制之精微,不从主位,不从客位,而专言其化者也。

五运主客图说

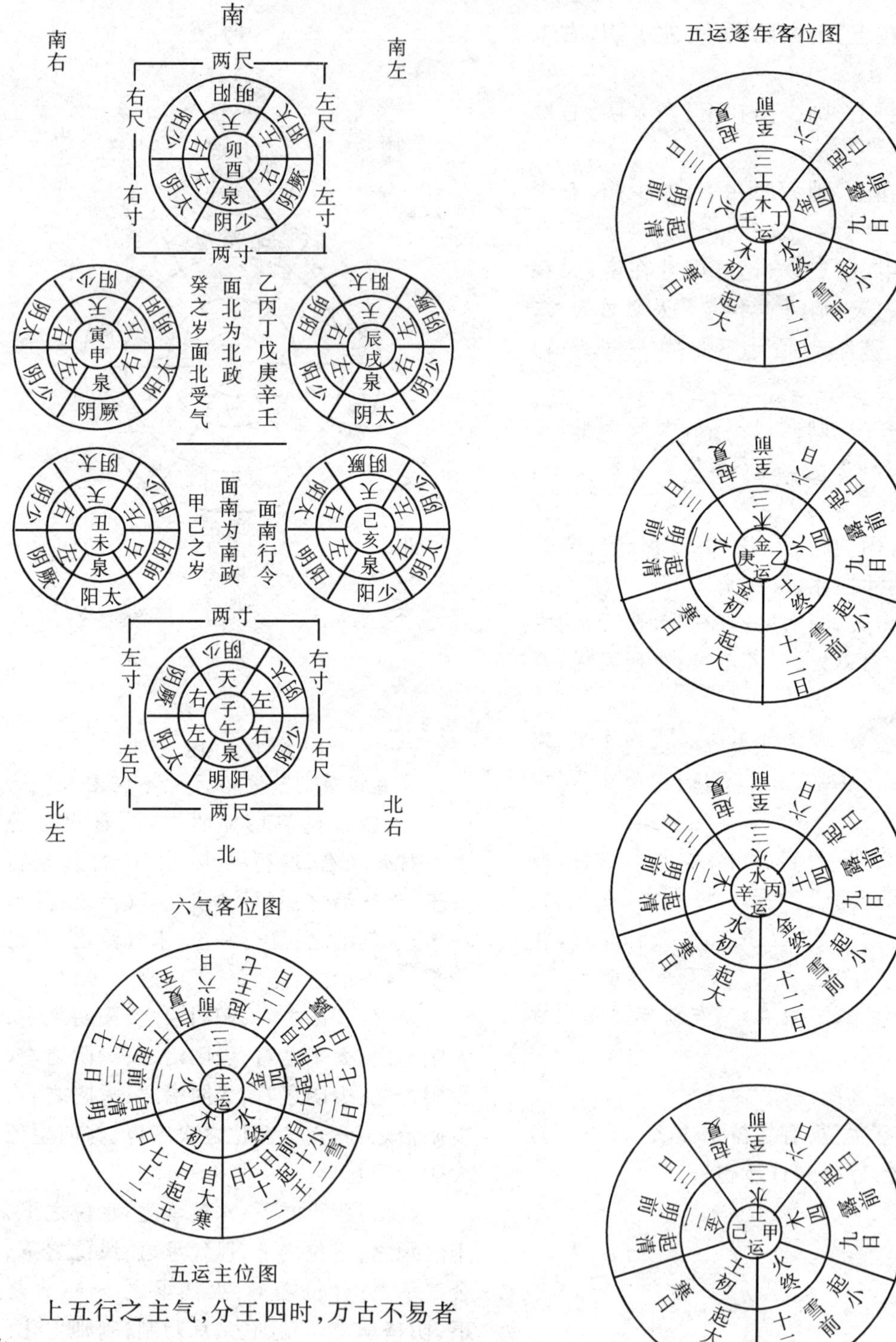

六气客位图

五运主位图

五运逐年客位图

上五行之主气，分王四时，万古不易者也。

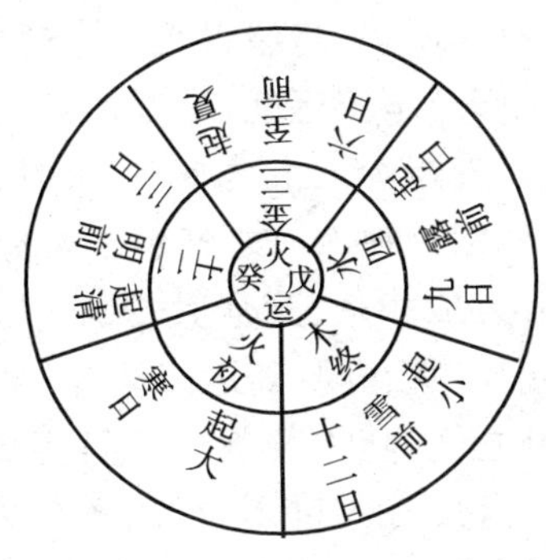

五运五行，配宫商角徵羽，以阴阳分太少，相间而行。如甲为阳土，初运起土，即为太宫，次少商，次太羽，次太角，次少徵而终矣。己为阴土，初运即为少宫，次太商，次少羽，次少角，次太徵而终矣。余运仿此。

上五行之客气，分王四时，逐年递迁者也。如甲己年土运，即土居初，而依次推之。乙庚年金运，即金居初，而依次推之。其四运之中，各贯以初运，视其生克，察其太少，又合主运以参之，而万变莫外矣。

五运各以阳干为太过，阴干为不及。太过者常先天，不及者常后天。若上见天符，阴干亦为太过；若上见天刑，阳干亦为不及。或曰二者平气，未是。

木运临卯，丁卯。火运临午，戊午。土运临四季，甲辰、甲戌、己丑、己未。金运临酉，乙酉。水运临子。丙子。所谓岁会，气之平也。

土运之岁，上见太阴；火运之岁，上见少阳、少阴；金运之岁，上见阳明；木运之岁，上见厥阴；水运之岁，上见太阳。是天与会也，名曰天符。

上加天符，下临岁会，是为三合。名曰太一天符。乙酉岁，阳明司天之类是也。

阳干之岁，司地同气，曰同天符。

阴干之岁，司地同气，曰同岁会。

干支俱与司地同气，阳干亦曰同天符。如甲辰年，太阴司地是也。阴干亦曰同岁会。如癸巳年，少阳司地是也。其仅地支同天同地者，均无所纪。

土运之岁，上见少阳、少阴；火运之岁，上见厥阴。凡如此者，是天生运也，谓之相得。

土运之岁，上见阳明；火运之岁，上见太阴。凡如此者，是运生天也。以子临父，谓之不当位。

土运之岁，上见厥阴；火运之岁，上见太阳。凡如此者，是天不与会也，名曰天刑。

土运之岁，上见太阳；火运之虚，上见阳明。凡如此者，是运刑天也，谓之逆。

天符为执法，岁位为行令，太一天符为贵人。邪之中人也，中执法者，其病速而危；中行令者，其病徐而持；中贵人者，其病暴而死。其气愈盛，其邪愈重。位之易也何如？曰：君位臣则顺，臣位君则逆。逆则其病近，其害速；顺则其病远，其害微：所谓二火也。旧说君火，君也；相火，臣也。

按旧说，易位，六气客位之递迁也。少阴居少阳相火之位，则顺；少阳居少阴君火之位，则逆。窃谓此说非也。本文位之易也句，正承天符岁会说下，盖指非岁会非天符者言也。君位臣则顺，臣位君则逆者；司天为君，运为臣；所不胜为君，所胜为臣。君位臣，即司天胜运也。如金居天，木居运。臣位君，即运胜司天也。如木居天，金居运。所谓二火者，因五行火居其二，其气常亢而逆犯于天。举此以例余也。

又按：详所谓二火句，是合气化以言步位也。逐岁司气为君，司运为臣，臣奉君令，即使司运胜气，而其年气化，往往仍从司气之化，而不见司运之化。如此则步位之加临虽易，而气化犹顺也。惟二火主运之年，其气常亢，而胜于司气，是大逆矣。故民病较四运之年独多也。

按：初气初运，皆起大寒，此定法也。

而吴草庐独言岁气起于子中，尽于子中。故子午之岁，冬至始燥金三十日，然后禅于寒水，以至相火，日各六十者五，而小雪以后，其日三十，复终于燥金，丑未寅申以下皆然。此一法也。车质中《伤寒第一书》又言：运气并起冬至，径起冬至，与草庐首尾分得三十日不同。其主气次序，不以厥阴风木为初气，而以太阳寒水为初气；起冬至，即不得不初寒水。不以少阳相火为四气，而以太阴湿土为四气。少阳、太阴互易其位，则主客六气次序相同矣。逐年客气，不重司天，而重司泉。每一气中，皆加在泉为之主宰。此又一法也。

按：运气者，五行化气之义也。所谓先立其年以知其气，本重在气字上。圣人特假此为的，使人有所据，以为讲明之地。故曰治病者，必明六化分治，五味五色所生，五脏所宜，乃可以言盈虚，病生之绪也。夫善言人者，必有验于天，此古圣所以发运气之义也。善言天者，必有验于人，后贤正当一一切合人身，方协立言本旨，况经明以天泉为人身之上下矣，其他不可例推乎？运气说中最难通者：一南政、北政也；一少阴所在，其脉不应也。前人议论虽多，无关实用者，言天而不切于人也。窃揣南政、北政，盖以禀赋之强弱言也。南政居北，北方风气刚强，以比禀厚者，土德最厚，故以甲己属之；北政居南，南方风气柔弱，以比禀薄者，四气递嬗无常，故以乙、丙、丁、戊、庚、辛、壬、癸属之。凡上热下寒，上虚下实，皆其例也。少阴君火，其象为少火生气，以比人身之正阳也。不应者，正气有权，脉有常象，不随客气转移也。少阴在天，即上盛也；在泉即下盛也。左右尺寸，是阴阳表里升降之词，阳阴之偏盛者也。且经文上言人迎、寸口相应，命曰平人，下即接叙阴之所在寸口何如？是阴之所在句，显系指元气之有偏者。不然，逐年司天在泉，必有一阴也，将终古无一人迎寸口相应之平人耶。至于运气，二者之异同，其在人身，当以五运为人身之本气，所谓五形之人也，六气则天地四时之气感于人身者也。《内经》谓天地相从，运居其中，而常先也。恶所不胜，归所和同，随运归从，而生病也。是言天地之气，随人身五气之盈虚而生病也。故五运只言太过不及，以人身之本气言也；六气分言天泉胜复，以时气之升降言也。如经言水运之年，太阳司天而为病者即是说。水形与体寒之人，伤于天之寒气也。黄帝既作甲子，而又通其义于医。其言曰：天地阴阳者，不以数推，以象之谓也。明数与象其达矣乎！

至于六气主客之义，正与五运六气之辨相同。详前运气主客图说中。盖作者立言，各随其意之所取而命之。故“六元正纪大论”以运气立言，则六气不复言主客矣；“至真要大论”以六气主客立言，则不复言五运矣。五运之病，言内伤也；六气之病，言外感也。主气之病，言内伤也；客气之病，言外感也。天泉，在内伤，则脏气之亢于上，郁于下也；在外感，则邪气之中于上，中于下也。有胜即有郁，在内伤，为脏气之相乘；在外感，为邪气之直中。有复即有发，此久病之转换也。在内伤，为虚实之夹杂；在外感，为邪气之传变。寒热虚实真假之难辨，莫甚于此矣。故运胜气为逆者，是元气之升降浮沉不与天气相应也，如仲景所谓夏欲得复衣，冬欲裸其体之类。气胜运为从者，即常人之畏寒、畏暑者也。其在于病，亦不过畏寒、畏暑之较甚耳。主胜为逆者，真脏之独见，如春得秋脉，夏得冬脉，秋得夏脉，冬得长夏脉，及春不沉，夏不弦，秋不钩，冬不毛之类。客胜为从者，邪气之外加四时外感之正病也。天符岁会，天气人气之相值也。如阴虚而伤于热，阳虚而伤于寒之类。易位者，不相值也，即常人之时气病也。然而圣人不直言其事，而必悬象于天者，气化之事，通于万物，探原立论，天地人物，举赅其中。其以干支为言者，亦借干支字义中所属之气化耳。今之用者，只当以五运之郁发与太过不及，为人身气化之升降盛衰也。六气之胜复，为天地气化之亢害承制也。此以运气对待言之也。若以主客对待言之，则又以主胜为人气内伤之病也，客胜为天气外感之病也。故所谓客气，奉天行令，主气不得行令者，言人身气化和平，当随四时之升降浮沉而不得别自独见，不顺于时之化也。是说也，管见所及，其有当于经旨否耶？高明当有以鉴之。

按：六气主客之外，又有六气标本之义，是亦发明气化病机脉象之传变也。气化之三阴、三阳，与经络之三阴、三阳，其义不侔。前人乃混合立论，殊昧本旨，爰录旧说而附辨之。

《素问·六微旨大论》云：少阳之上，火气治之，中见厥阴；阳明之上，燥气治之，中见太阴；太阳之上，寒气治之，中见少阴；厥阴之上，风气治之，中见少阳；少阴之上，热气治之，中见太阳；太阴之上，湿气治之，中见阳明：所谓本也。本之下，中之见也；见之下，气之标也；本标不同，气应异象。《内经》此旨，深邃难测，《内经》文义皆极浅，实后人有意求深，反致支离无当。即王太仆所注，亦不过随文敷衍，未见透彻，唯张景岳本张子和之说而发挥之，洵[①] 足发蒙破扃[②]，豁人心目也。具图于后，而胪其说焉。以下见陈修园书。

上中下本标中气图

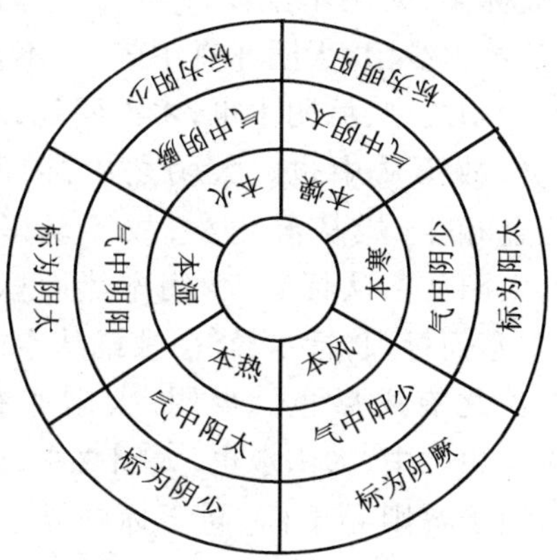

六经之气，以风寒热湿火燥为本，三阴三阳为标。本标之中见者，为中气。如少阳、厥阴为表里；阳明、太阴为表里；太阳、少阴为表里；表里相络，则彼此互为中气也。

脏腑应天标本中气图

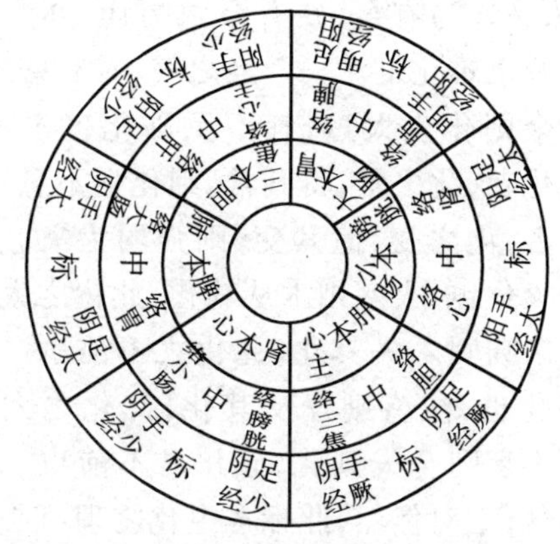

脏腑经络标本者，脏腑居里为本，十二经居表为标，表里相络者居中为中气。所谓络者，表里互相维络，如足太阳膀胱经络于肾，足少阴肾经亦络于膀胱也。余经同此。

"至真要大论"曰：少阳、太阴从本，少阴、太阳从本从标，阳明、厥阴不从标本，从

① 洵（音询）：确实。

② 扃：门户，此指医门。

乎中也。何者？少阳、太阴从本者，以少阳本火而标阳，太阴本湿而标阴，标本同气，故当从本。少阳、太阴亦有中气，而不言从中者，少阳之中，厥阴木也，木火同气，木从火化矣，故不从中也。太阴之中，阳明金也，土金相生，燥从湿化矣，故不从中也。少阴、太阳从本从标者，少阴本热而标阴，太阳本寒而标阳，标本异气，故或从本或从标，而治之有先后也。少阴、太阳亦有中气，以少阴之中，太阳水也，太阳之中，少阴火也，同于本则异于标，同于标则异于本，故皆不从中气也。至若阳明、厥阴，不从标本从乎中者，阳明之中，太阴湿土也，亦以燥从湿化矣。厥阴之中，少阳火也，亦以木从火化矣。故阳明、厥阴不从标本，而从乎中气也。要之，五行之气，以木遇火，则从火化，以金遇土，则从湿化，总不离乎水流湿，火就燥，同气相求之义耳。然六气从化，未必皆为有余，知有余之为病，亦当知其不及之难化也。夫六经之气，时有盛衰，气有余则化生太过，气不及则化生不前。从其化者，化之常，得其常，则化生不息；逆其化者，化之变，值其变，则强弱为灾。如木从火化也，火盛则木从其化，此化之太过也。阳衰则木失其化，此化之不前也。燥从湿化也，湿盛则燥从其化，此化之太过也。土衰则金失其化，此化之不前也。五行之气，正对俱然，此标本生化之理所必然者。化而过者宜抑，化而不及者不宜培耶。上并见陈修园书。按：经文只论六气，未及六经，图下首署六经之气，便自界限不清，有昧正义。后图更以脏腑经络为标本，虽至理之可通，究非本义之所有，何得与六气标本并列耶？极意求合，反致轇轕[①] 不清，使读者不能得其真际也。谨附辨于下。

按：标本之义，本无定指。六气之标本，以气化之正变言也；脏腑经络之标本，以人身气血运行之表里言也；病气之标本，以病之因与证言也，又以病之本证与变证言也。三者各有专指，不可互相牵合。即有时偶合，亦不可为典要者也。如病者伤于天之厥阴风木之气，而患少阳相火之热病，此自六气传化之木火也，于十二经之少阳、厥阴何与耶？病者，邪由少阳内传厥阴，或由厥阴外及少阳，此自十二经之表里也，于六气之木火何与耶？至若病因于寒，而见热证，因于热，而见寒证，与夫始热终寒，始寒终热，又自病气之传变也，于六气六经之阴阳何与耶？经所以重言标本者，是专指气化，欲人明于六气传化之机，庶几临治可以逆知病气将来之传变，而预防之。即有时病见假象，亦可以推明病气之本，然而[②] 对治之矣。故曰知标与本，用之不殆；明知逆顺，正行无问。不知是者，不足以言诊。故《大要》曰：粗工嘻嘻，以为可知，言热未已，寒病复始，同气异形，迷诊乱经，此之谓也。观于此言，经之正义，非以明六气传化，各有阴阳，欲临诊者，知其寒热真假乎，彼斤斤[③] 以六气扭合脏腑经络者，适背经而乱道耳。

又按：经所论标本中气之三阴三阳者，是直指六气之性情与其传化也。六气之性情，各有阴阳，阴阳又各有太少之不同也。如风以气言也，是为本，风之性有少阳，有厥阴，少阳、厥阴是直指风之性，不得复以少阳为火，厥阴为风也。有性情即有传化。有从少阳而见阳化者，有从厥阴而见阴化者，其必别之曰标。曰中气者，凡气之行，有体，有性，有传化。体即本也；性藏于体，所谓中也；传化，其标也。化阴化阳，原无定象。大概本气属阳者，中气化阳，而标化阴也。如木火之性属阳，则以阳为中气，而

① 轇轕（音胶葛）：车马喧杂貌。此指混乱。
② 然而：疑作“然后”之误。
③ 斤斤：拘泥貌。

标为阴矣。本气属阴者，中气化阴，而标化阳也。如金水之性属阴，则以阴为中气，而标为阳矣。近于本者，为中气之化；远于本者，为标之化。此亦推其理之当然。至于气之传化不测，岂尽拘此，然不知其常，安知其变？经特明其常例，欲人有所据，以为讲明之地耳。或曰：风以少阳为中气，厥阴为标。少阳，火也；厥阴，风也。子谓不得复以少阳为火，厥阴为风，是何义也？曰：三阴三阳者，六气之性情也，本不得以少阳即火，厥阴即风，况今既以风为本矣，何得复以风为标耶？故知中、标之阴阳，皆据其性情，以指其传化之象也。经曰：风胜则动，热胜则肿，寒胜则浮，燥胜则干，湿胜则濡泄，甚则水闭胕肿。此六气之象也。伤于风者，见动之象，少阳、厥阴，皆动象也；伤于燥者，见干之象，太阴、阳明，皆干象也。象也者，以其似也，以其类也。

又按：经云：三阴三阳者，引之可十，推之可百，引之可千，推之可万。又云：天地阴阳者，不以数推，以象之谓也。后世拘拘以六气牵合六经，并分析手足之六经，见其不合，即指为从化。经文止论气化之常，尚未及其变也。真穿凿支离，无当实用者也。盖尝综论经义，有方位之三阴、三阳，有气化之三阴、三阳，此其纲领也，而大旨不外于气与象之义。南面而立，阳明在前，其后太阴；太阳在后，其前少阴；少阳在侧，其内厥阴：此方位之说也。由是合之人身，前为阳明，后为太阳，两侧为少阳矣。凡从方位起义者以之，春气西行，始于东，为厥阴木；夏气北行，始于南，为少阳、少阴火；秋气东行，始于西，为阳明金；冬气南行，始于北，为太阳水：此气化之说也。由是合之人身，心为太阳，肝为少阳，肺为少阴，肾为太阴矣。凡从气化起义者以之。是故推之人身之形层，极表为太阳，次为阳明，次为少阳，次为太阴，次为少阴，最内为厥阴，此从方位之三阴、三阳变化而出者也。是故推之六气之标本，风为少阳、厥阴，是直指风气之性属于阳之少、阴之厥也；火为太阳、少阴，是直指火气之性属于阳之太、阴之少也；燥为太阴、阳明，是直指金气之性属于阴之太、阳之明也。此从气化之三阴、三阳变化而出者也。方位即所谓象也，气化即所谓气也。象，从气生者也。“至真要论”曰：从本者化生于本，从标本者有标本之化，从中气者以中气为化也。即继之曰：脉从而病反者，其诊何如？曰：脉至而从，按之不鼓，诸阳皆然。诸阴之反，其脉何如？曰：脉至而从，按之鼓甚而盛也。是故百病之起，有生于本者，有生于标者，有生于中气者，此即所谓标本不同，气应异象，是因气以成象者也。如厥阴之至，其脉弦者，厥阴之上，风气治之，弦为风脉矣。然风之中气少阳，而标厥阴，若从少阳之中化，厥阴之标化，脉皆不专弦也。何者？少阳、厥阴，乃风之性情所传化之象也。若复以厥阴为风，是六气标本无有不同矣。何为气应异象耶？是故以脉言之，所谓厥阴之至，其脉弦者，即风木之脉也；少阴之至，其脉钩者，即君火之脉也；太阴之至，其脉沉者，即湿土之脉也；少阳之至，大而浮者，即相火之脉也；太阳之至，大而长者，即寒水之脉也；阳明之至，短而涩者，即燥金之脉也。所谓本也，中标之三阴、三阳者，是直指其本性与传化也。少阴始阴也，太阴盛阴也，厥阴阴尽而阳欲动也，少阳稚阳也，太阳至阳也，阳明光之盛，气之余也。故曰少阳脉至，乍数乍疏，乍短乍长；太阳脉至，浮大以长；阳明脉至，浮大而短；少阴脉至，紧细而微；太阴脉至，紧大而长；厥阴脉至，沉短而敦。此即三阴三阳太、少、厥、明之脉也，非六气之脉也。所谓中标也。景岳亦云前分六气之性情，此言阴阳之盛衰。阴阳之太、少、厥、明者，即气化之盛衰，而雅其名者

也。上中下云者，非真有此定位也，量其传化之先后而名之也。故明于中气标本，而后病证可得其真假矣，脉象可得其虚实矣，治法可定其逆从矣。

按：五运六气之外，又有九宫，出《灵枢·九宫八风篇》，讲运气者必深考之。

附九宫八风图说

立夏四 阴洛 东南方	夏至九 上天 南方	立秋二 玄委 西南方
春分三 仓门 东方	招摇五 中央	秋分七 仓果 西方
立春八 天留 东北方	冬至一 叶蛰 北方	立冬六 新洛 西北方

太一常以冬至之日，居叶蛰之宫四十六日，明日居天留四十六日，明日居仓门四十六日，明日居阴洛四十五日，明日居天宫四十六日，明日居玄委四十六日，明日居仓果四十六日，明日居新洛四十五日，明日复居叶蛰之宫，曰冬至矣。此一岁周游九宫也。

太一日游，以冬至之日，居叶蛰之宫，数所在日，从一处至九日，复反于一，常如是无已，终而复始。太一移日，天必应之以风雨，以其日风雨则吉，岁美民安少病矣。先之则多雨，后之则多旱。原作汗误。此逐日周游之九宫也。

太一在冬至之日有变，占在君；太一在春分之日有变，占在相；太一在中宫之日有变，占在吏；太一在秋分之日有变，占在将；太一在夏至之日有变，占在百姓。所谓有变者，太一居五宫之日，病风折树木，扬沙石。各以其所主占贵贱。因视风所来而占之。风从其所居之乡来，为实风，主生长养万物；从其冲后来，为虚风，伤人者也，主杀，主害者。谨候虚风而避之。故圣人避虚邪之道，如避矢石然，邪弗能害。此之谓也。

正月朔日，太一居天留之宫，其日西北风，不雨，人多死矣。正月朔日，平旦北风，春，民多死。正月朔日，平旦北风行，民病多者十有三也。十七字疑衍文。正月朔日，日中北风，夏，民多死。正月朔日，夕时北风，秋，民多死。终日北风，大病死者十有六。正月朔日，风从南方来，命曰旱乡，从西方来，命曰白骨，将国有殃，人多死亡。正月朔日，风从东方来，发屋扬沙石，国有大灾也。正月朔日，风从东南方行，春，有死亡。正月朔日，天和温，不风，籴贱，民不病；天寒而风，籴贵，民多病。此所谓候岁之风，贱伤人者也。二月丑，不风，民多心腹痛。三月戌，不温，民多寒热。四月巳，不暑，民多瘅病。十月申，不寒，民多暴死。诸所谓风者，皆发屋折树木，扬沙石，起毫毛，发腠理者也。

民之岁皆同病者，此八正之候也。候此者，常以冬至之日，太一立于叶蛰之宫，其至也，天必应之以风雨者矣。风雨从南方来者，为虚风，贼伤人者也。其以夜半至也，万民皆卧，而弗犯也，故其岁民少病。其以昼至者，万民懈惰，而皆中于虚风，故万民多病。虚邪入客于骨，而不发于外，至其立春，阳气大发，腠理开，因立春之日，风从西方来，万民又皆中于虚风，此两邪相搏，经气结代者矣。故诸逢其风而遇其雨者，命曰遇岁露焉。因岁之和，而少贼风者，民少病而少死。岁多贼风邪气，寒温不和，则民多病而死矣。

是故太一入徙立于中宫，乃朝八风，以占吉凶也。风从南方来，名曰大弱风。其伤人也，内舍于心，外在于脉，其气主为热。太一徙立中宫，果在何日，经无明文。今历书神煞出游还位日期，与此不同。景岳以为土王用事之期，亦于数不合。窃思当是每徙一宫，必先入中宫，而后徙也，但未知其数耳。

风从西南方来，名曰谋风。其伤人也，内舍于脾，外在于肌，其气主为弱。

风从西方来，名曰刚风。其伤人也，内

舍于肺，外在于皮肤，其气主为燥。

风从西北方来，名曰折风。其伤人也，内舍于小肠，外在手太阳脉，脉绝则溢，脉闭则结不通，善暴死。

风从北方来，名曰大刚风。其伤人也，内舍于肾，外在于骨与肩背之膂筋，其气主为寒也。

风从东北方来，名曰凶风。其伤人也，内舍于大肠，外在于两胁腋骨下及肢节。

风从东方来，名曰婴儿风。其伤人也，内舍于肝，外在于筋纽，其气主为身湿。

风从东南方来，名曰弱风。其伤人也，内舍于胃，外在肌肉，其气主体重。

此八风，皆从其虚之乡来，乃能病人。三虚相搏，则为暴病卒死。两实一虚，病则为淋露寒热。犯其雨湿之地，则为痿。故圣人避风如避矢石焉。其有三虚而偏中于邪风，则为击骨偏枯矣。

黄帝曰：其有卒然暴死、暴病者，何也？少师答曰：三虚者，其死暴疾也。得三实者，邪不能伤人也。黄帝曰：愿闻三虚。少师曰：乘年之衰，逢月之空，失时之和，因为贼风所伤，是谓三虚。故论不知三虚，工反为粗。帝曰：愿闻三实。少师曰：逢年之盛，逢月之满，得时之和，虽有贼风邪气，不能危之也，命曰三实。

有一脉生数十病者，或痛，或痈，或热，或寒，或痒，或痹，或不仁，其故何也？曰：此皆邪气之所生也。真气者，所受于天，与谷气并而充身者也。正气者，正风也，从一方来，非实风，又非虚风也。邪气者，虚风之贼伤人也，其中人也深，不能自去。正风者，其中人也浅，合而自去，其气来柔弱，不能胜真气，故自去。虚邪之中人也，洒淅动形，起毫毛而发腠理，其入深，内搏于骨，则为骨痹。搏于筋，则为筋挛。搏于脉中，则为血闭不通，则为痈。搏于肉，与卫气相搏，阳胜者则为热，阴胜者则为寒。寒则真气去，去则虚，虚则寒搏于皮肤之间，其气外发，腠理开，毫毛摇，气往来行，则为痒。留而不去，则痹。卫气不行，则为不仁。虚邪偏容于身半，其入深，内居营卫，营卫稍衰，则真气去，邪气独留，发为偏枯。其邪气浅者，脉偏痛也。

上八风主病也，其义有二：自太一常以冬至之日居叶蛰之宫以下五节，是论民之岁皆同病者，主时行瘟疫之事，其风必扬沙石，折树木者也。太一徙立于中宫以下十一节，是论民之暴病暴死者，主中风偏枯之事。其所叙八风与前不同，不必扬沙石，折树木者也。至于寻常避风之法，以风来之头势为最厉，如遇大风猝至，急宜入户避之，在途即扪口鼻，并用力努挣，使阳气充于皮毛以御之。风过之腰，力稍缓矣。若旋风，气尤恶，而力尤劲，能刺人筋骨，坏人五脏，令暴死者也。又有隙风，是因有物以逼之，使其力坚锐，如矢石然。故《千金方》谓有墙十丈，不可卧其下，使人偏枯。其时有不病者，以血气之有虚有不虚也。经称三虚，其年衰，非谓衰老，谓生命与流年之克制也。月空，义详《素问·八正神明论》中。失时之和，非时之气，所谓得四时之胜也。又"邪气脏腑病形篇"曰：邪气方乘虚时，及新用力，若饮食汗出，腠理开，而中于人也。风为百病之长，其变化能令人寒，能令人热，能令人燥，能令人湿，入胃则令人狂吐，入肺则令人狂咳，寒热洒淅，时时汗出。挟燥者，更痰厚如脓，气味腥浊，两胁胀痛，大便秘结，此燥气伏于肺中，《内经》所谓劳风法在肺下也。近有误以肺痈治之致死者。风能生虫，虫生怪证，久风不去，或虫生于肠胃，或虫生于血脉，而天下无名怪证作矣。大抵风性锐，其化最速 。又风性动，其气易散。若伤之浅者，颇视寒湿为易开，一与痰血相纽，刺入经脉之中，斯不可拔耳。

辨脉平脉章句

汉长沙太守南阳张机仲景撰
皖南建德周学海澂初甫章句

于杰　易杰　刘劲　校注

目　录

序

是书也，旧注多矣，复何为而作乎？曰：此《脉简》之所主也。凡欲彰至教，其义必有所主。古之言脉者，自《内》、《难》以来，至于近代，名贤辈出，撰述如林，可谓详矣！然《内经》、《难经》言脉，文皆散见，首尾不属；叔和《脉经》述古大备又浩博，而未易寻其绪；唐宋之世，脉无专家；元明以来，乃稍稍有讲之者，而其失不可胜言矣。今欲述诊法之正宗，指末流之歧路，岂可以无主之衷而漫然臆说乎？因思《辨脉平脉》者，仲景撰用古圣之精义，以为《伤寒杂病》之准也，是可主矣。于是屏去旧注，熟复正文，心有所会，辄记简端。盖自《脉简》之属稿[①]，至于其成，三年之间，此书未尝一日释手也。其简端更番涂抹，五色迷离，几不可辨。一日捡旧注四五家校之，所说或异或同，不能尽合。然当时私心必有所见其实际，料他日必能手自施用者，乃敢记之，稍有游移，则慭阙[②]焉。非敢妄逞私臆，强以为知，以自欺也。今又越一年矣，条列其文，命曰《周氏章句》，谓此特一家之言而已。虽未能发明圣理，庶几其征实而适用焉。亦以鸿爪[③]所经数年昕夕[④]讨论之苦，不欲遽付灰烬也，窃以质之有道者。

光绪癸巳上元后五日皖南建德周学海澄之书

---

① 属(音主)稿：起草文稿。

② 慭(音印)阙：空缺。

③ 鸿爪：雪泥上鸿雁所留的爪印，比喻往事所留下的痕迹。

④ 昕(音欣)夕：早晚。

绪 言

一二篇旧注，惟成无己、张隐庵、张令韶、魏荔彤皆依原文，如喻嘉言、张石顽、黄坤载皆别编次，以外则往往删去，斥为叔和妄作无论。此非出叔和也，即出叔和，岂遂妄乎？尝著论以辨之矣，兹不复赘。至于旧注，循文衍义，成氏所得为多，诸家或故作矜张，或好为穿凿，反诋成氏敷浅，是何意也？今则各就本文，领会真义，不为蹈袭，不炫新奇。

一二篇文义，本无难晓，惟其承接断续，前后伏映激射[①]。单复详略之腠理，前人未有发之者，今则独详于此，使古人手指口授，抑扬俯仰，声情毕流，露于行间。

一此注句句踏实，必求于临诊治病确有实济，不肯有一字虚衍。五行八卦，每见他注于见不透处，便从太极图上驾过，此如唱鼓词者，于事势急迫，即有观音老母达救也。有志者，当共耻之。

一张隐庵、魏荔彤注《伤寒》，徐忠可注《金匮》，皆议论风生，煌煌大作。今但依文推衍，理明而止，或但疏其筋节，以见大意，不敢繁称博引，节外生枝，蹈经生浮夸积习。

一二篇乃《伤寒杂病》所通观，原序可知也。旧说多谓是专论伤寒，盖失之。

一中间每有前人言之娓娓而今且不从者，言之凿凿而今且存疑者，如荔彤、令韶解首章凡字，谓百病皆然，不独伤寒，亦可谓明通之识矣。今云“凡”者例词，道其常也，其变动不在此例。所以然者，彼但以“凡”字粘“脉”字“病”字说，今乃以“凡”字贯全句说也。次章“十七日，十四日”，旧注各异，皆质言之，今存其说而致疑焉，亦以反之于心不能见真也。余皆仿此。故今注异于前人者，并无立说之新奇，只是每下一字，必中有确见，非实可施用者，不敢著于篇。

一注说皆出管见，未尝一语袭旧，即或偶同，亦是暗合。缘作注之始，自严谮阅[②] 旧注之禁，注讫，拣校[③] 各家异同，不复甚加修改。士亦各明所得而已，岂必尽同。

一注中引他书，皆称书名；引本论，则但称经；引各家，皆称姓氏；引成注，则但曰注、曰原注，以示区别。

一正注之后，复加按语。以其一“按”字起，或并无“按”字者，是仍发明正义也；其以“又按”两字起者，乃别是一说，存参者也。

---

① 激射：此指文势奔放。

② 谮（音播）阅：敷阅，此指广泛阅读。谮，敷之义。

③ 校：原作“挍”，“校”的异体字，考校。

卷上　辨脉法篇第一

辨脉法篇章句

辨脉平脉，仲景论百病之脉也，不专于伤寒。其文亦撰用古经，不皆自作。中间有数节连义者，有每节各义者，不可强与分合也。今依文考义为定章句如下。

第一章*

问曰：脉有阴阳者，何谓也？答曰：凡脉大浮数动滑，此名阳也。脉沉涩弱弦微，此名阴也。凡阴病见阳脉者生，阳病见阴脉者死。

此提唱阴阳，为一篇之大纲也。大纲者，法之大体也，其用之变化在人矣。玩两"名"字，便见阴脉阳脉只是举似之词，犹云此属于阳之类也，此属于阴之类也。阴阳可以分见，亦可以互见。苟大而兼涩兼迟，得不名阴乎？弦而兼数兼滑，得不名阳乎？故脉有阳中伏阴，阴中伏阳也。阴病阳脉，即虚劳脉大、下利脉滑皆是，岂可尽以为生？阳病阴脉，即温热脉静、感冒脉紧皆是，岂可尽以为死？扶阳抑阴，易之义也，即医之义也。经中言凡者，皆约略大概之意，道其常也，其变动不在此例。夫阴阳者，死生之关键，而察病审脉之准绳也。故自《内经》以来，莫不首辨乎此。

又按：《灵枢·动腧篇》曰：阴病而阴脉大者为逆，阳病而阳脉小者为逆。"五色篇"曰：病在脏，沉而大者易已，小为逆；病在腑，浮而大者，其病易已。二文可谓详密矣！然一曰阴脉大为逆，一曰沉而大易已，何也？盖其所谓大者不同也。脉形坚大固顽，阴之不化，空大亦真，阴之不充。惟其势鼓指盛大，乃为阴中有阳而有神耳。大抵脉以气见者为阳，脉以质见者为阴。

第二章

问曰：脉有阴结阳结者，何以别之？答曰：其脉浮而数，能食，不大便者，此为实，名曰阳结也，期十七日当剧。其脉沉而迟，不能食，身体重，大便反硬，名曰阴结也，期十四日当剧。

脉有阴结阳结，非言脉也，言诊脉而可别其病之为阴结阳结也。问者盖以结为内实，当偏属阳，乃有阴阳之分，何耶？答言仍以前所论阴脉阳脉别之也。但脉无单见，且须兼察病情耳。阳结者，阳明气热也，故能食；阴结者，太阴液燥也，故不能食。气热者，液虽不足以濡之，而为阳火，为有余，故曰此为实。液燥者，气亦不足以呴[①]之，而为阴寒，为不足，故曰大便反硬。谓其内虚不当硬也，是寒极反见燥化也。浮为在表，沉为在里，此属气分血分也。数为在腑，迟为在脏，此属阳明太阴也。浮数，能食，不大便，阳证阳脉也。沉而迟，几于脾之真脏矣。不能食，身体重，

* 原书章节在正文之后，今移至正文之前。

① 呴（音虚）：通"煦"，温暖。

脾阳不振可知也。二者虽阳结为顺,阴结为逆,而不早治,则皆当剧。当剧者,危之也。十七日十四日,谓阳结者,阳土合少阳相火而为病也,火与燥合,十七日火复得令,则火连入里,燥益甚矣。阴结者,阴土本气衰而从燥金之化也,母为子逆,十四日金复得令,既泄土气,而燥又胜湿,土愈虚矣。夫有余者,得助而势炽,不足者,被折而气微,观于当剧之期,可以悟豫[①] 为用药之义矣。设阳结而误用辛散温补,则药入咽而病剧,岂待十七日乎?阴结而误用淡渗攻下,则亦药下咽而病剧,岂待十四日乎?十七日十四日,义本难晓,窃思阴结阳结者,化气之病也,则亦当以五行化气释之。一水二火三木四金五土,此五行始生之次也,故十七日当二火,十四日当四金矣。旧注无作此说者,未知是否。

第三章

问曰:病有洒淅恶寒而复发热者何?答曰:阴脉不足,阳往从之;阳脉不足,阴往乘之。曰:何谓阳不足?答曰:假令寸口脉微,名曰阳不足。阴气上入阳中,则洒淅恶寒也。曰:何谓阴不足?答曰:假令尺脉弱,名曰阴不足。阳气下陷入阴中,则发热也。

上章言偏阴偏阳之证见于内者,此言阴阳互乘之证见于外者也。外证有本于内伤者,与外感相似,不可不察也。夫恶寒发热,外感之常也,何足惊之曰病有,怪之曰而复?只以其病非伤风寒乃亦有此证,是可疑也。答言其病起于不足也,其寒热即阴阳之变也。微者,去来势小也,气不外鼓,又居寸口,故为阳不足;弱者,形体不壮也,精不内充,又居尺中,故为阴不足。人身之气,阴阳而已,彼有不足,此必乘之。乘之则彼负此胜,负者功用不彰,而胜者肆行无忌矣。恶寒而复发热,胜而能复,阴阳之气不能相无也。《内经》曰:有余而往,不足随之;不足而往,有余随之。尺中寸口,举类之词 也,故曰假令,即浮沉亦是也。夫阴气上入,阳中微者,必化而为紧;阳气下陷,阴中弱者,必化而为数。此不言者,病本于不足也,推原未寒未热之先,诊脉而决,其必出于是也。故吾谓此章辨内伤之寒热也,若外感,则当举其脉之有余者言之矣。

又按:内伤恶寒发热,其脉化紧化数,究与外感有余之紧数不同,故以微弱为主脉。程氏条辨亦如此说。

第四章

按:朱丹溪于病脉细涩者,概不用热药,甚为有见。

阳脉浮阴脉弱者,则血虚,血虚则筋急也。《脉经》作筋惕,即瘈瘲是也。

阳脉寸口,阴脉尺中也。寸口脉浮,阳气外越,若阴脉不弱,是阳自有余也。此尺中见弱,则阳浮乃阴虚不能吸引阳气归根也。阴不涵阳,则阳气扰耗津液,不必吐衄而血必虚矣。血虚则筋急者,推其极也,故病筋急。而诊其脉阳浮阴弱者,知其人血虚不能养筋也。筋急有属于寒者,有属于燥者。寒者血凝,气不足以呴之,其脉必弦紧;燥者血虚,气不足以生之,其脉必芤涩,即阳浮阴弱是也。

其脉沉者,荣气微也。

其脉赅阴脉阳脉言,“沉”字与“小”字义同,来去不大也。荣行脉中,荣者,血中之气也。荣气微者,脉中之气不能鼓盛,故脉沉下掣,去来势小也。原注径以荣为血,非是。见是脉者,急为温养元阳,蒸动津

---

① 豫:通“预”,事先有所准备。

液；兼涩者，佐之疏络，以开其结，何至虚涸日甚，脉沉变浮，绝汗外泄而不可御乎？

其脉浮，而汗出如流珠者，卫气衰也。

荣行脉中，卫行脉外。在内者宜外充，则阴接于阳；在外者宜内济，则阳交于阴。内者益内，则内熄矣；外者益外，则外脱矣。外脱而在内者不能援之，则内之津液亦随之而俱外，其崩溃之势有不可收拾者，汗出如流珠涌出而不可止也。原注谓卫病甚于荣固已究，因荣气先竭，阳无所守，始至于此。故远行入房，久病脱血，及虚热误用发散者，多以此死。夫阴之维絷[①] 夫阳也，若朽索之驭六马，故君子慎密之也。观于此，知脉浮虽宜汗解，而浮而无根即不可汗，且宜防其自汗也。下节申戒荣微误治，正以明荣气之贵。其发热躁烦，即汗出流珠之渐也。

荣气微者加烧针，则血流不行，更发热而躁烦也。

《内经》言：陷下则徒灸之。陷下者，脉血结于中，中有著血，血寒故宜灸之。此荣微脉沉，不宜加烧针者，荣微之沉，必是形体薄弱，非气为寒束而不得出，脉来沉紧者比也。烧针与灸，皆所以散寒。今荣微方患内燥矣，何寒之可散？只愈伤其津液耳。凡血之所以行者，以其中有津液以淖[②]之，始得流行无碍。若津液更为火灼，将所余微血，有质无汁，积著经隧之中，不得推移，火气往来逼迫，内而脏腑，外而肌肉，皆如焚矣。故微数之脉不可灸，细涩之脉尤不可灸也。

第五章

此二章申明阴阳不足，此尽其变而推其极也。

脉蔼蔼如车盖者，名曰阳结也。

蔼蔼者，应指宽泛，浑浑不清，而又来去怠缓，有似从容不迫也；如车盖者，宽泛而中央略坚，按之即芤也。此阳气上浮，结于胸中，不能下交于阴，故其脉即名阳结。《内经》曰：粗大者，阴不足阳有余，为热中。又曰：浑浑革革，至如涌泉，病进而危。皆此类也。所以异于革脉者，革脉浮大而强，为阴僭[③] 于上；此浮大而软，浑浑不清，为阳壅于上，清肃之令不行也。

脉累累如循长竿者，名曰阴结也。

累累，紧实之意；如循长竿，形敛而劲也。此阴寒大盛，结于胸中，而不得阳气以调畅之，故其脉即名阴结。此阴结阳结皆属气分，与次章有形之病迥别。然寒痰凝聚，寒食停滞，亦往往见此脉，则阴结又不必专属气分耳。

按：二十八脉中，结脉取义，其形体当以此阴结累累如循长竿为正脉。若宽泛薄弱，脉不紧实，而缓来一止，是真气不续，为散而不为结矣。

脉瞥瞥如羹上肥者，阳气微也。

瞥瞥，《脉经》作潎潎，拍拍浮泛，薄散之极也；微者，几于无也。凡脉浮者为阴虚，此浮薄之极，而曰阳气微者，言不但阴虚，阳亦不能独存也。前谓脉浮汗出如流珠者，卫气衰，即此义也。

脉萦萦如蜘蛛丝者，阳气衰也。阳气，宋以前引者多作阴气，故知是误写。

阳气，《脉经》作阴气，是也。阴气，即荣气也；萦萦，指下旋绕，略有蠕动也；蛛丝，细极也。荣行脉中，荣盛则脉充，荣衰故细极也。上为脱气，此为脱血。凡暴大失血，见此脉者，恢复极难，为其焰已熄也。

脉绵绵如泻漆之绝者，亡其血也。

绵绵，软弱而怠缓不欲进之意也。徘

---

① 维絷（音执）：维系。

② 淖（音闹）：滋润。

③ 僭（音溅）：超越本位。

徊指下，久而不去，而其去忽又瞥然如绝也，故曰如泻漆之绝。《内经》曰：弊弊绰绰，其去如弦绝者死。弊弊绰绰，濡滞难进，即绵绵也。绰绰本作绵绵。此元阳将脱之象，而仅曰亡血者，推其因也。凡久病失血，滑精，及妇人半产，漏下，临死多有此脉。盖人有阳脱于上而绝者，羹上肥也；有阴脱于下而绝者，蜘蛛丝也。此则阴先脱于下，离根之微阳上下无所依，不与阴并脱于下，而将越于上，故泛泛于指，不能回返，阴阳分绝，至数无常，所谓虾游怪脉者是矣。原注未畅。

第六章

脉来缓，时一止，复来者，名曰结。脉来数，时一止，复来者，名曰促。脉阳盛则促，阴盛则结，此皆病脉。

缓对数言，即迟也，时偶也。复来，谓气仍续来，并于后至，未尝少一至也。代则不能自还，直少一至矣。结者，迟滞之谓也。促者，并迫之谓也。阳主嘘，阴主吸，故脉来者为阳，去者为阴。原注云阴气胜而阳不能相续，则脉来缓而时一止，是其止在吸入之后，少一呼而因以少一吸也，阳气之鼓动者微也。阳气胜而阴不能相续，则脉来数而时一止，是其止在呼出之后，少一吸而因以少一呼也，阴气之接引者微也。少一呼者，气结于内而不出；少一吸者，气迫于外而不入。揆[①] 斯二者，促之危于结也多矣，讵[②] 得曰阴盛为不足，阳盛为有余，而忽之耶？

第七章

此二章论阴阳俱盛而不和，一为至之不续，一为形之不续也。

阴阳相搏名曰动，阳动则汗出，阴动则发热。形冷恶寒者，此三焦伤也。

阴阳以二气言，二气俱盛而不和，则争而相激矣，故脉为之动也。凡阴阳不足而相乘者，阴气上入阳中，则阳不胜而恶寒，阳气下陷阴中，则阴不胜而发热，其脉始终微弱，不能坚搏而动。今两强相搏，阴侵于阳，则阳气起而拒之，于是阳脉动而汗出矣。汗，阴液也，阳气迫而外泄也。阳侵于阴，则阴气起而拒之，于是阴脉动而发热矣。热，阳气也，阴气逼而外越也。阴脉阳脉，尺寸浮沉皆是也。其汗出发热，必先形冷恶寒者，何也？三焦者，原气之别使，三元之气所由上下出入之道也。伤者，抑遏其道，气行不畅，失厥[③] 常度，此所以形冷恶寒，而阴阳之所以相搏者也。初作此注，文甚衍长，已录入《脉简》矣。今撮其意为此，而原文遂不复录云。

经中凡言相搏者，有相争、相逆、相激、相迫之意，又有相合、相助之意。一作薄。薄，迫也。两者异气，即为相争、相迫；两者同气，即为相合、相助。如阴阳相搏，是阳侵入阴，阴侵入阳，彼此互相制胜，是相争也；寒虚相搏，是虚欲外越，寒欲内敛，两边逼向中间，是相迫也。皆以其异气也。刚柔相搏、高章相搏等文，则皆同气，谓彼既如此，而此又增之，是相合、相助也。而要之，皆不相和也。相和则合同无间，而无彼此之迹，无所见其相搏矣。

若数脉见于关上，上下无头尾，如豆大，厥厥动摇者，名曰动也。

若，假令也；关上，部中也；厥厥，坚搏也。动脉者，数而坚搏如豆，但见本关之上，上下不相通直。如寸动，则豆见于寸；关动，则豆见于关；尺动，则豆见于尺；三部

---

① 揆(音葵)：推测。

② 讵(音巨)：怎么。

③ 厥：犹“其”。

俱动，则各有如豆，而不相贯，故曰无头尾。上节言动脉之因与证，此节言动脉之形象也。旧解谓但见关部者，非。

按：凡著书，不可有欺人之谈，其笔于书者，必其所施用，所亲验者也。后人昧于关上之文，谓动脉只见关部。庞安常曲为之说，谓动于关前三分为阳，动于关后三分为阴。戴同甫极称其得《难经》关前为阳、关后为阴之旨。吾不知此两人者，一生临诊，曾几见仅动关前三分，仅动关后三分之脉耶？张石顽变通其说，曰：阳动为左人迎，阴动为右气口。又曰：每见阳虚自汗之脉，多动于寸口；阴虚发热之脉，多动于尺中。是已心知旧说之非，而又未知其所以然，故屡更其说，冀有一合耳。凡脉有时见于寸，时见于关，时见于尺，时通见于三关，未有仅见于尺寸，而不得见于关，长短不诊关之说，李士材已辨之矣。亦未有仅见于关，而不得见于尺寸者也。动脉如豆，圆坚而滑，独擅部中，上下无倚。《脉诀》曰：不往不来，不离其处。又曰：三关指下碍沉沉。可谓形容尽致矣！戴氏转从而斥之改之，何也？《脉经》曰：左手寸口脉偏动，从寸口至关，从关至尺，三部之位处处动摇，各异不同。高鼓峰曰：动脉者，三部之脉厥厥动摇，圆疾如豆也。此言是矣！且庞氏曰：若当阳连寸动而阴静，法当有汗；当阴连尺动而阳静，法当发热。是庞氏未尝不以阴阳属尺寸。然吾不取其说者，彼以关为界，终是泥于关上，况连寸连尺，显于上下无头尾之义悖耶！

第八章

阳脉浮大而濡，阴脉浮大而濡，阴脉与阳脉同等者，名曰缓也。

缓脉只是长而濡，条畅而柔和也。今言阴阳同等长，意自在其中。浮，言其气之扬也；大，言其势之盛，起伏高下有力也；濡，言其形体之和也。阴阳同等，彻上彻下，无有不调也。

又按：上阴脉阳脉指尺寸言，下阴脉阳脉指浮沉言。易思兰曰：来去如一，是为无病，亦同等之义也。

脉浮而紧者，名曰弦也。弦者，状如弓弦，按之不移也。脉紧者，如转索无常也。

缓脉必长，弦脉亦长，其分别处，全在一濡一紧。浮而紧者，浮候其形，牵引甚急也，按之挺亘指下，故曰不移。“脉紧者”二句，形容极妙。诸紧为寒，寒束于外，热郁于内，故来势盛而能振撼。若内外皆寒，则细紧而不能振撼矣。如转索无常者，非但如其索之急也，如转索时，其索之撼而左右弹也。首句借“紧”以形弦，下乃“弦紧”分写，盖恶其混也。

第九章

前二章言短脉之类，此二章言长脉之类。自次章至此，皆论内伤之病，脉之吉凶也。

脉弦而大，弦则为减，大则为芤；减则为寒，芤则为虚；寒虚相搏，此名为革。妇人则半产漏下，男子则亡血失精。

此则弦之变脉也。弦，即如弓弦不移也；大者，形体宽大也；不移，则来去不远，是阳气衰损而为减。宽大则下空而为芤，减即阴僭于上而为寒，芤即血脱于内而为虚。上益寒则益劲，内益虚则益空，寒虚相搏，脉如鼓革，无论男女，皆主脱血之类也。夫人之体气，各有不同，其病因亦各有不同。有血虚而成燥热者，有血虚而成内寒者。亡血有因阳气躁扰而然者，则阴去阳留而成燥热；有因阳气衰弱不能流通收摄而然者，则气虚血脱而成内寒。故半产，漏下，亡血，失精，颇有热者，所谓阴虚生内热也，脉必浮数而散。其新病津液乍虚而血热者，更或有洪弦滑实之象，此血热气悍所致，不可误以为内实而攻之也。

第十章

自此至末，皆论外感之病，脉之吉凶也。

问曰：病有战而汗出，因得解者，何也？答曰：脉浮而紧，按之反芤，此为本虚，故当战而汗出。其人本虚，是以发战以脉浮，故当汗出而解也。

脉浮而紧，按之反芤，此外寒甚，而内之真阳虚也。凡外为寒束，脉必紧数而实，此反芤，故为真阳虚不能蒸动津液以为汗也。服扶阳生津之剂，气从内动撑邪外出，故外寒甚而战，战则寒退而汗出，汗出则真阳透出重阴，阴邪无所容而病解矣。观“当战”字，必待善治之，意自在言外，非寻常发汗法所能解也。

若脉浮而数，按之不芤，其人本不虚。若欲自解，但汗出耳，不发战也。

浮数不芤，正外为寒束，真阳内郁之象。观“但汗出耳”句，是治之但用发散，以出其汗可矣，无余法也。

第十一章

问曰：病有不战而汗出解者，何也？答曰：脉大而浮数，故知不战汗出而解也。汗前脉大，本不虚也。汗后脉微，邪已去也。

此即上章次节之义，大者如实状，言来去远而有力，非大则为芤，又非大则病进也。

问曰：病有不战不汗出而解者，何也？答曰：其脉自微。此以曾经发汗，若吐、若下、若亡血，以内无津液。此阴阳自和，必自愈，故不战不汗出而解也。

此节以明寒邪在身，未有不汗出而解者也。所以不战不汗出而解者，非真不汗出也。其脉自微，微者，来去不盛，濡弱之类，紧之反，大之变也，必其人先日曾经发汗、或吐、或下、或亡血，外邪既去，津液内虚，正气未复，微觉寒热，似仍未解。越日或静卧以养其阴，或得食以充其胃气，阴阳自和，神清气爽而愈矣。故遂以为不战不汗出而解也，其实前发汗、若吐下、亡血时，邪已解耳。亡血，谓鼻衄，俗名红汗。

第十二章

问曰：伤寒三日，脉浮数而微，病人身凉和者，何者？答曰：此为欲解也，解以夜半。脉浮而解者，濈然汗出也；脉数而解者，必能食也；脉微而解者，必大汗出也。

此承上章而广其义也。浮数而微，三脉并见，言浮数而按之形体柔软也，此邪气不内侵而阳盛又欲生阴也。夜半者，阴阳交济，除旧布新，此其时矣。且必当静卧以养其阴，可知也。然三脉亦有得一而解者，其解之由，各有不同。脉浮而解者，浮为邪浅在表，故当　濈然微发其汗，始能尽解也。脉数本为邪盛，不当解而竟解者，必其人病中胃强能食。食入于阴，长气于阳，故脉数也。脉数固由能食，而病解仍由汗出，病中能食，故脉不为汗衰也。脉微者，必其人曾经大汗，如上章之义也。两“必”字是追溯之词，旧注于脉数不补明汗出，于脉微谓仍当大汗，皆失之。

第十三章

问曰：脉病欲知愈未愈者，何以别之？答曰：寸口、关上、尺中三处，大小浮沉迟数同等，虽有寒热不解者，此脉阴阳为和平，虽剧当愈。

三处同等者，病在气分，经络无所阻滞，上下无所隔塞，寒热虚实无所夹杂，是正气未伤而邪有去路也，故外证虽剧而易治。《内经》谓脉之浮沉及人迎与寸口气大小等者，病难已。又曰：阴阳如一者，病难治。则又邪气之混一也。盖彼见弦强，此主缓弱也。

又按：同等云者，非俱大俱小，俱浮俱沉，俱迟俱数也，正谓不甚大不甚小，不甚浮不甚沉，不甚迟不甚数也，故曰阴阳和平。谓三处俱与平人同等，即人病脉不病之义也。

立夏得洪大脉，是其本位。其人病身体苦疼重者，须发其汗。若明日身不疼不重者，不须发汗。若汗濈濈自出者，明日便解矣。何以言之？立夏得洪大脉，是其时脉，故使然也。四时仿此。

此补上节之义，言三处同等，仍须得四时之顺也。病而身体疼重，是风邪夹湿证也。脉洪大，是湿仅在表，内无寒气与湿合邪，故病浅而易愈也。《伤寒论》曰：湿家发汗，不可令大汗如水淋漓，须濈濈微似汗为佳。

又按：人既病矣，脉必不能三处同等，亦必不能全顺四时，此处须有会心。《脉如》曰：如秋脉洪数，固为逆时矣。然其人病热，则正脉与病合，岂可断为必死？此类宜详思之。

第十四章

问曰：凡病欲知何时得？何时愈？答曰：假令夜半得病，明日日中愈；日中得病，夜半愈。何以言之？日中得病夜半愈者，以阳得阴则解也，夜半得病明日日中愈者，以阴得阳则解也。

此浅病暂得而即愈者，然通于得阴得阳之义，则百病可由此而推矣。得阴得阳者，非坐而待也，其用药气味合和，从阴引阳，从阳引阴之法，从可会矣。此旨甚微，非熟于阴阳大论者不能知，非精于本草气味者不能用也。须是识得化气，如酸甘化阴、辛甘化阳之类。

第十五章

趺阳浮涩主下利，少阴滑数主屎脓，即泄与痢之辨也。泄属脾，利属肾。

寸口脉，浮为在表，沉为在里，数为在腑，迟为在脏。假令脉迟，此为在脏也。

此与下章俱合寸口趺阳以测病也。“浮为在表”四句是发凡之词，“假令脉迟”二句是本节正义，以起下文也。脏腑以阴阳言，非正在腑在脏也。表里各有阴阳，阴阳又各有表里。

趺阳脉浮而涩，少阴脉如经也，其病在脾，法当下利。何以知之？若脉浮大者，气实血虚也。今趺阳脉浮而涩，故知脾气不足，胃气虚也。以少阴脉弦，而浮才见，此为调脉，故称如经也。若反滑而数者，故知当屎脓也。

寸口脉迟，为在脏矣，果在何脏也，当以趺阳少阴参之。趺阳浮涩，少阴如经，病不在肾而在脾，法当下利。所以知其下利者，凡脉浮大者，气实血虚也。今见趺阳浮涩，趺阳，胃脉也，故知脾气不足、胃气虚也，是下利伤脾中津液也。然少阴病有下利证，此不在少阴者，今少阴脉才见弦浮，才见，略见也，是为调脉，故称如经，是邪气动脾而未动肾也。若下利而少阴脉反滑而数者，是邪热内郁而下陷，水竭火燔，其后必当屎脓，即便血之类也。凡血中有津，始能淖泽流通，下利伤津，血已燥矣，又为邪热逼动，故必屎脓。肠中本有滑涎，血杂涎下，似脓也。观此是下利伤阴，有成内寒，有成内热，与第九章所论亡血事同。少阴弦浮为调脉，未晓，或浮是滑也。

上言迟为在脏，此复言少阴滑数者，是由迟变来也。须知是时寸口趺阳，必俱变数。

第十六章

前章病在脏而自下，此章病在表而妄下。治之俱当从中枢着意，前坚阴以举阳，此养阴以安阳。脉因前后度数如法，即一日一夜漏水百刻，荣卫五十度周于身是也。

寸口脉浮而紧，浮则为风，紧则为寒，风则伤卫，寒则伤荣，荣卫俱病，骨节烦疼，当发其汗也。

脉浮而紧，荣卫俱伤。卫为叶在表，荣为根在里。卫气者，人身之热气也；荣气者，人身之湿气也。风之为邪，善行而数变，得热则变热，得寒则变寒。若但风伤卫，是风得热而气不内敛，故身热而自汗。今寒复伤荣，则风亦化寒。卫气内郁，于是热气不得达于腠理，而窜于骨节则烦；荣气不得畅于经络，亦内凝于骨节，与热气相激而疼也。此邪盛而正亦实，两相格拒。治之当鼓动热气，使之外撑，逐邪四出也，此麻黄汤证也。荣病治卫，卫病治荣。

趺阳脉迟而缓，胃气如经也。趺阳脉浮而数，浮则伤胃，数则动脾，此非本病，医特下之所为也。荣卫内陷，其数先微，脉反但浮，其人必大便硬，气噫而除。何以言之？本以数脉动脾，其数先微，故知脾气不治，大便硬，气噫而除。今脉反浮，其数改微，邪气独留，心中则饥，邪热不杀谷，潮热发渴，数脉当迟缓。脉因前后度数如法，病者则饥。数脉不时，则生恶疮也。

汗出病愈，邪不内陷，则胃气如经矣。迟者，从容不迫也；缓者，形体柔和也。若寸口浮紧，而趺阳更浮而数，趺阳，胃脉也，胃气以降为顺，浮则上逆，是伤胃也。胃与脾表里，脾，太阴也，津液之宗。数则为燥，是阴虚而动脾也。此非风寒本病，乃当发汗而妄下，以致此也。妄下则邪气之在荣卫者内陷，内陷而阳气不振，其数脉当先见微，微脉却仍但浮，是津液大伤，虚阳上越也。其人必大便硬，气噫而除，是结胸、痞气之类也。所以然者，趺阳脉数本为动脾，今数更先由微变，故知脾元大伤，中焦不治，大便硬，气噫而除也。夫脉因妄下，由浮微而改浮数，是徒伤内之津液，而表之邪气独留。津液伤则虚热生，邪气与虚热相合，其内证则心中如饥，而又不杀谷不能食也，其外证则潮热发渴也。治之必使数脉复见迟缓，则真阳复生，胃气如经。寸口趺阳俱合常度，病者真饥能食，而病可愈矣。“数脉不时”二句，别是一事，是带叙。

第十七章

师曰：病人脉微而涩者，此为医所病也。大发其汗，又数大下之，其人亡血，病当恶寒，后乃发热，无休止时，夏月盛热，欲着复衣，冬月盛寒，欲裸其身。所以然者，阳微则恶寒，阴弱则发热。此医发其汗，令阳气微，又大下之，令阴气弱。五月之时，阳气在表，胃中虚冷，以阳气内微，不能胜冷，故欲着复衣。十一月之时，阳气在里，胃中烦热，以阴气内弱，不能胜热，故欲裸其身。又阴脉迟涩，故知血亡也。

此因上章妄下而接叙妄汗、妄下变证之奇也。阳微则恶寒，阴弱则发热，二者迭更，各极其偏，不得和谐。上章荣卫内陷，脉反浮数，即此事也，此特甚焉。夏月天气热，地气冷；冬月天气冷，地气热。在人则肺主天气，脾主地气。今其人身之寒热，止随地气，是肺气败而无权，不能与天气相应也。所以然者，脾之中枢积而不转也。欲着欲裸，是据其情而言之，非真然也。

按：此奇病也。《素问》曾论及之，后来诸家医案中未见有夏寒冬热之迭见者。若但见其一者，则有之矣。窃意此必妄汗妄下后，又复妄加补腻，以致中枢郁结，肾气不升，肺气不降如此也，证属罕见，不敢强解。

第十八章

脉浮而大，心下反硬。有热属脏者，攻之，不令发汗；属腑者，不令溲数。溲数则大便硬，汗多则热愈，汗少则便难。脉迟尚未可攻。属腑者下，当有"攻之"二字。经不言者，承上而省文也。

脉浮大者，当为表实里虚，今心下反硬，是热结于膈上也。属脏者，气分无形之病也。攻之，谓清之降之，如陷胸、泻心之类也；不令发汗，发汗则上焦之清气愈虚，下气愈逆愈壅，不得清肃矣。属腑者，肠胃有形之病，如阳明承气证是也。利水发汗，皆在所禁，为伤津也。热愈者，热益甚也，急攻之以驱其有形之滓，则内热清而痞结可去矣。若脉浮而迟，里气未实，是或阴结也，又未可攻。攻，谓攻下，与上属脏之攻义殊。此章以"有热"二字为骨。脉迟未可攻者，为无热也。旧解热愈俱谓热已解也，未合。或疑汗多汗少，"多少"二字误倒，非也，汗多固由误汗之太过，汗少更津虚而不能多耳。

按：心下硬是心下结急，为泻心证。胸中满是胸中胀闷，为陷胸证。而阳明证常兼此二者，以胃气上逆，而大肠又与肺表里，大便不通则气上壅遏也。

《伤寒论》曰：太阳与阳明合病，喘而胸满者，不可下，宜麻黄汤主之。此表气不宣以致里气郁也，义与此殊，亦可参看。阳明指经言，非在腑也。

第十九章

此章当在篇末，考前后皆论妄治之害，不当以五脏绝证横决于中，故知错简。

脉浮而洪，身汗如油，喘而不休，水浆不下，体形不仁，乍静乍乱，此为命绝也。洪，一作滑。

浮而洪，气上涌沸而无根也。下五节，叙五脏绝证，有气越于上者，有气脱于下者，有气四散而不收者，总是阴阳两绝也。

又未知何脏先受其灾。若汗出发润，喘不休者，此为肺先绝也。

原注曰：汗出发润者，脱津也。喘不休者，脱气也。张石顽曰：肺为荣行脉中之第一关隘。脾气散精，上归于肺，绝，故精气四溃也。

阳反独留，形体如烟熏，直视摇头者，此为心绝也。

心为太阳，主血而藏神故也。

唇吻反青，四肢漐习[①] 习者，此为肝绝也。

唇吻四肢，皆脾所主。原注曰：漐习者，振动若搐搦，手足时时引缩也。真脏色证见于所胜之部，故为肝绝。

环口黧黑，柔汗发黄者，此为脾绝也。

黧黑者，水反侮也；柔汗，即汗出如油而不流者也；发黄者，面目如黄土，脾之真色也。

溲便遗失，狂言，目反，直视者，此为肾绝也。

溲，小便；便，大便。遗失，出而不知，少阴不藏，肾失其枢也。肾藏志，《内经》曰：狂言者是失志。目反，即戴眼，为太阳终证，太阳少阴表里也。直视者，瞳子属肾也。

---

① 漐（音执）习：谓病人手足出汗颤抖。

五脏绝证，略叙梗概而未备也。更当考之《内经》。

又未知何脏阴阳前绝。若阳气前绝，阴气后竭者，其人死，身色必青。阴气前绝，阳气后竭者，其人死，身色必赤。腋下温，心下热也。

阴气后竭，则绝证见于阴；阳气后竭，则绝证见于阳。何者？阳去则阴独，阴去则阳孤，故彷徨无依，而绝证见也。《灵枢·小针解》曰：五脏之气已绝于内者，脉口气内绝，不至，其死也。内气重竭，无气以动，故静。五脏之气已绝于外者，脉口气外绝，不至，其死也。阳气反入，阴气有余，故躁。《金匮要略》曰：六腑气绝于外者，手足寒，上气，脚缩。五脏气绝于内者，利不禁，下甚者，手足不仁 。此亦其验也。

第二十章

按：哕且衄者，卫气久郁，热力勃发，与胃中气血相激，而出于窍也。

寸口脉浮大，而医反下之，此为大逆。浮则无血，大则为寒，寒气相搏，则为肠鸣。医乃不知，而反饮冷水，令汗大出。水得寒气，冷必相搏，其人即噎①。

浮大者，浮紧有力也。表邪宜汗，医反下之，复虚其内。脉续浮大，此浮大不得为邪在表矣。浮则无血，是伤液也；大则为寒，是伤气也。气伤内寒，寒复生气，气寒相搏，则为肠鸣，是寒燥内郁，无阳以化也。医见肠鸣脉大，更谓温毒内陷，饮以冷水，欲令大汗，岂知汗不得出，而水得寒气，冷必固结，胃气愈衰，其人即噎。噎者，呃也，大气无所发越而上逆也。

按：肠鸣必有腹痛，温毒内陷亦有此证，故饮冷水以发汗也，以治伤寒则戾矣。一寒中于表，一温发于里也，水得寒气，中焦更结，胃气上下不续，故噎也。

趺阳脉浮，浮则为虚，浮虚相搏，故令气噎，言胃气虚竭也。脉滑则为哕，此为医咎，责虚取实，守空迫血。脉浮，鼻中燥者，必衄也。

是时也，趺阳脉必浮。浮者，内虚也。内之津液愈虚，而气愈上涌，故令气噎。浮则伤胃，浮极，故胃气虚竭也，此寒变也。若趺阳脉滑，是又胃中虚热蕴结，而为哕矣。此必医见其寒，而又妄从而温补之。若此者，忽而责虚，忽而取实。《内经》曰：阴在内，阳之守也。今既妄下以伤阴，而又妄温之，阴虚而阳无所归，迫血妄行，未知从何道出。若脉浮，鼻中燥者，必从鼻中出而衄也。

第二十一章

诸脉浮数，当发热而洒淅恶寒，若有痛处，饮食如常者，畜积有脓也。此文又见《金匮·疮痈篇》中。

当发热者，谓是表邪。风寒伤荣卫也，反但时时洒淅恶寒，或腹内或身中隐隐作痛，而有定处，饮食如常，此非外邪也。又病在血分，不在气分也。病在气分则发热于周身，病在血分则畜积于一处，如内而肺痈胃痈，外而疮疽是也。

《脉经》、《病源》并作“而反洒淅恶寒”。又曰：欲知其脓已成未成，脉数而紧，脓未成也，紧去但数，脓为已成。

第二十二章

脉浮而迟，面热赤而战惕者，六七日当汗出而解。反发热者，差迟迟，为无阳不能作汗，其身必痒也。

脉浮，邪气在表也；迟，里气衰也；面热

① 噎：原作“𩚺”，噎的古字。

赤，阳气不能四达而上越也；战惕，阳气跃跃欲出而力不能也。六七日邪气渐退，里气渐复，当可汗解矣。反加发热而无汗者，是里气仍未能复，脉且较迟于前。差，颇也。迟为阳气不足，故不能蒸动津液以作汗也。脉浮发热，邪气久徘徊于肌肤之间，怫郁而不得泄，其身必痒也，此麻桂各半汤证也。

第二十三章

全章重在中焦不治。其上焦怫郁，下焦不合，只是带叙，勿误作平列看。

寸口脉阴阳俱紧者，法当清邪中于上焦，浊邪中于下焦。清邪中上，名曰洁也，浊邪中下，名曰浑也。阴中于邪，必内栗也。表气微虚，里气不守，故使邪中于阴也。阳中于邪，必发热头痛，项强颈挛，腰痛胫痠。所谓阳中雾露之气，故曰清邪中上，浊邪中下。"法当"二字，直贯至此。言清邪中上，浊邪中下，各赅表里，非清邪中上即为阳中于邪，浊邪中下即为阴中于邪也。阴气为栗，足膝逆冷，便溺妄出。表气微虚，里气微急，三焦相溷[①]，内外不通。上焦怫郁，脏气相熏，口烂蚀龈也。中焦不治，胃气上冲，脾气不转，胃中为浊，荣卫不通，血凝不流。若卫气前通者，小便赤黄。与热相搏，因热作使，游于经络，出入脏腑，热气所过，则为痈脓。若阴气前通者，阳气厥微，阴无所使，客气内入，嚏而出之，声嗢[②]咽塞。寒厥相逐，为热所拥，血凝自下，状如豚肝。阴阳俱厥，脾气孤弱，五液注下。下焦不合，清便下重，令便数难，脐筑湫[③]痛，命将难全。

此章文义颇难晓。喻嘉言指为温热病证，王孟英因之。窃以脉象及所列诸证测之，确系起于寒湿，非温毒也。想其人必是房室无度，寒暑不慎，饮食无节，起居不时，内气久虚，外邪久渍，渍入血分，复感新邪，而发病也。此邪之极杂，病之极深，治之极难者也。下章亦言脉阴阳俱紧而病浅，是在气分，由表渐入于里，治之，即由里渐出于表也。此章病在血分，内而脏腑，外而躯壳，无一非邪气所充塞，治内则遗外，治外则遗内，故卫气前通，阴气前通，俱有败证。当于病未剧时，清内疏外，阴阳两解，方为合法。然与寻常表里两解法又迥别，彼为实邪，为气分，此则表里俱病，虚实合邪，着眼宜在中焦不治数语。上有风寒，下有湿寒，上下逼向中焦，中焦郁结成热，故用热治以温之，则上寒既除，中热愈炽，而有卫气前通诸证矣；用寒治以清之，则中热愈郁，下寒愈深，而有阴气前通诸证矣。成注随文衍义，固解经之体宜然，但于义绪，未能提清耳。今既明其大义，复随文而衍之曰：寸口脉阴阳俱紧者，阴阳，赅尺寸浮沉在内，在法诸紧为寒，当是风寒之清邪中于上焦，湿寒之浊邪中于下焦。清邪中上，名曰洁也，浊邪中下，名曰浑也。上下各有表里。阴阳，表里也。里中于邪，其证必内栗也。所以然者，表虚则里气不守，而邪得乘间内入也。插一笔，申明清邪中上，亦有里证之故也。表中于邪，其证必发热，头痛，项强颈挛见于上也，腰痛胫痠见于下也。所谓阳中浊邪者，以寒湿不必地气上攻，即雾露亦是也。插一句，申明浊邪中下，亦有表证之故也。故曰清邪中上，浊邪中下也，是上下之表里皆邪矣。此段叙邪气中于上下表里之部分与其见证，为全章之前段。阴气不但为栗也，里气不守，邪入日深，旋见足膝逆冷，便溺妄出矣，是阳气内缩也。因前叙里证未备，补叙二句，所以不连叙于

---

① 溷（音混）：混乱。

② 声嗢（音渥）：反胃欲呕的声音。

③ 湫（音狡）：通"绞"，急迫。

前者，此证非初起与内栗一时齐见，故不与阳证诸初起即见者并叙也。于此，见经文之叙次精矣。若此者，邪从上下四旁攒拥而来，表气渐虚，里气渐为邪气所束，而郁结逼急，不得流行，且将化热矣。上下皆邪则三焦相溷，《内经》曰：升降息则气立孤危。表里皆邪则内外不通，《内经》曰：出入废则神机化灭。邪周于外，脏气不得四达，但熏积于上焦，从胃口一线而出，口烂蚀龈。此变证之略见于外者，可知中焦不治，以致胃气上冲，已如此也，由是脾气不转，浊气浸渍胃中，不得升降，是内热将令血变也。周身荣卫为邪所据，血凝不流，是外寒又令血结也，其势不可为矣。此段叙邪气由浅入深，由寒化热，由气分据血分，句句在气机上立论。注意中焦为前后枢纽，是全章中权扼要处也，最宜着眼。治之者，若因外寒而用热药以疏外寒，则卫气前通而小便黄赤。药之热与内之热相结，内之热因药之热为使，以游于经络，出入脏腑，药热助虐，其气所过，即为痈脓。以血寒久结，得热骤开，不能复还原质，故热触之而即腐矣。若热而用寒药以清内热，则阳气厥微，愈不能振，阴不得阳以调和而蒸动之。阳在外，阴之使也，外无所使，腠理愈疏，客气易入。嚏而出之，声嗢咽塞，是胃中浊气全为寒束，略无出路，直上蒸肺。且药之寒与阳气之厥相逐，浊热内拥迫血，血之凝结于内者，不得融散而自下，状如豚肝矣。夫卫气前通，是阳自外越，非能通于阴也。阴气前通，是阴自内陷，非能通于阳也。此时真气已漓[①]，阴阳表里不相顺接，脾气孤弱，中气下陷。前此内热久蕴，五脏不能藏精，精血久为蒸变，将见五液注下。下焦不合，清便下重，数而且难，是津液随中气之陷而下泄矣。津液泄尽，真元即脱，故脐下筑动而湫痛以死也。《内经》曰：大气入脏，腹痛下淫，可以致死，不可以致生，此之谓也。吁！始为外感，终成内伤，怪变杂沓，未死先腐，岂不悯哉！谁之咎哉？此病吾已两见，皆心力俱瘁人也。时俗指为劳损，实是寒湿杂病最重者，所谓风寒不醒成劳瘵也。其前后见证，一一皆与此合。其脉初起即沉细而紧，或沉而牢，起伏极小，带数而涩，化热则变数而滑，指下漉漉不续，最后沉细而滑如电掣，去死近矣。或一年或半年，辗转床褥，五液注下，脐筑湫痛而命尽矣。总因内气先伤，而寒湿之邪从下焦兜入、直捣元气巢穴，沾滯[②] 血分，遂浸淫至于不可为也。若仅清邪中上，不至摇动根株若此。

第二十四章

脉阴阳俱紧者，口中气出，唇口干燥，踡卧足冷，鼻中涕出，舌上苔滑，勿妄治也。到七日已来，其人微发热，手足温者，此为欲解。或到八日已[③] 上，反大发热者，此为难治。设使恶寒者，必欲呕也。腹内痛者，必欲利也。

此寒邪入里，虚阳上越也，亦以其人本寒，故至此，非外邪遽能夺主也。外假热而真内寒，故见诸证。勿妄治，非谓勿治也。七日八日，乃服驱寒回阳之剂而然，非束手待之也。微发热，手足温，真阳渐生于内也。反大发热，孤阳暴脱，不受热治也。亦如四逆证服汤后，脉微续者生，暴出者死。寒在上焦之里则欲呕，在下焦之里则欲利，是邪气与正气相拒也。治之得法，则紧去人安而病可愈矣。温脾则呕停，温肾则利止。

脉阴阳俱紧，至于吐利，其脉独不解。

---

① 漓：损伤。

② 沾滯（音沾翅）：不流畅。此指血液瘀滞。

③ 已：通“以”。

紧去人安，此为欲解。若脉迟，至六七日，不欲食，此为晚发，水停故也，为未解。食自可者，为欲解。

不于欲呕欲利之时，豫为善治，竟至吐利，恐其脉更紧而病不能解也。必紧脉去而吐利止，乃为欲解。若解后脉复变迟，至六七日不欲食，此为余邪续发，无形之寒邪去，而有形之寒水停在也。必使水去胃阳复，食自可者，则全愈矣。

此与上章皆上下表里合邪，外感内伤一齐固结，缠绵不解，而轻重悬殊者。上是邪气直捣元根，盘踞血分；此是邪在气分，但内虚不能逐邪耳。治法于上证，宜在初见端倪时，急宣太阳之经气以疏表，驱下焦之寒湿以镇下，温命门之真阳以固元，清上焦之虚热以保肺，更兼益气、理气、养血、和血以建中枢，过腻过燥之品有一不可，宜固温清之法，又缺一不可也。久服，胸膈渐舒，腰膝渐健，斯其效矣。此则温中散寒即当奏功，但用药轻重进退宜有权衡，勿令太过不及，故曰勿妄治也。若径用表散，即顷刻汗出亡阳矣。

第二十五章

当与第十章战而汗解义参看。

病六七日，手足三部脉皆至，大烦而口噤不能言，其人躁扰者，必欲解也。

“病”字是承上章，谓病寒、脉紧也。至六七日，寸口、趺阳、少阴三部脉皆盛至，所谓紧去也，是阳气内充也。大烦者，阳气已拥于膻中，急欲透出重阴也。口噤不能言，是寒邪与阳气相逼于经络也。其人躁扰，扬手掷足，是阳气渐达于四肢。《内经》所谓阴出之阳则怒是也。“其人躁扰”句用特笔，是着眼处。若无此，则脉盛而烦，即气脱于外也，口噤不言，即邪陷于内也。死生所判，须当识此。许叔微《本事方》卷八归芪建中汤、破阴丹两方案，与此义同。

若脉和，其人大烦，目重，睑内际黄者，此为欲解也。

若其人不躁扰者，必其脉紧去，又不过盛而和，是阴阳已平也。大烦者，阳乍开而外发也。目重者，目不欲开，阴欲合而内敛也。二证当先后迭见，非同时并见也。睑内黄者，中枢已运也，则表里皆和矣。上节是邪强正盛，力战而解。此是邪已衰而正渐复，故无口噤、躁扰格斗之象也。

第二十六章

前两章为阳虚而伤寒，法重在阳。此与下章阴虚而伤风，法重在阴。

脉浮而数，浮为风，数为虚，风为热，虚为寒，风虚相搏，则洒淅恶寒也。

浮者，风为阳，邪在表也；数者，所谓出疾入迟，外实内虚也。风在表则生外热，真气虚则生内寒，以卫阳为风所累，不能内济故也。风虚相搏，阴阳不相顺接，则外证时时洒淅恶寒也。

按：此人阴虚而伤于风，挟寒而不甚者也。王冰曰：风薄则热起，热盛则水干，水干则肾气不营。凡风不挟寒，未有不即化热者，化热则如下章所云是矣。

第二十七章

脉浮而滑，浮为阳，滑为实，阳实相搏，其脉数疾，卫气失度。浮滑之脉数疾，发热汗出者，此为不治。

此承上章而言，上为外热内寒，不过风邪鼓煽，阴阳不和，此则表里皆热，有阳无阴矣。浮为阳邪，滑为气实，数疾躁驶也。浮滑而躁驶，温热太盛，津液耗伤，卫气失其常度。得汗而脉静者生；脉仍躁驶，热不退而汗常出不禁者，此不治也，以卫气不能

自固而津液将尽也。故凡病脉过指下，滑如电掣，按之即散者死，以其阴尽而阳脱也。

按：上言伤风，此言风温。风温，有伤风传化，有初病即成，未有不由于阴虚者也。“浮滑之脉数疾”句，为本章点睛。滑有阴阳相和，滑而条畅也；有阴中伏阳，紧而搏指，所谓动也；有液脱气驶，迅如电掣，无正形者，即此数疾是也。

第二十八章

自第十章至此，
皆论外感之病，脉之吉凶也。

伤寒，咳逆上气，其脉散者死，谓其形损故也。

伤寒，咳逆上气者，常也。《内经》曰：形寒寒饮则伤肺，逆气而上急。第[①]寒则脉紧，不当散。散者，宽薄浮泛，不见边际，轻按即无也。肺为娇脏，或久咳，或内痈，致损其形也，形损则气无所归，故脉散而死也。散，《伤寒论》作数，音促，谓脉来并迫，有出无入也。或曰形损即肉脱也，亦通。

按：第十九章五脏绝证，恰与此接，故疑前为错简。

① 第：只是。

卷下　平脉法篇第二

平脉法篇章句

平，读如骈，即辨脉也。盖三代秦汉之书，有名辨脉，有名平脉，仲景撰用古书，于是取之辨脉者，即名辨脉，取之平脉者，即名平脉，从其目，所以存古也。或谓无病之平脉者，非。

首章四言成韵，《伤寒》、《金匮》中多有此体。而此章《脉经》引为仲景脉法，然则此体皆仲景自作与说者。又谓此章论脉法大义，当为辨脉平脉并言，故有移此章居辨脉之首者，亦有移平脉居辨脉之前者，此皆未深思也。夫平，即辨也。仲景分为二者，或是“辨脉”，古有其书，掇而录之，仍其旧名。至于“平脉”，或古有其书，或古无其书，仲景辑录众书，参以己说，故别为此名，附于后与。

第一章

观为子条记，是下文诸篇，乃仲景自作也。

问曰：脉有三部，阴阳相乘。荣卫血气，在人体躬，呼吸出入，上下于中，因息游布，津液流通。随时动作，效象形容，春弦秋浮，冬沉夏洪，察色观脉，大小不同。一时之间，变无经常，尺寸参差，或短或长，上下乖错，或存或亡，病辄改易，进退低昂。心迷意惑，动失纪纲，愿为具陈，令得分明。以韵推之，相乘当作相从。

起二句，以阴阳提纲；次六句，言脉体之源流也；“随时动作”六句，言脉之随时不同也；“一时之间”八句，言脉之因病改易也；末四句，问词。进退，言脉之长短盛衰也。低昂，言前后俯仰，如寸浮尺沉、寸沉尺浮也。

师曰：子之所问，道之根源。脉有三部，尺寸及关。荣卫流行，不失衡铨[①]。肾沉心洪，肺浮肝弦，此自经常，不失铢分。出入升降，漏刻周旋，水下二刻，一周循环，当复寸口，虚实见焉。变化相乘，阴阳相干。风则浮虚，寒则牢坚，沉潜水滀[②]，支饮急弦，动则为痛，数则热烦。设有不应，知变所缘，三部不同，病各异端，太过可怪，不及亦然。邪不空见，中必有奸，审察表里，三焦别焉，知其所舍，消息诊看。料度腑脏，独见若神，为子条记，传与贤人。

自首至虚实见焉，亦言脉体之源流也；易春秋冬夏而言肾心肺肝者，四脏通于四气也；“变化相乘”八句，言脉之应病也；“设有不应”以下，是进推脉之应病，更无定象，勿谓不应。“中必有奸”，为察脉要诀，洵[③]一篇之纲领也。“漏刻周旋”，详见《灵枢》及《难经》首章。

---

① 衡铨（音全）：衡量轻重的器具，引申为标准、准则。
② 滀（音触）：聚积。
③ 洵（音旬）：诚然，实在。

第二章

师曰：呼吸者，脉之头也。初持脉，来疾去迟，此出疾入迟，名曰内虚外实也。初持脉，来迟去疾，此出迟入疾，名曰内实外虚也。

头者，纪数之名也。《内经》曰：脉之行也，以息往来。故以呼吸为脉之纪也。来去者，气之出入也。出入者，阴阳血气之内外也。来疾去迟，是出多入少，则气聚于外，故外实；来迟去疾，是出少入多，则气聚于内，故内实。外实者，阴之吸力微，故内虚；内实者，阳之鼓力微，故外虚也。“初持脉”句宜着眼，盖察脉之神，全在有意无意之间，惟初持则指下乍来，心无成见，能得其真。若久持，或不免矜心作意，曲委揣摩，而反失其真矣。故诊脉久持而心神惉懘①、真象惝恍② 者，即宜举指离脉，洗心凝神，重行按下，以审谛也。此章言诊脉须知来去出入、以察其神，洵秘诀也。

第三章

问曰：上工望而知之，中工问而知之，下工脉而知之。愿闻其说。师曰：病家人请云，病人苦发热，身体疼，病人自卧。师到，诊其脉，沉而迟者，知其差也。何以知之？表有病者，脉当浮大，今脉反沉迟，故知愈也。假令病人云腹内卒痛，病人自坐，师到，脉之浮而大者，知其差也。何以知之？里有病者，脉当沉而细，今脉浮大，故知愈也。

自卧者，不能坐也。自坐者，不欲卧也。答意盖言脉而知之，亦多神妙，未可言下也。《千金方》引此文下续云：若不愈者，必死，以其脉与 病反也。凡医者，须察证之盛衰，脉之顺逆，如脉顺病衰则愈，病甚脉反则死。一死一愈，其机甚微，脉而知之，岂曰下乎？夫四诊以望居首，以脉居末者，医师临证之次序也。后世昧于脉法者，每藉口于末，此章盖深辟其说矣。

师曰：病家人来请云，病人发热烦极。明日师到，病人向壁卧，此热已去也。设令脉不和，处言已愈。

发热烦极，有邪气胜而正气无主者，是真液受伤也。有正气盛于内，欲逼邪外出而相争者，所谓大烦口噤，不能言而躁扰者，为欲解也。方烦热时气迫于内，必欲向空而自发扬。今向壁卧，是邪退而神倦，欲自息养也。脉不和者，仅不和而无邪脉也，是阴阳未平也。或曰不和，当作自和。

设令向壁卧，闻师到，不惊起而盻视，若三言三止，脉之咽唾者，此诈病也。设令脉自和，处言此病大重，当须服吐下药，针灸数十百处，乃愈。

此与上节皆言望必参以脉也。望不可专恃，明矣。诈病，有试医者，有因事者，此以言恐之，盖恶其试医也。若因事，当别有权衡。

师持脉，病人欠者，无病也。脉之，呻者，病也。言迟者，风也。摇头言者，里痛也。行迟者，表强也。坐而伏者，短气也。坐而下一脚《脉经》作膝者，腰痛也。《脉经》无“也”字。里实，护腹如怀卵物者，心痛也。

此节更言望之为法，止可于诊脉时藉以知其病之所苦，而不能知其病之原委与其浅深也。欠者，阴阳相引也。相引，即相和矣。呻者，病也，病当作痛。言迟者，风壅腠理，搏入肺中，呼吸喘粗故也。摇头言者，痛在上里也。行迟者，寒迫液凝，骨属不利也。气出丹田，气不足，故伏以就之。

① 惉懘：此指烦躁不安。
② 惝恍：迷迷糊糊，不清楚。

腰痛，由于里实，故下一脚以伸其气，痛在下里也。护腹如怀卵物者，心下牵引而痛也。旧解以里实属心痛，大谬。凡痛，有虚有实。实者，其痛胀闷，恒展其肢体以舒其气；虚者，其痛拘引，恒曲其胸腹以缓其经。况此节大义在观外以知内，又何得先言里实耶？

按：《伤寒论》曰：风温为病，脉阴阳俱浮，自汗出，身重，多眠睡，鼻息必鼾，语言难出。此言迟为风之义也。

第四章

师曰：伏气之病，以意候之，今月之内，欲有伏气。假令旧有伏气，当须脉之。若脉微弱者，当喉中痛似伤，非喉痹也。病人云，实咽中痛，虽尔，今复欲下利。

痛，即病也，不可与喉中痛牵说。《内经》曰：天地之气，胜复之作，不形于诊也。《脉法》曰：天地之变，无以脉诊，此之谓也。故曰：伏气之病，以意候之，今月之内，欲有伏气。正揣摩以意候之，谓某月之内天气不正，当有伏气也。假令旧有伏气，谓伏气欲发，发必动于经气，即可诊脉而知其发于何经也。若微弱者，少阴之病脉也。少阴当咽痛而下利，故可决其喉中似伤，且将下利也。余经仿此。伏气不见于脉，前人未经发明究竟，亦非全不见脉，但不能预决其发于何经也。故《难经》曰：温病之脉，行在诸经，未知何经之动也，各随其经所在而取之。即此义也。

第五章

问曰：人病恐怖者，其脉何状？师曰：脉形如循丝累累然，其面白脱色也。

人病恐怖，是病也，非有所见也。脉形如循丝累累然者，肝胆气索也。胆寒，故常病自恐。《内经》曰：肾肝并小弦，欲惊。又曰：胆虚则恐，如人将捕之。

问曰：人不饮，其脉何类？师曰：脉自涩，唇口干燥也。

水入于经，其血乃成。水之精化津，津载血以行者也。

问曰：人愧者，其脉何类？师曰：脉浮，而面色乍白乍赤。

愧者，恐与怒并也。脉浮，气不定也。

第六章

问曰：经说脉有三菽六菽重者，何谓也？师曰：脉者，人以指按之如三菽之重者，肺气也；如六菽之重者，心气也；如九菽之重者，脾气也；如上二菽之重者，肝气也；按之至骨者，肾气也。

文本《难经》，注详《脉简》，此义诊内伤尤切，宜深究之。

假令下利，寸口、关上、尺中悉不见脉，然尺中时一小，见脉再举头者，肾气也。若见损脉来至，为难治。

下利，三部脉伏，惟霍乱有之。久利脉脱，即尺中再举头，其能生乎！窃思不见脉，盖谓三部盛大，不见应病之脉也，惟尺中时一小弱，且见脉再举头，头者，纪数之名也，谓脉来中止，复从首纪也，肾气不续，因下利而衰也。损脉者，动止频多，真气损也。臆说如此，未知合否。文义与上节不续，其第四章之错简欤？

第七章

问曰：脉有相乘，有纵有横，有逆有顺，何也？师曰：水行乘火，金行乘木，名曰纵；火行乘水，木行乘金，名曰横；水行乘金，火行乘木，名曰逆；金行乘水，木行乘火，名曰顺也。

五行之气,已强则乘人,已弱则为人所乘,故脉有相乘也。华佗曰:如火病入木,为难治,子不合乘母之逆也。观于纵横逆顺之名,其虚实难易可睹矣。

第八章

问曰:脉有残贼,何谓也?师曰:脉有弦紧浮滑沉涩,此六者,名曰残贼,能为诸脉作病也。诸脉,一作诸经。

弦紧沉涩,阴也,阴盛则人病矣。浮滑,阳也,浮为内虚,滑为内热。亦有浮滑应指如电掣,按之即散者。《中藏经》以滑为虚,是也。

按:涩脉虽百病所忌,然虚细滑数,劳损已深,脉来时有艰难停止,是内之阴气犹欲挽留,阴未全绝,即阳未全散。至卫气奔逸,略无所恋,并此涩象而无之,则短期至矣。此前人所未道也。

第九章

问曰:脉有灾怪,何谓也?师曰:假令人病,脉得太阳,与形证相应,因为作汤,比还,送汤,如食顷,病人乃大吐。若下利,腹中痛。师曰:我前来不见此证,今乃变异,是名灾怪。又问曰:何缘作此吐利?答曰:或有旧时服药,今乃发作,故名灾怪耳。

脉有灾怪,非脉也,病也,亦非病也,乃病人所自作也,谓无妄之灾可怪者也。此病家不以情告医之过也。

第十章

缺冬脉,当是脱简。

问曰:东方肝脉,其形何似?师曰:肝者,木也,名厥阴。其脉微弦濡弱而长,是肝脉也。肝病自得濡弱者,愈也。

自得者,不改其常也。若但濡弱而无弦,则肝不弦,是无胃气也。后仿此。

假令得纯弦者,死。何以知之?以其脉如弦直,是肝脏伤,故知死也。

但弦而不见濡弱,是肝之真脏也。

南方心脏,其形何似?师曰:心者,火也,名少阴。其脉洪大而长,是心脉也。心病自得洪大者,愈也。

心脉洪大而长,心为肝子,长者肝脉,子不离母也。诸家只谓浮大而散,是泥于《难经》,而未喻其真也。

假令脉来微去大,故名反,病在里也。脉来头小本大者,故名复,病在表也。上微头小者,则汗出;下微本大者,则为关格不通,不得尿。头无汗者,可治;有汗者,死。

来微去大,即所谓来不盛、去反盛也。病在里者,阴盛也。脉来者,专指来之形势也,脉之动也。阳气前至,阴气后至,故有头有本。此头小本大,非阳虚阴实也,乃邪格于表,气来不能畅达,而郁于后也,故名复。上,寸口也;微,略也;头小者,汗出,阳虚不固,故见小弱。下,尺中也;本大者,关格不通,不得尿;阴燥气浮,故见盛大。《金匮要略》曰:浮者在后,其病在里,腰痛背强不能行,必短气而极。即此义也。此于脉来过指之时,分别首尾大小,以决表里、上下、虚实之病,是 诊法之极细者。末二句,义似不续。若谓关格不通而头有汗,是阴气不得下通,而随阳气以上越也,则必脉来上头大、下本小矣。此节与夏脉不属,疑是第二章错简。

按:湿家下之,额上汗出,小便不利者,死;下利不止者,亦死。又"太阳篇":阴不得有汗。今头汗出,故知非少阴也。注云:少阴证,但头汗出,则死矣。仲景论头汗死证止此,其后条解者,即援为本节注脚。盖寒邪干心,本为贼邪,寒束于外,火郁于内,其根未拔;火越于上,寒逼于下,则根拔矣。

头小本大，其脉为短，与长相反，是寒水凌心之象也。头汗不尿，是上竭下厥之候也。

西方肺脉，其形何似？师曰：肺者，金也，名太阴。其脉毛浮也，肺病自得此脉。若得缓迟者，皆愈；若得数者，则剧。何以知之？数者，南方火，火克西方金，法当痈肿，为难治也。

秋，揪也，敛之义也。人气乍敛，则外不能盛；而炎夏久汗，津液不充，则内不能实。毛浮者，略沉于夏脉，而浮候轻虚如毛，不及夏脉之洪大也。故《内经》曰：秋日下肤。非极浮薄中空，无根如毛之轻也。痈肿脉数，非难治；痈肿在肺，而肺脉数，则难治也。

第十一章

问曰：二月得毛浮脉，何以处言至秋当死？师曰：二月之时，脉当濡弱，反得毛浮者，故知至秋死。二月肝用事，肝脉属木，应濡弱，反得毛浮者，是肺脉也。肺属金，金来克木，故知至秋死。他皆仿此。

此即《内经》所谓春胃有毛曰秋病，毛甚曰今病。又所谓脉不得胃气者，肝不弦是也。二月木气用事，反见金气，则木气已微，故至秋死也。不但此也，木气从水生，脉当兼沉，乃为有根。毛浮者，阴竭无根也。夏阳得令，气与时顺，故犹可持。至秋则气当内敛，而内无阴以接引之，故不能内济，而外脱以死也。若更见躁疾，夏即当死，不待秋矣。

第十二章

师曰：脉，肥人责浮，瘦人责沉。肥人当沉，今反浮，瘦人当浮，今反沉，故责之。

李士材书，有谓肥人当浮，瘦人当沉，义各有当。

第十三章

师曰：寸脉下不至关，为阳绝；尺脉上不至关，为阴绝。此皆不治，决死也。若计其余命死生之期，期以月节克之也。

寸脉，是仅寸有脉也。下不至关，是尺无脉也，故为阳绝于阴。尺脉上不至关，仿此。两“绝”字，如“极”字之义，谓绝类离群而孤立也。不然上部无脉，下部有脉，是为有根，岂遽曰决死不治耶？盖凡脉之上下不至关者，有上越下脱，亦有上格下郁，何以别之？察其脉之有神无神而知之。期以月节克之者，月节五行之气与脏腑五行之气相感通者也。

第十四章

师曰：脉病人不病，名曰行尸，以无王气。卒眩仆，不识人者，短命则死。人病脉不病，名曰内虚，以无谷神。虽困，无苦。

王气，即四时五行之王气，具于五脏者也。气当王而不能王，是根株已绝，脏气不能自主，故将卒眩仆，不识人，不能尽其天年而死也。卒者，不知何时，旦暮不保之意也。五色以候外，五脉以候内。内虚者，内无邪气也。谷神者，胃气也。“无”当为“有”，诸家曲说不足信也。果无谷神，犹得曰脉不病耶？

第十五章

问曰：翕奄[①] 沉，名曰滑，何谓也？沉为纯阴，翕为正阳，阴阳和合，故令脉滑。关尺自平，阳明脉微沉，饮食自可。少阴脉微滑，滑者，紧之浮名也，此为阴实，其人必

---

① 翕奄：翕，脉象浮动。奄，忽然。

股内汗出，阴下湿也。《金匮》肾水者，腹大，脐肿，腰痛，阴下湿如牛鼻上汗，其足逆冷，面反瘦。

此反复以释滑脉之义也。翕，即《论语》翕如之义。《素问》曰：阴阳相过，名曰溜。溜，即滑也。相过者，由沉出浮，由浮入沉，是阳涵阴、阴透阳，脉之来也，自具起伏阖阙之致，故曰滑也。"关尺自平"四字尤为紧要，即阴脉与阳脉同等之缓脉是也。忽浮忽沉，若无正形，但见指下搏击，便非平脉矣，阳明脉微沉以下是也。阳明脉，关上也。胃中阳气充足，脉当浮盛，今微见沉，是阳气渐不充举矣。饮食自可者，阳未甚衰，自能消谷，而津液有余，亦即由此，是胃阴渐盛于胃阳矣。少阴脉，尺中也。微滑者，似滑也。似滑者，以其非阴阳和合、关尺自平之滑，而应指坚搏，起伏有力，是紧而能浮，因亦名之为滑也。此阴气偏实而有余，故独尺脉流利搏指也。阴有余，而阳气不能升举而宣行之，则阴气不摄而下溜，而有股内汗，阴下湿诸证矣。股内阴下，阴气所行之部，水流湿故也。后世以尺滑主遗浊，是亦阴气有余而下溢，阳气不能升摄也。漏久则阴气日枯，阳气日损，饮食日衰，脉且变涩矣。紧而滑者，即动脉也。

第十六章

自首至此，皆论诊脉之法与诸脉之所以然也。

问曰：曾为人所难，紧脉从何而来？师曰：假令亡汗若吐，以肺里寒，故令脉紧也；假令咳者，坐饮冷水，故令脉紧也；假令下利，以胃中虚冷，故令脉紧也。

此反复以明紧脉之义也。三个假令，自是发凡之例词，紧脉之原，固不止此，然大义已尽，客寒外袭与虚寒内生而已。汗吐而肺寒，是因汗吐伤阳，以致肺寒也；下利而胃冷，是因胃冷以致下利也。

第十七章

此章揭明荣卫为脉之本，是后七章诸脉主病之根原也。

寸口卫气盛，名曰高；荣气盛，名曰章；高章相搏，名曰纲。卫气弱，名曰惵[①]；荣气弱，名曰卑；惵卑相搏，名曰损。卫气和，名曰缓；荣气和，名曰迟；迟缓相搏，名曰沉。

此明脉之形势，本于荣卫，示人以察脉、决病之真诠也。前六者，人以不经见而怪之；后三者，人又以习见而忽之。夫卫为叶，荣为根；卫主外，荣主内；卫主脉之浮，荣主脉之沉；卫主脉之势，荣主脉之形。九者，只是从形势分见合见处，推见人身阴阳血气之盛衰。凡诊脉者，皆宜识此。卫气盛者，动势大也，来盛去衰，气扬于上，故曰高。荣气盛者，脉形充也，指下圆实，气壮于中，故曰章。二者并见，形壮势大，故曰纲，如网之纲也。卫气弱者，趯趯而来，去不大也，如有所怯而不敢进，故曰惵。《脉经》曰：脉来牒牒，按之不弹手是也。荣气弱者，软而薄也，故曰卑。卑，下也。所谓其脉沉者，荣气微是也。二者并见，形虚势陷，脉来短小，故曰损。损，减也，不足之谓也。卫气和者，不盛不弱，但不得荣气以敛之，则经络纵弛，故曰缓。缓者，宽松，有散之意焉。荣气和而不得卫气以鼓之，则津液壅窒，故曰迟。迟者，濡滞，有涩之意焉。二者并见，缓既重而难举，迟又怠不欲进，故曰沉。沉，犹陷也，滞也。

按：本篇如首章设有不应一段，与次章论出入，十章论头本，及此章论荣卫，皆诊法中无上妙义也。

---

① 惵（音蝶）：恐惧。

第十八章

自此至末，皆言各脉之主病也。脉之主病，原不止此，盖举其病之大者言之耳。

寸口脉缓而迟缓则阳气长，其色鲜，其颜光，其声商，毛发长；迟则阴气盛，骨髓生，血满，肌肉紧薄鲜硬；阴阳相抱，荣卫俱行，刚柔相搏，名曰强也。

此与下节合，寸口、趺阳以明阴阳血气强实太过之病变也。此缓而迟，与上章义同，非是荣卫相和也。卫和则缓，缓则阳气长，而其色鲜，颜光，声商，发长，阳主外也。荣和则迟，迟则阴气盛，而骨髓生，血满，肌肉紧薄鲜硬，阴主内也。此所谓阴阳相抱、荣卫俱行也。阳刚阴柔，二气相搏，其人似强，故名曰强也。虽然强矣，满于中而溢于外，至于色鲜，颜光，肌肉紧薄，未免有肥盛太过壅实之虞矣。

趺阳脉滑而紧，滑者胃气实，紧者脾气强，持实击强，痛还自伤，以手把刃，坐作疮也。

寸口脉缓而迟，固曰强矣。必趺阳脉亦缓而迟，乃为胃气如经而无患也。若滑而紧，滑者阳盛，故为胃气实；紧者，坚实之意也，阴盛，故为脾气强。胃实脾强，饮食倍进，气血愈实。本强矣，而又以实益之，是谓持实击强。本已髓生血满、肌肉紧薄鲜硬矣，后益者何所容耶？气血过实必壅，肌肉必见痹痛，其经络之中闷胀万状，必将持刃自伤，如有邪祟，而非祟也。《灵枢》所谓脉气辈至，即自啮舌、啮腮之类是也。坐如惊沙，坐飞之坐，谓无因而突然也。气争于脉外气分，则弃衣逾垣之事起矣。气争于脉中血分，则自啮自刃之灾作矣。其厥而卒倒者，气实内乘脏腑也。故凡色鲜，声商，肌肉紧薄鲜硬此等，其后病狂、病厥者，吾见屡矣。《金匮要略》曰：脉沉大而滑，沉则为实，滑则为气，实气相搏，则为卒厥。沉大，即紧之类也。

第十九章

瘾疹身痒，是因风不得泄。而曰泄风者，在表而未内陷也。

寸口脉浮而大，浮为虚，大为实。在尺为关，在寸为格。关则不得小便，格则吐逆。

此与下节合，寸口趺阳以辨关格也。论曰：脉浮大者，气实血虚也。大者，来盛去衰也。血阴气阳，阴虚阳实则病根于阴，证见于阳。故实者在尺，是阳气下并而为关实者；在寸，是阳气上越而为格。关者，阴为阳扰，不得清肃下降也。格者，孤阳独行，厥气上逆也。《素问》曰：阴阳不相应，病名曰关格。

趺阳脉伏而涩，伏则吐逆，水谷不化，涩则食不得入，病名曰关格。

寸口浮大，关格之病已见矣。而趺阳之脉亦有关格，与寸口不同。伏者，沉之极也。阳气衰微，不能鼓动，故胃寒而吐逆，水谷不化也。涩则阴气郁结，中焦不畅，故食不得入。趺阳主胃，胃主中焦，中焦不通，则上下亦将隔绝矣，故亦名曰关格。前关格分主上下，此关格止主中焦，今谓之寒膈是也。

脉浮而大，浮为风虚，大为气强，风气相搏，必成瘾疹。身体为痒，痒者名泄风，久久为痂癞。此文又见《金匮·水气篇》中。

脉，趺阳也，承上节而言。趺阳脉亦浮大，与寸口同也。趺阳候阳，寸口候阴，阴阳二部皆见浮大，是一身上下气浮于表矣。气浮于表者，邪盛于表也。故浮为风虚，风邪耗液而荣虚也；大为气强，卫为邪鼓而气强也。风邪与卫气相搏，其即发者，必成瘾疹。身体为痒，痒者名泄风，谓风有所泄

也。《内经》曰:外在腠理,名为泄风是也。若久而不泄,侵入荣中,则风与湿相搏,为痂癞矣,疥疮是也。世谓疥疮发于脾胃,正与此合。

第二十章

寸口脉弱而迟,弱者卫气微,迟者荣中寒。荣为血,血寒则发热。卫为气,气微者心内饥,饥而虚满,不能食也。

此合下节,以明胃阳不足之脉证也。弱者,形无力也;迟者,势不振也。弱为气衰,故卫气微;迟为气滞,故荣中寒。荣主血,血寒者,卫气不能内温也;卫不内温,则必外越,故发热。卫主气,气微者,荣气不能内充也;荣不内充,则津涸而气亢,故心内苦饥,而又虚满不能食也。

趺阳脉大而紧者,当即下利,为难治。

不能食,则胃气益虚,而趺阳脉亦必迟而弱,不待言矣。若大而紧,大则为芤,紧则为寒,是不但阳虚于内,而且阴盛于内矣,故当即下利也。阴盛于内,则阳无根而难复矣。故凡病发热,胸满,不能食,而又下利,罕能愈者,是噤口利之类也。

第二十一章

寸口脉弱而缓,弱者阳气不足,缓者胃气有余,噫而吞酸,食卒不下,气填于膈上也。

此合下节,以明胃阳不宣之脉证也。前弱而迟,是阳衰于内;此弱而缓,是阳郁于内。弱者,应指无力,故为阳气不足。阳气者,卫外为固,发于肺者也。缓者,脉体柔软,故为胃气有余。胃气者,水谷之津液,即荣气是也。荣强卫弱,胃气不能流通,而陷积于中焦,胃以降为功者也。今阳气不足,遏其胃气之外行,是犹瓶之窒其上口,而其下滴水不能漏也,故噫而吞酸,食卒不下。气填膈上者,胃中浊气不降而上蒸,使胸中痞满也。故凡治吞酸不宜用热药者,以其非阳虚也。寒湿上盛,阳为所遏,宣导之,斯愈矣。

趺阳脉紧而浮,浮为气,紧为寒。浮为腹满,紧为绞痛,浮紧相搏,肠鸣而转,转即气动,膈气乃下。少阴脉不出,其阴肿大而虚也。

趺阳,为胃之下腧,寒湿填于膈上,脉象变见于寸口。膈气若下,当诊趺阳与少阴矣。浮为气实,紧为血寒;气实于外,不能归根,故腹满;血寒于经,阻其隧道,故绞痛。此中焦肠胃之证,与噫而吞酸相因者也。浮紧相搏者,气与寒相逐也。相逐则有时肠鸣,而中焦气转矣。中焦气转,则上焦气动,而膈上气乃下矣。虽然,未可为病愈也。少阴,太溪也。若此脉不出者,是又寒湿之气下陷少阴,结于阴器,其阴必肿大而虚也。虚者,其中无物,一朝气上,旋复消也,此寒疝证也。疝本于肝,今胃阳不运,不能驱除寒湿根株,以致气上下走而成此证者,盖胃气不宣,则肝气必郁,况寒湿下合耶!昔人谓吞酸日久不治,必成臌胀,亦此意也。观此则治疝,必注意脾胃矣。

第二十二章

寸口脉微而涩,微者卫气不行,涩者荣气不足。荣卫不能相将,三焦无所御,身体痹不仁。荣气不足,则烦疼,口难言。卫气虚,则恶寒,数欠。三焦不归其部,上焦不归者噫而醋[①]吞,中焦不归者不能消谷引食,下焦不归者则遗溲。

此合下节,以明身痹之脉证也。《内经》曰:卫气不为痹,究竟卫气周行,则身不

---

① 醋:原作"酢",醋的异体字。

痹。故仲景必推本于卫气不行也。《内经》之意谓痹则卫气别行其道，其慓疾滑利不因痹而阻耳。微者，来去不大也。荣气不足，则经隧不利，故脉涩。荣气既滞，而卫气之力又不足以推荡之，则二气不调，失其常度，运行不周，三焦失养。其气不能渗于身，以温肌肉充腠理，而身体有痹而不仁者矣。身体既痹，则荣卫更衰矣，三焦更失其职矣。荣属于心，心液不足，则虚热内生，故烦而似疼，其状难言也。卫属于肺，肺主皮毛，故虚则恶寒。其数欠者，上下气不相续也。三焦虽是一气，而各有其部，即各有其职。不归者，失其常度也。上焦为开，中焦为枢，下焦为阖，皆气之所为也。既不得其气，能成其功用乎？故噫而醋吞，诸证见也。

趺阳脉沉而数，沉为实，数消谷。紧者，病难治。

若身痹之时趺阳脉沉而数，沉为内实，内实而数，是真气不能达于周身，而犹未衰于脏腑也，故消谷。消谷则食入于阴，长气于阳，而痹可治也。不数而紧则内寒，而真气不可恢复矣，故难治。一说紧者，沉数而紧也。紧为弦细之名，弦细而数，本为劳脉，在胃经水谷之海，多气多血，尤不宜如此枯索也，故难治，亦通。

第二十三章

诸证多属肺痈。肺痈固多成劳损，而劳损不尽由肺痈，则此章之义似当以肺痈为主。四属断绝，所谓肺热叶焦，发为痿躄者也。

寸口脉微而涩，微者卫气衰，涩者荣气不足。卫气衰，面色黄；荣气不足，面色青。荣为根，卫为叶，荣卫俱微，则根叶枯槁，而寒栗咳逆，唾腥吐涎沫也。

此合下节，以明劳损之脉证也。前言微者，卫气不行，不行者，以其衰也。卫衰面黄者，气不行则血滞，血滞则色黄；荣微面青者，血不足则肤夭，肤夭则色青；血虚且滞，青黄杂见。荣根卫叶，根里叶表，二气俱微，表里俱病，不但面色苍黄见于外，而且寒栗，咳逆，唾腥，吐涎沫，诸证生于内也。寒栗者，真火不足于三焦，而肾经寒水之气上犯心包也。咳逆者，寒水之气上犯于肺也，此卫气不温也。唾腥，吐涎沫者，津液上涌也，津液本藉大气以通行腠理者也。卫衰则荣索，其饮食既不能化津液以充肌肤，其肌腠固有之津液又将日渐内缩，随逆气而上出。体瘦甲错，即由于此，此荣气不润也。

趺阳脉浮而芤，浮者卫气衰，芤者荣气伤，其身体瘦，肌肉甲错。浮芤相搏，宗气衰微，四属断绝。

寸口微涩，而见上文诸证，则劳损已成，而趺阳脉必浮而芤矣。浮者，泛泛然而来去无力也，故为卫衰；芤者，按之内虚，故为荣伤。荣伤则无以充肌肉而润皮肤，必身体瘦而肌肉甲错矣。谓皴揭，如鳞甲参错也。浮芤相搏，气既不能生血，血愈不能养气，卫散荣败。宗气者，荣卫之所合也，积于胸中，以行呼吸而主一身之动静者也。将见宗气衰微，呼吸喘促，而四肢断绝，手足不用，着床不起矣。断绝者，谓血气不至其处也。

第二十四章

寸口脉微而缓，微者卫气疏，疏则其肤空；缓者胃气实，实则谷消而水化也。谷入于胃，脉道乃行，水入于经，其血乃成。荣盛则其肤必疏。三焦绝经，名曰血崩。

此至篇末，皆以明厥之为病有表虚、里实、外寒、内热、乘腑、乘脏之不同也。疏，散也，气散不固，则力不盛，故脉微而肤空。胃气实者，湿热盛也，经络纵弛，故脉缓。

湿热者，水谷之气也。谷消水化，故实也。凡人禀赋既偏，则水谷多从偏胜之气化，而胜者愈胜，弱者愈弱。此人卫气既疏，故水谷得胃气之消化偏助荣气，其荣益盛。荣盛者，体肥也。荣盛而卫气不足以运之，玄府必疏。气无所束，而三焦之升降出入者，散而失纪。气失其纪，则血失其道，何者？气既外散，即不内充，而血之藉气推行者，其力微矣，故津液菀[①]为痰涎也。崩，坏也。世谓肥人多痰，又谓肥人多患类中风，即此义也。此节明厥之本起于气虚血实也，其后则血滞气壅而病成矣。厥成于阴虚者，津液不足也。此云血实者，非真血实也，痰涎自盛也。

趺阳脉微而紧，紧则为寒，微则为虚，微紧相搏，则为短气。

前节是厥病主脉，此下趺阳、少阴四节，变脉兼脉也。趺阳脉，候胃脘之阳气者也。前云胃气实，趺阳脉亦必缓，可知矣。若微而紧，是气本虚而血又寒。寒则血凝，气不能运。呼吸短气，是不但在表之卫气不足，而在里之宗气亦不足矣。宗气者，大气之行呼吸，主持一身之气机阖辟者也。

少阴脉弱而涩，弱者微烦，涩则厥逆。

少阴脉，候肾中真阴真阳之元气者也。弱者，真阴虚而生内热，故微烦，烦则有眩冒之事矣。涩者，脉道不通而气不接续也，故厥逆。厥逆者，四肢时时逆冷也，是气机愈不利而外寒内热之势成矣。合上节观之，始因血寒而气不运，继因气郁而内化热。《内经》曰：阳之气，以天地之疾风名之。郁久，则发暴。而又血凝经隧，使不得循其正道，逼迫交争，有不令人卒厥者乎？

趺阳脉不出，脾不上下，身冷肤硬。

不出者，伏而无脉也，是其气机已窒。脾涩不通，气不上下矣。身冷肤硬，所谓尸厥也。

少阴脉不至，肾气微少。精血奔，气促迫，上入胸膈。宗气反聚，血结心下，阳气退下，热归阴股。与阴相动，令身不仁，此为尸厥，当刺期门、巨阙。西医略论云：股阴动脉略与肾囊相对。

不至者，沉细不能应指也。肾气者，真阴之气也。真阴微少，则真阳无所涵养依恋，而精血奔，气促迫，上入胸膈。胸膈者，宗气之部也。下焦虚阳之气逼迫上焦，则宗气不得调畅，呼吸短促，有升无降，且血随气升，亦结于心下而不散矣。血，即痰涎之类也。《内经》谓大怒气逆，血菀于上，使人薄厥，亦此义也。宗气与血结聚心下，阳气之促迫上奔者，既不能上通，又不能四达，因退下而热归阴股。不行于阳，只动于阴，是血并于上，气并于下，上实下虚，心迷无知，而身不仁矣。扁鹊之治虢太子，即其事也。原注曰：刺期门者，以通心下结血；刺巨阙者，以行胸中宗气。

首节言气虚血实，厥之本也；次二节血实气壅，由寒化热，厥之机也；此二节气窒气乱，厥之成也。

寸口脉微，尺脉紧，其人虚损多汗。知阴常在，绝不见阳也。

寸为阳，微者，阳气衰；尺为阴，紧者，阴气盛。是其人内之真阳虚损，而外之卫阳又不能自固，而多汗以泄之。有阴无阳，故其脉如此。

凡人阴阳血气有偏实者，固必有偏虚。厥之为病，究不成于偏虚而成于偏实。偏实者，非阴气也，阳气积于一偏而无所泄，乃逼迫妄行而卒倒。此尺紧多汗，只是阳虚阴实，且汗多气泄，亦为虚损，不为厥也。故窃疑与前后论厥诸文不续也。意者，言阴实而阳有所泄，即至妄泄成损，亦不成厥，以反证厥之成于偏实耶。

寸口，诸微亡阳，诸濡亡血，诸弱发热，

---

① 菀（音玉）：郁积。

诸紧为寒。诸乘寒者,则为厥,郁冒不仁,以胃无谷气,脾涩不通,口急不能言,战而栗也。

诸,赅词,皆也,但也。言三部九候,皆但见此,不杂和他脉也。微者,来去不盛也,故为亡阳;濡者,浮而应指无力也,按之即芤,故为亡血;弱者,缓之甚也,形体纵弛而无所敛,是阴虚也,故发热;紧者,敛之甚也,阴盛而不得阳以和之,故为寒。诸,赅微濡弱而言也。寒,即紧也。言其人平日脉见微濡弱,是为内虚而亡阳亡血,发热,气血有妄行之势矣。忽乘之以寒,而脉见紧,是遏其气血之妄行者,使积于一偏而郁而不宣也,故遂厥而郁冒不仁矣。所以然者,由于胃无谷气,津液不充,脾涩不通,气机不利,故外寒乘之,即阳结于内,阴肆于外,而口急不能言,战而栗也。此节盖总束前文,以明厥之起于内虚,成于内实。其所以由虚变实,由于中焦不能健运也。然则厥病并非内寒,治厥者,但宣上焦之阳,开中焦之郁,镇下焦之逆而可矣。

《灵枢·胀论》曰:卫气之在身也,常然并脉循分肉,行有逆顺,阴阳相随,乃得天和,五脏更始,四时循序,五谷乃化。然后厥气在下,营卫留止,寒气逆上,真邪相攻,两气相搏,乃合为胀也。《素问·调经论》曰:气血以并,阴阳相倾,气乱于卫,血逆于经,血气离居,一实一虚。血气相失故为虚焉,血与气并故为实焉。气之所并为血虚,血之所并为气虚,血气并走于上,则为大厥。厥则暴死,气复反则生,不反则死矣。是胀与厥皆气之实而逆也,非虚而脱也。自脏腑而逆向外则为胀,自经络而逆向内则为厥。逆者,脉气并至也。曰逆、曰并、曰搏、曰争、曰菀、曰薄、曰煎,曰张、曰乱,皆厥之情也。明乎此,而厥之是实非虚,昭然若揭矣,气机乍窒而停故也。若虚而脱者,直谓之脱,不名厥也。故古人凡于气之逆而乱者,皆谓之厥,未闻虚损亦谓之厥也。

问曰:濡弱何以反适十一头?师曰:五脏六腑相乘,故令十一。

此因上节而推论也。濡弱既各有主病矣,何以反通十一头,俱宜兼濡弱耶?适,犹通也,宜也。头者,纪数之名,今谓之项,古谓之首。乘者,交和之义也。答言此是五脏六腑之本气自相乘,所谓胃气也,与正气亏虚、病脉之濡弱,自不同耳。须重读五脏六腑,意自显然。

问曰:何以知乘腑?何以知乘脏?师曰:诸阳浮数为乘腑,诸阴迟涩为乘脏也。

乘腑乘脏,厥之所以辨吉凶也。诸阳诸阴,以部位言,寸也、浮也、趺阳也,为诸阳;尺也、沉也、少阴也,为诸阴。浮数为阳脉,见于阳部,其气有外达之机,故乘腑即愈。迟涩为气血两亏,阴脉见于阴部,其气有内熄之势,故乘脏者危也。盖气机不转,始厥而继脱矣。

此上七章,固合寸口、趺阳、少阴三脉以决病矣。要之,寸口自为各病主脉,且趺阳、少阴脉变,寸口脉必无不变。所以偏诊者,欲藉旁证以审真耳。《内经》曰:气口独为五脏主。不亦宜乎。

按:二篇大义,是统冠《伤寒》、《金匮》两书,非专以《伤寒》也。故"辨脉"所论,乃外感伤寒之事;"平脉"所论,乃内伤杂病之事。即如"辨脉"次章之论阳虚恶寒、阴虚发热,九章之论亡血失精,二十一章之论痈脓,皆以其脉与证有似伤寒,而因以辨其疑也。"平脉"之论膈、论痢、论疝、论痹、论厥,词旨显然。而前贤之注,索隐钩深,卒未有肯指明何病者,岂以道破便著滞相而不灵耶?仲景果何为作此惝恍无据之文也,且篇中多合寸口、趺阳以论断一病,前贤每离二脉而各类之,读之殊觉事理乖隔

不全矣。宜其不能一一指明也,蒙昧千秋,莫此为甚。不揣狂愚,僭为揭出,理不必深,但期征实,论不必高,但求适用,知我罪我,听之而已。

又按:拙注用意,固欲上协经旨,下征实事,不涉空谈也。独"平脉"第十七、十八章经文明言:荣和卫和,阴阳相抱,荣卫俱行。注乃谓非荣卫相和,不免可疑,谨再申之。盖经文措词以不盛不衰为和,和,即平也;相抱,幸其未离也;俱行,幸其无滞也,非合同而化之义也。《伤寒论》曰:病常自汗出者,此为荣气和。荣气和者,卫气不共荣气和谐也。复发其汗,荣卫和则愈。若以后世文理律之,岂有卫既不与荣和,而反得谓之荣和者耶?此经义之可据也。每诊身体肥健者,其脉往往指下通长圆润,非缓也耶。其起伏也,自沉从容上浮,自浮从容下沉,非迟也耶。其人一生无病,有病即死,恒多短命,罕至五十岁者。七年之内已诊四人,此人事之可据也。推原其故,荣卫果是相和,方脉未动之顷,指下当不见脉之圆管,既见圆管,即是脉中脉外气不相贯矣。又其来也,似不能极顶,其去也,似不能极底,起伏从容,实怠缓也。只因荣卫两平,不相轩轾,不相倾轧,故直谓之和耳。其实各行其道,两不融洽,已隐有涣散之机矣。其死多在四十后者,经曰:年四十而阴气自半也。故一旦或因忧思,或因劳倦,或饮食伤重,或六淫感深,以致两边轻重稍偏,即豁然溃决,不可收拾矣。此等人多是肉坚骨重,色鲜润而有浮光,声粗雄而少余韵。经旨人事,尤堪互证矣。至于手刃作疮,乃以强益强,湿热增长,气血沸腾,此荣卫搏激之事也。即如遍身胀痒,抑搔不止,皮破血出;又如痈疽漫涣,不能作脓;或流清汁,以致于死,皆其类也。经特言其暴者。

又按:"辨脉"第十五章:"以少阴脉弦而浮才见,此为调脉,故称如经也"。注言未晓。今伏思之:当是以"少阴脉弦",句;"而浮才见",句;此为调脉,句。盖少阴下利,脉当微弱。今脉乃弦,而其弦又仅于浮分才见之,此因下利微泄下焦之阳,而真阴未动,本经沉分之脉自调也。第十六章:"荣卫内陷,其数先微,脉反但浮,其人必大便硬,气噫而除"一节,注中词义未畅,谨再申之。经盖推原表证妄下,荣卫内陷,其脉未遽数也,而先见微,其微复只见于浮。反,复也。但,只也。始终,只如此也。便硬气噫,津虚气结而痞也。又云:"本以数脉动脾,其数先微,故知脾气不治"者,是申明数则动脾之义,正以其数先微故也。下乃归到正面云:"今脉反浮,其数改微"者,谓今脉仍旧是浮,而其象已数而改微矣。此津液不复,虚阳外并,故曰邪气独留也。合观全文,脉在浮分,始终未改,只因气陷于内,而浮先见微,气复于表,而浮又变数耳。便硬气噫,是先浮微之见证。"心中则饥"以下,是今浮数之见证也。大抵太阳病妄下,有下利不止者,有大便反硬者,二者皆有寒有热也。利家,其初为协热,谓驱抑其热而下也;其继或传太阴而脉沉迟,或传少阴而脉沉细,是热尽而寒矣,必其人阳气不盛故也。有传为热利而便脓血者,必其人阳盛而又有湿故也。硬家,其初为结胸,为痞气,是气不随津液俱下,而结于上中焦也。其继或传阳明内实,或传本经畜血,由燥转热矣,必其人阳盛故也。此节论脉,始终见浮,是阳气未肯全伏,故津液未得遽还,虚阳遽还于表,脉变见数也。结末"恶疮"一语,可想见其气强血热之概矣。寒实结胸,必其人阳气不盛而又下药太寒,药去寒在,气津交冱[①]。若不利者,再以热药下之;若下利不止者,当死。救之之法,热固之剂佐以宣通气化,如四逆白通辈。

---

① 冱:冻结。

重订诊家直诀

皖南建德周学海健之甫著

李敬林　卢春玲　校注

目　　录

序

医有四科：曰脉，曰证，曰药，曰方。知脉而后知证，知药而后能方，故脉尤汲汲也。拙著《脉义简摩》《脉简补义》《诊家直诀》《辨脉平脉章句》，凡四种都十二卷，博采百家，参以己说，名虽四种，义实相承。卷帙既繁，脉络难贯，专取一种，又苦弗完，兹特撮其要者，简之又简，别为此编，名曰《重订诊家直诀》。

卷　上

指法总义

诊脉之指法见于经论者：曰举，曰按，曰寻，曰推，曰初持，曰久按，曰单持，曰总按。无求子消息七法：曰上竟、下竟，曰内推、外推，曰浮按、中按、沉按。更有侧指法、挽指法、辗转指法、俯仰指法，举而复按、按而复举，是操纵指法。若是者，皆有旧论可考也。至于私心所创获，与得诸益友所训示者，则又有移指法、直压指法。夫脉有四科：位、数、形、势而已。位者，浮沉尺寸也。数者，迟数促结也。形者，长短广狭厚薄粗细刚柔，犹算学家之有线面体也。势者，敛舒伸缩进退起伏之有盛衰也。势因形显，敛舒成形于广狭，伸缩成形于长短，进退成形于前后，起伏成形于高下，而盛衰则贯于诸势之中以为之纲者也。此所谓脉之四科也。指法即由此而辨，曰举按，以诊高深也；曰上下，以诊长短也；曰寻推，以诊广狭厚薄曲直也；曰初持久按，以诊迟数滑涩止代也；曰单持总按，以诊去来断续也。病者气口处骨肉不平，须用侧指法。病者不能平臂而侧置，须用挽指法。俯仰者，三指轻重相畸也。辗转者，一指左右相倾也。操纵者，举按迭用，以察根气之强弱。《难经》所谓：按之软，举指来疾者，此也。惟三指总按横度三关，三指缝中，各有其隙。若三部脉形不同，如寸涩尺滑、前小后大，即无由得其接续之真迹。昔有同学示以移指法：如先诊三关，再略退半部，以食指加寸关之交，中指加关尺之交，终以有隙而其真不见。后乃自创一指直压之法：以食指直压三关，而真象迸露矣。小儿脉位狭小，以食指横度脉上，而展转以诊之。

二十四象会通

浮沉，以诊气之升降也。阳不能降，则脉见于浮；阴不能升，则脉见于沉。前人每以脉之在浮、在沉，与脉之能浮、能沉相混。能浮能沉，乃高深之义也。

迟数，以诊气之躁静也。躁有因热，有因燥；静有因寒，有因虚，而皆有因郁。按：《内经》手躁足静与迟数不同，手经之道近，其气至也迫；足经之道远，其气至也缓，故有躁静之殊也。然先至者不能先去，必待后至者去，而始能与之俱去，故无迟数之异也。滑伯仁谓：察脉须识上下去来至止，至止即察躁静之事也，察其停于下者之久暂，又察其鼓于上者之久暂，而阴阳嘘吸之躁静了然矣。

强弱，以诊势之盛衰也。应指有力谓之强，无力谓之弱。前人每以脉形之软硬与脉势之盛衰相混，《内经》凡言脉之大小，多指动势之盛衰也。

刚柔，以诊形之软硬也。形软有因血虚，有因湿热；形硬有因血实，有因风寒，此即《内经》之所谓缓急也。

滑涩，以诊形之枯润也。血有余则脉滑，血不足则脉涩，然血由气行，故亦可征气之盛衰云。气血必有津以载之，始能推行滑利。故《内经》以滑为阴有余，涩为阳有余，阴即津液也。

断续，以诊气血之通塞盛衰也。有形之断续，长短是也；有动之断续，促结涩代是也，此条专言动之断续。应指有力、有神，属于通塞；无力、无神，关于盛衰；亦有无力而有神者，微衰而兼塞也。来去停匀、五十不代谓之续；参伍不调、有来有去谓之断。其败也，虾游、鱼翔、屋漏、雀啄，塞者血塞也，衰者气衰也，败者气血俱败也。

长短，以诊气之郁畅也。气畅则虽弱而亦长，气郁则虽强而亦短。按：气有出入，有升降。出入，横也；升降，直也。风寒外束，气出不利，脉来弦紧；痰饮中结，气升不利，脉来厥厥如豆，是长短皆有气郁也。经曰：长则气治，短则气病，亦言其大概而已。

高深，以诊气之嘘吸也，此指来去之远近。所谓息之深深，达之亹亹[①] 者，气之操纵也。浮沉是阴阳嘘噏[②] 之已然，高深是阴阳嘘噏之方然。一言气之所在，一言气之所至。

厚薄，以诊血之盈虚也。以形体言，非浮沉之谓也。故有浮而厚，有沉而薄。浮中沉三候俱有，按之不断，谓之厚；仅在一候，按之即断，谓之薄。

宽窄，以诊气血之寒热盈虚也。气热则血涨，气寒则血消，血实则气充，血虚则气怯。

敛散，以诊气之寒热也，以两旁之边际言，非宽窄之谓也。宽窄，指脉体之大小；敛散，指脉边之清浊。故气寒血盈，宽而亦清；气热血虚，窄而亦浊，亦非刚柔之谓也。刚柔，指脉体之硬软；敛散，指脉边之紧松。故血虚气寒，软而亦紧。血实气热，硬而亦松，脉中有脊，而两边浑浑不清也。

粗细，以诊气血之寒热盈虚也。宽厚相搏谓之粗，窄薄相搏谓之细。

会通者，二十四象互相加乘，以求合于古脉而诊百病也。如浮薄而硬，革也。浮薄而软，芤也。浮厚而敛，弦也。浮薄而散，微也。长硬而敛，紧也。短软而散，濡也。高而数，促也。深而迟，伏也。短而刚强，动滑也。断而柔弱，结代也。长厚硬敛，弦牢也。长厚柔散，洪缓也。是故芤，血虚也。迟，气寒也。伏，气闭也。代、散，气脱也。濡弱虚微，气血俱虚也。细、紧，气血俱寒也。革，阴盛于上也。牢，阴盛于下也。洪促，气热于气分也。动滑，气热于血分也。浮数，气热于气分也。沉迟，气寒于血分也。弦革，气寒于气分也。紧结，气寒于血分也。细，血中气寒也。缓，血中气热也。长、短同有气郁，气横于气分则长，气结于血分则短也。滑、涩同有血虚、血实，寒凝于血分则实而涩，热亢于气分则虚而滑也。而且寒极似热，热极似寒，实极似虚，虚极似实。如滑主痰也，而痰亦见涩。弦主肝也，而肝亦见濡。上气喘促，脉虚大也，而亦有紧细伏匿。孕脉必滑也，而亦有虚涩不调。又弦缓相反也，而风弦与热缓相似。滑涩相反也，而热涩与虚滑相似。搏与散相反也，而搏而累累不续，即与散同论。洪与伏相反也，而尸厥霍乱，伏与洪同断。长与短相反也，而长而劲、短而搏，同主气逆、气郁。散与结相反也，而同主癥、瘕，正气未衰则结，正气既衰则散。亦有乍病食滞而脉散乾，胃气新乱而未复也；或其人素有湿热，加之新伤，而中气益溃也。有以无脉为病所者，芤脉中空，即内主精血之伤也；有以有脉为病所者，紧脉浮数，即外主风寒之感也。抑尤有要焉，滑伯仁曰：察脉须识上、下、去、来、至[③]、止六字真诀。

---

① 亹亹（音尾）：行进貌。

② 嘘噏：大气鼓荡，吐纳呼吸。

③ 至：原作“正”，据上下文改之。

故审脉者,凝神于指下起伏去来头本之势,而脉之真象无遁,即病之升降敛散之真机亦迸露而无遁矣。明乎此者,必知脉证断无相反,何则有所以相反者在也?脉病断无不应,何则有所以不应者在也?仲景曰:邪不空见,中必有奸,景岳曰:脉之假者,人见之不真耳,脉亦何从假哉。

八法总义

《灵枢·邪气脏腑病形篇》以缓急大小滑涩立纲,而以微甚纬之,实开千古诊法之奥。后世有以浮沉迟数分纲者,则其义浅而不备矣。今拟合二者共十字,仍以微甚纬之。于十字中纵横离合,即二十八脉不待拟议而形状了然,然此特其形状耳,未足以尽脉理之妙也。滑氏曰:凡察脉须识得上下去来至止。盖求明脉理者,须先将位数形势,讲得真切,便于百脉无所不赅。不必立二十八脉之名可也。位者,浮沉前后也。数者,迟数也。形者,虚实滑涩也。势者,即滑氏所谓上下去来至止也。四者为经,更纬之以微甚兼独,百病之虚实寒热全从此八字上分合剖析。每诊一人,即于各部中按此八字,次第求之,反复寻之,则真假无遁情。而气分血分之病,亦到指便见矣,此真泄天地之秘者也。指到脉上,即心先拟其脉浮耶沉耶,在寸在尺耶;继存其息,迟耶数耶;继察其体,长耶短耶,虚耶实耶,滑耶涩耶,审此三者,指下必已有定象。即就定象上,揣其微耶甚耶,独见一脉耶,兼见何脉耶,至此而象更定矣。于是玩其上下起伏之盛衰,动止之躁静,而本原无不迸露焉。大抵诊脉,以察来去之势为最要。此阴阳嘘噏之真机也。

位数形势

位数形势者,正脉之提纲也。位即三部九候也,或在寸,或在尺,或在浮,或在沉。数以纪其多寡也,数与滑促,其数皆多;迟与涩结,其数皆少;即屋漏、雀啄、虾游、鱼翔,举该于数之类也。至于形势,分见互见,各有妙蕴。挺亘于指下而静乾者,形也,血之端倪也。起伏于指下而动者,势也,气之征兆也。《内经》曰:浑浑革革,至如涌泉。又曰:脉至如火新然。《脉经》曰:三部脉如釜中汤沸,此血不维气,势之独见者也。《内经》曰:真肝脉至,如循刃刃责责然;真心脉至,如循薏苡子累累然,此气不运血,形之独见者也。故形势分见者,皆气血偏绝之死脉也。若在平人,无不气血相融,形势相洽者。然气血稍病,即于相融相洽之中,不无彼此胜负之致,尤不可以不辨。如形劲于外者,气悍于中,是动与大也。气不甚悍,是弦与紧也。若气甚歉则为细矣,为芤矣,形微胜于气者此也。如形弱于外者,气悍于中,是洪与滑也。气不甚悍,是濡与弱也。若气甚歉则为散矣,为微矣,气微胜于形者此也。是故人之诊脉也,指到脉上,先察其形之粗细硬软,再审其气之至也。充于脉管之中,微溢脉管之外,既将脉形撑宽,而又起伏高深有力,无来去盛衰之参错,斯为气血和同焉。何者?脉之正管,其四旁必有无数微丝细管,以达其气于肌肉,所谓腠理也。若寒盛而阳气不敌,则微丝细管先为寒束,脉气之来不能旁溢,此即紧脉之象也。更有脾肺中气不足,不能充于脉中,往往脉形挺然指下,而气来如线,从脉中驰过,既不能撑宽,更不能起伏矣,此脉形虽粗,脉气自细也。更有中焦痰饮停结,其湿热浊气,上蒸肺中,肺气不能清肃,脉管为之膹莞,其形挺然指下,而中气为痰饮格拒，不能畅达，其来如绵，过于指下，既不能撑宽，亦不能起伏矣，此脉形虽硬，脉气自软也。此非脉管自硬，乃浊气壅塞使然，是动脉之中有推荡不动之气也。李士材论芤脉有云：其状如按慈葱，以指浮候之，著上面之葱皮；中候之，正当葱之中空处；沉候之，又著下面之葱皮矣。此非独芤脉之诊也，脉管本自如此，但有时紧时松时虚时实之异。芤脉中虚，遂易显耳。芤脉属浮，只动于上面之皮，其下面之皮不动也。此脉形虽厚，脉气自薄也。势有来去，有起伏；形有中边，有底面。是故平人之身，荣卫调和，脉中脉外，气行度数相应。指下每不见脉之硬管及气之来，乃觉正管既充，而又微见旁溢焉，且微丝管之所系大矣。倘卫陷入荣，中外隔绝，脉在指下，一条扛起，是壮火耗津，孙络不能濡润而闭塞也，往往有眩冒、颠仆、偏枯、痿易之虞。昔者俞春山尝言：老人虚人，久病将死，其脉皆独然一条扛起，似与肌肉不相连络，是气血不交，荣卫相离，犹老树将枯，根上旁须，先见憔悴，不得土气矣。此察形之至微者也。至于察脉之势，非但察其来去之盛衰也，必且来去之间，循环相续，自沉从容上浮，自浮从容下沉，其情如环，无骤折之迹。尝见有一种脉，其来也，有顷而一掣，其去也，有顷而一掣，一息亦不过四五至，未尝数于常脉，而指下鹘突，无容与回环之度，此为津虚血热，气燥而旋转不利也，《内经》谓之躁脉。故夏脉如钩者，以其来盛去衰，不能如环之圆，钩即环之缺一面者也。躁则来去如一，并无所缺，而骤来骤去，不为圆转而为直折，盖扁鹊所谓其至跳者，《内经》又谓脉之动也。阳气前至，阴气后至，是又于脉气方动之顷，分别前后，以察阴阳之微机。于是《难经》有前大后小，头痛目眩；前小后大，胸满短气之论。仲景有脉来头小本大，其病在表之谈。后人有动前脉盛气有余，脉衰气不足，应后脉盛血有余，脉衰血不足之辨。是皆剖析微芒，脉学之上乘，诊家之慧业也。

微甚兼独

微甚兼独者，变脉之提纲，即体察形势之权衡也。凡物之轻重也，非特极轻极重之并处也，必有微轻微重者介乎其间，故微甚不可不知也。如《难经》所论一脉十变，与《灵枢》之论缓急大小滑涩，其义大矣。第脉有以微见为善者，有以甚见为善者，固不尽微即皆轻，甚即皆重也。万象之变化无定也，形形色色。举在分分合合之中。故有一象而兼数象者，直须辨明主客，知其孰为正象，孰为兼象，庶几施治用药之轻重，乃有所准矣。李东垣云：脉之相合，各有虚实，不可只作一体视之。假令弦洪相合，弦主也，洪客也，子能令母实也。洪弦相合，洪主也，弦客也，母能令子虚也。余脉仿此，可以类推。夫所谓主客者，脏腑之病气，皆各有主脉。如肝脏与风气之病，其脉皆弦。心脏与热气之病，其脉皆洪。若其间有挟痰、挟食、挟血、挟虚之异，即其脉之所见，必有兼象，所谓客也。是故脉无单见。古人立二十八脉，亦不过悬拟其象，以明大纲，使学者有所据以为讲明之地。讲明乎五脏六气之主脉，斯知脏脉之变有万，无非各主脏之脉所互乘也。病脉之变有万，无非各主病之脉所互乘也。倘执著而不知会通，纸上之象，几无一合于指下之象；指下之象，更无一合于纸上之象矣。开卷了然，临诊茫然，是何为者？况微甚有因兼独而分，兼独每因微甚而见。故宽而兼厚，以实兼实，是甚实也。薄而兼窄，以虚兼虚，是甚虚也。厚而兼窄，是微实也。薄而兼宽，是微虚也。更有大谬之语难为外人道者，厚而兼薄也，宽而兼窄也，粗而兼细也，滑而兼涩也，长而兼短也，浮而兼沉也，迟而兼数也，于万万相反之事，而忽并见于三指之下，此又何说以处之？曰：此有一微一甚也，此必一见于形，一见于势也，亦有相间而迭呈者，即《难经》所谓阳中伏阴，阴中伏阳也。故常有于绵软之中，忽夹一至挺亘指下，如弦之象，此有因气逆上冲，有因气郁猝发，有因气脱不返，宜察其脉之神而决之。此即来大时小，来小时大之类也。又常有于迟缓之中，忽夹一至躁疾，上驰如射，此亦有郁气之猝发，或伏热之乍升，宜察其脉之沉分而参之。《脉经》曰：尺脉上应寸，时如驰，半日死，此又气之脱也。若沉分大而有神，只是气滞热伏耳。总之，讲脉学者，先求脉在人身为何等物，再将脉象之纲领条目，从自心中，一一为之分析，不必倚傍旧说，而自推见本原。如位也数也，形也势也，此纲领也。位之在寸在尺在浮在沉也。数之为迟为数为疏为密也。形之长短，广狭厚薄粗细，软硬坚松也。势之强弱高深也。此条目也，于此各推求其所以然之故。了然心中，然后彼此参互，如微甚兼独之迭见者，亦皆有以得其变化之本，临诊自有条理，不致眩惑。大凡人之病也，邪甚脉甚，邪微脉微，不待言矣。而且，两邪合病，则两脉并见；三邪合病，则三脉并见。如仲景论脉诸文，所谓脉弦而大，弦则为寒，大则为虚。脉浮而紧，浮为卫气实，紧为荣中寒。是皆分析各脉之主证，而后合订主病之正脉。故学者总须先求其分，再求其合，分者苟能剖析微芒，则其合者，特分者为之参错耳。若起手不知探原，拘泥文字，逐末忘本，即将脉名增为百数，亦不足以尽天下之变矣，恐终身无见真之日也。

卷 下

独取寸口本义附人迎气口本义

《难经》首章，汲汲发明独取寸口之义者，以其法奇而旨奥也。寸口赅寸关尺三部言，其义本于《内经》经脉别论。第别论之义，注重在得气之平，以此脉发源心肺，直达寸口，自首至尾，脉管之体，无曲屈，无大小，嘘发之气，适得其匀，故曰气归于权衡；而又得程途远近之适中，故曰权衡以平也。《难经》之义，注重在得气之全，以此脉发源心肺，直达寸口，心为百脉之根源，肺为宗气之橐籥，故曰脉之大会。自首至尾，无中途歧出以分其气，无他脉来会以搀其气，完而不偏，纯而不杂，故曰手太阴之所终始也。他部动脉，虽亦发源心肺，而或已贯他脏他腑而来，或已分他经他络而去，气有偏至，故弗取之。分寸关尺者，经脏居上，其气前至，故诊于关前。经脏居下，其气后至，故诊于关后。《内经》曰：手经之道近，其气至也疾。手足之经且然，况部位之高下乎！分左右者，心居中，而血发于左，肝居右而气嘘于左；肺叶右大，脾即甜肉，右端亦大，故皆气行于右也。近日西人，以此脉为心肺之专，不能分诊五脏六腑。圣人正以此脉得心肺之全，乃可遍诊五脏六腑妙识精微，下愚岂容轻议！

三关脉体通考

世谓寸口，正取无脉，覆手取之而得者，谓之反关脉。近武进费伯雄又有斜飞脉之说。张石顽曰：脉之反关者，皆由脉道阻碍，故易位而见。有一手反关者，有两手反关者，有从关斜走至寸而反关者，有反于内侧近大陵而上者，有六部如丝，而阳溪、列缺别有一脉大于正位者，有诸部细小不振，中有一粒如珠者。所谓从关斜走至寸而反关者，外斜脉也。所谓反于内侧近大陵而上者，内斜脉也。所谓阳溪、列缺别有一脉大于正位者，似反关而非反关也，谓之臂外脉。盖诸处本有细络，与手太阴脉通，而手太阴之正管，实由寸部透于反背，出于阳溪，趋于合谷，正管有阻，其气不能直达，则散溢诸络，迂道而达，非正管移于诸处也。《灵枢·邪客》曰：手太阴之脉，出于大指之端，内屈，循白肉际，至本节[①]之后太渊，留以澹[②]，外屈，上于本节下，内屈，与阴诸络会于鱼际，数脉并注，其气滑利，伏行壅骨之下，外屈，出于寸口而行，上至于肘内廉，入于大筋之下，内屈，上行臑阴，入腋下，内走肺，此顺行逆数之屈折也，此言手太阴脉。自大指外侧，内屈下鱼抵太渊，太渊者，寸口去本节甚远，但正直本节之后耳，复自太渊外屈，上于本节下，此即所谓外斜脉，大指本节下合谷穴处也。自合谷内屈，会阴诸络于鱼际，伏行壅骨之下，壅骨，大陵穴处也。外屈，出于寸口者，自伏

① 本节：手足指(趾)和掌相连的关节，在手足背部外形隆起处。

② 澹：水摇貌。脉至太渊而动，故曰留以澹。

而出，斜行与前抵太渊者会此，即所谓内斜脉也。此脉与外斜之脉，出于合谷者，双歧如叉。《脉经》云：从寸口斜入上者，名曰解脉。王冰谓：不合而歧出，如绳之解股是也。外斜脉，常与三关平等，而内斜脉常细。曾见有人，时而内斜脉盛，时而外斜脉盛，其外斜脉盛，无苦，而内斜脉盛，即苦气逆胸满。盖尝思之，其外斜脉盛无苦者，气行之正经也，内斜脉盛即有所苦者，此与手心主相会之络也，络不当盛，必木火逆横，致壅遏肺气，不得畅耳。又有三部，别有一细脉，自尺至寸，与正脉并行者，此细脉或与正脉平排，并行指下，如引二线也；或行于正脉之上，浮之只见细脉，沉之始见正脉也；或行于正脉之下，按之隐隐有一细脉，自动于正脉之内也，此等最宜留心。若正脉中自见细线，挺然指下者，为寒，为痰，为瘀，为癥瘕。若别具一脉，动而流连，则是禀赋然矣。世谓双弦脉，指下如引二线者死，未足为据。盖虽引二线，而指下来往流连者，乃是本象，其挺然指下无来去者，即不二线，庸有济乎！张石顽曰：反关脉较平人细小者为常，较平人反大者绝少，不可以为指下变异，谓之怪脉也。凡遇反关殊异常脉，即须细询，其较之平时稍大，即为邪盛；较之平时愈小，即为气衰。仍以所见诸证参之，更有正取反取俱无脉，细寻却在手臂鼠肉之上者，亦反关之类也。但此脉已无常，似难凭脉，必须察其病证何如，元气何如，以断吉凶，此论极为精当。

气血形势直解

气无形也，血有形也；气动也，血静也。脉之行也，以息往来，其动则气也，其管则血之质也。病在气分，候动之势，病在血分，候脉之形。气主煦之，血主濡之。血病即当累气，故候形者必兼审势；气病久乃累血，故察势者不必泥形。气虚血实，脉虽弱而按之必有形；血衰气盛，脉虽空而其来必有势。是故凝痰瘀血，无论脉势强弱，按之必有劲线，或如珠粒。气化升降不利，无论脉形虚实，其动也，必有疏密不匀，强弱不均，或寸弱于尺，或尺弱于寸，或应指少力，或中道而还。血实者脉形必厚，血虚者脉形必薄，牢实与芤革可推也。气盛者来势必盛，气衰者来势必衰，濡弱与洪滑可例也。气周于外，血贯于中，故气寒而血为所束，脉即细紧；血虚而气无所归，脉即微散也。气郁与血结必殊，血虚与气弱不类，此分见者也。血热即见气脉，气寒则见血脉，此又互见者也。且夫势衰而形实者，有气虚不能运血，有血满致郁其气，何以辨之？曰：血累气者气不虚，其势虽来去不大，而按之必有倔强欲起之情，似动似滑，所谓阴中伏阳也。气累血者血不行，指下坚细而已。势盛而形虚者，有气亢以耗其血，有气旺将生其血，何以辨之？曰：气耗血者，轻诊必带弦而来多去少。气生血者，轻诊必见濡而来去停匀也。经曰：脉涩而坚者，血实气虚也；脉浮而大者，气实血虚也。气热者，血未尝不奔逸，然清其气而血即平；若正入血分，则肿腐矣，但清其气无功也。气寒者，血未尝不凝滞，然温其气而血即通。若正入血分，则顽块矣，但温其气无功也。故吾尝谓病之在经络也，有在气分，有在血分。其在脏腑也，止可以在气分，而不可以在血分。前人每言病在某脏某腑血分者，仍指其经络言之也，或指其血为气累者也，果在血分，脏体坏而死矣。

左右表里直解

王海藏曰：伤寒以左脉为表，右为里，杂病以右脉为表，左为里。予初诊不尽验，心以为此特一法耳，固不可拘也。近二年来，深察病情脉象，有可得而言者。凡外感风寒湿之邪深者，皆系左脉沉细于右，浅者但两手浮弦，或右关前浮弦而已。外感暑热之邪深者，皆系左脉弱散于右，浅者但两手浮滑，或右关前浮大而已。温病之由于伏气内发者，前人皆以右大于左为词，谓邪从中道胃气郁浊之故。以吾历诊春温、冬温、喉痧、疫疹诸症，凡右大于左，而左脉不甚细弱者，真阴未损，治之易愈。若左脉沉细而数，断续不匀，真阴已竭，十难救一。是当以左小于右，定正气之成败，不当专以右大于左，定邪气之微甚也。又诊夏行秋令时疫，有所谓瘪螺痧者，其证先见头痛心嘈，四肢麻冷，螺纹陷下，或吐或泻，旋即昏厥，重者即死，轻者醒后越一二日而死，醒后心中烦闷，其苦难言，而神识清明，额汗不止，其脉皆两手沉细，短伏关后，而左手尤甚，此天行肃杀之气，伤其心肝生阳之气，亦由其人生阳之本虚也。又诊水肿之人，阴邪极盛，亦莫不左脉沉小于右。此外一切大病久病，邪气深入者，莫非左陷于右。元气亏甚者，亦莫非左弱于右，其将愈也，则又右脉先盛，左脉后复，必待左脉复盛，乃为元根充固，其病可无虑反复矣。病气轻浅，左脉决不受伤，惟癥瘕积聚，其病虽深，必随其经络之部位，而见于脉，不能拘于此例耳。由此观之，左里右表者，百病之通诊，伤寒岂能独异耶？故吾以左脉察邪气之浅深，即以左脉察元气之虚实，其脉象须各因病而定，不得专以大小二字赅之。寒邪以细而急为甚，热邪以薄而散为甚，阴虚以浮散而短为甚，阳虚以沉细而短为甚，其败也，总归于躁疾散断，全无神力而已矣。海藏之劈分伤寒杂病者，彼盖以杂病为劳倦内伤也，由气分渐伤入血分，血伤而左脉败矣，故左为里也。寒为阴邪，先伤于阳，内传胃实，而右脉大矣，故右为里也。殊不知阳明胃实证，乃阳气之内郁而盛，有撑邪外出之机，不得谓之寒邪内陷。寒邪内陷者，少阴厥阴之寒证是也，是仍当在左手矣。大凡病之始生也，属阳虚与寒甚者，左脉常沉小于右；属阴虚与热甚者，右脉常浮大于左。若沉小之极，而右脉亦陷，则胃阳绝矣。浮大之极，而左脉亦散，则肾气绝矣。故喉痧之死脉，皆右关与左脉，同其短数。瘪螺痧之治脉，皆右关缓滑有力，左脉虽伏，而不至散断者也。左脉重尺，右脉重关。盛启东以新病之死生，主乎右手之关脉；久病之死生，主乎左手之关尺，义正如此。此皆取其偏重者言之也。若夫邪气之猝至，虽两手脉伏，尚不为凶，病久邪杂，阴阳脏腑俱困者，但一部脉坏，即为不吉，是又在于圆机应变者。

说　神

脉贵有神，由来旧矣。其说约有数端：一曰应指有力也，一曰来去从容也，一曰来去如一也，亦曰阴阳俱停，阴阳同等。一曰形体柔和也。四者固俱本圣经，而皆有似是而非之处，不可以不辨。所谓有力者，谓其气来应指之际，充然有余，而无怯然不进之象，若谓搏击滑大，失本意矣。所谓从容者，谓其来去中途和缓，而无一击即来，一掣即去，躁疾不安之象。若怠缓之脉，其气来至中途而不欲前，去至中途而即欲止，岂从容之谓耶？所谓如一者，来能高满于其分，去能深极于其底，而无来盛去衰，与来不盛去反盛之嫌也。若来如釜沸，去如弦绝，则非是矣。形体柔和者，真气充于脉中，而脉管之四傍，又与肌肉相亲也，外紧内空，内结外散，均非是矣。独是四者之义，乃指平脉之神，非病脉之神也。病者正气若虚，应指岂必有力，况乎阳盛阴衰、阴盛阳衰、血虚气实、气虚血实，又岂能从容如一而柔和耶？然则何以见其神也？神妙万物，平脉之神，尚难揣摩，病脉之神，孰能拟议？神不可言，言神所见之处可乎。前人谓应指有力，是脉既动之后也。吾谓神不在既动之后，而在方动之初。其来也，意似浩然涌出，无力倦不能来与迫欲急来，不安于内之情。其去也，意似坦然折入，无怠不欲去与应指即散，不见其去之象。如此，则应指即令少力，即令不能从容如一，而柔和、而神自卓然在也。来去二者之中，又以去为尤要何者？去乃真阴之内吸也。若回折有势，如石投水，是阴气犹全，元根未撼，此察神于方动之顷也。《内经》曰：静者为阴，动者为阳。所谓静者，脉气方停，未来未去之间也。察其未来之先，停于下者之久暂，而知真阴之盈亏，即可知真阳嘘力之盛衰也。察其既来之后，停于上者之久暂，而知真阳之衰旺，即可知真阴吸力之强弱也。此察神于未动之始也，方来也，方去也，未来也，未去也，皆神所流露之处也。圣经未尝不明言之。但后人读书，不能领会，今略为拈出，以俟来哲之发挥，岂敢谓义尽于此耶？至于神之发源，生于胃气，本于命门，前人论之夥[①] 矣，不烦絮聒。

辨　止

凡癥瘕积聚，痰凝水溢，胕肿痞满，喘促咳逆，畜血停食，风热瘾疹，寒湿筋骨疼痛，心胃气痛以及忧愁、抑郁、大怒、久思久坐，夜深不寐，与夫因病过服凉泄，胃气遏伏不通，妇人月闭妊娠，脉皆常有停止。有停一二至者，有停二三十至而复来者，即仲景所谓厥脉也。又小儿脉多雀斗不匀，此其多寡疏密，举不足为吉凶之据也。详考其辨，盖有四端：一察其不停之至，应指之有力无力，起伏之有势无势也。力与势盛，即为有神。力与势衰，即为无神。一察其停至之顷，是在脉气下伏之后，其力不能外鼓而然者，是为邪所遏，阳不能嘘。若在脉气上来之后，其力不能内返，因从指下即散，如弦之绝，而不见其下去者，是元根已离，阴不能吸，其余气游奕经络之中，而将外脱也。一察其停至之至，是于脉气下伏之后，全不能起，径少一至，是邪气内结也。若非全不能起，已至中途，不能上挺指下，喘喘然摇摆而去者，是中气内陷不振，而将上脱也。稍迟，即当变见虾游、鱼翔之象矣。一察其既停之后，复来之至，将起未起之际，有努力上挣，艰涩难起之意者，即知其停，是邪气所阻也。若起伏自然，如常流利，略无努挣难涩之情，是其停为元根已离，其余气徘徊于三焦胸腹之空中，进退无定，而将上脱也。稍迟，即当变见雀啄、屋漏之象矣。更察其脉之形，无论为紧敛，为洪大，但能通长匀厚，应指有力，高下停匀，或来微衰而去盛者，吉也。若应指少力，来盛去衰，及宽大中挟一细线，指下挺亘不移，或上驶如驰如射，又断而累累如珠，及指下如引数线不能敛聚者，是中气败散，为痰所隔而不合，即所谓解索也。故有偶停一二至，而即决其必死者，为其气败而不续也。有久停二三十至，而仍决其可治者，为其气闭而内伏也。更察其证有病之人，必痰塞气逼，不得宣畅，神识昏迷，谵妄躁扰，狂越可骇者，吉也。若气高不下，时时眩冒及神识清明而静者，凶也。无病之人，必胸膈不清，肋胀腹痛，气闷不舒，心中惊惕，寐中肢掣，夜梦纷纭及见恶物入暗洞者，吉也。若四肢无力，稍动即喘，气高不能吸纳，胸中时时如饥，而又不欲食，二便清利频数者，凶也。

---

① 夥（音火）：金也。

初诊久按不同出张石顽

问脉有下指浮大，按久索然者；有下指濡软，按久搏指者；有下指微弦，按久和缓者，何也？答曰：夫诊客邪暴病，应指浮象可证。若切虚羸久病，当以根气为本。如下指浮大，按久索然者，正气大虚之象，无问暴病久病，虽证显灼热烦扰，皆正衰不能自主，随虚阳发露于外也。下指濡软，按久搏指者，里病表和之象，非脏气受伤，即坚积内伏，不可以脉沉误认为虚寒也。下指微弦，按久和缓者，久病向安之象，气血虽殆，而脏气未败也。然多有变证多端，而脉渐小弱，指下微和，似有可愈之机者，此元气与病气俱脱，反无病象发见，乃脉不应病之候，非小则病退之比。大抵病人之脉，初下指虽乏力，或弦细不和，按至十余至渐和者，必能收功。若下指似和，按久微涩，不能应指，或渐觉弦硬者，必难取效。设病虽牵缠而饮食渐进，便溺自调，又为胃气渐复之兆。经云：安谷者昌。又云：浆粥入胃，则虚者活。此其候也。

单诊总按不同

脉有单诊、总按不同者，或单诊强，总按弱也；或单诊弱，总按强也；或单诊细，总按大也；或单诊大，总按细也。凡单按弱，总按强者，此必其脉弦滑。一指单按，气行自畅，无所搏激。三指总按，则所按之部位大，气行不畅，而搏激矣。此脉本强，而总按更强于单按也。单按强，总按弱者，此必其脉气本弱，但食指较灵，单按指下较显。名中二指较木，总按即不显其振指也。此脉本弱，而总按更弱于单按也。单按细，总按大者，是其脉体弦细，而两旁有晕也。总按指下部位大，而晕亦鼓而应指矣。单按大，总按细者，必其人血虚气燥，脉体细弱，而两旁之晕较盛也。食指灵而晕能应指，名中二指木，而晕不能应指矣。更有单按浮，总按沉，单按沉，总按浮者，其浮即晕也。抑或脉体本弱，轻按气无所搏，力不能鼓，重按气乃搏鼓也。又有医者，操作用力，指尖动脉盛大，与所诊之脉气相击，而亦见盛大者。又有医者，久行久立，指头气满，皮肤膹起，因与脉力相隔而不显者。此皆极琐细之处，前人所不屑言，而所关正非浅鲜也。大抵单诊、总按，而指下显判大小强弱之有余不足者，其有余总属假象。在无病之人，固为正气衰微，即有病之人，亦正气不能鼓载其邪，使邪气不能全露其形于指下，而微露此几希也。当以正虚邪实例治之，固不得重于用攻，亦不得以为邪气轻微，专于用补也。即如总按大，单诊细者，其细多是指下梗梗如弦，起伏不大，其中气之怯弱可知。单诊大，总按细者，其细多是指下驶疾，累累似滑，是气力不足于上充，而勉强上争也，其中气之竭蹶更可知矣，强弱亦如是也。总是禀赋薄弱，或劳倦内伤，或久病气血困备，胸中窄狭，动作乏力，乃多见之，是因虚生实，清浊混处，气郁不舒之象也。

脉有两侧

“脉要精微论”曰：尺内两旁，则季胁也。尺外以候肾，尺里以候腹。中附上，左外以候肝，内以候膈。右外以候胃，内以候脾。上附上，右外以候肺，内以候胸中。左外以候心，内以候膻中。王冰云：两旁，两尺外侧也。李中梓曰：内外二字，诸家皆说两侧，此必脉形扁阔，或有两条，否则于义不通矣。观易卦六爻，自下而上，上三爻，为外卦，下三爻为内卦，则上下之为内外，不昭然乎！故内者，每部之后半部也，外者，每部之前半部也。李氏之解经，诚新颖矣。然脉实有两侧诊法，非扁阔与两条之谓也。凡指平按脉上，其形如此，及侧指于内侧拍之，而其形如彼，及侧指于外侧拍之，而其形又如彼矣。此可以脉之缓急滑涩，察病之虚实寒热，内侧主里，外侧主表，祇可取以与正脉合参，不能专恃此以决病，亦不能如正脉之分二十八脉，各有主病也。每诊正脉微弱，侧诊弦而兼滑，则知有痰饮矣，其微弱，乃气虚，又为痰饮所困耳。又如外侧见弦，内侧见滑，便是表寒里热，与浮弦沉滑同断。余仿此。顷读《韩氏医通》有云：左寸指法，按如六菽之重，在指顶为阴，属心，在指节为阳，属小肠。余部仿此。此即两侧诊法也，但不言侧指内、侧指外，而言指顶、指节，似从正面平按，未免蹈李氏扁阔两条之诮耳。

脉有头本

《内经》曰：脉之动也，阳气前至，阴气后至。"辨脉"曰：脉来头小本大者，名曰覆病在表也。上微头小者，则汗出。下微本大者，则为关格不通，不得尿。盖脉之来也，自筋骨之分，而上于皮肤之际，乍击于指，此阳气之前至也。谓之头，既应于指，而脉尚未去，横度指下，此阴气之后至也。谓之本，有来之初势有力，而旋即衰弱，不见脉气之横趋者，此头大本小也。有来之初势不甚有力，而旋见脉气涌涌续上者，此头小本大也。脉如曰：动前脉盛气有余，动前脉衰气不足，应后脉盛血有余，应后脉衰，血不足。此正与头本之义相发明。故头本者，就脉来之际分前后，以别阴阳气血，非谓来为头、去为本也，旧说有指为寸尺，指为浮沉者，皆未合云。

脉有动摇

此所谓动摇是脉之本象，非如紧脉之因病而见也。扁鹊曰：少阳之脉，动摇六分，正月、二月王[①]。太阳之脉，动摇九分，三月、四月王。阳明之脉，动摇三分，其至跳，五月、六月王。少阴之脉，动摇六分，七月、八月王。太阴之脉，动摇九分，九月、十月王。厥阴之脉，动摇三分，十一月、十二月王。此动摇之本于自然者也。夫常脉之动摇，人人所共有，亦人人所必有，必有动摇，而后见其气来之盛也。须于指下脉来应指初回之际，细审之自见矣。泰西有审脉表，凡脉之起，而将落未落旋转之际，必有振撼之迹。此气之嘘力大盛，与吸力两相激荡之势也。若紧脉，热为寒束，其动摇，即在脉势初起之始，乃热力与寒相搏，脉形挺亘，故动摇之势益显，世遂以动摇事属之紧矣。更有湿热痰盛，气郁而摇者，气不畅也。有肾热内沸，气喘而摇者，气不静也。有命火脱泄，气怯而摇者，气已无根，如人之力弱而举重也。

脉有俯仰

平人之脉，寸浮尺沉，关脉在中。诊时，食指略轻，名指略重，此常法也。若所谓俯仰者，或寸沉尺浮，是前俯后仰也。或寸更浮，尺更沉，是前仰后俯也。此三部之俯仰也。又有一部二部，前后相为俯仰，此皆常有之事。《脉经》曰：从少阴斜至太阳者，阴维也。尺沉寸浮。动苦肌肉痹痒，僵仆羊鸣，手足相引，甚者失音不能言。从少阳斜至厥阴者，阴维也。尺浮寸沉。动苦癫痫，肌肉淫痹，汗出恶风。此前后俯仰之

① 王：通"旺"。

专脉也。二维有病，即见其脉，其实寻常诊脉，多用此法，以审气之升降强弱，奚必二维哉。又《内经》阴阳结斜，多阴少阳，其义亦可通，此谓尺寸脉紧涩而倾斜，前仰后俯，浮少沉多，所谓肝肾并沉为石水也。扁鹊曰：不俛不仰，不低不昂，此为平脉，此俯仰二字所本也。

脉有内曲外曲

"脉要精微论"曰：推而外之，内而不外，有心腹积也。推而内之，外而不内，身有热也。所谓外者，脉外近臂前廉，手阳明大肠脉之部也。所谓内者，脉内近大筋，手厥阴心包脉之部也。是脉形之弓曲，或外赢，或内朒[①]也。寒结之则脉形内曲，热鼓之则脉形外曲，与小儿诊三关脉纹内外之法，其义同。"阴阳别论"曰：阴阳结斜，多阴少阳，曰：石水，少腹肿。向来注者，罔知斜曲之义。夫结者，坚而涩也。斜者，如弓之曲也。多阴少阳者，谓其斜之弓曲向内，近于少阴，而远于阳明也。石水少腹肿，是为单腹胀，即心腹寒积之类也。张石顽诊赵明远曰：左手三部，弦大而坚，从人迎斜内向寸，是为三阳经满溢入阳维之脉也，当有颠仆不仁之虞。所谓斜内向寸者，必先外越，乃折而内向上寸也。三阳满溢，即《内经》身热之类也。《脉经》曰：从尺邪入阳明者，大风寒热也。大风，厉风，亦曰寒热，详见"风论"。邪入少阴者，女子漏下赤白，男子溺血，阴痿不起，引少腹疼，是正气虚则内曲，邪气实则外曲也。扁鹊《脉法》曰：外句者，久癖也；内卷者，十日以还，是又以内曲外曲，分食积之新久也。大抵脉之曲者，皆因于积，而又中气虚也。偏于热多则外撑，偏于寒多则内倚。尝诊一妇病胃脘痛，过服泄气之剂，右脉内倚，藏于筋下，左手弦劲，问之曰左腹素有块也。用温元补中二剂，而脉复常。

脉有无数细丝

此痰脉也。气过指下，似觉拖带粘涎，宛然中有无数细丝，此心包络与肺胃之有痰也。必有嘈杂恼侬，呼吸不利之证。若平人常见此脉，且兼洪弦，又贪厚味，多房室，身肥项短，时觉骨节不便，胸膈不舒，眼目少神，梦寐不安，久必有类中风证。此脉形势，介在滑涩之间，而实不可以滑涩名也。痰多气弱，故其形似滑，而其势甚涩也。王叔和以系水交驰为死脉，真阳尽，而脉中津液，悉化为痰也。系水者，悬水多股，即无数细丝，其丝忽断忽续而不聚，故遂主死矣。又有风驰脉，其气冲指而过，如大风驰骤状，此血虚而痰火相搏也。宜补血化痰主之。

脉有变易无定

虚损久病，脉象早晚不一，时迟时数，时大时小，甚至起坐之间，举手换诊，亦有改变，此由元气不能自主，或痰饮尸注所为。易思兰曰：久病气虚，早晚脉同，虽危可疗。韩飞霞曰：重大之病，一日三脉多变，难治沉疴，日日脉不移，亦难治。《脉经》曰：左手寸口，乍大乍小，朝来浮大，暮夜沉伏，往来无常者，榆叶枯落而死。慎柔曰：痨瘵脉，酉戌时洪盛，寅卯时细弱者，阳气虚陷也。忌用苦寒，当助阳以复其寅卯之位。微加泻阴火而已。此皆虚劳鬼疰之类。此外，更见有两种：一种妇人初孕一二月内，脉来忽大忽小，忽如病危，忽如无病，其证亦时而逼急欲死，时而舒畅如常也。一种血虚内燥之体，火灼于内，湿闭于外，

---

① 朒(音衄)：不足。

阴阳升降失度，腠理开合不时，心常懊侬，身常瘾疹，上下往来，游移无定，其脉或寸大尺小，或寸小尺大，或左盛右弱，或右盛左弱，长短浮沉，逐日变易，连日诊之，无一同象。凡遇此脉，即宜细心察神审证，或是燥火内燔，或已尸气内伏，一当养阴宣阳，一当理血杀虫也。大抵脉象无定，在困病为阴阳之不交，在平人为血气之不和，当求所以不交不和之故而治之。

脉有起伏中途变易

旧说脉之浮沉不同者，不过浮大沉小、浮小沉大、浮滑沉涩、浮涩沉滑而已，未有于起伏之间，察其中途变易者也。近来诊视，曾见有两种脉：一种其气之初起，自沉分而至于中也，滑而踊跃有势，及至中分，忽然衰弱无力缓缓而上至于浮，形如泥浆；其返也，亦自浮缓缓而下于中，由中至沉滑而有势，轻按重按，指下总是如此。其证身体困倦，终日昏迷，似寐非寐，心中惊惕，恶闻人声，目畏光明，面带微热，四肢微冷，不饥不欲食，但口渴索饮不止，此卫湿营热，风燥在肺，痰热在胃也。身中伏有湿邪，而又吸受亢燥之新邪也。以防风、藁本通卫阳，驱表湿；紫苑、白薇、杏仁、蒌皮宣泄肺中浊气；焦楂、竹茹、煅石膏、煅瓦楞子降涤胃中热痰；兼以白芍清肝，天竹黄清心，而神清气爽，身健胃开矣。一种脉气正与此相反，其初起自沉而中也，艰涩少力，由中而浮也，躁疾如跃；其返也，亦由浮而疾下于中，由中而沉，迟弱无势，轻按重按，指下总是如此。其人嗜好洋烟，饮食不强，阴痿不起，此表分无病，而里有痰饮，又上虚热，下虚寒也，治当疏中温下。此二脉者，皆古书所未言也。岂真古人未见此脉哉？见之而词不能达，徒以浮滑沉涩、浮数沉迟了之，不知浮沉之间，迟数不能有二，滑涩各自不同，与此之起伏中变者迥别也。故凡著医案，于脉证曲折处，必不惮反复摩绘，方能开发后学也。

外诊撮要

外诊繁矣以面色、目色、舌苔三者为大纲。兹撮其有关生死要诊者著于篇，欲睹其详，有拙著《外诊简摩》[①] 在。

目色，主五脏。面色，主六腑。舌苔，主辨表里寒热，血气存亡者也。前人分气与色为二，又分光与色为二，其说甚精，具在《外诊简摩》中。

《灵枢·五色篇》论面色有所起所向。凡色起处，必紧而深厚；所向处，必渐浅而锐。故曰：上锐首空上向；下锐下向。察其起于何部，便知病起何脏；所向何部，便知病入何脏，以此参考病证，决其吉凶。

凡察面色，以初见而乍视之为准，又须兼正面、侧面并看之，须知粗老与枯燥不同，明润与浮焰不同。大抵面色不怕浓浊，而怕夭薄；不怕满面，而怕一线。

凡察面色，以初起如粟如珠如丝者为真，又须察其色深连肉里。若满面滞晦者，气也，光也，虽甚枯暗，常主病而不主死，以其肉里色犹润焉。

脉有真脏，色亦有真脏。凡黄色深重，如土堆于皮面，或绕眉目，或绕颧鼻，或绕唇口，皆大凶。

鬓前两太阳下及耳前为福德部。忽滞晦者，将病也。常滞晦者，肾与膀胱阳气不足也。又主身世偃蹇。忽明而浮焰者，凶也。渐明者，久病将愈也。常明者，主康强安乐。常赤者，主有血分燥热病。又主劳碌风波。又两鬓匀圆，性情宽厚有福，细长下垂，多机心也。

---

① 《外诊简摩》：即《形色外诊简摩》。

面色以天中为主，赤色黑色为最忌。若见如粟如豆，即凶。他部有色应之，其祸更速。孕妇赤色主产厄，平人男妇并主兵厄火厄。

面目色，宜相生，忌相克。病人面色生目色，其愈速；目色生面色，其愈迟；目色克面色，其死迟；面色克目色，其死速。凡病日加剧而面色愈见光焰，目光愈似有神，胜于平日者凶。

面色散漫，主病而已。若入窍为入门户井灶，主凶。《千金方》言之甚详。入窍者，即入眉目鼻孔口吻也，凡面色两部色并起，渐见相连者，凶。

凡久患湿痰困重人，脾湿肝郁，山根下多见一横道滞暗，若内含微赤者，伏热也，色虽深重，不死。旁连目胞，下及两颧，即凶。

凡绕鼻准、两迎香紫黯，而鼻准、两颧与唇俱光浮似肿者，下体有杨梅疮也，不治。

凡面色，起于内部而外行者，内部渐开，主病散。故满面色虽恶，而印堂、山根、鼻准明润深厚者，虽困无危。起于外部而内行者，主病深，为凶。自下上行过颧，自上下行过目，皆凶。又《内经》谓：男子左为逆，右为从[①]。女子右为逆，左为从。

凡察目，旧以四白为忌，其实不然。久病，胞肉消瘦能无露白乎？当以黑睛为主，瞳人紧敛，边际分明，神光内涵者，寿相也，虽困无危。瞳人暴大及缩小，边际散漫，神光昏浊皆忌。小儿初生，瞳人宽大者夭；白睛黄者，湿热也；青睛黄者，湿热甚也，亦主血虚；黑睛黄者，肾虚也。黄甚者皆为疸。瘰疬痈疽有赤脉贯瞳子，不治。平人白睛常多赤脉者，主有大风波，天中及两眉两颧，有赤色应之即发。

凡察舌，须分舌苔舌质。舌苔虽恶，舌质如常，胃气浊恶而已。苔从舌里生出，刮之不能全净者，气血尚能交纽，为有根也。

凡舌苔，以匀薄有根为吉。白而厚者，湿中有热也。忽厚忽薄者，在轻病为肺气有权；在困病为肾气将熄。边厚中薄或中道无苔者，阴虚血虚也。中道一线深陷，极窄如隙者，胃痿也。舌根高起，累累如豆，中路人字纹深广者，胃有积也。舌上星点，赤而鼓起者，胃热也；在两旁主肝热，在尖主心热。淡而陷下者，胃虚也；在小儿为有滞、有虫。望似有苔，一刮即净，全无苔迹者，血虚也。一片厚苔，或黄或白，如湿粉所涂，两边不能渐匀渐薄者，胃绝也。

黑苔者，血瘀也。灰苔者，血瘀而挟痰水也。妇人伤寒时病，最易生黑苔，不得遽以为凶。旧法，黑苔以芒刺燥烈，湿润细腻分寒热。历诊瘀血苔黑，虽内热而不遽起刺。有烟瘾人，苔易燥刺，而非必内有真热，不过肺胃津伤耳。凡见灰黑二苔，总宜兼用行血，其证寒热甚者，必神昏谵语；无寒热者，必胸肋有一块结热，内烦而夜不安眠也。若僵缩言语不利，或身重不能转侧及一边不能眠乃凶。

舌枯晦而起刺者，血燥热极也。虽结黑壳，犹有生者；光平如镜，乃凶。亦有平人，胃中夙有冷痰瘀血，舌上常见一块光平如镜，临诊宜详问之。又凡有痞积及心胃气疼者，病时舌苔多见怪异，妇科尤甚。

凡久病，齿光无垢者凶。齿枯黄似垢非垢，或虽有垢而一刷即净而全无者，皆肾气将绝也。唇青，黯淡无华也。人中满，宽纵不能起棱也。唇吻反，两吻下垂，如弓反也。凡察耳，宜与面目同色。若不同者，视其好恶，辨其生克，以决之。耳轮忽枯如尘垢者，凶也。平人面色苍润，而耳轮常焦黑而不枯者，反为肾气充实之相。

---

① 右为从：原文作“左为从”，据人卫本《素问·玉版论要篇》改之。

凡身瘦肉削，而筋与骨紧附，皮与肉紧著者，及皮肤虽枯燥白屑，而未跌结起粟者，无虑也。若筋骨相离，皮肉相离，宽纵如颓囊者，皮上如麻豆累手，身虽热无汗，但背心、心窝、额上、准上有汗者，手掌、食指、大指后露骨者，目胞四围深隐如削者，项后大筋正中深陷如坑者，并大忌之。大筋两旁陷者，常也。正中不陷，无妨。盖肌肉脂膏消瘦，可也。筋络腠理枯缩废弛，不可也。形养于血，色生于血，病重血浊，病久血虚，形色相应，常也。血乱血散，血枯血死，形色不相应，非常之变也。

跋

医学之有丛书，莫著于吴勉学之《古今医统》，而近则《东垣十书》《当归草堂医学丛书》《医林指月》诸刻，不一而足。古人苦心良法，得以类聚而不朽，洵医林之盛业也。独是校雠[①]不精，则一字之讹，害深白刃。如吾初校《脉经》第四卷“诊损至脉篇”脉再动为一至，“再”误为“一”，则于黄帝、扁鹊论脉诸语有难通者矣。故《素问·玉机真脏论》一息五六至者死，林亿不知，转以为误文也。一动一至者，盖始于《难经》也。又如第三卷“肾部篇”中，引《灵枢·邪气脏腑病形》肾脉微缓为洞，洞者，食不化，入咽还出，“洞”下增“下”字。《中藏经》《甲乙经》亦增“泄”字。夫洞，即《灵枢·根结篇》所谓膈。洞专为食入复出证名，与洞下何与耶？徐灵胎《兰台轨范》有膈洞条，即引“根结篇”及此文也。又如《脉诀刊误》，戴同甫极诋《灵枢·卫气行篇》水下一刻，人气在太阳，二刻在少阳，三刻在阳明，四刻在阴分之语，以为衍文。不知此必当时别法有以昼夜为二百刻者。卫气，二刻一度，百刻五十度，此易晓也。而细析其行阴行阳之数，则又以别法之二百刻者四分之，尤易晓也。太阳、少阳、阳明、阴分云者，非十二经之三阴三阳也。盖人身最外一层即为太阳，次为少阳，再次为阳明，里膜近脏腑者为阴分。戴氏谓二刻一度，当是一刻在三阳，二刻在三阴。岂知卫气本不循经，即营气之循经者，亦是阴阳互注，无截然先行三阳，后行三阴之事也。此皆医学之大者也，岂可悖谬至此？盖凡取此书之善本以校此书，其脱误常不可见；合众书之善本以校一书，其是否犹未可决，必博览深思，心通其意，庶灼然有以见其得失而厘正之。然而旧本如是，则例又不得而擅改。甚矣！校雠匪易也。又如《难经·八难》寸口脉平而死，徐氏诋之，谓如是则寸口何以决五脏六腑死生吉凶哉？不知此正推进一义，以见诊脉贵察其神，勿泥形也。平者，非真平也，但不见死法耳，其形虽平，其神必败。“十八难”曰：内有积聚，脉不结伏；外有痼疾，脉不浮结，脉不应病，是为死病也。张石顽曰：常有变证多端，而脉见小弱，指下微和，似有可愈之机，此元气与病气俱脱，反无病象发见，此脉不应病，法在不救。慎柔和尚曰：凡久病人，脉大、小、洪、细、浮、沉、弦、滑，或尺浮寸沉，或寸浮尺沉，但有病脉，反属可治。如久病，浮、中、沉俱和缓，体倦者，决死。此皆与经旨相发也。又“六十六难”曰：脐下肾间动气者，人之生命也。“八难”亦同此说。是越人明明以两肾中间为命门矣，复以右肾为命门者，指命门真阳发动之机，始于右肾，以明诊于右尺之故也。后世执右肾命门之语以诋越人，岂未见肾间动气云云耶？好名好胜之私，填满胸中，务以新奇动人耳目，遂有不暇求详者也。是刻也，校莱虽反复数次，而疏漏仍多；论辨虽荟萃众长，而发明终少，但当古籍沦湮之际，使古人一线灵光，得以稍延而不至遽没，亦幸矣！

周学海记

① 校雠（音仇）：校对文字。

周学海医学学术思想研究

郑洪新

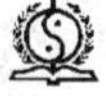

周学海是我国清代著名医学家。他对中医学的重要贡献在于:校勘评注古医籍,辑为丛书,推广流传;对中医诊断学尤其脉诊理论的研究,使之发扬光大;集中医理论之大成,提出许多创见,促进了中医学的发展。因此,名存青史,流芳千古。

一、周学海生平

周学海,字澄之(潜初、健之),安徽建德人。据《散原精舍文集》卷六"浙江候补道周君墓志铭"记载,其生于清咸丰六年(公元 1856 年),卒于清光绪三十二年(1906 年)。

周学海出身官宦门第。生而好学,自幼入塾,沉酣经史词章之学。因才华出众,光绪乙酉(1885 年)应试拔萃,戊子(1888 年)参加乡试取中,壬辰(1892 年)通过殿试,赐进士出身。先后就任内阁中书、浙江候补知府、江南扬州府粮捕、河务水利同知等,诰授通议大夫三品衔。

中年以后,因积劳多病而发奋专攻医学,从《黄帝内经》着手,日夜研求,继而遍阅《伤寒论》、《脉经》、《神农本草经》、《千金要方》等名著,博览群籍,饶有心得,且不取依托附会,实事求是,精益求精,尤信服清代名医张璐、叶桂两家,证治每取璐说,并结合自己的临证体会,学验俱丰。虽为官公务繁忙,但随身携带医书,点校评注。每到一处,凡遇求诊之人,不论僚友乃至百姓,莫不有求必应,应手辄验,遇疑难病证,辄有奇效,故一时颂声著于长江南北。

清代朴学兴起,考据之风盛行,清儒用考据的方法,从文字、音韵、训诂、校勘的角度研究古籍,考证古义,取得了很大成绩。乾嘉后期,一些学者把精力投向以《内经》为代表的中医古籍,并对此进行了专门的研究,使古医经的本义大白于世。受其影响,周氏也仿用考据方法,对中医古籍进行了大规模的整理研究。光绪十七年辛卯(1891 年),周学海据宋元刻本、藏家秘籍,校勘精审古医书十二种付梓,以饷后学。其后,又陆续评注史堪、张元素、刘完素、滑寿、叶桂等名医著作,周氏学术思想不仅贯串其中,而且集中地体现在《读医随笔》《脉学四种》等个人著作之中,对中医理论体系的提高,中医诊断学的发展作出了巨大贡献。由于周氏声名昭著,而成为清代名医寥寥几人载入《清史稿》列传者之一。

周学海积大半生精力,辑名家之书,扬众医之长,抒个人之见,历三十年《周氏医学丛书》乃得观成。惜呕心沥血积劳成疾,心力交瘁,未及周甲而与世长辞。周氏一生淡于名利,虽承官宦贵显之后,而布衣蔬食,生活简朴,惟尽心尽力潜心医学,其刻苦钻研之精神,非一般读书人所能及,真乃学者之楷模。

二、《周氏医学丛书》编著概况

《周氏医学丛书》总目及版本

《周氏医学丛书》周学海辑　三集三十二种

初集:

《神农本草经》三卷　魏·吴　普等述

《本草经疏》三十卷　明·缪希雍著

《脉经》十卷　晋·王叔和撰

《脉诀刊误集解》三卷　元·戴起宗著

《增辑难经本义》二卷　元·滑　寿本义　周学海增辑

《中藏经》三卷附方一卷　汉·华　佗著

《内照法》一卷　汉·华　佗著

《诸病源候论》五十卷　隋·巢元方撰

《脉因证治》四卷　元·朱震亨著

《小儿药证直诀》三卷 宋·钱 乙著

《阎氏小儿方论》一卷 宋·阎孝忠著

《小儿瘢疹备急方论》一卷 宋·董汲著

二集：

《脉义简摩》八卷 周学海撰辑

《脉简补义》二卷 周学海著

《诊家直诀》二卷 周学海著

《辨脉平脉章句》二卷 汉·张 机撰 周学海章句

《内经评文》三十六卷 周学海评注

《读医随笔》六卷 周学海著

《诊家枢要》一卷 元·滑 寿著 周学海注

《脏腑标本药式》一卷 金·张元素著 周学海校正

《金匮钩玄》三卷 元·朱震亨著 周学海评注

《三消论》一卷 金·刘完素著 周学海注

《温热论》一卷 清·叶 桂著 周学海注

《幼科要略》二卷 清·叶 桂著 周学海注

《评点叶案存真类编》二卷 清·叶桂著 周学海类评

《印机草》一卷 清·马元仪著 周学海评注

三集：

《评注史载之方》二卷 周学海评注

《慎柔五书》五卷 明·胡慎柔撰 周学海评注

《韩氏医通》二卷 明·韩 悉著

《伤寒补例》二卷 周学海著

《形色外诊简摩》二卷 周学海撰辑

《重订诊家直诀》二卷 周学海著

版本：1.清光绪十七年至宣统三年(1891－1911)建德福慧双修馆汇印本；

2.1936年建德周学熙以家刻原本(福慧双修馆刊本)影印；

3.1984年江苏广陵古籍刻印社据福慧双修馆刊本影印。

《周氏医学丛书》各部著作编著及雕版时间

通过《周氏医学丛书》所辑各部著作的序言、书籍护页题记以及书尾记载，可以了解到著作的编著和雕版印刷时间。编著时间姑且按照原本记载不变，加以公元纪年；雕版印刷时间亦依原刻，加以公元纪年。如下所记：

(一)校刊医书十二种

《周氏医学丛书》初集中所载医书十二种，光绪辛卯(1891年)仲秋池阳周氏校刊。

(二)周学海评注医书

滑寿《诊家枢要》 评注时间未详。

张元素《脏腑标本药式》 评注时间未详。

朱震亨《金匮钩玄》 光绪甲午仲冬十二月(1894年)。

刘完素《三消论》 评注时间未详。

叶桂《温热论》 评注时间未详。

叶桂《幼科要略》 评注时间未详。

叶桂《叶案存真类编》 光绪癸巳八月(1893年)。

马元仪《印机草》 评注时间未详。

史堪《评注史载之方》 评注时间未详。

胡慎柔《慎柔五书》 评注时间未详。

韩悉《韩氏医通》 评注时间未详。

(三)周学海所著医书

1.周澄之《脉学四种》

《脉义简摩》 光绪壬辰新秋(1892年)。

《脉简补义》 光绪壬辰新秋(1892年)。

《诊家直诀》　编著时间未详。

《辨脉平脉章句》　光绪癸巳上元后五日(1893年)。

版本:《周氏医学丛书》　汇印本、影印本;

清光绪二十二年(1896年)刊本(《周氏医学丛书》单行本)。

2.《形色外诊简摩》　光绪甲午仲冬(1894年)。

版本:《周氏医学丛书》光绪庚戌春日福慧双修馆雕版(1910年)及其影印本;

1960年人民卫生出版社校点本;

1983年江苏科学技术出版社校注本。

3.《内经评文》　光绪二十二年丙申新春人日(1896年)。

版本:《周氏医学丛书》　光绪戊戌皖南建德周氏藏版(1898年)及其影印本。

4.《读医随笔》　光绪戊戌暮春(1898年)。

版本:《周氏医学丛书》　光绪戊戌皖南建德周氏藏版(1898年)及其影印本;

《中国医学大成》　1936年岳麓书社出版;

1983年江苏科学技术出版社校注本。

5.《重订诊家直诀》　编著时间未详。

版本:《周氏医学丛书》　光绪庚戌春日福慧双修馆雕版(1910年)及其影印本;

《中国医学大成》　1936年岳麓书社出版。

6.《伤寒补例》　光绪乙巳孟冬(1905年)。

版本:《周氏医学丛书》　光绪庚戌春日福慧双修馆雕版(1910年)及其影印本;

《中国医学大成》　1936年岳麓书社出版。

由此可见,《周氏医学丛书》初集校刊古医书十二种,首刻于清光绪十七年辛卯(1891年),其后陆续将周氏评注的有关著作及周氏所著医书付梓;宣统三年辛亥秋十月(1911年)终得大成,全部由安徽建德福慧双修馆雕版印刷刊行。

福慧双修馆刊行的《周氏医学丛书》正文半叶11行,行21字,栏框四周双边。版心白口,单鱼尾,其上记书名,下为卷数,再下方刻有页数。1936年影印本首页为“清史列传”记载周学海事迹;次页有周学熙影印《周氏医学丛书》序。

三、周学海学术思想

评注阐发《黄帝内经》

周氏研究医学,始于《黄帝内经》,认为“《素问》、《灵枢》,医之祖也,即文之祖也”。因此对《内经》义理法度深入探讨,分析文理、医理,以著《内经评文》;并对《内经》中之精髓关键之处详细阐述,而记于《读医随笔》;更加将《内经》理论体系对人体生理、病理、诊断、治疗等方面的认识贯串于周氏所著医书之始终,“内益于身心性命,外裨于文章功力”;为周氏成为一代名医奠定了坚实的基础。

(一)品评文理阐发医理

《内经评文》三十六卷分为《内经评文素问》、《内经评文灵枢》两部,仍按原《素问》、《灵枢》篇目次序进行评注。周氏自幼沉酣经史词章之学,故在品评文章中重于经文结构、文理神韵的研究为其一大特色。评文以旁注、夹注、篇末小结形式,对《内经》全文逐篇分节分段予以评说,以使经文文理清晰,层次分明,井井有条,便于深刻领会经义。例如“阴阳应象大论”为《素问》著名篇章,读者读之,每有望洋兴叹之感。

周氏评文按照经文思路，指点前半篇“重发阴阳”，“以明治病求本之义”，“为立论本旨”，其中，一一道明阴阳“以体象言”、“以性情言”、“以功用言”、“叙无形之阴阳”、“叙有形之阴阳”、“叙阴阳之变”、“叙天地之道”、“叙人身清浊”、“叙物性之气味”、“叙病变”等。后半篇“重发应象”，“从四时说到人身应四时阴阳，各有纪纲”，其中分叙四时五脏阴阳，评注“所生”、“所主”、“所胜”、“所伤”；“实发象字，遥应篇首求本”，再“叙阴阳之变”、“紧承配天配地”、“补叙诊法”、“叙治法”，终末“应篇首治字，结束通篇，收局宽博有余”。读来主题明确，条分缕析，令人耳目一新，回味无穷。篇末小结点题：“象者，天地、日月、四时、万物、脏腑、经络、四肢、爪发皆是也，皆不离乎阴阳也。篇中句句是阴阳，即句句是应象，中间罗列极富，头绪极繁，却处处以整齐之笔出之，此驭繁之捷法也。”此论医理透彻清晰，并指出“前半重发阴阳，分正变两意；后半重发应象，分体用两意。体即象也，用药调治之道也。一大篇中包数小篇，而起伏转折，线索一丝不乱。文有三快：义理透快，笔气雄快，读一篇而全书之纲领条目无不毕具，更为之大快”。此论文理，飘逸潇洒，寓文于医，可谓其长。篇中尚有注疏，例如，“九窍为水注之气”，周氏注曰：“当是器字，本经‘气’、‘器’每通用，如‘阴器’多作‘阴气’”。“阴阳者，万物之能始也”一句，注曰“能当作终”。文中颇为费解之处，经周氏评注，令人顿开茅塞。评文中常用“挺接”、“一顿”、“分叙”、“总冒”、“缴上”、“起下”等词，便于通读记忆，且利于研求经旨。

犹为可贵的是，周氏虽对《内经》颂扬有加，但亦敢于勘误求真，实非抱残守阙者之所及。书中对《内经》提出错简、脱衍、讹误等有百余处，例如，对《素问·通评虚实论》：“暴厥而聋，偏塞闭不通，内气暴薄也，不从内外，故瘦而留著也”中的“瘦”字，注曰“为瘅之讹也”，颇为妥切，足见周氏知识渊博、治学严谨之风格。

(二)气血精神论

周氏在《读医随笔》卷一“证治总论”篇中专题发挥“气血精神论”，卷二上“气能生血血能藏气”，又重点论述了气血之间的关系。气血精神是人体构成生命和维持生命活动的基本物质及其功能，故周氏极其重视，列专篇以阐发之。他将气血精神概括为三气、四精、五神，“凡此十二者，为之大纲，而其变则通于天地万物，而不可以数纪”。

1.气有三，主于命门。周氏论气，分类为三，曰宗气、营气、卫气。他将散在《内经》各篇中有关气的论述汇集会通，概括气的总义为“气也，无形而有机者也，以其机之所动，有三焦之分出也”。气作为生命物质，其特性是“无形”、“运动”，其源出三焦。其中，卫气本于命门，达于三焦，以温肌肉、筋骨、皮肤，慓悍滑疾，而无所束；营气出于脾胃，以濡筋骨、肌肉、皮肤，充满推移于血脉之中；宗气为营卫之所合，出于肺，积于气海，行于气脉之中，动而以息往来。文中援引柯韵伯所论“元气”，谓营气、卫气、宗气是分后天运用之元气而为三；太阳膀胱之气、太阴肺金之气、少阳三焦之气是分先天运行之元气而为三。后者颇觉牵强，但前者元气分为宗气、营气、卫气比较符合“气一元论”的观点。气的生理功能，则“卫气者，热气也。凡肌肉之所以能温，水谷之所以能化者，卫气之功用也”。“营气者，湿气也。凡经隧之所以滑利，发肤之所以充润者，营气之功用也”。“宗气者，动气也。凡呼吸言语声音，以及肢体运动、筋力强弱者，宗气之功用也”。周氏对于卫气、宗气功用的认识，切于医理，堪称名句，故常为现代中医理论研究所引用。三气“虚实相胜”之病变，文中有大段文字阐述，其大意为“卫气有寒热病；营气有湿病、燥病；宗气有郁结病，有劳倦病”。可谓言简意赅。

“气之主，主于命门”，周氏此说源于《难经》。《难经》所论“气者，人之根本也”；又曰：“脐下肾间动气者，人之生命也，十二经之根本也，故名曰原。三焦者，原气之别使也，主通行三气，经历于五脏六腑”。可为气主于命门之理论根据。

2. 精有四，主于肾。周氏论精，分类为四，“精之以精、血、津、液，列为四者”。何以四者皆赅于精？主要是依据精的概念：“精者，有形者也，有形则有质，以其质之所别，有四等之不同也”。四者特性皆“有形”、“有质”，故从属于精，但因其质各自不同，故判为四名。“血之质最重浊；津之质最轻清；而液者清而晶莹，厚而凝结，是重而不浊者也；精者合血与津液之精华，极清极厚，而又极灵者也”。四者形质不同，故其生成、功用亦各自不同。“血者，水谷之精微，得命门真火蒸化，以生长肌肉、皮毛者也”。“精者，血之精微所成，生气之所依也……髓与脑，皆精之类也”。“津亦水谷所化，其浊者为血，清者为津，以润脏腑、肌肉、脉络，使气血得以周行通利而不滞者此也”。“液者，淖而极厚，不与气同奔逸者也，亦水谷所化，藏于骨节筋会之间，以利屈伸者”。精、血、津、液四者亦作为生命物质，为人体生命活动所必需。精、血、津、液易于亏耗，故其病变多见于此，《灵枢·决气》所论精脱、血脱、津脱、液脱为之例证。

“精之主，主于肾”，源于《内经》。“上古天真论”：“肾者主水，受五脏六腑之精而藏之”；“六节脏象论”：“肾者主蛰，封藏之本，精之处也”。为历代名家所遵循之论，周氏不过反复强调而已。

3. 神有五，主于心。周氏论神，据五脏所藏，为魂、魄、意、智、志。“神者，无形无机而有用者也，以其用之所成，故推见五性之大本也”。神的含义与精、气不同，主要贵在“有用”，即生命活动的体现，以体现作用不同，而分为五。五神的物质基础为气血，藏之于五脏，而外应五志，故曰“五神者，血气之性也。喜、怒、思、忧、恐，本于天命，人而无此，谓之大痴，其性死矣”。神欲静，静则神藏，静则养神。神的正常与否在于五脏，五脏气血充盛则神藏，气血失调则神病。反之，神病亦可伤及五脏。周氏称喜、怒、思、忧、恐为“五性”，并分叙“五性之相制”，即悲胜怒，恐胜喜，怒胜思，喜胜忧，思胜恐；“五性之病机”即怒则气上，喜则气缓，悲则气消，恐则气下，惊则气乱，思则气结；“五性之病之虚实”即肝气虚则恐，实则怒；心气虚则悲，实则笑不休；以及五性之病因、病形与其死期，源出于《灵枢·本神》。并提出“脾、肺、肾三脏，不言神病者，已具肝、心二脏之病之中，可推而知也”。明确神病多见于肝、心二脏，而脾、肺、肾三脏涵盖其中，并非不病。周氏又言“神病多征于梦”，如《灵枢·淫邪发梦篇》所言，可见其论细致周到。

“神之主，主于心”，源于《内经》，“灵兰秘典论”等篇皆有论及。周氏在着重论心为神主的同时，亦称“脑又神之会也，故凡有思忆，则目上注”，颇为可取。然而，又谓神“复从于胆”，并引《素问·奇病论》：“口苦者，病名曰胆瘅……此人者，数谋虑不决，故胆虚气上溢，而口为之苦矣”，以及“六节脏象论”凡十一脏皆取决于胆也，华佗谓“胆实热则精神不守”，从而证之“心胆神之主”，此说似觉牵强，不敢苟同。

4. 气能生血，血能藏气。周氏著作，不仅遍阅中医经典及各家著作，而且参考了19世纪末叶西医学著述。关于气血相关的论证，在生理上，气能生血，生血之气为营气，其“发源于心，取资于脾胃”，心生血，脾统血,所以能生血、统血之机理,谓"以其脏气之化力能如此",故营盛即血盛,营血相依为命,不可分离。而血能藏气,藏于血中之气为卫气、宗气,其气具有"慓悍滑疾"之性,行而不止,散而不聚,且血之质为气所恋,血可与气相裹结而使之不竟行竟散,又血之所以维气,以其中有肝肾之敛性使然,故血盈即藏气。在病理上,气虚"以其气力已怯,不能鼓化血汁",故气虚则血少,营衰即血衰。而脱血则"血不足以维其气,以致气不能安其宅",故血少则气散。在治疗中,"血虚者,当益其气;气暴者,尤当滋其血"。

气血精神相互关联,密不可分,故周氏论曰:"大气者,精之御也。精者,神之宅也。神者,气与精之华也"。又论三气、四精、五神,"此十二者,尤必以营卫为之宰"。三气为阳,而营为阳之阴,以气与津并;四精为阴,而津为阴之阳,以津随气行。气中有津,气津不离。气行之乱,大率卫强营弱,营为卫扰,卫为营滞,营卫相干,而有漏汗、水肿、痰壅、血滞、出血,怒狂之变;营竭道涩,卫气内伐则不瞑;营盛肤湿,卫气久留则多卧等,从生理、病理方面以证气血精神为营卫所主宰,此为周氏之创见,亦有一定道理。

(三)升降出入论

升降出入是气机运动之最基本形式,天地之气、人身之气的运动莫不如此。升降出入理论出于《内经》,后世医家加以发扬光大。周氏《读医随笔》卷一"升降出入论"将《素问·六微旨大论》关于升降出入的理论冠于篇首,接叙王冰之注、河间之说、东垣之论、吴瑭之辨等,则升降出入理论源流几乎阐发无余。此时,周氏进一步概括其义:"升降出入者,天地之体用,万物之橐龠,百病之纲领,生死之枢机也"。可谓是对气机升降出入理论重要性的高度评价。继而更举天地之气、人身之气、脉象、病机、治疗,一一条析。论述之中,多以气之运行释升降出入,直行以升降,横行以出入,所谓"《内经》升降息则气立孤危,言直也;出入废则神机化灭,言横也",对于阐发升降出入理论有所裨益。

1.天地之气升降出入。天地四时之气,春生夏长秋收冬藏,其行至圆,如轮之转旋,循环往复,"斡旋之机妙"正在于气机升降出入。例如,冬气横敛已极,则先从春气自下而上之直行以活其机,继以夏之横散;夏气疏散已极,则先从秋气直降,继以冬之横敛。"升者未尝不可以直降,降者未尝不可以直升";"散者未尝不可以横敛,敛者未尝不可以横散",即升已而降,降已而升,升中有降,降中有升,出入寓于升降之中,升降寓于出入之内,出入中复有出入。但"转旋之机不可骤",犹"春日未尝无秋风,而春之后,决不可继以秋也;夏日未尝无冬风,而夏之后,决不可继以冬也",从而维持大自然之四时阴阳更替、生态协调平衡。

2.人体之气升降出入。气机升降出入运动时刻推动和激发着人体的各种生理活动。"人身肌肉筋骨各有横直腠理,为气所出入升降之道"。周氏引用河间之言:"玄府者,无物不有,人之脏腑、皮毛、肌肉、筋膜、骨髓、爪牙,至于万物,悉皆有之,乃出入升降道路门户也。经曰:升降出入,无器不有。故知人之眼、耳、鼻、舌、身、意、神、识,能为用者,皆由升降出入之通利也"。以概升降出入运动对于人体是何等重要。进而提及呼吸"无一瞬或停者",为气机升降出入运动使然;饮食水谷"常出三而入一,故谷不入,半日则气衰,一日则气少矣"。是为出入之数;"阳在外,阴之使也;阴在内,阳之守也"等《内经》所言,乃出入之机。关于五脏六腑的气机升降出入,则引数家之说,曰肝气升、心气浮、肺气降、肾气藏;或曰左升右降,脾胃中气为之枢纽等。周氏对此进行评论:“止论升降,不论出入,是已得一而遗一,况必以升降分属左右,则尤难通之义也。左右俱有阴阳,俱有升降”。并直言不讳:“气之开合,必有其枢。无升降则无以为出入,无出入则无以为升降,升降出入,互为其枢者也”。脏腑的生理功能无非是升其清阳,降其浊阴,摄入所需,排出所弃,故升降出入运动是脏腑的特性。

人与天地相参相应,人体之气必须应四时之气的升降出入,以调神气。故周氏引李东垣之论“圣人治病,必本四时升降浮沉之理”以证之,并提出“夫人之身,亦有四时天地之气,不可只认在外,人亦体同天地也”。

3.脉象升降出入。气机升降出入表现于脉象,以三部九候论,三部寸关尺,“以候形段之上下,以直言之也”。以人迎气口论,气口候阴主中,人迎候阳主外。以脉法论,“左寸心、关肝、尺肾,右寸肺、关脾、尺命,亦言直也;三菽肺,六菽心,九菽脾,十二菽肝,按至骨肾,亦言横也。升降出入,虽分横直,统归于阴阳之嘘吸而已”。气机升降出入正常,则脉象以应四时有弦、钩、毛、石而从容和缓之动;从三部九候、人迎气口及各部所主脏腑可诊而知之,知常达变。以病脉论,病在上则见于寸,病在下则见于尺,病在里则见于沉,病在表则见于浮。里寒表热,则沉紧浮缓;里热表寒,则沉缓浮紧。上虚下实,则寸小尺大;上实下虚,则寸强尺弱。扁鹊所谓“阳脉下坠,阴脉上争,会气闭而不通,阴上而阳内行,下内鼓而不起,上外绝而不为使,上有绝阳之络,下有破阴之纽”之脉乱,《难经》所谓“至脉从下上,损脉从上下”之损至之脉等,皆为气机升降出入异常,而脉象为之有变的表现,在诊断疾病、辨别证候时具有重要的应用价值。

4.升降出入异常病机。气机升降出入异常而导致人体各种病理变化,称“气机失调”。气机失调归纳为气机郁滞、气逆、气陷、气闭、气脱等方面。气机升降出入运动流通郁结不畅为气机郁滞;气应下而反上或气应上而反下之升降异常为气逆或气陷;气应外达而反内闭或气应内守而反外脱之出入异常为气闭或气脱。周氏论曰:“内伤之病,多病于升降,以升降主里也;外感之病,多病于出入,以出入主外也。伤寒分六经,以表里言;温病分三焦,以高下言,温病从里发故也。升降之病极,则亦累及出入矣;出入之病极,则亦累及升降矣。故饮食之伤,亦发寒热;风寒之感,亦形喘喝。此病机之大略也。”从综合病机概括,推及具体病证病机,例如,偏枯,“是横病,不是直病”,“横气不能左右相通”,故发为半身不遂,汗出偏沮之病。而痿证是“直气不能上下相济”,故发于下肢痿弱不用之病。虚劳为“真气不能布于周身”。“阴气先伤,则吸力先微,内不能至肾,至肝而还,而有骨痿之事矣;若阳气先伤,则呼力先微,外不能至肺,至心而还,而有皮聚毛悴之事矣”。此外,喘咳、尸厥、劳痹、积聚、痈疽、麻木、疼痛等,皆气机阻滞结塞等病机所致。《素问·举痛论》曰:“百病生于气也,”“怒则气上,喜则气缓,悲则气消,恐则气下,寒则气收,炅则气泄,惊则气乱,劳则气耗,思则气结”。外感六淫、内伤七情、饮食劳逸诸因素皆可引起气机失调,气机失调则发为各种病证。

5.调理气机治法。周氏论及调理气机之治法,首先着重“必明天地四时之气,旋转之机,至圆之用,而后可应于无穷”。调理气机升降出入之大法,为“气之亢于上者,抑而降之;陷于下者,升而举之;散于外者，敛而固之；结于内者，疏而散之”。又应辨别病情浅深轻重，气机失调较深重，则不可以径行，若直升、直降、直敛、直散，多致败事；当曲而治之，为治法之要妙。例如，审气逆之有余不足，有余则先疏而散之，后清而降之；不足则先敛而固之，后重而镇之。审气陷之有余不足，有余则先疏而散之，后开而提之；不足则先敛而固之，后兜而托之。气郁于内，有余则攻其实而汗自通，可先用承气，后用桂枝；不足则升其阳而表自退，可用升麻、柴胡益气升阳之类。气散于外，有余之自汗由肠胃之实所致者，当下其实而阳气内收；不足之自汗由脾肺之亏而表虚所致者，当宣其阳而卫气外固。

升降出入之治法“用之不可太过”，升发太过，不但下气虚，而里气亦不固，气喘者将有汗脱之虞；降逆太过，不但上气陷，而表气亦不充，下利者每有恶寒之证；收敛太过，不但里气郁，而下气亦不能上朝；疏散太过，不但表气疏，而上气亦不能下济。故医生必须明于升降出入之机，以协调平衡为要，矫枉过正，则变生他病。

升降出入之治法又当“先求邪气之来路，而后开邪气之去路”。病在升降，举之、抑之；病在出入，疏之、固之；或病在升降而斡旋于出入，或病在出入而斡旋于升降。在上禁过汗，在内慎攻下，此为阴阳盈虚消长之理。

升降出入治法常用中药：升麻、柴胡、人参、黄芪，令气直升；芒硝、大黄、枳实、厚朴，令气直降；五味、山萸、金樱子、覆盆子，令气内敛；麻黄、桂枝、荆芥、防风，令气外散。可为临床参考应用。

（四）承制生化论

承制生化是五行理论的核心内容，广泛应用于说明人体生理、病机、诊断、治疗等多方面。周氏《读医随笔·承制生化论》专题阐述了这一理论，说理明确，颇有发挥。

1．承制生化为天地万物运动不息而协调平衡的内在机制。承制生化论源出《素问·六微旨大论》“承乃制，制则生化”。周氏认为，“所谓承者，非从其外而附之，乃具其中而存之者也”。“制也者，万物之所以成始而成终也”。承制是万物内部所存在的固有的规律，由此以有生化、有始终。并强调“承者，隐制于未然，斯不待其亢而害，消于不觉矣”，“其制也，非制与既亢之后也”。承与制密切相关，承隐制中，制在承内。例如，“火承以水，则火自有所涵而不越；水承以土，则水自有所防而不滥；土承以木，则土自有所动而不郁；木承以金，则木自有所裁而不横；金承以火，则金有所成而不顽”。承制相克能有效地防止事物过于亢盛而为害，其结果是有利于生化，“既防亢害之后，而又开生化之先”。例如，“木得金制，则不致横溢而力专于火”；“火得水制，则不致涣散而精聚于土”，则有利于万物之生，为制中有生。“木亢不成火，以其湿也，得金制之，则木燥而火成”；“火亢不成土，以其燥也，得水制之，则火湿而土成”，则有益于万物之化，为制中有化。如此，生中有制，制中有生，五行之间相互生化，相互制约，为“诸乾坤阖门阓阴阳不测之妙”。

2．亢害承制理论应用于运气胜复。承制生化论言万物之常、人体之常；承制生化之变则为万物之害、人体之病。亢害承制理论应用于运气胜复，“所谓胜者，亢之害也；所谓复者，承之制也”。例如，风伤肝，燥胜风；热伤气，寒胜热；湿伤肉，风胜湿；燥伤皮毛，热胜燥；寒伤血，湿胜寒，为胜之气。而风胜则动，热胜则肿，燥胜则干，寒胜则浮，湿胜则濡泻，甚则水闭胕肿，为胜之病证。复之机则为“有余而往，不足随之；不足而往，有余随之”。胜复之大数为

“侮反受邪，侮而受邪”，即相乘相侮恃强凌弱为胜，而递相承制克其偏亢为复。

3.亢害承制理论应用于辨证论治。亢害承制理论应用于说明病机，则有承制之虚实。承制之实言其常，“实者能生能化”；承制之虚言其变，“虚者不能生化”。周氏宗河间《素问玄机原病式》之旨，论及承制之虚，“所谓五行之理过极，则胜己者反来制之”。例如，火热过极，反兼于水化，犹疮疡属火，而反腐出脓水；谷果肉菜，热极则腐烂，溃为污水之类。病机理论又有顺化（传化）、对化，“必极而后化”；亦有兼化（虚化）、合化（实化）等，皆与五行承制生化密切相关，深究其理，对于辨证施治具有重要的指导意义。承制生化论应用于治病，则“于承制之实，必能安其屈伏，而始有防微之功；于承制之虚，必能察其本原，而后为见真之智也。且夫五行之相生相制也，万物由此而成，万法由此而出”。例如桃为肺之果，核主利肝血；杏为心之果，核主利肺气：皆制化之理。故文中曰：“盖天地所生之万物，咸感五运六气之生化，明乎阴阳生克之理，则凡物之性，皆可用之而生化于五脏六腑之气矣。”治病应用此理，以调节阴阳五行协调平衡。火性炎上，当以水制，可用“似得寒水正化”之大黄，又可用润下药物。“五行之体，以克为用”，掌握承制生化理论，临证自能灵活运用，随机应变。

承制生化论应用于制方，则有柯韵伯论四神丸方义为例证。四神丸治疗脾肾阳虚之五更泻，其病机为脾虚不能制水；肾虚不能行水；命门火衰，不能生土；少阳气虚，无以发陈。故方中二神丸，即补骨脂辛燥入肾以制水为君；肉豆蔻辛温入脾，以暖土为佐。五味子散，则五味子酸温，以收坎离耗散之火，少火生气以培土为君；吴茱萸辛温，顺肝木欲散之势，为水气开滋生之路，以奉春生为佐。二方合用为四神丸，二神丸是承制之剂，五味子散是化生之剂，“此制方之法，必本于五行承制生化之理”。药物又有气味之用，互有生化。例如，取气寒以治热，而不知寒之苦者入心化火；取气热以治寒，而不知热之咸者入肾化水等，故“用其味者，必审其气；用其气者，必防其味”。制方应用必须遵循承制生化规律，方能取得事半功倍的治疗效果。

承制生化理论如此重要，故周氏谆谆教诲曰：“业医者，必讲求亢害承制生化六字，而善用之，于是每遇一病，可以逆而制之，亦可顺而导之，调其气使之平，而生化之常复矣”。

（五）虚实补泻论

周氏在《读医随笔》“虚实补泻论”、“病后调补须兼散气破血”、“发明欲补先泻夹泻于补之义”等篇论及虚实证治规律，谓之“虚实者，病之体类也。补泻者，治之律令也”。虚实为辨证纲领之一，而虚补实泻又是其证治的基本大法。

1.虚实辨证，状各不同。虚实辨证医籍中其义甚繁。例如，以正气盛衰分虚实、以邪盛正衰分虚实、以病或不病分虚实、以病在气分血分无形有形分虚实、以病之微甚分虚实、以病之动静分虚实、以病之新久分虚实、以寒热分虚实、以五脏病证传变分虚实等，而虚实之大法当据《素问·通评虚实论》“邪气盛则实，精气夺则虚”来辨证。又有虚实夹杂者，皆当详细鉴别。

虚实辨证见于《内经》、《难经》、《伤寒论》等诸书之中。例如，华佗《中藏经》载有五脏之虚、五脏之实、腑虚、腑实之证，除各种症状表现外，当诊其脉，观其经，看在何部、何经，而断其脏腑。又有上虚、上实、下虚、下实之病证，状各不同。日·丹波元云：“尝论列虚实夹杂之证治，甚为明备。其文曰：为医之要，不过辨病之虚实也已。虚实之不明，妄下汤药，则冰炭相反，坐误性命，是以临处之际，不容毫有率略矣。”此外，“至虚有盛候，大实有羸状者，诚医之所难也”。“唯医之所最难者，在真实真虚，混淆糅杂者而已”。真虚假实或真实假虚，关键在于辨证，假证发露，抑遏真情，只要用心体察，辨其疑似，自可判断，而不难处治。虚中兼实或实中兼虚，必须精虑熟思，能析毫厘，而其情其机，始可辨认。及其施治，则补泻掣肘，而为棘手。又有自实而生虚、自虚而生实之虚实相因病证，表里上下之病例亦不可不知，不可不辨。

2.虚实补泻，机圆法活。“虚实既辨，则补泻可施”。补泻之法，以八法而言，则汗、吐、下为泻法；温、清、和为补法。又有正补、正泻法，如四君补气、四物补血之类；有隔补、隔泻法，如虚则补母、实则泻子之类；有兼补、兼泻法，如调胃承气、人参白虎之类；有以泻为补、以补为泻法，如攻其食而脾自健、助其土而水自消之类；有选用攻补法，如补泻两方，早晚分服，或分日轮服之类；有并用补泻法，兼补、兼泻法等。要之，治虚之道，“当先顾正气，正气存则不致于害，且补中自有攻意，盖补阴即所以攻热，补阳即所以攻寒”。治实之道，“当直攻其邪，邪去则身安”。

补泻用药，可从《素问·脏气法时论》本五脏苦欲之性而治之。“其文曰：肝苦急，急食甘以缓之；心苦缓，急食酸以收之；脾苦湿，急食苦以燥之；肺苦气上逆，急食苦以泄之；肾苦燥，急食辛以润之”。“肝欲散，急食辛以散之，用辛补之，酸泻之；心欲软，急食咸以软之，用咸补之，甘泻之；脾欲缓，急甘以缓之，用苦泻之，甘补之；肺欲收，急食酸以收之，用酸补，辛泻之；肾欲坚，急食苦以坚之，用苦补之，咸泻之”。亦可根据运气学说司天、在泉六气之胜复，以明补泻。

周氏论述虚实补泻法颇具特色之处为：第一、“病在气分而虚不任攻者，补其血而攻其气；病在血分而虚不任攻者，补其气而攻其血”。病在气分，可径汗、径下，以邪气虚悬气分，无所滞着，可随汗、下而出；邪浸血分脉络曲折之处，粘滞不通，不易泄出，必须提归于气分，然后尽之。提归之法：有用缓缓撑托，屡使微汗，以渐达于表；有用滋血生津，使津液充盈，浮载邪气于表，然后一汗而尽之；有用轻轻攻下，屡使肠胃清空，膜络邪气逐节卸入肠胃，以渐而净；有用酸涩收敛之品，于大黄、芒硝、牵牛、巴豆之剂中，举吸肠胃膜络之邪而俱下；有用补血益气之法以运之；有用破血化淤之法以搜之，使邪撑出气分而后易出。

第二、“病久气血推行不利，血络之中必有瘀凝，故致病气缠延不去，必疏其络而病气可尽”。例如，叶天士谓久病必治络；朱丹溪治久病，必参解郁法；滑伯仁谓每用补剂，参入活血通络之品，其效更捷；史载之之方多用三棱、莪术；王清任之方多用桃仁、红花等，皆可效法。

第三、补泻“大旨总视胃气之盛衰有无，以为吉凶之主”。尤其“邪盛正虚、攻补两难之际，只有力保胃气，加以攻邪，战守具备，敌乃可克”。谷气犹如饷道，饷道一绝，则万众立散；胃气一败，则百药难施。保胃气之法，“益阴宜远苦寒，益阳宜防增气，祛风勿过燥散，消暑毋轻下通，泻利勿加消导，滞下之忌芒硝、巴豆、牵牛，胎前泄泻之忌当归，产后寒热之忌黄连、栀子，疔肿痈疽之未溃忌当归，痘疹之不可妄下，其他内外诸病应投药物之中，凡与胃气相违者，概勿施用”。胃气得存，加以攻邪，其病可愈。

第四、“凡服补益者，必先重服利汤，以攘辟其邪，以开补药资养之路也，或间攻于补，必须攻力胜于补力，此非坏补药之性也”。例如，服参、术、芪、地而中满，总因虚弱,中气不运,肠胃必积有湿热痰水,格拒正气,使不流通;补药性缓守中,入腹适与邪气相值,不能辟易邪气,反助邪为患。痰盛之人,不宜贪服辛热之剂,不如用苦涩沉降之剂,轻轻频服,以吸摄膜络之浊恶,挟之而俱下,斯胃中常时空净,而可受温补。

第五、"富病属气血之郁滞,贫病属气血之匮乏","富贵安逸者之气滞,必待重施攻散","治贫病,佐以参、术、归、地,其效甚捷"。

周氏关于虚实补泻之论,结合经典理论、诸家之说于个人历验,其意可师,其论可行,至今仍有重要的指导意义和应用价值。

拾遗发覆《伤寒论》

《伤寒论》为中医经典著作,虽传世不朽,百家莫及,但某些叙证过于简单,常与方药不相对,令初学者难读难释。周氏先读《内经》、《难经》,接读《金匮》,参以《外台》、《千金》等著作,并结合临诊体会,有见辄录,积久成帙,名曰《伤寒补例》,并在《读医随笔》中亦多有议论。

(一)三阴三阳表里说

《伤寒论》理论核心在于六经辨证。六经即太阳、阳明、少阳、太阴、少阴、厥阴,为三阳、三阴之合称。对于三阴、三阳之名义,前人注解众说不一。周氏在《伤寒补例》"三阳三阴分经名义"、"伤寒论读法十四条"等篇中指出,阴阳之义"有体之阴阳,有性之阴阳,有气之阴阳,有象之阴阳,有数之阴阳,有部位之阴阳,有功用之阴阳,有角立之阴阳,有相生之阴阳,有交变杂错之阴阳",即"凡属对待之象,皆可命以阴阳",万象可通于一义,而不能拘于一义。三阴三阳名义亦是如此:若以经络、脏腑而论,则"经络之三阴、三阳,以其所行之部分表里言之","脏腑之阴阳,以其脏腑之本气刚柔清浊言之"。若以气血清浊而论,则三阳经之气血,亦运行于三阴;三阴经之气血,亦运行于三阳,故"气血之阴阳,当各从脏腑之本体求之,与分经之阴阳,两不相涉"。此外,还有以六气、或脉象等释三阴三阳者,皆颇牵强附会,不可取之。

周氏论及三阴三阳本,义起于分野。《伤寒补例·三阴三阳分经名义》开篇言明:"经也者,分野之谓也,犹孟子所谓经界,在人身谓之部位,无专物而命物者也"。可见在人体分野与部位意义相近。《读医随笔》卷二"三阴三阳名义一"指出:"人身三阴三阳之名,因部位之分列而定名",《伤寒补例·伤寒论读法十四条》:"须知三阴三阳,只是经络表里之雅名"等论述,则明确了三阴三阳的部位实质即"表里"二字,所谓"只因分野、方位、表里以定名"。表里之说,则"有形层之表里,有经络之表里,有脏腑之表里,有气化之表里"。三阴三阳与气血阴阳、脏腑阴阳、六气阴阳等俱有相涉,而重在"形层表里","形层即皮肤、肌肉、筋骨,所谓部分"。那么,"三阳三阴必分立诸名,而后便于讨论病机焉"。这就是周氏所以一论再论三阴三阳名义的所在。

(二)伤寒伏气发病说

伏气源于《素问·阴阳应象大论》中"冬伤于寒,春必温病"一语。其后,《伤寒论·伤寒例》中亦论之,而《温热经纬》卷二有"仲景伏气温病篇"、"仲景伏气热病篇"明确论及伏气证治。周氏提出质疑:"何得一言伏气,便专属于温病,与伤寒截然无涉"?并直接论述"伏气发病者,其机亦有二:一为触发,一为晚发"。

久寒下伏,有因新感风寒而触发,有因春月时阳上升而触发,有因饮食劳倦而触发。新感风寒触发,外证与伤寒相似而有所不同;时阳与饮食劳倦触发,外证与冬温、春温相似而有所不同。必须详细辨证,施治不误，则刻期而已。“晚发是伤寒正病”。下焦伏寒，日久化湿，留连淫溢，以渐上行，故病之来势甚缓，不似触发者之暴急。脉阴阳俱紧，口中气出，唇口干燥，踡卧足冷等，皆晚发见证。“冬月伏寒，发于春夏”或“上月伏寒，发于下月”等皆属晚发。

周氏尤其自具心得者，谓“伤寒偏死下虚人”一语，读仲景书，参以临诊，稍有领会。“伤寒重病多是下焦伏寒”一篇中指出，“夫冬伤于寒者，大率伤于下焦膝胫也”，“邪伏于下，与阳气不相冲激，得以宴然久据，侵淫于里，久而上越，过膝入腹，阳气不得安窟，乃始发病；或再加以上焦新感，则其发愈暴”。医者不知识此，误发汗、或吐或下，以致元气愈空，邪气愈盛，变证峰起，触处棘手。周氏认为，治疗伤寒“起手必察下焦元气之虚实寒热。虚而寒者，是真阳不足，即所谓下虚也，温搜兼补之。虚而热者，是燥火也，温搜兼润化之。实而寒者，重温搜之。实而热者，是邪在外络而内藏瘀热也，温搜而兼清化之。药力达于病所，使邪从何道而入者，仍从何道而出。而上焦新感之风寒，即温搜之药，自能随带而解散之”。可谓深悟仲景之道，有理有章有法。

（三）伤寒传变气化说

周氏于“伤寒论读法十四条”一篇中明确指出：伤寒传变“须将传字看得活。非邪气有脚，能自初中转变，步伐止齐也。病证变见何象，即为邪伤何经，如少阳主行津液，津液灼干，即少阳证。阳明主运渣滓，渣滓燥结，即阳明证”。他批评某些读《伤寒》之人，不谨察病证机理，而含混其词曰：邪入少阳故尔，邪入阳明故尔。并直言“当在气化上推求，不得专在部位上拘泥”。

周氏论及寒热气化之真际，认为“六经传次，本不必依仲景篇次”。不必过于拘泥前人越经传、表里传等次序，而应当根据三阳三阴的气化来分析其病机。“寒化热化，各视本体之阴阳虚实”，所谓“本体”即气化。故“少阴主下焦之气化津液，津竭气散，即见少阴证，此从热化也。从寒化者，阳气不足而下泄，寒水淫溢而上逆，总是何脏受伤，即何经见证”。

（四）合病并病真假两感有三说

周氏认为“前人分别合病并病，语多牵强”，“须识合病并病之中，有真假不同”。例如邪气未及彼经，而彼经为之扰动者，其见证亦因之不同。素胃寒者，一伤于寒，即口淡，即便滑；素阴虚者，一伤于寒，热气内菀，即喘喝，即口渴，可见未必是邪传阳明，或邪传太阴。由此观之，当是“两阳同感，谓之合病；由此连彼，谓之并病”。周氏所言合病、并病其义见长，具有一定的参考价值。

周氏发挥“两感”之义，提出“两感有三：有阴阳两感，有脏腑两感，有寒温两感”。“阴阳两感者，阴阳两经并感于寒毒也”。《内经》所谓两感，大意如此，阴阳两经同时并感，固属两感；而故寒先伏于下焦，新寒复中于上焦，亦属于阴阳两感。并且太阳少阴两病未必不兼见阳明太阴证，阳明太阴两病未必不兼见少阳厥阴证，周氏将此项亦列阴阳两感项下，可谓机圆法活，独有创意。“脏腑两感者，外经与脏腑同感于寒毒，非传腑传脏之谓也”。“寒温两感者，寒温两毒相伏，非伤寒化温，温病转寒之谓也”。此两感之说，是发挥《内经》本意，引申而来。例如，脏腑两感者，或由饮食伤于肠胃，或由呼吸入于胸中，外感风寒而合内寒上冲于肺，下侵于肾，于是恶寒发热、筋骨强痛之中，又有咳嗽、呕吐、泄泻、腹痛之苦。急者温中发表并用，缓者先救其里，后攻其表。寒温两感者，若冬月寒伏下焦，入春感于风温而发病，其证初起上见喘粗，声如瓮中，渐见面目胕肿，神识昏迷，反胃干呕。大法当先治其温，后治其寒。

周氏对合病并病、两感理论的认识，突破了前人所论述的涵义范围，予以新的解释，而且例举临诊体会、治法进行论证，有理有据，可以说是对《内经》《伤寒》理论的发挥和完善，在中医基础理论和临床实践研究中可予以借鉴。

(五)伤寒温病异同说

伤寒与温病皆为外感热病，两者有联系又有区别。前人辨伤寒、温病，有温病从里，伤寒从表；或温病分三焦，伤寒分六经等说法。周氏补充之，认为从发病类型别之，则"温病发于伏气者，由口鼻吸受，伏于膈上膜原，侵淫三焦血分。其即病者，亦由口鼻散布肺胃，消灼津液，血分浊恶也。伤寒发于伏气者，由足胫浸受，伏于筋络骨节，侵淫肌膜气分。其即病者，乃由腠理布于上焦，闭遏阳气，气分搏激也"。从轻、重、死证别之，则"伤寒重证自下而上，温病重证自上而下。伤寒死证自上而下，温病死证自下而上。伤寒在下而不上，轻证也；在上而不下，轻之轻也。温病在上而不下，轻证也；在下而不上，轻重之间，未可知也"。从证候特点别之，则"伤寒有初起即见寒死证，无初起即见热死证。其有热死者，日久失治也，否则先有温邪内伏也。温病有初起即见热死证，无初起即见寒死证。其有寒死者，日久失治也，否则先有寒邪下伏也"。从病理变化别之，则热传阳明，伤寒、温病始异终同；但寒传太阴，则两者迥异。

伤寒、温病的病因、病机、发病、病证各异，南北伤寒、温病治疗大法亦有不同，为中医"异法方宜"、因地制宜理论的具体体现。北方天地之气化皆燥，人身呼吸腠理之间皆燥化，故治宜兼滋血舒筋。南方天地之气化皆温，人身呼吸腠理之间皆湿化，故治宜兼清血而坚筋。南人乍北，多患疟痢；北人乍南，多患伤寒、温热。故疟痢并和血行气以化湿；伤寒则宜温降而微清，温热则宜先清而后温降。

伤寒、温病又有联系，例如，伤寒伏气变为温病，非寒能化温，而是病人本体气血多热，寒伏于下，阳气不得下通，三焦菀热，日积月盛，及至发病，主要表现为三焦热象等。

此外，周氏《伤寒补例》论及伤寒杂病，如水气凌心所致疫痢、嘈黄、隐黄、疟疾、脚气等；寒入命门所致无端暴喘等病症。《读医随笔》论及伤寒证治，如少阳三禁汗、吐、下之辨，仲景方当分发表温里、清气分无形虚热、攻血分有形实邪之法等，可供临床辨证施治参考应用。

萃要钩玄脉学理论

周氏治医临证，尤重脉诊。《重订诊家直诀》自序有言"医有四科：曰脉、曰证、曰药、曰方。知脉而后知证，知药而后能方，故脉尤汲汲也"。辨证施治之中，必知脉法脉理，其后选方择药。故以汇萃百家名论，参以西说，并合以己之读书临证心得，而撰《脉学四种》，为中医诊断学脉诊理论之专著。

(一)脉学理论的搜集整理

《脉学四种》包括《脉义简摩》、《脉简补义》、《诊家直诀》、《辨脉平脉章句》。由于《诊家直诀》与《重订诊家直诀》内容颇多重复，故本书仅收入周氏《重订诊家直诀》。《脉学四种》中以《脉义简摩》居首，字数较多，阐述脉法脉理之正义；其次《脉简补义》，为《脉义简摩》之续集，补脉法脉理之余义；《辨脉平脉章句》阐发仲景脉学理论之古义；而《重订诊家直诀》则为周氏系统抒发个人观点之本义。《脉学四种》的重大贡献在于周氏对脉学理论的大量文献进行整理，并追求对脉之义理的探讨研究。《脉学四种》引用书目有中医 95 种，日本、欧西等国医学著作 4 种，从《内经》以降至清末，有关脉学理论著作之精华几乎囊括其中，鲜为人用或脉法失传者亦不肯遗漏，附录其内，可谓承前启后、继往开来之力作。

是书以《内经》、《难经》、《金匮》、《脉经》、《史载之方》，景岳《脉神》、士材《诊家正眼》、石顽《诊家三昧》、元峰《脉如》，汉皋《医存》关于脉学理论收录较多。并对于朱丹溪《局方发挥》、程郊倩《伤寒后条辨》、叶天士《景岳发挥》、陈修园《景岳新方砭》、徐灵胎《难经经释》、《医贯砭》等著作中的某些观点揆之事理，不能确信者，必叙出所以难信之故，不敢随声附和，甘受古人之欺，而自欺以欺世；但深造有得，理精义凿者，则直言不讳，不落前人窠臼，尊古而不泥古；又不自矜融会，谈理有余，征事不足，有意抨击，以炫新奇，令人钦佩之至。

周氏引用诸家医书，或将引用医家冠于其文之前，或将引用医家及书名记于其文之后，于人于己之论，毫不杂糅；《脉义简摩》、《辨脉平脉章句》等著作，凡引用经文及前贤名论皆顶书，周氏所论及其评注皆下一格以区别，这种严谨求实之文风难能可贵。

周氏引用诸书论脉，详于脉法脉理，而略于脉象主病，“脉学先求脉体，脉体即得，进求脉理，则脉之源流无不了彻，而各脉主病，无待烦言，自能应于无穷”。批评李濒湖《脉学歌诀》重于脉象主病，只求其简；而略于脉理，虽便于省记，不待思索，但却有“简而空疏，意象虚涵”之弊，故谓之“《脉学》出而脉法坏”。如此则“讲脉者无劳心苦思之功，而脉法中少心得之士”，以致成为学习脉学只图便捷，不求甚解，轻视脉理之积习。为了“挽回天下之积习，以反于大中至正之路”，周氏著《脉学四种》，并疾呼“简不为功”，反其义而用之，命己著为《脉简》，集自古阐述脉法脉理之书，博观约取，本着“考之于古而有所本，反之于身而有可信，征之于人而无不合，斯施之于病而无不明”之原则，深入钻研脉法脉理，识脉之所以然，义理可以一贯，乃可称活人之术。

（二）脉法脉理纲领

前人论脉，有二十七脉、二十八脉、三十脉等名目。周氏集各家之说，提要钩玄，概括为“位、数、形、势、微、甚、兼、独”八字诊脉纲领，著于《重订诊家直诀》和《脉简补义》之中，以饷后学。

周氏论及脉法脉理，借鉴《灵枢·邪气脏腑病形篇》以缓、急、大、小、滑、涩立纲，而以微、甚纬之之法，援引滑伯仁“察脉须识得上、下、去、来、至、止”之诀，而立“位、数、形、势、微、甚、兼、独”八法。“位、数、形、势”为正脉之提纲，称“脉之四科”。《重订诊家直诀》卷上以“位数形势”为题，论述较详。位即三部九候，或在寸，或在尺，或在浮，或在沉。数以纪数多寡，数与滑促，其数皆多；迟与涩结，其数皆少；屋漏、雀啄、虾游、鱼翔，皆属此类。形为血之端倪，脉挺亘于指下而静；势乃气之征兆，脉起伏于指下而动。形势分见互见，各有妙蕴。平人气血相融，则形势相洽，气血稍病，则形势彼此胜负。例如形微胜于气，则形劲于外，气悍于中，可见动与大；气不甚悍，可见弦与紧；气甚不足，可见细与芤。气微胜于形，则形弱于外，气悍于中，可见洪与滑；气不甚悍，可见濡与弱；气甚不足，可见散与微。形势分见，皆气血偏绝之死脉。例如，釜沸脉为血不维气，势之独见；真肝脉至、真心脉至为气不运血，形之独见。

“微、甚、兼、独”为变脉之提纲，故亦为《重订诊家直诀》卷上之题目，详加论述。微、甚者，主要体察形势，权衡轻重。兼、独

吸不利之证。若常见此脉，且兼洪弦，又有饮食肥甘厚味，房室所伤，其人身肥项短，时觉骨节不便，胸膈不舒，眼神少神，梦寐不安，久必有类中风。

此外，尚有脉隐伏不见，多为常脉者。周氏上述脉象皆为比较特殊的情况，有亲身所历，有临证所验。现代脉学书籍中很少提及，可供基础研究及临床工作参考。

（五）表里脉诊

周氏阐述诊脉部位以三部九候为主，寸、关、尺候主身之上、中、下，浮、中、沉候主经络脏腑之表里，"此以脉之纵横之部位，主身之纵横之部位"，为诊脉之大法。又以左寸候包络，关候肝胆，右寸候肺，关候脾胃，两尺以形体候肾水，以动势候命火，不分左右，为诊脉之部位。论及人迎气口，周氏经验，分为二法：其一即两手分诊法，专指痿厥、偏枯、虚损久病，营血积于一偏之所致；其二当以关前关后，即寸、尺分诊法。

周氏在《脉简补义》卷上议论"表里脉"凡四篇。一论浮为在表，沉为在里，数为在腑，迟为在脏。所谓浮沉之义有三，一以部位言，一以动力言，一以指法言，见于"说浮沉"篇。表病诊得表脉，其脉必于浮分见之，乃真在表无疑。里病诊得里脉，其脉必于沉分见之，乃真在里无疑。若不浮而沉，恐兼里证；不沉而浮，恐兼表证，犹宜再审。腑病常见数脉，脏病多见迟脉。腑病兼迟，必兼脏病；脏病兼数，必兼腑病。故浮沉迟数之脉，以定病之在表、在里、在脏、在腑，非主表里脏腑之病。

二论太过不及人迎气口。右为气口，气口主中；左为人迎，人迎主外。外之邪气盛则人迎脉大，阳气衰则人迎脉小。内之邪气盛则气口脉大，阴气衰则气口脉小。但根据病变不同，又未可概论。若阳病而阳脉小，或阴病而阴脉大者，皆为逆。

三论尺寸为表，关为里，并论病之表里。所谓尺寸为表，关为里，是指脉之表里。所谓病之表里，是指阴阳脏腑。例如，寸脉下不至关，为阳绝；尺脉上不至关，为阴绝，死不治等，为以脉之表里而言。外感六淫，在经络为表，在脏腑为里；内伤五味，在肠胃为表，在肌肉筋骨为里等，为以病之表里而言。

四论左右表里。王海藏曰：伤寒以左脉为表，右为里；杂病以右脉为表，左为里。周氏则提出：以左小于右，定正气之成败，不当专以左大于右，定邪气之微甚；以左脉察邪气之浅深，即以左脉察元气之虚实。左脉重尺，右脉重关。病气轻浅，左脉决不受伤。一切大病久病，邪气深入，元气亏甚，莫非左弱于右。其将全愈，右脉先盛，左脉后复，必将左脉复盛，乃为元根充固，其病可无虑反复。

此外，周氏还阐述了脉学理论的很多观点，例如，脉贵有神、独取寸口、三关脉体、气血形势、辨脉歇止、初诊久接不同、单诊总按不同、类似脉象辨别、妇女小儿脉诊、以及病脉、怪脉等，所记所论，内容丰富多采，较少浮泛之辞，切合临床实际，并有独具特色之处，为中医脉诊研究提供了极其宝贵的资料。

专论发挥形色外诊

周氏临诊首重于脉，但并非忽视望、闻、问诊。四诊之关系，《形色外诊简摩》自序中说得非常清楚："大望、闻、问有在切之先者，必待切以决其真也；有在切之后者，指下之疑又待此以决其真也。三法之与切脉，固互为主辅矣。三法之中，又望为主，而闻、问为辅"。四诊以望为首，以切居末，是医生诊察次序，并非有轻重缓急之别。四诊之中，取决于脉，但又必须主辅相参；其次以望为三诊之本，佐以闻、问。故《形色外诊简摩》书中特别详述于望形、望色、望舌、望五官，占全书十之八九，书末方才略点按、嗅、闻、问之法，以概其全。

（一）望诊之中形诊为上

《形色外诊简摩》分为上、下二卷，卷上专论形诊。形诊总义在于身形内应脏腑部位、身形内应脏腑病证。身形以脏腑为核心，五脏与六腑相合，内阅五官七窍，外应五体、五华，又有经络气穴相关，以外知内，以常达变，则知所病。是篇内容多辑《内》、《难》之文，论述人身身形之生理病理，周氏用心可谓明矣。

1.形诊当辨体质各异。此为周氏论述形诊独具特色之处。“形诊望形类”一章选《灵枢》之论，别为三人篇、阳人阴人篇、五人篇、二十五人篇，说明三形之人即肥、膏、肉之人形体禀赋不同，肥瘦大小各异，而人身皮肉之温、气血多少，各自不同；重阳、重阴之人阴阳之气不同，“阳人血清而气滑”，“阴人血浊而气滞”，则神思性情又各自不同；太阴之人、少阴之人、太阳之人、少阳之人、阴阳和平之人“其态不同，其筋骨气血各不等”，其性情亦各自不同；二十五人形，是先立五形，别其五色，而二十五人悉具。

除此之外，尚有三阳上下气血多少形状、六经气血多少、皮之厚薄、寿夭肥瘦勇怯、忍痛不忍痛、胜毒不胜毒形状、善病善忘善饥善瘖善寐、人身气血盛衰时日之辨等等，各篇皆从诸方面论证形诊体质，从而为临证奠定基础。

在生理上辨别身形体质的不同，目的在于“血气之所生，别而以候，从外知内”；又“可知叙三人、五人、二十五人诸篇，均为施治之本，非徒托空言而已”。

2.形诊当辨络脉形色。此为周氏论述形诊独辟新意之说。“络解篇”论及络的内涵。“络有二说：一经脉之分支者，以其能从此经络于彼经也。在三阳之部曰阳络，在三阴之部曰阴络。一脏腑之膜与系也。膜能包络脏腑之体，系能连络脏腑于身，此皆谓之阴络”。这样，就扩大了络脉的范围，把脏腑的包膜和体内固定脏腑的系带网膜等也包括进去，从而以观察络脉形态色泽的异常表现为辨证论治提供依据。“络形篇”与“络色篇”则进一步阐述络脉形色的改变以诊察分析病证。经络虚实、气血盛衰、病有浮沉、脏腑失调等皆可使络脉形态、色泽发生变化。如“寸口候经，所谓经不可见，其虚实以气口知之也。尺肤候络，所谓皮之部也。脉实则满而急，络实则膹起而缓”。“络色之变，皆由血生。青黑皆血寒而瘀，而有浅深之辨。黄赤皆血热而沸，而有燥湿之殊。白者，血少之甚也。黄兼赤者为湿热，兼白兼青者为湿寒。青黑兼赤者为寒热相搏。赤多为紫，是热极而血涌聚于此，又有毒也。纯青纯黑，推之不动，血已死也，神昏不知人。血脉通于心。若络色或赤或黑，而腹内作痛，神气清明者，此病在小肠及脉络中也”。

（二）望色之要气化神明

周氏形色外诊之法，卷下多论色诊。面、目、舌等部位皆内应脏腑，故为色诊必察之处。然而诊察的关键又在气化神明。例如：“面部之内应脏腑也，有以筋所结，有以脉所过，有以气化所通，有以神明所发”。《灵枢·五色》所载面部内应脏腑、外应肢节并男女左右顺逆，《素问·刺热论》所载面部内应脏腑之部位以及热病色诊方法，皆为气化之事；而舌心、耳肾、鼻肺、唇脾、目肝、眉胆，则神明之事。所谓气化神明之义，周氏进行了详尽的论述。

五脏气化之正位，例如额心、鼻脾、颐肾、左颊肝、右颊肺，此高下左右，以应五脏气化之正位。

脏腑气化之旁溢，例如，面色皆属于心，两目四周皆属于肝，两颊皆属于肺，唇

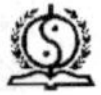

四白皆属于脾，两颧两耳轮皆属于肾，颊车皆属大肠，舌下两窍皆属胆，又属肾，此旁见侧出，以应脏腑气化之旁溢。

气化之所通，例如，目分属五脏，目为肝窍而出于脑，脑受五脏之精；舌分属五脏，舌为心窍而本于胃，胃为脏腑之海，皆气化之所通。

神明所发，所谓“神明者，性情之有知觉者也”，即形体官窍的感觉运动。例如，耳的听觉，目的视觉，鼻的嗅觉，口的味觉以及人的发音等，“皆有五脏知觉以主之，而非外窍所能为也，故曰神明所发也”。

气化神明理论应用于色诊，则一是“病在气化者，视气化之部；病在神明者，视神明之部”。通过观察五脏气化之正位、脏腑气化之旁溢、气化所通之官窍，以及形体官窍的感觉运动等，分析病情。二是“病在气化，失其色；病在神明者，失其知觉功用也”。明确指出气化病变重在观察上述部位色泽的改变，而神明病变重在观察形体官窍、感觉运动功能是否异常。

（三）舌诊之辨要在根本

周氏论述舌诊，首先从舌部舌色及咽喉内应脏腑入手，继则论及舌质、舌苔。“舌质舌苔辨”、“舌苔有根无根辨”指出前人之论舌诊，或只论舌苔，不论舌质，“混苔与质而不分”；或只论舌苔有地无地，“只可以辨热之浮沉虚实，而非所以辨中气之存亡”。临证必须舌质、舌苔合参，辨别舌苔有根无根，进而对伤寒、温病、杂病等施以舌苔辨证。

1. 治病必察舌苔，而察病之吉凶，则关乎舌质。周氏认为舌为心窍，又分属五脏。舌之伸缩展转则筋之所为；舌尖上红粒细于粟者为心气挟命门真火而鼓起；舌面白色软刺乃肺气挟命门真火而生出。舌苔乃胃气所薰蒸，主于六腑。舌苔可刮而去者，气分之事；不可刮则渐侵血分，内连于脏。舌质有变，全属血分与五脏，尤其舌质络脉变化更为重要。瘀血阻络，真气不能上朝，则舌光滑不起软刺；浊血满布于细络，则舌通体隐蓝；败血满塞于中，则舌强硬而死。故“舌苔无论何色，皆属易治；舌质既变，即当察色之死活”。舌质隐隐犹见红活，脏气尚未败坏；柢里全变，干晦枯萎，毫无生气，是脏气不至，为真脏之色。

2. 舌苔贵在有根。舌苔之地，为苔之里一层；舌苔之根，舌苔与舌质之交际。舌苔有根乃胃气上朝，肾阴上濡而生。薄苔必均匀铺开，紧贴舌面之上；厚苔必四周有薄苔辅之，亦紧贴舌上，似从舌里生出。若舌苔“四周洁净如截，颇似一物涂在舌上”，或“如久经水浸之形”，或“灰黄滞黯，四面无辅”，此为舌苔无根之象，当亟急救。否则，阴阳两竭，五脏衰败，胃气已绝，不可救治。

此外，周氏通过辑录前人关于舌苔辨证的理论，对伤寒、温病、杂病的诊断、治疗、控制传变、判断预后都具有重要指导意义。

附:周学海医学研究论文题录 (1950～1997)

1. 高新彦.《内经评文》述要。陕西中医函授 1988;(4).47

2. 黄明贵.周学海运用补泻法的经验。湖北中医杂志 1988;(6).30

3. 王德春.略论周学海对中医脉学的贡献。云南中医杂志 1988;9(3).33～34。

4. 张存悌.名医名言赏析(三)。中医函授通讯 1991;10(6).11。

5. 刘晖桢.近代中医诊断学的发展。中华医史杂志 1993;23(4).199～204。

6. 易杰.周学海《脉义简摩》特殊诊法衍释。中医函授通讯 1998;17(6).37～38。